新编医学影像学

（上）

师毅冰等◎主编

吉林科学技术出版社

图书在版编目（ＣＩＰ）数据

　　新编医学影像学/ 师毅冰等主编. -- 长春 : 吉林
科学技术出版社，2016.9
　　ISBN 978-7-5578-1098-6

　　Ⅰ．①新… Ⅱ．①师… Ⅲ．①医学摄影Ⅳ．
①R445

　　中国版本图书馆CIP数据核字(2016) 第168034号

新编医学影像学
xinbian yixue yingxiangxue

主　　编	师毅冰　王培诚　蒋沫轩　李庆春　陈　鹤　张　满
副 主 编	徐　超　刘向锋　喻　晖　陆　蓬
	林斐斐　王云志　莫哲恒　程　莉
出 版 人	李　梁
责任编辑	张　凌　张　卓
封面设计	长春创意广告图文制作有限责任公司
制　　版	长春创意广告图文制作有限责任公司
开　　本	787mm×1092mm　1/16
字　　数	1030千字
印　　张	42
版　　次	2016年9月第1版
印　　次	2017年6月第1版第2次印刷

出　　版	吉林科学技术出版社
发　　行	吉林科学技术出版社
地　　址	长春市人民大街4646号
邮　　编	130021
发行部电话/传真	0431-85635177　85651759　85651628
	85652585　85635176
储运部电话	0431-86059116
编辑部电话	0431-86037565
网　　址	www.jlstp.net
印　　刷	虎彩印艺股份有限公司

书　　号	ISBN 978-7-5578-1098-6
定　　价	165.00元

主编简介

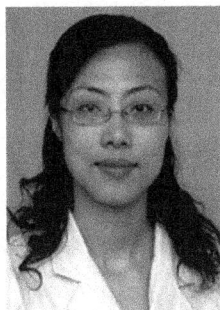

师毅冰

　　1974年出生，江苏省徐州市中心医院CT、MR室副主任，主任医师，医学硕士，任徐州市医学会放射专业委员会副主任委员，徐州市医学影像质量控制中心秘书长，江苏省医学会放射学分会神经头颈学组成员，东南大学研究生院硕士指导教师。一直致力于影像诊断工作，是本学科的学科带头人，具有丰富的临床一线实践经验，尤其在影像低剂量、神经系统、五官及颈面部、心脏大血管及图像三维后处理方面有深入的研究。先后承担多项科研项目，多次荣获科技进步奖项；长期从事多家医学院、医院的带教及培训工作。

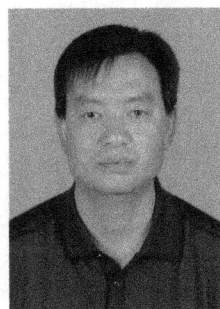

王培诚

　　1976年出生，永靖县人民医院，放射科副主任医师。兰州医学院本科毕业，从事放射医学20年，擅长放射、CT影像诊断，在国家级核心期刊发表专业论文6篇。

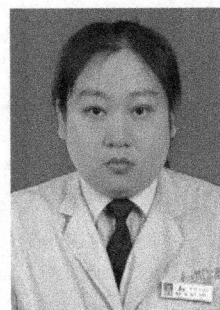

蒋沫轩

　　1978年出生，副主任医师，毕业于华中科技大学同济医学院临床医学本科，2001年毕业后在荆门市第一人民医院临床内科轮转1年后，一直在CT/MRI室工作至今。一直从事放射诊断工作，熟知CT多种疾病诊断及报告书写，有大型设备上岗证，参加规范培训。2009年单位买入64排CT后，进行了大量血管三维等后处理重建，对血管疾病、全身骨折等疾病能快速准确做出诊断。在MRI诊断岗位上面对病人，能及时处理工作中的问题，满足病人和临床医生需求。在医学核心期刊上发表论文数篇，参与科室的新技术新项目工作。

编 委 会

前　言

随着科学技术的进步，医学影像技术在日常的诊疗活动中发挥着越来越重要的作用，但是由于仪器设备的配制和人员技术水平的差异，造成我国不同医疗机构间影像诊断水平差距较大。为提高影像诊断整体水平，保证影像诊断人员的规范化从业，科学统一的诊疗标准的制定尤为迫切。因此，我们邀请了一批专家、教授和年轻有为的医师编写了这本《新编医学影像学》，以进一步提高影像诊断水平，减少漏诊和误诊，同时也会规范诊疗行为，提高诊疗质量，保障医疗安全。

本书共七篇，三十一章，重点讲述了影像学检查技术、CT影像学、MRI影像学、X线影像学、超声影像学、核医学及介入放射学等内容，针对临床常见疾病的影像学检查方法、影像学征象、影像学诊断与鉴别诊断等内容均做了详细介绍。选材新颖，内容简明，图文并茂，科学实用，易于掌握，查阅方便。适用于医学影像科及相关科室的医护人员参考。

由于参编人数较多，文笔不尽一致，加上编者时间和篇幅有限，难免有疏漏之处，恳请广大读者予以批评、指正，以便再版时修正。

编　者
2016 年 9 月

目　　录

第一篇　影像学检查技术

第二篇　CT影像学

第三篇　MRI 影像学

第四篇 X 线影像学

第五篇　超声影像学

第六篇　核医学

第七篇　介入影像学

影像学检查技术

第一章　计算机体层成像（CT）检查技术

第一节　CT 扫描机成像原理与软、硬件设备

一、CT 扫描机的成像原理

CT 扫描机的成像过程为：X 线管发出 X 线→穿过人体→探测器采集数据→计算机进行数据处理→图像重建→输出图像。

X 线管发出的 X 线经准直器准直后成为一窄束 X 线，这一窄束 X 线对人体的某一特定层面从各个角度进行投射。透过人体的射线由探测器进行接收后进行光电模/数转换，将模拟信号转换成数字信号后，送到计算机进行数据处理，处理后的数据进行图像重建。重建的图像再经数/模转换器变成模拟信号，最后显示在监视器上，或传输给多幅照相机摄片和传输给光盘、磁盘等进行储存。

1. X 线产生　首先由操作人员在控制台上输入信息向计算机发出指令，计算机接受指令后，其中央处理器输出"产生 X 线"的指令。经单总线、缓冲寄存器、X 线产生电路，送到产生 X 线高压电路。高压发生器收到该信号以后产生高压加在 X 线管的两端，这一高电压使 X 线管产生 X 线。

当计算机的中央处理器发出"X 线停止"的指令后，该信号经单总线、X 线停止指令电路传送给高压初级电路。高压初级电路在收到停止发送 X 线的指令以后，切断高压，X 线管停止发出 X 线。

2. 数据采集　CT 扫描机在进行扫描时，分布均匀的一束 X 线穿过人体时，由于人体各个部位、组织、器官之间厚度、密度的差异很大，使得 X 线的衰减不一致。这种 X 线衰减不一致就代表了人体被扫描部位其内部结构的信息，该信息是人眼看不见的"X 线图像"信息。该信息由探测器接收，并被输送到计算机进行处理。

3. 数据处理　探测器接受的"X 线图像"信息被转换成与 X 线量成正比的电流，该电流被称为模拟信号。这些模拟信号经过模/数转换器转换成数字信号，成为数字数据。为获得较准确的重建图像数据，在进行图像重建之前，用计算机对这些数据进行处理，处理方法

如下：

（1）减除空气值和零点漂移值：由于探测器在电子电平上工作，此工作环境为非真空状态，它必然存在一定的空气值，需将此值扣除。在数据收集和转换时，探测器常常发生零点漂移，为得到准确的重建图像数据，需将此零点漂移值加以校正。

（2）线性化：对X线束硬化效应进行校正，称为线性化。穿过扫描部位的X线应尽量接近单色射线，以减少硬化效应的影响，但实际上线束硬化效应仍然存在。

（3）X线束硬化效应：X线束硬化效应是指低能X线比高能X线衰减快的现象。在连续不断的X线穿过人体各个扫描部位时，X线在同一密度和厚度的扫描部位中，X线的衰减与扫描部位的厚度成正比。即当扫描部位的厚度增加时X线的衰减也增加。由于低能X线比高能X线的衰减大，因此，低能X线很快被衰减掉。由于存在着X线束硬化效应现象，因此，在X线穿过人体某一均匀的部位后X线吸收曲线接近高能，使人体该部位的实际厚度变薄。

用事先制定好的相应校正曲线表，由模/数转换器对X线束硬化效应进行校正，并且对每一个探测器。应将该校正用线性表编写成文件储存在数据库中。

（4）正常化：正常化是指对扫描数据的总和进行检验和校正。在对人体同等密度的部位进行CT扫描时，每条X线或一束X线在同一次扫描中，环绕人体被扫描部位在不同方向上进行扫描，所采集到的数据经内插的总和应相等。

4. 图像重建

（1）数据的传输与处理：采集到的信息被转变成数字数据之后，按序被输送到模/数微处理器。并在模/数微处理中进行减除空气和零点漂移值、线性化和正常化处理。处理后的数字数据经存储器被送到摺积器中，用重建滤波器对数字数据进行摺积处理。摺积后的数字数据经存储器被送入反投影器，并在其中进行反投影计算。反投影后的数字数据被填入事先设置在存储器内的矩阵像素中，并利用该数字数据形成人体该部位的CT扫描数字图像。

（2）显示图像：经跟踪器、窗位和窗宽对数字图像进行控制后，使要显示的部位显示得更加清晰，它们可被记录在磁带或磁盘上，还可用激光型多幅照相机摄片。数字图像由显示控制器将其转变成模拟图像，即所有的像素都被转变成为电流，并将其显示在视频监视器上，或用多幅照相机把视频监视器上的图像摄片，供医师诊断。

二、CT常用概念与术语

（一）常用概念

1. 密度分辨率　又被称为对比度分辨率，即能分辨组织结构密度差的能力。在背景与细节之间对比度较低时，将细节从背景中鉴别出来的能力称为密度分辨率。CT扫描机的密度分辨率大多数都在0.3%～2%/cm范围之内。密度分辨率受到以下因素的影响：①像素噪声，该因素是主要影响因素；②物体的大小；③物体的对比度；④系统的MTF等。

密度分辨率用像素噪声的标准偏差表示。像素噪声是匀质水模在限定范围内CT值的标准偏差，它是在匀质CT扫描断面图像中像素点与点之间CT值的随机波动和它的平均值离散的测量。固有噪声只能在没有伪影的图像中进行测量。

2. 空间分辨率　在高对比度的情况下，鉴别物体大小及微细结构的能力，即显示较小体积病变的能力，它是由X线管焦点与像素的尺寸决定。

CT 的空间分辨率有一定的极限，不可能被无限地提高，限制它的因素有：①颗粒度的大小；②探测器孔径的大小和相互间的距离；③采样频率；④重建算法和重建矩阵及显示像素的大小；⑤扫描设备的精度及 X 线管焦点的大小等。常采用增加探测器数目和提高采样频率的办法提高空间分辨率。

3. 部分容积效应　又称局部容积效应。进行 CT 扫描时，其每一个层面都具有一定的厚度。在这个立方体内，很有可能出现密度差异，或呈斜面，这就导致了局部密度与 CT 值不符的现象。在 CT 扫描显示图像上出现异常，此种情况被称之为部分容积效应。为了提高 CT 扫描图像的质量应采用薄切层和密行矩阵以重建显示图像，有的情况下还应采用适当的切层部分重叠扫描，以减少部分容积效应对 CT 扫描图像的影响。

4. CT 值　人体组织对 X 线的局部衰减特性在 CT 检查中被用于离散成像，而在常规 X 线摄片时，它被重叠在 X 线片上。

人体组织对 X 线的局部衰减特性，是在 X 线与物质若干相互作用过程中形成的。这一过程中的每一种过程都有其自身的发生概率，概率也是辐射能量的函数。X 线管所产生的 X 线是由全能谱所组成，并被称为线衰减系数 U。组织的衰减性质是一个复杂的函数，按辐射情况的不同可有不同的值。

在 X 线穿过某物质时，由于它的能量与物质的原子相互作用而减弱，X 线减弱的程度与物质的厚度、物质成分、吸收系数有关，并且按指数规律衰减。

物质的线性吸收系数与 X 线的能量、物质的原子系数、密度有关，当物质的厚度增加时 U 也增加，同时 X 射线衰减也就越大。

人体是由多种物质组成，在进行 CT 扫描时，所有所测射线的路径都是由骨骼、肌肉、脂肪、空气等不同的物质组成。因而，出现不同的 U，它们都对这一测量起作用。X 线强度由所有 U 的总和来决定。U 在一般情况下是连续变化的，这个总和常表示为一个积分值，即线积分。它是沿所测射线路径上 U 的线积分，将这种取衰减因素 I_0/I 的自然对数所得到的线积分值称为 U 值，或 CT 值。

X 射线能 T 与衰减系数 U 之间的关系是：能量越低，U 值越大，U 值随着能量增加而减小。

由于 X 线光谱中的低能 X 线比高能 X 线更容易被过滤掉，当 X 线束通过某组织时，低能的 X 线比高能的 X 线的衰减大。组织的有效线吸收系数 U 在 X 线束穿过患者身体时，随着距离的增加而减少。为了避免该效应对 CT 图像产生不均匀性影响，必需对其进行校正。

X 线束硬化的校正方法：即把某 U 值当成是从单一能量的 X 线扫描中获得的。为使校正简单化，应采用 73keV 的能量进行扫描。

在医学上，Hounsfield 将空气至致密骨之间的 X 线线性衰减系数的变化分成 2 000 个单位，并被命名为 H，即以 H 为 CT 值的单位，作为表达组织密度的统一单位。CT 值的计算方法：将被检体的吸收系数 U 与水的吸收系数 U 作为比值进行计算，并以空气和致密骨的吸收系数分别作为上下限进行分度。

空气的吸收系数 U 为 0.001 3，接近于 0；水的吸收系数 U 为 1；致密骨的吸收系数 U 为 1.9~2.0，近于 2。按 CT 值的计算公式得出水的 CT 值为 0H，空气的 CT 值为 -1 000H，骨密质的 CT 值为 1 000H。人体所有组织的 CT 值有 2 000 个分度，骨最大，其 CT 值为 +1 000H，空气最低，其 CT 值为 -1 000H。

人体各组织的 CT 值从高到低依次为：骨密质为 1 000H；钙质为 60H；凝血为 40H；脑灰质为 36H；脑白质为 24H；血液为 16H；水为 0；脂肪为 -100；气体为 -1 000H。

线衰减系数大的组织密度和原子序数高，CT 值也大；反之，CT 值就小。根据 CT 值图像重建所求出的 CT 值和被检断层面各部位应有的 CT 值的对比，对 CT 图像诊断有很大的帮助。

5. CT 扫描图像的重建方法　将人体各部位扫描时所采集到的数据，在检测中被转换成电信号以后被送到计算机。经过计算机对这些数据进行一系列处理后，重建成图像，并将其显示在监视器上。图像重建的速度与计算机的功能有关。重建的方法有几种，但原理是相同的，下面介绍三种 CT 图像的重建方法：

（1）直接反投影法：将测量得到的各个方向上对物体剖面的投影在反方向上投影，再组成该物体的剖面图像。

（2）迭代法：将近似重建图像的投影同实测的剖面进行比较，再将比较得到的差值反投到图像上，每次反投影后可得到一幅新的近似图像。将所有的投影方向都作上述处理，一次迭代就完成了，并将前一次迭代的结果作为下一次迭代的初始值，连续进行，直到结果非常准确为止。

迭代重建技术有三种方法：联立迭代重建法、代数重建法和迭代最小二乘法。

（3）解析法：该方法是目前 CT 图像重建技术中应用最多的一种方法，它是基于傅利叶变换投影定理上的，其主要方法有：①二维傅利叶变换重建法；②空间滤波反投影法；③摺积反投影法。其特点为：①不需进行傅利叶变换；②速度快；③图像质量好；④变换简单。

6. 常见伪影

（1）运动条纹伪影：CT 扫描时，由于患者的点头运动、侧向运动、屏不住气、吞咽动作、心脏跳动、肠蠕动等，可造成 X 线从一次检测到另一次检测的不一致性，这些都有可能产生粗细不等的、黑白相间的条状伪影。

（2）交叠混淆伪影：假定在被照射体内出现高于采样频率的空间频率而产生的。

（3）杯状与角度伪影：杯状伪影是在 X 线穿过人体时，假定 X 线束能量保持不变而产生的。当投影曲线作等角分布时产生角度伪影。

（4）模糊伪影与帽状伪影：当图像重建中心与 CT 扫描旋转中心重合时产生模糊伪影。当患者处于扫描域内时，会产生截止边缘处的强帽状伪影。

（5）环状伪影：大多数是由于探测器的灵敏度不一致、采样系统故障等造成的。常常出现在图像的高对比度区，并可向低对比度区扩散，影响图像的诊断价值。

产生伪影的原因很多，机器故障造成的伪影可通过修理和校正加以解决。CT 正常运转时也会产生伪影，如运动伪影、高密度界面伪影等，在工作中应尽量避免和减少伪影。

7. 图像灰阶　在黑白图像上的每一个点都表现出从黑到白不同深度的灰色。将白色与黑色之间分成许多级，称为"灰度等级"。其灰度信号的等级差别被称为灰阶。灰阶有 16 个刻度，每一刻度内有 4 级连续变化的灰度，共有 64 个连续的不同灰度等级。CT 扫描图像是将重建后矩阵中每个像素的 CT 值转换成相应的不同明暗度的信号，并将其显示在图像上或显示器上。图像或显示器所显示的明暗度信号的等级差别称为灰阶，它是根据人的视觉所设定的最大等级范围。

8. 噪声与信噪比　噪声是指各种频率和各种强度的声音，无规律地组合在一起所形成的。而在电路中的噪声是指由于电子持续或冲击性的杂乱运动在电路中形成频率范围相当宽的杂波。在 X 线数字成像中将噪声定义为：影像上看到的亮度中随机出现的波动。

信噪比是信号与噪声之比的简称。实际信号中大多包含有两种成分：信号和噪声。有信号就有噪声，噪声是无处不在的。信号噪声比是用来表示有用信号强度与噪声之比的一个参数。该值越大，噪声的影响愈小，信息传递质量越好。信噪比是评估灵敏电子设备的一项重要技术指标。

9. 滤波函数　是一种数学计算程序，常被用于图像重建。它的计算方法有：①反投影法；②分析法——傅利叶反演法；③滤波反投影法；④卷积投影法；⑤二维傅利叶变换法等。各种成像设备所采用的计算程序也各不相同。前四种重建算法在 CT 扫描机和 MRI 中常用，二维傅利叶变换图像重建法仅在 MRI 中使用。各种算法所得到的图像效果也有较大差别。例如 CT 扫描机，为了满足诊断的需要，重建算法常采用以下三种算法，即高分辨率算法、标准算法和软组织算法。高分辨率算法可突出轮廓，它在图像重建时可提高对比度和空间分辨率，但增加了图像噪声。软组织算法是一种使图像边缘平滑、柔和的算法。虽然图像的对比度下降，但可减少图像噪声，提高密度分辨率，软组织层次分明。标准算法是不采取附加平滑和突出轮廓的措施。

（二）常用术语

1. CT 值标度　在 Hounsfield 标度中，将空气与水衰减的 CT 值作为标度，空气的 CT 值为 −1 000，水的 CT 值为 0。

2. 探测器孔径　是探测器阵列面向 X 线方向孔径的大小。

3. 双窗技术　例如在观察一幅胸部 CT 扫描图像时，由于图像中的密度相差很大，要想同时看清低密度组织和高密度组织，需采用双窗技术，即肺窗和纵隔窗。

4. 窗口技术（window technology）　用合适的窗宽和窗位将病变部位显示出来，它是分析数字化图像的重要方法。

5. 窗宽和窗位（window width or window level）　窗宽是指显示信号强度值的范围。窗位是指图像显示过程中代表图像灰阶的中心位置。

6. 阵列处理机　部分软件指令已被"硬件"化的计算机，它能快速重建计算与数据处理。

7. 算法　图像重建时，解决某数学问题的程序。

8. 反投影　是图像合成的一种方法，在某个方向上用投影一个横断图像的剖面来重建图像，它的方向正好与测量该剖面的方向相反。

9. 摺积　用权函数对原始数据进行处理，是数学图像处理方法的一种。

10. 扇形角　产生透射量信号的检测器阵列所对的角度，它的顶点在 X 线管焦点上。

11. 模型　它被用以代替被检查的患者，是用来测量 CT 扫描机响应的物体或模具，也是用以测量 CT 扫描机图像质量的工具。

12. 扫描　执行至少重建一幅图像的透射测量所需要的整套机械运动。

13. 扫描时间　X 线穿透辐射从开始到结束所经历的时间。该穿透辐射至少要保证重建一幅图像的透射测量。

14. 矩阵（matrix）　将计算机所计算的人体横断面每一个点的 X 线吸收系数按数学上的矩阵进行排列，并形成分布图。在相同的采样范围内，像素点多少与矩阵大小成正比，即矩阵越大，像素点就越多，同时图像质量也就越高。但是，矩阵越大，计算机的工作量就越大，存储器容量也要相应增大，患者受到的 X 线辐射剂量也就越大。

15. 采集矩阵（acquistion matrix） 每幅图像所含像素的量。

16. 显示矩阵（display matrix） 显示在监示器上的图像像素的量。为确保显示图像的质量，显示矩阵通常应等于或大于采集矩阵。

17. 像素与像体素（pixel or voxel） 像素是组成图像矩阵的基本单元。图像实际是代表含有人体某一部位一定厚度的三维空间的体积单元，通常被称为像体素。像体素是一个三维的概念，而像素是一个二维概念。像素是像体素在成像时的表现。

18. 原始数据与显示数据（raw data or display data） 原始数据是指由探测器接收到的，再经放大，最后由模/数转换后所得到的数据。显示数据是指构成某层面图像的数据。

19. 采集时间（acquistion time） 是指获取一幅图像所需要的时间。

20. 重建（reconstruction） 将扫描所获得的原始信息，经检测器被变成电信号，再经计算机的运算与处理后，得到显示数据的过程被称之为重建。

21. 重建时间（reconstruction time） 是指将原始数据重建成显示数据矩阵所需要的时间。重建时间与重建矩阵的大小成正比，即重建矩阵越大所需的重建时间就越长。同时还与运算速度和内存容量有关，即运算速度越快，重建的时间就越短；内存容量大，重建时间就短。

22. 比特（bit） 是一种信息量单位。在数字通讯中，用被称为"码元"或"位"的符号来表示信息。在二进制中，1 比特代表一位码元所包含的信息量。

23. 亮度响应（brightness respond） 换能器能将光能转换为电流，此种转换功能被称之为光能 - 电流换能器的亮度响应。

24. 动态范围（dynamic range） 光电转换器亮度响应既不是从 0 水平开始，也不会持续至无限大。动态范围是指有用的最大亮度与有用的最小亮度值之比。

25. 观察视野（FOV） 拟进行 CT 扫描的选定区域。

26. 模/数转换（A/DC） 将模拟信号转换成数字信号。也就是将连续的模拟信号分解成分离的数字信息，并分别被赋予相应的数字量级，这一过程被称之为模/数转换，该转换过程在模/数转换器上进行。

27. 数/模转换（D/AC） 将数字信号转换成模拟信号，它是模/数转换的逆转。二进制数字影像被转变为模拟影像以后，即形成可在电视屏幕上显示的视频影像。数/模转换的过程需在数/模转换器上完成。

28. 硬件（hardware） 指成像设备的机械部件、计算机与电子部分的元件。

29. 软件（software） 由计算机语言写成，并能被计算机识别的一系列数字，是控制计算机运算的程序。它主要包括计算机的管理程序、数据获取程序、数据处理程序和显示程序等等。

三、CT 扫描机的硬件设备与应用软件

（一）常用硬件设备

1. 扫描机架 扫描机架起支承 X 线管、探测器、探测器电子线路、准直器的作用。同时它还具有运动功能，一般采用三点支撑大圆盘作间歇的圆周等分运动。CT 扫描机扫描时，

在驱动马达、变速箱、涡轮－涡杆的带动或传动后，框架做旋转运动。扫描机架还可根据需要被打成 $\pm 20°$ 或 $\pm 25°$ 的倾斜角。

2. X 线管 现在生产的 CT 扫描机多采用旋转阳极 X 线管，此种 X 线管可达到扫描时间短（1～5s），满足连续扫描时热容量大的要求，同时还要求做到发出的 X 线不随旋转阳极靶摆动。现在生产的 CT 扫描机还具有双轴承、靶盘直径大（120mm）、金属管壳陶瓷绝缘、油循环冷却等特点。在安装时应将旋转阳极 X 线管的长轴与探测器垂直。

旋转阳极 X 线管主要被用在扇束旋转扫描机中。由于其扫描时间短，要求管电流在100～600mA。旋转阳极 X 线管有两种：连续发射和脉冲发射。焦点为1mm，高速旋转阳极的 X 线管焦点更小。

为了提高 X 线管热容量，X 线管多采用了飞焦点，其 X 线管的阴极有两组灯丝，X 线管曝光时交替使用。由于螺旋 CT 采用了双动态焦点，从而使探测器获得的信息量增加了一倍，这极大地改善和提高了图像的空间分辨率。采用大功率 X 线管，其阳极热容量可达到MHV，管电流可达400mA，这保证了 CT 扫描机的长时间扫描。

3. X 线高压发生器 为保证 CT 扫描机对高压稳定性的要求，所有高压发生器都应采用高精度的反馈稳压措施。高压发生器有连续式和脉冲式两种。

（1）连续 X 线高压发生器：在 CT 扫描机扫描一个断层面期间，高压发生器不间断地产生高压，并将此高压输送给 X 线管，使其连续产生 X 线。

（2）脉冲式 X 线发生器：CT 扫描机上应用的脉冲式 X 线高压产生形式有三种：①高压开关电路控制式；②栅控式；③低压控制式。

4. 准直器 准直器位于 X 线管的前方，其作用为：①减少散射线的干扰；②决定扫描层厚；③减少患者的 X 线辐射剂量；④提高图像质量等。它的结构较为简单，但精确度要求较高。

用在 CT 扫描机上的准直器有两种：①X 线管侧准直器；②探测器侧准直器。

5. 滤过器 滤过器由低原子序数的物质组成，其功能是吸收低能量 X 线，减少散射线和降低患者受到 X 线辐射剂量。滤过后的 X 线束变成能量分布较为均匀的硬线束。

6. 探测器 探测器是用来探测 X 线的辐射强度，并将其转为可记录的电信号的装置。在 CT 扫描机配置的探测器有两种类型：①收集电离电荷的探测器：它收集电离后所产生的电子和离子，并记录下它们所产生的电压信号。该类型探测器又被分为气体探测器和固体探测器。气体探测器的种类有电离室、正比计数器和盖革计数器等。固体探测器主要为半导体探测器。②收集荧光的射线探测器——闪烁探测器：用光电倍增管收集射线通过某些发光材料时所激发的荧光，经放大转变为电信号并进行接收的装置。

探测器应具备以下一些功能：①对 X 线具有较好的吸收能力；②对大范围的 X 线强度具有良好的反应能力与均匀性；③残光较少，并且恢复常态的时间短；④工作性能稳定，具有较好的再现性，使用寿命长；⑤为了减少对 X 射线的不感应区，应尽量减少检测器间的空隙；⑥容积小，灵敏度高。在较少 X 线照射情况下，可获得足够大的信息强度。下面简单介绍两种探测器。

（1）闪烁晶体探测器：用 X 线光子对某些物质进行照射后，使这些物质产生短暂的荧光脉冲，这种荧光脉冲被称之为"闪烁"。可产生闪烁的物质被称为闪烁体。闪烁体有一定的容积和较好的透明度，由于其原子排列像晶体那样，因此又被称为闪烁晶体。

现在生产的 CT 扫描机大多采用氟化钙（铕）晶体和锗酸铋晶体。这两种晶体被 X 线光子照射后，晶体的原子被激发或发生电离，在其恢复到基态时产生与 X 线量成正比的闪烁性可见光。此种光线经光电倍增管放大，由 X 线光子转变成电子流，然后再经模/数转换器转换后输入计算机。晶体中常加入微量如铊的物质，用以增光或减少余晖的激活物质。

（2）充氙气电离室探测器：氙气或氪气为惰性气体，由于它们化学性能稳定，目前，CT 扫描机上用的气体探测器多采用这两种气体。它们几乎完全吸收 CT 扫描机上所有的 X 线波长范围内的 X 线。将被吸收后的 X 线转换成成对的光电离子，它们被收集电极后，产生与入射 X 线强度成正比的电流。增加气体压力可提高此类探测器的灵敏度。

电离室为充有一定压力气体的密封容器，在容器内有一根金属丝或金属棒，它们被作为电离室的正极，而容器的壁作为负极。在两极间加上工作电压后，两极间形成电场。当 X 线光子射入时，气体被电离后产生正、负离子对，这些离子对在电场的作用下向正、负极移动形成电流，同时也产生了相应的电压信号。将充有惰性气体的电离室排列成扇形阵列，这就形成了 CT 扫描机上使用的气体探测器。

气体探测器转换率较低，但其余晖和稳定性都优于闪烁晶体探测器。由于螺旋 CT 等采用了双排或多排探测器，使一次扫描可获得 2 幅或多幅 CT 扫描图像。

7. 模/数转换器　常用的模/数转换器有两种：①逐次逼近式模/数转换器；②双积分式模/数转换器。模/数转换的步骤如下：将需转换的模拟信号与推测信号进行比较，如果推测信号大于输入信号，那么推测信号就应该减小。如果推测信号小于输入信号，那么就应该增大该推测信号。这样一来使模拟输入信号与推测信号接近。推测信号在数/模转换器中得到，当推测信号与模拟输入信号两者相等时，向数/模转换器输入的数字为对应的模拟输入的数字。

计算机只接受数字信号并进行运算，输出的结果也是数字信号。在系统的实际运转中会遇到大量连续变化的物理量，此种物理量被称为模拟量。要将模拟量输入计算机，首先要对模拟量进行数字化的转换，转换后计算机才能接受。数字信号被计算机处理后，还必须对计算机输出的数字信号进行转换，将数字信号转变成模拟信号，这种模拟信号才能用于控制。模/数转换器（在前面已作介绍）和数/模转换器是将计算机控制系统与外界联系的重要部件。

8. 磁盘机和光盘　磁盘机有软磁盘机和硬磁盘机两种，用于储存图像、储存系统操作软件和故障诊断软件。CT 扫描后，采集的扫描原始数据先储存在磁盘内的缓冲区，待全部扫描完成后，将经重建处理后的图像储存到磁盘的图像储存区。磁盘还起着从磁带或光盘存取图像的中介作用。

目前生产的 CT 扫描机多采用光盘存储，光盘有只读和可读写两种，5.25 英寸大小。只读光盘的表面有一层激光染料，数据写入时在激光的作用下熔化，并形成不可修复的数据层。激光头在读取时，将表面凹凸不平的小坑转成计算机可识别的数据，并显示在监视器上或复制在磁盘上。

9. 控制台　CT 扫描机控制台的主要作用是用以控制 CT 扫描机对患者进行 CT 扫描检查，同时还兼有输入扫描参数、显示和储存图像；系统故障的诊断等功能。下面简单介绍三个主要部分的构成：

（1）视频显示系统：由字符显示器、调节器、视频控制器、视频接口和键盘等组成。

该系统具有人机对话、控制图像操作、输入和修改病人数据；产生和输送至视频系统的视频信号；传送视频系统和显示系统处理器之间的数据和指令等功能。

（2）电视组件系统：由存储器及其控制、输入输出、模/数转换、模拟显示、字符产生和选择、窗口处理和控制等组成。该系统具有以下功能：①储存和显示图像；②窗口技术处理；③实现示踪等。

（3）软盘系统：该系统被安装在操作台上，用以储存和提取图像信息，也可进行故障的诊断。

10. 检查床 它的功能是将患者送进扫描机架内，并将患者的被检部位正确地固定在 X 线可扫描到的位置上。为了完成此项任务，应在机架内安装可射出细长光的投光器，在其外部安装定位投光器。大多数 CT 扫描机都具有自动把患者送到 X 线束下的功能。

检查床或机架可提供患者进行轴位 CT 扫描，同时还具有倾斜各种不同角度进行 CT 扫描的功能。例如，在进行头部 CT 扫描时，可以进行和听眦线成某角度的扫描。

检查床大多还配有特制的担架，它可直接将患者送上检查台，不必再搬动患者，特别方便那些不宜搬运的患者。检查床还可作左右运动，此功能应用于和身体横轴成斜角的脏器 CT 扫描，移动的绝对误差不允许超过 ±0.2mm。

11. 成像设备 激光打印机又称激光型多幅照相机或称数字摄影机。激光打印机的作用是将影像信息传递给胶片，并使其成像。

激光打印机上采用两种激光器：①红外二极管激光器；②氦氖激光器。

激光打印机采用激光束扫描，以数字方式成像。既将每一个像素的灰度值输入激光摄影机的存储器中，并控制每个像素曝光，在胶片上成像；也可以将视频信号传给它，但必须将视频信号经模/数转换器转换为数字信号以后，再输入到激光打印机的存储器内。

激光打印机的光源为激光束，激光束经过发散透镜系统，将激光束投射到沿 X 轴方向上转动的多角光镜或电流计镜上折射，折射后的激光束再经聚焦透镜打印在胶片上。在打印机打印的同时，胶片在电动机带动下，沿 Y 轴方向向前移动，最后完成整个打印过程。用调节器调节激光束的强度，调节器被数字信号控制。

氦氖激光器产生的激光波长为 633nm；红外二极管激光器产生的激光波长为 670 ~ 830nm。前者性能稳定，但使用寿命比后者短。红外二极管激光器是电注入，调制速率高，体积小，寿命长，使用方便等特点。按胶片处理方法，将激光打印机分为"湿"式打印机和"干"式打印机。

激光打印机中的激光束具有聚集性好、有方向性、反应迅速（在毫秒级上）等特点。由于激光束直接投射在胶片上，它还具有防伪影，分辨率高，成像效果好等特点。激光打印机配有硬磁盘，可同时进行图像存储和打印，还可对急需的图像进行打印。具有多样化的图像幅式可供选择，也可自编幅式程序，还可直接打印 35mm 幻灯片。输入存储器内的图像数据；可重新排列后进行打印；也可将其清除；可对任何图像进行拷贝；打印张数可任意选择。

在激光打印机上配备标准测试灰阶图样及密度读出仪等设备后，可对图像进行密度监测，并自动校准，自动调节打印机和冲洗机的参数，以确保 CT 扫描图像的质量。可将 CT、MRI、DSA、CR、DR、数字胃肠等多种影像设备的图像数据输入，做到一机多配置，效率高；还可联机并网等。

12. 诊断台　由计算机、磁盘机、磁带机、图像显示、照相、操作台等设备组成诊断台。诊断台通过数据链与 CT 扫描系统的计算机进行连接，并在它们之间进行数据交流。

13. 其他设备　如拷贝机可将 CT 图像影印在静电纸上或白纸上，供医师诊断用或传输等。

（二）应用软件

CT 扫描机除了配备计算机的硬件以外，还需配备各种应用软件才能使其正常运作。扫描 CT 描机中软件最重要的功能是将探测器采集到的信号进行图像重建。随着计算机技术的不断发展和提高，CT 扫描机的应用软件越来越多，自动化程度也越来越高，操作也越来越简便。CT 扫描机应用软件常用软盘或光盘保存，随时可安装在硬磁盘、外存储器中，或调到主机内存使用。CT 扫描机的应用软件有基本功能软件和特殊功能软件两大类。

1. 执行基本功能的应用软件　该软件是各种 CT 扫描机都应具备的功能软件，它们的功能有：①扫描功能；②诊断功能；③摄片和图像储存功能；④图像处理功能；⑤故障诊断功能等。它们都由主控计算机控制，并以一个管理程序为核心，调度如预校正、平片扫描、轴位扫描、图像处理、故障诊断、外设传送等互相独立的软件。医技人员用键盘和监视器与计算机进行沟通，计算机在接到人的指令后，启动各种相关程序，并完成各种操作，最后将结果显示在监视器上。

2. 执行特殊功能的应用软件　执行特殊功能的应用软件的种类越来越多，而且在不断增加。它们的发展与进步，也使 CT 扫描方式得到了飞速的发展。特殊功能的应用软件有：①动态扫描；②快速连续扫描；③定位扫描；④目标扫描；⑤平滑过滤；⑥三维图像重建；⑦高分辨率 CT 扫描；⑧骨密度测定；⑨氙气增强 CT 扫描等。

四、CT 扫描机的技术指标与参数

（一）扫描时间、重建时间与扫描周期时间

1. 扫描时间　在患者进行 CT 扫描时应尽量缩短扫描时间，除提高效率外，还可减少因患者运动所造成的伪影。在可能的情况下，应尽量选择时间较短的 CT 扫描程序。

2. 重建时间　重建时间是指阵列处理机将采集的数据重建成显示数据矩阵所需要的时间。重建时间短可以及时地对不满意的图像进行修正或补充扫描。重建时间与重建的矩阵、运算速度、内存容量等有关，矩阵越大所需重建时间就越长。

3. 扫描周期时间　从某一层面扫描开始，经重建、显示，到摄片完毕，这一整个过程所花费的时间称扫描周期时间。由于目前 CT 扫描机中的计算机都有并行处理功能，即在第 1 层面扫描后重建时，第 2 层面的扫描就开始了，这使得 CT 扫描周期时间大为缩短。

（二）扫描方法

CT 扫描机的扫描方法有：①旋转；②低压滑环；③低压滑环螺旋扫描；④高压滑环螺旋扫描；⑤球管旋转，探测器固定；⑥低压滑环，探测器固定等方式。

（三）有效视野与机架孔径

各种 CT 扫描机的有效视野差异很大，有的只配有一个有效视野，有的配有几个有效视野。有效视野有 18cm、24cm、30cm、40cm、50cm 等。

机架孔径越大越好，它与机架的倾角有关，大多数 CT 扫描机的机架孔径在 600～

720mm。

（四）断层厚度、重建矩阵与显示矩阵

断层厚度多在 1～10mm，CT 扫描机内常常设定几组数值供操作人员选择。

图像的分辨率与矩阵的大小有关，其规格有 256×256、340×340、512×512、768×768、1 024×1 024 不等。

为了提高图像质量，在 CT 扫描机器内，显示矩阵应略大于重建矩阵。

（五）硬磁盘容量与高对比分辨率

磁盘容量决定着图像数据的储存量，大多在 100 到数百个兆比特之间。

高对比分辨率代表 CT 扫描机在高对比情况下，对物体空间大小的鉴别能力。高对比分辨有线对/cm（LP/cm）和线径（mm）两种表示方式。

（六）探测器数目

探测器的数目越多越好，拥有较多探测器的 CT 扫描机，其扫描时间较短，采集到的数据也多，图像的质量较高。目前，一些厂家已生产出了多排探测器 CT 扫描机，此种 CT 扫描机探测器的数量成倍的增加。

（七）X 线管的热容量与焦点

当 X 线管的热容量大时，其承受的工作电流也大，工作时间也长。因此，CT 扫描机 X 线管的热容量越大越好。

在 CT 扫描成像时，其焦点越小图像质量越高。CT 扫描机配备的 X 线管有单焦点和双焦点两种。

（师毅冰）

第二节　螺旋 CT 扫描原理与应用

一、原理

普通 CT 扫描机 X 线管的供电及信号的传递是由电缆完成，在进行每一层面扫描时，需要带着电缆周而复始地进行运动，而且需要急加速、急减速和停止，易缠绕并且影响扫描速度的提高，每两层扫描之间需耽搁 5～10s。为解决这一问题，近年来，CT 扫描机架旋转过程中去掉了电缆，采用了高度可靠的铜制滑环和导电的碳刷，通过碳刷和滑环的接触导电，得以使机架能做单向的连续旋转。通过滑环供电系统，扫描时 CT 的心脏部件圆滑地沿着一个方向平稳地转动，减轻了转动系统的额外负担，使 CT 扫描机能够进行稳定和快速的扫描。螺旋 CT 扫描时，X 线管和探测器连续进行 360°旋转并产生 X 线，同时，检查床也在纵方向上进行连续匀速移动，在短时间内对人体进行大范围的扫描，即大容量扫描，并获得容积扫描数据，被扫描区域 X 线束运行的轨迹呈螺旋形，因此，称其为螺旋 CT 扫描技术。

螺旋扫描方式不再是对人体的某一层面采集数据，而是围绕人体的一段容积螺旋式地采集数据，常规 CT 扫描与螺旋扫描方式的本质区别在于前者得到的是二维信息，后者得到的是三维信息。所以螺旋扫描方式又被称为容积扫描。

滑环的方式根据传递给 X 线产生部分电压的高低，可分为高压滑环和低压滑环。高压滑环通过滑环传递给产生 X 线的电压达上万伏，而低压滑环通过滑环传递给 X 线发生器的电压为数百伏。高压滑环易发生高压放电，导致高压噪声，影响数据采集系统并影响图像质量。低压滑环的 X 线发生器须装入扫描机架内，要求容积小、大功率的高频发生器，大多数螺旋 CT 扫描机都采用低压滑环。

螺旋 CT 进行扫描时重新安排投影数据在 180° 完成内插运算，以缩小每个图像螺旋扫描的范围，避免了平均容积伪影的影像。由于图像数据是从 360° 的螺旋扫描层面任一部分所获得，要想得到高精度的横断面图像就需要使用内插运算技术。该技术最简单的方法是相邻螺旋圈间螺旋投影数据的线性内插处理，避免了平均容积伪影的影像，并因采用了 180° 内插处理，限制了 X 线管功率，这大大减少了图像噪声。大容量扫描的特长是以扫描装置每转动一次的检查移动量与连续 CT 扫描时间之积来决定扫描范围。

螺旋 CT 扫描机除必须采用滑环技术以外，还须采用一个热容量大、散热快的 X 线管；为使大量的图像处理工作能迅速进行和完成，必须配备高速的计算机系统等；由于原始扫描数据较多，还需要配置一个大容量的硬盘以适应大量储存的需要。随着硬件的不断进步和完善，螺旋 CT 扫描机一次扫描可完成多个扫描的区段，在扫描的间隙可允许患者做短暂的呼吸。这些改进适应了临床诊断工作的需要，使螺旋 CT 扫描机的适应证进一步扩大。

二、螺旋 CT 扫描技术

螺距的定义是床速和层厚的比值。该比值是机架旋转一周床运动的这段时间内运动和层面曝光的百分比。它是一个无量的单位，并可由下式表示：

螺距（P）＝ S（mm/s）/W（mm）

式中 S 是床运动的速度，W 是层厚的宽度。螺旋 CT 扫描螺距等于零时与常规 CT 相同，通过患者的曝光层面在各投影角也相同。螺距等于 0.5 时，层厚数据的获取，一般采用 2 周机架的旋转及扫描。在螺距等于 1.0 时，层厚的数据采用机架旋转 1 周的扫描。在螺距等于 2.0 时，层厚的数据只得到机架旋转半周的扫描。增加螺距可使探测器接收的射线量减少，但图像的质量下降。在螺旋 CT 扫描中，床运行方向（Z 轴）扫描的覆盖率或图像的纵向分辨率与螺距有关。

重建间隔是被重建的相邻两层横断面之间长轴方向的距离。螺旋 CT 的一个重要特点是可做回顾性重建，也就是说，先获取螺旋扫描原始数据，然后可根据需要做任意横断面的重建。螺旋 CT 扫描的重建间隔并非常规 CT 扫描层厚，因为螺旋 CT 扫描是容积扫描，不管扫描时采用什么螺距，其对原始数据的回顾性重建可采用任意间隔，并且间隔大小的选择与图像的质量无关。

螺旋 CT 扫描技术在许多方面与普通 CT 扫描机一样，但因其设备的一些结构与普通 CT 扫描机有较大的区别。它通过大容量 X 线管，并采用滑环式的连续转动扫描器，使扫描间隔时间为 0s。可以进行无测试时间浪费的连续扫描，同时，还能准确地捕捉造影效果的时效变化。不论做何种位置的扫描均应先做单纯 CT 扫描，然后再根据需要选择不同方式的增强 CT 扫描。

三、螺旋 CT 扫描的三维图像重建与显示

由于近年来计算机软件技术的不断进步、发展与利用，同时快速运算处理技术的进步，

可以对许多医学影像进行综合处理，并能够很容易地显示解剖学结构和生理变化等各方面的情况。容积扫描法是含有物质内部结构的显示方法，因此，它能够做任意断面的切出或行内部透视法观察。并且还能够给 CT 值着色，从而能更加准确地显示内部的解剖学结构。最大强度投影法（MIP）具有较高的解像度，并且保持了原有的 CT 值，还可以改变其对比性。因为不显示纵向的信息，可以通过改变视点连续显示复数的影像，从而得到立体感。将容积透视法的影像和 MIP 的影像合成，可以得到具有高解像度的三维图像。结合临床后，可得出病态解析与诊断，这种方法可以清晰地显示许多器官的三维解剖学结构。

螺旋 CT 多采用线性内插方法，由于该方法效果好和易使用，而被普遍应用。线性内插方法有全扫描、不完全扫描、内插全扫描、半扫描、内插半扫描和外插半扫描。全扫描法是 360°收集原始投影数据，在卷积和后投影前不做修正，因而全扫描法是最简单的内插方法。不完全扫描和半扫描法分别是 360°和 180°加一个扇形角，它们的原始投影数据在靠近扫描的开始部分和结束部分采用不完全加权，通过靠近扫描中间部分的加强加权投影来补偿。内插全扫描法的 360°平面投影数据，通过邻近同方向的原始投影数据线性内插获取，因而重建涉及的原始数据达 720°范围。内插半扫描法利用多余的扇形束原始数据，在原始数据附近的相反方向内插，可将数据采集角的范围减少到 360°加两个扇形角。外插半扫描法没有内插半扫描法那种投影射线的位置，它必须不同于重建平面的情况，如果相对的射线来自平面的相同位置，外插半扫描法估计这个相应的投影值。否则，内插则按照内插半扫描法进行。内插半扫描法和外插半扫描法较好，原始数据利用率高，平面合成可靠，并可得到满意的重建图像。

三维图像显示功能包括：容量和容积的测量；三维空间的两点距离测量；三维空间的两直线间角度测量。这些功能的开发与利用极大地满足临床医学的需求，特别是在神经外科中的应用，为脑立体定向手术选择最佳方案。三维图像重建技术包括：三维图像的掘削观察；三维图像的画面切削处理，用于显示病变局部的效果；切断法显示；移动法显示；回转法显示；放大和缩小法显示；欠损修复法显示和皮肤合成法显示等。

螺旋 CT 扫描系大容量扫描，从开始到结束的整个测试数据都是连续的。一次扫描所得到的数据能算出几次的 CT 图像，由于各图像之间连续良好，因而可获得高精度矢、冠状图像，并且可得到随意角度的断面图像。

四、螺旋 CT 扫描的优缺点

1. 与普通 CT 扫描相比螺旋 GT 扫描主要有以下优点

（1）整个器官或一个部位一次屏气下的容积扫描，大大减少了病灶遗漏的可能性。

（2）单位时间内，扩大了 CT 检查的适应证与应用价值。

（3）由于扫描速度的提高，使对比剂的利用率提高。

（4）可任意地、回顾性重建，无层间隔大小的约束和重建次数的限制。

（5）螺旋 CT 扫描覆盖面广、无间隙，采集容积数据，便于各种方式、各个角度的影像重建等优点。

2. 与普通 CT 扫描机相比螺旋 CT 扫描检查主要有以下的缺点

（1）层厚响应曲线增宽，使纵向分辨率下降。

（2）在做大范围薄层扫描时，X 线管损耗大，要求高，价格贵。

（3）扫描时 X 线量多，对患者造成的损伤大。

五、螺旋 CT 扫描技术的临床应用

螺旋 CT 扫描的临床应用范围与普通 CT 扫描相同。但螺旋 CT 扫描的临床应用价值越来越大，尤其是在薄层扫描技术问世以后，获得被检测部位的信息较全面，并能在原有的断面基础上做 MPR 和三维图像显示，特别是能做仿真 CT 内镜，从而使单纯的 CT 断面升华到三维立体显示和一些血管、气道、消化道的腔内观察，达到了腔内视法的目的。

（师毅冰）

第三节　多排探测器 CT 扫描机原理与结构

为了便于说明，将普通 CT 扫描机称为单排探测器 CT 扫描机或单层面 CT 扫描机（single slice，CT）。CT 扫描技术的进步总是在提高扫描速度、提高图像质量、开发软件功能、改善机器性能、减少患者 X 线辐射量等方面进行的。近年来，许多科学家参与了多排探测器 CT 扫描机的研制，并获得了成功。多排探测器 CT 扫描机是指采用了多排探测器。由于多排探测器 CT 扫描机的 X 线管旋转一圈可以获得多个层面的图像，因此，它又被称为多层面 CT 扫描机（multi slice，CT）。多排探测器 CT 扫描机的线束宽度从 1 厘米到十几厘米不等，而且将会变得越来越宽。

一、多排探测器 CT 扫描机的工作原理

多排探测器 CT 扫描机和单排探测器 CT 扫描机（single slice，CT）的工作原理是基本相同的，它们的球管和探测器都是围绕人体做 360°旋转。探测器接收到穿过人体的 X 线之后将其转化成电信号，被数据采集系统采集后进行图像重建。重建后的图像由数/模转换器转换成模拟信号，最后以不同的灰阶形式在监视器上显示，或输送给多幅照相机照成照片。

配备了激光照相机以后的 CT 扫描机，在计算机重建图像后，不经数/模转换器，其数字信号直接输入激光相机摄制成照片或以数字形式存入计算机硬盘。

二、多排探测器 CT 扫描机与单排探测器 CT 扫描机的区别

多排探测器 CT 扫描机的探测器是有多排探测器阵列组成，排数从几排到几十排不等。而单排探测器 CT 扫描机的探测器只有一排。多排探测器 CT 扫描机与单排探测器 CT 扫描机的区别主要在于多排探测器 CT 扫描机对 CT 扫描机扫描数据收集系统（DAS）进行革命性的创新。

DAS 是将 CT 扫描机中穿过人体的 X 线信号转化成供重建 CT 图像的数字信号的重要组成部分。单排探测器 CT 扫描机的 DAS 是由单排的探测器阵列（数百个探测器）、积分器、放大器、模/数（A/D）转换器所组成。探测器将 X 线信号转化成电信号，再经积分、放大得到有一定幅度的电压信号。模/数转换器将各个数据通道传送来的模拟信号转化成数字信号。

单排探测器 CT 扫描机的 X 线线束较窄，用准直器调节 X 线的宽度。X 线的宽度决定CT 机扫描图像的层厚。穿过人体的 X 线束被单排探测器阵列所接收，经过微分器、放大器

将模拟的电压信号传送给模/数转换器。多排探测器 CT 扫描机 X 线束较宽，也用准直器对 X 线束的宽度进行调节。这一调节不是为了改变图像的层厚，而是为了减少患者所受到的 X 线辐射量。X 线被多排的二维探测器阵列所接收。为得到不同层厚的图像，电子开关将相邻探测器的输出进行组合，并分别送入各组积分电路、放大电路。多排探测器 CT 扫描机的数据通道都有四组，在 X 线管旋转 360°后，CT 扫描机得到 4 个层面的图像。多排探测器 CT 扫描机都配有 16 排或 16 排以上的探测器阵列，每排探测器可获得的图像层厚为 1.25mm。它是由探测器阵列的宽度所决定的。当获得 4 组 2.5mm 层厚图像时，可有八组数据输入到电子开关，该开关电路将八组数据进行二二组合，相邻两个探测器的输出进行并联叠加，变成 4 组数据。这些数据被用来组成 4 层 2.5mm 的图像，被传送给模/数转换器，通过图像重建产生 4 层 2.5mm 的图像。

三、多排探测器 CT 扫描机扫描层厚的选择

单排 CT 扫描机的层厚是通过准直器的窄缝宽度的调节来实现的。而多排探测器 CT 扫描机是由每排探测器在 Z 轴方向的宽度以及其输出的不同组合来实现的。有时还需要在探测器一侧增加准直器以对 X 线束加以限制。由于各种型号的 CT 扫描机采用的探测器二维阵列的不同，因此它们层厚的差别也较大。

四、图像重建

多排探测器 CT 扫描机扫描时，取样数据量大，数据点的分布与单排探测器 CT 扫描机有较大的差别。其图像重建的程序也有较大的不同，并且较为复杂，为了获得良好质量的图像，减少伪影，需采用一些新的算法。

五、多排探测器 CT 扫描机的优点

工作效率高，多排探测器 CT 扫描机的数据取样率是单排探测器 CT 扫描机的 4 倍；因 X 线管旋转一周可得到 4 层的数据，它的层厚可以被选择得较薄，因此，它在进行螺旋扫描获取三维数据时的精度更高。其优点如下：①缩短了扫描时间，延长了扫描覆盖长度；②图像质量大大改善；③任意调节层面的厚度；④在不影响图像质量的情况下，减少了 X 线辐射剂量，同时也减少了患者所受到 X 线辐射量；⑤X 线管的冷却时间减少到几乎为零的地步；⑥延长了 X 线管使用年限，节省了运行费用。

六、多排探测器 CT 扫描机结构组成

由于多排探测器 CT 扫描机具有诸多优点，现在已在国内外得到广泛的应用，特别是在国内得到许多医院专家与同道们的认可。二维的探测器阵列是多排探测器 CT 扫描机的关键部件。多排探测器 CT 扫描机在 Z 轴方向排列方式主要有两类：①GE 公司生产的 Light-Speed：它在 Z 轴方向有 16 排探测器，每排探测器是等宽的，探测器的宽度相当于层厚为 1.25mm，用稀土陶瓷材料制成。东芝公司生产的多排探测器 CT 扫描机，拥有 34 排探测器，也属于等宽型的，但它在靠近中央的 4 排探测器宽度为 0.5mm。其他 30 排探测器的宽度均为 1mm。②由西门子公司生产：它在 Z 轴方向有 8 排探测器，每排探测器的宽度不等，其宽度分别是 1mm、1mm、5mm、2mm、5mm 和 5mm，探测器的宽度相当于层厚的宽度。探

测器的物理宽度为2mm、3mm、5mm、10mm，两侧对称，探测器阵列的总宽度为40mm。用超速陶瓷材料制造。

等宽探测器阵列在增减探测器数目方面较为灵活。不等宽的探测器阵列由于在层厚的排列组合时探测器数目较少，造成探测器的间壁减少，对X线的吸收减少导致量子吸收效率提高。

（师毅冰）

第二章　磁共振成像（MRI）技术

第一节　磁共振原理

磁共振是自旋的原子核在磁场中与电磁波互相作用的一种物理现象。为了加强理解，先复习有关概念，再根据 Bloch 的氢原子核磁矩进动学说（经典力学理论）和 Purcell 的氢原子核能级跃迁学说（量子力学理论），分别予以讨论。

一、基本概念

（一）原子与原子核

物质由分子组成，分子由原子构成，原子又由原子核和电子构成。原子核内含质子和中子，质子带正电荷，中子不带电荷，电子带负电荷。核外电子负电荷总量与核内正电荷总量相等。因此整个原子表现为中性。原子的化学特性取决于核外电子的数目，而它的物理特性由原子核所决定。

（二）原子核的磁矩、自旋、进动

氢的质子带正电荷，核的自旋就会产生环形电流，它会感应出磁场。因此我们可以将氢质子看作一个小磁棒，其磁力是一个矢量，称磁向量或磁矩。磁矩是随机分布的。

氢原子时刻绕自身中轴旋转称自旋（spin）。自旋的速率由核的种类决定，与磁场强度无关。氢原子在自旋时，由于受到重力影响，转动轴与重力方向形成倾角。氢原子绕自身轴线转动的同时，其转动轴线又绕重力方向回转，这种回转现象称进动（Precession）。

在磁场中自旋的质子也会绕磁场轴进动，进动是磁场与质子磁矩相互作用产生的。为了产生共振，要对自旋的质子输入能量，需要按照自然进动频率加磁推力。所加的射频磁场的振动频率要等于自旋质子在磁场中的进动频率。进动频率取决于磁场强度和所研究原子核的特性。

（三）产生磁共振的原子核

除氢原子核可以产生磁共振外，元素周期表中凡具有自旋特性的原子核都有产生磁共振的可能。这些元素的原子核中，其质子数或中子数必有一个是奇数，包括如下情况：

1. 质子或中子之一为奇数　如 H-1（质子数为 1，无中子）；C-13（质子数为 6，中子数为 7）；P-31；Na-23；O-17。

2. 质子和中子皆为奇数　如 H-2（质子数和中子数皆为 1）和 N-14（质子数和中子数皆为 7）。

3. 质子和中子数皆为偶数　此原子核不具有自旋的特性，也不可能产生磁共振，如 C-12（质子数和中子数皆为 6），O-16。

目前用于临床 MR 成像的原子核仅为质子（氢的一种同位素）。而人体内含有其他许多有自旋特性的原子核或其同位素，均未用于临床 MR 成像。这是因为这些原子核或其同位素在人体的含量低，原子核产生共振的敏感性差。见表 2-1。

表 2-1　具有自旋特性的原子核

原子核	旋磁比（MHz/T）	相对含量（%）	相对敏感性
^1H	42.576	99.985	1
^2H	6.536	0.015	0.009 6
^{13}C	10.705	1.108	0.016
^{14}N	3.076	99.635	0.001
^{15}N	4.315	0.365	0.001
^{17}O	5.772	0.037	0.029
^{19}F	40.055	100	0.834
^{23}Na	11.262	100	0.093
^{31}P	17.236	100	0.066
^{39}K	1.987	93.08	0.000 5

（四）Larmor 公式

Larmor 公式：$\omega_0 = rBo$。ω_0 为质子的共振频率，单位是 MHz；Bo 为静磁场中的场强，单位是 Tesla，简称 T；r 为磁旋比，是常数，见表 2-1。要能使磁化的氢原子核激发，所用的射频脉冲频率必须符合氢的共振频率，原子核的共振频率又称 Larmor 频率或进动频率。

二、氢原子磁矩进动学说（经典力学理论）

Bloch 从经典力学的角度描述了磁共振的产生过程。认为原子核磁矩偏转过程即为磁共振过程，其磁矩偏转及在新的状态下继续进动，可引起周围线圈产生感应电流信号即磁共振（MR）信号。现分述如下：

（一）氢原子核磁矩平时状态——杂乱无章

氢原子核具有自旋特性，在平时状态，磁矩取向是任意的和无规律的，因而磁矩相互抵消，宏观磁矩 M = 0（图 2-1）。

（二）氢原子置于磁场的状态——磁矩按磁力线方向排列

如果将氢原子置于均匀强度的磁场中，磁矩取向不再是任意和无规律的，而是按磁场的磁力线方向取向。其中大部分原子核的磁矩顺磁场排列，它们位能低，呈稳定态，但数量多；另外，较少一部分逆磁场排列，位能高，但数量少。由于顺磁场排列的原子核多于逆磁场排列的，这样就产生了一个平行于外磁场的磁矩 M。全部磁矩重新定向所产生的磁化向量称之为宏观磁化向量，换言之，宏观磁化向量是表示单位体积中全部原子核的磁矩。磁场和磁化向量用三维坐标来描述，其中 Z 轴平行磁力线，而 X 轴和 Y 轴与 Z 轴垂直，同时 X 轴和 Y 轴相互垂直。

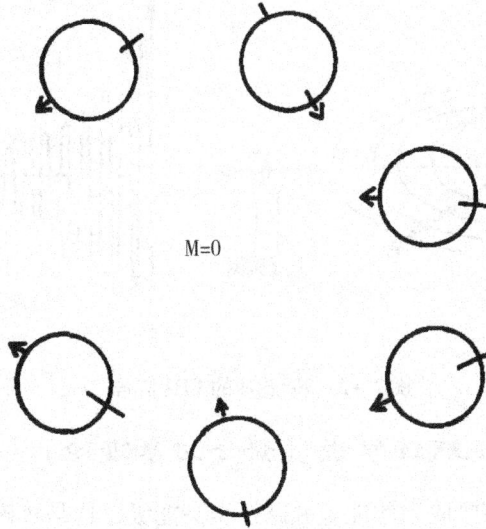

M=0

图 2-1　未置于磁场时，氢原子核磁矩取向呈随意分布

（三）施加射频脉冲——原子核获得能量

一个短的无线电波或射频能量被称为"射频脉冲"。能提供能量使磁化向量以 90°的倾斜角旋转的射频脉冲称为 90°脉冲。质子磁化后，按照 Larmor 频率向质子辐射射频脉冲，质子才能发生进动，同相进动被称为相干。

一旦建立了相干性，磁化向量 Mo 将偏离 Z 轴一个角度绕 Z 轴旋转。Mo 可以被分解成一个平行于 Z 轴的垂直分量 Mz 和一个横向分量 Mxy，Mxy 垂直于 Z 轴的 XY 平面内旋转。随着射频脉冲的作用，横向分量愈来愈大，垂直分量愈来愈小，最后仅有横向分量 Mxy 而没有垂直分量 Mz。给予不同大小的脉冲，磁矩旋转亦不同。

向受检物质施加射频脉冲，等于向主磁场施加一个旋转磁场，由于旋转磁场的影响，磁矩发生旋转。施加射频脉冲愈强或时间愈长，磁矩偏离 Z 轴愈远，原子核获得能量愈多。

（四）射频脉冲停止后——产生 MR 信号

当射频脉冲停止作用后，磁化向量不立即停止转动，而是逐渐向平衡态恢复，最后回到平衡位置。我们把这一恢复过程称为弛豫过程，所用时间称为弛豫时间。这是一个释放能量和产生 MR 信号的过程。

当射频脉冲消失后，质子相干性逐渐消失，而质子磁矩在磁场的作用下开始重新排列。相干性和横向磁化向量的损失将导致辐射信号振幅下降，这个衰减信号被称为自由感应衰减信号（free induction decay，FID）（图 2-2）。横向磁化分量 Mxy 很快衰减到零，并且呈指数规律衰减，将此称横向弛豫，而纵向磁化分量将缓慢增长到最初值，亦呈指数规律增长，将此称纵向弛豫。

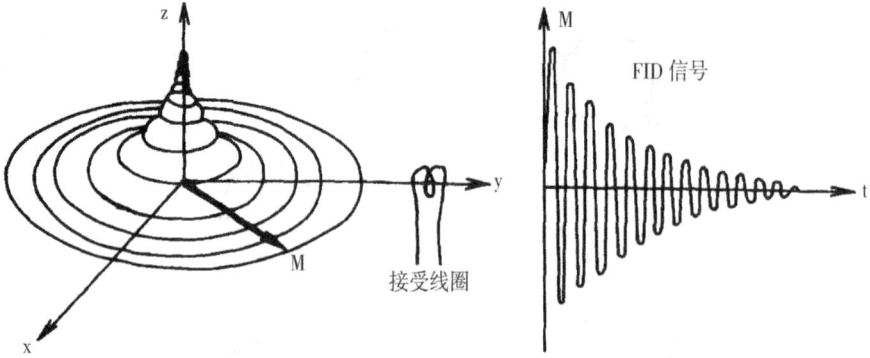

图 2 - 2　90°脉冲的 FID 信号

三、原子核的能级跃迁学说（量子力学理论）

Purcell 认为，氢原子核吸收射频能量并跃迁至高能级，这是核磁共振的本质。

在无磁场时，氢原子磁矩取向是杂乱无章的。如将其置于磁场中，其磁矩取向按磁力线方向排列。其中大部分原子核的磁矩顺磁场排列，它们的位能低，呈稳定态；较少的一部分逆磁场排列，位能高。两种取向的原子的能级间有一个能级差（图 2 - 3）。能级差是磁共振的基础。

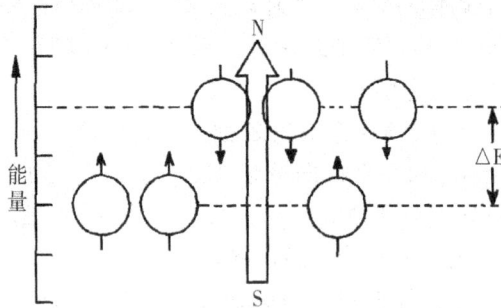

图 2 - 3　指向南极和北极的原子核的能级差

氢原子如果获得能量，低能级质子就会跃迁至高能级。原子核如何获得能量？它是由射频脉冲提供能量。当射频脉冲提供的能量精确匹配于相邻两个原子能级之差，这时低能级原子核就会跃迁至高能级。Purcell 认为，氢原子核吸收射频能量并产生能级跃迁就是核磁共振，这就是核磁共振的本质（图 2 - 4）。

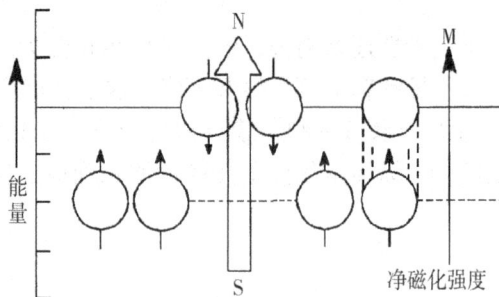

图 2 - 4　原子核吸收能量，产生能级跃迁

磁场强度愈大，原子间的能级差愈大，要求射频脉冲提供能量愈大（射频脉冲频率愈高）。

四、核磁弛豫

当射频脉冲停止作用后，宏观磁化向量并不立即停止转动，而是逐渐向平衡态恢复，最后回到平衡位置。我们把这一过程称弛豫过程，所用的时间称弛豫时间。射频脉冲停止后，横向磁化分量 Mxy 很快衰减到零，称为横向弛豫；纵向磁化分量 Mz 将缓慢增长到最初值，称为纵向弛豫（图 2-5）。不同物质弛豫时间并不相同。

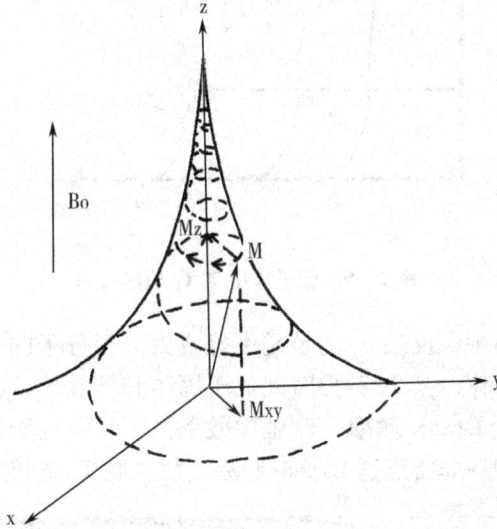

图 2-5　90°射频脉冲停止后，宏观磁化向量的变化
横向磁化向量 Mxy 很快衰减到零，纵向磁化向量 Mz 缓慢增长到最初值

（一）纵向弛豫

1. 概念　90°射频脉冲停止以后，磁化分量 Mz 逐渐增大到最初值，它是呈指数规律缓慢增长，由于是在 Z 轴上恢复，故将其称为纵向弛豫。弛豫过程表现为一种指数曲线，其快慢用时间常数来表示，T_1 规定为 Mz 达到其最终平衡状态 63% 的时间。

2. 机制　由于质子从射频脉冲吸收能量，处于高能态的质子数目增加，纵向弛豫是质子群通过释放已吸收的能量而恢复原来的高、低能态平衡的过程。由于能量转移是从质子转移至周围环境，故称自旋晶格弛豫。能量转移快，则 T_1 值短，反之亦然。晶格是指构成物质的质点，即受检原子核所处周围环境原子核有秩序的晶体框架（晶格）。这主要对固体物质而言，液体虽无这样的晶格结构，但也沿用下来了。

共振质子向周围晶格转移能量是有条件的，只有当晶格上的原子核波动频率等于共振质子的进动频率时，上述能量转移方能完成。

3. 影响 T_1 的因素

（1）不同物质对 T_1 的影响：固态下，晶格以振动为主，其磁场的波动频率常显著高于进动频率，质子向晶格的能量转移极慢，故 T_1 值极长。

能量转移也与分子大小密切相关。大分子其进动受限，晶格磁场的波动频率低于共振质子的进动频率；小分子运动相对活跃，晶格磁场的波动频率高于共振的进动频率。这两种分子都不利于能量向晶格转移，T_1 值都较长，只有中等大小的分子其晶格磁场的波动频率多数等于质子进动频率，能量传递快，T_1 值短（图 2-6）。

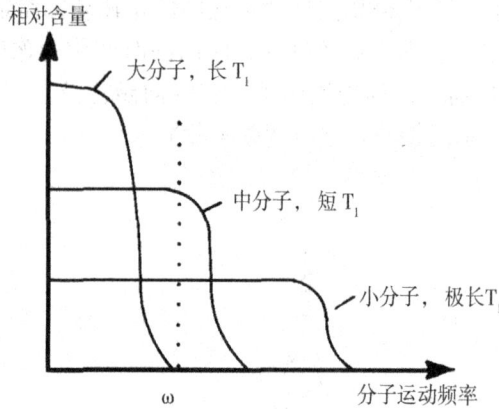

图 2-6 分子大小与 T_1 值的关系

在生物系统中的液体中，反映 T_1 的多是中等或大尺度分子的溶液或悬浮液，这些总的来说可以当作是不纯的液体，其 T_1 弛豫时间短于固体和纯液体。胆固醇一类中等尺度的分子在常温时进动频率接近 Larmor 频率，T_1 弛豫效率高，长链的脂肪酸进动得很慢，但它绕终端碳碳结合点旋转的频率非常靠近 Larmor 频率，故脂肪 T_1 值很短（图 2-7）。

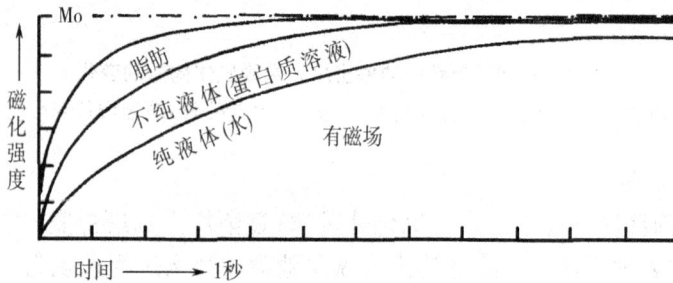

图 2-7 不同物质的 T_1 弛豫时间。纯水 T_1 长，脂肪 T_1 短

（2）外磁场对 T_1 值的影响：外磁场增大时，质子的频率增大（$\omega_0 = rBo$），与晶格磁场的波动频率距离更大，使共振质子的能量更不易向晶格转移，故 T_1 值延长（见表 2-1）。

（二）横向弛豫

1. 概念　90°射频脉冲停止以后，磁化分量 Mxy 很快衰减到零，而且呈指数规律衰减，将其称为横向弛豫。T_2 值是指磁化分量 Mxy 衰减到原来值的 37% 的时间（图 2-8）。

2. 机制　90°射频脉冲结束时，磁化分量 Mxy 达到最大值进动的质子最相干，随后，由于每个质子处于稍有差别的磁场中，开始按稍有不同的频率进动，这将造成分相，相干性逐渐减弱。能量是在质子间相互传递，但无能量散出，故称自旋——自旋弛豫。

3. 影响 T_2 的因素　固体中质子相干性丧失很快，这是因为质子共振频率分布在一个范围，这使相位很快地分散，故固体 T_2 值短，信号弱。

而水一类的小分子有很高的共振频率，这样在纯液体中净磁场基本与外加磁场相同，由于质子一直以相位进动，相干性可以保持很长时间，故纯液体 T_2 值长，信号强。

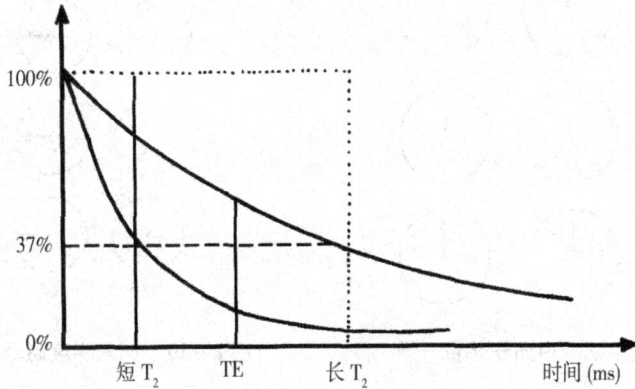

图 2-8 横向弛豫时间。T_2 是指 90°脉冲后，原磁化分量 Mxy 衰减到原来值的 37% 的时间。T_2 愈短，信号愈弱

五、MR 信号空间定位

（一）梯度磁场与定位

要完成 MR 成像，必须获得人体特定层面内的 MR 信号。但在均匀的主磁场中，射频脉冲不可能只使一个层面内的质子产生共振，MR 接收线圈所收集到的是整个被成像区域内的质子发出的 MR 信号，这些信号不含有空间的信息，因此不可能用来重建图像。

如果在主磁体中再加一个梯度磁场，则被检体各部位质子群的进动频率可因磁场强度不同而区别，这样就可对被检体某一部位进行 MR 成像，因此 MR 空间定位靠的是梯度磁场，例如图 2-9 和图 2-10。图 2-9 的 3 行质子在主磁场内相位是一致的，启动梯度磁场后，图 2-10 的 3 行质子受梯度磁场的作用不同而发生相应变化，箭头位置不同，其频率亦不同，这个差别提供了识别位置的依据。通过梯度磁场达到选层的目的，此梯度也称为选层梯度（slice selective gradient，Gs）。

磁共振成像有 3 个基本轴，即 Z、X、Y。Z 轴相当于人体从头到足，沿这个轴选择人体的横断面；X 轴相当于人体从左到右，沿这个选择人体的矢状面；Y 轴相当于人体从前到后，沿这个轴选择人体的冠状面。

（二）频率编码梯度和相位编码梯度

通过选层梯度，我们已经获得了特定层面内质子的共振信号，但由于这些信号具有相同的频率，我们尚无法将同一层面内不同区域的 MR 信号区分开，也完成不了 MR 断面像的重建。

为了完成同一层面内不同区域质子信号的空间定位，需借助于与选层梯度垂直的另外两个梯度；频率编码梯度（frequency encoding gradients，Gf）和相位编码梯度（phase encoding gradients，Gp）。两种梯度与射频脉冲的时序关系如图 2-11 所示。下面让我们分析一下 Gf

和 Gp 是如何实现信号空间定位的。

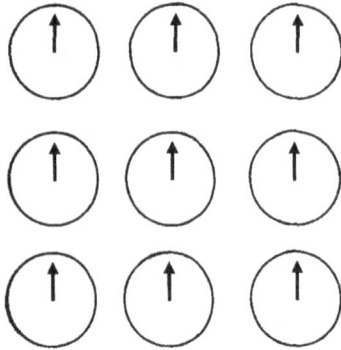

图 2-9　在主磁场中质子相位一致

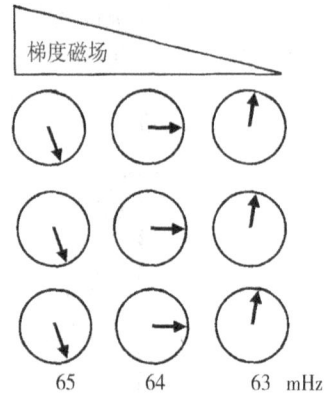

图 2-10　加入梯度磁场，质子相位发生变化

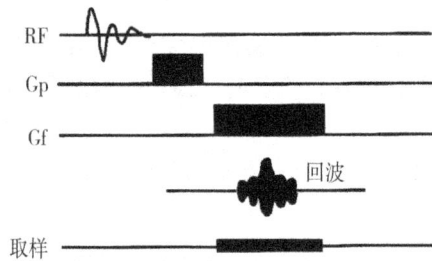

图 2-11　RF 与 Gp 和 Gf 的关系

为便于理解，首先分析 Gf（图 2-12）。该磁场梯度 Gf 的作用，使层面 XY（已被选层梯度激发）内 X 方向上不同位置的方条具有不同的磁场强度及不同的质子进动频率，MR 接收线圈收集到的信号也同样由上述不同频率的信号叠加而成。虽然看上去信号很复杂，但如果该复杂的 MR 信号经 Fourier 变换（简称 FT），则很容易将不同频率的信号区分开，再根据频率与位置的对应关系，可找到各自 MR 信号的位置。

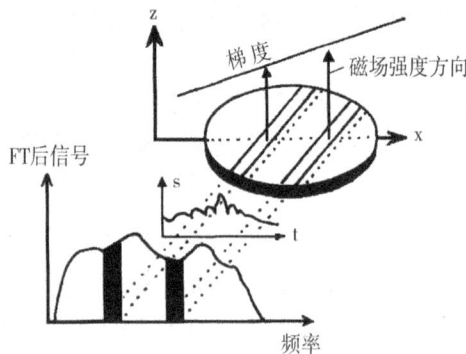

图 2-12　Gf 对质子在 X 方向上进动的影响。Gf 使质子在 X 方向上进动频率产生差异。对时间/强度信号行 FT 后，可得质子 MR 信号在 X 轴上的投影

至此，我们已完成层面内 X 方向上 MR 信号的定位，下一步要完成的，是 XY 平面中 Y

方向上质子 MR 信号的空间定位。Y 方向上 MR 信号的空间定位是通过 Gp 实现的。Gp 给予的时间是在选层梯度关闭以后、Gf 开启之前。在此梯度场的作用下，XY 平面中 Y 方向上的质子出现不同的进动频率。又由于该梯度场给予的时间极短，关闭后，Y 方向上的质子又恢复其相同的进动频率，但遗留下不同的进动相位，即相位编码。这种相位的不同构成了 Y 方向上 MR 信号空间定位的基础。与频率编码方向上 MR 信号的空间定位不同的是，相位编码方向上的信号空间定位不可能只通过一次相位编码实现，这是由 FT 决定的。一幅 256 × 256 矩阵的图像，必须有相应的 256 次 Gp 的作用，且每次 Gp 的大小必须不同（一般从负向到正向呈规则变化），对上述一组 MR 信号行 FT（必须明确的是，每个回波信号都来源于整个层面，在 3D 取样中来源于整个体积内的质子），方能实现 Gp 方向上 MR 信号的空间定位。与其相对应，也必须有 256 次 RF 激发和 256 次 Gf（大小不变化）。

Gf 和 Gp 的作用，使 XY 平面中不同点（或体素）中的质子 MR 信号具有不同的进动频率和不同的进动相位。通过 X 和 Y 方向上的二次 FT 变换，便可实现 XY 平面内 MR 信号的空间定位，实现断面图像的重建。

（三）K 空间（K - Space）

如前所述，由于采用了 Gp 和 Gf，使任何一个回波信号中包含有空间的信息，要解译出空间信息，需反复多次激发获得一组 MR 信号，并对其进行 FT。

通过取样获得的一组原始 MR 信号（时间强度信号），在对其进行 FT 之前，需存储在计算机的某一特定"空间"，此空间称为 K 空间。每幅图像对应于一个 K 空间。图 2 - 13 所示的 K 空间是目前 MRI 中最常用的一种 K 空间形式。K 空间内的每"一条"代表单个原始 MR 信号，它来源于整个层面（3D 中，来源于整个体积）内的质子信号。Kx 值代表回波取样时间（与 Gf 相对应）；Ky 值对应于相位编码步（steps），它与相应的 Gp 大小对应。Ky = 0 时的信号，代表了相位编码梯度等于零时获得的信号位置。该型 K 空间内的信号，以 Kx = 0 和 Ky = 0 为中心，分别具有对称分布的特点。

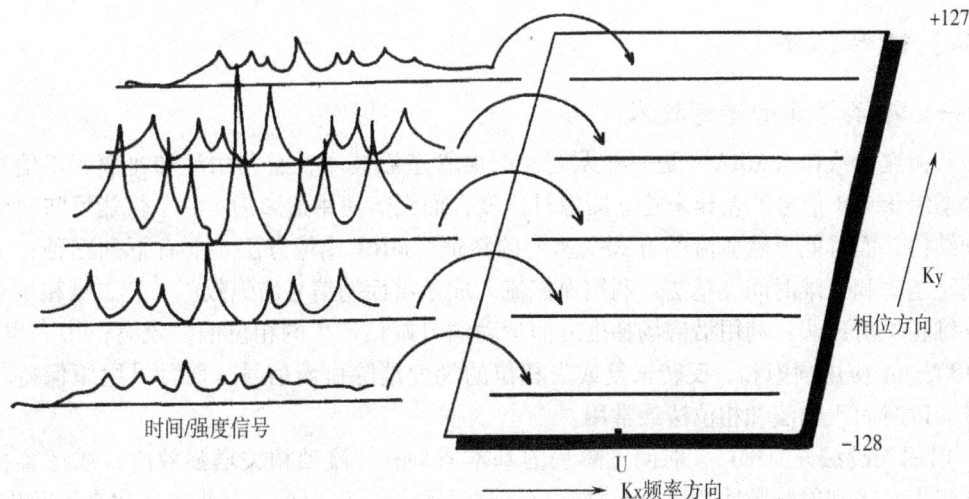

图 2 - 13　K 空间示意图

另外，尚有螺旋形和放射状取样对应的 K 空间。对该型 K 空间内信号行 FT 后所得图像的信噪比及对比度会与前述 K 空间得的图像有一些差异。

（四）变换层厚的措施

1. 变换 RF 频率的范围　用作激发的 RF 不是单一频率而是一个范围内的频率，这个范围被称作带宽（band width）。带宽与扫描层厚有关，采用的带宽窄则扫描层厚薄，反之亦然。

2. 变换梯度磁场坡度　梯度磁场坡度陡峭则扫描层厚薄，坡度缓则厚。

（刘向锋）

第二节　磁共振成像特点与质量控制

一、MRI 成像系统的特点

1. 磁共振检查的优点　①多参数、多序列、多方位成像；②无放射性损伤，安全可靠；③比 CT 有更高的软组织分辨率；④无骨伪影存在；⑤基于流空现象，无需造影剂可直接显示心脏和血管结构；特别是磁共振增强扫描时所用的顺磁性造影剂无毒性反应，可代替 CT 检查中造影剂过敏者行增强扫描；⑥特殊的成像方法：MR 水成像、MR 血管造影；⑦MR 功能成像：扩散成像、灌注成像、脑功能成像和 MR 波谱分析。

总的来讲，与其他成像技术相比，MRI 检查具有能够早期发现病变、确切显示病变大小和范围，且定性准确率高等优点，可用于各个部位先天性发育异常、炎性疾病、血管性疾病、良恶性肿瘤、外伤以及退行性和变性疾病等的发现和诊断。

2. 磁共振检查的限度和不足　①MRI 显示钙化不敏感；②对于骨骼系统以及胃肠道方面不及 X 线方便、敏感；③对呼吸系统的病变显示和诊断还远远不及 CT；④磁共振检查比较复杂，检查时间较长，特别要注意的是磁共振检查存在禁忌证和相对禁忌证。

二、特殊技术

（一）磁共振血管造影技术

磁共振血管成像（MRA）是一种无创性的血管造影技术，它利用流动血液 MR 信号与周围静态组织 MR 信号的差异来建立图像对比度，而无需使用造影剂；它不仅能反映血管腔的解剖结构，而且能反映血流的方式及速度的特征。MRA 成像方法主要有下列三种：①二维时间飞越法和三维时间飞越法：利用血流流入成像层面的信号增强效应；②二维相位对比法和三维相位对比法：利用沿磁场梯度方向运动的自旋核产生的相位偏移效应；③"黑血"法（DB 法）：应用预饱和、反转恢复或失相位的梯度消除血液信号，而背景组织保持较高的信号。以时间飞越法和相位法最常用。

1. 时间飞越法（TOF）　时间飞越法的基本原理——流动相关增强效应：成像容积内的静态组织，受到射频脉冲的反复激励，重复时间远小于 T_1 时间，其纵向磁化来不及恢复，Mz 很快下降并进入稳定状态，使得静态组织所产生的 MR 信号幅度很小，这就是所谓饱和信号。在成像容积内的静态组织进入到饱和状态时，成像容积以外的流体，未受到射频脉冲的反复激励，保持较高的纵向磁化。当其以一定的速度流入成像容积时，流体的信号就远高于静态组织的纵向磁化，因此在下一次射频脉冲激励产生 MR 信号时，流体的信号就远高于处于饱和状态的静态组织，呈高信号。

二维时间飞越法（2D - TOF）是应用破坏性梯度回波脉冲序列连续采集一系列切层后，用最大强度投影法（MIP）按投影顺序叠加而成。三维时间飞越法（3D - TOF）是用相似的脉冲序列采集一个扫描块的数据，然后重建出 0.8 ~ 1.2mm 的薄层，再用 MIP 处理得到血管的图像。

3D - TOF 法的分辨率优于 2D - TOF 法，但由于成像厚度大，容易产生饱和效应而使血流信号减弱，对慢血流尤为明显，因此适用于较快血流的大血管的显示；2D - TOF 法对慢血流的显示较 3D - TOF 法好，适合于颅内静脉和小动脉的显示。

2. 相位对比法（PG） 相位对比法的基础是相位效应：在梯度磁场作用下，不论是运动自旋还是静止自旋，它们的相位都会发生改变，这种单个自旋在梯度磁场中的相位改变，称为相位偏移效应。先后施加大小和持续时间相等、方向相反的双梯度脉冲，静止组织产生的相位位移被完全取消，而流动质子在这两个梯度脉冲的作用期间已移动了一段距离，既由第一个梯度脉冲引出的相位位移，不能被第二次极性相反、大小相等的脉冲所取消，所剩余的相位位移与质子在第二次梯度脉冲期间移动的距离成正比，也就是说与流动的速度成正比。PC 法一般采集两次不同角度的流动编码图像，因为流动编码梯度对静止组织没有作用，两次图像所得的静止质子信号相同，而流动质子信号随流动编码改变而改变，将两个图像进行减影处理，即可得到流动质子像，即血管形态图像。

2D - PC 是在连续采集一系列切面数据后进行图像重建，由于同一体素内可能包含几条血流方向不同且交叉重叠的血管，从一个体素采集的不同血管的相位不同可产生相互干扰，以致信号消失。3D - PC 法直接采集三维空间的图像资料，可避免上述 2D - PC 法的缺点，能有效去背景，提高血流和周围组织的对比，无饱和效应，大扫描块内仍可显示小血管，图像质量优于 3D - TOF。PC 法可按血流速度进行调整，不仅可用于流速快的动脉，对流速慢的静脉也敏感。

3. 预饱和技术 选择饱和脉冲使血流呈低信号，和选择适当的参数使静止组织呈高信号。在成像容积外和射频脉冲前施加饱和带，再在血液流入成像容积后施加射频脉冲。由于已饱和的质子不再接受新的激励，因此血流无信号。在 MRI 图像上，血流呈黑色，称为"黑血"法；黑血技术虽分辨率差，但可分辨复杂血流引起的信号丢失，较真实地显示血管狭窄程度。

4. 造影剂对比增强 MRA 通过静脉注射 Gd 类顺磁性造影剂，缩短血液的 T_1 时间，使之较周围组织的 T_1 时间更短，利用 2D 或 3D 梯度回波技术采集兴趣区血管，再经 MIP 技术重建，可以得到从任何角度观察的三维血管像。该技术利用造影剂缩短血流的 T_1 值，与血流的流动效应无关，无需心电门控和空间预饱和技术，从而克服了非增强 MRA 的技术不足，3D 动态增强磁共振血管造影（3D DEC MRA）已广泛用于全身各部位的血管成像。

（二）心电门控技术

采用心电门控技术进行 MRI 扫描成像，既可以观察到心脏、大血管的内部结构，又可以减少心脏搏动引起的伪影，从而得到较高质量的 MRI 图像。最重要的是能得到心动周期预定点上的图像。在进行 MRI 扫描检查时，应将扫描序列与生理性触发点联系在一起，因此 TR 的长短由心电图 RR 间期决定，其成像参数的选择也受到一定的限制。一般情况下多采用心电门控，但在使用心电门控有困难时，也采用脉搏门控。心电门控效果比脉搏门控好，心电门控既可用于心脏大血管的检查扫描，也可用于胸部或其他部位检查扫描。

1. 心电触发技术 用心电 R 波作为 MRI 测量的触发点，并选择适当的触发延迟时间，可观察到心动周期上任意相位上的图像。

2. 心电门控技术 当心电门开放时再收集扫描资料，这样可得到多相位扫描的恒定信号强度。技术人员可自由选择心电门的宽度和位置。把心电门控对 MRI 信号的干扰降到最低，需将心电触发的电极与人体长轴平行排列，还需将导线拉直，并禁止与呼吸门控接触。因为环形的导线在高磁场下将产生电流，该电流将干扰 MRI 信号。当 R 波幅度较小时，有可能会影响心电触发。R 波幅度增加的方法：调整电极位置，或将患者一侧身体抬高，并使其与床面成适当的角度。

（三）呼吸门控技术

由于呼吸会干扰胸腹部的 MRI 成像，采用呼吸门控技术可使呼吸运动产生的伪影减少。在进行胸部的 MRI 成像时，如与心电门控一起使用，效果将会更好。采用呼吸门控技术，可通过选择采集呼吸某一时相的信号来实现的。用胸腹部气压感受器检测呼吸周期的频度，并选择呼气或吸气相，多采用呼气相采集 MRI 信号。为了充分发挥呼吸门控的作用和缩短检查时间，在使用呼吸门控之前，应训练患者，并使其保持有规律的呼吸。

（四）脂肪抑制技术

脂肪抑制在常规磁共振检查中为达到不同的目的而经常被应用。主要有两种适应证：首先，脂肪抑制被用来抑制正常脂肪组织的信号，从而达到降低化学位移伪影或提高增强效果的作用；其次是为了突出组织的特性，尤其是在肾上腺肿瘤、骨髓浸润、脂肪类肿瘤以及脂肪变性等情况下。应用脂肪抑制技术取决于需要被抑制的病变的脂肪含量。抑制含有大量脂质的白脂肪信号与抑制脂肪浸润或含少量脂肪病灶信号的方法不同。

1. 短时反转恢复法（STIR） 在反转恢复成像中，首先加一个 180° 射频脉冲，将磁化矢量从 Z 轴变为负 Z 轴。当脉冲停止后，磁化矢量将向 Z 轴方向恢复。脂肪的 T_1 时间比水的时间短，这将导致脂肪纵向磁化矢量恢复比水快。如果在脂肪组织纵向磁化矢量于纵轴此上恢复量为零时施加 90° 射频脉冲，脂肪组织将不产生信号。组织纵向弛豫过零的时间点（反转时间，TI）大约位于其 T_1 时间的 0.7 倍处。T_1 时间及 TI 时间有磁场依赖性，因此在进行抑制脂肪信号时，应根据不同场强选择不同的 TI 时间。

优点：STIR 法可以抑制整个脂肪信号，包括其中水的成分。这是对磁场均匀性不敏感的方法，而且可以在低场强系统中应用；图像对比好，具有长 T_1 长 T_2 的组织都会表现为亮信号，可以提高肿瘤的检出率。

缺点：因为成像序列在 TI 时间开始，此时大部分质子在纵轴上还没有完全弛豫，因而处于部分饱和状态，将导致整体信号丢失，因此反转恢复成像的信噪比比较低。

2. 频率饱和法 在频率饱和法成像采集中，在没有梯度磁场的情况下，通过施加一个与脂肪共振频率相同的频率选择性饱和射频脉冲，紧接着施加均一的毁损梯度以使脂肪中的氢质子失相位，这样，被下一层选择性射频脉冲所激励产生的信号中就不包含来自脂肪的信号。

优点：频率饱和法是脂肪特异性的抑制序列。在对比剂增强 T_1 加权与突出组织特性方面，尤其是在含有大量脂肪组织的区域抑制效果非常可靠；频率饱和法可以更好的显示细微的解剖细节。

缺点：不可靠的脂肪抑制。频率选择性饱和脉冲的频率必须与脂肪共振的频率相同，然而，主磁场的不均匀将会使水和脂肪的共振频率发生偏移。这样，饱和脉冲频率此时不可能恰好等于脂肪共振的频率，这种偏移将导致较差的脂肪抑制效果。可采用减小视野、把感兴趣区置于视野中央以及自动匀场等技术加以纠正。射频脉冲场的不均匀性也会降低脂肪抑制的效果。水和脂肪间的化学位移伪影随场强的增加而增加，因此在低场强中频率饱和法效果较差。频率饱和法明显增加扫描时间。

3. 反相位成像　反向为成像技术是基于在不同回波时间所采集的图像相位不同。所谓相位是指磁化矢量在 X－Y 平面的角度。因为脂肪和水的氢质子有着不同的共振频率，经过初始激励以后，两者的相对相位会随着时间而变化。在激励刚结束时，两者处于同相位（相位差为零），然而，水的质子比脂肪质子进动快，因而经过几毫秒后，两者的相位差是180°，再经过几毫秒，相对于脂肪的质子、水质子整整旋转了360°，此时两者再次处于同相位。因而可通过设计恰当的回波时间从而在同相位或反相位是采集信号。通常，此项技术只用于梯度回波序列。在磁共振成像过程中，每个像素的信号是这个像素中水和脂肪信号的矢量和。在同相位图像中水和脂肪的信号是相加的。但是反相位图像中信号是两者的差值。所以，反相位成像可降低含脂肪组织的信号。反相位成像非常适合于抑制水和脂肪含量基本相同的组织信号。

优点：反相位成像简单、快速，而且在所有的磁共振系统中均可运用。检出少量脂肪以及水－脂混合物的能力是此项技术最大优点。

缺点：对于被大量脂肪组织包埋的小肿瘤的检出比较困难。此种缺陷发生在乳腺成像时。

4. 水激励技术　它使用的是一个复合式脉冲，包含几个独立的脉冲，彼此间有极其短暂的间隔，仅仅用来激励水氢质子，可以产生很好的抑脂效果。

优点：水激励比频率饱和法有时间优越性，可大大缩短成像时间，尤其在 T_1 加权像，几乎可以减少一半时间；相对于频率饱和法，水激励成像在各种加权像上有着更好的信噪比。

缺点：正像频率饱和法那样，水激励对磁场的不均匀性也非常敏感，需要自动或体积匀场。

5. Dixon 法及 Chopper 法　Dixon 法也是基于化学位移原理。它包括两次自旋回波成像，而不像常规同一反相位成像那样在梯度回波中进行。第 1 次为常规的自旋回波成像，采集到水和脂肪的信号之和；第 2 次自旋回波，在于180°重聚相位与第 1 次相比，被延迟了一小段时间，而回波时间保持不变，采集到水和脂肪的信号之差。两幅同、反相位图像的和将产生纯水图像；两幅同、反相位图像的差将产生纯脂肪的图像。Chopper 法是对 Dixon 法改进后的脂肪抑制技术，在获得图像的过程中就可以自动处理数据，省去了图像数据采集后的重建过程，因此可减少患者运动所造成的伪影，目前中场强的机器一般采用此脂肪抑制技术。

6. 混合法　实际上这并不是特别的脂肪抑制技术，它是应用两种独立的物理机制来消除脂肪信号，把各种抑脂技术整合到一个序列中，从而达到更好的抑脂效果。例如：SPIR法，它代表的是选择性频率预饱和法和反转恢复成像法结合在一起，是一个适合于个体的脂肪频率抑制技术，对每一个患者都能做到抑脂完全，可与各种扫描方法结合使用。

（五）增强扫描技术

将对比剂经静脉注入人体，当对比剂通过组织细胞时，将改变组织的 T_1 或 T_2 弛豫时间，以达到增加组织之间、组织与病变之间的对比度；通过病灶增强方式和类型的识别帮助定性的目的。

1. 对比剂的种类

（1）顺磁性螯合物类对比剂：研究表明，改变质子周围的局部磁场，质子的 T_1 和（或）T_2 弛豫时间就会发生改变，能引起氢质子弛豫时间缩短的离子或小分子物质称为顺磁性物质。顺磁性对比剂含有多个不成对的电子，它们与质子一样具有磁矩。由于这些电子的磁矩比氢质子磁矩大 657 倍，将导致局部组织产生巨大的磁场波动，使附近的氢质子的 T_1 和 T_2 弛豫时间大为缩短，造成质子的弛豫增强。

该种对比剂缩短弛豫时间受下列因素的影响：①对比剂中顺磁性物质的浓度。浓度越高，T_1 缩短越明显。但当剂量过大时，反而会使含对比剂的组织呈低信号；②对比剂中顺磁性物质的磁矩。当不成对电子越多时，其磁矩也就越大，使 T_1 和 T_2 缩短越明显；③如果顺磁性物质结合的水分子数越多，顺磁作用将越强。

（2）超顺磁性和铁磁性粒子对比剂：它们都能使质子弛豫时间缩短。由于它们的磁矩和磁化率都高于人体组织，也高于顺磁性螯合物，将导致磁场不均匀。当质子通过这种不均匀磁场时，它们的横向磁化相位将发生变化，从而加速了去相位过程，使 T_2 大大缩短，即 T_2 弛豫增强。对比剂的磁化率越高，去相位作用也就愈快。此种对比剂将使 T_2 缩短，增强信号为低信号，图像为黑色。

2. 对比剂的应用剂量　Gd-DTPA 的注射剂量为成人 0.1mmol/kg（0.2ml/kg）；非离子型对比剂 Gadoterridol 的注射剂量为 0.3mmol/kg。对比剂的应用剂量应根据情况而定，还可选用常规剂量的半量，或 1/4 剂量；为排除肿瘤的转移或复发，使用 0.6ml/kg 体重的 Gd-DTPA 常常能提高诊断的可信度。

3. 对比剂的注射途径　对比剂的注射途径为静脉。

4. 对比剂的不良反应　资料统计表明：GD-DTPA 的不良反应通常是轻至中度而且是一过性的。常见有头痛、不适、恶心、呕吐等反应；癫痫患者可能诱发癫痫发作；严重的不良反应较少发生。由于正常人体内钆离子含量极少，当少量自由钆离子进入体后，就可引起毒副作用。进入人体内的钆离子与血清蛋白结合后，将进入肝、脾、骨髓等器官，使这些器官中毒。患者的临床症状为共济失调，神经、心血管与呼吸抑制等。如果将对比剂中自由钆与 DTPA 络合成螯合物，它的毒性将大大减少。如果在 Gd-DTPA 中加入钙离子，将使副反应减轻。

5. 对比剂的排泄途径　Gd-DTPA 主要由肾脏排泄。当它们经肾脏排泄时，将受到浓缩，浓缩后的对比剂在肾盏、肾盂、输尿管和膀胱内的浓度较高。由于它们不透过细胞膜，在细胞外液，并与血浆蛋白结合较少，因此不易透过血脑屏障。当血脑屏障受到破坏时，它们才可能进入脑与脊髓。又由于在 Gd-DTPA 口服时，人体不吸收。因此可将它们作为胃肠对比剂，在体内不经代谢，直接被排出体外。

6. 对比剂应用的适应证、禁忌证及注意事项

（1）适应证：①肿瘤与非肿瘤组织的鉴别诊断；②脊髓肿瘤的发现；③肿瘤内部解剖结构的观察；④良、恶性肿瘤的鉴别诊断；⑤水肿组织鉴别诊断；⑥明确肿瘤的数目与范围；⑦肿瘤手术后的随诊等。

（2）禁忌证：①对对比剂注射液的任何成分过敏；②重度肾功能损伤；③妊娠三个月以内的孕妇。

（3）注意事项：哺乳期的妇女，在注射对比剂后 24h 内，应禁止给婴幼儿哺奶。

（六）磁共振水成像技术

磁共振水成像（MR，water imaging）的原理是利用重 T_2WI 的效果，即长 TR 加特长的 TE 使含水器官显影。长 TR（重复时间）指的是 TR 值 >3 000ms，特长的 TE（回波时间）指 TE 值 >150ms。体内静态或缓慢流动的液体具有长 T_2 弛豫值呈高信号，脑脊液（水）300～500ms；周围组织 T_2 弛豫值较短呈低信号，骨骼肌为 47ms，肝 43ms，肾 58ms，脾 62ms，脂肪 82ms，脑灰质 101ms，脑白质 92ms，扫描所选的 TE 值如高于以上组织所具有的 T_2 值，其信号为低（组织呈黑色），如相接近，信号为中等（组织呈灰色）；所用的 TE 值低于组织的 T_2 值，则信号高（组织呈白色），如含水器官，因此达到水造影的目的。实际上长 TR 主要是为了取得 T_2 效果，特长的 TE 是为了增强 T_2 的效果，更重要的是将一般的组织结构信号压低（变黑），从而使含水的信号更加突出。因此 TE 值在水成像中非常重要，是成功的关键。也就是说此技术对流速慢或停滞的液体（如脑脊液、胆汁、尿液等）非常灵敏，呈高信号，而使实质性器官和流动液体呈低信号，再将原始图像采用最大强度投影法（MIP）重建时，得到类似于注射造影剂或行静脉肾盂造影一样的影像。临床上常见的运用水成像进行检查的技术主要包括磁共振胰胆管成像、磁共振脊髓成像、磁共振泌尿系成像、磁共振内耳成像、磁共振涎腺管成像、磁共振输卵管成像等等。

三、磁共振成像系统的质量控制

（一）信噪比（SNR）

1. 信噪比的概念　它是组织信号与随机背景噪声的比值，信噪比与图像质量成正比。当比值增大时，人体组织的信号成分越多，噪声越小，图像质量越好。

2. 影响信噪比的因素　①磁场强度：信噪比与磁场强度呈正比，磁场强度越大，信噪比越高。②射频线圈：MR 信号强度与射频线圈到被检部位之间的距离成反比关系，即距离越大信号强度越小；而线圈所接收到的噪声强度又和线圈敏感区域内组织的大小成正比关系，即线圈敏感区域内所包含的组织越多噪声强度越大，因此要提高 MR 图像的信噪比就必须选择合适的射频线圈，一是要尽量贴近被检查部位，以提高 MR 信号强度；二是要使线圈敏感区域所包含的组织尽可能的少。③体素容积：体素容积增大，MR 信号增强，信噪比也就增高。增加体素容积的方法有，一是保持图像矩阵不变，增加 FOV；二是保持 FOV 不变，降低图像矩阵；三是 FOV 和图像矩阵都保持不变，增加采集层厚。④重复测量次数：当平均次数增加时，导致扫描时间增加，而信噪比的增加只与平均次数的平方根成正比。当扫描时间延长时，出现运动伪影的概率增大，将导致图像质量下降。⑤重复时间：重复时间决定纵向磁化恢复的程度，当重复时间延长时，导致组织的纵向磁化倾向最大限度增加。与此同

时，信号强度也增加，使信噪比增加，但增加是有限的。因为组织一旦经过充分的纵向弛豫，它的信噪比将不会再增加。⑥回波时间：射频脉冲结束后，开始横向弛豫，而回波信号的大小取决于信号读出时横向磁化的大小，当回波时间延长时，会使横向磁化衰减增多，回波信号降低，引起信噪比相应减低，减低的程度各组织间有差异。⑦翻转角：所谓翻转角，就是在射频脉冲作用下，纵向磁化偏离 Z 轴的角度。翻转角增大，XY 平面内的横向磁化 MXY 也就提高，相应的 MR 信号就增强，信噪比就可以提高。

（二）空间分辨率

1. 空间分辨率的概念　图像的空间分辨率是指在一定对比度下，图像所能分辨的相邻物体的最小距离。也就是指对解剖细微结构的显示能力。一个像素代表一个体元大小，由观察视野面积除以像素值来表示空间分辨率。空间分辨率被分为常规分辨率，即像元大于 1mm；高分辨率，即像元在 0.5～1.0mm 之间；超高分辨率，即像元小于 0.5mm。

2. 影响空间分辨率的因素　MR 图像灰度取决于断层内各体素所产生的 MR 信号的强度，因此 MR 图像无法把一个体素内的不同成分区分开来，而是把它们当成同一个物体，所以空间分辨率就取决于体素的大小，当体素减小时，图像空间分辨能力提高；当体素容积增大时，图像空间分辨能力降低。

体素的大小取决于断层厚度、FOV 和像素矩阵的大小：①断层越薄，空间分辨率越高；高分辨图像层厚应在 3mm 以下；②当 FOV 一定时，像素矩阵越大，体素越小，空间分辨率就越高；③当像素矩阵一定时，FOV 越小，体素也就越小，空间分辨率就越高。

（三）对比度

1. 对比度的概念　对比度是指图像中不同区域在信号强度上所存在的相对差异。它有两个方面组成，即组织信号的对比度和由磁共振信号转换成影像的对比度，前者直接影响后者。

2. 影响对比度的因素　①噪声；②层面间距：层面间距越大，噪声就越小，图像对比度就越高；③不同的脉冲序列和不同的序列参数调整不同组织特性对图像对比度的影响，形成所谓的质子密度加权图像，T_1 加权图像或 T_2 加权图像。

（四）伪影

伪影是指在磁共振成像过程中，由于某种或某些因素，而出现了人体组织原来并不存在的影像，被称为伪影。当出现伪影时，应仔细分析伪影出现的原因，用有效的方法来防止、抑制，甚至消除伪影，提高影像质量。

1. 设备伪影　是指 MRI 系统本身产生的伪影。此种伪影是由于在设计、生产、安装、调试和应用 MRI 系统过程中，某些人为因素、匹配不当、操作者设置的各种参数不当等因素所造成的伪影。

2. 化学位移伪影　在磁共振成像时，是用施加梯度磁场导致人体不同部位共振频率的差异的方法确定人体不同位置。由于脂肪和水分子内氢原子共振频率不同，导致两者在 MRI 图像上沿频率编码方向上产生化学位移伪影。

3. 卷摺伪影　当被扫描检查部位的范围超过了 FOV 范围时，造成扫描范围外的解剖结构的影像移位或卷摺到下一幅影像上。解决办法是：将被扫描检查部位的最小直径放置在相位编码方向上或扩大视场。

4. 截断伪影 在 MRI 信号发生突然跃迁时，在两个界面上可能发生信号振荡，沿频率编码方向上出现环形黑白条纹，被称为截断伪影。抑制和消除方法是：多采用增大矩阵的方法；或采用在傅利叶变换前对信号进行滤过的方法，此种方法有可能导致空间分辨率下降。

5. 部分容积效应 是由于扫描层面过厚，或病变较小并骑跨于扫描切层之间，周围高信号组织将其掩盖而形成的假影，被称为部分容积效应。解决方法是：①采用薄层扫描；②调整扫描位置。

6. 运动伪影 是由于人体生理性和自主性运动造成的伪影。消除方法是：①采用心电门控技术；②呼吸门控技术；③尽量减少检查时间；④在进行扫描检查前，应对患者进行训练，以得到患者的配合；⑤快速成像技术、改变矩阵、减少信号采集次数等。

7. 金属异物伪影 是由于患者身体上的抗磁性物质与铁磁性物质引起的。消除方法是：在患者进入扫描检查室之前，请他们仔细地检查一下身上的此类物质，并将它们去除掉。

四、磁共振成像的新进展

（一）并行采集技术

并行采集技术是指使用相控阵线圈、多个独立射频采集通道和线圈敏感曲线来减少扫描时间的一种快速扫描技术。目前有两大类技术：

1. 敏感编码（sensitivity encoded，SENSE） 并行采集技术利用相控阵线圈的空间敏感性信息，部分代替了传统费时的空间编码过程，通过增加 K 空间中的采样距离，表示为加速因子（reduce factor，简称 R），减少相位编码线数目，从而减少图像采集时间。SENSE 技术中由于 K 空间原有 K 值未变，所以能保持原有的空间分辨率和图像的对比度不变。当然，图像的信噪比会降低，减少到加速因子的平方根倍。SENSE 技术是一种基于图像的算法，在获得准确的敏感性校准图的基础上重组出的图像信噪比最优，但受 FOV 的限制，FOV 的设定时要充分考虑到不同方向扫描时的区域大小，避免由于组织超出 FOV 造成的卷折伪影。

2. 空间谐波（simultaneous acquisition of spatiall harmonics，SMASH） 并行采集技术 SMASH 技术是基于 K 空间算法的重组技术。如果有 n 个线圈单元，那么就有 n 个谐波信号，减少了相位编码线的数目，将扫描时间减少到原来的 1/n。临床上采用此技术的是西门子公司的 GRAPPA 技术，它只要求采集合适的 K 空间线，不受小 FOV 影响，允许小 FOV 成像，因此对心脏成像和骨科成像更有用。

（二）运动校正技术

为了控制在磁共振检查中出现的运动伪影，近几年出现了许多运动伪影校正技术，值得注意的两种方法就是螺旋桨技术（propeller）以及八分仪或叶型导航技术。

1. 螺旋桨技术（propeller） 全称是"周期旋转重叠平行线强化重建技术"。该技术采集以 K 空间原点为中心的多个矩形条带数据，每一个条带均在 K 空间中心区域采样，使人们可以对条带之间的相互位置、角度和相位空间不一致性进行校正。先根据校正测量指示，对无用的层面方向的运动数据加以抛弃；最后通过对低空间频率数据取平均的方法，进一步减少运动伪影的产生。目前，该技术主要用于两种场合。第一，应用于不能配合扫描检查的患者，如儿童和帕金森症患者，可以提供具有临床诊断意义的 MRI 图像。第二，改进了扩散 MRI 图像的质量。

2. 叶型导航技术 是一种改良的 K 空间轨道填充技术，它与相应程序结合，可以在最短的额外采集时间内，做到快速的数据在线校正、在线旋转和平移。

（三）弥散加权成像（DWI）

弥散为分子在媒介中的一种随机热运动，即布朗运动（Brownian motion）。当温度高于绝对零度时，所有分子均有布朗运动。

弥散加权成像（diffusion weighted imaging，DWI）是建立在人体组织微观流动效应的基础之上，利用人体内不同情况下水分子弥散程度的不同所造成的信号改变而进行的磁共振成像。

DWI 是在常规 SE 序列基础上，在 180°聚焦射频脉冲前后加上一个位置对称极性相反的梯度场。在梯度场作用下水分子扩散时其中的质子于横向磁化上发生相位分散，不能完全重聚，导致 MR 信号衰减，故形成了 DWI 上的异常信号。该过程受弥散系数和弥散梯度强度的影响。水分子在活体组织内的扩散与组织的空间结构有关。细胞膜、基底膜等膜结构的分布、核浆比以及胞浆内大分子物质如蛋白质的分布均影响组织内水分子的扩散。病理状态下，细胞内外的大分子分布发生变化，以及膜结构的完整性遭到破坏，使其中水分子的扩散速度发生改变，从而形成 DWI 上信号异常。目前国内外的 MR 扩散加权成像主要应用于中枢神经系统疾病，可早期发现脑梗死，鉴别脑囊肿与肿瘤性病变，以及用扩散的各向异性来判断脑组织的病理状态。近年来扩散加权成像已经应用于肝脏、椎体、四肢关节、脊髓、前列腺、乳腺及子宫肿瘤中。

DWI 的信号强弱与表观扩散系数（apparent diffusion coefficient，ADC）值有关，它们之间存在负指数函数关系，即 ADC 值增大，DWI 信号降低（即高弥散区，水分子运动区）；反之，ADC 值减小，则 DWI 信号增高（即低弥散区，水分子运动受限区）。如生物膜结构的阻挡和大分子蛋白的吸附作用在一定程度上限制了水分子的扩散，导致 ADC 值减小，DWI 信号增高。

（四）弥散张量成像（DTI）

弥散张量成像（diffusion tensor imaging，DTI）是由弥散加权成像（diffusion weighted imaging，DWI）技术改进和发展而来的一项新型磁共振成像技术，可利用弥散敏感梯度从多个方向对水分子的弥散各向异性进行量化，从而反映活体组织内的细微结构。此技术在中枢神经系统的应用已日趋成熟。

（1）弥散各向异性：自由水的弥散是随机的，在不同方向上弥散程度相同，这种现象被称为各向同性（isotropy）；而在生物体组织结构中，水分子的弥散过程包括随机弥散、浓度梯度下的弥散、分子的跨膜弥散等，受到多种局部因素的限制，表现为单位体积内不同方向上分子弥散程度的总和各不相同，这种现象被称为各向异性（anisotropy）。水分子的各向异性与其所在介质的特定物理学排列特点或限制分子运动的障碍物的存在有关。在非自由的细胞间屏障或不规则的细胞形状存在的情况下，障碍方向上的分子弥散明显减少。大部分生物组织内水分子的弥散运动是各向异性的，获得了单位体积内的各向异性信息，即可研究生物体的细微解剖结构及功能改变。

（2）弥散张量：弥散运动不是平面内的过程，而是发生于三维立体空间中的。普通的弥散成像只用一个标量参数描述，即表观弥散系数，弥散程度的测量限制在平面内，往往低估组织的各向异性。弥散各向异性的研究进展起始于 Basser 等，引入的弥散张量（diffusion-tensor）成像的概念，从三维立体的角度分解、量化了弥散各向异性的信号数据，使组织微结构的显示更加精细准确。由于各向异性的存在，弥散需要用张量（tensor, D）进行描述。弥散张量可显示为一个 3×3 的对称矩阵，可分解为 6 个矢量成分、3 个对角线成分 D_{XX} D_{YY} D_{ZZ} 和 3 个非对角线成分 D_{XY} D_{XZ} D_{YZ}。还可应用"各向异性椭圆体"的概念进行解释，椭圆体 3 个主轴不等长，由大到小分别为 λ_1、λ_2、λ_3（即为弥散的 3 个本征值）。若 $\lambda_1 = \lambda_2 = \lambda_3$ 即为各向同性。扫描应用的梯度场方向越多，在椭圆体表面选取的点就越多，采样误差越小，各向异性的测量越准确。现阶段临床应用的 DTI 序列常采用 6～25 个方向（普通弥散加权成像仅应用 3 个正交方向）。

（3）平均弥散度（各向同性弥散系数）：其数值不受组织 T_1、T_2 时间的影响，只表现出组织内水分子的弥散特性。平均弥散度越大，组织自由水含量越多。

（4）弥散各向异性系数：弥散各向异性系数越大，组织的各向异性越强，组织结构排列越规律紧密。不同作者运用的各向异性系数各不相同。应用部分各向异性（faction anisotropy FA 值）的作者较多，原因有以下几点：①FA 值是不随坐标系旋转方向改变而改变的；②FA 图可提供较好的灰白质对比；③FA 图信噪比较高；④FA 值是组织的物理特性，在同一对象不同时间、不同对象间、不同成像设备获得的数值间具有可比性。

（五）磁共振波谱分析（MRS）技术

MRS 技术是一种无创伤检测体内化学成分的手段。MRI 信号的频率由磁旋比和原子核所处的磁场强度所决定，而这种磁场强度又由外加的磁场强度所决定。与此同时原子核也受自身周围电子与邻近原子核周围电子的作用，由于这些电子与外磁场的相互作用，导致原子核局部磁场强度的改变，此种现象被称为化学位移。

人体内不同化学成分的原子核，都以不同频率进行共振，产生不同的 MRI 波峰。利用化学位移的方法来研究分子结构，并对分子进行波谱定量分析，被称为波谱分析。波谱定量用两个参数，波峰的位置用 ppm 表示；而谱线所覆盖的、正比于原子核密度的面积表示磁共振信号的强度。MRS 技术要求采用较短的射频脉冲激励，然后再进行信号采集，最后将这种信号通过傅利叶变换成波谱。MRS 技术要求高场强和磁场均匀性较好的 MRI 系统。采用 MRS 技术可对人体内的肌肉、肝脏、脑、肾脏等进行代谢产物的研究。

（六）脑功能磁共振成像技术

大脑皮质微血管中血氧水平的变化，会引起局部磁场均匀性变化，从引起 MR 信号的变化，称之为血氧水平依赖性（BOLD）效应。当局部脑组织被激活时，将导致血红蛋白和脱氧血红蛋白的变化，和相应区域磁化率的变化。将这一变化记录下来，经处理后所得到的图像，被称为脑功能成像。由于脑功能区被激活时，该区域的血流量增加，但耗氧量增加不明显。又由于该区域的氧合血红蛋白和脱氧血红蛋白之间比例发生改变，导致在 T_2 加权像上，该区域的信号也随之发生变化。因为超高场强磁共振对局部磁化率变化的检测较为灵敏，再加上超高速成像技术等的应用，可显示较大范围的功能区，同时还能显示局部血流灌注情况。

（七）磁共振灌注成像（PWI）

磁共振灌注成像（perfusion weighed imaging，PWI）是一种反映微血管分布及毛细血管血流灌注情况的磁共振检查技术，用于评估局部组织活力及功能。常用方法为对比剂首过灌注成像技术。

对比剂首过灌注成像技术：经静脉团注对比剂后，当对比剂首次通过受检组织时，由于对比剂主要分布在毛细血管内，而毛细血管外间隙分布量很少，血管内外浓度梯度最大，引起局部微观磁场的均匀性发生改变，邻近氢质子的横向弛豫加快，T_2 缩短，表现为 T_2WI 上信号强度的下降。通过计算局部血管容量、平均通过时间、局部血流速度等数据来评估局部组织的灌注水平。

（林斐斐）

第三节　磁共振成像系统的操作方法

一、磁共振成像系统的安全性与检查禁忌证

磁共振检查已经成为一种主要的影像学检查手段。正确使用磁共振检查是安全、有效的。然而，它也是唯一一种可以立即造成患者损伤甚至死亡的成像形式。磁共振具有较高的静磁场。当一个铁磁性物质靠近磁体时，有两种形式的力产生：平移力和旋转力，均可造成严重的后果。因此，应严格禁止把铁磁性物质带入扫描室。

体内有植入物和磁或电触发装置的患者进入扫描室会造成严重的损伤。任何进入扫描室（或超过 5 高斯线）的人都应接受经过培训的 MR 技师的检查。

1. MRI 检查的禁忌证　①带有心脏起搏器、疑有眼球金属异物、动脉瘤用银夹结扎术后患者；②检查部位存在不可卸除的金属物者；③病情危重并带有生命监护和维持系统者；④癫痫发作状态患者；⑤幽闭恐惧症患者。

2. MRI 检查的相对禁忌证　①无法控制或不自主运动者、不合作者；②怀孕 3 个月以内者；③高热或散热障碍者；④体内非检查部位有金属物者（如假牙、内固定器、宫内避孕环）。以上人员慎做 MRI 检查，如需 MRI 检查，应事先向患者（或家属）做好解释说明工作，及采取相应必要的措施（药物控制、尽可能去除金属异物等）后再行 MRI 检查。

二、磁共振扫描检查前准备工作

在磁共振扫描前患者的准备工作应根据扫描部位和扫描方式来定，这里只介绍常规准备工作。

（1）为防止患者将灰尘带进磁共振机房，患者在磁共振检查前应更换衣服和鞋子。

（2）为了解除患者的思想顾虑和紧张情绪，在磁共振扫描前应向患者做好解释工作。

（3）为了防止产生异物伪影，在扫描前请患者或帮助患者除掉检查部位的饰物、异物及全身的金属物。

（4）在进行胸、腹部磁共振扫描前，应做好患者的呼吸训练工作，以减少由于患者呼吸而产生的移动伪影，并确保扫描层面的准确性。

（5）对昏迷和不合作的患者，可适当给予镇静剂，特殊情况下应给予麻醉剂。

三、磁共振成像系统的操作规程

在使用磁共振机以前，使用人员应详细阅读磁共振机操作手册，并熟悉磁共振机的性能

和结构。磁共振机操作规程如下：

1. 开机　将磁共振机开关闭合，给磁共振机各系统接通电源。接通电源后，磁共振机进行自检。在磁共振机自检时，禁止按任何按键和移动鼠标。在磁共振机自检完成后，根据监视器屏幕上的提示进行下一步操作。

2. 清磁盘　磁盘是图像储存的重要工具。它的储存空间是有限度的，为了确保扫描工作不受影响，在对患者扫描前，应首先访问一下磁盘，了解一下磁盘存储的剩余空间是否够用。如果不够用，应将处理过的图像数据删除。

3. 扫描检查　医技人员应根据临床医师所开申请单的项目和扫描技术要求对患者进行磁共振扫描检查。

4. 关机和切断电源　在每日工作完成以后，按照磁共振机关机程序进行关机，并切断磁共振扫描机的电源。

四、患者进行磁共振扫描检查的操作程序

1. 患者资料的输入　在对患者进行磁共振扫描之前应将患者的姓名、性别、年龄、出生年月日、体重、磁共振号、住院号、普通 X 线检查号和 CT 检查号等资料输入到磁共振扫描仪内的计算机上。

2. 患者的检查体位　患者的体位应按照磁共振扫描申请单上所要求的扫描部位、操作人员所采取的扫描方法而定。其原则为：患者被合理地安置在扫描床上，在不影响扫描要求的前提下，应尽量使患者感到舒适。患者体位安置方法：利用检查床旁的操作台和（或）扫描架上的操作键，将检查床升高到扫描高度，将患者送到预定的扫描位置上。应打开定位灯对人体的扫描部位进行标志，在进行某些部位磁共振扫描时，还可使用如头架、膝关节托、固定软垫、头部及体部固定带等定位辅助工具。

3. 确定扫描范围　常采用以下两种方法确定扫描范围：①先扫描一张定位片，在定位片上划出磁共振扫描的起点与终点；②在摆体位时，用定位指示灯直接从患者体表上定出扫描的起点位置。应尽量将扫描范围包括在所选线圈内。

4. 磁共振扫描　按临床与诊断要求选择冠状位、矢状位或横断位等位置对患者进行扫描检查。

5. 数据储存　将磁共振扫描所获得的影像数据储存到长期存储器。

五、图像显示与摄片

磁共振扫描图像在送交医师出诊断报告之前，应根据诊断的需要进行各种图像的处理或测量。由于计算机功能软件的不断开发，磁共振图像的后处理功能也越来越多，下面简单介绍几种与图像显示有关的图像后处理功能以及图像显示技术。

1. 窗口技术和图像缩放技术　选择适当的窗宽和窗位是数字图像后处理工作中的一项重要内容。为了得到较清晰的磁共振扫描图像，清晰地显示病灶，应正确地选择和运用窗口技术。并根据临床与诊断要求对图像进行适当的缩放处理。

2. 图像重建　为了观察病灶组织结构的形态、大小、范围、与相邻组织间的关系，需对所获信息进行图像重建。

3. 黑白反转与方向旋转、三维图像重建、多平面重组图像　图像黑白反转与方向旋转

可按磁共振指令进行，也可在激光打印机上进行。三维图像重建与多平面重组图像请参阅医学影像的三维重建章节的内容。

4. 摄片　用激光打印将磁共振扫描图像打印在胶片上。患者的所有磁共振扫描图像用一份胶片进行总结，供医师对患者的病情进行研究。

磁共振胶片上的图像质量，除与冲洗和摄片因素有关外，还与荧屏图像处理、显示技术有关。在摄片时应注意以下几个问题：

（1）窗宽、窗位：应根据病变情况和要观察的内容，选择合适的窗宽与窗位。

（2）按磁共振扫描顺序进行图像排列和摄片，以利于保持一个整体的概念。

（3）不要将平扫和增强扫描的图像进行交叉排列，应分别按其扫描顺序进行图像排列，以便系统分析。

（4）应将局部病灶进行放大、测量、重建的图像布置在序列图像的后面。

（5）图像幅式应大一点，过小将影响观察效果。幅式组合应简单化，图像太复杂将影响其美观。

（林斐斐）

第三章 X线成像技术

第一节 X线的特性及原理

一、X线特性

X线为波长较短的电磁波，X线诊断常用的波长为 0.008 ~ 0.031nm，在电磁辐射谱中居 γ 射线与紫外线之间，肉眼看不见，它的特性为：

1. 穿透性 X线有很强的穿透能力，可穿透可见光不能穿透的物质，穿透性是 X线成像的基础。电压愈高，X线波长愈短，穿透力愈强；反之，电压低，波长长，穿透力弱。另一方面，X线的穿透力也与被穿透的物体有关，物体愈厚或物体密度愈大（原子序数愈大），则穿透力愈差；物体愈薄或密度愈小（原子序数愈小），则穿透力愈强。X线在穿透过程中遇到不同厚度与不同密度的物体时，部分 X线被吸收，称为 X线衰减。

2. 荧光效应 X线能激发荧光物质（如硫化锌镉及钨酸钙等），使之产生肉眼可见的荧光称为荧光效应。X线透视就是利用这一特性，观察 X线透过人体后所产生的影像，以诊断鉴别，所以这一特性是透视检查的基础。

3. 摄影效应 X线能使许多物质产生光化学反应，如照射在涂有溴化银的胶片上，胶片感光后产生潜影，显影时溴化银中的银离子被还原成金属银，沉淀于胶片的胶膜呈黑色。而未感光的溴化银则在定影及冲洗时被洗掉，使胶片呈片基的透明状。照射的 X线量的多少决定了胶片的黑化程度，所以摄影效应是 X线摄影成像的基础。

4. 电离效应 X线通过任何物体时都可使原子、分子电离，进入人体时也同样使人体产生生物学方面的改变，即生物效应。因此，应注意防护，避免损伤。

二、X线成像原理

基于以上 X线特性，加之当 X线透过人体各种不同组织结构时，由于其密度和厚度的差别，它被吸收的程度不同，所以到达荧光屏或胶片上的 X线量即有差异。这样，在荧光屏或 X线片上就形成黑白对比不同的影像。这也就是 X线成像的基本原理。

X线图像的形成是基于以下 3 个基本条件：①X线具有一定的穿透力，能穿透人体的组织结构。②被穿透的组织结构存在着密度和厚度的差异，X线在穿透各种组织后剩余的 X线有量的差别。③有差别的剩余 X线经过显像过程就能获得具有黑白对比、层次差异的 X线图像。

传统 X线检查可区分 4 种密度：高密度的有骨组织和钙化灶等，在 X线片上呈白色；中等密度的有软骨、肌肉、神经、实质器官、结缔组织以及体液等，在 X线片上呈灰白色；较低密度的有脂肪组织，在 X线片上呈灰黑色；低密度的为气体，在 X线片上呈黑色。

人体组织和器官形态不同，厚度也不一致。厚的部分，吸收 X 线多，透过的 X 线量少；薄的部分相反，从而在 X 线片或荧光屏上显示出黑白或明暗差别。

由此可见，密度和厚度的差别是产生影像对比的基础，是 X 线成像的基本条件。而密度与厚度在成像中所起的作用要看哪一个占优势。例如，肋骨密度高但厚度小，而心脏大血管系软组织，为中等密度，但厚度大，因而心脏大血管在 X 线胸片上的影像反而比肋骨影像白。

人体内许多组织由于密度差异小、重叠或厚度等因素导致自然对比不明显，一般需要应用人工对比的方法显示解剖结构。人工对比可使用阳性对比剂如钡剂、碘剂；阴性对比剂如空气、水等；亦可两者同时使用，如消化道气钡双重造影。

（刘向锋）

第二节 X 线图像特点及检查方法

一、X 线图像的特点

（1）从黑到白不同灰度影像：胶片成像的银颗粒细小，显示细节多，但细节的差别不易分辨，因此图像的空间分辨率高而密度分辨率有限。数字化成像的密度分辨率有所提高。

（2）X 线图像是重叠图像，可使结构显示不理想甚至产生假象。

（3）锥形 X 线束的影响可导致放大与虚影、变形与失真。

二、X 线检查方法

（一）普通检查

1. 透视

（1）荧光透视：X 线透过人体后，荧光屏显示人体组织和器官影像，称荧光透视。

（2）隔室透视：因荧光透视时医师和患者都在暗室内，所以受射线量大，操作不方便。紧接着便出现了隔室透视。因隔着房子透视，医师受射线量很少，患者在明室内行动方便，颇受患者和医师欢迎。

（3）电视透视：影像增强器能使荧光影像亮度增强 1 000 倍，通过电视摄像机将增强器上影像摄下，并显示在监视器（电视屏）上进行观察，称电视透视。它克服了荧光透视和隔室透视的缺点，成为当代较满意的透视方法。

（4）透视适应证：用于观察器官活动，自然对比良好的器官如胸部等，需立即获得检查结果者。

2. 摄影 亦称平片检查。X 线通过人体后，用胶片来显示组织或器官影像，称摄影。主要适用于需要留下永久记录者，需显示组织或器官细微结构者。当前应用较广泛。优点是成像清晰，对比度及清晰度均较好；易使密度、厚度较大或密度、厚度差异较小部位的病变显影；可作为客观记录，便于复查时对照和会诊。缺点是每一照片仅是一个方位和一瞬间的 X 线影像，为建立立体概念，常需做互相垂直的两个方位摄影，例如正位及侧位；对功能方面的观察，不及透视方便和直接；费用比透视稍高。

这两种方法各具优缺点，互相配合，取长补短，可提高诊断的正确性。

（二）特殊摄影

1. 体层摄影 又称分层摄影、断层摄影。普通 X 线片是 X 线投照路径上所有影像重叠在一起的总和投影。一部分影像因与其前、后影像重叠，而不能显示。体层摄影则可通过特殊的装置和操作获得某一选定层面上组织结构的影像，而不属于选定层面的结构则在投影过程中被模糊掉。体层摄影常用于明确平片难于显示、重叠较多和处于较深部位的病变。多用于了解病变内部结构有无破坏、空洞或钙化，边缘是否锐利以及病变的确切部位和范围；显示气管、支气管腔有无狭窄、堵塞或扩张；配合造影检查以观察选定层面的结构与病变。

2. 软线摄影 采用能发射软 X 线的钼靶管球，用以检查软组织，特别是乳腺的检查。

其他特殊检查方法尚有：①放大摄影：采用微焦点和增大人体与照片距离以显示较细微的病变。②荧光摄影：荧光成像基础上进行缩微摄片，主要用于集体体检。③记波摄影：采用特殊装置以波形的方式记录心、大血管搏动以及膈运动、胃肠蠕动等。

（三）造影检查

人体内有很多器官和系统缺乏密度的差别，例如胃肠道、胆道系统和泌尿系统等。即使在天然对比较明显的胸部和四肢，也不能完全满足诊断要求。为了扩大诊断范围，必须在密度相近的管腔内或器官的周围，注入密度高或低于它们的物质，进行人工对比。这种方法通常称为造影检查。引入的物质称为造影剂。造影检查及其应用，大大地扩大了 X 线检查的范围。

1. 造影剂按密度高低分为高密度造影剂和低密度造影剂两类

（1）高密度造影剂为原子序数高、密度（比重）大的物质：常用的有钡剂和碘剂。

钡剂为医用硫酸钡粉末，按粉末微粒大小、均匀性和一定量胶，市场上有不同类型和规格的成品销售，使用时只需加入适量水，达到一定浓度，以适应不同部位检查的需要。硫酸钡混悬液主要用于食管及胃肠道造影，目前多采用气钡双重对比检查，以提高质量。

碘剂种类繁多，应用很广，分为有机碘和无机碘制剂两类。

有机碘水剂类造影剂注入血管内以显示器官和大血管，已有数十年历史。广泛应用于胆管及胆囊、肾盂及尿路、动静脉及心脏造影、CT 增强检查等。20 世纪 70 年代以前的均采用离子型造影剂，系高渗，故可引起血管内液体增多和血管扩张、肺静脉压升高、血管内皮损伤及神经毒性较大等缺点，使用中可出现不良反应。近 20 多年来开发出数种非离子型造影剂，这类造影剂具有相对低渗性、低黏度、低毒性等优点，大大降低了不良反应，更适用于血管、神经系统及造影增强 CT 扫描，但费用较贵。

有机碘水剂类造影剂有以下三种类型：①离子型：以泛影葡胺（Urografin）为代表。②非离子型：以碘海醇（Iohexol，碘苯六醇）、碘普罗胺（Iopromide）、碘帕醇（Iopamidol，碘必乐）为代表。

无机碘制剂中，以碘化油（Lipiodol）和碘苯酯（Pantopaque）为代表，但近来已用非离子型二聚体碘水剂，现已很少应用。

（2）低密度造影剂为原子序数低、密度小的物质：目前应用于临床的有二氧化碳、氧气和空气等。体内二氧化碳吸收最快，空气吸收最慢。空气与氧气均不能注入正在出血的器官，以免发生气栓。可用于蛛网膜下隙（腔）、关节囊、腹腔、胸腔及软组织间隙的造影。近年来已较少应用。

2. 造影检查方法

（1）直接引入法：①口服法：适用于食管及胃肠钡餐检查。②灌注法：借助导管将造影剂灌入体内。适用于钡剂灌肠、支气管造影、子宫输卵管造影、逆行胰胆管造影、逆行肾盂或膀胱造影和瘘管造影等。③穿刺法：借助穿刺针将造影剂引入体内。适用于心血管造影、椎管造影、关节腔造影、泪囊造影、涎腺造影、脓（囊）腔造影和淋巴造影等。

（2）生理积聚法：某些造影剂引入体内后，选择性经某一器官排泄而积聚于该器官并使之显影。方法有：①口服法：如口服胆囊造影。②静脉法：如静脉肾盂造影等。

三、X 线检查方法理想选择和合理应用

X 线检查方法的选择，应该在了解各种 X 线检查方法的适应证、禁忌证和优缺点的基础上，根据临床初步诊断，提出一个 X 线检查方案。一般应该选择安全、准确、简便且又经济的方法，X 线透视和摄片是比较简单的检查方法，通常被首先考虑，如应用这些方法可达到诊断目的要求，就无须再进行其他复杂检查，以免增加患者的痛苦与负担。对活动性器官进行动态观察，需了解其功能，以透视为宜；有些部位检查如颅骨、脊柱和骨盆等只能摄片，而透视无助于事。有时两三种检查方法都是必需的，如胃肠检查，既要透视，又要摄片；再如对于某些先天性心脏病准备手术治疗的患者，不仅需要心脏透视与摄片，还必须做心血管造影。可能产生一定反应和一定危险的检查方法或价格昂贵的检查必须慎用，不可视作常规检查加以滥用。

为了不遗漏影像上的异常表现，应对获得的所有影像进行有序、全面、系统地观察，并养成良好的读片习惯。例如，阅读胸部 X 线片时，要由外向内依次观察胸壁、肺、肺门、纵隔和心脏，在观察肺时也应自肺尖至肺底、自肺门至肺周有顺序地进行。否则，很容易遗漏某些不明显但有重要意义的异常表现，例如忽略胸壁的软组织异常或肋骨的骨质破坏，这在临床上并非少见。此外，还要切记观察影像时，不能只注意影像上显著的异常表现，而对其他部位未进行仔细观察，或者仅依临床拟诊情况进行观察，这就有可能遗漏某些重要的异常表现，例如，临床上考虑肺炎，胸部 X 线片上只注意观察到肺部有大片状致密影，内有含气支气管征，但遗漏了胃泡内软组织密度肿块这一重要异常表现。在观察数字化影像时，还应注意正确应用窗技术，必要时可在操作台或工作站上进行调节，方不致遗漏重要的异常表现。

（刘向锋）

第四章　超声成像技术

第一节　超声成像概述

一、基本原理

超声检查（ultrasound examination）是根据声像图特征对疾病作出诊断。超声波为一种机械波，具有反射、散射、衰减及多普勒效应等物理特性，通过各种类型的超声诊断仪，将超声发射到人体内，在传播过程中遇到不同组织或器官的分界面时，将发生反射或散射形成回声，这些携带信息的回声信号经过接收、放大和处理后，以不同形式将图像显示于荧光屏上，即为声像图（ultrasonogram 或 echogram），观察分析声像图并结合临床表现可对疾病作出诊断。

二、相关概念

（一）超声波

超声波是指频率超过人耳听觉范围，即大于 20 000Hz 的声波。能传播声波的物质叫介质。临床上常用的超声频率在 2 ~ 10MHz 之间。

（二）反射与折射

声波在人体组织内按一定方向传播的过程中遇到不同声阻抗的分界面，即产生反射与折射，可利用超声波的这一特性来显示不同组织界面、轮廓，分辨其相对密度。

（三）分辨力与穿透力

超声波具有纵向和横向分辨力，纵向分辨力与超声频率有关，频率越高，纵向分辨力越高；横向分辨力与声束的宽窄有关，声束变窄，可提高横向分辨力。

（四）声能的吸收与衰减

超声波在介质传播过程中其声能逐渐减少，称为衰减。在人体组织中衰减的一般规律是：骨组织＞肝组织＞脂肪＞血液＞纯液体。其衰减对特定介质来说是常数，超声通过液体几乎无衰减，而致密的骨化、钙化和结石，衰减值特别大，其后方减弱以致消失，出现声影。

（五）超声波的人体生物效应

超声波在人体组织中被吸收后转化为热能，使局部升温，并向周围组织传导。另外，超声波对人体组织还有空化作用和机械作用。声波超剂量的照射会对人体组织产生一定的损伤，临床应用中应注意超声照射的剂量和时间，根据不同个体和检查器官限制在安全范围内。也可有目的地利用超声的人体生物效应到达某种治疗目的，如高能聚焦超声治疗肿瘤。

（六）多普勒效应

多普勒效应（Doppler effect）是指发射声源与接收器之间存在相对运动时，接收器收到的频率因运动而发生变化的物理现象。发射频率与接收频率之间的差值称为频移，与运动速度成正比。根据这一原理，多普勒技术可用于测量血流速度、血流方向及血流的性质（层流或湍流）。多普勒超声即根据这一效应研制，分为频谱多普勒和彩色多普勒成像两大类。

（刘向锋）

第二节　超声成像特点及主要应用

一、成像特点

（一）回声强度

通常把人体组织反射回声强度分为四级，即高回声、中等回声、低回声、无回声。对后方伴有声影的高回声，也称为强回声。

1. 强回声　如骨骼、钙化、结石和含气的肺，超声图像上形成非常明亮的点状或团块状回声，后方伴声影。但小结石、小钙化点可无声影。

2. 高回声　如血管壁、脏器包膜、瓣膜、肌腱、组织纤维化等，高回声与强回声的差别是不伴后方声影。

3. 中等回声　如肝、脾、胰腺实质等，表现为中等强度的点状或团块状同声。

4. 低回声　又称弱回声，为暗淡的点状或团块状回声，典型低回声为脂肪组织。

5. 无回声　病灶或正常组织内不产生回声的区域，典型者为尿液、胆汁、囊肿液和胸腹腔漏出液。

6. 暗区　超声图像上无回声或仅有低回声的区域，称为暗区，又可分为实性暗区和液性暗区。

7. 声影（acoustic shadow）　由于障碍物的反射或折射，声波不能到达的区域，即强回声后方的无回声区，称为声影，见于结石、钙化及致密软组织回声之后。

（二）超声图像的分析与诊断

观察分析声像图时，应注意以下内容：

1. 定位　超声检查中为明确脏器或病变的方位，通常以体表解剖标志或体内重要脏器为标志标明方位，定位观察还应包括病变位于某脏器或脏器的某一部位。

2. 大小　脏器及病变组织的大小测量，通常测三维径线的最大值即前后径、上下径及左右径，亦可测面积和周径。

3. 外形　脏器的形态轮廓是否正常、有无肿大或缩小；如是占位性病变，其外形是圆形、椭圆形、分叶形或不规则形。

4. 边缘轮廓　脏器或肿块有无边界回声、是否光滑完整、有无模糊中断以及边缘回声强度如何，对病变性质的鉴别以及了解肿瘤的生物学活性等均有一定意义。

5. 内部结构特征　应注意观察内部回声的强度大小、分布是否均匀、回声形态如何以及结构是否清晰。

6. 后壁及后方回声　根据不同的后壁及后方回声，可对病变性质作进一步鉴别，

7. 周围回声及毗邻关系　根据局部解剖判断病变与周围结构的关系，有无压迫移位、粘连或浸润，周围结构内有无异常回声，有无局部淋巴结肿大和继发性管道扩张。

8. 位置及活动度　脏器位置是否偏移，固有的活动规律是否存在。病变的确切位置，是否随体位变动或呼吸运动而移动。

9. 量化分析　包括对脏器或病变进行径线、面积、体积等测量，以及应用多普勒超声观察病变或脏器内部的血流分布、走行及形态，对有关血流动力学参数进行测量。

二、主要应用

（一）超声解剖学和病变的形态学研究

超声检查可获得各脏器的断面声像图，显示器官或病变的形态及组织学改变，对病变作出定位、定量及定性诊断。

（二）功能性检查

通过检测某些脏器、组织的生理功能的声像图变化或超声多普勒图上的变化作出功能性诊断，如用超声心动图和多普勒超声检测心脏的收缩及舒张功能；用实时超声观察胆囊的收缩和胃的排空功能。多普勒超声技术的发展使超声从形态学检查上升至"形态－血流动力学"联合检查，使检查水平进一步提高。

（三）器官声学造影的研究

声学造影即将某种物质引入"靶"器官或病灶内，以提高图像信息量的方法。此技术在心脏疾病的诊断方面已经取得良好效果，能够观察心腔分流、室壁运动和心肌灌注情况，测定心肌缺血区或心梗范围及冠状动脉血流储备。目前此技术已推广至腹部及小器官的检查。

（四）介入性超声的应用

介入性超声（interventional ultrasound）包括内镜超声、术中超声和超声引导下进行经皮穿刺、引流等介入治疗。高能聚焦超声还可用来治疗肿瘤等病变。

三、优点和限度

（一）优点

（1）无放射性损伤，属无创性检查技术。

（2）能取得多种方位的断面图像，并能根据声像图特点对病灶进行定位和测量。

（3）实时动态显示，可观察器官的功能状态和血流动力学情况。

（4）能及时得到检查结果，并可反复多次重复观察。

（5）设备轻便、易操作，对危重患者可行床边检查。

（二）限度

（1）超声对骨骼、肺和胃肠道的显示较差，影响成像效果和检查范围。

（2）声像图表现的是器官和组织的声阻抗差改变，缺乏特异性，对病变的定性诊断需

要综合分析并与其他影像学表现和临床资料相结合。

（3）声像图显示的是某局部断面，对脏器和病灶整体的空间位置和构型很难在一幅图上清晰显示。三维超声技术可部分解决此问题。

（4）病变过小或声阻抗差不大，不引起反射，则难以在声像图上显示。

（5）超声检查结果的准确性与超声设备的性能以及检查人员的操作技术和经验有很大关系，为操作人员依赖性（operator – dependent）技术。

（刘向锋）

第三节　三维超声波成像技术

一、静态结构三维超声波成像技术

（一）信息采集

1. 机械驱动扫描检查　超声波扫描检查探头被固定在超声波扫描仪的机械臂末端上，由计算机内特定的扫描程序控制步进电动机带动探头做平行扫描检查、扇形扫描检查和旋转扫描检查。扫描检查时的运动轨迹是预先设计好的。

（1）机械驱动扫描检查方法的优点：①计算机容易对所获取的二维图像进行空间定位；②信息处理与三维图像重建速度快；③重建的三维图像准确性较高。

（2）机械驱动扫描检查方法的缺点：①机械装置体积较大、较重，且不易于探头匹配；②扫描检查时噪声较大；③扫描检查方式单一，信息采集部位难以确定，且扫描检查时间受到限制。

2. 自由扫描检查

（1）声学定位扫描检查：将一个声发射装置安装在超声波探头上，并在检查床的上方安装多个声音接收装置，通过测量声传播中不同的时间延迟来估算出探头所处的空间位置。扫描检查不受限制，但空间定位的精确度较差。

（2）磁场空间定位扫描检查：用磁场空间定位系统进行定位。电磁场发生器由计算机控制产生电磁波，并向空间发射形成电磁场。再在探头上安装一套空间位置感测器。在给患者进行超声波扫描检查时，计算机即可感测到探头的运动轨迹，再由探头的运动轨迹确定图像的空间位置。磁场空间定位扫描检查的优点在于：体积较小、重量较轻、操作灵活、采集信息方便等。

（二）定量测量

直接利用三维超声波图像进行各种数据测量。

（三）图像处理技术

1. 未知数值的推测　未知数值的推测是信息采集的逆过程，数字图像是离散场，只有少数位置的数值是已知的，而原始的场是连续的。在进行三维图像重建时，常常需要用已知任意一点位置的值来推测未知的值。

推测未知数值的方法很多，运算量和效果差异也比较大。最简单的方法是用最近邻的数值来推测未知数值，任意一点就用最近的一个采样点的值来替代。最常用的是线性（liner）

推测法，假设相邻采样点之间的变化全是线性的，这种方法计算快、效果好。高次的多项式推测法，计算量较大，但效果不一定比线性好。

2. 高通滤波与低通滤波　三维图像的滤波与二维图像滤波是基本一致的，滤波又分为高通滤波和低通滤波。滤波器的种类也比较多，其中的非线性滤波器可以满足某些特殊要求，例如去除噪声、保持边缘细节等。

（1）低通滤波：低通滤波被用于去除图像中的噪声；也被用于获取更大的图像，以便进行图像分析。

（2）高通滤波：高通滤波被用于锐化图像或提取物体边缘。

3. 图像分割　在进行图像处理与分析时，常常需要将人体体素数据进行区域分割，把医师与技术员感兴趣的区域挑出来。在对人体体素数据进行区域分割时要求采用自动化分割的方法进行分割，并保证对图像进行正确分割。由于人体解剖结构的变化差异较大，因此，在进行图像分割时同时满足以上两项要求难度较大。为了同时满足以上两项要求，并保持图像分割的正确性，有时还需进行手工分割。但手工分割的速度太慢，影响了图像的处理速度。为了提高图像处理速度，在保证图像正确分割的情况下，应尽量进行自动分割操作。

图像分割的方法有：①阈值分割法：适用于同一物体内灰度较一致，或不同物体间灰度明显的情况；②种子限域生长分割法：适用于软组织的图像分割，因为软组织的密度差别不明显；③自动边缘检测分割法：用户只需提供曲线的起点和终点，计算机就可自动沿着检测到的物体边缘划分；④多参数分割法：用两种或两种以上的图像，在两个或两个以上参数构成的参数空间上指定物体的取值范围，就更容易进行对图像正确分割了；⑤数学形态学分割法：在用阈值分割法对物体进行初步分割后，再对其进行一些数学形态学操作，以按需要改变其连通性。

4. 重合处理　假如要利用不同设备采集的三维图像信息，或同一设备不同时间采集的三维图像信息进行三维图像重建时，由于两个图像中人体的空间位置可能不一致。在进行图像的三维重建之前，应首先对它们进行匹配。即进行变换，使一个图像经过变换后与另一个图像尽可能地进行物体的重合。

（四）三维图像重建技术

1. 表面重建成像　以 CT 三维图像重建技术为例，简单介绍一下表面重建成像技术。通过确定兴趣区所要显示结构的实际密度所包含的最高和最低 CT 值，设定最高和最低阈值水平，然后标定兴趣区所要显示的结构，重建程序将根据代表该结构密度范围对所有邻近像素进行识别，将阈值范围内的连续性像素构筑成单个的三维结构模型，产生一个标记的成像源以显示用灰阶编码的表面显示图像。可以用多个 CT 阈值进行表面遮盖显示，并对不同 CT 值的结构用彩色显示。表面遮盖显示能极好地显示复杂结构，尤其是结构重叠区域的三维关系。但是这种以 CT 阈值为参数的图像处理，丢失了大量与 X 线衰减有关的信息，对设定阈值以外的像素不能显示，小的血管也难以显示，重度狭窄可表现为血管腔闭塞，血管壁钙化和管腔内造影不能区分，所以对狭窄的管径有可能显示不清，尤其是在只设定单一阈值水平时。

表面重建三维图像的步骤：首先，用采集到的密度数据信息进行图像的表面重建，即重建出三维物体表面；然后再进行表面再现。根据光照模型确定的算法给物体表面加阴影，投影在平面屏幕上。表面遮盖显示重建出的立体三维图像直观、真实感较好。

表面重建的目的在于求出三维物体的表面几何形状。计算机既可用大量的小片拼接来表示三维物体的表面几何形状，又可以用小立方体拼接来表示三维物体的表面几何形状，但表示的基本单元上都必须有法矢量。

表面重建数据之间采样间隔的大小有两种情况：假如采样间隔是基本相同的三维灰度图像，只需指定一对阈值就可分割出三维物体表面；假如采样间隔是较大的断层图像，为了得到效果较好的重建三维图像，应先在断层图像上分割感兴趣区，然后再对这些二维的感兴趣区进行基于形状的未知数值的推测，并将这些推测出的数值插入。

用表面重建成像法重建出的三维图像结果的好与坏，与图像的分割有关。图像分割得越好，重建的三维图像质量越高。假如采用阈值分割法对图像进行分割的话，则阈值对三维物体的尺寸影响较大。法矢量计算得是否准确对表面遮盖显示法的最终效果也有较大的影响。

表面重建成像的特点：①适应人的视觉习惯，立体形态的真实感效果较好，表面遮盖显示法特别适用于物体空间结构较复杂的情况；②该法使用的加速硬件造价要求不高，即在低价的加速硬件上就能实现复杂的人机交互操作；③容易进行定量测量和对三维物体操作；④在进行三维物体表面分割时，分割参数对结果影响较大，并且需要烦琐的人工操作；⑤部分容积效应对显示结果影响较大，细小的血管容易产生狭窄、堵塞状的伪像，误诊率较高；⑥伪像的真实感较强，应引起特别的重视；⑦结果图像不提供密度信息。

该重建法适用于含液性结构和被液体包绕的结构。

2. 透明成像　由于实质性器官在进行超声波扫描检查时为实质性均匀回声，重建出的三维图像无法观察到器管与组织的内部结构，采用透明成像技术，可以观察到器官的内部结构。

（1）透明成像的方法：①最大回声模式：它可以显示沿每条声束上的最强回声之三维结构；②最小回声模式：它可以显示沿每条声束上的最低回声之三维结构；③X线模式：它可以显示沿每条声束上的灰阶平均质，重建出与X线相类似的扫描检查图像。

（2）透明成像的临床意义：①可以观察到器官内血管结构改变的立体形态；②可以观察到器官内组织结构或病变与血管结构的空间位置关系。

3. 多普勒血流三维成像技术　首先用超声波多普勒扫描仪采集血管成像信息，再利用计算机的三维重建特殊软件重建出器官血管的三维立体结构，用于了解器官的血液供应情况。

多普勒血流三维成像的临床意义：①了解移植器官的血流灌注情况，诊断有无排斥反应；②了解移植器官的血流灌注情况，诊断实质性器官有无梗死情况；③观察肿瘤滋养血管的三维结构，判断肿瘤的大小、形态和位置等情况。

（五）图像的显示与储存

计算机将重建好的超声波三维图像显示在监视器上，或储存在计算机的硬盘上，或用激光打印机打印成图片供医师们诊断。可以从任意方向和任意角度对超声波三维图像进行显示与观察，也可以从任意方向和任意角度对超声波三维图像进行切割显示与观察器官和病灶的大小、形态、体积、内部结构等信息。

二、动态结构三维超声波成像技术

（一）信息采集

下面以心脏三维超声波检查为例，简单介绍一下动态结构三维超声波的信息采集方法。

1. 三维超声波扫描检查的窗口

（1）经食管超声波扫描检查窗：将全平面经食管探头插入患者食管内进行超声波扫描检查。其优点为：消除了肋骨、肺、脂肪对超声波影像的影响，其图像质量最好。

（2）经胸壁超声波扫描检查窗：经胸壁全平面超声波扫描检查探头，或扇形扫描探头。

2. 动态结构三维超声波成像信息的获取方法

（1）经食管平行扫描检查方法：将探头插入食管，并将探头沿食管上下移动，以获取各个不同水平高度的系列二维横断图像，现已不再使用。

（2）扇形扫描检查方法：首先将探头固定，然后在某一方向上变动扫描检查角度进行扇形扫描检查。

（3）旋转扫描检查方法：首先将探头固定，然后由计算机检测系统控制探头操作柄上的步进电动机，使探头按设定的程序进行180°的旋转，可得到系列夹角相等、轴心固定的二维图像。

3. 动态三维超声波的扫描检查方法　首先将探头固定在胸壁上，并将固定点作为轴心，然后顺时针将探头转动180°，每隔3°左右扫描一幅二维图像，计算机利用图像三维重建软件进行图像立体三维重建。在相同的扫描范围内，采集到的二维图像越多，重建出的三维图像质量越好。

（二）定量测量

直接利用三维超声波图像进行各种数据测量。

（三）图像处理技术

请参阅静态结构三维超声波成像技术的内容。

（四）超声波血管三维图像的重建

在进行血管系统三维立体图像重建时，应选择一个能充分显示主动脉瓣的切面，分别从主动脉瓣上短轴、主动脉瓣下短轴及主动脉瓣长轴等不同角度对主动脉瓣进行重建，重建时仔细调节灰度阈值及透明度，以增强图像的实体感并减少伪影。详细内容请参阅静态结构三维超声波成像技术。

（五）图像的显示与储存

计算机将重建好的超声波三维图像显示在监视器上，或储存在计算机的硬盘上，或用激光打印机打印成图片供医师们诊断。可以从任意方向和任意角度对超声波三维图像进行显示与观察，也可以从任意方向和任意角度对超声波三维图像进行切割显示与观察器官和病灶的大小、形态、体积、内部结构等信息。

三、三维超声波成像的优缺点

（一）三维超声波成像的优点

与二维超声波成像方法相比，三维超声波成像有以下的优点：①更清晰地观察人体各器官与病灶的形态、大小等指标；②更清晰地观察人体各器官、病灶与相邻解剖结构的关系；③可以从不同的角度观察病灶；④能够显示二维超声波不能显示的病灶；⑤可以观察到器官与病灶的全貌。

（二）三维超声波成像的缺点

与二维超声波成像方法相比，三维超声波成像有以下的缺点：①三维图像的好与坏，受二维图像质量的影响；②图像质量受多种因素影响，影响三维图像质量的因素比二维多；③由于其具有操作较复杂、费用高、检查时间长等缺点，一时难以在较大范围内推广应用。

（刘向锋）

第五章 介入放射技术

第一节 概念、技术与分类

一、概念

介入放射学（interventional radiology，IVR）是以影像诊断为基础，在影像设备的导向下，利用穿刺针、导管、导丝及其他介入器材，对疾病进行治疗或取得组织学、细胞学、细菌学、生理与生化资料以明确病变性质的学科，属于微创医学，与内科、外科并列为三大治疗学。

二、技术

介入放射学技术主要包括 Seldinger 技术（Seldinger's technique）、造影术（angiography）、栓塞术（embolization）、灌注术（infusion）、成形术（plasty）、支架植入术（stent implantation）、穿刺引流术（puncture drainage）、穿刺活检术（puncture biopsy）、消融术（ablation）、取异物术（taking out foreignbody）、碎石术（lithotripsy）、下腔静脉滤器置入术（inferior vena cava filter implantation）、神经根阻滞术（nerve root block technique）等。

三、分类

介入放射学的分类方法较多，一般按治疗领域分为血管系统介入放射学（vascular interventional radiology）与非血管系统介入放射学（non – vascular interventional radiology）。

（刘向锋）

第二节 术前准备与术后处理

一、影像导引设备

介入放射学的影像导引设备包括 X 线电视透视、超声、CT 和 MRI，它们各有特点（表 5 – 1）。

表 5 – 1 各种监视手段的特点

监视手段	优点	缺点
X 线电视透视（包括 DSA）	实时显像	重叠影像，多需要对比剂，有放射损伤
超声	实时、多方位显像，使用方便，无放射损伤	断层影像，整体感差，有"盲区"

监视手段	优点	缺点
CT	断层影像，显示病变清晰	除 CT 透视外，难以实时成像，放射损伤较大
MRI	断层、多方位成像，无放射损伤	需要专用器材，价格昂贵

二、专用器材

介入放射学有很多专用器材（表 5-2）。

表 5-2 介入专用器材及用途

器材	用途
穿刺针（needle）	用于建立操作通道
导管（catheter）	根据用途分为造影导管、引流导管、溶栓导管和球囊扩张导管等
导丝（guidewire）	引入导管或引导导管选择性插管
导管鞘（sheath）	用于导管交接、引导导管进入血管
扩张管	用于扩张导管进入血管的通路、减轻血管损伤、利于导管进入血管
支架（stent）	支撑狭窄管腔以达到恢复管腔流通。广义上包括用于非血管系统的内涵管（endoprosthesis）和用于血管及非血管系统的金属支架（metalstent）
特殊器材	种类多，用途广泛，如下腔静脉滤器，活检针与活检枪，椎间盘切割仪，网篮导管用于取异物或结石，激光、微波、冷冻器材用于肿瘤消融治疗

三、常用药物

介入治疗中可通过镇静、镇痛和麻醉治疗使患者在术中的焦虑、不适、疼痛和躁动减轻至最低程度，使手术顺利进行。对于可配合的成年患者，主要使用地西泮（安定）或哌替啶进行清醒镇静；对于小儿和老人等不配合和躁动的患者，要进行深度镇静。大多数介入操作可在局部麻醉下进行，包括皮肤和血管周围浸润麻醉、穿刺道麻醉和黏膜表面麻醉等几种方式；而全身麻醉主要用于生命体征十分不平稳、难以通过深度镇静来满足介入手术要求的患者，以及配合胸腹主动脉瘤覆膜支架置入术等复杂操作。常用药物主要分为麻醉镇痛药、镇静药以及介入治疗常用药（表 5-3）。

表 5-3 介入放射学的常用药物 *

种类	名称	临床应用	用法用量
麻醉镇痛药	利多卡因（lidocaine）	皮肤穿刺点局麻；周围神经阻滞；动脉造影时与对比剂混合以减轻疼痛	皮下浸润麻醉，应避免注入血管内；与对比剂混合，应配制为 0.2% 的浓度；最大量为 4mg/kg
镇静药	安定（diazepam）	镇静；治疗癫痫	术前用药：5 ~ 10mg 口服或 2 ~ 3mg 静脉注射，老年人酌减

种类	名称	临床应用	用法用量
止血药	氨甲苯酸（止血芳酸）	用于出血的全身治疗和穿刺等操作造成的出血的治疗	0.1～0.3g/次，溶于5%葡萄糖注射液或生理盐水10～20ml中缓慢注射，每日最大量0.6g
	鱼精蛋白（protamine）	中和肝素	按1mg中和100U肝素的剂量静脉缓慢注入
	酚磺乙胺（止血敏）	防治各种手术前后的出血	0.25～0.5g肌注或静注或口服0.5～1.0g/次，2次/日
	凝血酶（thrombin）	消化道出血及穿刺局部的止血	局部喷雾或贴敷创面，消化道出血适量口服
抗凝药	肝素（heparin）	抗凝，抑制凝血酶的产生，妨碍纤维蛋白原变为纤维蛋白	团注或静滴，用于导管冲洗、术中肝素化和术后抗凝
	华法林（warfarin）	治疗血栓栓塞性疾病及溶栓、成形术后抗凝	2.5～5mg/d口服，根据凝血酶原时间进行个体调整
	阿司匹林（aspirin）	抗血小板药，主要用于血管成形术后抗凝	口服，40～100mg/d
溶栓药	链激酶（streptokinase）	溶栓，主要用于急性血栓栓塞疾病	首剂5万U团注，继以2 500～5 000U/h静滴维持
	尿激酶（urokinase）	溶栓，比链激酶副作用小，最常用	首剂3万～6万U团注，继以25万～50万U入500ml生理盐水中静滴
	组织纤溶酶原激活剂（tissueplasminogen activator，tPA）	促进纤溶酶原转化为纤溶酶，特异性溶解血栓，全身出血副作用少	首剂5～10mg，继以0.5～1.0mg/h动脉内灌注，总量一般最大为50mg
血管收缩药	肾上腺素（epinephrine）	药物性血管造影（pharmaconbiography），主要用于肾脏和胰腺血管造影	肾动脉造影前经动脉注入3～6μg，肾静脉造影及腹腔动脉、肠系膜上动脉造影注入10～12μg
	加压素（vasopressin）	主要用于控制消化道出血	0.1～0.2U/min持续灌注，最大0.4U/mm
血管扩张剂	罂粟碱（papaverine）	扩张血管，解除动脉痉挛	30～60mg次，生理盐水稀释后动脉缓慢注射或静脉泵入
	妥拉唑林（tolazoline）	改善肢体动脉造影及动脉性门脉造影的显影质量	注射造影剂前经动脉缓注25mg
	硝苯地平（nifedipine）	血管成形术时预防或治疗动脉痉挛	10mg口服或舌下含服
	硝酸甘油（nitrogiycerin）	血管成形术时预防或治疗动脉痉挛，治疗心绞痛	血管成形术时100～200μg动脉内团注，治疗心绞痛0.3mg舌下含服

注：＊常用肿瘤化疗药物及抗生素请参考相关专业书籍。

四、术前准备

介入治疗术前常规准备包括：

（1）介入治疗室常规消毒：保证无菌操作。

（2）手术者做好思想和物品准备：完成各项医疗文书，了解患者病史（尤其有无药物过敏史，糖尿病及哮喘等）、症状、体征、临床和影像检查结果，有无禁忌证，设计治疗方案，准备防范措施。

（3）做好患者思想工作：详细与患者及其家属谈话，患者或其委托家属签署手术知情同意书。

（4）术前检查：三大常规（血、尿、便），出、凝血时间，肝肾功能，胸片，心电图等。

（5）术前 4~6 小时禁食：术前 2 小时可少量饮水或饮料，需全麻患者禁食禁饮 12 小时，必要时给予静脉补液。

（6）备皮：穿刺部位备皮。

（7）留置导尿管：对尿失禁或操作时间过长者，留置导尿管。

（8）过敏试验：根据使用碘对比剂说明决定是否做碘过敏试验；根据术后使用抗生素说明决定是否做皮肤过敏试验。

（9）建立静脉输液通道。

（10）急救用品：术前应备好各种抢救药品与器械。

五、术后处理

介入术后常规处理包括：

（1）拔除导管和导管鞘后，穿刺点压迫包扎。

（2）股动脉穿刺后，患者卧床休息至少 8 小时，不必禁食禁饮，注意观察足背股动脉搏动情况。

（3）定期观察穿刺部位有无出血或血肿，监测患者的血压、脉搏、体温、心律和尿量等生命体征。

（4）静脉补液，保肝护胃，预防感染，促进对比剂的排泄。

（5）对溶栓、血管成形患者须行抗感染、抗凝治疗；对出血患者给予止血药。

（6）一旦患者疼痛明显给予止痛药。

（刘向锋）

第三节　禁忌证与并发症

一、禁忌证

介入治疗无绝对禁忌证，相对禁忌证包括：

（1）严重对比剂过敏者。

（2）难以纠正的凝血功能障碍。

（3）心、肺、肝、肾功能严重损害或衰竭者。

（4）近期接受过静脉全身化疗或放疗者。

（5）全身感染者。

（6）显著低蛋白血症者。

（7）WBC < 3 500/mm^3，PLT < 8 × 10^4/mm^3（脾功能亢进行部分性脾栓塞例外）。

（8）严重电解质紊乱，尤其是血钾异常。

二、并发症

各种介入操作均可引起并发症，与穿刺、插管、对比剂相关并发症包括：

（1）穿刺点并发症：大的血肿、血管痉挛闭塞、假性动脉瘤或动静脉瘘形成、感染等。

（2）导管或导丝相关并发症：血管夹层、穿孔、血栓或气栓、导管或导丝打折或断裂等。

（3）对比剂过敏反应、对比剂相关肾病等。

（刘向锋）

第四节　血管介入放射学

血管介入放射学（vascular interventional radiology）是研究在医学影像设备监导下对心血管部位作介入性诊治的学科。其发展基础为 Seldinger 技术（Seldinger's technique），该技术要点为确定血管穿刺点、皮肤消毒、注射局麻药、用尖头刀刺开皮肤 2～3mm、穿刺针呈 45°角刺向血管、回退穿刺针、发现回血（如为搏动性回血，则为动脉；如为非搏动性回血，则为静脉）、经穿刺针送入导丝、固定导丝、退穿刺针、沿导丝送入导管。如果穿透血管前后壁为经典 Seldinger 技术；如果只穿透前壁而未穿透后壁为改良 Seldinger 技术（图 5 -1）。

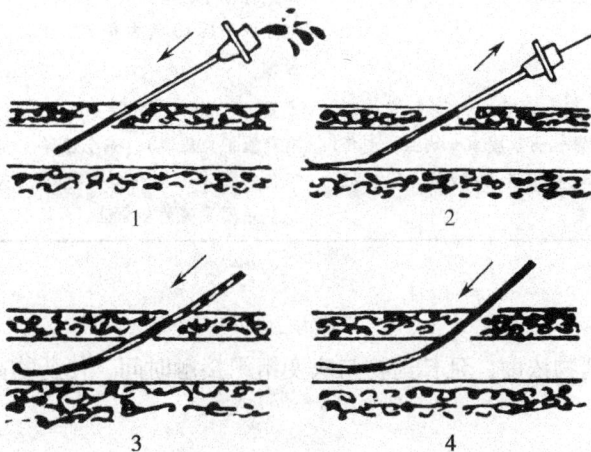

图 5 -1　改良 Seldinger 技术

1. 穿刺针进入血管腔；2. 插入导丝退出穿刺针；3. 引入导管；4. 退导丝，将导管插至靶血管

一、经导管血管灌注术

经导管血管灌注术（transcatheter vascular infusion，TVI）指经导管向靶血管内注入药物如血管收缩剂、化疗药、溶栓药等而达到治疗目的的技术。主要用于动脉系统，故常被称为经导管动脉灌注术（transcatheter arterial infusion，TAI）。

（一）适应证、禁忌证、并发症（表5-4）

表5-4 经导管血管灌注术的适应证、禁忌证、并发症

	适应证	禁忌证	并发症
血管收缩治疗	主要用于控制食管贲门黏膜撕裂、出血性胃炎、食管静脉曲张、胃十二指肠溃疡、小肠和结肠炎症、憩室等引起的消化道出血	无绝对禁忌，但对老年人、冠心病和肾功能不全患者应慎用	抗利尿反应：尿潴留、脑水肿、电解质失调等；心血管系统反应：心律失常、心肌梗死、严重高血压等；内脏缺血反应：痉挛性腹痛等
化疗药物灌注治疗	全身各部位的实体性肿瘤，只要能进行选择性动脉插管，都可进行化疗药物灌注。常用于术前术后辅助化疗或晚期姑息性化疗。常与栓塞剂联合应用	无绝对禁忌证	主要是化疗药引起的副作用
动静脉血栓的溶栓药物治疗	主要用于急性血栓形成或栓子脱落导致的冠状动脉、脑动脉、肺动脉、腹主动脉、肾动脉、肠系膜上动脉和四肢动脉栓塞，也可用于静脉系统和人工血管或血液透析通路的急性血栓形成。对慢性血栓形成一般效果不佳	各种活动性或近期（30天内）内出血；近期大手术或外伤；严重的未控制的高血压（收缩压＞180mmHg或舒张压＞110mmHg）；心源性栓子或左心内活动性血栓；亚急性细菌性心内膜炎或怀疑感染性栓子；凝血功能障碍；妊娠或产后10天内和女性月经期	主要为出血，多发生于穿刺部位、消化系统和中枢神经系统
缺血性病变的灌注治疗	蛛网膜下腔出血导致的脑血管痉挛；急性非闭塞性肠系膜血管缺血；创伤、药物、冻伤和雷诺氏病等引起的四肢缺血性病变	严重的心脏病变（特别是伴有严重低血压者）；完全性房室传导阻滞和闭角型青光眼是使用罂粟碱的禁忌证	低血容量性休克；心律失常

（二）治疗原理

提高病变区域的药物浓度，延长药物与病变组织接触时间，使药物高浓度地直接作用于病变。

（三）器材

各种选择性导管和留置管均适合，特殊器材包括灌注导丝、共轴导管、球囊阻塞导管、全植入式导管药盒系统、溶栓导管。

（四）操作方法和注意事项

1. 血管收缩治疗

（1）应采用超选择性插管技术，使导管尽量接近出血部位；同时要注意有多支血管同时出血的可能，不要遗漏。

（2）通过导管向动脉内灌注血管加压素，血管加压素灌注应自 0.1~0.2U/min 的小剂量开始，连续灌注 30 分钟后复查，如仍有出血，则加量至 0.4U/min，连续 30 分钟，如仍未奏效，应及时改用其他方法，如栓塞或手术治疗。

（3）暂时控制出血，多用于急救。待患者病情稳定后，应针对出血病因采取积极的内外科治疗。

2. 化疗药物灌注治疗

（1）根据肿瘤细胞类型选择敏感的药物配伍：细胞周期非特异性药物，如顺铂（cisplatin，DDP）、阿霉素（adriamycin，ADM）、丝裂霉素 C（mitomycin C，MMC）等应一次性大剂量给药；细胞周期特异性药物，如 5-氟尿嘧啶（5-fluorouracil，5-FU）和甲氨蝶呤（methotrexate，MTX）宜用动脉输液泵持续滴注。

（2）灌注方式：包括一次性冲击疗法、保留导管持续灌注法、植入导管药盒系统灌注法（图 5-2）等。每种方法各有优缺点，应根据患者具体情况和操作者技术条件选择应用。

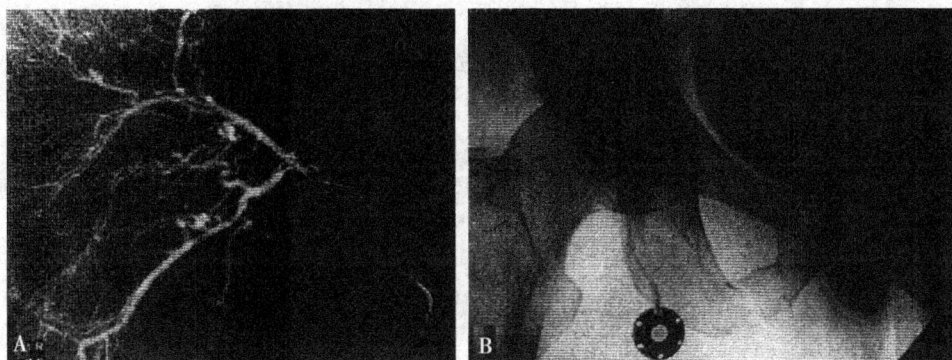

图 5-2 植入导管药盒系统灌注法
A. 导管远端置于靶血管；B. 泵体置于大腿根部内侧皮下

3. 动静脉血栓的溶栓治疗（thrombolytic therapy，thrombolysis）

（1）原则上，溶栓时机越早越好。

（2）选择性插管至病变处，造影明确栓塞部位、范围和程度，了解血管本身有无狭窄和侧支循环情况。导管应尽量靠近血栓或插入血栓内进行接触溶栓，必要时可配合机械性碎栓、血栓抽吸等方法（图 5-3）。

（3）目前并无一致的溶栓方案，进行溶栓药物灌注时，应自小剂量开始，适当调整溶栓药物的注入速度。定时造影观察血管开通情况，严密监测出血、凝血状态，一旦患者病情恶化或发生严重的出血并发症时，应立即停止溶栓。

（4）溶栓过程中和术后应配合抗凝、抗血小板药物治疗；对于血管本身存在狭窄者，溶栓治疗后应采用血管成形术或外科手术等措施，以消除诱发血栓形成的潜在因素，防止栓塞复发。

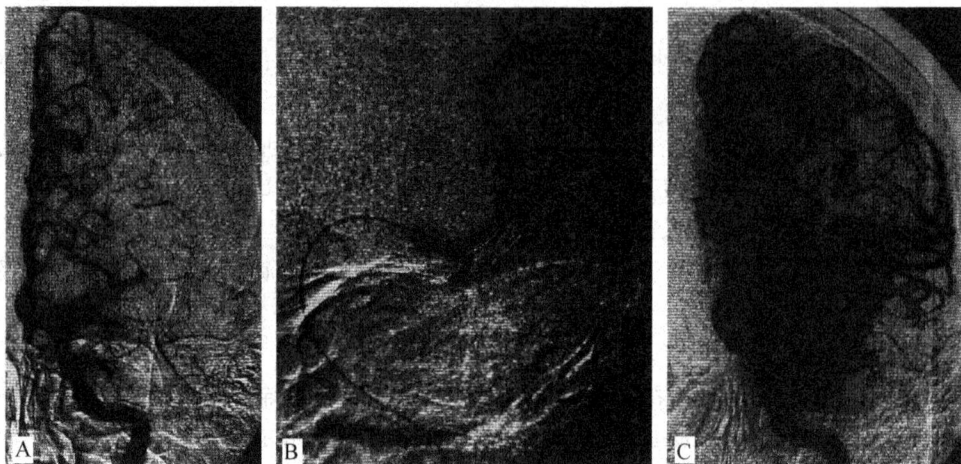

图 5-3 经导管动脉溶栓

A. 左颈内动脉造影显示大脑中动脉（M）闭塞；B. 溶栓导管插入 M1 段进行溶栓后，血管部分再通；C. 溶栓后，重复造影见左侧大脑中动脉显示良好

4. 缺血性病变的灌注治疗

（1）选择性插管行诊断性血管造影，显示动脉的狭窄或闭塞以及侧支循环情况。

（2）保留导管于靶动脉内行持续性药物灌注，常用的血管扩张剂有罂粟碱、妥拉唑林和前列腺素等。灌注时间根据病情和血管造影复查的情况适当调整。

（3）药物灌注前应充分补足患者的血容量，灌注期间连续监测血压、心率、脉搏及液体出入量。

二、经导管血管栓塞术（transcatheter arterial embolization，TAE）

（一）适应证

1. 治疗血管性病变，纠正异常血流动力学　用于动脉瘤、动静脉畸形、动静脉瘘和静脉曲张等（图 5-4）。

2. 止血　主要用于外伤、术后、肿瘤等导致的颌面部、呼吸道、消化道、泌尿道、腹盆腔脏器等部位大出血的紧急处理以及支气管扩张所致咯血。

3. 治疗肿瘤　主要用于血供丰富的实体性肿瘤。对恶性肿瘤如肝癌、肾癌的栓塞治疗常与局部化疗药物灌注结合进行，称为化疗性栓塞（chemoembolization），目的是术前辅助性栓塞提高肿瘤切除率或用于晚期肿瘤的姑息性治疗；对良性肿瘤如脑膜瘤、鼻咽血管纤维瘤，主要作为术前辅助措施以减少术中出血，对肝海绵状血管瘤和子宫肌瘤可使肿瘤稳定或缩小而免除手术。

4. 血流重分布　即保护性栓塞正常的非靶血管，使栓塞物质或化疗药物不致进入非靶器官造成副作用和并发症。

5. 内科性器官切除　消除或抑制亢进的器官功能，如治疗脾功能亢进、甲状腺功能亢进等。

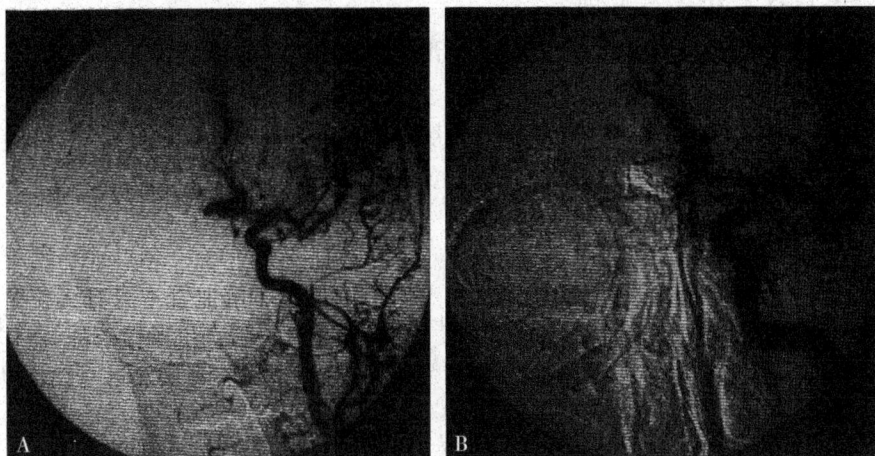

图 5 - 4　脑动脉瘤栓塞

A. 左颈内动脉造影见前交通动脉瘤；B. 微弹簧圈栓塞后动脉瘤呈致密填塞，左侧大脑
前动脉及大脑中动脉保持通畅

（二）禁忌证

（1）难以纠正的凝血机制障碍、严重感染、重要器官功能衰竭和恶病质患者。
（2）导管不能稳定地深入靶动脉者。
（3）靶血管与供应邻近重要器官的非靶血管之间有交通，超选择插管不能避开者。

（三）TAE 的治疗机制

（1）阻塞靶血管使肿瘤或靶器官缺血坏死。
（2）阻塞或破坏异常血管床、腔隙和通道使血流动力学恢复正常。
（3）阻塞血管使远端压力下降或直接封堵破裂的血管以利于止血。

（四）常用栓塞物质（表 5 - 5）

表 5 - 5　常用栓塞物质

	名称与分类	作用时间	主要用途
短期栓塞物质	自体血凝块	6~12 小时	目前很少用
中期栓塞物质	明胶海绵	数周	止血、良恶性肿瘤的术前和姑息性栓塞
	碘油	数天、数周至数月	恶性肿瘤、肝海绵状血管瘤
	无水乙醇	永久	恶性肿瘤、动静脉畸形和静脉曲张
	医用胶（IBCA、NBCA）	永久	动静脉畸形
长期栓塞物质	聚乙烯醇微粒（PVA）	永久	良恶性肿瘤、动静脉畸形
	金属弹簧圈	永久	较大血管、动脉瘤和肿瘤
	可脱离球囊	永久	动静脉瘘

（五）操作技术和基本原则

（1）诊断性血管造影，明确病变的性质、部位、范围和程度。

（2）靶血管插管。

（3）根据病变性质、栓塞目的和靶血管情况选择适宜的栓塞物质。

（4）影像监视下，准确释放栓塞物质，避免反流和误栓，控制栓塞范围和程度。

（5）再次造影，观察栓塞效果。

（六）栓塞反应和并发症

1. 栓塞后综合征（postembolization syndrome） 指肿瘤和器官动脉栓塞后，因组织缺血坏死引起的恶心、呕吐、局部疼痛、发热、反射性肠淤胀或麻痹性肠梗阻、食欲下降等症状。对症处理后1周左右症状逐渐减轻、消失。

2. 栓塞并发症 所栓塞器官组织功能衰竭，胃肠及胆管穿孔，误栓，感染等，其发生与适应证的选择不当、栓塞剂的选择不当、过度栓塞、误栓、无菌操作不严、操作技术不熟、术后处理不当等密切相关。

三、经皮经腔血管成形术

经皮经腔血管成形术（percutaneous transluminal angioplasty，PTA）是采用导管技术扩张或再通动脉粥样硬化或其他原因所致的血管狭窄或闭塞性病变的方法。近年来也用于胸、腹主动脉瘤以及假性动脉瘤等的腔内隔绝治疗。主要包括球囊血管成形术和血管支架置入术两种方法。

（一）适应证

1. 球囊血管成形术

（1）对大多数动脉、静脉系统的狭窄闭塞性病变均可首选球囊血管成形术进行治疗，其最佳适应证是大、中血管的局限短段狭窄或闭塞。

（2）作为内支架置入术的前期准备。

2. 血管支架置入术 置入血管支架应十分慎重，不宜滥用。主要用于以下情况：

（1）PTA无效或失败者或复发狭窄者。

（2）PTA后出现并发症者：如内膜剥离、严重血管痉挛等导致的急性血管闭塞。

（3）长段血管狭窄或闭塞。

（4）伴有溃疡性斑块或严重钙化的病变。

（5）腔静脉狭窄或闭塞性病变的治疗。

（6）对主动脉夹层、主动脉瘤及假性动脉瘤等可置入覆膜支架，对颅内宽颈动脉瘤可在支架成形术基础上进行栓塞治疗。

（二）禁忌证

伴溃疡性斑块、有严重钙化或长段狭窄闭塞性病变为球囊血管成形术的相对禁忌证。广泛性血管狭窄与大动脉炎活动期为血管支架置入术的相对禁忌证。

（三）治疗原理

PTA是对狭窄段的血管组织有限度地损伤和撕裂，使其管径扩大，受损组织再修复，达到管腔重建。支架是利用其支撑力将狭窄的血管撑开。覆膜支架将扩大的血管腔或有异常通道的瘘口分隔开，形成人工通道。

（四）器材

（1）球囊导管、引导导管、球囊充胀枪、球囊充胀压力表、导丝等。

（2）血管内金属支架：主要按展开方式分为自膨式（self – expending）和球囊扩张式（balloon inflatable）两类。

（五）操作方法与注意事项

此处仅述及一般原则，针对具体患者和疾病还有特殊性。

（1）建立静脉输液通路，进行必要的术中监护。

（2）选择性血管造影，进一步明确病变性质、部位和程度，测量狭窄段两端压力差。

（3）根据凝血情况进行血液肝素化，必要时配合使用抗血管痉挛药物。

（4）在导丝引导下，引入球囊导管对狭窄段进行扩张 2 ~ 4 次，必要时置入支架。

（5）重复血管造影，评价治疗效果，发现早期并发症并及时处理

1）拔管后彻底压迫止血包扎，根据患者病情进行临床监护。

2）术后抗凝、抗血小板药物治疗。

3）术后定期随访复查。

（刘向锋）

第五节　非血管介入放射学

非血管介入放射学（non – vascular interventional radiology）是研究在医学影像设备监导下对非心血管部位作介入性诊治的学科。

一、经皮穿刺活检

经皮穿刺活检（percutaneous biopsy）在影像设备的引导下，经皮穿刺器官或组织后取得细胞学或组织学标本以用于辅助诊断的技术。根据穿刺针形态和抽取组织细胞的方式不同，主要分为细针抽吸活检和组织切割活检两种，对骨骼病变还应用旋切活检。

（一）适应证

（1）占位性病变定性不明者（图 5 – 5）。

（2）须取细胞或组织等进行细菌学、生化等检查者。

（二）禁忌证

（1）难以纠正的凝血机制障碍。

（2）无安全的穿刺途径。

（3）患者严重躁动不配合。

（三）器材

千叶针用于取得细胞学资料，切割针用于取得组织学检查标本。

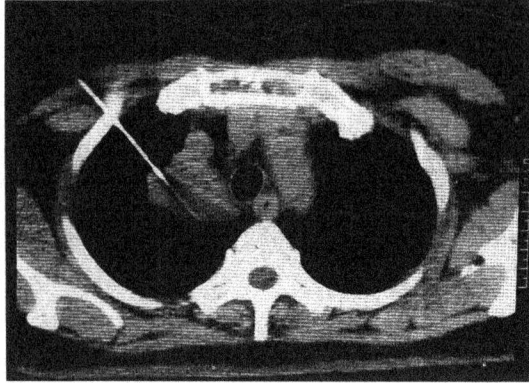

图 5-5 右上肺纵隔旁肿块行 CT 引导下穿刺活检
纵隔窗显示穿刺针进入肿块外侧部

（四）操作方法与注意事项

1. 导向设备选择　根据病变所在部位。
2. 决定体位的原则　患者舒适及方便穿刺。
3. 最适通道选择　进针点与靶目标的直线距离最短；针道上无重要结构。
4. 取材部位　宜选取在肿块边缘部，尽可能多部位取材。
5. 术后观察　局部情况和生命体征，及时发现并发症。

（五）并发症

常见并发症有：出血、邻近重要器官或组织的损伤、气胸、感染，而肿瘤沿针道种植转移则罕见。

二、经皮穿刺消融术

经皮穿刺消融术（percutaneous ablation）是在穿刺病变后，通过化学性或物理性等手段对病变组织进行破坏，从而达到治疗目的的技术。

（一）适应证

（1）肿瘤灭活治疗：适用于直径小于 3cm 或 TAE 术后残余肿瘤。

（2）囊性病变可行硬化治疗。

（3）体表静脉畸形可行硬化治疗。

（4）腹腔神经丛阻滞止痛。

（5）腰椎间盘脱出可行经皮化学性髓核溶解术（percutaneous chemonucleolysis）和经皮激光椎间盘减压术（percutaneous laser disk decompression，PLDD）。

（二）禁忌证

禁忌证同活检术。

（三）器材和药品

器材为千叶针或专用注药针。消融手段包括化学性如无水乙醇、醋酸、化疗药物；物理性如热盐水、激光、微波、射频和冷冻；放射性核素；生物免疫制剂或基因。

（四）操作方法与注意事项

（1）穿刺方法同活检术。

（2）注射药物加碘对比剂作为示踪。

（3）缓慢、多点注射，使药物均匀弥散于整个肿块。

（4）术后观察局部情况和生命体征，及时发现并发症。

（五）并发症

并发症同活检术。另可出现药物副作用。

三、经皮穿刺引流术

经皮穿刺引流术（percutaneous drainage）是在影像设备的导引下，对全身各部位的脓肿、囊肿、浆膜腔积液、胆道或泌尿道梗阻、颅内血肿等进行经皮穿刺，并置入引流管的技术，兼具诊断和治疗作用。

（一）适应证

（1）由于正常人体管道阻塞而导致的阻塞段以上液体的过量积聚，如梗阻性黄疸或肾积水的姑息治疗。

（2）体腔内异常积气、积液、积血或积脓，引起脏器受压、功能受损，或有害物质吸收造成机体损害。

（3）实质脏器（肝、脾、胰、肾等）的脓肿或巨大囊肿。

（二）禁忌证

禁忌证同活检术。穿刺引流未成熟或含有大量稠厚坏死组织的脓肿以及包虫囊肿时要慎重（包虫囊肿渗漏可引起过敏反应或胸腹腔种植）。

（三）器材

千叶针，套管针，引流管。

（四）操作方法与注意事项

1. 导向手段　常用 X 线透视、超声或 CT，多数情况下只需其中一种设备，有时则需联合应用。

2. 选择穿刺途径　应尽量避开重要脏器或血管、神经等结构，在此前提下，应使穿刺引流途径最短。

3. 穿刺点消毒　局麻下以穿刺针按预定的角度和深度穿刺，抽出液体后，送入导丝，退出穿刺针，再沿导丝置入引流管，此为 Seldinger 法。对于大量积液或浅表的病变，穿刺途径很安全时，可应用套管法一次性完成穿刺和引流，更为简便。

4. 引流管要固定牢固，防止意外脱出　术后注意观察患者生命体征、血象、引流物的量和性质，根据情况及时调整引流管位置或更换引流管。

5. 拔除引流管　能否拔除，取决于原发病变是否解除或得到有效处理，还要根据患者的临床表现和影像复查结果而定。

（五）并发症

同活检术。另可出现导管意外脱落或阻塞。

四、非血管管腔扩张术

人体内的气道、消化道、胆管、尿路以及输卵管、鼻泪管等非血管管腔发生狭窄闭塞性病变，除手术治疗外，还可采用球囊成形术和支架置入术进行治疗，短期效果令人满意。

（一）适应证

（1）先天性、外压性、外伤、术后或放疗后气管支气管狭窄；气管软化和气道塌陷。

（2）先天性食管狭窄、贲门失弛缓症；外压、炎症、放疗、化学物质灼伤、恶性肿瘤等导致的食管、胃十二指肠、直结肠狭窄及术后吻合口狭窄；食管气管瘘、直肠结肠瘘。

（3）手术、炎症、结石、外伤、外压、恶性肿瘤等造成的胆道狭窄。

（4）肾盂输尿管连接部短段狭窄；输尿管良性狭窄；前列腺增生所致尿道梗阻。

（5）输卵管间质部、峡部和壶腹部的阻塞。

（6）泪囊阻塞、泪管阻塞。

（二）禁忌证

（1）可手术治疗的良性气道狭窄；气道活动性炎症；距离声门5cm以内的高位气道狭窄；婴幼儿的气道狭窄。

（2）食管灼伤后的急性炎症期；消化道手术后3周以内；距离食管上括约肌2cm或距离直肠齿状线2cm以内的狭窄；消化道局部有严重的出血或坏死性病变；广泛的肠粘连并发多处小肠梗阻。

（3）胆道梗阻伴大量腹水或肝功能衰竭。

（4）泌尿系统活动性结核或其他感染；患侧肾脏萎缩、肾功能严重受损。

（5）输卵管壶腹远端、伞段阻塞；间质部严重闭塞；结核性输卵管阻塞及盆腔炎症；月经期。

（6）上或下泪小管阻塞；急性泪道感染；泪道畸形；肿瘤等所致继发性鼻泪管阻塞。

（三）器材

不同部位有专用球囊扩张导管及支架植入系统。

（四）操作方法与注意事项

1. 术前影像学检查与准备　全面了解病史、症状与体征，明确病变的部位、范围和程度，进行必要的药物准备。

2. 选择或建立进入管腔的途径　对气道、消化道、泌尿道和输卵管等开放性管腔，可经体外管口进行；对胆管等封闭性管腔，需经肝穿刺胆管或经手术后T形管窦道或经内镜进入。

3. 在X线透视或内镜引导下　引入导管、导丝、球囊导管等器材，对狭窄段进行扩张，必要时置入支架或内涵管。成形术后即刻复查造影了解手术效果并发现需紧急处理的并发症。

4. 术后护理及复查　术后全面监护患者情况，予以必要的止血、抗感染药物治疗。对胆管、泌尿道扩张后需置管引流。

5. 注意事项

（1）必须遵循无菌原则。

（2）进行球囊扩张或置入支架前，必须证实器械在管腔之内，否则绝对禁忌操作！

（3）非血管管腔扩张术的主要目的是解除或减轻症状、改善生活质量，对疾病本身并无治疗作用，因此应配合其他治疗措施，以取得更好的效果。

（五）并发症

常见并发症主要有：出血，管腔穿孔或破裂，再狭窄，支架移位、脱落、断裂和闭塞等。

（刘向锋）

第六章 核医学显像技术

第一节 放射性核素示踪技术

在不影响生物体系原有状态的条件下，对体内微量生物活性分子进行定量、定性及定位的动态检测，是研究生命现象最需要和最重要的核心。但是在现阶段，采用直接检测方法的技术难度很大，其原因有三：其一，既要保持生物体系的原有状态，同时又要对深藏生物体系内部的生物活性分子"洞察一切"，无法兼顾；其二，绝大多数生物活性分子在体内过程中的代谢变化瞬息万变，无法快速跟踪；其三，绝大多数生物活性分子的含量极微，难以用体外检测技术直接检测到体内的超微量变化，超出了目前检测技术的灵敏度。因此，通常是通过间接检测技术来弥补。

间接检测技术一般是采用示踪技术。所谓示踪（tracing），就是显示特定物质的行踪。在难以用直接检测的方法观察生物活性分子在生物体系中的动态变化时，通常需要在生物活性分子上引入示踪剂，通过对示踪剂的检测，间接反映生物活性分子的代谢规律，这就是示踪技术。示踪剂（tracer）是为观察、研究和测量某物质在指定过程中的行为或性质而加入的一种标记物。作为示踪剂，其性质或行为在该过程中与被示剂物应完全相同或差别极小；其加入量应当很小，对体系不产生显著的影响；示踪剂必须容易被探测。常见的示踪剂有同位素示踪剂、酶标示踪剂、荧光标记示踪剂、自旋标记示踪剂等。放射性核素示踪技术是目前已被实践证明的最有效的间接检测技术之一。

一、定义

放射性核素示踪技术（radionuclide tracer technique）是以放射性核素或其标记的化学分子作为示踪剂，应用核射线探测仪器通过探测放射性核素在发生核衰变过程中发射出来的射线，来显示被标记的化学分子的踪迹，达到示踪目的，用于研究被标记的化学分子在生物体系或外界环境中的客观存在及其变化规律的一类核医学技术。放射性核素示踪技术是核医学领域中最重要的和最基本的核技术方法学基础。

放射性核素示踪技术的诞生，可以追溯到20世纪20年代。1923年匈牙利化学家George de Hevesy 首先用天然放射性铅（^{212}Pb）研究铅盐在豆科植物内的分布和转移。在这个实验中，放射性铅–212的使用量很少，但仍然可利用仪器测出枝叶中铅的含量，并且放射性不受样本化学形式变化的影响，而这在以往的任何实验中都是无法办得到的。更重要的一个结果是，放射性与非放射性铅，其化学性质相同，在植物体内可互相替代。此后，他又用^{32}P对更多的生物学过程进行研究，揭示了示踪磷从土壤→植物→动物→土壤的生态循环，从而建立了同位素示踪方法（isotopic indicator trace method）。纵观核医学发展的每一幕，从放射免疫分析、各种核素显像到靶向内照射治疗，甚至许多分子医学研究方法（如 DNA 测序），无不源于 Hevesy 的同位素示踪原理（现称作放射性核素示踪原理）。如果说 Roentgen 发现 X 射线开辟了透视体内解剖结构的途径，从解剖结构基础上对疾病做出诊断，Hevesy 发明的放射性核素示踪技术则是从生化过程角度对疾病进行诊断，大大推进了人类对生命现象和疾病本质的认识，为宏观医学向微观医学发展做出了极为重要的贡献。为此，1943 年 Hevesy 获诺贝尔化学奖，1959 年又获原子能和平利用奖，并被尊称为"核医学之父"。

由于放射性测量的方法简便和灵敏度高，放射性核素示踪技术很快推广到医学和生物学各个领域的研究工作中，尤其是在生物化学、药理学、免疫学、分子生物学及分子遗传学的学科领域应用更为普及，并取得了许多极为重要的成果。例如，1952 年，美国冷泉港卡内基遗传学实验室科学家 Alfred Hershey 和 Martha Chase 使用 ^{35}S 和 ^{32}P 双标记噬菌体感染大肠杆菌的实验，证明 DNA 是遗传信息的载体；1977 年，英国生物化学家 Frederick Sanger 等采用放射性标记技术和放射性自显影（autoradiogram，ARG）技术，成功地进行了 DNA 序列测定。

随着医学理论和技术在不断发展，无数卓越学者以示踪技术为基础，吸取并融合其他学科的先进成就，建立起一个又一个崭新的核医学方法，如超微量物质的体外分析、脏器功能测定，以及目前的代谢显像和分子显像，超越同一时期其他技术和方法，为临床疾病的诊断治疗和推进医学进步做出了突出的贡献。核医学的生命力和发展动力，正是在于把放射性示踪技术与其他医学先进理论和技术的巧妙结合和创新。

二、示踪原理

放射性核素示踪技术是根据研究的需要，选择适当的放射性核素标记到特定的待研究物质的分子上，将其引入生物机体或生物体系（如离体细胞、无细胞酶体系等）后，标记物将参与代谢及转化过程。由于放射性核素标记化合物与被研究的非标记化合物具有相同的化学性质和生物学行为，通过对标记物所发射的核射线的检测，并且对所获得数据进行处理分析，可间接了解被研究物质在生物机体或生物体系中的动态变化规律，从而得到定性、定量及定位结果，结合研究目的最后做出客观评价。

由此可见，放射性核素示踪技术主要是基于放射性核素标记的化学分子与未被标记的同一种化学分子的同一性和可测性这两个基本性质。

（一）标记物与非标记物的同一性

放射性核素标记化学分子和相应的非标记化学分子具有相同的化学及生物学性质，只是某种物理学性质不同。这是由于一种元素的所有同位素其化学性质相同，生物体或生物细胞不能区别同一种元素的各个同位素，包括其放射性核素及稳定核素。同样，放射性核素标记的化学分子基本上未改变化学分子原有的基本结构，也不影响该化学分子的原有性质，与未被标记的同类化学分子也具有同一性，在生物体内所发生的化学变化、免疫学反应和生物学过程也都是完全相同的。例如在核医学中，用放射性 ^{131}I 来研究稳定性 ^{127}I 的生物学行为；用 ^{3}H – TdR 研究细胞增殖功能等等。

用同位素交换法制备示踪分子是较理想的方法，但实际上许多适合于实验研究和临床研究的放射性核素，在拟标记的化学分子结构中并不存在相应的稳定性同位素，无法应用同位素交换法进行标记，因此，通常采用非同位素标记法进行标记。当以某种放射性核素标记到一个化合物分子结构上时，这种放射性核素虽然并非该化合物所固有，但一般也不致明显改变该化合物的原有性质。如果经过实验证明，带有放射性核素的化学分子与未经标记的化学分子在体内的运动规律基本上一致，同样也可以认为两者具有同一性，并且用放射性核素标记的化学分子来代表未经标记的化学分子在体内的行为。一般临床核医学中更多采用此类示踪剂，如 ^{131}I，^{99m}Tc、^{113m}In、^{75}Se 等，常用的标记方法是核素化学合成法、络合物形成法等。

（二）标记物的可测性

放射性核素标记的化学分子和相应的非标记化学分子又不是完全相同的，主要表现在：标记物上的放射性核素在其核衰变过程中自发地发出射线，而核射线能够被相应的放射性探测仪器或感光材料所检测到，因而可对标记的物质进行精确的定性、定量及定位测量和研究。适合于放射性示踪实验的常用放射性核素并不是很多，比如物质代谢转化研究中的 ^{3}H、^{14}C、^{32}P 等，体外放射分析中的 ^{125}I，临床上脏器功能测定与显像的 ^{131}I、^{99m}Tc、^{111}In、^{18}F 等，但是可以用这些核素标记的化学分子却可达数百种之多。

应用放射性核素示踪技术应当建立一个重要概念，那就是：放射性核素标记的化学分子在生物机体或者生物系统的生物学行为取决于被标记的化学分子，而不是标记在化学分子上的放射性核素及其发射出来的射线，后者只是起着示踪作用，提示受它标记的化学分子的客观存在。因此，虽然适用于放射性示踪实验的放射性核素种类有限，但是被标记物的种类可以有很多。相同的核素标记在不同的化合物上，表现出来的是各自化合物的体内代谢过程和生物学行为。随着新的被标记化合物的不断涌现，核医学的应用范围也不断扩大。例如，^{99m}Tc 是临床上最常使用的放射性核素，高锝酸盐离子（$^{99m}TcO_4^-$）本身主要被甲状腺、唾液腺以及其他消化腺摄取，可用于甲状腺功能测定和甲状腺显像，但 $^{99m}Tc - HMPAO$ 可透过血脑屏障到达脑组织，用于脑血流显像；$^{99m}Tc - MIBI$ 聚集于心肌组织和某些肿瘤组织，用于心肌灌注显像和肿瘤阳性显像；$^{99m}Tc - DMSA$ 则主要被肾小管上皮细胞吸收和浓聚，可用于肾皮质显像等。因此，应根据实验对象的不同、实验方法不同，选择适当的放射性核素和标记化合物。

三、主要类型及其特点

放射性核素示踪技术是核医学领域各种诊断技术和实验研究方法的精髓所在，以放射性核素示踪技术为核心，建立了许多具有实用价值的诊断和研究方法，对于生命科学和临床科学的研究提供了非常重要的手段。按其被研究的对象不同，可以分为体内（in vivo）示踪技术和体外（in vitro）示踪技术两大类型。

（一）体内示踪技术

体内示踪技术又称在体示踪技术，它是以完整的生物机体作为研究主体，用于定性、定量及定位研究被标记的化学分子在生物系统中的吸收、分布、代谢及排泄等体内过程的动态变化规律。鉴于在包括医学在内的生命科学领域，更关心的是某种化学分子在生物系统内的动态变化规律，因此，体内示踪技术都是建立在动力学分析的基础之上。例如，对生物活性分子的示踪技术可研究其吸收、分布、代谢和排泄，探讨该分子的动态平衡或观察在不同组织中的浓聚和释放规律；用体内示踪动力学分析方法可探讨药物、毒物和内源性生物活性分子在体内的动态过程，包括它的代谢库、更新速度、清除率以及不同代谢库间的交换情况等。具有代表性的体内示踪技术主要有以下几类：

1. 物质吸收、分布及排泄的示踪研究　各种物质（包括生理性物质和药物等）进入体内后，一般都要经过消化、吸收、分布、转化及排泄等过程。各种药物、毒物、激素等，只要能得到其化学纯品，绝大多数都能用放射性核素进行标记，通过将该标记化合物引入体内，不同时间测定体液及脏器中的放射性分布，可以了解该化合物在体内的吸收、分布及排泄规律。物质的吸收、分布和排泄示踪研究常用于药物的药理学、药效学和毒理学研究，对药物的筛选、给药途径和剂型选择等方面都具有重要的价值。

2. 放射性核素稀释法　是利用稀释原理对微量物质做定量测量或测定液体容量的一种核素示踪方法。根据化学物质在稀释前后质量相等的原理，利用已知比放射性（或放射浓度）和重量（或容量）的放射性示踪剂，加到一个未知重量或容量的同质体系中，放射性示踪剂将被稀释，比放射性或放射性浓度下降，下降的程度与其被稀释的程度相关。根据求知对象的不同，可分为直接稀释法或正稀释法（direct dilution method）和反稀释法（reverse dilution method），它们所依据的原理和计算公式基本相同。放射性核素稀释法比一般化学分析方法简单，灵敏度高，广泛地用于研究人体各种成分的重量或容量，如测定身体总水量、全身血容量（包括红细胞容量和血浆容量）、细胞外液量、可交换钠量和可交换钾量等。

3. 放射自显影技术　放射自显影技术（autoradiography，ARG）是根据放射性核素的示踪原理和射线能使感光材料感光的特性，借助光学摄影术来检查及记录被研究样品中放射性示踪剂分布状态的一种核技术。放射自显影术根据观察范围和分辨率不同，可分为宏观自显影、光镜自显影和电镜自显影三类。宏观自显影（macroscopic autoradiography）可观察范围较大，要求的分辨率较低，能用肉眼、放大镜或低倍显微镜观察，主要从整体水平来观察放射性示踪剂在体内的分布状态，多用于小动物的整体标本，大动物的脏器或肢体标本，以及各种电泳谱、色谱和免疫沉淀板的示踪研究。光镜自显影（light microscopic autoradiography）的观察范围较小，分辨率较高，适用于组织切片、细胞涂片等标本的示踪研究，根据不同示踪剂在不同时间的分布，研究细胞学水平的代谢过程。电镜自显影（electron microscopic autoradiography）的观察范围更小，分辨率更高，适用于细胞超微结构，甚至是提纯的大分子结构（DNA、RNA）上的精确定位和定量。放射自显影术具有定位精确、灵敏度高、可定量分析等优点，广泛用于药理学、毒理学、细胞学、血液学、神经学、遗传学等学科领域。

4. 放射性核素功能测定　通常是指机体的脏器或组织的某一功能状态，通过动态观察后，能给出定量结果，为医学研究及临床诊断提供功能评价的放射性核素示踪技术。放射性药物引入机体后，根据其理化及生物学性质参与机体一定的代谢过程，并动态地分布于有关脏器和组织，通过检测仪器可观察其在有关脏器中的特征性消长过程，这种过程常表现为一定的曲线形式，根据其与脏器相互作用的特点选择适当的数，学模型对曲线进行定性及定量分析，就可得到反映该脏器某一功能状态的结果，并判断功能异常的性质、程度。例如甲状腺吸^{131}I率测定，肾功能测定，心功能测定，胃排空功能测定等。

5. 放射性核素显像技术　是根据放射性核素示踪原理，利用放射性核素或其标记化合物体内代谢分布的特殊规律，在体外获得脏器和组织功能结构影像的一种核技术。在短时间内自动连续成像或在一定时间范围内多次间断成像，可以对脏器的功能和形态同时进行观察，不仅可以显示出脏器和组织的形态、位置、大小和结构变化，而且可以进行动态显像和定量分析。放射性核素显像除对脏器或组织的形态进行鉴别外，还可根据图像上的放射性分布特点反映脏器的功能，这是核医学显像与其他显像方法的最主要区别之一。

（二）体外示踪技术

体外示踪技术又称离体示踪技术，有多种类型，其共同特点是：都是在体外条件下进行，它减少了乃至避免了众多的体内因素对实验结果的直接影响，同时也避免了受检者本人直接接触射线的可能，但它只能表示生物样品离开机体前瞬间的机体状态，对结果的解释更需要联系临床情况。生物样品主要以组织、细胞、血液及体液等样品作为研究对象，多用于某些特定物质，如蛋白质、多肽、酶蛋白、细胞因子、配体、核酸等生物活性分子的定量测定、转化规律以及功能研究。

1. 物质代谢与转化的示踪研究　将物质引入生物机体（或生物体系）后，在酶促反应作用下，经过转化、分解等代谢过程，生成代谢中间产物及最终产物，参与机体生命活动过程。弄清各种代谢物质的前身物、中间代谢步骤和中间代谢产物、最终产物的相互关系及其转化条件，是正确认识生命现象的物质基础。放射性核素示踪技术是目前最常用、最理想的方法之一，它不仅能够对前身物、中间产物、最终产物做出定性分析，还可用以研究前身物转化为产物的速度、转化条件、转化机制以及各种因素对转化的影响。例如，用 $^3H - TdR$ 掺入 DNA 作为淋巴细胞转化的指标观察细胞免疫情况；用 $^{125}I - UdR$（尿嘧啶核苷）掺入 RNA，可作为肿瘤细胞增殖速度的指标，用于抗肿瘤药物的研究；通过标记不同前身物（如某种氨基酸、各种核苷酸等）研究蛋白质、核酸等生物大分子的合成、结构和功能。

物质转化的示踪研究可以在整体、离体或无细胞体系中进行。整体实验多以实验动物为研究对象，在正常生理条件下观察某物质在体内转化的全过程，可以做出较为可靠的结论，固然是最为理想的方法，但是由于机体的内环境十分复杂，有各种交换方式和代谢旁路，多因素参与代谢过程不易弄清物质转化的细节。另外由于内源性物质对待测标记物的稀释作用，使参与代谢反应的示踪剂减少，导致测量结果误差较大，难以做出准确的判断。而离体实验（包括无细胞反应体系）可以简化反应条件，人为控制反应对象和实验条件，有利于在分子水平阐明物质转化过程的具体步骤、转化条件及影响因素，有些代谢过程只能在离体条件下才能得出实验结果。但是同时也应当注意，离体实验破坏了生物机体代谢反应的完整性，所得到的实验结果只能看做是一种可能性，应做系统分析或经整体实验加以验证，才能得出可靠的结论。例如，离体实验证明，胸腺嘧啶是 DNA 的有效前身物，但在整体动物实验中发现 ^3H - 胸腺嘧啶掺入 DNA 很少，表明胸腺嘧啶不是 DNA 的有效前身物。用标记的胸腺嘧啶核苷（$^3H - TdR$）做进一步的掺入实验，证明 TdR 才是机体合成 DNA 的前身物。

2. 细胞动力学分析　细胞动力学（cell kinetics）是研究各种增殖细胞群体的动态量变过程，包括增殖、分化、迁移和衰亡等过程的变化规律以及体内外因素对它们的影响和调控。通过细胞动力学规律的研究，可以揭示正常及异常细胞增殖的规律及特点，为病因研究及临床诊疗提供实验依据。细胞动力学研究的范畴很广，其中以细胞周期时间测定最为常用，也最为重要，常用于肿瘤分化及增殖规律研究、肿瘤的同步化治疗、造血细胞研究等方面。放射性核素示踪技术测定细胞周期时间的常用方法有标记有丝分裂百分数法（放射自显影法）和液体闪烁法。

3. 活化分析　是通过使用适当能量的射线或粒子照射待测样品，使待测样品中某些稳定的核素通过核反应变成放射性核素（活化），然后进行放射性测量和能谱分析，获得待测样品中稳定性核素的种类与含量（分析）的超微量分析技术。活化分析是各种痕量分析法中灵敏度最高的，并且不仅能准确地区别不同元素，而且还能区分同一元素的同位素，准确度好，抗干扰能力强，在某种情况下可同时测量几十种元素，特别适合于生物医学样品中多种痕量元素的测定，以及合金元素的测定，在进行法医学鉴定时罪证可不受破坏。但是该方法使用的活化源十分昂贵，需反应堆或加速器，不易普及，因而大大地限制了它的应用。

4. 体外示踪结合放射分析　是指在体外条件下，以放射性核素标记的抗原、抗体或受体的配体为示踪剂，以特异性结合反应为基础，以放射性测量为定量方法，对微量生物活性物质进行定量分析的一类技术的总称，包括放射免疫分析、免疫放射分析、放射受体分析以及酶蛋白与底物间的酶促分析等。不同类型的体外示踪结合分析技术具有各自的共性与特点。

四、方法学特点

可用于示踪标记的物质有许多，如酶、荧光物质、自由基、稳定性核素、放射性核素等。与其他类型的示踪方法相比，放射性核素示踪技术具有以下特点：

1. 灵敏度高　由于射线的物理特性、放射性测量仪器的检测能力，以及标记化合物的比放射性可以很高，在以放射性核素作为示踪原子时，可以精确地探测出极微量的物质，一般可达到 $10^{-14} \sim 10^{-18}$ g 水平，即能从 $10^{14} \sim 10^{18}$ 个非放射性原子中查出一个放射性原子，这对于研究体内或体外微量生物活性分子的含量具有特殊价值。例如，1Ci（1Ci = 3.7 × 10^{10} Bq）的 ^{32}P 其化学量仅有 3.52μg，即 3.52 × 10^{-6} g，而用放射性测量仪器检测，可以精确地测出 10^{-9} Ci 或更弱的放射性，也就是对于 ^{32}P 来说，其灵敏度可达 10^{-15} g 数量级。

2. 方法相对简便、准确性较好　由于测定对象是核射线，而标记在化合物（示踪剂）上的放射性核素其自发性核衰变规律不受其他物理和化学因素（如温度、pH 等）的影响，同时放射性测量受反应体系中其他非放射性杂质的干扰很轻，并可借助可靠的淬灭校正方法加以校正，省去了许多可能导致误差的分离、提纯等步骤，减少了待测物化学量的损失，这不仅简化了实验程序，而且提高了实验结果的可靠程度，可以获得较好的准确性。

3. 合乎生理条件　应用放射性示踪原子，可使用生理量乃至更低剂量的示踪剂来研究物质在整体中的变化规律。由于这类方法灵敏度高，所需化学量很小，不致扰乱和破坏体内生理过程原来的平衡状态，可以在生物机体或培养细胞体系完整无损的条件下进行实验，属于非破坏性实验方法，因此反映的是被研究物质在生理剂量和原有生理状态下的代谢和变化，所得结果更接近于真实情况。

4. 定性、定量与定位研究相结合　放射性核素示踪技术不仅能准确地定量测定和进行动态变化的研究，而且也可以进行定位观察。如放射自显影方法可确定放射性标记物在器官或组织标本中的定位和定量分布，并可与电子显微镜技术结合，进行亚细胞水平的定位分析，使功能与结构的研究统一起来；在动态显像的基础上，通过感兴趣区（ROI）技术获得特定部位的时间 - 放射性曲线，进而得到相应的定量分析指标用于功能评价。

5. 缺点与局限性

（1）需要专用的实验条件：例如专用的放射性实验室、放射性测量仪器、严格的放射性操作程序以及必要的放射性防护设备等。

（2）需要具有一定专业训练的技术人员：该类方法是一个多环节的实验过程，又是微量精密操作，许多环节均可影响到实验结果，为获得可靠结果，必要的专业训练是必不可少的。

（3）辐射安全问题：由于放射性核素本身的特点，可能会对实验对象、工作人员产生不同程度的放射生物效应，也存在环境放射性污染的可能性，因此在实验设计和预防措施上，都应予以相应的考虑。

（林斐斐）

第二节　放射性核素显像技术

放射性核素显像技术是根据放射性核素示踪原理，利用放射性核素或其标记化合物在体内代谢分布的特殊规律，从体外获得脏器和组织功能结构影像的一种核医学技术。在技术上，它涉及三个方面：显像技术、放射性显像剂和影像分析技术。脏器和组织显像作为临床核医学的重要组成部分，其发展取决于以上三种技术的不断进步。

1951 年，Benedict Cassen 研制成功了第一台自动扫描机，开创了放射性核素显像的先河。1957 年，Hal. O. Anger 发明的第一台 γ 照相机，成为核医学发展史上一个重要的里程碑，它可以同时获取视野内所有的 γ 射线，成像速度很快，具备了静态显像和动态显像以及定量分析的功能，在放射性核素体外显像技术上是一个质的飞跃。20 世纪 70 年代中期发射式计算机断层（emission computed tomography，ECT）的问世，实现了显像技术的又一次跨越，具备了现代核医学显像技术的静态显像、动态显像、全身显像和断层显像四大功能。

用于脏器、组织或病变显像的放射性核素或其标记化合物称为显像剂（imaging agent）。早期使用的显像剂主要是 ^{131}I、^{198}Au、^{203}Hg 等，其物理学性能（如半衰期、能量）并不十分适合显像，辐射剂量也比较大，核医学显像的应用范围十分有限，主要局限于甲状腺、肝、肾和脑的静态显像。短半衰期放射性核素 $^{99}Mo – ^{99m}Tc$ 发生器（1964 年）和 $^{113}Sn – ^{113m}In$ 发生器（1965 年）相继问世，不仅能够更方便地生产适合于显像的放射性核素，而且促进了新的显像剂的研制，使显像剂的应用领域不断扩展，到目前为止，人体的大部分脏器都可以使用核医学显像方法进行检查。

随着计算机技术的广泛应用，影像分析技术也已从过去主要依靠目测分析判断，发展到现在从信号采集、信息处理、图像重建到结果分析判断已全部都由计算机自动完成，不仅大大缩短了检查的时间，而且提高了结果的可靠性和准确性。早在 20 世纪 90 年代初期，人们就尝试借助计算机，将核医学的功能影像与 CT、MRI 的结构影像实现融合，而美国 CTI 公司于 2000 年生产出的第一台 PET/CT，真正实现了功能影像与结构影像的同机融合，极大地促进了临床影像学的发展，核医学显像也已由传统的功能影像向分子功能影像，分子、功能与高分辨率形态影像相结合的方向发展。

一、显像原理

放射性核素显像的基本原理是放射性核素或其标记化合物的示踪作用：不同的显像剂在体内有其特殊的分布和代谢规律，能够选择性聚集在特定脏器、组织或病变部位，使其与邻近组织之间的分布形成一定程度的浓度差，而显像剂中的放射性核素可发射出具有一定穿透力的 γ 射线，放射性测量仪器可以在体外探测、记录到这种放射性浓度差，从而在体外显示出脏器、组织或病变部位的形态、位置、大小以及脏器功能变化。在短时间内自动连续成像，或者在一定时间内多次显像，可以获得特定脏器、组织的系列图像，通过计算机处理可计算出特定区域的时间 – 放射性曲线及相应的参数，得以对其进行定量分析，从而将定位和定性诊断与定量分析有机地结合起来。

由此可见，放射性核素显像实际上是一种应用放射性探测仪器显示脏器组织内、外，或正常与病变组织之间显像剂吸收、分布差别的显像方法，而这种差别取决于脏器组织本身的功能、血流与代谢状态，建立在脏器组织和细胞对显像剂代谢或特异性结合的基础之上。因此，核医学显像实际上就是显示脏器或组织特定功能的图像，与其他以解剖学改变为基础的影像学技术在方法学上有本质的区别。

二、显像剂被脏器或组织聚集的机制

与超声显像、CT、MRI 等显像方法不同，在进行不同脏器或组织的核素显像时，需要使用不同的显像剂，并且同一脏器的不同功能或不同的显像目的也需要不同的显像剂，这是因为不同的显像剂在特定的脏器、组织或病变中选择性聚集的机制各不相同。显像剂被脏器组织摄取（聚集）的机制有很多种，概括起来主要有以下几种类型：

1. 合成代谢　脏器和组织的正常合成功能需要某种元素或一定的化合物，若将该元素的放射性同位素或放射性核素标记的化合物引入体内，可被特定的脏器和组织选择性摄取。例如，甲状腺对碘元素具有选择性摄取功能，用以合成甲状腺激素，利用放射性碘^{131}I 作为显像剂，根据甲状腺内^{131}I 分布的影像可判断甲状腺的位置、形态、大小，以及甲状腺结节的功能状态。有些显像剂则是作为组织细胞的能源物质被某些组织摄取，如^{11}C 标记的脂肪酸 – 软脂酸（palmeticacid,^{11}C – PA）可被心肌摄取利用，因而可进行心肌脂肪酸代谢显像。^{18}F 标记的脱氧葡萄糖（^{18}F – 2 – fluoro – 2 – deoxy – D – glucose,^{18}F – FDG）虽然与普通葡萄糖一样可作为能源物质被心肌、脑以及肿瘤细胞摄取，但却不能被其利用而在细胞内聚集，可以用正电子发射计算机断层显像仪（PET）观察和分析心肌、脑灰质和肿瘤的葡萄糖代谢状况。

2. 细胞吞噬　单核 – 巨噬细胞具有吞噬异物的功能，放射性胶体颗粒（如^{99m}Tc – 硫胶体）注入体内后，将作为机体的异物被单核 – 巨噬细胞系统的巨噬细胞所吞噬，常用于含单核 – 巨噬细胞丰富的组织如肝、脾和骨髓的显像。衰老的、经加热或化学处理后的红细胞（如^{99m}Tc 标记的热变性红细胞）可以被脾脏拦截浓聚而肝摄取甚少，从而获得脾脏影像，并可避免肝影的干扰。白细胞亦具有吞噬细菌或某些代谢产物的功能；在体外进行放射性标记后注入血流，被标记的白细胞可聚集于脓肿或感染部位，经体外探测获取图像可作深部脓肿的定位诊断。淋巴系统也具有吞噬、输送和清除外来物质的功能，将放射性标记的微胶体或右旋糖酐注入皮下或组织间隙后，可迅速经淋巴液和毛细淋巴管进入淋巴回流，通过显像可以了解相应区域淋巴管的通畅情况和引流淋巴结的分布情况。

3. 循环通路　某些显像剂进入蛛网膜下腔、血管或消化道等生理通道时既不被吸收也不会渗出，仅借此解剖通道通过，经动态显像可获得显像剂流经该通道及有关脏器的影像。例如，将放射性药物（如^{99m}Tc – DTPA）经腰椎穿刺注入蛛网膜下腔，显像剂将进入脑脊液循环，蛛网膜下腔间隙（包括各脑池）相继显影，可以测得脑脊液流动的速度、通畅情况以及脑脊液漏的部位（脑脊液间隙显像）；^{99m}Tc – DTPA 不被胃黏膜吸收，其标记的食物摄入胃内后，经胃的蠕动传送而有规律地将其从胃内排入肠道中，动态显像可记录在此过程中胃的影像和胃区放射性下降的情况，并计算出胃排空时间，以反映胃的运动功能（胃排空显像）；如果以放射性核素标记的某些血液成分（如^{99m}Tc – RBC）为显像剂，静脉注射后经过与血液的充分混合，可均匀分布于血管内，可以显示心、肝、胎盘等脏器的血液分布情况

（血池显像）。

4. 选择性浓聚　某些病变组织对放射性药物有选择性摄取浓集作用，静脉注入该药物后在一定时间内能浓集于病变组织使其显像。例如，^{99m}Tc – 焦磷酸盐（^{99m}Tc – PYP）可掺入或结合于急性梗死坏死的心肌组织中而不被正常心肌所摄取，据此可进行急性心肌梗死的定位诊断；利用某些亲肿瘤的放射性药物（如^{99m}Tc – GH、^{99m}Tc – MIBI、^{201}Tl 和^{67}Ga – 枸橼酸盐）与恶性肿瘤细胞有较高的亲和力，可进行恶性肿瘤的定位、定性诊断。

5. 选择性排泄　肾脏和肝脏对某些放射性药物具有选择性摄取并排泄的功能，这样不仅可显示脏器的形态，还可观察其分泌、排泄功能状态以及排泄通道的通畅情况。例如静脉注入经肾小管上皮细胞分泌（^{99m}Tc – EC、^{99m}Tc – MAG3）或肾小球滤过（^{99m}Tc – DTPA）的放射性药物后进行动态显像，可以显示肾脏的形态、分泌或滤过功能以及尿路通畅情况；^{99m}Tc – HIDA、^{99m}Tc – EHIDA 和^{99m}Tc – PMT 等显像剂经肝多角细胞分泌至毛细胆管并随胆汁排泄到肠道，可显示肝、胆囊、胆道的功能及通畅情况。分化较好的肝癌细胞亦具有摄取^{99m}Tc – PMT 的功能，但癌组织无完整的胆道系统，无法将药物排泄到正常胆道系统而呈持续显影，据此可作延迟显影对肝细胞肝癌进行阳性显像。

6. 通透弥散　进入体内的某些放射性药物借助简单的通透弥散作用可使脏器和组织显像。例如，静脉注入放射性^{133}Xe 生理盐水后，放射性惰性气体^{133}Xe 流经肺组织时从血液中弥散至肺泡内，可同时进行肺灌注和肺通气显影；某些放射性药物，如$^{99m}TcO_4$、^{99m}Tc – GH 等可以通过受到破坏的血脑屏障弥散至颅内的病变区，形成局部放射性浓聚的"热区"，可用于颅内占位性病变的定位诊断。而另一些放射性药物如^{99m}Tc – 六甲基丙二胺肟（^{99m}Tc – HMPAO）等不带电荷、脂溶性的小分子化合物，则能透过正常的血脑屏障并较长期地滞留于脑组织，其在脑组织中的聚集量与血流量成正比，据此可进行脑血流显像。

7. 离子交换和化学吸附　骨组织由无机盐、有机物及水组成，构成无机盐的主要成分是羟基磷灰石 $[Ca_{10}(PO_4)_6(OH)_2]$ 晶体，占成人骨干重的2/3，有机物主要是骨胶原纤维和骨黏蛋白等。^{85}Sr 和 ^{18}F 分别是钙和氢氧根离子的类似物，可与骨羟基磷灰石上的 Ca^{2+} 和 OH^- 进行离子交换，因此使晶体含量丰富的骨骼显像。^{99m}Tc 标记的膦酸盐类化合物如^{99m}Tc – 亚甲基二磷酸盐（^{99m}Tc – MDP）主要吸附于骨的无机物中，少量与有机物结合，可使骨骼清晰显像；未成熟的骨胶原对^{99m}Tc 标记的膦酸化合物的亲和力高于羟基磷灰石晶体，并且非晶形的磷酸钙的摄取显著高于成熟的羟基磷灰石晶体，因此成骨活性增强的区域显像剂摄取明显增加。

8. 特异性结合　某些放射性核素标记化合物具有与病变组织中特定的分子结构特异性结合的特点，可使病灶显影，从而达到特异性的定位和定性诊断的目的。例如，利用放射性核素标记某些受体的配体作显像剂，引入机体后能与相应的受体特异性结合，可以了解受体的分布部位、数量（密度）和功能等，称为放射受体显像（radioreceptor imaging）；利用放射性核素标记的某些抗体与体内相应抗原的特异性结合，可使富含相应抗原的病变组织显影，称为放射免疫显像（radio immuno imaging，RII）；利用放射性核素标记的反义寡核苷酸可与相应的 mRNA 或 DNA 链的基因片段互补结合，可进行反义显像（antisense imaging）和基因显像（gene imaging）。这类显像方法是建立在生理与生化水平之上的分子影像，特异性很强，可对病灶进行定位和定性诊断。另外，放射性标记的白细胞和纤维蛋白原亦能分别特异性地聚集在炎性病灶和血栓部位而使其显影。

由此可见，放射性核素显像反映了脏器和组织的生理和病理生理变化，更注重的是从功能的角度来观察脏器和组织的结构变化，属于功能结构影像。从医学影像学的发展趋势来看，已从过去的强调速度和分辨率朝着功能和分子影像方向迈进，而核医学影像的本质就是基于分子水平的功能影像，在这方面核医学已占据先利之便。

三、显像类型与特点

放射性核素显像的方法很多，难以用简单的方式进行分类，下列分类只是为了便于描述和理解，仅具有相对意义，同一种方法从不同的角度出发，可以归为不同的类型。

（一）根据影像获取的状态分为静态显像和动态显像

1. 静态显像（static imaging）　当显像剂在脏器内或病变处的浓度达到高峰且处于较为稳定状态时进行的显像称为静态显像。静态显像是最为常用的显像方法之一，这种显像方法允许采集到足够的放射性计数用以成像，故所得影像清晰而可靠，适合于详细观察脏器和病变的位置、形态、大小和放射性分布。

2. 动态显像（dynamic imaging）　在显像剂引入体内后，迅速以设定的显像速度动态采集脏器的多帧连续影像或系列影像，称为动态显像。显像剂随血液流经和灌注脏器，或被脏器不断摄取和排泄，或在脏器内反复充盈和射出等过程，造成脏器内的放射性在数量上或在位置上随时间而变化。利用计算机"感兴趣区"（region ofmterest，ROI）技术可以提取每帧影像中同一个感兴趣区域内的放射性计数，生成时间 – 放射性曲线（time – activity curve，TAC），进而计算出动态过程的各种定量参数。动态显像不仅可以反映脏器的动脉血流灌注和组织内早期血液分布情况，还可以通过各种参数定量分析脏器和组织的运动状况和功能情况，成为核医学显像的一个突出特点。

为了全面了解脏器或组织的血流和代谢情况，进一步提高诊断效能，可将动态显像与静态显像联合进行，先进行动态显像获得局部灌注和血池影像，间隔一定的时间后再进行静态显像，称之为多相显像（multiphase imaging）。如静脉注射骨骼显像剂后先进行动态显像获得局部骨骼动脉灌注和病变部位血池影像，延迟3h再进行显像得到反映骨盐代谢的静态影像，称为骨骼三相显像。在三时相的基础上于24h增加一次静态显像称之为四时相骨显像，可以比三时相显像能更准确地诊断骨髓炎和鉴别骨病变的良恶性。

（二）根据影像获取的部位分为局部显像和全身显像

1. 局部显像（regional imaging）　仅限于身体某一部位或某一脏器的显像称为局部显像。这种方法一般使用较大的采集矩阵（如 256×256 或 512×512），得到的信息量大，图像清晰，分辨率较高，在临床上最为常用。

2. 全身显像（whole body imaging）　利用放射性探测器沿体表做匀速移动，从头至足依序采集全身各部位的放射性，将它们合成为一幅完整的影像称为全身显像。注射一次显像剂即可完成全身显像也是放射性核素显像的突出优势之一，可在全身范围内寻找病灶，并且有利于机体不同部位或对称部位放射性分布的比较分析，常用于全身骨骼显像、全身骨髓显像、探寻肿瘤或炎性病灶等。

（三）根据影像获取的层面分为平面显像和断层显像

1. 平面显像（planar imaging）　将放射性显像装置的放射性探测器置于体表的一定位

置采集某脏器的放射性影像，称为平面显像，所得影像称平面影像。平面影像是脏器或组织的某一方位在放射性探测器的投影，它是由脏器或组织在该方位上各处的放射性叠加所构成。叠加的结果可能掩盖脏器内局部的放射性分布异常，为弥补这种不足，常采用前位（anterior，ant）、后位（posterior，post）、侧位（lateral，lat）和斜位（oblique，O）等多体位显像的方法，达到充分暴露脏器内放射性分布异常的目的。尽管如此，对较小的、尤其是较深的病变仍不易发现。

2. 断层显像（tomographic imaging）　用可旋转的或环形的放射性探测装置在体表连续或间断采集多体位平面影像数据，再由计算机重建成为各种断层影像，如横断面（transaxial）、冠状断面（coronal）和矢状断面（sagital）影像等。断层影像在一定程度上避免了放射性的重叠，能比较正确地显示脏器内放射性分布的真实情况，有助于发现深在结构的放射性分布轻微异常，检出较小的病变，并可进行较为精确的定量分析，是研究脏器局部血流量和代谢率必不可少的方法。

（四）根据影像获取的时间分为早期显像和延迟显像

1. 早期显像（early imaging）　一般显像剂注入体内后 2h 以内所进行的显像称为早期显像，主要反映脏器动脉血流灌注、血管床分布和早期功能状况。常规显像一般采用这类显像方法。

2. 延迟显像（delay imaging）　显像剂注入体内后 2h 以后，或在常规显像时间之后延迟数小时至数十小时所进行的再次显像称为延迟显像。一些病变组织由于细胞吸收功能较差，早期显像的血液放射性本底计数率较高，图像显示不满意，易误诊为阴性结果。通过延迟显像可使放射性本底计数率降低，同时也给病灶足够时间摄取显像剂，以改善图像质量，提高阳性检出率。有时是非靶组织的放射性清除较慢，需要足够的时间让显像剂从非靶组织中洗脱出去，以达到理想的靶/非靶比值。如 ^{99m}Tc - MIBI 可同时被正常甲状腺组织和功能亢进的甲状旁腺病变组织所摄取，但两种组织对显像剂的清除速率不同。静脉注射 ^{99m}Tc - MI-BI 后 15~30min 采集早期影像主要显示甲状腺组织，2~3h 再进行延迟影像，甲状腺影像明显减淡，而功能亢进的甲状旁腺病变组织显示明显。

（五）根据显像剂对病变组织的亲和力分为阳性显像和阴性现象

1. 阳性显像（positive imaging）　又称热区显像（hot spot imaging），是指显像剂主要被病变组织摄取，而正常组织一般不摄取或摄取很少，在静态影像上病灶组织的放射性比正常组织高而呈"热区"改变的显像，如亲肿瘤显像、心肌梗死灶显像、放射免疫显像等，其敏感性高于阴性显像。通常阳性显像又分为特异性与非特异性两种类型。

2. 阴性显像（negative imaging）　又称冷区显像（cold spot imaging），指显像剂主要被有功能的正常组织摄取，而病变组织基本上不摄取，在静态影像上表现为正常组织器官的形态，病变部位呈放射性分布稀疏或缺损。临床上的常规显像，如心肌灌注显像、肝胶体显像、甲状腺显像等均属此类型。

（六）根据显像时机体的状态分为静息显像和负荷显像

1. 静息显像（rest imaging）　是指显像剂引入人体或影像采集时，受检者处于安静状态下，没有受到生理性刺激或药物的干扰，此时所进行的显像称为静息显像。

2. 负荷显像（stress imaging）　是指受检者在生理性刺激或药物干预下所进行的显像，

又称为介入显像（interventional imaging）。借助药物或生理刺激等方法增加某个脏器的功能或负荷，通过观察脏器或组织对刺激的反应能力，可以判断脏器或组织的血流灌注储备功能，并增加正常组织与病变组织之间放射性分布的差别，从而提高显像诊断的灵敏度。如心脏运动负荷试验、脑血流药物负荷显像等。

四、图像分析要点

核医学图像的特点是以脏器和组织的生理、病理生理变化为基础，以图像方式显示显像剂在体内某一系统、器官、组织或病变部位中的摄取、分布和代谢过程，可观察到细胞、分子乃至基因水平的变化，综合反映器官功能和形态的改变。由于组织功能的复杂性决定了核医学影像的多变性，因此对于核医学图像的分析判断，必需掌握科学的影像学思维方法，运用生理、生化和解剖学知识，排除各种影响因素的干扰，并密切结合临床表现及其他影像学方法的结果，对所获得图像的有关信息进行正确分析，才能得出符合客观实际的结论，避免出现人为的诊断失误。对于核医学图像进行分析判断应注意以下几个方面。

（一）图像质量

进行图像分析首先应当对已获得的核医学图像质量有一个正确的评价。按照严格的显像条件和正确的方法进行图像采集和数据处理，是获得高质量图像的基本保证。一个良好的图像应符合被检器官图像清晰、轮廓完整、对比度适当、病变部位显示清楚、解剖标志准确以及图像失真度小等要求。可能影响到图像质量的因素是多方面的，比如放射性示踪剂的放射化学纯度、显像时间、受检者的体位、采集的放大倍数和矩阵大小、计算函数的选择等等。对不符合质量标准的图像要及时分析原因并进行复查。因某种原因不能复查者，在进行图像分析时要认真考虑到这些机械的或人为的误差对图像的临床评价带来的影响，以免得出错误的结论。

（二）正常图像的认识

认识和掌握正常图像的特点是识别异常、准确诊断的基本条件。核医学图像中所表现出的脏器和组织的位置、形态、大小和放射性分布，都与该脏器和组织的解剖结构和生理功能状态有密切关系。一般来说，实质性器官的位置、形态、大小，与该器官的体表投影非常接近，放射性分布大致均匀，较厚的组织显像剂分布相对较浓密。比如，甲状腺显像时，正常甲状腺呈蝴蝶形，分为左、右两叶，其下1/3处由峡部相连，两叶显像剂分布均匀，峡部及两叶周边因组织较薄而显像剂分布略稀疏。另外还应当把脏器形态和位置的正常变异与病理状态严格区分开来，如果把正常变异误认为是异常病变，可导致假阳性。例如大多数正常肝脏呈三角形，但有30%的肝脏呈其他形状，正常变异的类型可达38种；部分正常的甲状腺可见锥体叶。如果不了解这些情况，很容易出现误诊。

（三）异常图像的分析

核医学方法所获得的图像通常可分为静态平面图像、动态图像和断层图像等类型，不同的图像类型应从不同的角度进行分析判断。

1. 静态图像分析要点

（1）位置：注意被检器官与解剖标志和毗邻器官之间的关系，确定器官有无移位、异位或反位，必须在排除了正常变异后方能确定是否有位置的异常。

（2）形态大小：受检器官的外形和大小是否正常，轮廓是否清晰，边界是否完整。如果器官失去正常形态时，还应判明其是受检器官内部病变所致，还是器官外邻近组织的病变压迫所致。

（3）放射性分布：一般受检器官的正常组织放射性分布为基准，比较判断病变组织的放射性分布是否增高或降低（稀疏）、缺损。

（4）对称性：根据机体多数器官组织都有对称性的特点，判断显像剂分布异常时，应充分比较对侧相同部位的放射性分布情况。当然，有些病变也会出现对称性改变，如早老性痴呆患者脑血流灌注显像可见双侧颞叶对称性分布稀疏。

2. 动态图像分析要点　除了上述要点外，动态显像还应注意以下两点。

（1）显像顺序：是否符合正常的血运和功能状态，如心血管的动态显像应按正常的血液流向，即上腔静脉、右心房、右心室、肺、左心房、左心室及主动脉等腔道依次显影。如果右心相时主动脉过早出现放射性充填或左心室过早显影，提示血液有由右至左的分流；当左心室显影后右心室影像重现，两肺持续出现放射性，则提示在心室水平上存在着血液由左至右的分流。

（2）时相变化：时相变化主要用于判断受检器官的功能状态，影像的出现或消失时间超出正常规律时（如影像出现时间延长，显像时间缩短或不显影等），则提示被检器官或系统的功能异常。例如动态肝胆显像如果胆道显影时间延长，肠道显影明显延迟，提示肝胆系统不完全梗阻；若肝持续显影，肠道一直不显影则表明胆道完全性梗阻。

3. 断层图像分析要点　应正确掌握不同脏器断面影像的获取方位与层面，并对各断层面的影像分别进行形态、大小和放射性分布及浓聚程度的分析。例如对于一般器官的断层取横断面、矢状面、冠状面，心脏断层时则由于心的长、短轴和人体躯干长、短轴不相一致，其差异又因人而异，故心脏断层显像时常分别采用短轴、水平长轴和垂直长轴。断层图像的分析判断较之平面图像要困难得多，必须在充分掌握正常断层图像的基础上进行判断。单一层面的放射性分布异常往往不能说明什么问题，如果连续两个以上层面出现放射性分布异常，并且在两个以上断面的同一部位得到证实，则提示病变的可能。

（四）密切结合临床进行分析判断

无论多先进的仪器检查（包括各种影像学检查），如果离开了患者的临床资料，都很难对检查结果做出准确的判断。核医学影像如同其他影像学方法一样，图像本身一般并不能提供直接的疾病诊断和病因诊断，除了密切联系生理、病理和解剖学知识外，还必须结合临床相关资料进行综合分析才能得出较为符合客观实际的结论，否则会造成某些人为的错误。

五、核医学影像与其他影像的比较

放射性核素显像是常用的医学影像技术之一，由于它的显像原理是建立在器官组织血流、功能和代谢变化的基础之上，因此与 CT、MRI 和超声影像等建立于解剖结构改变基础上的影像学方法相比，有以下几个显著特点：

1. 可同时提供脏器组织的功能和结构变化，有助于疾病的早期诊断　放射性核素显像是以脏器、组织以及病变部位与周围正常组织的显像剂分布差别为基础的显像方法，而显像剂聚集量的多少又与血流量、细胞功能、细胞数量、代谢率和排泄引流等因素有关，因此放射性核素显像不仅显示脏器和病变的位置、形态、大小等解剖结构，更重要的是能够同时提供有关脏器、组织和病变的血流、功能、代谢和排泄等方面的信息，甚至是分子水平的代谢和化学信息，有可能在疾病的早期尚未出现形态结构改变时诊断疾病。例如，大多数短暂性脑缺血发作（TIA）患者已出现持续性低血流灌注情况，但缺血区域并未形成明显的结构变化，此时行局部脑血流断层显像可显示病变部位显像剂分布明显减少，而 CT 和 MRI 常常不能显示异常；肿瘤组织在发生骨转移后，核素骨显像可见病变部位有明显的骨质代谢活跃病灶，而 X 线检查往往要在数月后病变部位发生明显的骨钙丢失时才能发现病理改变。因此放射性核素显像有助于疾病的早期诊断，并广泛应用于脏器代谢和功能状态的研究。

2. 可用于定量分析 放射性核素显像具有多种动态显像方式，使脏器、组织和病变的血流和功能等情况得以动态显示，根据系列影像的相关数据可计算出多种功能参数进行定量分析，不仅可与静态显像相配合提供疾病更为早期的表现，而且有利于疾病的随访和疗效观察。

3. 具有较高的特异性 放射性核素显像可根据显像目的的要求，选择某些脏器、组织或病变特异性聚集的显像剂，所获得影像常具有较高的特异性，可显示诸如受体、肿瘤、炎症、异位组织及转移性病变等组织影像，而这些组织单靠形态学检查常常是难以确定，甚至是根本不可能显示。例如，在神经系统疾病的受体研究中，放射性核素受体显像是唯一可行的影像学方法。

4. 安全、无创 本法基本上采用静脉注射显像剂，然后进行体外显像的方法，属于无创性检查；显像剂的化学量甚微，不会干扰机体的内环境，过敏和其他毒副反应也极少见；受检者的辐射吸收剂量也较小，往往低于同部位的 X 线检查。因此放射性核素显像是一种很安全的检查，符合生理要求，特别适用于随诊。

5. 核素显像的不足之处

（1）对组织结构的分辨率不及其他影像学方法：与以显示形态结构为主的 CT、MRI 和超声检查相比较，核素显像的分辨率不高，在显示组织细微结构方面明显不及它们，而且还受脏器或组织本身功能状态的影响，这是由于方法学本身的限制。出于安全使用放射性核素的考虑，显像剂的使用剂量（放射性活度）受到一定的限制，而且引入人体的放射性核素发出的射线只有千分之一到万分之一被用于显像，在单位面积上的光子通量比 X 线 CT 小 $10^3 \sim 10^4$ 倍，加之闪烁晶体的固有分辨率一般也只有 4mm 左右，因此成像的信息量不是很充分，使影像的清晰度较差，影响对细微结构的精确显示。

（2）任何脏器的显像都需使用显像剂：不仅不同脏器选用不同的显像剂，而且同一脏器的不同目的或功能显像也需选择不同的显像剂，这增加了检查的成本，成为制约核素显像普及开展的重要因素之一。

总之，放射性核素显像可以概括为一种有较高特异性的功能性显像，除显示形态结构外，它更主要是提供有关脏器、组织和病变的功能甚至是分子水平的代谢和化学信息。在临床上，应根据需要适当联合应用功能性显像和形态学显像，获得最为全面而必要的信息，以对疾病做出既早期又全面的诊断和定位，有助于进行及时而准确的治疗。PET/CT、SPECT/CT、PET/MRI 等设备的问世，真正实现了解剖结构影像与功能/代谢影像的实时融合，也弥补了核医学影像分辨率差的缺陷，成为影像医学的发展方向。

（林斐斐）

CT 影像学

第七章 呼吸系统疾病的 CT 检查

第一节 气管支气管疾病

一、气管肿瘤

气管肿瘤较少见，绝大多数发生于成人，良性肿瘤以软骨瘤、乳头状瘤、纤维瘤、血管瘤和颗粒细胞母细胞瘤较常见，鳞状细胞乳头状瘤呈无蒂或乳头状结节性肿块局限于气管黏膜。气管恶性肿瘤少见，约占恶性肿瘤的 0.1%。在成人，气管恶性肿瘤多于良性肿瘤，鳞状上皮癌来自于气管鳞状上皮最多见，其次为囊腺样癌，来自于气管壁上黏液腺体。两者占气管恶性肿瘤之 80% ~90%。

气管肿瘤最好发的部位是气管下 1/3，鳞状细胞癌最多见于隆突上方 3~4cm 之远段气管，其次为上段气管。临床症状多为非特异性的，主要为呼吸时有哮鸣音，严重者可发生呼吸困难，并有咳嗽、咯血等；接近声门部肿瘤可引起声音嘶哑，远段气管肿瘤可突入一侧支气管，引起气管阻塞；鳞状细胞癌和囊腺癌均可广泛转移至肺、肝和骨以及淋巴结。

CT 表现：CT 主要用于观察肿瘤侵犯气管的范围以及侵犯气管壁的深度。良性肿瘤境界清楚，呈带蒂或无蒂突向腔内，通常侵犯气管壁不深，钙化常见于软骨瘤和错构瘤恶性肿瘤显示气管壁受肿瘤浸润增厚（图 7－1），或气管壁上软组织密度肿块，气管之侧后壁为最常见部位，多数不带蒂，偏心生长，有时呈乳头状突向气管腔内，使气管腔呈不对称狭窄（图 7－2A）。30%~40% 的恶性肿瘤直接向纵隔内扩展并侵犯纵隔结构。气管癌容易转移至纵隔内淋巴结（图 7－2B）。

CT 用以确定气管恶性肿瘤外科手术切除之可能性；有两个决定因素，一是气管上下侵犯的长度；二是气管侵犯的范围，在这两方面 CT 均优于普通 X 线。

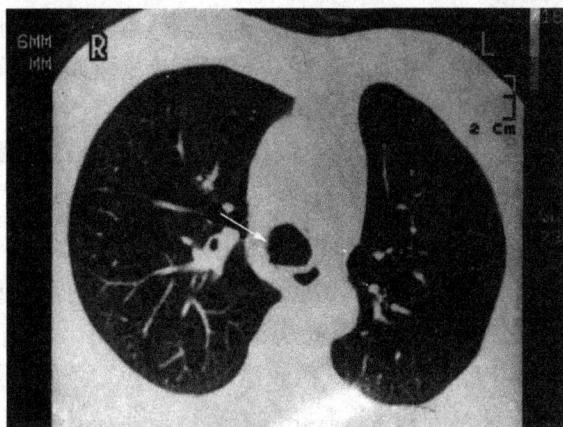

图 7-1　气管肿瘤

气管下段近隆突部右侧壁局限性稍隆起（↑），内表面欠光整，（气管镜）病理证实为气管鳞癌

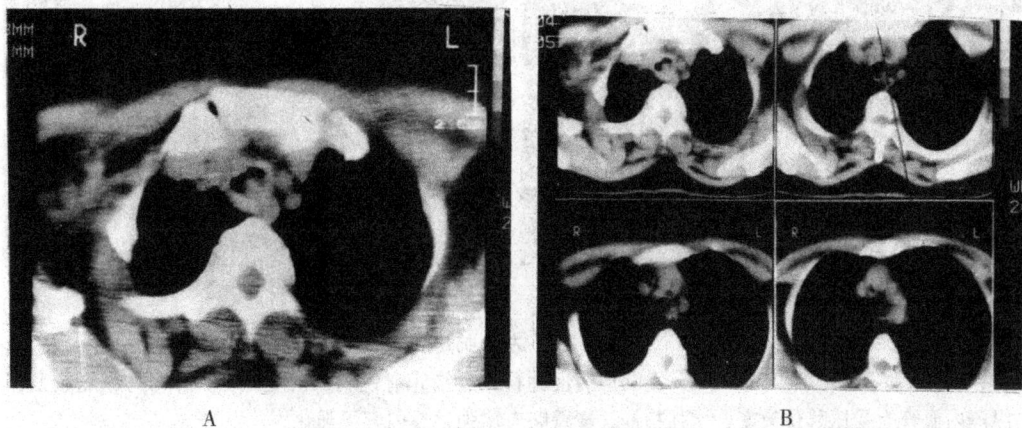

A　　　　　　　　　　　　　　　　　　　B

图 7-2　气管肿瘤

A. 胸骨切迹层面；B. 自 A 向下相邻的 4 个层面，示气管胸骨切迹平面向下，气管左后壁局限性增厚并有一乳头样肿物向腔内突出，使其变形，变窄。病变长度约 4cm。于气管前与无名动脉、右头臂静脉之间有一软组织密度结节影。所见为气管癌并有纵隔淋巴结（4R）转移

二、先天性支气管囊肿（肺囊肿）

支气管囊肿是一种先天性疾病，与呼吸系统的发育障碍有关，发病多在青年或幼年期。部分发生于肺野，部分发生于纵隔；前者又称为肺囊肿。

（一）病理

支气管囊肿的形成与肺芽发育障碍有关。从胚胎第 6 周起，两侧肺芽开始分叶，右侧三叶，左侧二叶，形成肺叶的始基，支气管在肺内一再分支，形成支气管树，其末端膨大则形成肺泡。

支气管的发育是从索状组织演变成中空的管状组织，如由于胚胎发育的停滞，不能使索状结构成为贯通的管状结构，远端支气管腔内的分泌物不能排出，可积聚膨胀，形成囊肿。

囊肿的壁一般菲薄，内层为上皮层，有纤毛上皮或柱状上皮，有支气管壁内容，如平滑

肌、软骨、黏液腺和弹力纤维组织，壁内无尘埃沉积，易与后天性囊肿区别。囊肿可单发或多发，可为单房或多房，含液囊肿中的液体可为澄清液或血液或凝固的血块，若囊和支气管相通可成为含气囊肿或液气囊肿。

临床表现：大部分患者无症状，胸部X线检查时偶尔发现。如囊肿甚大可压迫邻近组织或纵隔产生呼吸困难和紫绀等，少数患者有咯血，如继发感染则有发热、咳嗽、胸痛等。

（二）CT表现

1. 孤立性囊肿　多见于下叶。含液囊肿表现为圆形或椭圆形水样密度影，密度均匀，边缘光滑锐利，CT值一般在0~20Hu，可高达30Hu以上（图7-3），静脉注入造影剂后无强化。囊肿有时可呈分叶，因含黏液其CT值较高呈软组织密度，如位于肺野外周，可误诊为周围型肺癌（图7-4）。如囊肿和支气管相通，有空气进入，则成含气囊肿或液气囊肿。

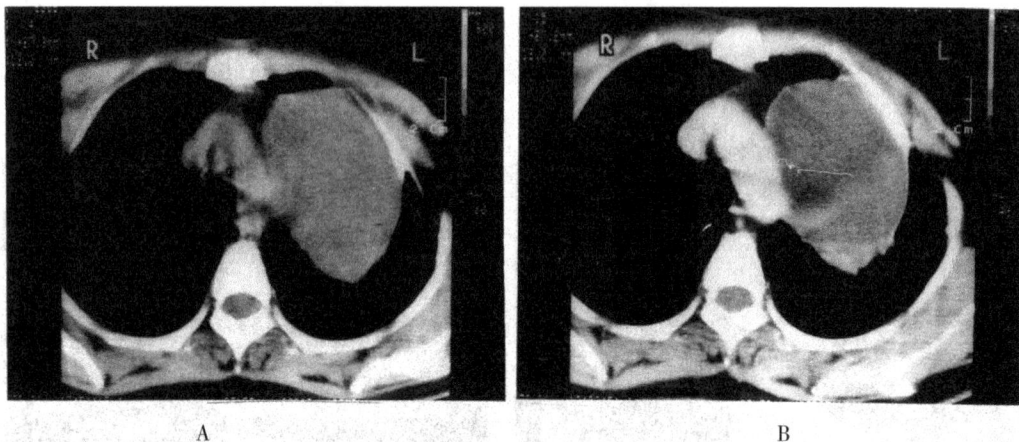

图7-3　左上肺囊肿

女，30岁，左上肺野内6cm×8cm类圆形囊性肿物，边缘光滑锐利，密度均匀。肿物与纵隔紧贴，纵隔内血管有受压移位改变，增强扫描，囊壁略有增强，囊内容无强化

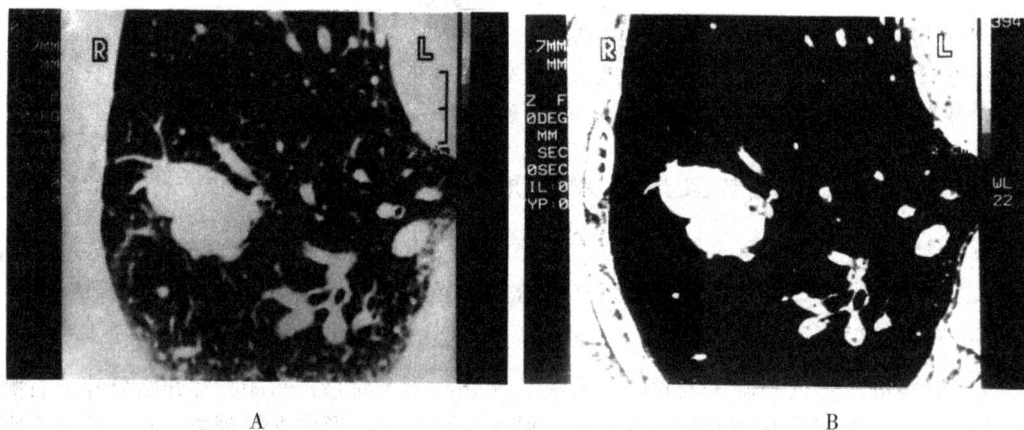

图7-4　右下肺细支气管囊肿

A. 肺实质像，右下肺前基底段近胸膜处有一分叶状肿块，约2.5cm×3.6cm大小，轮廓清楚，边缘光滑；B. 肺纵隔窗像，显示病变密度均匀，测CT值为34Hu，术前诊为周围性肺癌，手术病理证实为细支气管囊肿

2. 多发性囊肿　根据发育障碍的产生情况，多发性肺囊肿一般为气囊肿，在一侧或两侧肺野内呈弥漫性多数薄壁环形透亮影，有些含有小的液平面。气囊影大小不等，边缘锐利（图7-5），若囊肿并发感染则在其周围出现浸润性炎症影，囊壁增厚。

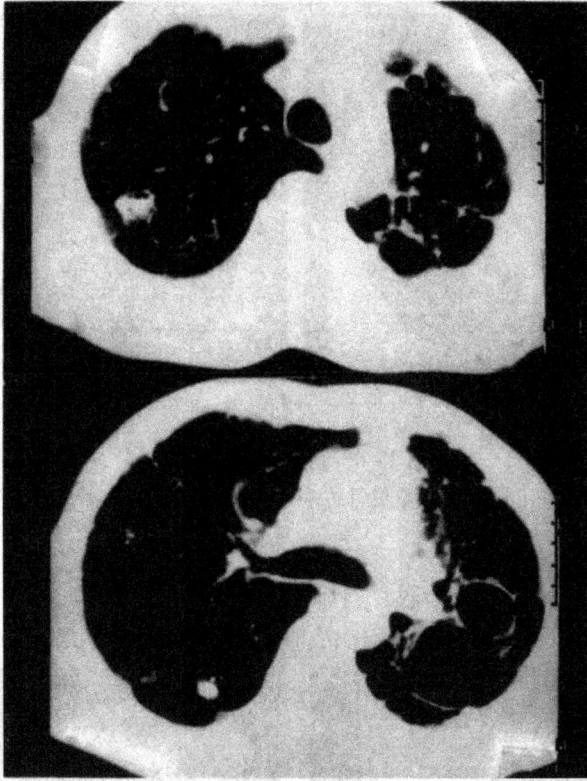

图7-5　多发性肺囊肿
两肺野有多个薄壁含气囊腔，境界清晰

三、支气管扩张

支气管扩张可为先天性或后天性，以后天性多见，先天性支气管扩张为支气管壁先天发育缺陷薄弱所致。后天性支气管扩张因支气管感染或肺内病变牵拉引起，如肺结核，慢性肺炎及间质性纤维化，晚期可伴有局部支气管扩张，支气管近端梗阻，引起远端支气管扩张。

支气管扩张可分为四型：①柱状扩张；②囊状扩张；③混合型；④尚有一种少见类型为局限性梭形扩张。柱状扩张为支气管腔呈柱状或杵状不均等扩张，或远端稍大，病变部位主要在亚肺段及其分支，病变程度严重者可累及肺段支气管；囊状扩张为病变支气管远端膨大呈囊状，病变多时呈葡萄串或蜂窝状，病变多侵犯5~6级以下小支气管；混合型为柱形扩张与囊状扩张同时存在，病变往往比较广泛明显。

CT扫描可采用4~5mm中厚度自肺尖扫至肺底，也可采用薄层1.5~2.0mm层厚，高分辨CT扫描，间隔8~10mm，自肺尖扫至肺底。

CT表现：CT能提示有无支气管扩张及支气管扩张的类型、程度与范围。

囊状支气管扩张特征性CT表现为厚壁的囊腔聚集成堆或簇状或成串排列，合并感染时可见液面或因渗出物充满囊腔成多个圆形或类圆形之致密影（图 7 - 6）。这一型支气管扩张应与肺大泡与泡性肺气肿相鉴别，肺大泡与小泡其壁薄，位于肺野外围，不与肺动脉伴随。

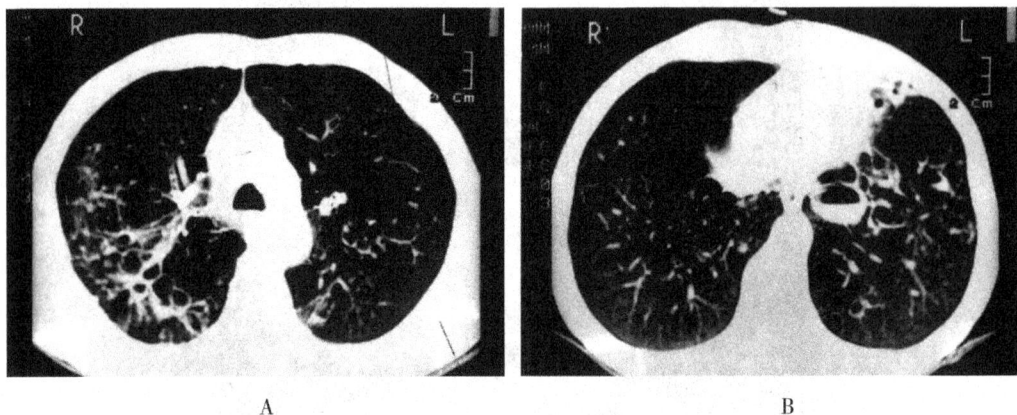

图 7 - 6　囊状支气管扩张

A. 右上肺后段，前段；左上肺尖后段支气管扩张；B. 左下肺心缘旁囊状支气管扩张，一囊内有气液面为合并感染

柱状支气管腔扩张：CT 表现为较伴行肺动脉管径明显增加，管壁增厚（图 7 - 7），以高分辨 CT 显示佳，当扩张支气管内充满积液时可呈柱状或结节状高密度影。

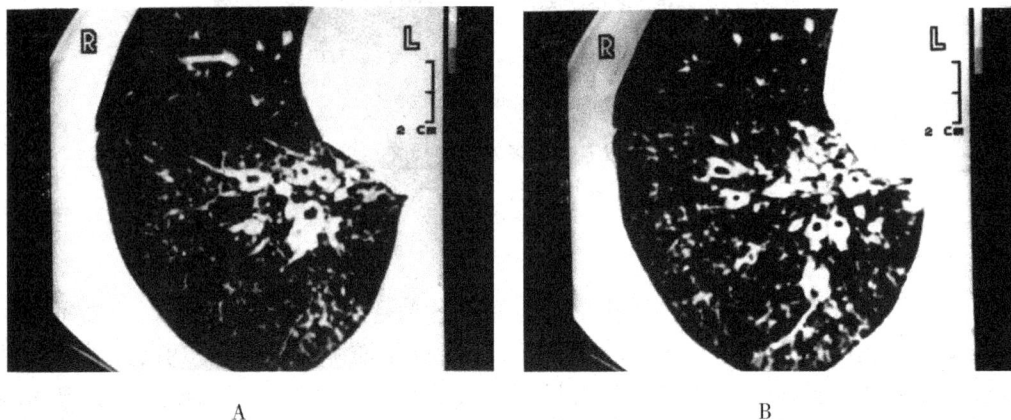

图 7 - 7　柱状支气管扩张

A. 右下肺诸基底段支气管管壁明显增厚，管腔较伴行的肺动脉断面明显增粗；B. 为 A 下方 9mm 层面，CT 表现与 A 相仿，支气管造影证实为柱状支气管扩张

混合型：兼有上述两型 CT 表现（图 7 - 8）。

局限性梭形扩张也称串珠状扩张（varicosis），这一型 CT 上发现较困难。

因肺内纤维化所引起的支气管扩张，病变局限于纤维化部位（图 7 - 9）。

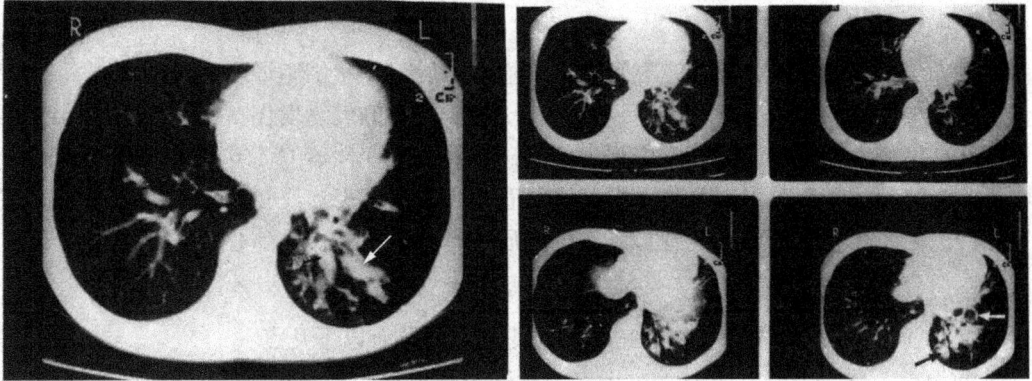

图7-8 混合型支气管扩张并合并感染

A. 左下肺叶基底段支气管呈柱状扩张（↑），与 B. 囊状扩张（白↑），部分小囊内有液体充盈（黑↑）少数可见液平面

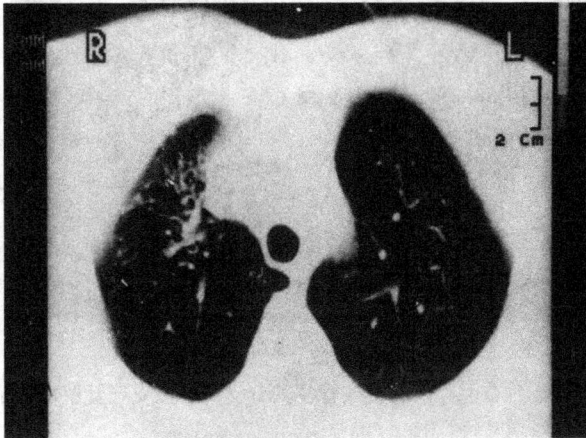

图7-9 肺内纤维化引起的支气管扩张

右上肺尖段有数个小环状透亮影，壁较厚，周围有条索状影，右侧胸腔轻度塌陷。

所见为肺结核引起的支气管扩张

  CT诊断支气管扩张有较高的准确性。文献报道用5mm层厚扫描与支气管造影做比较，对于各种型的支气管扩张，CT检查的特异性为100%，对于囊状与棱形支气管扩张，CT的敏感性为100%，对柱状支气管扩张，CT的敏感性为94%。

四、慢性支气管炎

  慢性支气管炎是支气管的慢性炎症，其临床诊断标准与X线检查所见为大家所熟知，一般CT扫描很少单独用于慢性支气管炎的诊断，胸部CT检查主要是在普通X线检查基础上用于鉴别诊断。当临床症状不明确，胸片上发现网状纹理，常为排除其他疾病而进行胸部CT扫描。对于慢性支气管炎诊断明确，临床症状加重，胸部X线片不能除外肿瘤时也可做胸部CT扫描。

（一）病理

慢性支气管炎的病理变化是支气管黏膜充血、水肿、杯状细胞增生，黏液腺肥大，管腔内分泌物增加并有表皮细胞脱落，萎缩及鳞化。由于炎症的反复发作，支气管壁内结缔组织增生，并可见炎性细胞浸润，管壁内弹力纤维破坏，软骨变性萎缩，支撑力减弱，易于扩张或塌陷，慢性支气管向其周围蔓延可引起支气管周围炎，若炎症反复发作可引起支气管周围纤维化，慢性支气管可引起支气管扩张，肺间质性纤维化，肺炎及肺心病等并发症。

（二）CT表现

慢性支气管炎的CT表现反映了它的病理变化，主要有以下几点：

1. 轨道征　慢性支气管炎时，由于支气管壁炎性增厚呈轨道征（图7-10）；呈平行线状高密度影与支气管走行方向一致，此征以高分辨CT扫描显示更加清晰。

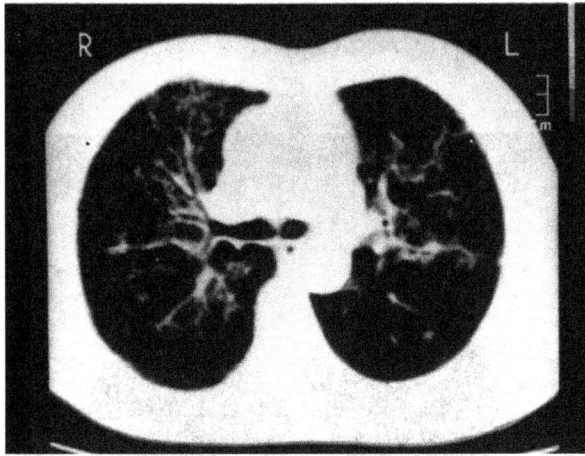

图7-10　慢性支气管炎轨道征

两肺纹理紊乱，右上叶前段支气管及其分支与后段支气管壁均显示增厚

2. 肺气肿与肺大泡　CT较普通X线更为敏感地显示小叶中心性肺气肿，全小叶肺气肿以及肺大泡等征象。

3. 弥漫性慢性炎症　肺野内可见多个斑点状与小斑片状密度增高影；多数代表小叶性肺炎或有部分不张。

4. 中叶慢性炎症　慢性支气管炎时合并中叶慢性炎症较常见，胸部CT扫描可发现胸片上不易显示的中叶慢性炎症与并发的支气管扩张，在CT上于中叶区可见不规则索条状与斑片状高密度影及比较厚的环形影。

5. 间质性纤维化改变　肺纹理增多紊乱，可呈网状，以肺野外周明显（图7-11）。

6. 肺动脉高压　CT可准确测量肺动脉的直径，肺动脉高压时右肺动脉直径>15mm，肺中内带肺动脉增粗，周围肺动脉纤细，扭曲（图7-12）。

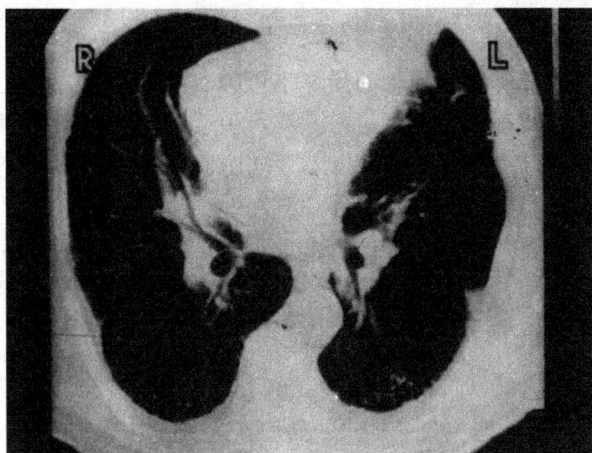

图 7-11 慢性支气管炎伴有轻度肺间质纤维化
两下肺纹理增多紊乱，于胸膜下可见网状与小蜂窝状结构

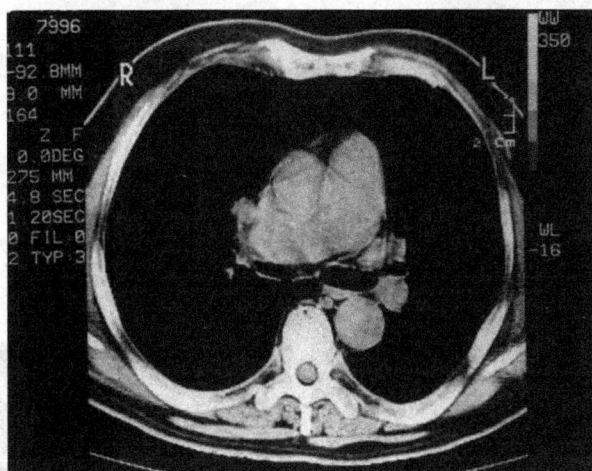

图 7-12 慢性支气管炎合并肺动脉高压
主肺动脉高度扩张，直径达31mm，右肺动脉明显增粗，直径约20mm

（师毅冰）

第二节 肺部感染性疾病

一、肺炎

大多数肺炎诊断不困难，一般根据胸片表现结合临床，可以作出正确诊断。有时肺炎的X线表现比较特殊，临床症状不典型，抗生素治疗效果较差，为了鉴别诊断要求做胸部CT检查。经验证明，胸部CT扫描对于肺炎病灶的形态、边缘、分布、病灶内支气管情况，纵隔肺门淋巴结及胸膜病变的观察，是对普通X线检查的重要补充。

（一）病理

肺部炎症可主要发生在肺实质或肺间质，也可肺实质和间质性炎症同时存在。细菌、病毒、支原体、卡氏囊虫、放射线照射及过敏，均可引起肺炎。其中以细菌性肺炎及病毒性肺炎较常见。尤其是细菌性肺炎。肺炎时，肺实质与肺间质的主要病理变化为渗出，炎性细胞浸润，增生及变质。急性炎症以渗出及炎性细胞浸润为主要病理变化，慢性炎症以增殖及炎性细胞浸润为主要病理变化。在病理大体标本上可表现为结节实变，不规则实变区，肺段及肺实变。

（二）临床表现

肺炎的主要症状是发热、咳嗽、咯血及胸痛，急性肺炎以发热为主要症状，而慢性肺炎则以咳嗽，咯痰及咯血为主要症状。急性肺炎多起病较急，但有的起病亦不明显。慢性肺炎无明确急性肺炎阶段，此时根据临床和X线诊断比较困难，常需与其他疾病鉴别。急性细菌性肺炎时的白细胞常增加，而其他性质肺炎及慢性肺炎白细胞总数及分类改变不明显。

（三）CT表现

CT检查可准确反映肺部炎变大体形态和分布。肺炎的主要CT表现如下：

1. 肺段或肺叶实变　病变为均匀一致的密度增高，以肺叶或肺段分布，密度均匀，体积略小，常可见典型的空气支气管造影的表现（图7-13、14），肺段与肺叶支气管多不狭窄阻塞，肺门与纵隔多无肿大淋巴结。

2. 两肺多发片状密度增高影　病灶形态不规则，多呈楔形或梯形，边缘多不规则且模糊，病变沿支气管走行分布，多位于两中、下肺野内、中区（图7-15）。病变区可见含气支气管影像。

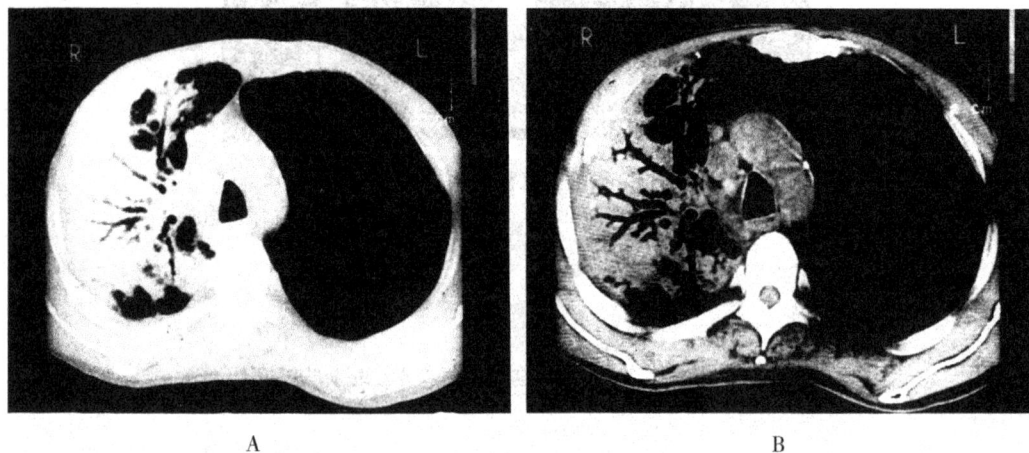

A   B

图7-13　右上肺大叶性肺炎

A. 肺实质像与 B. 纵隔窗像：示右上肺实变，体积稍缩小，可见空气支气管造影征，支气管镜检查为炎症

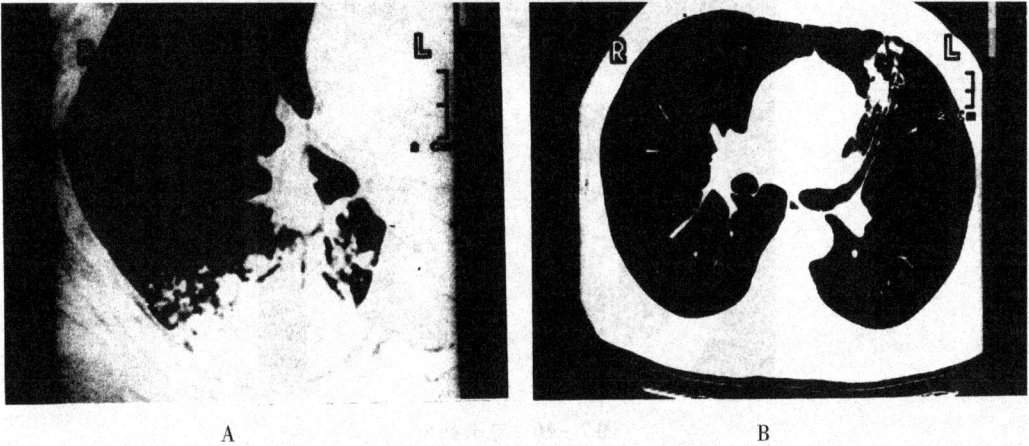

图 7 – 14　肺段性炎症

A. 右下肺背段大片实变，密度不均，边缘模糊，可见空气支气管造影。后胸壁胸膜肥厚较明显；

B. 另一患者左上肺前段斑片状影，支气管通畅

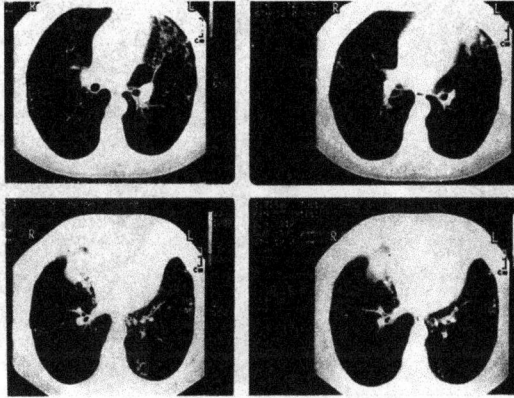

图 7 – 15　两下肺炎症

两下肺片状密度增高影，边缘模糊，可见含气支气管影像

3. 结节与肿块　病变呈球形，即所谓球形肺炎，病变边缘比较规则；或呈波浪状，也可有毛刺，有时边缘较模糊，常可见粗大纹理或参差不全的毛刺样结构，（图 7 – 16、17），密度多均匀，CT 值稍低于软组织密度；有的病变之边缘部密度稍低于中央部；有时可见空洞，病灶在胸膜下时常有局限性胸膜增厚及粘连带，其胸膜反应程度较周围型肺癌明显。

球形肺炎酷似肿瘤，易被误诊肺癌而手术，应注意两者之鉴别，前者一般有感染历史，血象增高，病变边缘较模糊，邻近胸膜反应较广泛；无空泡征与细支气管充气征。其周围可有粗大血管纹理，但走行较自然，追随观察，短期内就有吸收改变。

4. 两肺多发结节状密度增高影　此种表现少见，病灶大小多不足 1cm，边缘较清楚，但不锐利，病灶密度均匀，多分布在中下肺野，其 CT 表现颇似肺转移瘤，两者鉴别较困难。

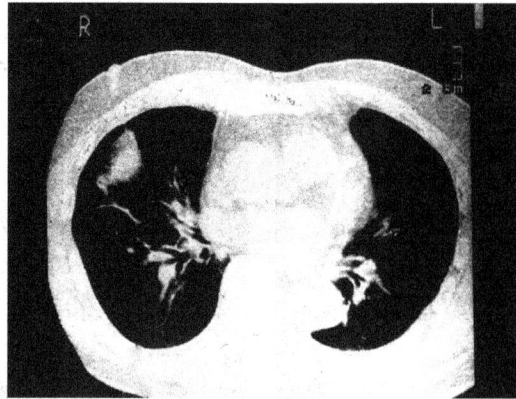

图 7 - 16　球形肺炎

男，86 岁，有感冒发热史，胸片发现右肺中野球形病灶。CT 示右肺中叶
外侧段类圆形密度增高影，轮廓清楚，其外 1/3 带密度较淡，病变周围血
管纹理增多，增粗。10 个月后，CT 扫描示病变已吸收

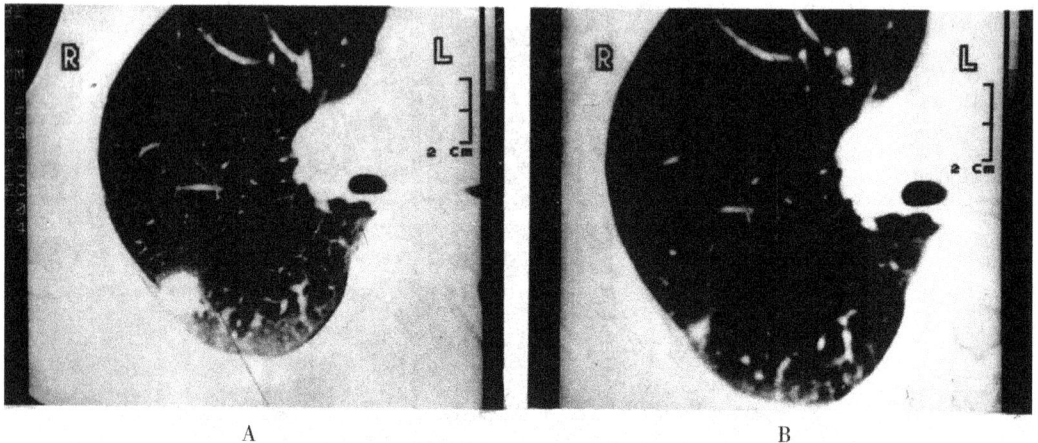

A　　　　　　　　　　　　　　　　B

图 7 - 17　球形肺炎

女，50 岁。一月前有感冒发热史，白细胞增高。A. 示右上肺背段球形病变，直径约 1.5cm 轮廓尚清
楚，边缘欠光整，有小毛刺，斜裂胸膜反应较明显；B. 抗感染一月后 CT 复查示病灶已基本吸收

二、肺脓肿

　　肺脓肿是一种伴有肺组织坏死的炎性病灶，由化脓性细菌性感染所引起，X 线上常呈圆
形肿块，其周围有压缩和机化的肺组织所包绕，其中心常有气液面，此表明已与气道相通。
肺脓肿常合并胸膜粘连，脓胸或脓气胸，肺脓肿的诊断一般不困难，有时需与肺癌、结核及
包裹性脓胸鉴别。

　　CT 表现：在 CT 上，肺脓肿呈厚壁圆形空洞者居多，也可呈长圆形，有的厚壁空洞，
内外缘均不规则，有时可显示残留的带状肺组织横过脓腔，常可见支气管与脓腔相通。在主
脓腔周围常有多发小脓腔。如脓肿靠近胸壁，则可显示广泛的胸膜改变，可有明显的胸膜肥
厚或少量的胸腔积液（积脓）（图 7 - 18）。有时肺脓肿可破入胸腔引起脓胸。

　　肺脓肿常需与包裹性脓胸相鉴别。脓胸的脓腔 CT 表现一般比较规则，没有周围的小脓

腔，脓腔内壁较规整，不呈波浪状，脓腔壁一般较窄，宽度较均匀一致，变换体位扫描脓胸的外形可有改变。

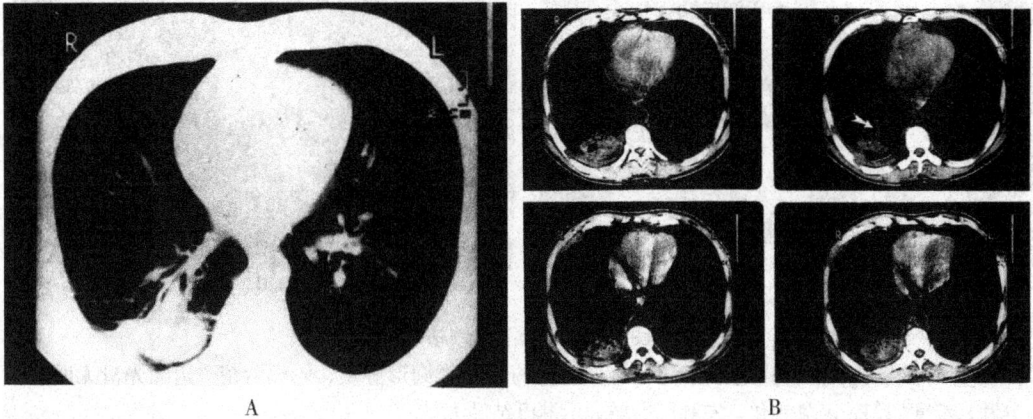

A　　　　　　　　　　　　　　　B

图7-18　右下肺脓肿

A. 肺窗像与 B. 纵隔窗像：右下肺后外基底段大片密度增高影，内有不规则密度减低区，内缘较模糊，右下叶后基底段支气管（↑）伸入片影内。后胸壁胸膜有显著增厚伴少量胸腔积液

三、肺结核

对于肺结核，普通 X 线检查一般能满足诊断需要，但当在中、老年遇到一些 X 线表现不典型病例时，诊断颇为困难，主要是与原发支气管肺癌鉴别常无把握。经验证明有针对性地应用 CT 检查对于肺结核的鉴别诊断很有帮助。

（一）CT 表现

肺结核的 CT 表现多种多样，可归纳为以下几个方面：

1. 肺结核瘤　病理上结核瘤为干酪样肺炎的局限化，周围有纤维组织包绕成为球形，或由多个小病灶的融合，与单个病灶的逐渐增大而成（后者称肉芽肿型），境界清楚者为纤维包膜完整，而境界不清楚者，纤维包膜不完整，周围有炎性浸润及纤维增殖组织。

CT 表现客观地反映了结核瘤病理变化。结核瘤通常为直径≥2cm 的单发或多发球形高密度影，多呈圆形，类圆形，亦有呈轻度分叶状者，边缘多清楚规整（图7-19），少数模糊，密度多不均匀，多数可见钙化（图7-20）。有空洞者亦不少见，空洞为边缘性呈裂隙状或新月状（图7-21）。结核瘤周围，一般在外侧缘可见毛刺状或胸膜粘连带，大多数病例可见卫星灶，有的病例可见引流支气管。

2. 结节性阴影　为直径 0.5～2.0cm 圆形，类圆形高密度阴影，可单发或多发（图7-22）可有钙化，小空洞或小空泡状低密度，贴近胸膜者可见胸膜肥厚粘连带。

3. 肺段或肺叶阴影　在 CT 上可表现为肺段或肺叶的实变区，体积缩小，密度多不均匀，可见支气管充气像（图7-23），少数可见空洞，病理上，这些病变为干酪样或（和）渗出性病变，或干酪增殖样病变。

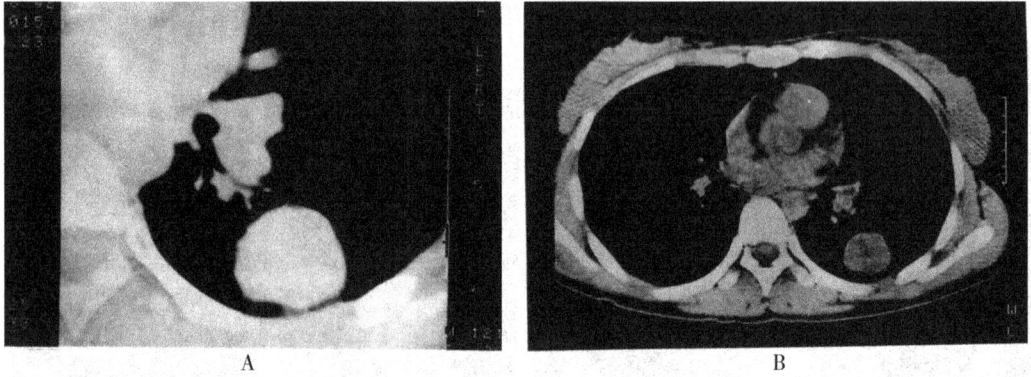

图7-19 左下肺结核瘤

A. 肺实质像与 B. 纵隔像：后下肺背段有一直径约 3cm 类圆形肿块，轮廓清楚，边缘光滑无明显分叶，密度均匀，未见钙化。左肺门影增大示淋巴结肿大

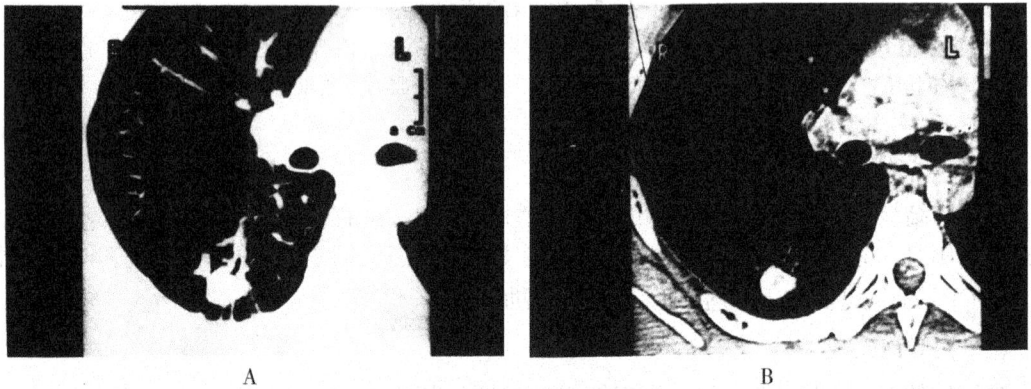

图7-20 左下肺结核瘤钙化

A. 肺实质像，右下肺背段类圆形病变，直径约 2cm，胸膜侧有粘连束带，周围有斑点状影；B. 纵隔像，病变大部分钙化

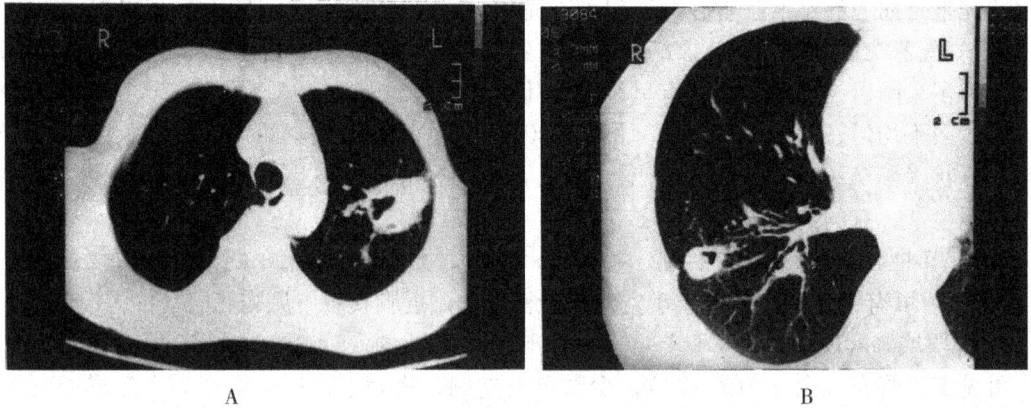

图7-21 结核瘤合并空洞

A. 男，65 岁，左上肺类圆形病变，约 4cm×3cm 大小，内侧可见新月状低密度影。病变周围有多数小斑点状影；B. 另一病例，右下肺外基底段类圆形病变，其内侧可见边缘性空洞呈新月状。周围有斑点状卫星灶

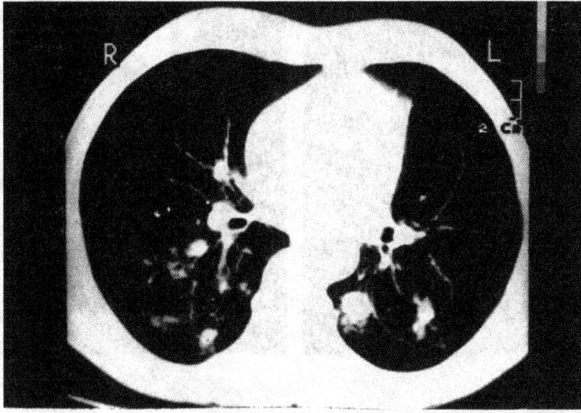

图 7 - 22　两肺结节性阴影

两下肺多个直径 0.5 ~ 1.3cm 结节状影，轮廓清楚

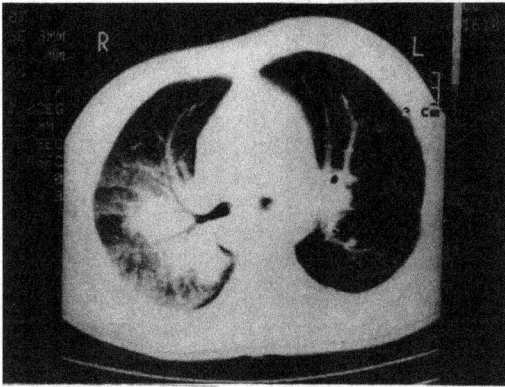　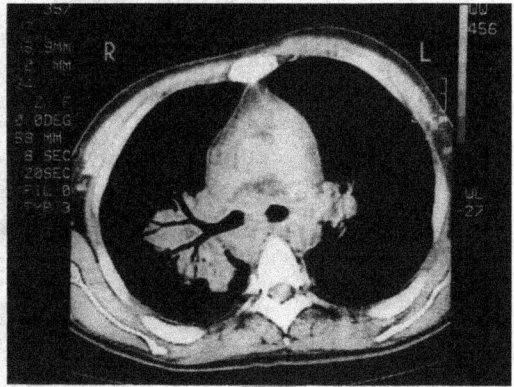

A　　　　　　　　　　　　　　　　　　B

图 7 - 23　肺结核呈肺叶实变

确诊为慢性粒细胞性白血病两年，现乏力，低热。A. 肺窗像；B. 纵隔窗像；CT 示右上肺大片实变，边缘模糊，可见空气支气管造影征。右侧胸廓稍缩小，支气管黏膜活检为结核

　　4. 斑点状与斑片状影　与普通 X 线一样，多为散在分布的斑点状与斑片状软组织密度影，边缘模糊，密度不均，病灶内可见钙化与小空洞，亦可见小支气管充气像（图 7 - 24）。

　　有的病灶由多个小结节，直径 2 ~ 5mm，堆集在一起成小片状图 7 - 25，这些小结节为腺泡结节样病灶，病理上上述阴影为干酪增殖性结核。

　　5. 空洞性阴影　多为薄壁空洞，呈中心透亮的环形阴影（图 7 - 26），慢性纤维空洞性结核，其壁较薄，内壁光滑，周围可见扩张的支气管与纤维化改变。

　　6. 粟粒性阴影　急性粟粒性肺结核，阴影直径在 5mm 以下，密度均匀，边界欠清晰，与支气管走行无关，与血管纹理走行一致：亚急慢性粟粒结核者，病变边缘多较清晰，病变大小不很均匀（图 7 - 27）。

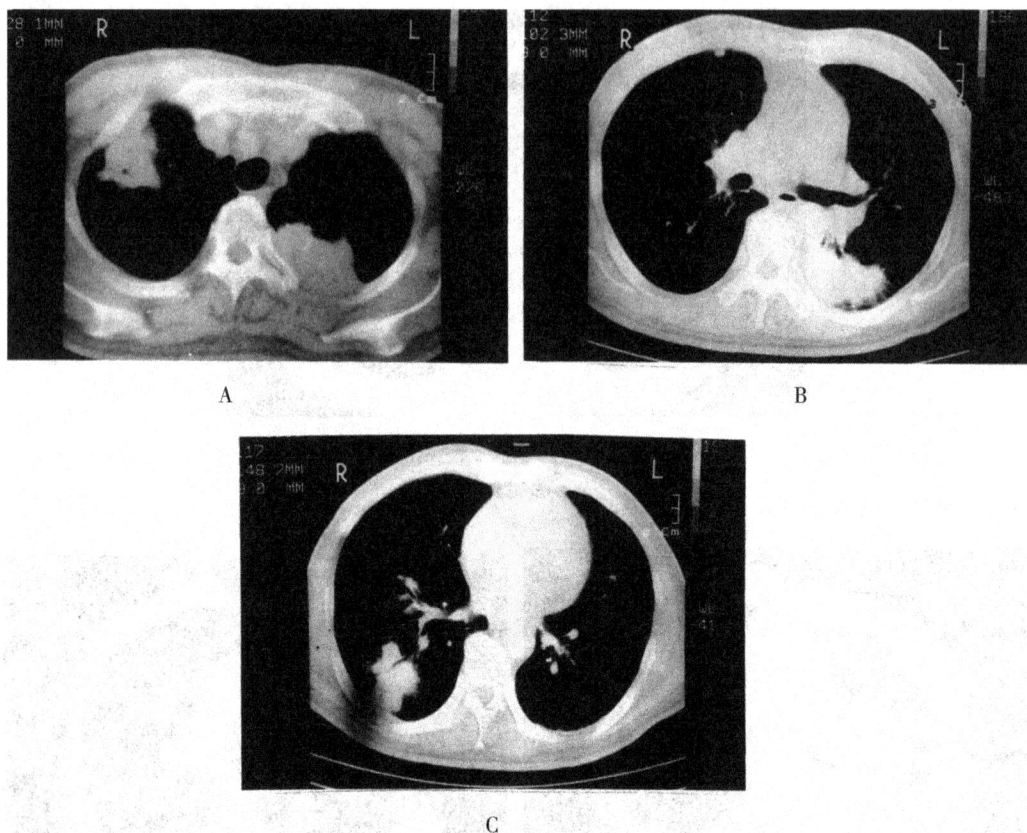

图 7-24 肺结核呈斑片状影

A. 右上肺尖段斑片状影，内有小泡状低密度影，左上肺尖后段紧贴后胸壁片状密度增高阴影，内可见两个小钙化点；B. 同一患者，左下肺背段斑片状密度增高影，边缘较模糊，右上肺前段，胸膜下有小斑点影；C. 与 A 同一患者，右下肺后基底段斑片状影，可见支气管充气像

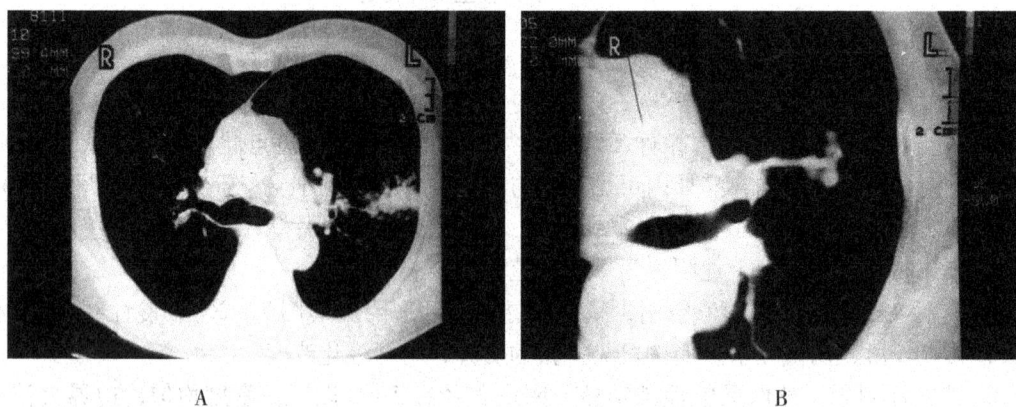

图 7-25 肺结核

男，67 岁；A. 左肺上叶尖后段见一斑片状影，略呈楔形底向外侧；该阴影内有多个斑点状影，直径约 2～3mm。B. A 下方 1cm 层面，肺门外方可见 4 个直径约 3～5mm 之小结节堆集成小片，为腺泡结节性病变。手术证实为干酪增殖性结核

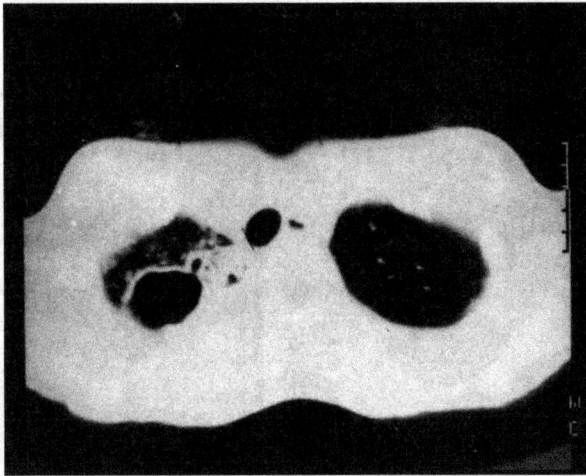

图 7 - 26　肺结核薄壁空洞
右上肺尖后段浸润性肺结核，薄壁空洞

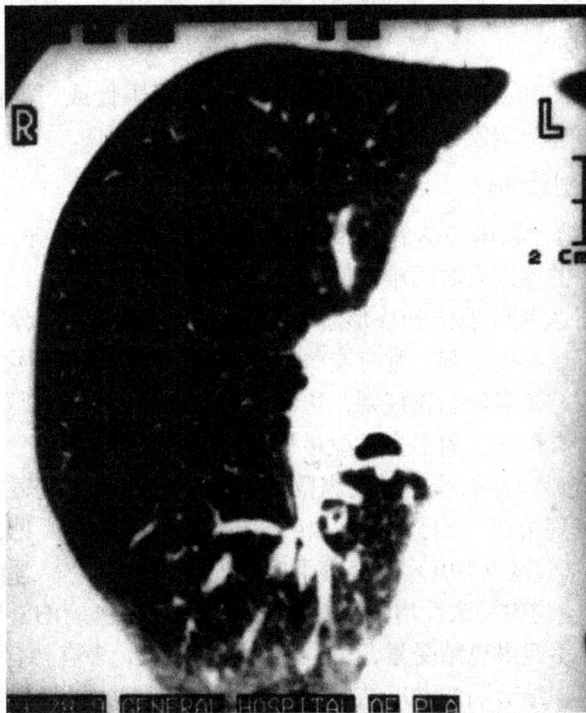

图 7 - 27　粟粒性肺结核
右肺弥漫分布粟粒样阴影，边缘欠清晰

　　7. 纤维条索影　病变为纤维条索状致密影，边界清晰，它与正常肺纹理不同，没有从内到外的由粗变细及逐渐分支的树枝样分布，而是粗细均匀，僵直，并与正常肺纹理的行走方向不一致。病变可局限于一个肺段或肺叶或位于一侧肺；肺体积缩小，纵隔向患侧移位。

　　8. 肺门纵隔淋巴结肿大和钙化　大于 2cm 以上淋巴结增强扫描常显示为周边环形增强，

增强厚度一般不规则，其病理基础与淋巴结中央为干酪样坏死，周围为肉芽组织（图 7 - 28）。较小淋巴结可均匀增强，淋巴结钙化可为圆形，类圆形，簇状及不规则斑点状。

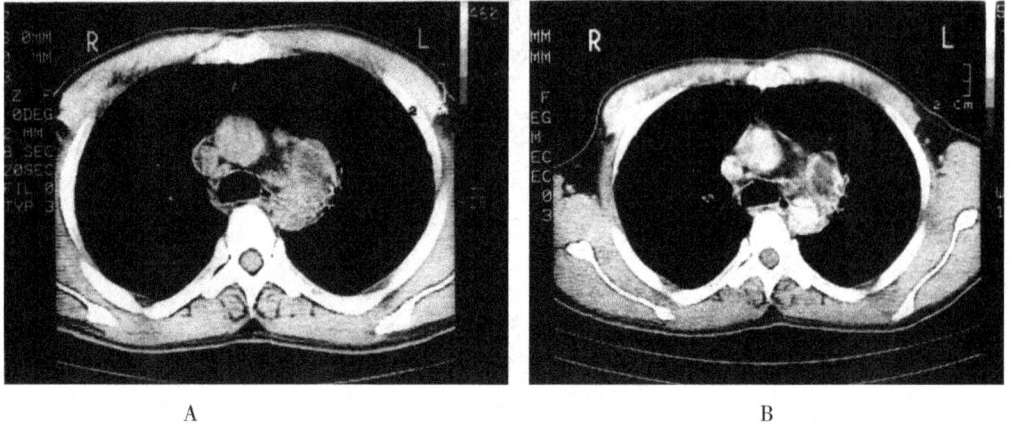

图 7 - 28　肺门淋巴结核

A. 平扫，左肺门有一肿块影，轮廓欠清晰，其密度不均；B. 增强扫描，上述肿块呈周边环形增强，中央为低密度，无强化，肿块轮廓较增强前清楚，手术病理证实为淋巴结核，中心为干酪样物，周围高密度为肉芽肿

9. 胸膜病变　急性期可见游离胸腔积液，慢性期见局限性或广泛性胸膜肥厚，局限性包裹性积液，胸膜结核瘤及胸膜钙化。

（二）诊断与鉴别诊断

根据上述 CT 表现结合临床与 X 线所见一般能做出正确诊断；但在实际工作中，与肺癌、结节病及淋巴瘤等的鉴别有时困难，应注意鉴别。

1. 周围型肺癌　原发性肺癌的肿块形态不规则，边缘不整，有分叶且较深，边缘多有锯齿状或小棘状突起，或细短毛刺，常有支气管充气征与空泡征，钙化少见，常伴有胸膜皱缩征。两肺结核结节或结核瘤形态较规则，边缘多光整，病灶内有边缘性空洞或小圆形液化坏死所致的低密度，常有钙化，周围多有卫星灶。

2. 肺门与纵隔淋巴结核需与肺癌肺门纵隔淋巴结转移以及结节病相鉴别　结核性淋巴结肿大于增强后扫描呈现边缘性增强，中心相对低密度是特征性所见，且好发于右气管旁（2R、4R），气管与支气管区（10R）和隆突下区对鉴别也有帮助；恶性肿瘤转移性淋巴多数 >2cm，增强扫描多呈均匀一致性增强，其转移部位与原发肿瘤的淋巴引流一致。恶性淋巴瘤的淋巴结增大常常多组淋巴结受累，可位于血管前间隙，多有融合趋向，包绕与侵犯血管，致血管壁境界不清，结节病的淋巴结肿大，多为两侧肺门淋巴结呈对称性，土豆块样；多无钙化。

3. 胸腔积液　CT 发现胸膜实性结节或肿块时，有助于肿瘤诊断，仅表现为胸腔积液时不能鉴别结核或转移瘤；包裹性积液以结核多见，但也可见于肺癌转移。

（师毅冰）

第三节　弥漫性肺疾病

一、肺气肿

在病理上，肺气肿指的是终末细支气管远侧的肺组织的过度充气，膨胀并伴有肺泡壁的破坏，病理上可分为四种类型即小叶中型肺气肿，全小叶型肺气肿，小叶旁型肺气肿及不规则（瘢痕旁）型肺气肿。

X 线胸片上只能显示比较进展的肺气肿，对于轻至中度的肺气肿的检出欠敏感，而 CT 在早期肺气肿的检出和分类方面较普通 X 线更加准确；CT 所见与疾病的病理程度的相关性比肺功能试验与病变程度的相关性更好。

CT 表现：小叶中心型肺气肿，是最常见的一类肺气肿，是以次级肺小叶非均匀一致的破坏为特征，病变开始时位于一级呼吸细支气管与终末细支气管周围；轻至中度病例，在小叶内形成小孔状，小圆形低密度区；周围为相对正常的肺实质，两者无明显分界；到严重时则有广泛的融合破坏；肺血管在轻度肺气肿时是正常的；当病变严重时，则肺血管分支减少并扭曲，血管口径变细，小叶中心型肺气肿以分布在上叶为特征（图 7 – 29）。

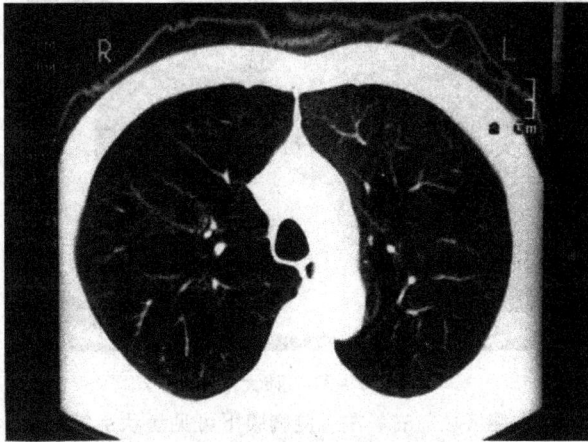

图 7 – 29　肺气肿（小叶中心型）
两上肺可见多数小圆形低密度影，周围为相对正常的肺实质，两者无明显分界，
肺血管纹理变细，分支减少

全小叶型肺气肿，是继发于次小叶的均匀一致性破坏；以下叶分布占优势，这种分布在胸片上可见，但在 CT 上观察更佳，显示为广泛分布的低密度区，肺血管比正常细，分支少，成角增大（图 7 – 30）。进展型的全小叶肺气肿与进展型的小叶中心性肺气肿不能鉴别。

小叶旁型肺气肿侵犯腺泡周围部分，因此以邻近胸膜与小叶间隔部位最显著，如果肺气肿腔隙 < 0.5cm 直径，常需采用高分辨 CT 扫描才能发现。正常胸膜下肺气肿在 X 线胸片上不易发现，但在 CT 片上可显示为密度减低区，胸膜下肺大泡也认为是小叶旁肺气肿的表现；肺大泡表现为肺内局限性气囊，失去肺实质结构，壁整齐规则，看不到血管，但也可见于其他类型肺气肿；也可做为独立的征象存在。肺大泡有三个最好发的部位；奇静脉食管隐窝处（右主支气管后方），邻近左心室区，及邻近前联合线区域（图 7 – 31）。

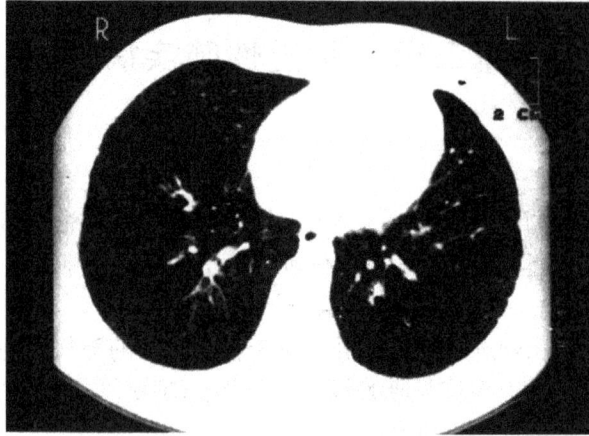

图 7 – 30　肺气肿（全小叶型肺气肿）
两肺广泛分布的低密度区，血管纹理纤细，分支减少，成角增大

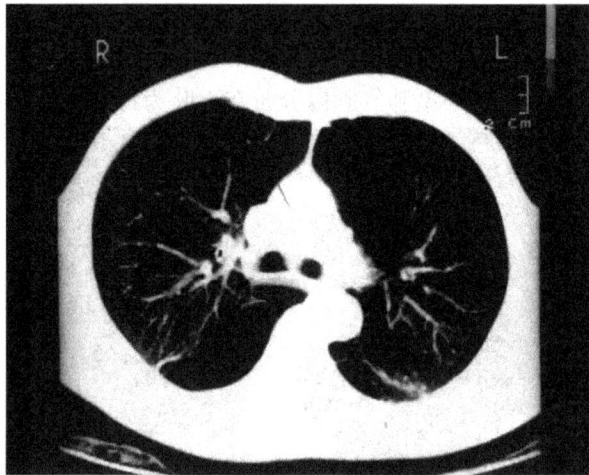

图 7 – 31　肺大泡
前联合线左侧区域与右、左后侧胸膜下可见囊状空气密度影，
周围肺血管纹理受压移位

不规则或瘢痕旁型肺气肿：肺气肿围绕着肺瘢痕区，不规则累及肺小叶，这一类型的肺气肿见于能引起肺实质纤维瘢痕的多种病理情况（疾病），如结节病、矽肺、结核等，在 X 线胸片上病变常被瘢痕过程所掩盖，而伴有纤维化的肺气肿在 CT 上则显示清晰。

二、特发性肺间质性纤维化

系下呼吸道原因不明的慢性炎症性疾病，它以侵犯肺泡壁和肺间质为特征的慢性炎症，参与炎症反应的、以吞噬细胞和中性粒细胞为主，尚有其他各种类型的细胞，产生纤维细胞增殖和胶原纤维的沉积。病理上病变呈多灶性，并显示不同阶段的炎症表现。

CT 表现：应采用高分辨 CT 扫描以能更好地显示病变，有以下几种表现。

1. 蜂窝征　这是最有特征性的 CT 表现。蜂窝征好发于胸膜下，蜂窝大小约 5～20mm 直径，成斑片状，间隔正常表现的肺实质。晚期可弥漫性分布，在病变区域常伴有牵引性支气管扩张。

2. 网状改变　这种改变早于蜂窝征出现；主要是累及小叶间隔与小叶中心结构；HRCT表现为小叶间隔增厚，次肺小叶结构紊乱，在肺底部，增厚的次级小叶可呈现多角形（图7-32）。

3. 胸膜下间质纤维化　CT表现为肋面脏层胸膜不规则增厚，和叶间裂增厚。

4. 支气管周围间质增厚与血管壁不规则　这一征象出现较少。

5. 长索状瘢痕　见于进展性病例，病变呈细长索状致密影，穿过肺野向胸膜面延伸，形态上与血管容易区分；与此相似的纤维化表现也可见于类风湿，系统性红斑狼疮，硬皮病和混合性结缔组织病。

6. 磨玻璃样密度　见于肺野周围，病变范围遵循肺叶的解剖；这一征象可能提示活动性肺泡炎症。

在肺的不同部位可出现疾病进展不同阶段的CT表现；这些表现对于原发性肺间质性纤维化的诊断，特异性如何尚未清楚。

鉴别诊断：类风湿关节炎，硬皮病和其他胶原疾病的CT表现十分相似，故诊断需结合临床。

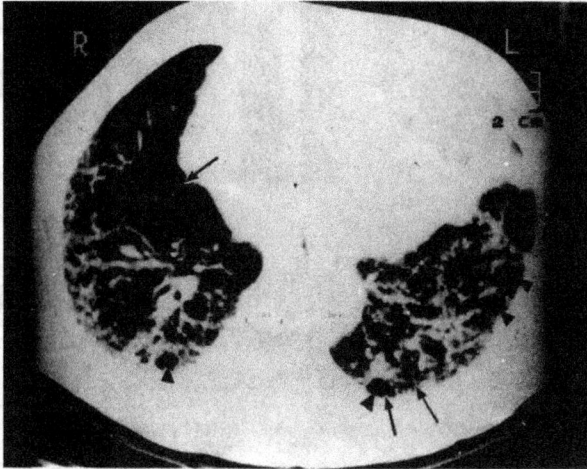

图7-32　特发性肺间质纤维化

两下肺纹理增粗紊乱，正常肺结构消失，于胸膜下有不规则线状影（↑），呈网状为小叶间隔增厚表现，并可见小囊状气腔（▲）

三、嗜酸性肉芽肿（肺组织细胞病X）

嗜酸性肉芽肿是一种原因不明的肉芽肿疾病，主要见于青中年，60%病例病变局限于肺，20%累及骨，另20%累及多种脏器。临床上有非特异性呼吸道症状，不到20%的患者可出现气胸，20%的患者无症状，仅在查体时发现。绝大多数患者呈良性病程，病变可自发吸收，小部分病例病变进展，导致纤维化，甚至蜂窝肺。

（一）病理

嗜酸性肉芽肿以结节与囊变为特征，组织学上根据存在特征性的大组织细胞做诊断；这种组织细胞与郎罕巨细胞非常相似，尽管组织学上很少见到坏死，但结节内常常出现空洞，也可见小囊与大囊，其起因仍不清楚。

（二）CT 表现

CT，特别是 HRCT 比常规 X 线能更清楚地发现肺内异常，CT 征象主要有以下几个方面：

1. 小结节　1~2mm 至数 cm 直径的结节影，以中上肺野为主，但可普遍分布于整个肺野，其中有些可形成空洞，小结节可为小叶中心性的，在次小叶内，与细支气管相邻。位于肺的外围。

2. 含气囊腔　是本症最常见的表现。在进展病例，囊腔可大至数厘米直径；壁可薄，可厚，形态不规则，并可互相融合，可成为主要的 CT 征象（图 7-33）；而此时结节影不明显。

3. 小叶间隔增厚与叶间裂不规则　提示胸膜下间质纤维化和细胞浸润。

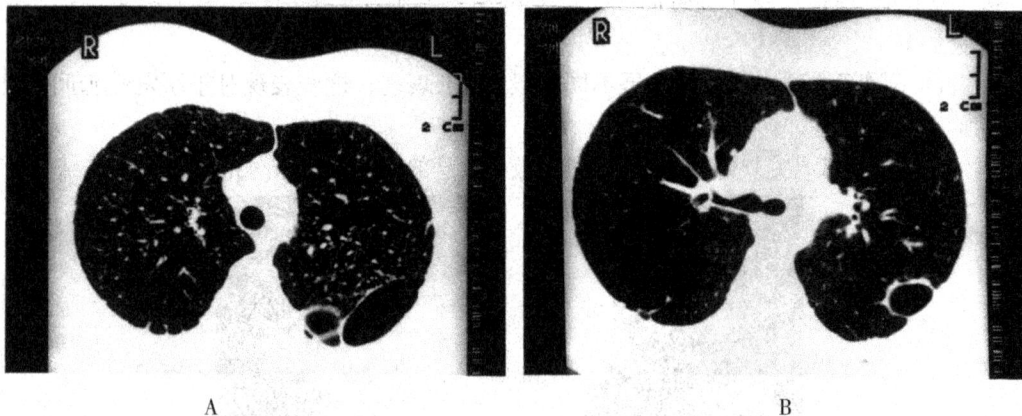

图 7-33　组织细胞病 X

A. 示肺纹理呈网织状增强；两肺野有弥漫分布之含气囊腔，大小不等，其壁厚薄不一，于左上肺尖后段，胸膜下不规则厚壁含气囊腔；B. 同一病例示右上肺后段有直径 5~6cm 之薄壁囊腔，内有分隔，左上肺后段胸膜下有一 1.5cm×2.0cm 卵圆形囊腔，壁较厚

四、矽肺

矽肺系吸入含有游离二氧化硅浓度很高的粉尘引起。吸入的矽尘在肺内产生增生性纤维改变。首先累及较细微的间隔结构，产生网织结节状改变，约 20% 的结节钙化，晚期融合成团块。肺门淋巴结反应性增大，并可有蛋壳样钙化。矽肺的诊断有赖于传统的 X 线；但 CT 对于检出小结节的范围与程度以及弥漫性或局限性肺气肿优于 X 线。CT 能较容易发现与矽肺合并的结核与肿瘤。

CT 表现：单纯的矽肺主要 CT 表现是肺内多发结节，绝大多数 <1cm，主要见于上叶，在肺的后部分布更多，X 线平片难以显示出这种分布特点。结节边缘较清晰，密度较高（图 7-34）。当病变进展时，结节增大，数目增多并可融合，较大的融合块亦就是进展性的块状纤维化在 CT 上容易识别（图 7-35）。通常伴有血管纹理中断和肺大泡形成，小叶间隔常增厚，但不是矽肺的主要特征。

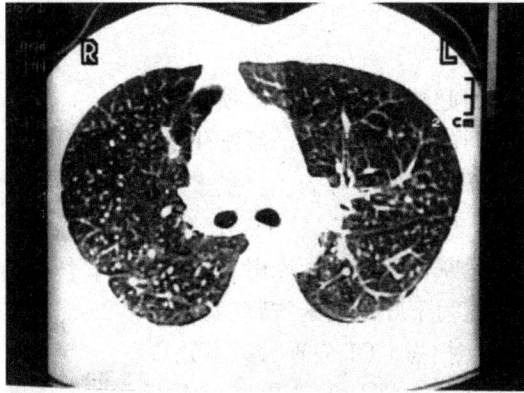

图 7 - 34 矽肺

两上肺内弥漫性小结节影，直径约 2 ~ 4mm，以肺后部较密集，结节密度较高，边缘清晰

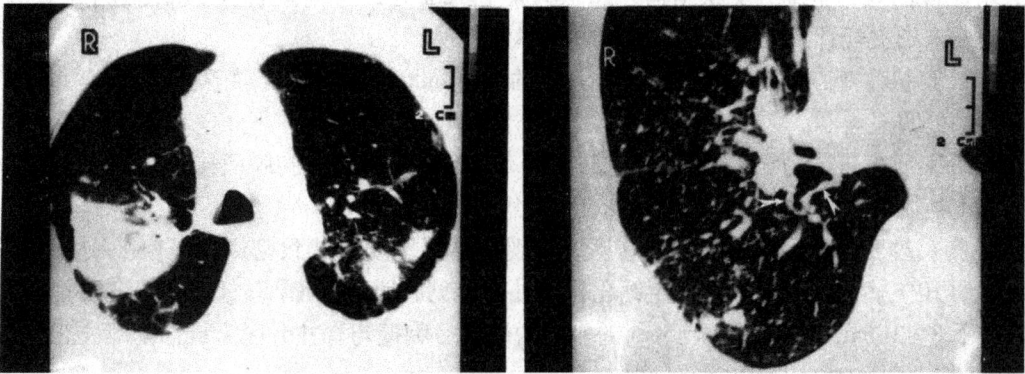

A   B

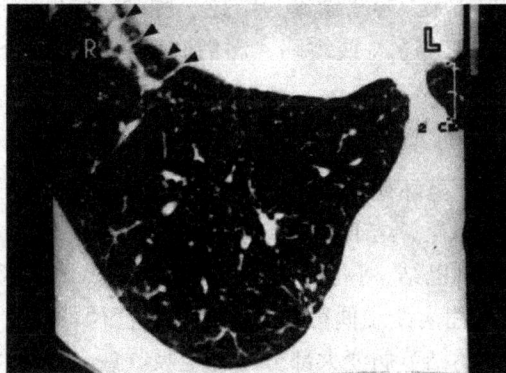

C

图 7 - 35 矽肺

A. 肺纹理紊乱扭曲，失去正常结构，右上肺后段与左上肺尖后段可见块影，病变周围肺组织呈气肿改变；B. 右下肺背段胸膜下小结节影，背段支气管不规则增厚。（↑）；C. 膈上小叶间隔线明显增厚（▲）

五、石棉肺

系吸入石棉纤维所致，引起肺实质与胸膜的损害。

肺实质的损害主要是间质的弥漫纤维化。纤维化过程以小叶中心、终末细支气管水平开始，首先侵犯两下肺、胸膜下，以两下肺为主，呈多灶性，间有正常的肺实质，胸膜下蜂窝状改变仅见于 10% 患者。

胸膜的损害是胸膜斑，呈灰白色，表面光滑，质地较硬，境界清晰，微凸于表面，最多见于肋面胸膜之后外侧以及覆盖下叶与膈的胸膜。

CT 表现：需用高分辨 CT 扫描，CT 表现有以下几点：

1. 胸膜下曲线　在胸膜下 1cm 外，与内侧胸壁平行，常见于肺后部，长度在 5~10cm 之间，代表初期纤维化，可能系胸膜下淋巴网的增厚所致。

2. 小叶间隔增厚　见于胸膜下肺实质部位，为垂直于胸膜面的细短白线。

3. 小叶内线　呈细分支状结构，起于胸膜下 1cm 处；与胸膜下不接触；为小叶小动脉及伴行终末细支气管及其周围间质纤维化增厚的表现。

4. 蜂窝状改变　为胸膜下小囊腔，大小约 2~4mm，一般散在，好发生于下叶后部，与胸膜接触处明显增厚。

5. 肺实质束带　为线状致密影，长约 2~5cm，通过肺部与胸膜面接触，不具血管的形态，亦不与血管走行方向一致。常伴邻近肺实质扭曲。

6. 胸膜改变　显示胸膜不规则增厚，表现为不同厚度线状致密影，呈扁平或不规则状边缘，约 10% 病例胸膜斑块可发生钙化，此外尚可见胸膜广泛增厚；其密度低于胸膜斑块；形成上下 8~10cm，向一侧扩展 5cm 的一片增厚，后胸壁与脊柱旁区为最常见部位。

六、结节病

结节病的病因不明，在临床上容易误诊为结核、肿瘤、肺间质性纤维化等，胸部 CT 检查对于显示结节病肺部变化比普通 X 线敏感，因而有助于结节病分期与在治疗过程中观察病变的动态变化。

（一）病理

结节病的结节是一种非干酪坏死肉芽肿，是以上皮样细胞，郎罕巨细胞为主，并有淋巴细胞浸润的肉芽肿，无干酪坏死，结节部位有网织纤维。

结节病累及气管周围的淋巴结，胸膜下间质，小叶间隔，肺间质和肺泡壁，病变较多时即形成肺内广泛性纤维结节性病变。偶融合成 3~4cm 直径肿块者，还可发生于较大支气管，引起支气管狭窄。肺部的结节病变大部分可完全吸收愈合；但可以形成纤维性病变，严重的病变可形成广泛间质纤维化，细支气管及肺泡腔可扩张。在间质之间形成囊腔，结节病灶内肺毛细血管床被破坏。

（二）CT 表现

结节病中以淋巴结增大表现最多见，其次为肺内病变。

1. 纵隔与肺门淋巴结肿大　以两肺门多数淋巴结对称性增大为特征，呈"土豆块"状（图 7-36A）。纵隔淋巴结肿大多位于上腔静脉后，主动脉弓旁，支气管分叉下，其他区域包括前纵隔淋巴结也可发生肿大，激素治疗效果好，也可自愈。

2. 肺内病变　①结节性病变：可为＜3mm直径的微结节与3mm～6mm的小结节，早期位于肺外周，病变进展者呈弥漫分布。病变边缘较清楚，形态较规则（图7-36B）。②斑片状与块状模糊密度增高影：其内可有支气管充气征，这一征象可能提示有活动性的肺泡炎。③小叶间隔增厚。④局部性血管与扩张的支气管向中心聚集。⑤蜂窝状影：为直径2～3cm大小之小囊构成，壁厚＜1mm，位于胸膜下。⑥牵引性支气管扩张：发生在严重纤维化部位和蜂窝状影区域。

结节病X线上分为三期：Ⅰ期：只有淋巴结增大而无肺内浸润；Ⅱ期：有肺门与纵隔淋巴结增大而同时有肺内浸润；Ⅲ期：肺内纤维化。实际上胸部平片只表现为Ⅰ期时，CT上则常能出现肺部病变。病变的程度和异常的类型可预示功能障碍，当CT上显示多个小结节和纤维化改变时，通常有肺功能的障碍。进展型的结节病需与特发性肺纤维化鉴别，前者多呈上叶分布，有淋巴结肿大，多发小结节和大的囊腔，肺实质的瘢痕性扭曲，小叶中心腔隙受累和局部支气管，血管聚集。

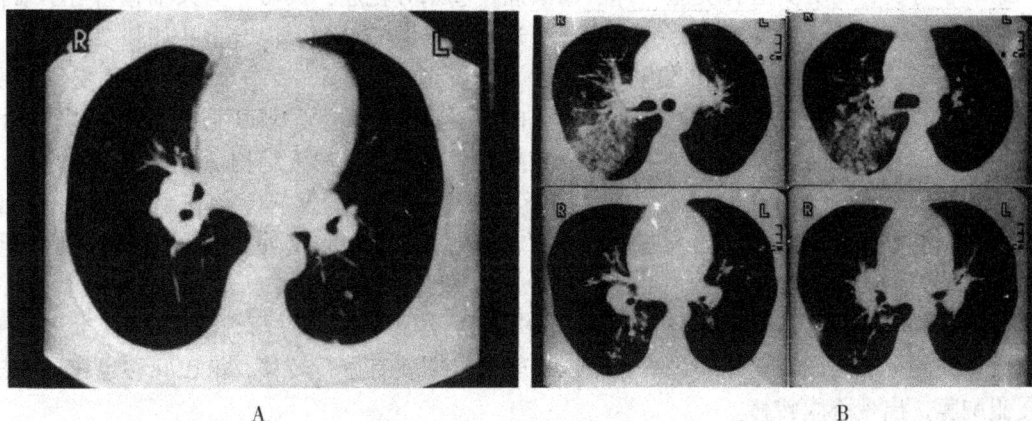

图7-36　结节病

A. 两肺门对称性增大，呈土豆块状，右肺中叶支气管受压变窄；B. 右上肺后段有多数小斑点与斑片状密度增高影，右下叶背段亦有多个散在直径约3～6mm的小结节影，此例为Ⅱ期结节病

七、淋巴管肌瘤病

本病只累及青年女性，有进行性呼吸困难和（或）咳血或有反复发作性的气胸。其病理特征是细支气管壁，淋巴管和血管壁的平滑肌增生，使上述结构的管腔狭窄乃至闭塞。由于细支气管狭窄，肺气肿性小泡和小囊形成，并可导致气胸，甚者邻近纵隔与腹膜后淋巴结的肌性结构也受累，引起淋巴结肿大，乳糜性渗出液。

CT表现：数毫米至5cm的囊性改变，均匀地分布于肺实质，无好发于肺外周的趋向，囊壁光滑，密度稍增高，通常不存在网织结节样结构。

（师毅冰）

第四节 肺肿瘤

一、肺癌

肺癌是我国最常见的恶性肿瘤之一，其 CT 诊断占有十分重要的地位。

由于 CT 图像密度分辨率高，影像无重叠，能检出微小早期病变，能发现纵隔肿大的淋巴结，确定肿瘤侵犯胸膜的范围，确定肿瘤与周围大血管关系等诸多优点，现已愈来愈广泛地用于肺癌的诊断。随着 CT 技术的不断开发，扫描设备的不断改进以及在肺癌 CT 诊断方面经验的不断积累，CT 在肺癌的诊断上将发挥更重要的作用，它在肺癌的早期诊断、病期的确定，临床治疗效果的观察方面具有重要价值。

（一）病理

组织学分类：可分为五种类型，即：①鳞癌；②未分化癌：又可分为大细胞癌与小细胞癌；③腺癌；④细支气管肺泡癌；⑤还有以上这几种类型的混合－混合型：如腺鳞癌。

（1）鳞癌：在支气管肺癌中发生率最高，鳞癌较多发生于大支气管，常环绕支气管壁生长，使支气管腔狭窄，亦可向腔内凸出呈息肉样，其空洞发生率较其它类型高。鳞癌生长较慢，病程较长，发生转移较晚。鳞癌的发展趋向于直接侵犯邻近结构。

（2）未分化癌：未分化癌的发生率仅次于鳞癌约占 40%，发病年龄较小，其生长速度快，恶性程度高，早期就有淋巴或血行转移。未分化癌大多向管壁外迅速生长，在肺门区形成肿块，较少形成空洞。

（3）腺癌：腺癌发生率仅次于鳞癌和未分化癌，约占 10% 左右，腺癌较多发生于周围支气管，亦能形成空洞，但较鳞癌少见，腺癌较易早期就有血行转移，淋巴转移也较早，较易侵犯胸膜，出现胸膜转移。

（4）细支气管肺泡癌：它起源于终末细支气管和肺泡上皮，其发生率占 2% ~ 5%，分为孤立型，弥漫型与混合型，细支气管肺泡癌生长速度差异很大，有的发展非常迅速，有的病例发展非常缓慢，甚至可多年保持静止。

根据肺癌的发生部位可分为中央型、周围型和弥漫型。根据肿瘤形态可分为六个亚型，即中央管内型、中央管壁型、中央管外型、周围肿块型、肺炎型及弥漫型。

（1）中央管内型：中央管内型是指癌瘤在支气管腔内生长，呈息肉状或丘状附着于支气管壁上。肿瘤侵犯黏膜层或（与）黏膜下层，可引起支气管不同程度阻塞，产生肺不张，阻塞性肺炎，支气管扩张或肺气肿。

（2）中央管壁型：中央管壁型是指肿瘤在支气管壁内浸润性生长，也可引起支气管腔的不同程度狭窄。

（3）中央管外型：中央管外型是指肿瘤穿破支气管壁的外膜层并在肺内形成肿块。可产生轻度肺不张或阻塞性肺炎。

（4）周围肿块型：周围肿块型表现为肺内肿块，其边缘呈分叶状或规整，瘤肺界面可有或无间质反应，也可有一薄层肺膨胀不全圈。肿块内可形成瘢痕或坏死，当肿瘤位于胸膜下或其附近时因肿瘤内瘢痕收缩，肿瘤表面胸膜可形成胸膜凹陷，肿瘤坏死经支气管排出后，可形成空洞。

（5）周围肺炎型：肺癌可占据一个肺段大部，一个肺段或一个以上肺段，有时可累及一个肺叶。其病理所见与大叶性肺炎相似，肿瘤周边部与周围肺组织呈移形状态，无明显分界。此型多见于细支气管肺泡癌。

（6）弥漫型：弥漫型肺癌发生于细支气管与肺泡上皮。病灶弥漫分布于两肺，呈小灶或多数粟粒样病灶，亦可两者同时存在，此型多见于细支气管肺泡癌。

（二）临床表现

肺癌在早期不产生任何症状，多数在查体时才发现病变。最常见的症状为咳嗽，多为刺激性呛咳，一般无痰，继发感染后可有脓痰，其次为血痰或咯血，为癌肿表面破溃出血所致，一般多是痰中带有血丝。

肺癌阻塞较大的支气管，可产生气急和胸闷，当支气管狭窄，远端分泌物滞留，发生继发性感染时可引起发热。

肿瘤侵犯胸膜或胸壁可引起胸痛，当胸膜转移时，如产生大量胸水，可出现胸闷，气急。

肺癌常转移至脑，其临床表现与原发脑肿瘤相似。纵隔内淋巴结转移，可侵犯膈神经，引起膈麻痹，侵犯喉返神经可引起声音嘶哑。上腔静脉侵犯阻塞后，静脉回流受阻，可引起脸部，颈部和上胸部的浮肿和静脉怒张。尚可引起四肢长骨、脊柱、骨盆与肋骨转移，往往产生局部明显的疼痛及压痛。有的患者可引起内分泌症状。肺上沟癌侵犯胸壁，可产生病侧上肢疼痛，运动障碍和浮肿。

（三）CT表现

1. 中央型肺癌　CT能显示支气管腔内肿块（图7-37），支气管壁增厚（图7-38），支气管腔狭窄与阻断（图7-39、40），肺门区肿块（图7-41）等肺癌的直接征象，继发的阻塞性肺炎与不张（图7-42），以及病灶附近或（和）肺门的淋巴结肿大等。CT对于显示右上叶前段、后段、右中叶，左上肺主干与舌段支气管，以及两下肺背段病变较常规X线平片和断层为优，CT可显示支气管腔内和沿管壁浸润的早期肺癌（图7-43）。

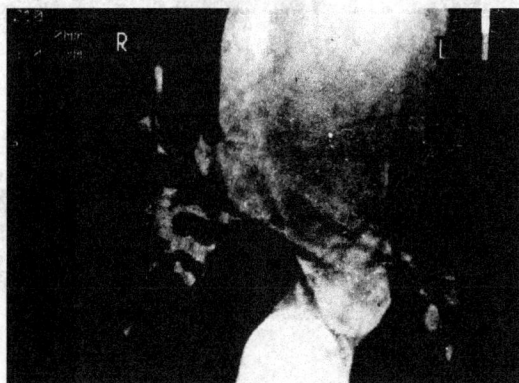

图7-37　中央型肺癌

右肺下叶背段支气管开口处有一小丘状软组织密度结节影，直径7mm，向下叶
支气管腔内突入，使之变窄。病理证实为下叶背段低分化鳞癌

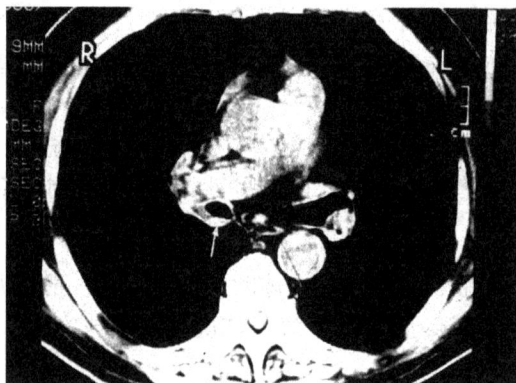

图7-38 中央型肺癌
右中间段支气管变窄，后壁增厚（↑），病理证实为鳞癌

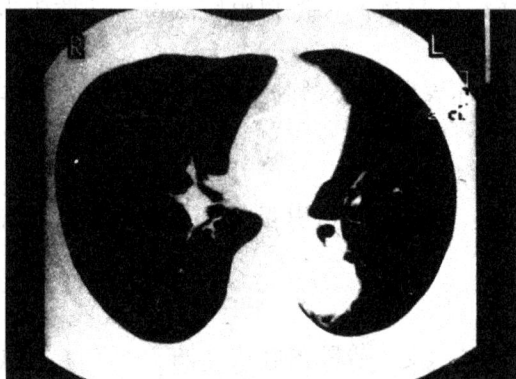

图7-39 中央型肺癌
左肺下叶背段支气管变窄，其远端有一类圆形肿块，病理证实为结节型黏液腺癌

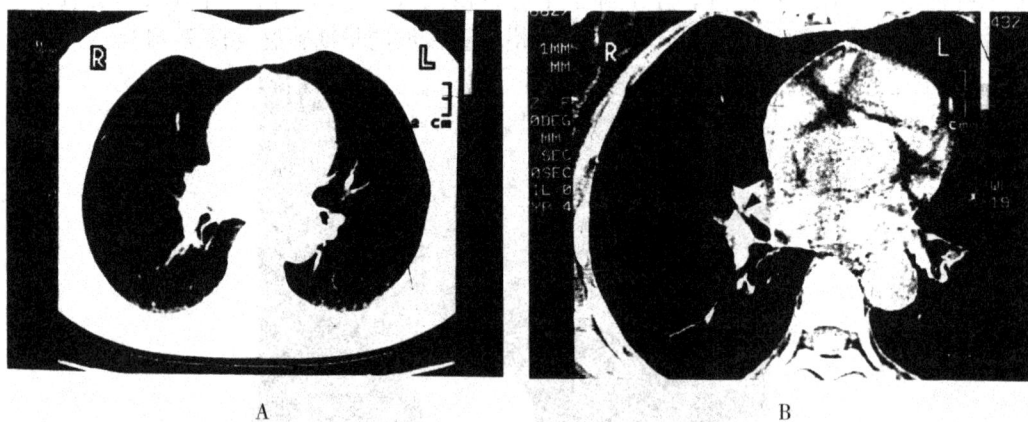

A

B

图7-40 中央型肺癌
女，55岁，痰中带血一个月，伴胸闷气短，痰中发现腺癌细胞。A. CT平扫右中叶支气管层面，肺窗示右中叶支气管腔显示不清；B. 相应层面纵隔窗示右中叶支气管狭窄；手术病理证实为腺癌

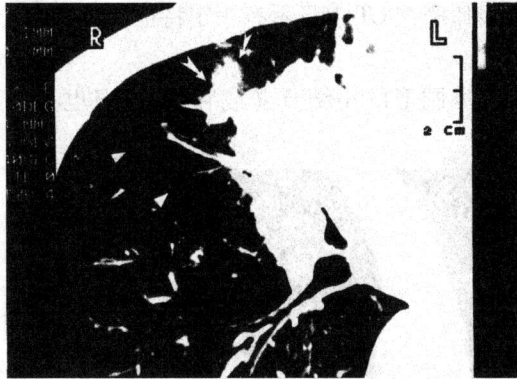

图 7 - 41　中央型肺癌

右肺门区肿块，中叶支气管明显变窄并阻断，肿块远侧有模糊片影（↑），斜裂
（△）向前移位，活检证实为鳞癌

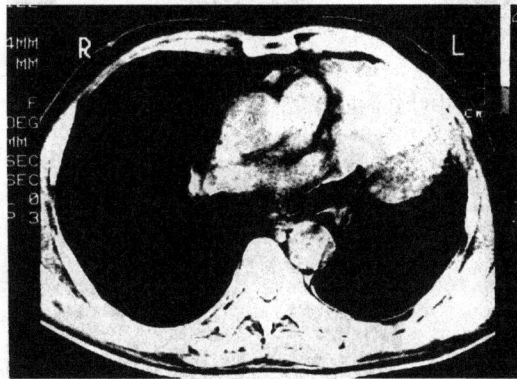

图 7 - 42　中央型肺癌

左上叶支气管狭窄阻断，远侧有软组织密度肿块，纵隔旁有楔形实变影，纵隔
向左侧移位，所见为肺癌（鳞癌）合并肺不张

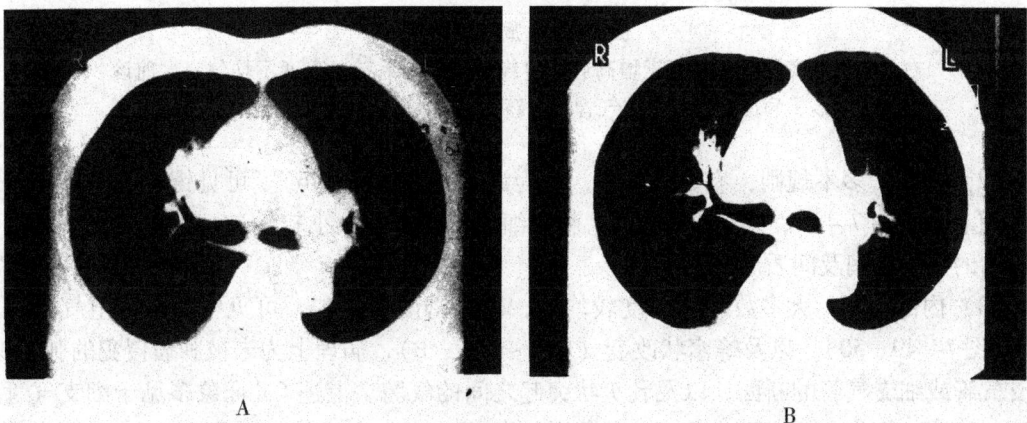

图 7 - 43　早期中央型肺癌

男，61 岁，患者因肺部感染住院。A. 示右上肺前段片状密度增高影；B. 经治疗后右上肺片影吸
收，但示前段支气管狭窄，壁厚僵硬，普通 X 线检查阴性。手术病理证实为早期鳞癌

2. 周围型肺癌　周围型肺癌在 CT 上显示有一定特征，即使小于 2.0cm 的早期肺癌，也有明确的恶性 CT 征象。

（1）形态：多为圆形和类圆形的小结节（或肿块），但也有的可呈斑片状或星状（图 7 - 44、45）。

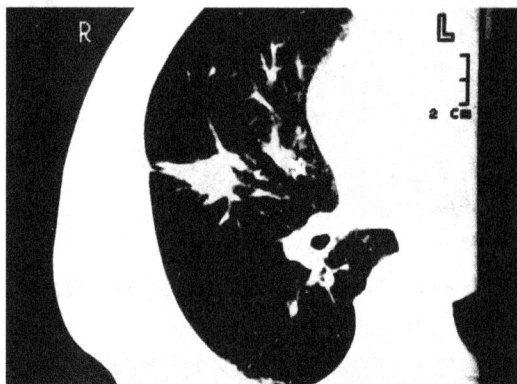

图 7 - 44　周围型肺癌
右中叶外侧段病变，外形不规则，呈星状

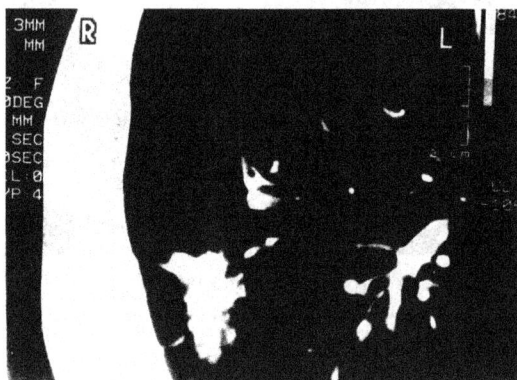

图 7 - 45　周围型肺癌
右下肺外基底段斑片状密度增高影，边缘不规则，毛糙、密度不均匀，术前诊断为肺结核，病理证实为细支气管肺泡癌

（2）边缘：多不规则，有分叶切迹，多为深分叶（图 7 - 46）。可见锯齿征，小棘状突起与细毛刺（图 7 - 47、48），肺癌的毛刺多细短，密集，大小较均匀，密度较高。病理上为肿瘤的周围浸润及间质反应所致。

（3）内部密度：大多数肿瘤密度较均匀，部分密度不均匀，可见空泡征，空气支气管征，（图 7 - 49、50），以及蜂窝状改变（图 7 - 51A、B），病理上为未被肿瘤侵犯的肺组织，小支气管或细支气管的断面，以及乳头状突起之间的气腔。上述 CT 征象多见于细支气管肺泡癌与腺癌。钙化少见，可为单发，小点状，位于病变中央或偏心（图 7 - 52、53），其病理基础可以是肺癌组织坏死后的钙质沉着，亦可能是原来肺组织内的钙化病灶被包裹所致。病变的 CT 值对诊断帮助不大。

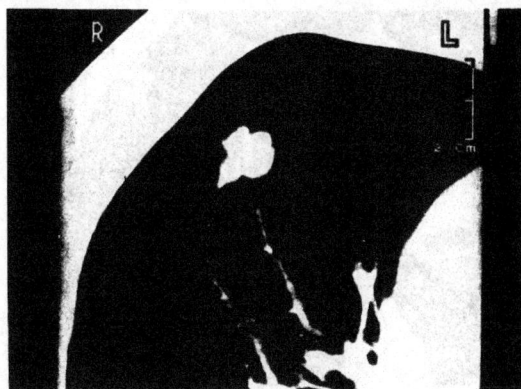

图 7 - 46 周围型肺癌

右肺中叶外侧段结节状密度增高影，大小为 1.6cm × 2.0cm，边缘不规则，有深分叶改变，病理证实为腺癌

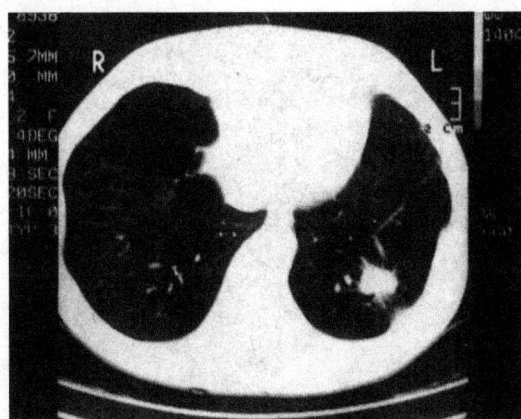

图 7 - 47 周围型肺癌

左下肺后基底段结节影，边缘有细短毛刺

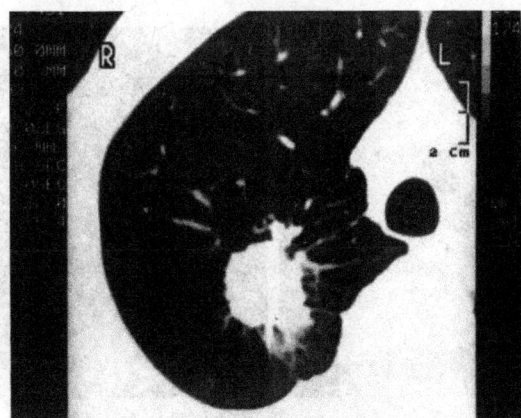

图 7 - 48 周围型肺癌

右上肺后段结节影，边缘呈锯齿状，病理为腺癌

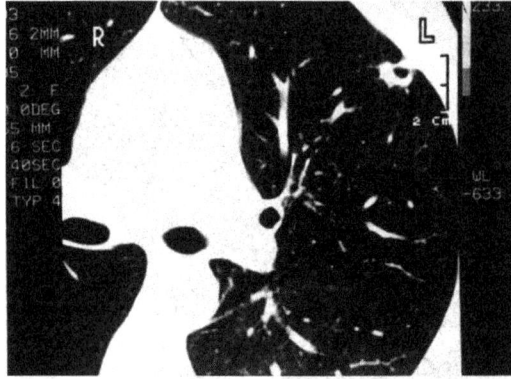

图7-49 周围型肺癌

左上肺前段胸膜下小结节影大小约0.9cm×1.0cm，内有小圆形空气密度影——空泡征；病理证实为细支气管肺泡癌

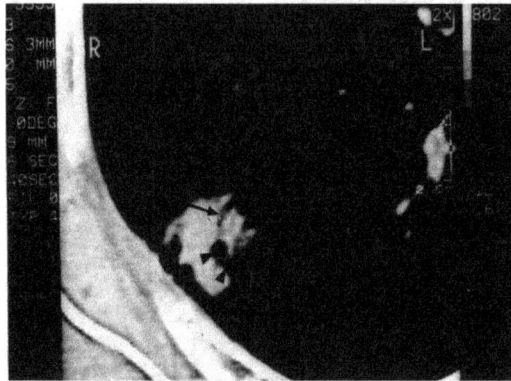

图7-50 周围型肺癌

右上肺后段斑片状影，可见细支气管充气征（↑）与空泡征（▲），病理证实为细支气管肺泡癌

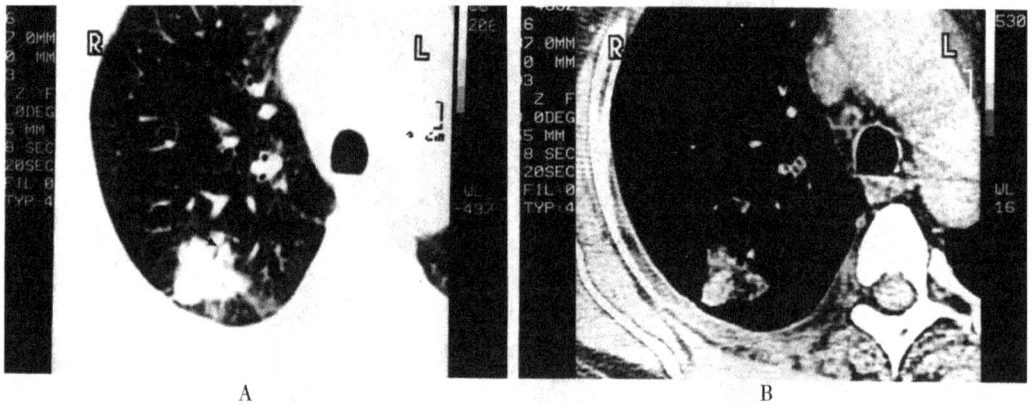

图7-51 周围型肺癌

右上肺后段斑片影，肺窗（A）显示细支气管充气征，纵隔窗（B）显示病变内有多数直径约1mm之低密度（接近空气密度）影，呈蜂窝状，胸膜侧有一结节样软组织密度影

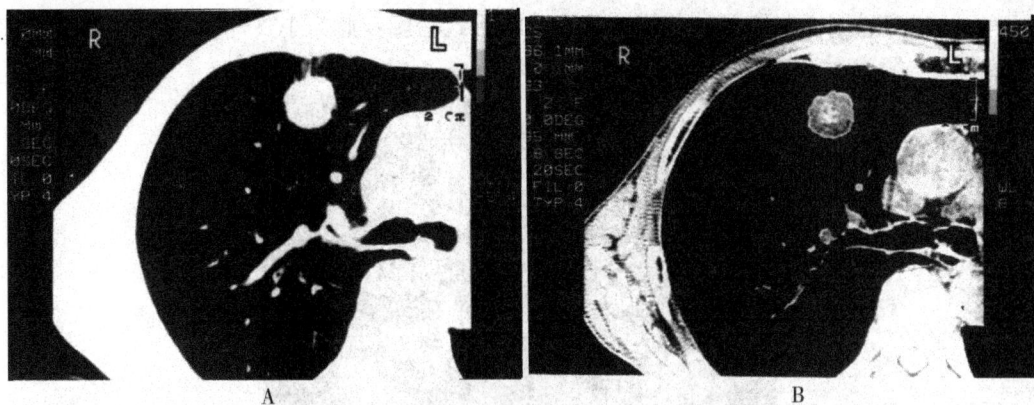

图 7 - 52　周围型肺癌

A. 肺窗示右上叶前段结节影，直径约2.2cm，略呈分叶，胸膜侧边缘不规则，呈锯齿状；B. 纵隔窗示病变中央有数个小点状钙化密度影，病理证实为腺癌

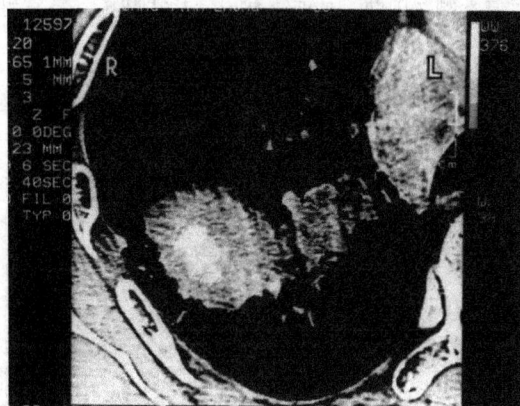

图 7 - 53　周围型肺癌

右上肺后段肿块影，其外1/3有斑点状钙化。肺门淋巴结肿大

（4）血管支气管集束征：肿块周围常可见血管与小支气管向病变聚集（图7 - 54）。

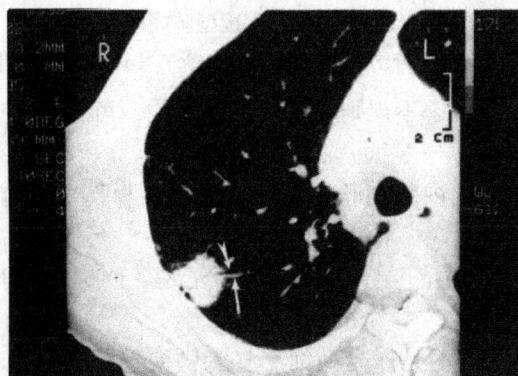

图 7 - 54　周围型肺癌

左下肺背段结节样病变，可见与血管（↑）与细支气管（↑）相连接

（5）病变远侧（胸膜侧）模糊小片影或楔形致密影：此为小支气管与细支气管阻塞的表现（图7-55）。

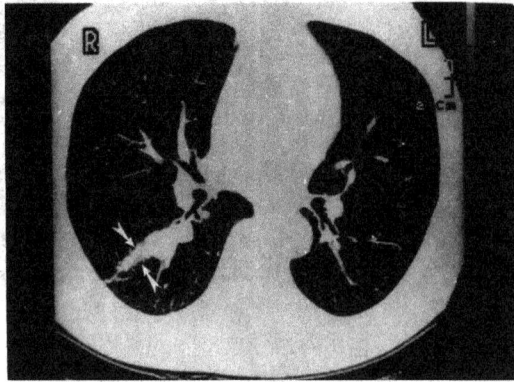

图7-55　周围型肺癌

右下叶背段支气管外侧支中断，其远侧有一分叶状肿块，略呈葫芦状，其胸膜
侧有楔形密度增高影（↑）

（6）亚段以下支气管截断，变窄（图7-56A、B）。

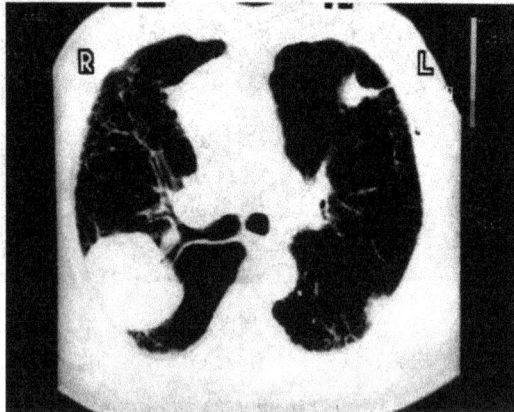

图7-56　周围型肺癌

右上叶后段支气管分出亚段支气管处中断，其远侧可见分叶状肿块

（7）空洞：肺癌的空洞形态不规则，洞壁厚薄不均，可见壁结节（图7-57）；多见于鳞癌，其次为腺癌。

（8）胸膜凹陷征：因肿瘤内瘢痕形成，易牵扯脏层胸膜形成胸膜凹陷征（图7-58），肺癌胸膜改变较局限。

上述周围型肺癌的征象于病变早期即显示十分清楚，明确。对于某一患者来说不一定具备所有这些征象，可能只出现2~3个征象。

周围型肺癌中需特别提出的是孤立型细支气管肺泡癌，在常规X线上常被误诊为结核或炎症或因病变较小而漏诊。而CT表现有一定特征，如能对它的CT表现有一定认识，一般能做出正确诊断。根据我院经手术病理证实的38例细支气管肺泡癌的CT诊断分析，细支气管肺泡癌除有一般肺癌CT征象外，尚有以下几个特点：①病变位于肺野外周胸膜下（图7-59）。②形态不规则成星状或斑片状。③多数（约76%）病变有空泡征或/和空气支气管征（图7-60）。④胸膜凹陷征发生率高。

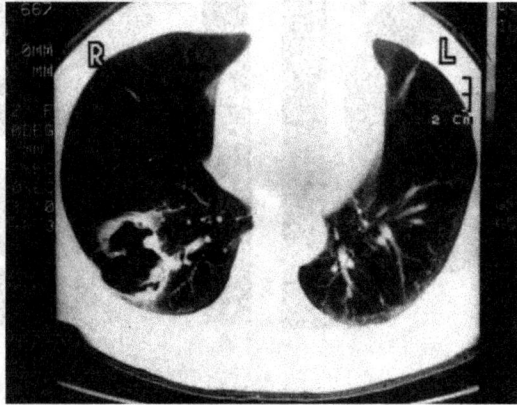

图7-57　周围型肺癌

右下肺背段空洞性病变，其壁厚薄不均，内缘有壁结节。病理证实为腺癌

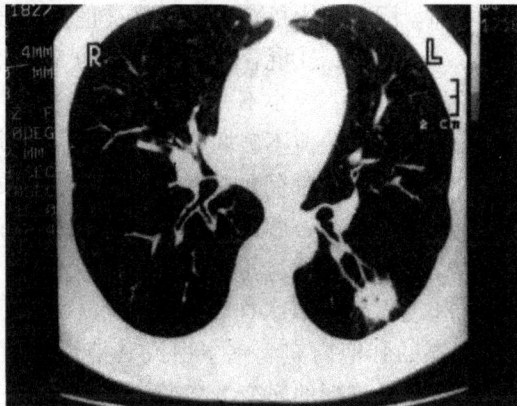

图7-58　周围型肺癌

示胸膜凹陷征，空泡征，并见病变与血管连接，病理证实为鳞癌

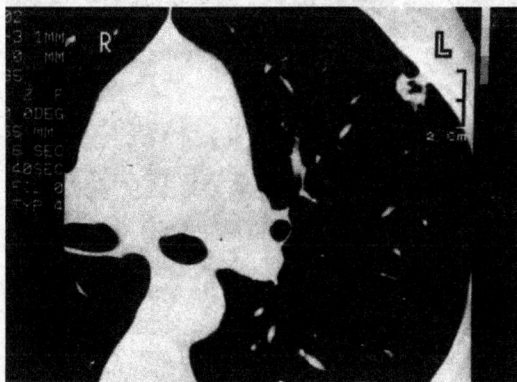

图7-59　孤立型细支气管肺泡癌（早期）

左上肺前段胸膜下小结节，边缘有锯齿状改变，可见小泡征，并有胸膜凹陷改变

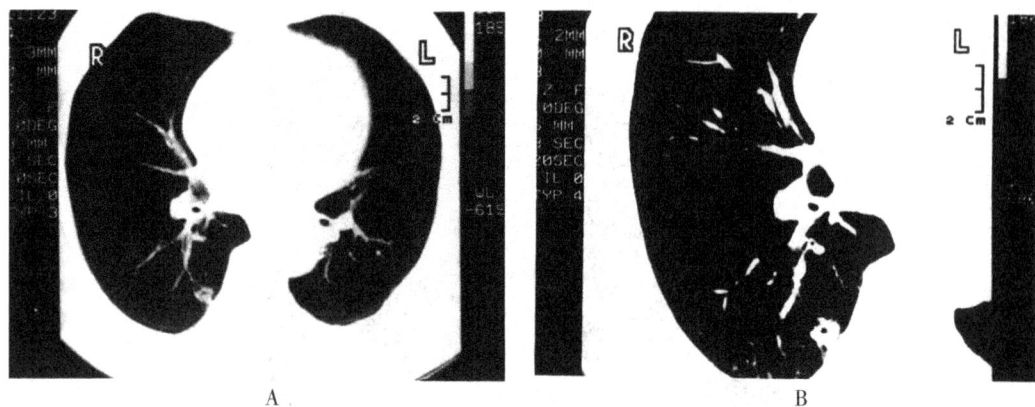

图 7 - 60　孤立型细支气管肺泡癌（早期）
A. 层厚 9mm, 常规 CT 扫描；B. 薄层（3mm 层厚）CT 扫描

3. 弥漫型肺癌　见于弥漫型细支气管肺泡癌，有两种情况：①病变累及一个肺段或整个肺叶。②病变广泛分布于两肺。因其手术机会少，不易被证实。根据病变形态可分为四个亚型：①蜂房型；②实变型；③多灶型；④混合型。可归纳为 5 个有特征性的征象：①蜂房征：病变区内密度不均，呈蜂房状气腔，大小不一，为圆形及多边形（图 7 - 61），其病理基础是癌细胞沿着肺泡细支气管壁生长，但不破坏其基本结构，而使其不规则增厚，故肺泡腔不同程度存在；此征与支气管充气征同时存在，有定性意义。②支气管充气征：与一般急性炎性病变不同，其特点是：管壁不规则，凹凸不平；普遍性狭窄；支气管呈僵硬，扭曲；主要是较大的支气管，较小的支气管多不能显示，呈枯树枝状（图 7 - 62）；可与炎症性病变相鉴别。③磨玻璃征：受累肺组织呈近似水样密度的网格状结构，呈磨玻璃样外观（图 7 - 63），其病理基础是受累增厚的肺泡内充满粘蛋白或其他渗液。④血管造影征：增强扫描前可见病变以肺叶，肺段分布，呈楔形的实变，病变尖端指向肺门；外围与胸膜相连；密度均匀一致，边缘平直，亦可稍外凸或内凸，无支气管充气征（图 7 - 64）；增强后可见均匀一致的低密度区内树枝状血管增强影。⑤两肺弥漫分布的斑片状与结节状影（图 7 - 65）。

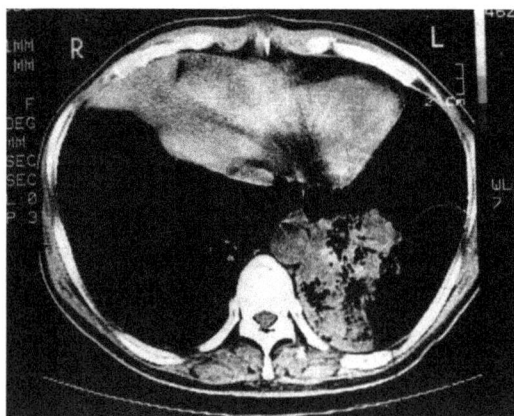

图 7 - 61　弥漫型细支气管肺泡癌
左下肺病变内显示蜂窝征

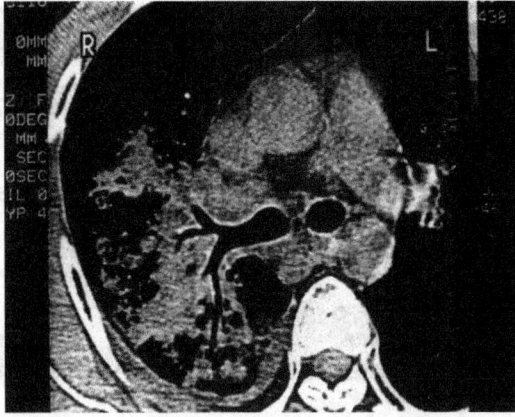

图 7 - 62　弥漫型细支气管肺泡癌
病变内显示支气管充气征与蜂窝征，前者呈枯树枝状

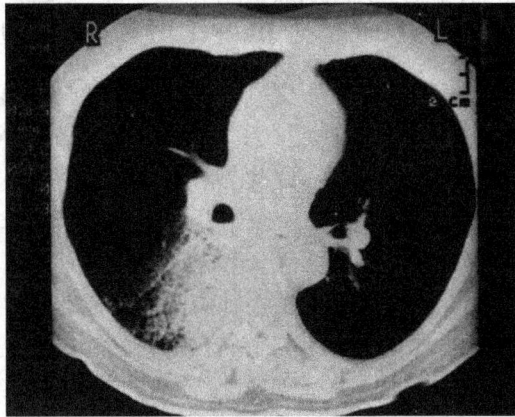

图 7 - 63　弥漫型细支气管肺泡癌
右下肺病变呈磨玻璃样外观

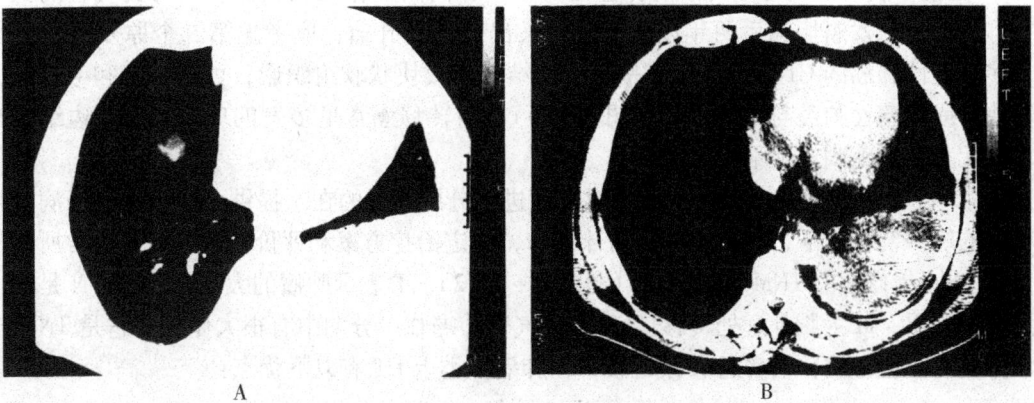

A   B

图 7 - 64　弥漫型细支气管肺泡癌
A. 肺窗与 B. 纵隔窗：示左下叶实变，呈软组织密度，前缘稍外凸，病变内未见支气管充气征

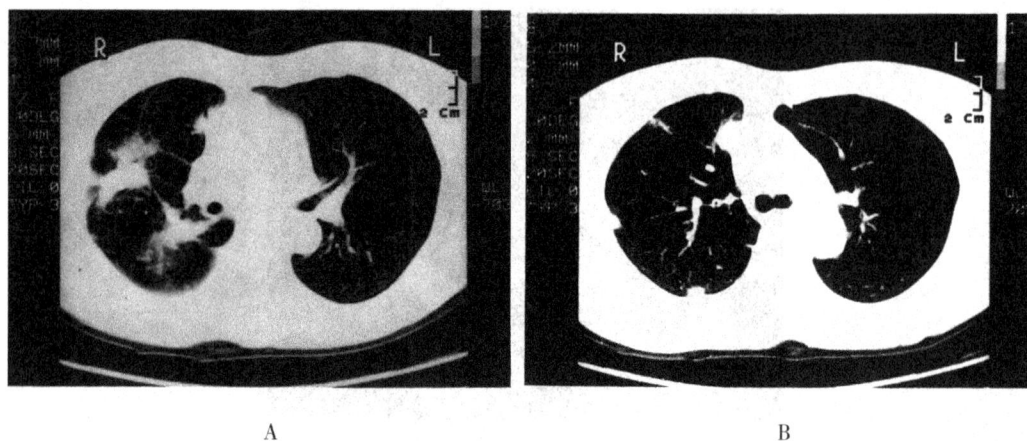

A

B

图7-65 弥漫型细支气管肺泡癌

A. 经过左上叶支气管层面示右肺野内多发斑片状影,形态不规则,有胸膜凹陷改变;B. 经过气管隆突层面,于胸膜下与纵隔旁多个结节状影,手术病理证实为细支气管肺泡癌

　　右下肺背段胸膜下小结节病变,边缘不规则,可见小泡征与胸膜凹陷征,并见与血管连接(A),观察一年余,病变大小形态无改变,手术病理证实为肺泡癌。

　　4. 多发性原发性支气管肺癌(简称多原发性肺癌)　　是指肺内发生两个或两个以上的原发性肺癌。肺内同时发生的肿瘤,称同时性;切除原发性肺癌后,出现第二个原发性肺癌,称异时性。其发生率,国外文献报道多在1%～5%,自1980年以来,国内文献报道在0.5%～1.6%,较国外报道明显偏低。多原发性肺癌的诊断标准:异时性:组织学不同;组织学相同,但间隔2年以上;需原位性;第二个癌在不同肺叶;并且二者共同的淋巴引流部位无癌;诊断时无肺外转移。同时性:肿瘤大体检查不同并分开;组织学不同;组织学相同,但在不同段、叶或肺,并属原位癌或二者共同的淋巴引流部分无癌,诊断时无肺外转移。

　　CT检查时,对于两肺同时出现孤立性块影或肺内同时存在孤立性病变与支气管的狭窄阻塞,或首次原发癌切除后两年以后,肺内又出现任何肿瘤;应考虑第二个原发癌的可能性。多原发性肺癌的CT表现:大多呈孤立的结节状或块状软组织影,可有分叶和毛刺,支气管狭窄或阻塞性肺炎与肺不张等(图7-66),而转移癌常呈多发的球形病变,边缘较光整,多无分叶和毛刺或肺不张征象。

　　5. 肺癌的临床分期与CT的作用　　对肺癌进行分期的目的在于提供一个判定肺癌病变发展程度的统一衡量标准,从而有助于估计预后,制定治疗方案和评价疗效,目前通常所采用的是经1986年修改的TNM分类方法(见表7-1、2)。T表示肿瘤的大小与范围;N是区域性淋巴结受累,M为胸外远处转移。CT在支气管肺癌临床分期中有很大作用,它是TNM放射学分类的最佳方法,与普通X线比较,在肺癌分类上CT有以下优点:

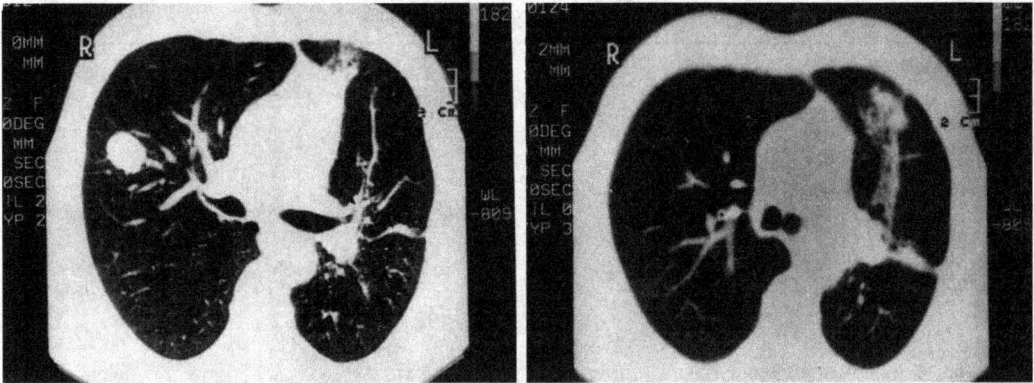

图 7 − 66　多原发肺癌

A. 右上肺前段有一直径 2.0cm 之结节影，外后缘欠光整，有小棘状改变；左上叶舌段支气管示变窄壁增厚；B. 左上肺有自纵隔旁向侧胸壁走行之楔形致密影，其前方肺野（前段）有斑片状影，尖后段支气管断面未显示；病理证实右上肺前段病变为鳞癌，左上肺支气管开口部狭窄，为未分化癌

表 7 − 1　肺癌的 TNM 分类

（T）　原发肿瘤	
T_0　无原发肿瘤征象	
T_0　癌细胞阳性，而影像学和纤维支气管镜均未发现肿瘤	
T_{is}　原位癌	
T_1　肿瘤最大直径 <3.0cm，被正常肺组织或脏层胸膜包围，未累及肺叶支气管近端	
T_2　肿瘤最大直径 >3.0cm，或肿瘤与大小无关，而侵及脏层胸膜，或伴有肺叶不张或阻塞性肺炎，肿瘤的近端扩展必须局限于叶支气管内或至少在隆突以远 2.0cm 外	
T_3　不管肿瘤大小，直接侵犯胸壁，横膈，纵隔胸膜或心包；或肿瘤侵犯主支气管，距气管隆突 <2.0cm（除表浅性病变除外）	
T_4　不管肿瘤大小，侵及大血管，气管或隆突部，食管、心脏或脊柱，或有恶性胸腔积液	
（N）　所属淋巴结	
N_0　无区域性淋巴结肿大	
N_1　支气管周围或同侧肺门淋巴结浸润	
N_2　同侧纵隔淋巴结或隆突下淋巴结浸润	
N_3　对侧纵隔或锁骨上淋巴结浸润	
（M）　远处转移	
M_0　无远处转移	
M_1　远处转移	

表7-2　肺癌的 TNM 分期

隐性癌　$T_X N_0 M_0$

原位癌　$T_{is} N_0 M_0$

Ⅰ期：$T_{1,2}$，N_0，M_0

Ⅱ期：$T_{1,2}$，N_1，M_0

Ⅲa期　（预后差，胸内播散，技术上可切除）

　　　　T_3，$N_{0\sim1}$，M_0

　　　　$T_{1\sim3}$，N_2，M_0

Ⅲb期　（胸内播散，不可切除）

　　　　$T_{1\sim3}$，N_3，M_0

　　　　T_4，$N_{0\sim2}$，M_0

Ⅳ期：（胸外扩散）

　　　　任何 T，任何 N_1，M_1

　　（1）CT 可显示肿瘤直接侵犯邻近器官：肿瘤直接侵入纵隔的 CT 表现为纵隔脂肪间隙消失（图7-67），肿瘤与纵隔结构相连。纵隔广泛受侵时，CT 扫描分不清纵隔内解剖结构。

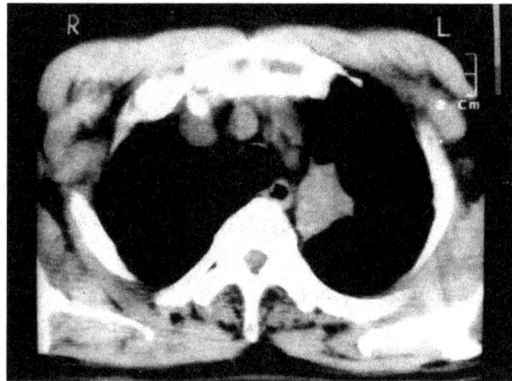

图7-67　肺癌侵犯纵隔

左上肺尖后段有一不规则肿块影，密度均匀，病变侵犯纵隔内脂肪，其下
邻近层面可见与主动脉弓顶后部紧贴

　　CT 可清楚显示肿瘤侵犯血管的范围与程度，对术前判断能否切除很有帮助。当肿瘤与主动脉接触，但两者间有脂肪线相隔时，一般能切除（图7-68）；当肿瘤与主动脉或肺动脉粘连时，CT 表现为肿瘤与大血管界线消失，文献报告肿瘤包绕主动脉，上腔静脉在周径 1/2 以上时一般均不易切除。

　　邻近肿块处的心包增厚，粘连或心包积液表明肿瘤直接侵犯心包或心包转移。

　　（2）CT 能显示纵隔淋巴结肿大：有无淋巴结转移是肺癌临床分期中很重要的因素。即使肿瘤很小，如有淋巴结转移，就要归入到Ⅱ期或Ⅲ期；有无肺门或纵隔淋巴结转移是比原发肺肿瘤大小更重要的观察肺癌远期预后的指标。一般以直径大于 10～15mm 作为淋巴结转移的标准，CT 发现淋巴结增大的敏感性较高，达 70% 以上，但特异性较低，定性差、病因学诊断仍需组织学检查。CT 检查可指明肿大淋巴结的部位，以帮助选择最合适的组织学检查方法。如经颈或经支气管镜纵隔活检，胸骨旁纵隔探查术等。

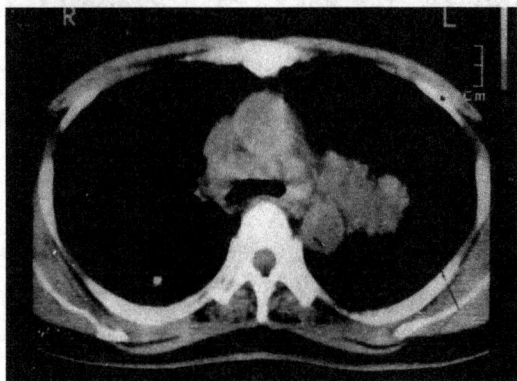

图7-68 肺癌侵犯纵隔
左肺门有一不规则肿块影与降主动脉紧贴，但两者间有线状脂肪密度影相
隔，气管隆突前方有数个结节状软组织密度影，气管隆突前缘受压变平。
手术病理证实为右上肺鳞癌，纵隔淋巴结转移，肿块与降主动脉无粘连

原发性肺癌有一定的引流扩散途径，右肺癌一开始就有转移到同侧肺门淋巴结的趋向
（10R）（图7-69），然后转移到右气管旁淋巴结（2R，4R）（图7-70），很少转移到对侧
淋巴结（约3%），但左侧肺癌在同侧淋巴结转移后常播散到对侧淋巴结。左上肺癌通常一
开始转移到主肺动脉窗淋巴结，左上叶和左下叶的肺癌首先播散到左气管支气管区域
（10L）淋巴结。右肺中叶和两下肺癌常在早期播散到隆突下淋巴结（图7-71）。下叶病变
也可扩展到食管旁，肺韧带和膈上淋巴结，熟悉这种引流途径有助于对纵隔、肺门淋巴结的
性质做出评价；如右肺癌的患者很少可能只有主肺动脉窗淋巴结转移，此区域的孤立淋巴结
肿大很可能系其它原因如结核性肉芽肿所致。

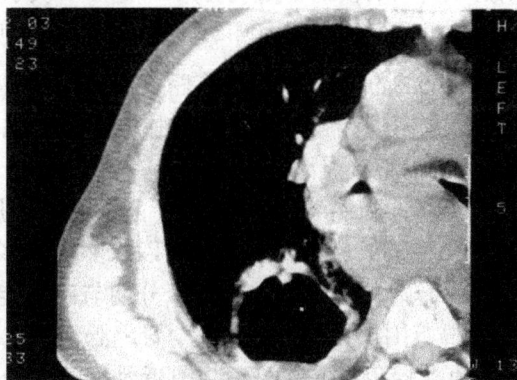

图7-69 右下肺癌，肺门与隆突下淋巴结转移
右下肺巨大空洞性病变，壁厚薄不均，有一小液面，右肺门
增大，可见结节影，隆突下有巨块状软组织密度影

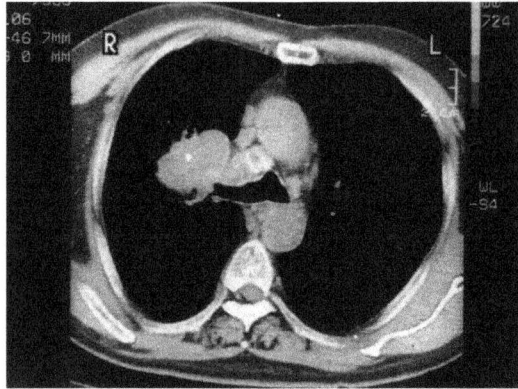

图 7 -70　右肺癌右肺门与气管旁淋巴结转移

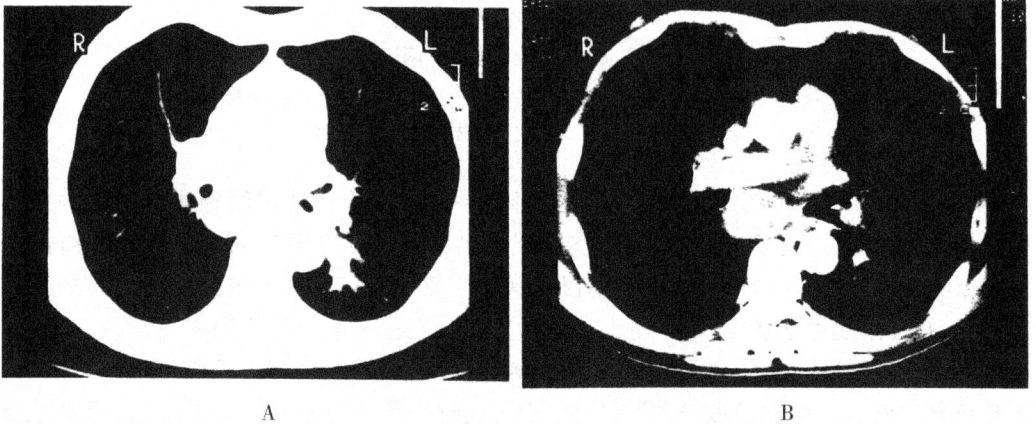

A　　　　　　　　　　　　　　　　　　　B

图 7 -71　左下肺癌隆突下淋巴结转移

A. 肺实质像与 B. 软组织像：左下叶背段结节状病变约 1.5cm×2cm 大小，左肺门增大，并不规则，隆突下有 4cm×3cm 大小软组织密度肿块。病理证实为左下肺癌，左肺门及隆突下淋巴结转移

（3）CT 对肺癌侵犯胸膜的诊断价值：周围型肺癌直接侵犯胸膜及胸膜转移均可引起胸膜病变，CT 上表现为肿瘤附近局限性胸膜增厚，胸膜肿块及胸腔积液等胸膜转移征象（图 7 -72），肿块附近胸膜增厚为肿瘤直接浸润。

（4）可以确定远处脏器转移：肺癌容易转移到肾上腺、脑、肝等远处脏器（图 7 -73），尸检资料提示肺癌有 35%～38% 转移到肾上腺，以双侧转移多见。脑转移可以发生在原发肺癌之前。对于上述器官的 CT 扫描，对肺癌临床分期与确定能否手术很有必要。有些医院主张将肺癌患者的 CT 扫描范围扩大包括上腹部与肾上腺区。

此外，CT 还可显示肿瘤直接侵犯胸壁软组织与附近骨结构以及骨转移的征象。肺癌可直接侵犯或转移至胸骨，胸椎，肋骨，引起骨质破坏与软组织肿块（图 7 -74、75），CT 上骨质破坏表现为形状不规则、边缘不整齐之低密度，少数病灶可为成骨性转移，CT 显示为受累的骨密度增高（图 7 -76A、B）。

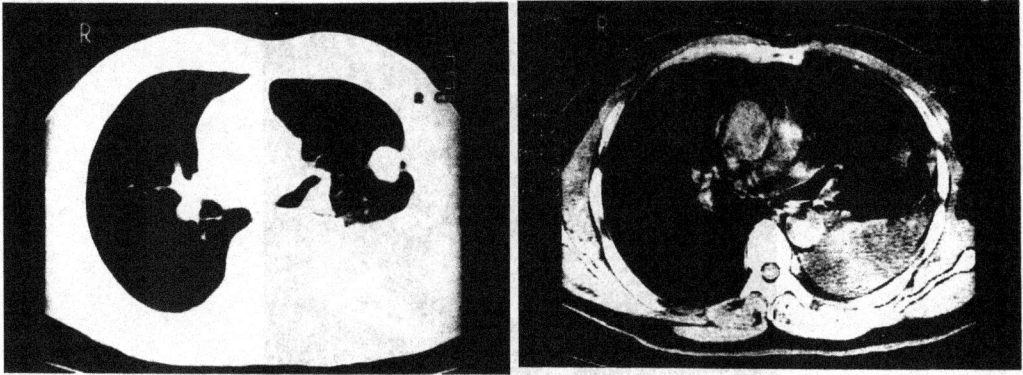

图 7 - 72　左上肺癌侵犯胸膜

A. 肺窗像；B. 纵隔窗像

左上肺外带胸膜下有一结节状病变，其外侧胸膜增厚并有凹陷，胸腔中等量积液，病理证实为肺泡癌胸膜转移

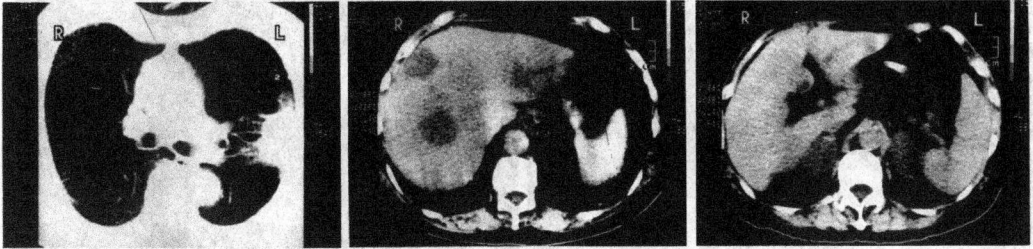

图 7 - 73　肺癌肾上腺转移

A. 左上肺中野外带有一肿块影，形态不规则略呈分叶，紧贴胸壁，病理证实为鳞癌；B. 肝左、右叶内有多个大小不等圆形低密度影；C. 两侧肾上腺区有软组织密度肿块影，所见为肺癌肝与肾上腺转移

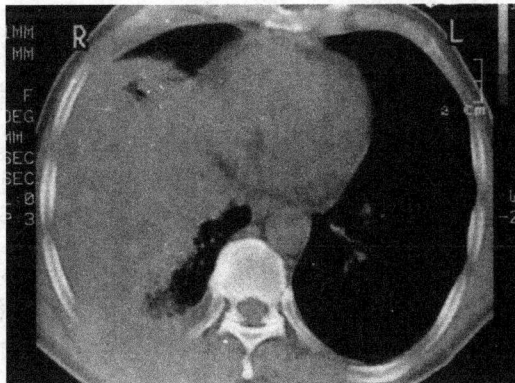

图 7 - 74　肺癌侵犯肋骨与心包

右下肺巨大软组织密度肿块影与心影相连，右侧心包影消失。后胸壁肋骨破坏消失并有胸壁软组织肿块影，为肺癌（鳞癌）侵犯胸壁、肋骨及心包

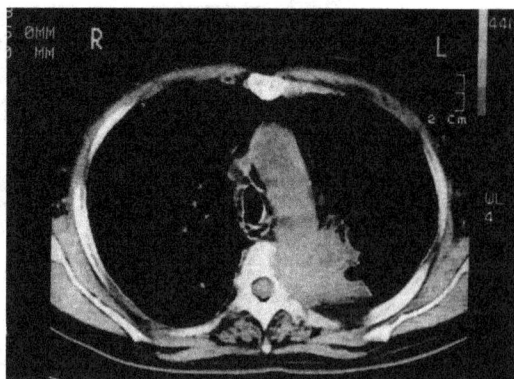

图 7 - 75　肺癌直接侵犯椎体

左上肺尖后段椎旁不规则软组织密度肿块影，靠近胸椎椎体左缘骨质受侵蚀破坏

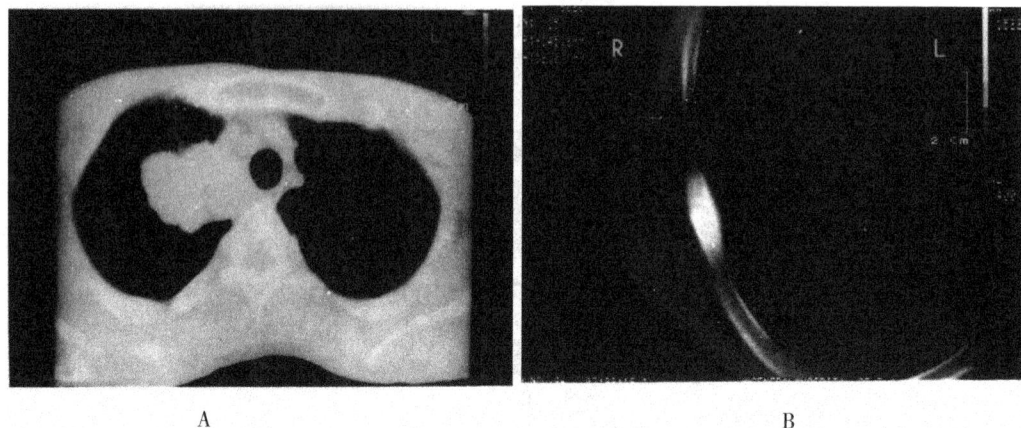

A   B

图 7 - 76　肺癌肋骨转移

A. 右上肺纵隔旁分叶状肿块与纵隔内气管旁圆形肿块影融合；B. 右第 6 肋外缘中后部骨质密度增高，骨皮质与骨松质境界不清。其外侧胸壁软组织梭形肿块，病理证实为右上肺鳞癌肋骨转移

（四）鉴别诊断

1. 中央型肺癌　中央型肺癌有典型的 CT 表现，一般诊断不难，但有时它所引起的支气管阻塞性改变与支气管内膜结核所引起的表现在鉴别上存在一定困难。支气管内膜结核可引起肺叶不张，甚至一侧全肺不张，在 CT 上支气管腔显示逐渐变窄而呈闭塞，但不形成息肉样或杯口样肿块影；支气管内膜结核在狭窄的支气管周围很少形成明显的肿块影，通常没有明显的肺门或纵隔淋巴结肿大；如有淋巴结肿大一般较小，位于气管旁，通常可见钙化，在肺内常可见支气管播散病灶可作参考，支气管内膜结核多见于青年人。

中央型肺癌尚需与引起肺门肿块的其它疾病相鉴别。这些疾病包括转移性肿瘤、淋巴瘤、淋巴结结核、结节病以及化脓性炎症等，其中除淋巴结核外，肺门淋巴结肿大，大多见两侧，支气管腔无狭窄，无腔内肿块，有时有压迫移位，但内壁光滑，肿大淋巴结位于支气管壁外。

2. 周围型肺癌　肺内孤立型球形病变的病因很多，以肺癌与结核球多见，其它还有转移瘤、良性肿瘤，球形肺炎，支气管囊肿等，应注意鉴别。

（1）结核球：边缘多光滑，多无分叶毛刺，病灶内可见微细钙化，呈弥漫或均匀一致性分布，CT 值多高于 160Hu，可有边缘性空洞呈裂隙状或新月形；结核周围大多有卫星病灶，局限性胸膜增厚多见。

（2）转移瘤：转移瘤有各种形态，一般病灶多发，大小不同，形态相似，由于转移瘤来自于肺毛细血管后静脉，因而病变与支气管无关系。

（3）良性肿瘤：病变密度均匀，边缘光滑，分叶切迹不明显，多无细短毛刺与锯齿征以及胸膜皱缩，无空泡征与支气管充气征。错构瘤内可见钙化，其 CT 值可高于 160HU，也可见脂肪组织，CT 值在 0 ~ -50HU 以下。

（4）支气管囊肿：含液支气管囊肿发生在肺内可呈孤立肿块性阴影；CT 表现为边缘光滑清楚的肿块，密度均匀，CT 值在 0 ~ 20HU，但当囊肿内蛋白成分丰富时，可达 30HU 以上，增强扫描，无增强改变。

（5）球形肺炎：多呈圆形或类圆形，边缘欠清楚，病变为炎性且密度均匀，多无钙化，有时周围可见细长毛刺，周围胸膜反应较显著，抗感染治疗短期复查逐渐缩小。

（6）肺动静脉瘘或动静脉畸形：CT 上为软组织密度肿块，呈圆形或椭圆形，可略有分叶状，边缘清晰，病灶和肺门之间有粗大血管影相连，增强动态扫描呈血管增强，有助于与非血管性疾病鉴别。

二、腺瘤

支气管腺瘤发生于支气管黏膜腺体上皮细胞，以女性患者较多见。

（一）病理

支气管腺瘤可分为两种类型：类癌型和唾液腺型，以前者多见，约占 85% ~ 95%。唾液腺瘤又可分圆柱瘤（腺样囊性癌）、黏液表皮样腺瘤和多形性腺瘤（混合瘤），约 3/4 的支气管腺瘤发生于大支气管为中央型，支气管镜检查可以看到肿瘤。中央型腺瘤常向支气管腔内生长呈息肉样，引起支气管腔的狭窄，阻塞，产生阻塞性肺炎，肺不张，支气管扩张等继发改变。

类癌型腺瘤是低度恶性的肿瘤，常常有局部侵犯，可累及支气管壁并向外生长，形成肺门肿块，可转移到局部淋巴结并可有远处转移。

（二）临床表现

中央型腺瘤可引起支气管腔的阻塞，产生阻塞性肺炎，肺不张，引起发热，咳嗽，咳痰和咯血。类癌型腺瘤偶可产生类癌综合征，出现面部潮红、发热、恶心、呕吐、腹泻、低血压，支气管哮鸣、呼吸困难以及心前区有收缩期杂音等。

（三）CT 表现

中央型支气管腺瘤表现为支气管腔内息肉样肿瘤（图 7 - 77），支气管腔阻塞中断，断端常呈杯口状。其远侧可有阻塞性炎症或肺不张表现。反复感染发作可导致支气管扩张或肺脓肿。当肿瘤侵犯支气管壁并向壁外发展形成肺门肿块以及转移到肺门淋巴结时与支气管肺癌难以鉴别。周围型支气管腺瘤 CT 表现为肺野内球形病变，通常轮廓清楚，整齐而光滑，密度均匀，不形成空洞，可有钙化，但很少见。CT 表现接近于良性肿瘤（图 7 - 78）。但有些腺瘤可有分叶征象，并可伴有细小毛刺影，使其与肺癌甚为相似（图 7 - 79）。

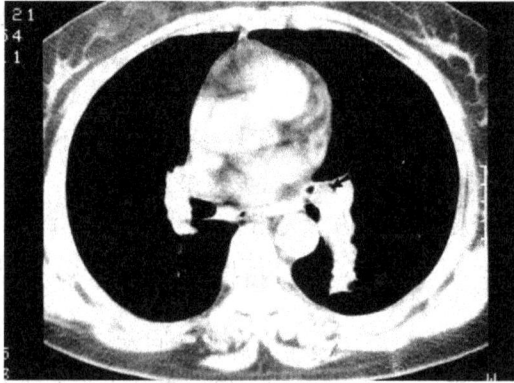

图7-77 中央型支气管腺瘤

左下叶背段支气管开口处有一息肉样肿瘤（↑）向下叶支气管腔内突出，
背段支气管阻塞致肺段性不张与炎症

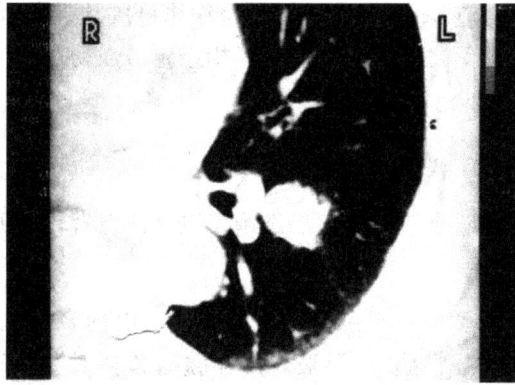

图7-78 类癌

左下肺有一类圆形病变，直径约2cm，轮廓清楚，密度均匀，边缘欠光整稍有分叶

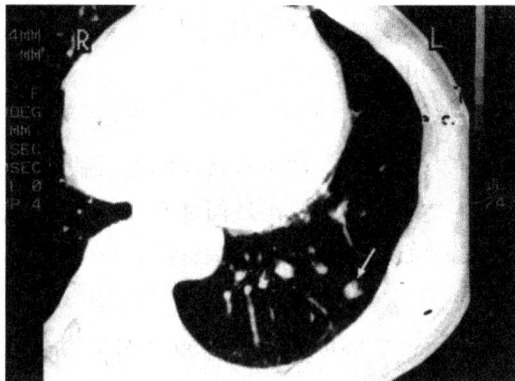

图7-79 类癌

左下肺外基底段小结节影（↑），直径约0.7cm，轮廓清楚，外缘有分叶，
手术病理证实为类癌

三、肺部其它肿瘤与肿瘤样病变

(一)肺部原发性良性肿瘤

肺部原发性肿瘤比较少见,肿瘤类型很多,包括平滑肌瘤、纤维瘤、脂肪瘤、血管瘤、神经源性肿瘤、软骨瘤等,错构瘤虽属发育方面的因素引起,但性质近似良性肿瘤,故归入本节叙述。这些肿瘤多数无任何症状,于胸部X线检查时才被发现。有些周围型肿瘤可有痰中带血。发生于大支气管者可以引起支气管腔的阻塞,产生阻塞性肺炎和肺不张的症状。

CT表现:大多数没有特征性的CT征象,不同类型的肿瘤CT表现相似,很难加以区别,发生于周围肺组织的肿瘤,通常表现为肺内球形肿块,边缘清楚,整齐而光滑,形态多为圆形或椭圆形(图7-80),可以有分叶,但多为浅分叶(图7-81),多数密度均匀,但不少良性肿瘤可有钙化,错构瘤与软骨瘤的钙化更为多见。钙化通常为斑点状或结节状(图7-80),可自少量至大量。错构瘤钙化可表现为爆米花样。脂肪瘤呈脂肪密度。含有脂肪组织的肿瘤密度部分下降,少数错构瘤有此征象(图7-82),其CT值常在-50HU以下。空洞在良性肿瘤极少见,病变周围无卫星灶。良性肿瘤生长缓慢,无肺门及纵隔淋巴结肿大。

(二)肺炎性假瘤

肺炎性假瘤是非特异性炎症细胞集聚,导致的肺内肿瘤样病变,但并非是真正的肿瘤,也不是另一些特异性炎症所引起的肿瘤样病变,例如结核球,因此称为炎性假瘤。其发病率约为肺内良性球形病变的第二位。女性中较多见,发病大多为中年人。其病理分型尚不统一,根据细胞及间质成分之不同,可有多种名称,如纤维组织细胞瘤,黄色瘤样肉芽肿,浆细胞肉芽肿,纤维性黄色瘤,硬化性血管瘤等。肺炎性假瘤可有包膜或无包膜。

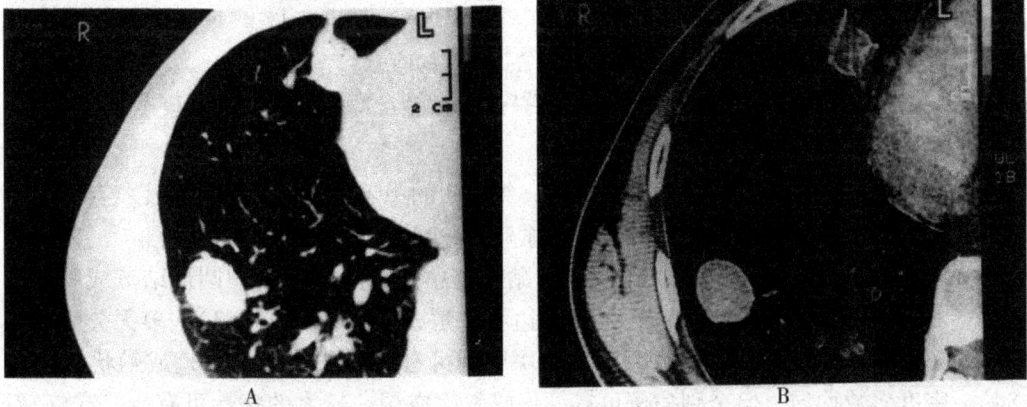

图7-80 右下肺错构瘤

A. 肺窗:右下肺前外基底段交界处有一类圆形病变,直径约2.5cm,边缘光整;B. 纵隔窗:病变后部有两小钙化点

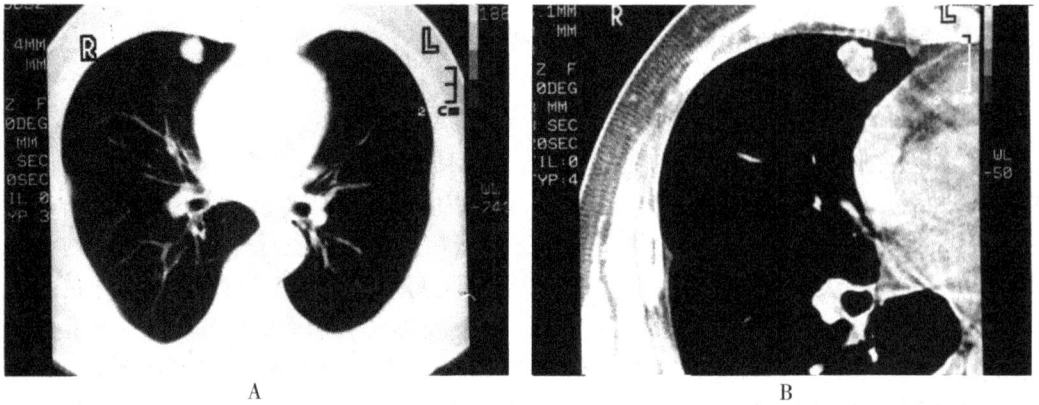

图7-81　右肺中叶错构瘤

A. 肺窗与 B. 纵隔窗：右肺中叶内侧段胸膜下结节影，轮廓清楚，边缘光滑，密度均匀，其内前缘有浅分叶，术前诊断为肺癌

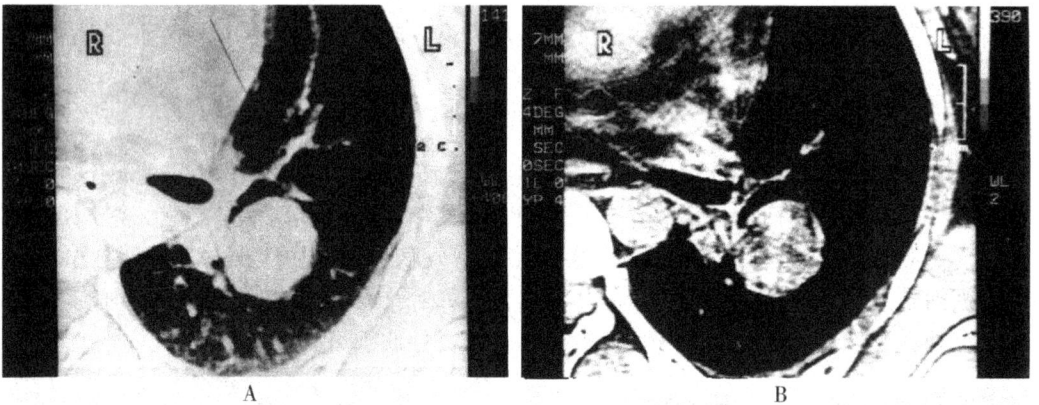

图7-82　左下肺错构瘤

女，29岁。A. 肺窗像与 B. 纵隔窗像：左下肺背段球形病变，轮廓清楚，边缘光滑无分叶，密度较低，CT值-90HU

患者大多有急性或慢性的肺部感染病史，约1/3的患者无临床症状，或症状甚轻微。多数仅有胸疼、胸闷、干咳；少数患者痰中带血丝，一般无发烧。

CT 表现：病灶多近肺边缘部，与胸膜紧贴或有粘连，呈圆形或卵圆形结节或肿块；直径自小于1cm至10cm以下，多为2～4cm；边缘清楚，锐利（图7-83）。多无分叶，偶有小切迹，亦可呈不规则形，边缘较毛糙，肿块周围可有粗长条索血管纹理或棘状突起（图7-84）。密度多数均匀，但个别病例可有钙化或发生空洞。较大的病灶可有空气支气管征。纵隔内多无淋巴结肿大，这一点有利良性病变的诊断。总之，本病在 CT 上具有良性病变的征象，但缺乏特征性表现。

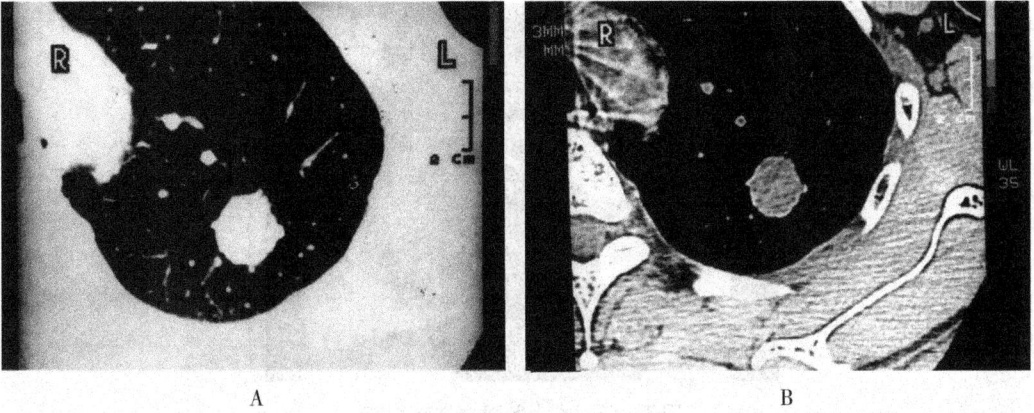

图 7 - 83　左上肺炎性假瘤

A. 肺窗，B. 纵隔窗：男，57 岁。左上肺尖后段球形病变，轮廓清楚，边缘锐利有浅分叶，密度均匀，手术病理证实为炎性假瘤

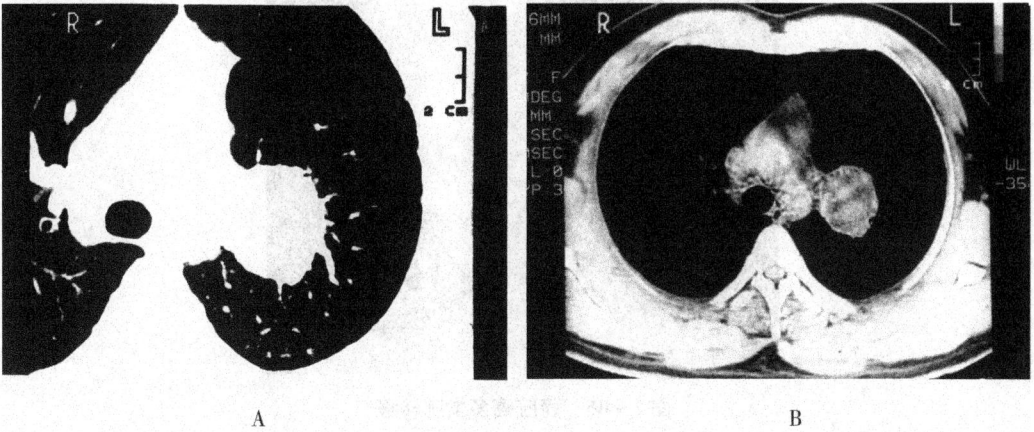

图 7 - 84　左上肺炎性假瘤

A. 肺窗，B. 纵隔窗：男，25 岁，左上肺尖后段有一类圆形软组织密度肿块，约 4cm × 4.5cm 大小，轮廓清楚，密度均匀，边缘欠光滑，有较粗大血管纹理

四、肺转移瘤

CT 扫描能发现绝大多数直径在 2～3mm 以上的小结节，肺内结节只要大于相应部位的肺血管在 CT 上就能发现；30% 的恶性肿瘤有肺部转移病变，而其中约有半数仅局限于肺部，胸部 X 线检查是转移瘤的重要的检查手段，但其检出率远不如 CT，在常规 X 线平片上，许多直径 0.5～1.0cm 的结节不易发现，尤其是胸膜下，肺尖，膈肋角的病变。

肺部转移瘤可分为血行转移与淋巴路转移两种，可有以下几种表现：

1. 两肺单发或多发结节或球形病灶　单个的肺内转移病变通常轮廓较清楚，比较光滑，但可有分叶征象（图 7 - 85），此与原发周围型肺癌鉴别较困难；一般说后者多有小棘状突起或锯齿征及细短毛刺。两肺多发结节病灶多分布在两肺中下部，边缘较清楚，呈软组织密度，病灶大小不一致，形态相似（图 7 - 86，87，88）。

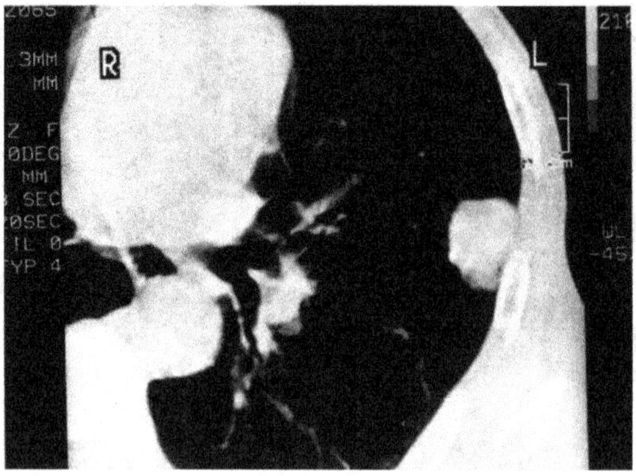

图7-85 左上肺孤立性转移瘤

左上肺舌下段胸膜下类圆形结节，稍有浅分叶，边缘光滑，密度较均匀，手术病理证实为肾移行细胞癌肺转移

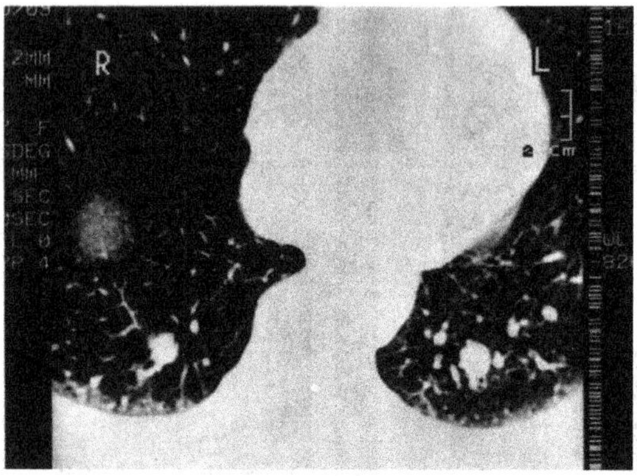

图7-86 膀胱癌多发肺转移

男，67岁；膀胱癌术后7年。两下肺后基底段各有一小结节病变，直径分别为1.0与1.2cm，轮廓清楚，有浅分叶，经手术病理证实为膀胱癌肺转移

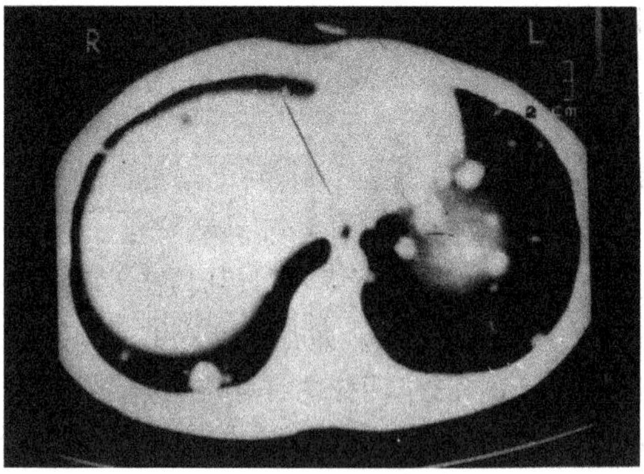

图7-87 肝癌肺转移

两下肺多发性大小不等之结节状密度增高影，轮廓清楚，边缘光滑，直径在0.3~1.8cm

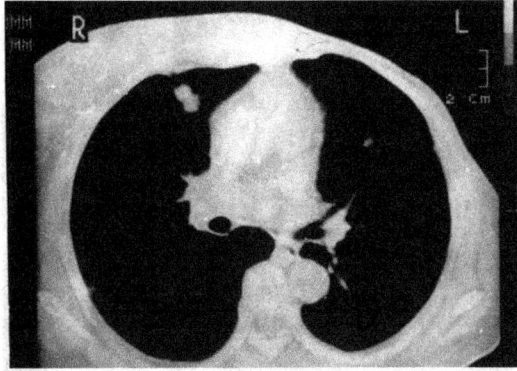

图 7 – 88 乳腺癌肺转移

左侧乳腺癌手术后 2 年，肺内与胸膜下多个大小不等的结节影，胸膜下结节影直径仅为 3mm

2. **两肺弥漫性粟粒样病变** 直径为 2 ~ 4mm 的小结节，通常轮廓比较清楚，密度比较均匀。CT 能显示直径为 2mm 的胸膜下结节（图 7 – 87），其分布一般以中下肺野为多（图 7 – 89）。较多见于血供丰富的原发肿瘤，如肾癌，甲状腺癌和绒毛膜上皮癌等恶性肿瘤。

3. **癌性淋巴管炎表现** 淋巴性转移 CT 表现为支气管血管束结节状增厚，小叶间隔与叶间裂增厚；多角形线影及弥漫网状阴影（图 7 – 90）。其病理基础是由于支气管血管周围的淋巴管，小叶间隔淋巴管，胸膜下淋巴管以及肺周围引向肺门周围的淋巴管内有癌结节沉积，继发淋巴管阻塞性水肿并扩张，导致间质性肺水肿及间质性肺纤维化所致。

淋巴转移呈多灶性，常侵犯一个肺叶或肺段，支气管束不规则增厚，可呈串珠状或结节状阴影。小叶中心结构的增厚可造成次肺小叶中心的蜘蛛样改变，靠近横膈处可获得小叶之横切面，呈现 1 ~ 2cm 直径的增厚的多角形结构，此外可见胸膜增厚及胸腔积液。

肿瘤的淋巴管播散最多见于乳腺癌，胃癌，前列腺癌，胰腺癌和未知原发部位的腺癌，高分辨 CT 诊断淋巴管转移的准确性较高，可免去肺活检。

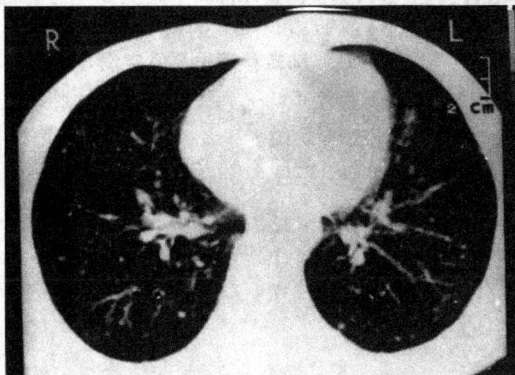

图 7 – 89 甲状腺癌肺转移

男，20 岁；右颈部肿物一年，活检为甲状腺癌；CT 示两肺野弥漫分布大小
不等的粟粒状小结节影，以中下肺野为著，结节影密度较高，边缘清楚

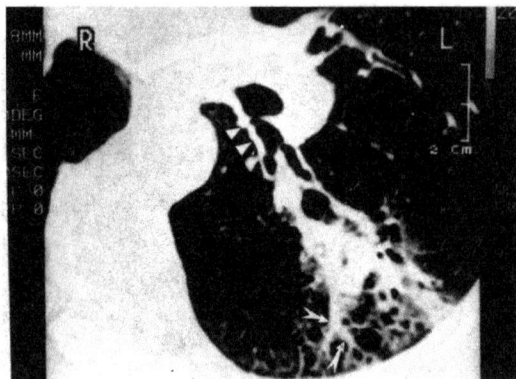

图7-90　肺癌癌性淋巴管炎

左下肺背段空洞型腺癌，其周围主要是病变胸膜侧血管束呈结节状增厚
（↑），支气管壁增厚（△△），肺纹理呈网格状改变

　　4. 单发或多发空洞　肺转移瘤可呈单发或多发空洞影，一般转移瘤引起的单发空洞壁
厚度不均，但有的较均匀，可误认为化脓性炎症和结核（图7-91）。

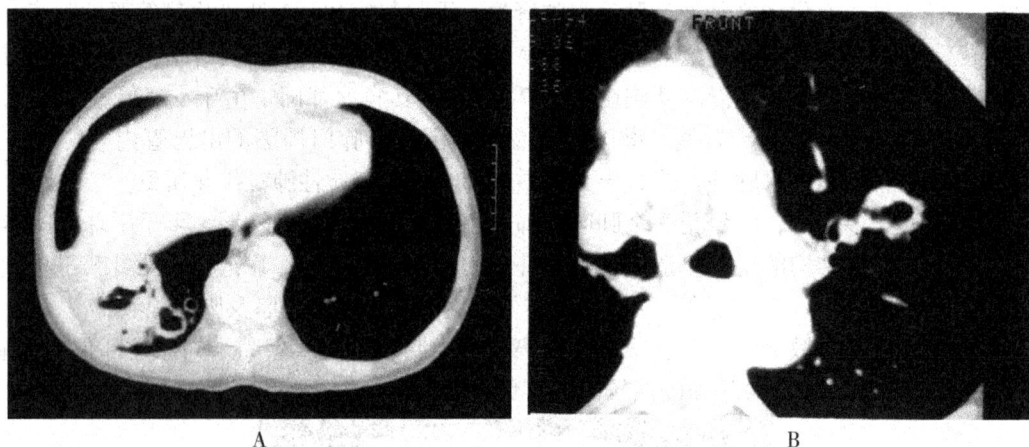

图7-91　肺转移瘤呈多发空洞

A. 右下肺有一肿块，直径约6.0cm，其密度不均，为周围型肺癌，肿块之内侧可见两个直径分别
为1.0与2.0cm之小空洞，前者壁薄，厚度均匀，后者壁较厚，厚度不均；B. 同一病例气管隆突
下层面示左肺门外方有一空洞性病变壁厚且厚度不均

（师毅冰）

第八章　循环系统疾病的 CT 检查

第一节　心脏及大血管损伤

一、心脏外伤

心脏外伤可分为钝挫伤和穿透性损伤两类。在钝挫伤中较常见的为心包损伤引起的出血或心包积液，多合并肋骨骨折、血气胸或肺挫伤。

（一）概述

（1）胸骨与胸椎压迫心脏使之破裂。

（2）直接或间接的胸膜腔内压突然增加而致心脏破裂。

（3）心脏挫伤、心肌软化坏死致心脏迟发性破裂；也有人认为心脏迟发性破裂是心内膜撕裂的结果。

（4）心肌梗死：冠状动脉损伤所致。

（5）枪击伤或刺伤直接损伤心脏。

（二）CT 表现

严重挫伤所致的心脏破裂，平扫可见高密度心包积血及胸腔积血。穿透性损伤中，被锐器刺伤的心脏可自行封闭导致心包填塞而无大量出血；如仅刺伤心包，可引起心包积气和（或）出血，而 CT 表现为心包积气或液气心包。

二、胸主动脉及大血管损伤

（一）概述

其病因多见于交通事故突然减速、胸部受方向盘的撞击或被抛出车外的人，以及高空坠落者。损伤机理包括血管的剪切力和断骨片的直接作用。主动脉峡部是剪切伤所致撕裂的最好发部位，约占85%。当发生第一肋骨、锁骨骨折时，可损伤锁骨下动脉、无名动脉及颈总动脉。

（二）CT 表现

平扫可见等密度或稍高密度的圆形、椭圆形影，但难以区分是假性动脉瘤或纵隔血肿。增强扫描可表现为以下一个或多个征象。①假性动脉瘤：位于主动脉弓旁、破口小者瘤体强化明显迟于主动脉并排空延迟即"晚进晚出征"；破口大者这种时间差不著。②主动脉夹层分离。③血管边缘不规则，壁厚薄不均。④主动脉周围血肿：常见，无强化，紧贴主动脉者高度提示主动脉撕裂；远离者多为小血管破裂。⑤其他：如气管、食管推挤移位，胸骨、胸椎及第 1~3 肋骨骨折等，均提示有胸主动脉及大的分支损伤可能。

目前，各种影像难以鉴别主动脉内膜轻微损伤与主动脉粥样硬化。

（师毅冰）

第二节 冠心病

冠状动脉粥样硬化性心脏病（coronary atherosclerotic heart disease，CAD）简称冠心病（coronary heart disease），是指冠状动脉粥样硬化所致管腔狭窄导致心肌缺血而引起的心脏病变。动脉粥样硬化的发生与年龄、性别有关，实质上发生在青少年，临床表现常在中年以后，随着年龄的增长而增多，男性多于女性，冠心病包括心绞痛、心律失常、心肌梗死、心力衰竭、心室颤动和心脏骤停（猝死）。动脉粥样硬化的病理变化主要累及体循环系统的大型肌弹力型动脉（如主动脉）和中型肌弹力型动脉（以冠状动脉和脑动脉罹患最多）内膜，以动脉内膜斑块形成、动脉壁增厚、胶原纤维增多、管壁弹性降低和钙化为特征。由于动脉内膜积聚的脂质外观呈黄色粥样，故称之为动脉粥样硬化。

冠心病是一种严重威胁人类健康和生命的常见病，在欧美等发达国家，其死亡率已超过所有癌症死亡率的总和，成为第一位致死病因。在我国其发病率日益增加，早期诊断和治疗具有十分重要的意义。冠脉造影一直被认为是诊断冠状动脉疾病的"金标准"，但由于这项技术是有一定危险性的有创检查，不仅检查费用较高且有可能引起死亡（0.15%）及并发症（1.5%），所以在临床应用上仍有一定的限度。多层螺旋 CT 尤其是64 层和更多层面的螺旋 CT 采用多排探测器和锥形扫描线束，时间分辨率和空间分辨率明显提高，结合心电门控图像重组算法，使其成为无创性冠脉病变的新的影像学检查方法，在显示冠脉狭窄，鉴别斑块性质、冠脉扩张和动脉瘤、冠脉夹层、冠脉变异和畸形，了解冠脉支架术和搭桥术后情况及测定冠脉钙化积分等方面的价值较高，可作为冠脉造影的筛查并可望部分取代之。

一、冠状动脉钙化

冠状动脉钙化（coronary artery calcium，CAC）是冠状动脉粥样硬化的标志，而后者是冠状动脉疾病的病理生理基础。准确识别和精确定量 CAC 对评估冠状动脉粥样硬化的病变程度和范围十分有效，在计算钙化积分方面，因 MSCT 较 EBCT 层厚更薄，部分容积效应更小；其信噪比也较 EBCT 高，可更精确地发现更小和更低密度的钙化灶。

欧美国家钙化积分为五级：①无钙化（0 分）：CAD 的危险性极低，未来数年发生冠脉事件的可能性小。②微小钙化（1~10 分）：极少斑块，CAD 可能性非常小。③轻度钙化（11~100 分）：轻度斑块、极轻度的冠脉狭窄，CAD 危险性中等。④中度钙化（101~399分）：中度斑块、中度非阻塞性 CAD 可能性极大，CAD 危险性高。⑤广泛钙化（>400分）：广泛斑块、明显的冠脉狭窄，CAD 危险性极高。

与冠脉钙化的相关因素如下。

（1）冠脉钙化积分与冠脉狭窄程度及狭窄支数呈正相关，钙化积分越高，则冠脉狭窄的发生率也越高（图 8-1，图 8-2）。

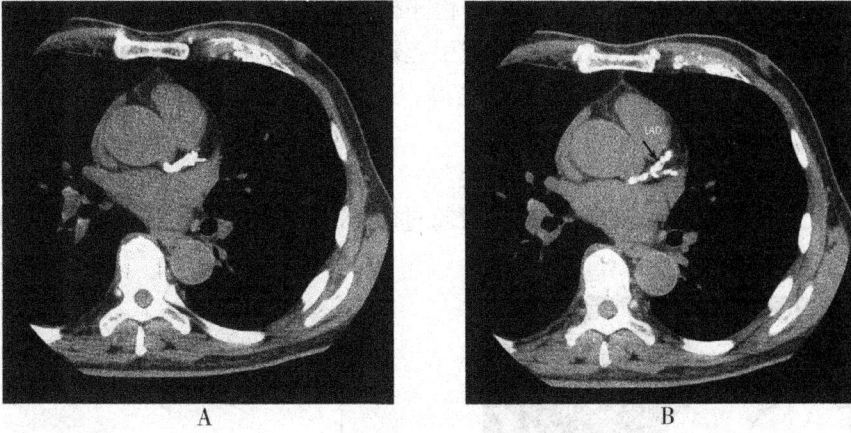

图 8-1　左主干、前降支和旋支钙化
A、B. 左主干、前降支和旋支均见明显钙化（↑），容积算法为 1 033 分

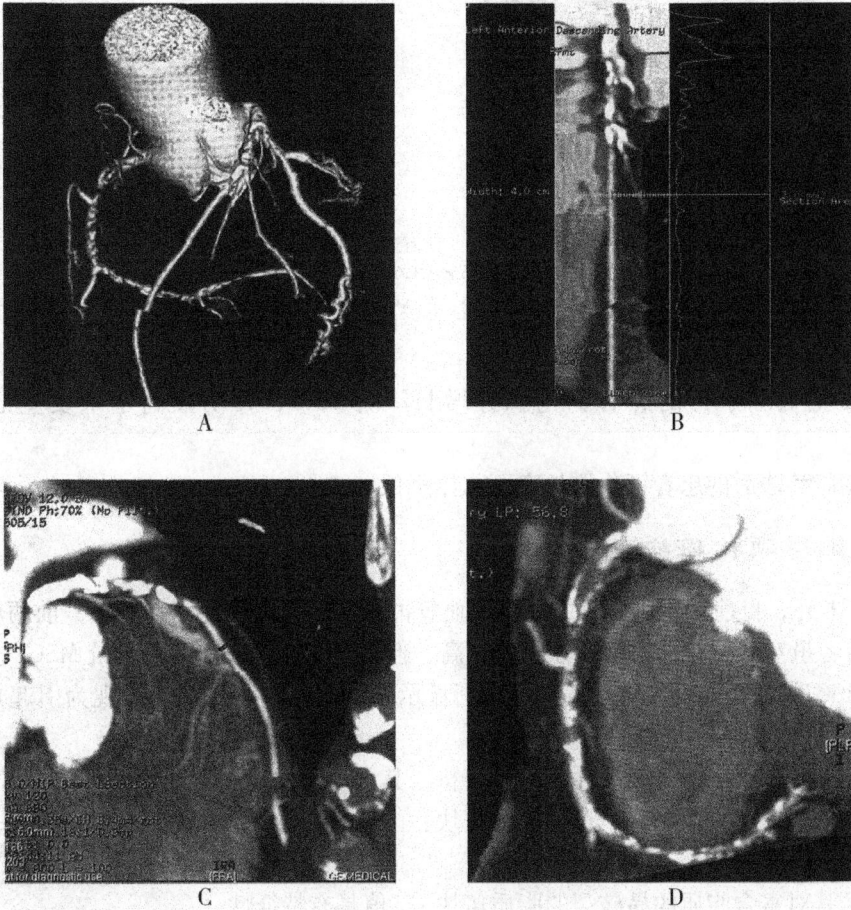

图 8-2　多支钙化
A. VR 像上左主干、前降支近段、旋支开口附近及右冠脉多发钙化；B. 血管拉直像示左主干、前降支和旋支钙化；C、D. MIP 示左主干、前降支及右冠脉呈典型串珠样广泛钙化，以后者为著

（2）但有时部分患者虽钙化积分很高，由于代偿性的血管重构，可无明显的冠脉狭窄。

（3）年轻患者可因冠脉痉挛、斑块破裂引起冠脉事件，但无冠脉钙化出现。

（4）年龄越大，则钙化评分的敏感性越高，特异性越低。年龄越低，敏感性越低，特异性越高。

（5）当多根血管出现钙化临床意义更大。

（6）在评价冠脉钙化积分曲线图时，对超过年龄和性别所对应的 75% 危险性时，更具有临床意义（图 8 - 3）。

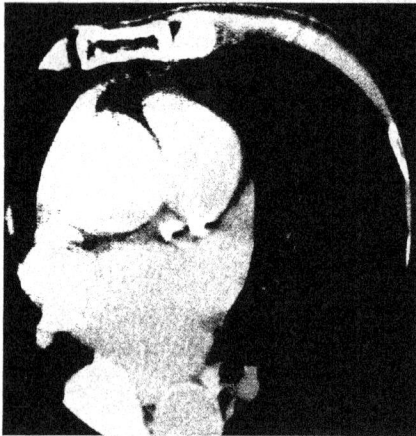

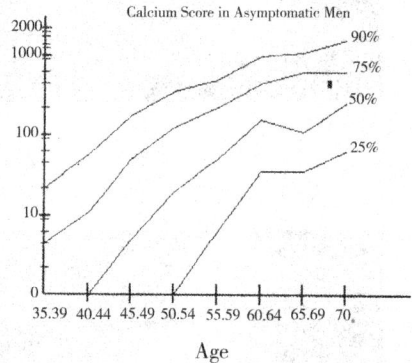

图 8 - 3 钙化积分曲线评估

A. 男，68 岁，前降支钙化积分 > 100 分；B. 在 65 ~ 69 岁年龄组根据钙化积分其发生冠心病的概率超过 70%，属于高危状态

（7）发生冠脉事件的患者钙化积分增长率为 35%，并明显高于未发生冠脉事件的 22%。

（8）调脂疗法后的患者钙化增长率可明显降低。

二、粥样硬化斑块

除 MSCT 外，目前对斑块成分的评价有血管内视镜、血管内超声和 MRI，前两者均为有创检查，后者虽对斑块成分的评价准确性更高，但其显示冠脉分支的数目较 MSCT 少。

（1）MSCTA 最大的优势是可直接、清晰显示冠脉粥样硬化斑块，表现为引起冠脉狭窄的血管壁上的充盈缺损（图 8 - 4）。

（2）可对冠脉斑块成分做定性和定量分析，其不仅能发现小斑块，还可根据 CT 值来区分脂质、纤维和钙化斑块（CT 值，脂质斑块：< 50HU；纤维斑块：70 ~ 100HU；钙化斑块：> 130HU）。

（3）尤其对富含脂质的易破裂的脂质斑块 CT 值具有特征性。

（4）斑块的 CT 值越低，斑块就越不稳定，越易发生冠脉事件。早期易破碎的斑块的检出对于避免急性冠脉事件的发生至关重要。

（5）脂质和纤维斑块所测的 CT 值常表现为高于实际密度，主要是考虑部分容积效应的影响，因为斑块体积常较小，血管腔内又充满高浓度的对比剂；另外脂质斑块还含有其他高于脂质密度的成分。

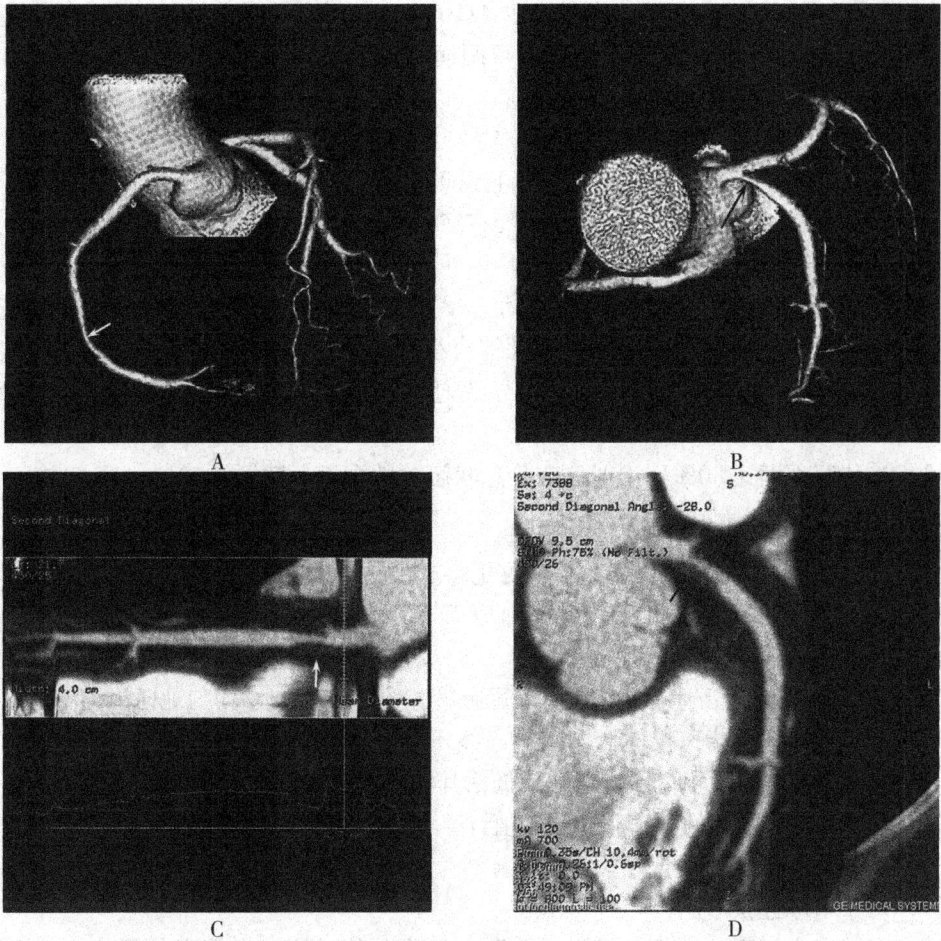

图 8-4　前降支斑块

A、B. 冠脉树提取像见右冠脉中段（↑）和前降支开口处（长↑）管腔明显狭窄；C、D. 血管拉直和 CPR 像均见前降支斑块所致的充盈缺损（↑）

三、冠脉狭窄

是冠状动脉粥样硬化病理改变中最常见并具特征性的表现。MSCTA 不仅可清晰显示冠脉管腔的狭窄，并能准确判断管腔狭窄的形态、程度和范围。

（一）对冠脉狭窄敏感性和特异性的评价

对于直径 ≥1.5mm 的冠状动脉节段，MSCTA 检测冠脉狭窄（>50%）的敏感度为82% ~93%，特异度为95% ~97%，阳性预测值为71% ~82%，阴性预测值为95% ~98%，这些数据表明 MSCTA 显示冠脉狭窄的准确性临床意义大。

（二）对冠脉狭窄的测量及分级

目测法是目前常用的判断冠脉狭窄的方法，它是以狭窄近心端和远心端相邻的正常血管直径为 100%，狭窄处血管减少的百分数为狭窄程度。

冠脉狭窄计算公式为：血管狭窄程度＝（狭窄近心端正常血管直径－狭窄直径）/狭窄远心端正常直径×100%。若血管直径减少 4/10 称之为 40% 的狭窄，根据冠脉直径减少的百分数可计算出其面积减少的百分数（利用圆面积计算公式 πr^2），狭窄直径减少 50% 相当于面积减少 75%。

冠脉狭窄依其程度分为 4 级。Ⅰ级：狭窄 <25%；Ⅱ级：狭窄为 25%～50%；Ⅲ级：狭窄为 51%～75%；Ⅳ级：狭窄 >76% 以上或闭塞。

（1）冠脉狭窄程度≥50%（面积减少≥75%）时，运动可诱发心肌缺血，故将此称为有临床意义的病变。

（2）虽然 <50% 的冠脉狭窄在血流动力学上可无显著意义，但当粥样斑块发生破裂或糜烂而继发血栓形成可演变为急性冠脉综合征（包括不稳定型心绞痛、无 ST 段抬高的心肌梗死和 ST 段抬高的心肌梗死）从而导致冠脉完全或不完全闭塞，并出现一组临床综合征。

（3）当狭窄程度达 80% 以上时，在静息状态冠脉血流量就已经减少。

（三）对冠脉狭窄的形态评价

由于血流动力学的作用，冠脉粥样硬化多见于左前降支、左回旋支和右冠状动脉及其较粗大的分支血管，发生的部位常见血管开口、分叉和弯曲处，血管狭窄的形态表现各异。

（1）向心性狭窄：指粥样硬化斑块以冠脉管腔中心线为中心均匀地向内缩窄。

（2）偏心性狭窄：指斑块向血管腔中心线不均匀缩窄或从中心线一侧缩窄。本型临床多见，在某一体位对其观察可能被漏诊或低估其狭窄程度，因此要多体位观察，在判断其狭窄程度时应以多个体位上的狭窄程度平均值计算（图 8-5）。

（3）不规则性狭窄：指管腔狭窄程度 <25% 的不规则弥漫性狭窄。

（4）管壁增厚性狭窄。

（5）冠脉完全闭塞：①闭塞部位的血管未强化，其远侧的血管强化程度主要取决于侧支循环的建立情况。因冠脉侧支循环较丰富，故闭塞部位远侧的血管常能明显强化，据此可测出血管闭塞的长度。②当闭塞段仅为数毫米较短时，因其两侧管腔内含对比剂使其类似于重度狭窄的表现。③闭塞端形态：鼠尾样逐渐变细多为病变进展缓慢所致（图 8-6）；"截断"现象常为斑块破裂急性血栓形成而引起。

对冠脉狭窄范围的评价如下。

1）局限性狭窄：狭窄长度 <10mm，此型最常见。

2）管状狭窄：长度在 10～20mm，发生率仅次于前者。

3）弥漫性狭窄：指狭窄长度 >20mm，常伴有明显钙化，对血流动力学影响明显，多见于高龄和/或合并糖尿病的患者。

4）精确测量冠脉狭窄长度对选择介入治疗的方案至关重要。

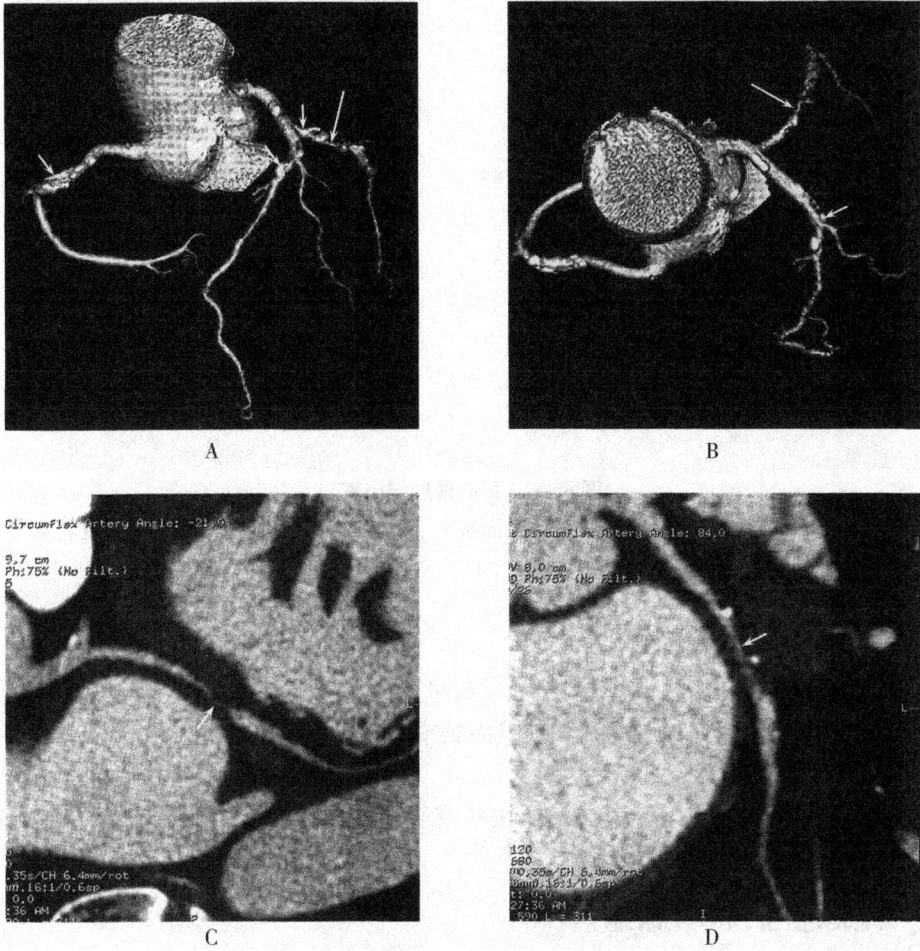

图 8-5 偏心性狭窄

A、B. 右冠脉、前降支及旋支示有多发散在钙化（↑），旋支明显狭窄（长↑）；C、D. 旋支呈典型偏心性狭窄（↑）

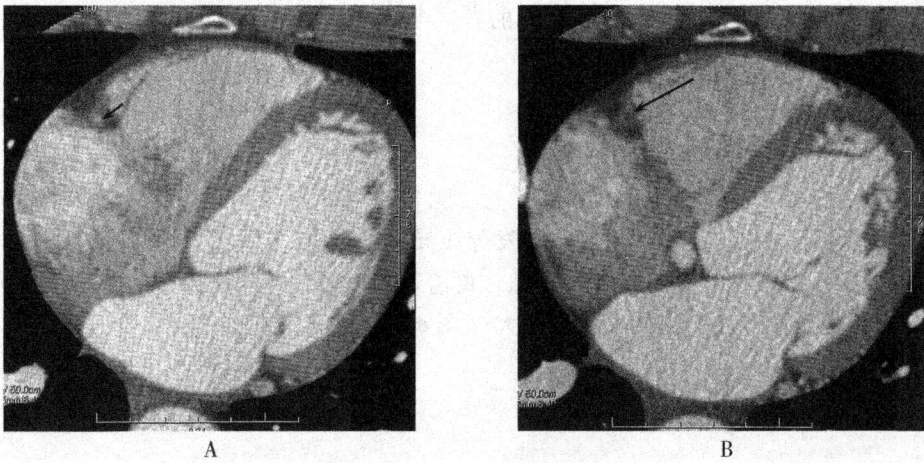

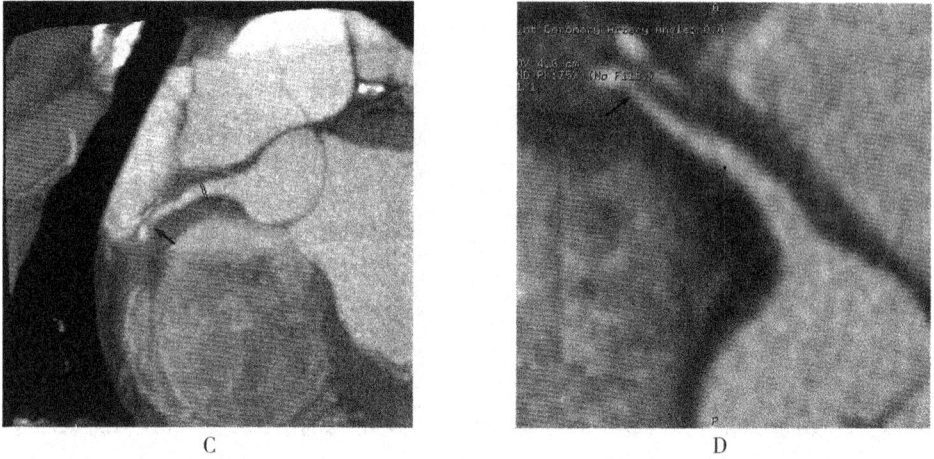

图 8 - 6　冠脉鼠尾样闭塞

A、B. 轴位像血管显示正常（↑）和狭窄闭塞（长↑）；C、D. MIP 和 CPR 示右冠状动脉中段呈典型"鼠尾"样闭塞（↑）

（四）对冠脉管壁粥样硬化的评价

（1）正常冠脉管壁在 MSCTA 上多不显示或呈窄环状。

（2）斑块形成见管壁增厚隆起致相应管腔狭窄，常伴有钙化。

（3）斑块溃疡形成呈表面凹凸状。

（4）严重粥样硬化表现为管壁多发团块状或串珠样钙化，由于血管重构常不引起管腔明显狭窄。

四、冠脉扩张和动脉瘤

（1）冠脉局限性扩张部位的直径≥7mm 或超过邻近血管直径平均值 1.5 倍称为动脉瘤（图 8 - 7）。若为弥漫性扩张则称为冠脉扩张。

（2）动脉瘤呈囊状、梭形或不规则形，可见钙化，血栓少见。

（3）冠脉扩张可伴有或不伴有狭窄，前者呈串珠样特征性改变。

五、冠脉变异和畸形

（一）对冠脉异位起源的评价

（1）冠脉正常情况以直角起源于相应主动脉窦的中部，起源异常指冠脉开口于其他部位，并常与根窦部呈锐角或切线位，多并发分布异常。

（2）MSCTA 多方位、多角度观察图像，可清楚显示冠脉开口和分布异常，诊断价值高，对预防因冠脉变异而造成的猝死临床意义大（图 8 - 8）。

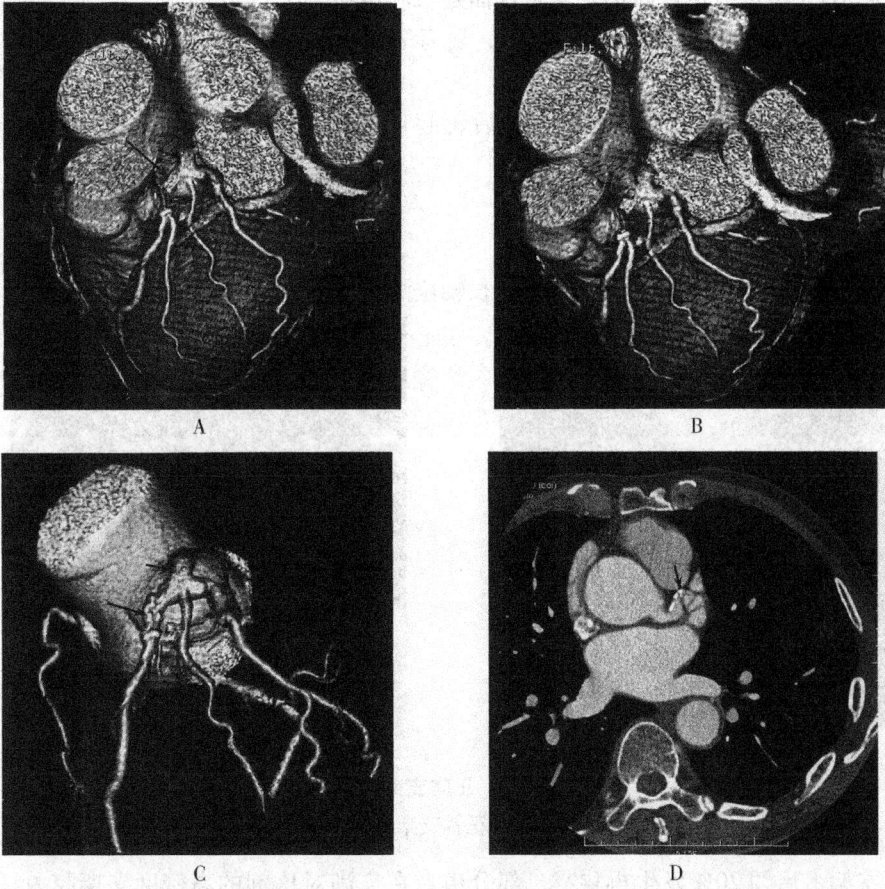

图 8-7　冠状动脉瘤
A~D. 左主干（↑）、前降支（长↑）和旋支开口处管腔明显扩张，呈典型动脉瘤表现

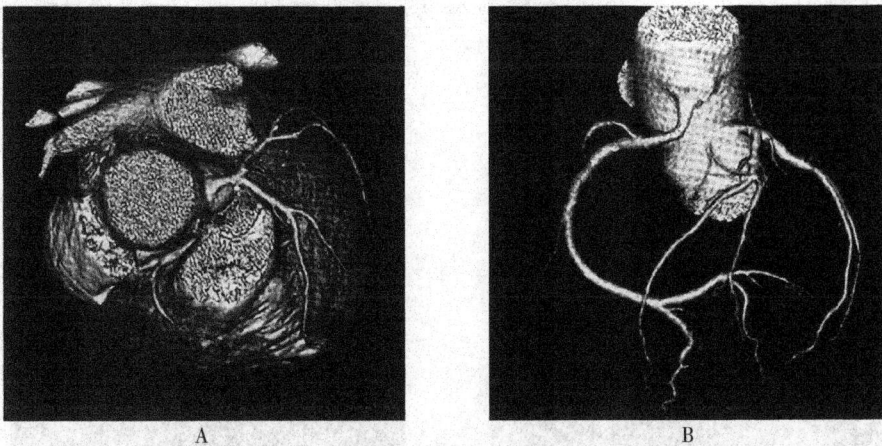

图 8-8　冠脉异位起源
A、B. 右冠状动脉自主动脉窦上方发出

（二）冠脉瘘

指冠状动脉主干及其分支直接与右心腔、肺动脉、冠状静脉窦等异常交通。

（1）MSCTA 清楚显示冠状动脉异常迂曲延长和增粗。

（2）患处冠脉呈均匀性或局限性扩张，后者表现为梭形或囊状动脉瘤样改变，远端变细，与心腔或血管异常交通。

（3）本病须与主动脉心腔隧道鉴别，后者起自主动脉窦上方，而冠脉的起源、分布和管径均正常。

六、冠脉内支架

在血管短轴位上正常支架表现为环形，长轴位则呈平行轨道状或弹簧圈状（图8-9）。

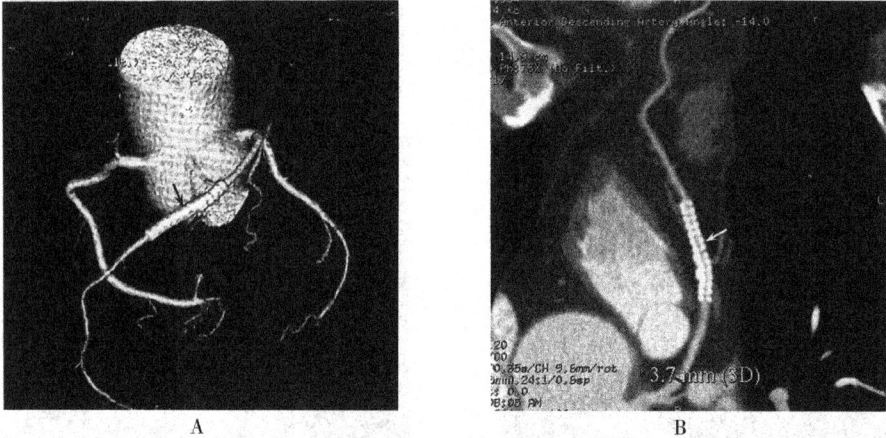

图8-9 正常支架形态
A、B. 冠脉树提取和CPR显示的正常支架（↑）及远端充盈良好的血管

（1）支架术后约20%发生再狭窄，部分患者在充满对比剂的高密度支架腔内，见血管内膜过度增生形成的局限性或弥漫性软组织充盈缺损。

（2）支架变形、扭转，远端血管明显变细或呈断续状显影常表明有严重的支架内再狭窄。

（3）支架腔内无对比剂充盈或支架近端管腔充盈而远端管腔未充盈则提示支架管腔完全闭塞（图8-10）。

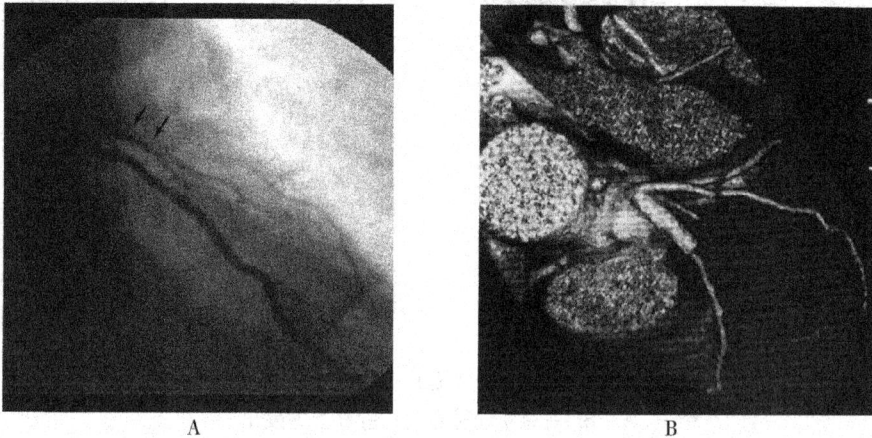

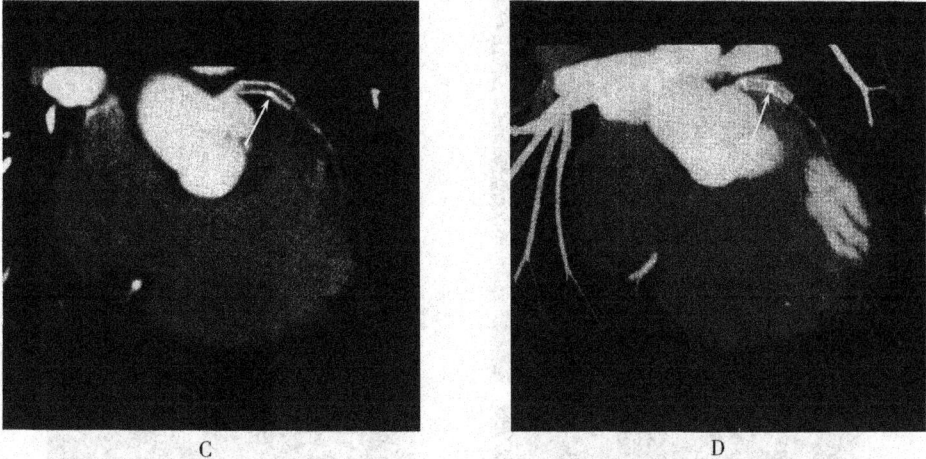

图 8 - 10　支架闭塞

A ~ D. DSA 显示前降支支架内完全闭塞（↑），VR、MPR 及 MIP 图像清晰显示支架腔内中、低密度填充、闭塞（长↑）

七、冠脉桥血管

1. 桥血管开通　当桥血管腔内的密度与同层面的升主动脉相仿表明桥血管开通。

2. 桥血管狭窄　MSCTA 能准确评价桥血管有无狭窄，评价桥血管狭窄的程度以狭窄两端相对正常的桥血管直径为基准。

3. 桥血管闭塞　桥血管未显影或近端吻合口呈残根样显影，其远端未显影。

八、心肌缺血、心肌梗死及其并发症

（一）心肌缺血

（1）首次灌注图像为局部低密度区，延迟 0.5 ~ 2h 见低密度被填充呈等密度，心肌强化的时间 - 密度曲线为缓慢上升型。

（2）心肌时间 - 密度曲线为低小型，大致与正常心肌相似。

（3）观察心肌运动异常时，应注意室壁运动异常的范围与心肌灌注低密度区的范围是否一致。

（4）根据心肌缺血部位可推断受累的冠脉分支。

（二）心肌梗死

（1）局部心肌变薄。

（2）节段性室壁收缩期增厚率减低（正常值为 30% ~ 60%）。

（3）至壁运动功能异常包括运动减弱、消失和矛盾运动。

（4）增强扫描早期病灶不强化呈低密度，数分钟至数小时后出现延迟性强化，呈片状较高密度区（图 8 - 11）。

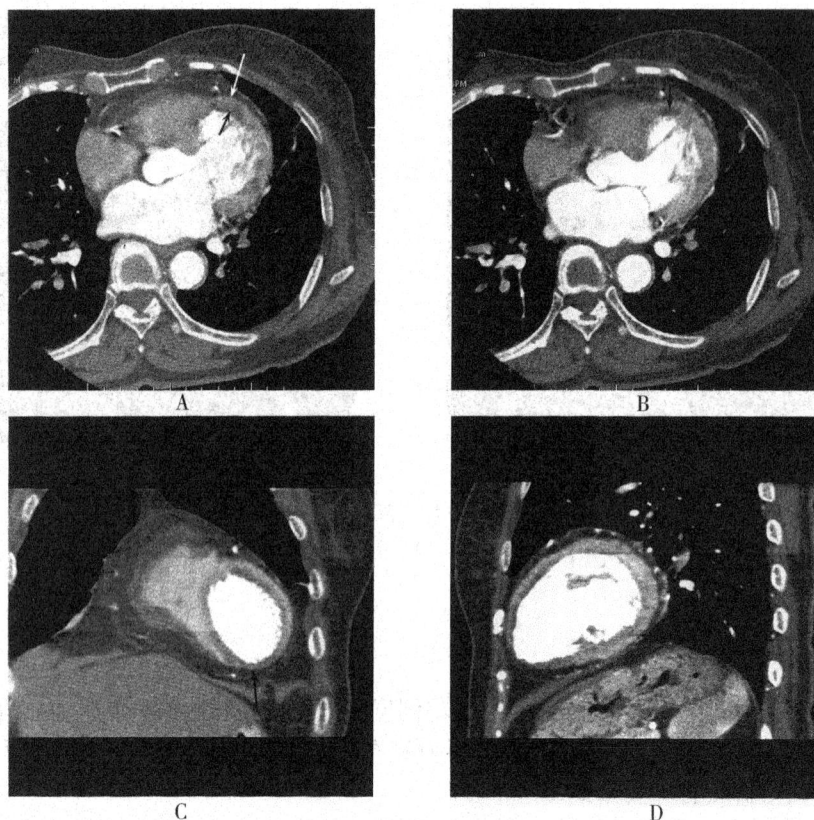

图 8 - 11　心肌梗死

A ~ D. 心脏轴位、冠状位和矢状位在增强扫描早期见左室壁梗死灶呈低密度
（↑），局部心肌显示变薄（长↑）

（三）心肌梗死并发症

（1）（真性）室壁瘤：①发生率为20%，多为单发，80%以上累及左室前侧壁和心尖部。②心肌显著变薄，收缩期向外膨出，膨出部分无搏动或呈矛盾运动，后者更具临床价值。③44% ~ 78%并发附壁血栓，表现为充盈缺损。④部分室壁瘤壁出现高密度钙化（图 8 - 12）。

（2）假性室壁瘤：瘤壁由心包构成，心肌破口邻近的心包与心肌粘连而不发生心包填塞。

（3）乳头肌梗死：导致二尖瓣关闭不全，严重者出现急性心力衰竭。

（4）心脏破裂：多在梗死后1周左右，血液经心室壁破口涌入心包腔，造成致死性急性心包填塞。

（5）梗死后心包、胸腔积液。

九、心功能分析

MSCTA 在测定每搏心输出量、左室容积和射血分数方面均具有很大的临床价值，准确性高，可较全面地评价冠脉粥样硬化引起心肌缺血所导致的心功能改变。

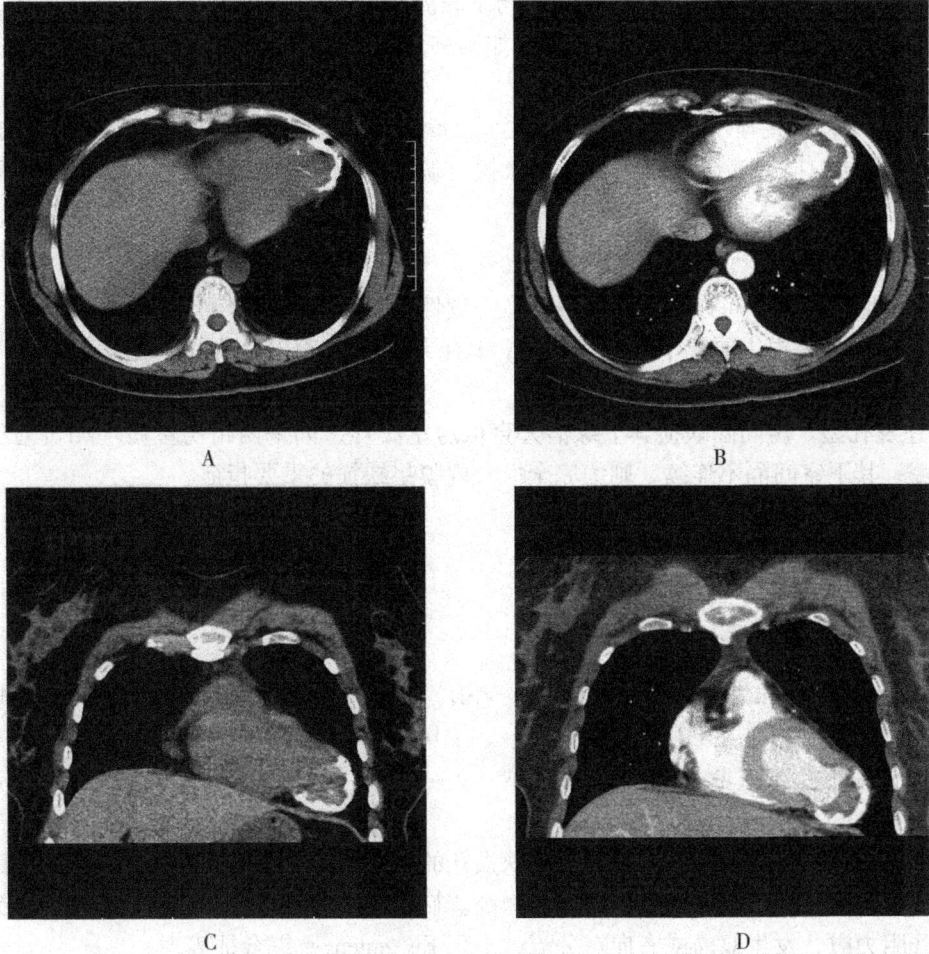

图 8 - 12 室壁瘤

A ~ D. 心脏轴位、冠状位见左室心尖部局部向外膨出，室壁瘤壁呈广泛高密度钙化

（师毅冰）

第三节 先天性心脏病

先天性心脏病可按病理生理的血流动力学改变分为左向右、右向左和无分流三类；按临床分为发绀和无发绀两型；按 X 线片肺血情况分为肺血增多、肺血减少和肺血无明显改变三型。

一、房间隔缺损

房间隔缺损（atrial septal defect，ASD）是最常见的先天性心脏病之一，约占先天性心脏病的 20%，男女发病之比为 1 : 1.6。按缺损部位分为第一孔（原发孔）型、第二孔（继发孔）型以及其他类型。原发孔型位于房间隔下部，常合并心内膜垫缺损；继发孔型位于卵圆窝区域；其他类型有上腔型或静脉窦型（位于房间隔的上部）、冠状窦型（位于正常

· 143 ·

冠状窦位置）与下腔静脉型（位于卵圆窝与下腔静脉之间）。缺损的数目通常是 1 个，偶尔可以是多个，大小 1 ~ 4cm，若大到完全缺如则称为公共心房，也可小到针孔样，多为筛孔称 Chiari network 型。

CT 平扫难以直接显示缺损的部位和大小，诊断价值不大，但可显示心脏径线的增大。MSCT 增强薄层扫描能够显示有无房间隔缺损、缺损的位置和大小，特别是在 MPR 和三维重组图像上。

（一）直接征象

在增强薄层扫描上可以显示房间隔影像连续性中断，并能直接测量缺损的大小。

1. 继发型　缺损主要位于卵圆窝部位，其下缘与房室瓣间尚保留一定房间隔，两组房室瓣完整。

2. 原发孔型　房间隔缺损其下缘消失直抵房室瓣环，如果两组房室瓣环相贯通成为一组房室瓣，其下室间隔不连续，则为完全性心内膜垫缺损的重要指征。

（二）间接征象

右心房、右心室增大，肺纹理增多。

二、室间隔缺损

室间隔缺损（ventricular septal defect，VSD），约占先天性心脏病的 25%。根据发生部位分为膜部缺损（占 80%）、肌部缺损（占 10%）及其他类型（占 10%）。根据临床结合病理分为小孔型（2 ~ 8mm）、中孔型（9 ~ 15mm）和大孔型（16 ~ 20mm）室间隔缺损。

室间隔缺损的血流动力学异常取决于缺损孔的大小及肺血管阻力。孔的大小随年龄增大而变小，而肺血管阻力则可随年龄增大而增高。初期由左向右分流，当肺血管阻力达到或超过体循环阻力时，发生双向或右向左分流，出现 Eisenmenger 综合征表现。

增强薄层 CT 扫描可以显示室间隔的缺损情况，特别是采用心电门控 CT 扫描时，MPR 和三维重组能够更清晰地显示室间隔缺损的部位和大小。同时可以显示各房室的大小形态和心室壁的厚度。

（一）直接征象

VSD 直接征象是室间隔中断，不连续。嵴上型室间隔缺损，于肺动脉瓣下层面显示球部间隔中断。肌部室间隔缺损，常较小，于心室层面靠近心尖部见肌部室间隔中断，多为 2 ~ 3mm 大小。膜部室间隔缺损，在主动脉瓣下层面见室间隔连续性中断。隔瓣后型室间隔缺损，多在二尖瓣、三尖瓣显示层面于隔瓣后见两心室间交通，缺损邻近三尖瓣环。

（二）间接征象

分流量大者可见左、右心室增大，肺血管纹理增粗增多。

三、动脉导管未闭

动脉导管未闭（patent ductus arterious，PDA）是最常见的先天性心脏病之一，约占先天性心脏病的 20%，男女发病之比为 3 ∶ 1。动脉导管是胎儿期肺动脉与主动脉的交通血管，出生后不久即闭合，如不闭合，称动脉导管未闭，它可单独存在或合并其他畸形，未闭导管长 6~20mm，宽 2~10mm，呈管形、漏斗形或窗形等。

在整个心动周期，主、肺动脉间都存在压力差，所以，主动脉内的血液不断地流向肺动脉，分流量的大小与动脉导管的阻力及肺血管阻力直接相关，导管口越小、管越长则阻力越大，导管口越大则阻力越小。分流量的增大，使左心负荷增加，右心射血阻力增加，但左心较右心严重。当肺血管阻力高于体循环时，出现右向左为主的双向分流。

心电门控下增强薄层 CT 扫描，三维重组和 MPR 重组能够清晰显示位于主动脉与左肺动脉之间未闭的动脉导管，能够清晰地显示导管的位置、管径大小、管径长度和形态。同时也能够显示各房室的大小以及室壁的厚度，可以表现为左心房和左心室增大，左心室壁增厚等改变（图 8-13）。但 CT 不能反映该病的血流动力学改变。

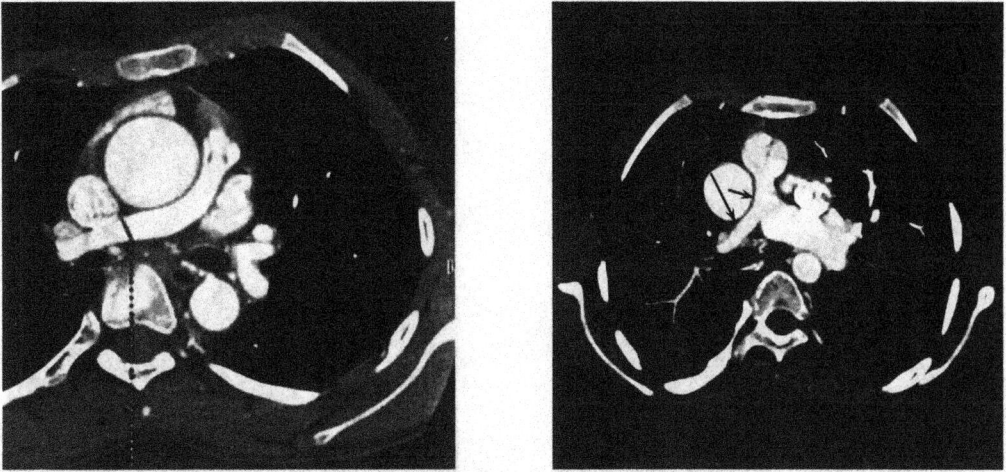

图 8-13　动脉导管未闭

A. 斜位 MIP；B. VR 图像。均能够清晰直观地显示未闭的动脉导管位于主动脉降部与左肺动脉之间（↑），主动脉降部稍扩张

（一）直接征象

于主动脉弓水平见一条增强的血管与主肺动脉或左肺动脉相连续，主动脉端膨大，肺动脉端相对细小。VR 和 MIP 等重组方式均能很好地观察到该征象。

（二）间接征象

较大的动脉导管未闭患者，可见左心室增大。有肺动脉高压时可见主肺动脉和左右肺动脉增宽。

四、肺动脉狭窄

肺动脉狭窄（pulmonary artery stenosis），该畸形占先天性心脏病的 10%，男女发病之比约为 3：2。其中 2/3 的患者合并其他心脏畸形。可分为瓣型、瓣上型、瓣下型及混合型四型。瓣型狭窄是三片瓣叶融合，呈穹隆形结构，顶部为一小孔，约占 90%；瓣上型狭窄可累及肺动脉干、分叉部、主分支或周围分支；瓣下型狭窄多是漏斗型，常合并室间隔缺损，漏斗部肌肉弥漫性肥厚造成狭窄。右心室流出道的阻塞，造成压力阶差，使右心室压力超负荷，因而发生肥厚，长期以后易导致右心衰竭。右心压力过高时，卵圆孔开放，从而出现右向左分流的现象。

（一）直接征象

MSCT 可以采用横轴位、三维重组、MPR 和 MIP 等成像进行多角度和多方位观察。

1. 瓣上型狭窄　CT 可显示其狭窄的部位、程度和病变累及的长度和数目。在一侧肺动脉狭窄时，对侧肺动脉常见扩张。

2. 漏斗部狭窄　MPR 重组能够显示右心室肥厚的肌束向流出道突出，使流出道变窄，同时也可以显示第三心室。

3. 瓣膜狭窄者　能够显示肺动脉瓣膜口呈幕顶状狭窄，同时可见狭窄后的主肺动脉扩张。CT 扫描可测量主肺动脉和两侧肺动脉的径线（图 8 - 14，图 8 - 15）。

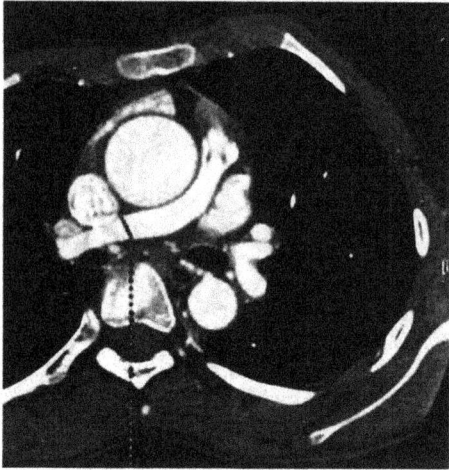

图 8 - 14　肺动脉狭窄

CT 横断面图像上可以清晰显示右侧肺动脉细小

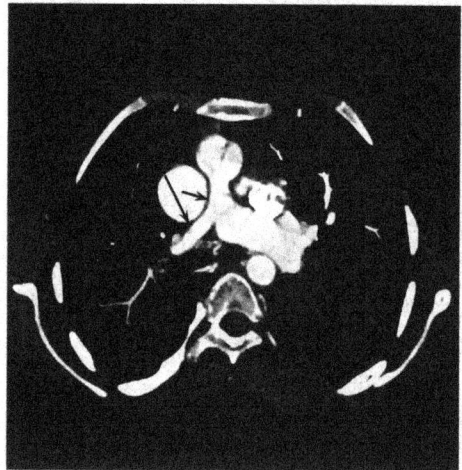

图 8 - 15　肺动脉狭窄

CT 横断面图像上能够清晰显示主肺动脉（↑）和右侧肺动脉（长↑）发育细小

（二）间接征象

同时能够显示右心室肥厚，以及能够显示同时伴有的其他先天性畸形等。

五、法洛四联症

法洛四联症（tetralogy of Fallot）是由先天性的室间隔缺损、主动脉骑跨、肺动脉狭窄及以后继发的右心室肥厚组成。在先天性心脏病中占 12% ~ 14%，在发绀型心脏畸形中则居首位，占 50%，男女发病之比约为 1 ：1。法洛四联症以室间隔缺损与肺动脉狭窄为主要表现。缺损多在膜部，一般较大，达 10 ~ 25mn。肺动脉狭窄使右心室漏斗部肌肉肥厚呈管状或环状狭窄，主动脉向前、右方移位；又因肺动脉狭窄，心脏收缩期大部分血射向主动脉，使主动脉管径增粗，为肺动脉的 3 ~ 4 倍。右心室因喷出处梗阻而肥厚。

CT 可显示动脉转位及心脏房室的大小。在心电门控下增强 CT 扫描、MPR 以及三维重组能够清晰显示各种解剖结构的异常（图 8 - 16，图 8 - 17）。

1. 肺动脉狭窄　于右心流出道至肺动脉层面可见流出道肌肥厚致使其不同程度狭窄。可以观察主肺动脉、左右肺动脉发育情况，是否有狭窄等。

2. 室间隔缺损　主动脉瓣下室间隔中断为膜部缺损的表现；于肺动脉瓣下室间隔中断为嵴上型缺损；于心室肌部间隔中断为肌部缺损。

3. 主动脉骑跨　于主动脉根部水平，显示主动脉窦前移，主动脉增粗扩张骑跨于室间隔上。

4. 右心室肥厚　MSCT 能够较满意显示右心室大小、形态及漏斗部的发育情况。右心室壁增厚，甚至超过左心室壁的厚度。右心室内的肌小梁明显增粗。

5. 体 – 肺侧支循环　CT 三维重组能够清晰显示体 – 肺侧支循环的情况。

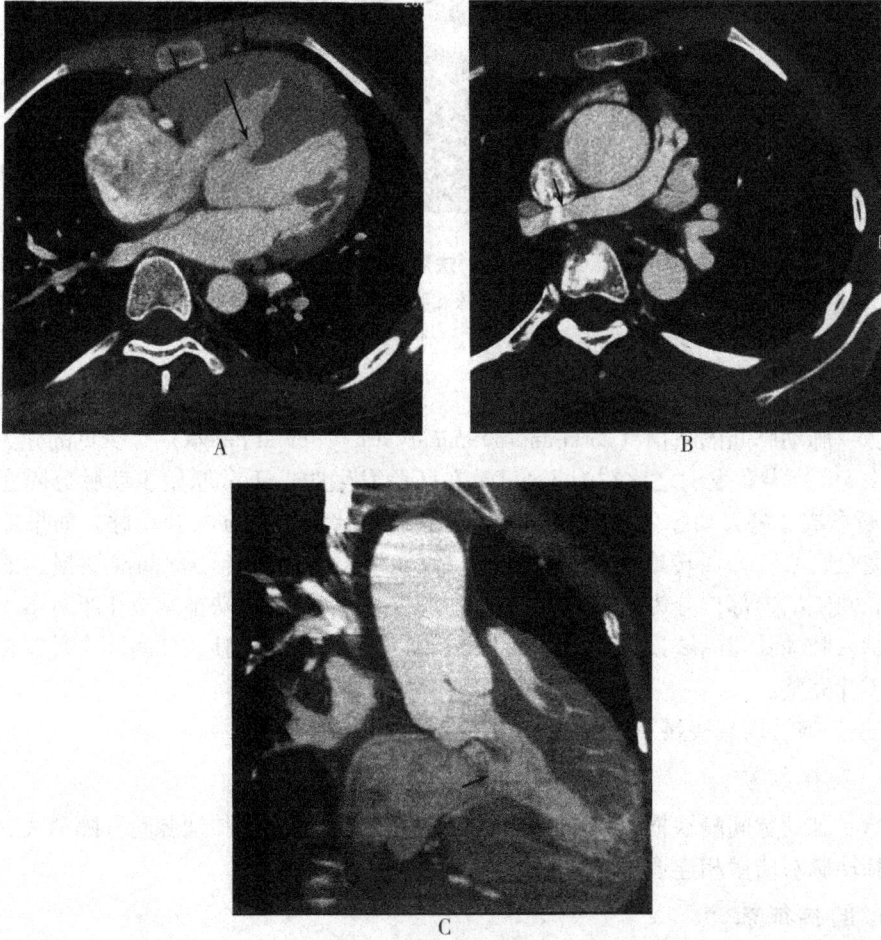

图 8 – 16　法洛四联症

A. 清晰显示右心室明显肥厚（↑），室间隔缺损（长↑）；B. 右肺动脉显示较细小和狭窄（↑）；C. 在斜位 MPR 图像上清晰显示主动脉明显增宽和骑跨的表现，同时也能够显示室间隔缺损的改变（↑）

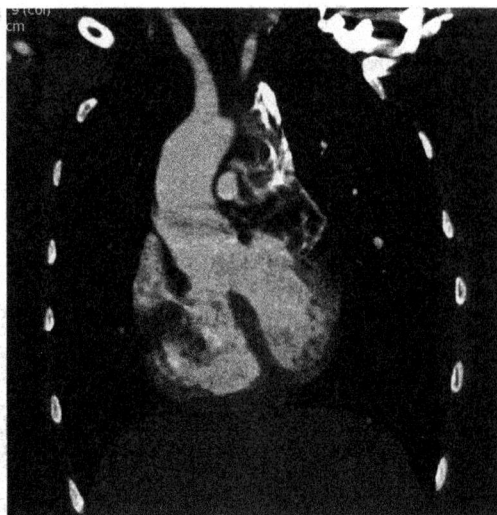

图 8 - 17　法洛四联症

主动脉增粗，骑跨于主动脉和肺动脉之间，室间隔缺损

六、主动脉 - 肺动脉间隔缺损

主动脉 - 肺动脉间隔缺损（aorta and pulmonary artery septal defect）是少见的先天性心脏病，约占 1.5%，男女发病之比约为 2 ∶ 1。在胚胎发生时，正常原始主动脉分隔在胚胎第 5~8 周逐渐形成。将大动脉分隔为位于右后方的主动脉和左前方的肺动脉。如果原始主动脉分隔不完全，心脏未回转或回转不完全，导致发生主动脉 - 肺动脉间隔缺损。依据主动脉 - 肺动脉间隔缺损部位分为三型：Ⅰ型：主动脉 - 肺动脉间隔缺损紧位于半月瓣上方；Ⅱ型：主动脉 - 肺动脉间隔缺损远离半月瓣上方；Ⅲ型：主动脉 - 肺动脉间隔全部缺损，双半月瓣环及瓣叶完整。

CT 增强扫描可以直接显示心脏和大血管的解剖结构。

（一）直接征象

主动脉 - 肺动脉间隔缺损时，于主动脉弓下层面见主动脉与肺动脉间分隔消失，主动脉左后壁与肺动脉右前壁相连通。

（二）间接征象

主动脉 - 肺动脉间隔缺损一般均较大。可见左心室增大为主的双室增大。有肺动脉高压存在，可见主肺动脉及左、右肺动脉增宽，两肺野血管纹理增多增粗，右心室增大肥厚。

（三）三维重组

可以直接显示主动脉 - 肺动脉间隔缺损解剖及分型。

七、先天性主动脉缩窄

先天性主动脉缩窄（inborn aorta coarctation）占先天性心脏病的 6%~10%，本病多见于男性，男女发病之比为 3 ∶ 1~5 ∶ 1。90% 以上缩窄发生在左锁骨下动脉开口远端、动脉导管或韧带所在区域（峡部）。胚胎时期主动脉供血分为上、下两部，两部的交界是与动脉导管相连的主动脉峡部。峡部血流量与动脉导管发育有着直接的关系，若峡部血流量过少，将导致该部发育不全、狭窄以致闭锁。

主动脉缩窄分型：①单纯型（成人型）：主动脉缩窄位于峡部，动脉导管已闭锁，不合并其他畸形。②复杂型：又分两个亚型。婴儿型：合并 PDA 等其他心血管畸形，缩窄位于动脉导管的近心端者常有分界性发绀。缩窄位于表脉导管的远心端者常有肺动脉高压。不典型型：见有并存主动脉弓发育不全，波及无名动脉和左锁骨下动脉之间，形成狭窄；或见仅并存头臂动脉开口部狭窄；或见有部位不典型或多发狭窄。侧支循环形成与主动脉缩窄的部位及程度相关。

（一）CT 增强检查

（1）MSCT 能够显示主动脉缩窄的部位、程度和范围，能较准确测量缩窄部的管腔内径、病变长度，能清楚显示缩窄远、近端主动脉状况，常可见升主动脉扩张及缩窄远端主动脉的狭窄后扩张等表现。

（2）能够显示并存的动脉导管未闭，其呈鸟嘴状或管状，由升主动脉前壁伸向左肺动脉，能测定动脉导管的大小，并能显示动脉导管与缩窄处的关系，从而可确定主动脉缩窄是导管前型还是导管后型。

（3）能够了解主动脉弓有无发育不良及狭窄程度。

（4）侧支循环状况，其中以锁骨下动脉 – 肋间动脉系统最常见。

（二）三维重组

对主动脉缩窄作三维重组能更直观地显示缩窄部的管腔内径、病变长度、部位、有无动脉导管未闭及侧支循环的解剖细节等（图 8 – 18）。

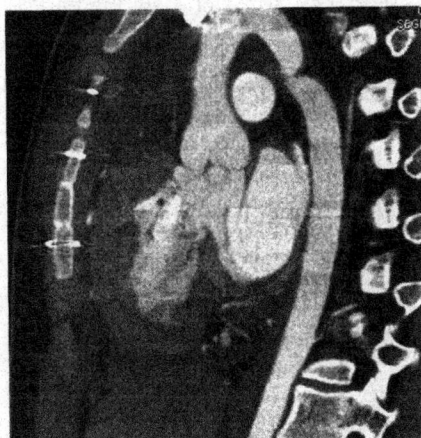
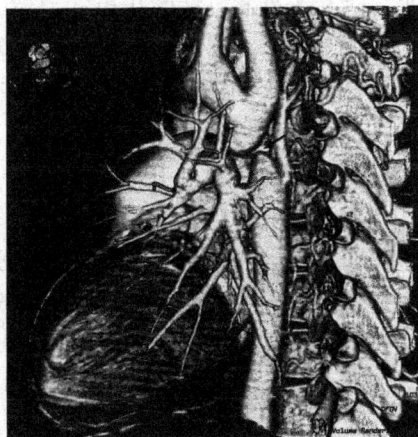

A　　　　　　　　　　　　　　B

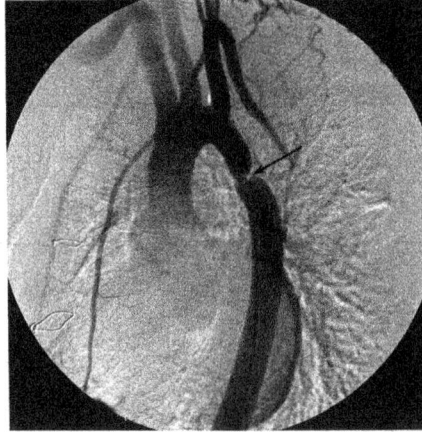

C

图 8 - 18　先天性主动脉缩窄

　　A. 斜位 MPR 图像；B. VR 图像；C. DSA 造影。于主动脉峡部可以清晰显示主动脉明
显狭窄（↑），狭窄段范围较短。DSA 造影表现与 CT 血管成像一致（长↑）

八、肺静脉异位引流

　　肺静脉异位引流（anomalous pulmonary venous drainage）又称为肺静脉回流异常，是指
单支、多支或全部肺静脉未引流入解剖左心房，而是直接引流或间接经体静脉引流入右心
房。可分为部分性和完全性肺静脉异位引流，前者是指单支或多支肺静脉与右心房连接，后
者是指全部肺静脉未直接引流入左心房，而是直接或间接经体静脉引流入右心房系统。作为
单发畸形，占先天性心脏病的 0.6% ~1% ，男女发病之比约为 2：1。病理解剖上肺静脉各
支汇合成一支总干于左房后方引流入左无名静脉、右上腔静脉或向下经横膈入下腔静脉或直
接引流入右心房。根据异位引流部位分为四型：①心上型：肺静脉汇合成一支总干引流入垂
直静脉→左无名静脉→右上腔静脉→右房，约占 50% 。②心脏型：全部肺静脉直接引流入
右心房或冠状静脉窦，约占 30% 。③心下型：肺静脉汇合成一支总干经横膈下行引流入下
腔静脉、门静脉或肝静脉。约占 13% 。心下型肺静脉异位引流几乎均因静脉回流受阻而存
在肺静脉高压。④混合型：肺静脉各支分别引流至腔静脉或右房不同部位，约占 7% 。

　　完全性肺静脉异位引流最主要的并发畸形是房间隔缺损。

（一）增强扫描

　　CT 可清楚显示两心房的形态及上、下腔静脉结构。

　　1. 心上型　左房小，无肺静脉直接引入。全部肺静脉于左房后汇合成一支粗大总干引
流入垂直静脉→左无名静脉→右上腔静脉→右房。上述静脉高度扩张，右房增大。垂直静脉
走行于左主支气管和左肺动脉之间。

　　2. 心脏型　左房小，无肺静脉直接引入。全部肺静脉直接引流入右心房或汇合成总干
引入冠状静脉窦。右心房及冠状静脉窦扩大。

　　3. 心下型　左房小，无肺静脉直接引入。全部肺静脉汇合成一支总干经膈肌食管裂孔
下行引流入下腔静脉、门静脉或肝静脉。

4. 并发畸形的分析　房间隔缺损是最常见的畸形。

（二）三维重组

可以显示异位引流的肺静脉与腔静脉、右房的连接关系，显示引流部位。直观显示上述细节，有利于手术方案的设计（图 8－19）。

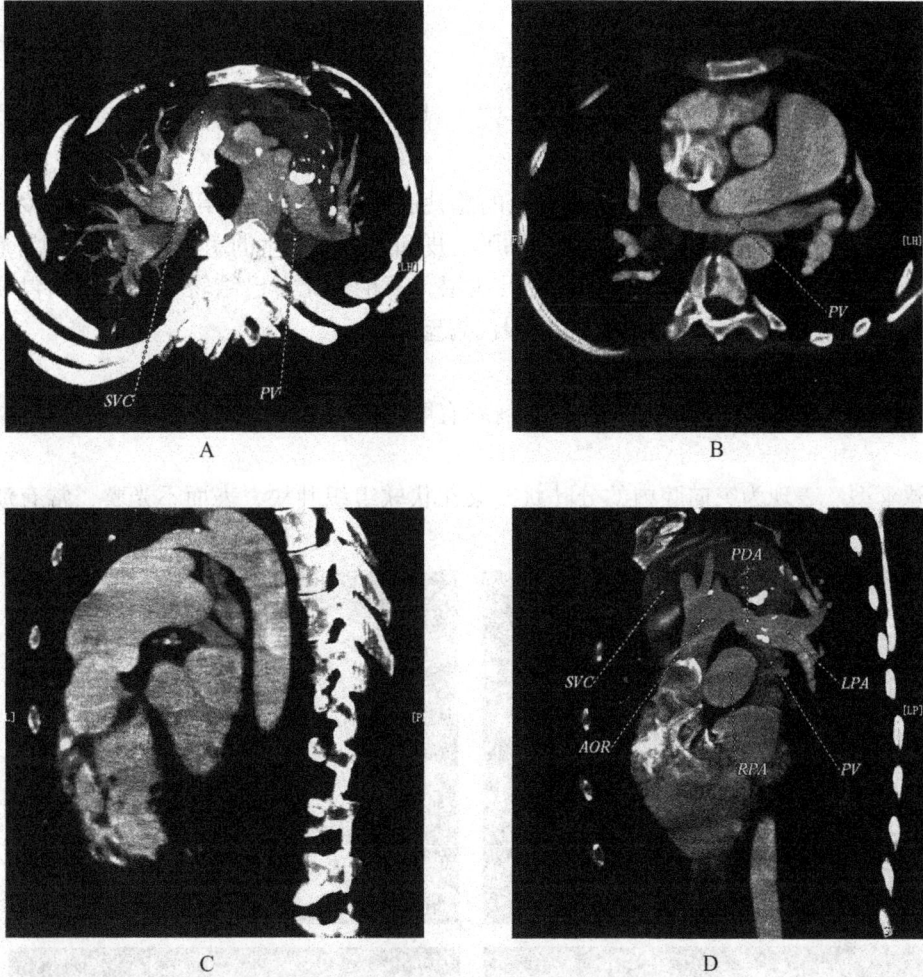

图 8－19　心上型完全性肺静脉异位引流伴房间隔缺损＋室间隔缺损＋动脉导管未闭
A～C. 为横断面及多方位 MIP 追踪肺静脉走行，同时显示动脉导管未闭；D. 为矢状面 MIP 显示动脉导管

（王云志）

第九章　消化系统疾病的 CT 检查

第一节　胃癌

胃癌（carcinoma of stomach）是最常见的恶性肿瘤之一，好发年龄在 40～60 岁，男性多于女性，好发于胃窦部小弯侧，是由胃黏膜上皮和腺上皮发生的恶性肿瘤。早期胃癌是指癌组织浸润仅限于黏膜及黏膜下层，未侵及肌层，不论有无淋巴结转移；中晚期胃癌（进展期胃癌）指癌组织浸润超过黏膜下层或浸润胃壁全层。

CT 表现：

1. 正常胃壁　厚度 <5mm，注射对比剂后有明显强化，可表现为单层、部分两层或三层结构。

2. 蕈伞型　表现为突向腔内的分叶状或菜花状软组织肿块，表面不光整，常有溃疡形成（图 9 - 1A）。

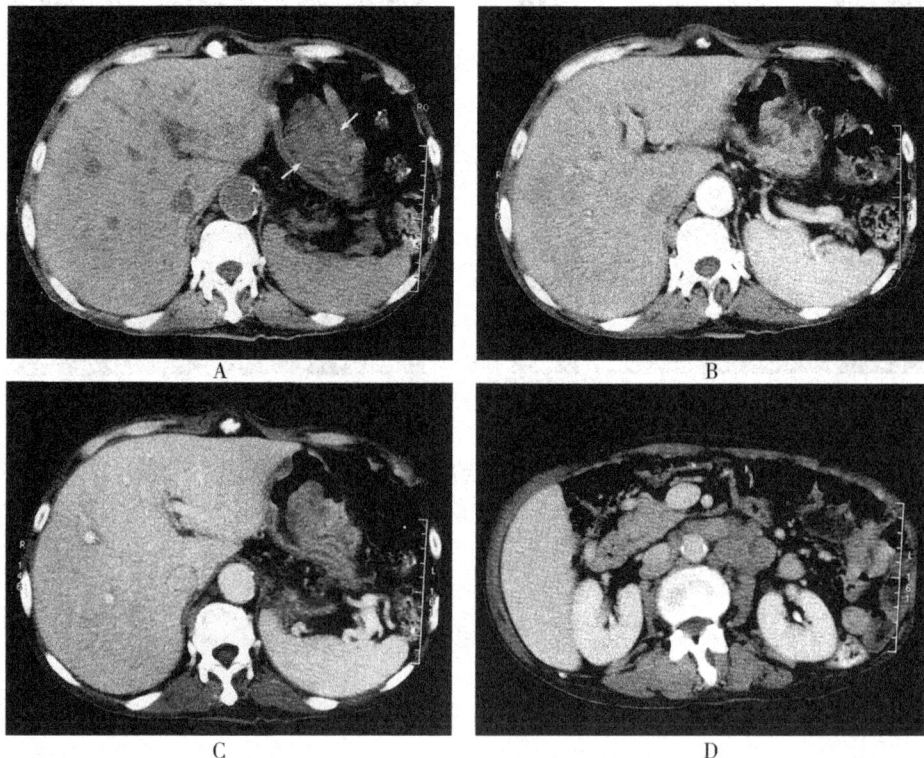

图 9 - 1　蕈伞型胃癌

A. CT 平扫见胃底有一隆起的腔内肿块，表面不光整，局部黏膜有中断破坏（↑）；B. C. 增强动脉期和门脉期见腔内肿块有强化；D. 后腹膜腹主动脉及下腔静脉旁见多个淋巴结肿大

3. 浸润型 表现为胃壁不规则增厚，增厚的胃壁内缘多凹凸不平，范围可以是局限或广泛的。胃周围脂肪线消失提示癌肿已突破胃壁。并对肝、腹膜后等部位转移很有帮助（图9-2，图9-3）。

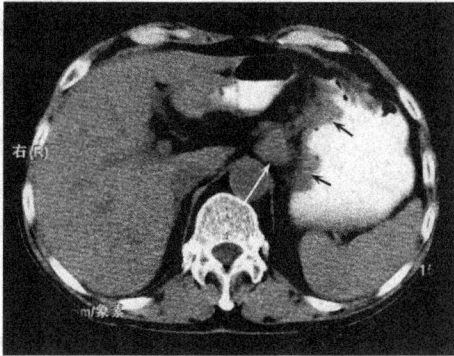

图9-2 浸润型胃癌

CT 平扫见小弯侧胃壁不规则增厚，内缘凹凸不平（↑），胃周淋巴结肿大（长↑）和肝内转移

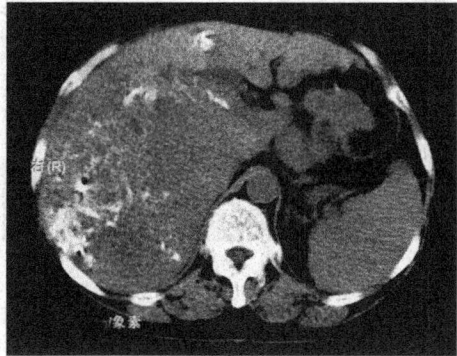

图9-3 胃癌肝转移

胃内蕈伞状软组织肿块，肝脏多发转移灶，TACE 术后见碘油不规则积聚

4. 溃疡型 形成大而浅的腔内溃疡，边缘不规则，底部多不光整，其周边的胃壁增厚较明显，并向胃腔内突出。利用三维重组可很好地显示肿块中央的溃疡以及溃疡与环堤的关系。

5. 胃腔狭窄 表现为胃壁增厚的基础上的胃腔狭窄，胃壁僵直（图9-4）。

6. 增强扫描 增厚的胃壁或腔内肿块有不同程度的强化（图9-1B，图9-1C，图9-4B）。

7. 胃癌 CT 可分为四期

（1）Ⅰ期：表现胃腔内肿块，无胃壁增厚，无邻近或远处转移。

（2）Ⅱ期：表现胃壁厚度超过10mm，但癌未超出胃壁。

（3）Ⅲ期：表现胃壁增厚，并侵犯邻近器官，但无远处转移。

（4）Ⅳ期：有远处转移。

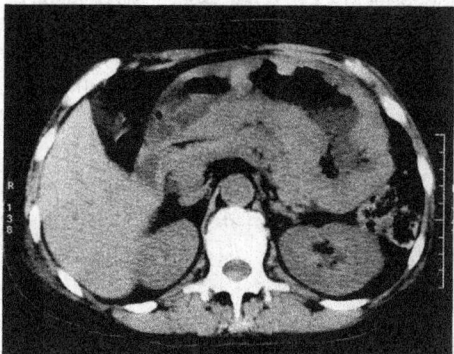

A

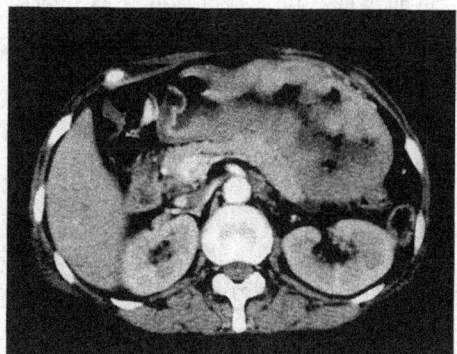

B

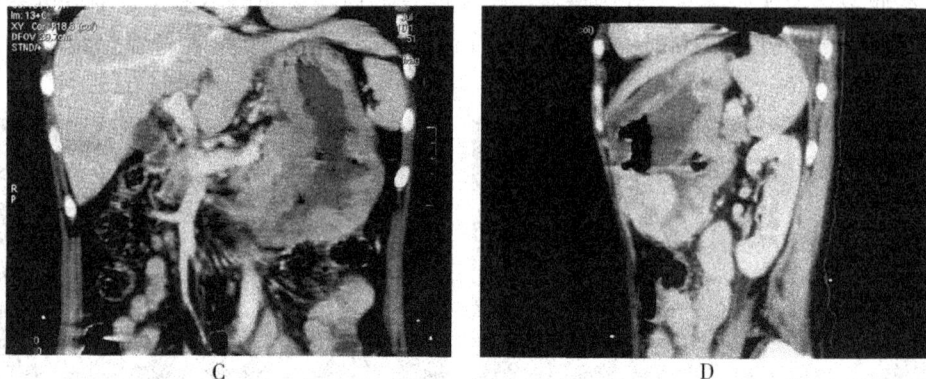

图 9 - 4　浸润型胃癌

A. CT 平扫见胃壁弥漫性增厚、僵直，与胰腺间的脂肪间隙消失；B. 增强扫描弥漫增厚的
胃壁有强化；C. D. 冠状面及矢状面 MIP 像示胃壁弥漫性增厚，胃腔变小，状如皮革

8. 鉴别诊断

（1）胃淋巴瘤：单发或多发结节或肿块，边缘光滑或轻度分叶，病变大，病变范围广泛可越过贲门或幽门侵犯食管下端或十二指肠，胃壁增厚明显常超过 10mm，但仍保持一定的扩张度和柔软性，胃与邻近的器官之间脂肪间隙存在，常伴有腹腔内淋巴结肿大。

（2）胃间质瘤：是发生于胃黏膜下的肿瘤，病变部位黏膜撑开展平，但无连续性中断，胃壁柔软，蠕动正常，肿瘤大多位于胃体呈外生型生长，腔内型少见，呈息肉状，黏膜表面可有溃疡，可见气体、液体或口服对比剂进入。

（徐　超）

第二节　直肠癌

直肠癌（carcinoma of rectum）是乙状结肠直肠交界处至齿状线之间的癌，是消化道常见的恶性肿瘤，男性多见，好发年龄为 40 ~ 50 岁。

CT 表现：

1. 早期表现　仅一侧直肠壁增厚，随着病变发展可侵犯肠管全周，肿瘤向外周扩展形成肿块，侵犯直肠周围间隙（图 9 - 5）。

2. 直肠周围淋巴结肿大　表现为直肠周围脂肪间隙内出现直径 > 1cm 的结节状软组织影。

3. 直肠癌 Dukes 分期

（1）A 期：癌肿浸润深度限于直肠壁内，未超出浆肌层，且无淋巴结转移。

（2）B 期：癌肿超出浆肌层，侵入浆膜外或直肠周围组织，但无淋巴结转移。

（3）C 期：癌肿侵犯肠壁全层，伴有淋巴结转移。

（4）D 期：癌肿伴有远处器官转移，或因局部广泛浸润或淋巴结广泛转移。

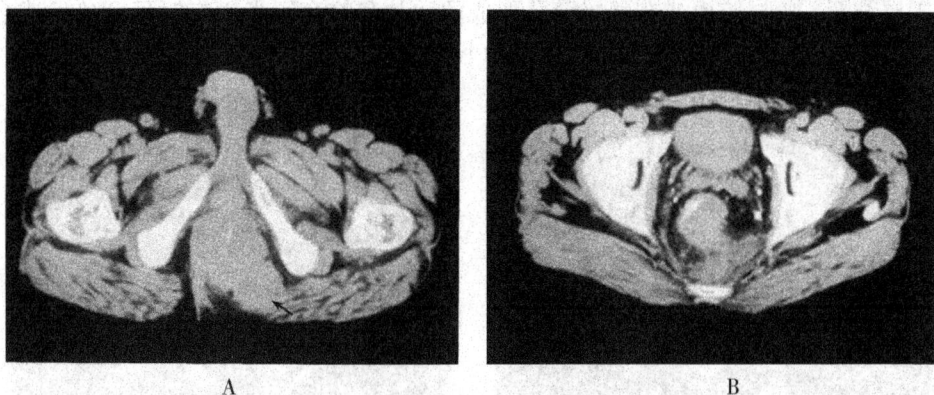

图 9 – 5　直肠癌（B 期）

A. CT 平扫直肠壁增厚并向外周扩展形成肿块，侵犯直肠周围间隙，左侧坐骨肛门窝内见一圆形软组织影，侵犯左侧臀大肌（↑）；B. 增强扫描肿块未见明显强化

（徐　超）

第三节　阑尾炎

　　阑尾炎（appendicitis）是外科常见病，属于化脓性炎症，由于阑尾管腔阻塞导致细菌感染引起。根据病程常分为急性和慢性阑尾炎，急性阑尾炎在病理上分为单纯性阑尾炎、化脓性阑尾炎、坏疽性阑尾炎。慢性阑尾炎多为急性阑尾炎转变而来。

　　CT 表现：

　　1. 正常阑尾　多数位于盲肠末端的内后侧，CT 表现为细管状或环状结构，外径一般不超过 6mm。

　　2. 急性阑尾炎　阑尾壁呈环状、对称性增厚（图 9 – 6A），横径超过 6mm 以上，密度接近或略高于邻近的肌肉组织，增强时可有强化（图 9 – 6B），有时增厚的阑尾壁表现为同心圆状的高、低密度分层结构称"靶征"。

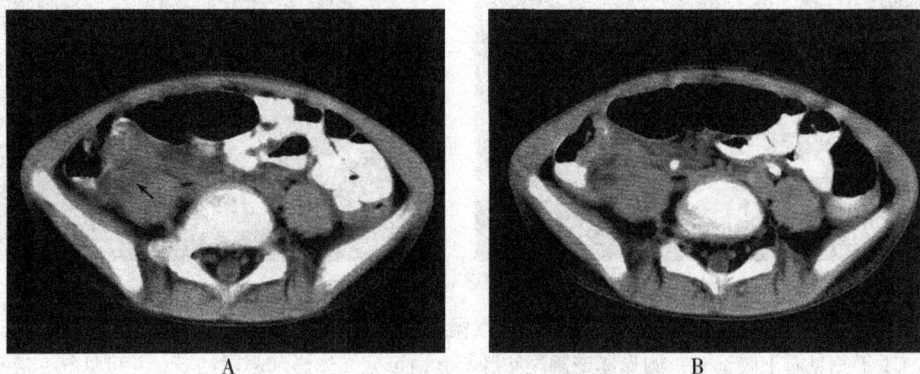

图 9 – 6　急性化脓性阑尾炎伴阑尾周围炎

A. CT 平扫见阑尾壁增厚，边缘模糊，与右侧腰大肌之间的脂肪间隙消失（↑）；B. 增强扫描增厚的阑尾壁有强化，周围脂肪层内出现片絮状稍高密度影

3. 阑尾结石 阑尾腔内或在阑尾穿孔形成的脓肿和蜂窝织炎内有时见到单发或多发的阑尾结石，呈高密度圆形或椭圆形均质钙化（图9-7）。

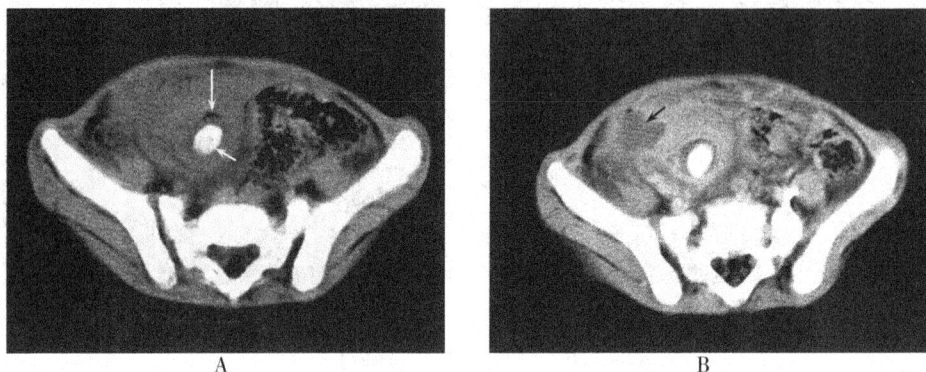

图9-7 急性化脓性阑尾炎伴阑尾结石

A. CT平扫见右下腹部有一团块状密度增高影，其内可见圆形高密度阑尾结石（↑）和少量气体影（长↑）；B. 增强扫描炎性肿块明显强化，其内低密度坏死形成的脓肿未见强化（↑）

4. 阑尾周围炎症 ①阑尾周围结缔组织模糊，筋膜（如圆锥侧筋膜或肾后筋膜）水肿、增厚。②周围脂肪层内出现片絮状或条纹状稍高密度影。③盲肠末端肠壁水肿、增厚。④局部淋巴结肿大，表现为成簇的结节状影。⑤另一个常见的征象是阑尾急性炎症的蔓延造成盲肠与右侧腰大肌之间脂肪间隙模糊。

5. 盲肠末端的改变 在盲肠末端开口处出现漏斗状狭窄或在盲肠末端与阑尾之间出现条带状软组织密度影，这两种征象在盲肠充盈对比剂时显示较清楚。

6. 阑尾周围脓肿 一般呈团块状影，直径多为3~10cm。中心为低密度液体，有时脓肿内可出现气液平面，脓肿外壁较厚且不均匀，内壁光整（图9-8）。盆腔、肠曲间甚至膈下、肝脏内可出现脓肿。

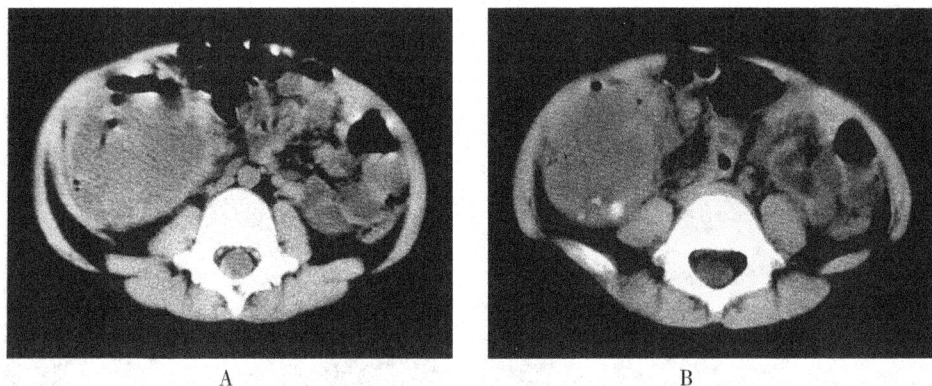

图9-8 急性化脓性阑尾炎伴阑尾周围脓肿

A. B. CT平扫见右下腹部有一圆形厚壁阑尾脓肿，其内可见气体影和阑尾结石，并可见气-液平面

7. 慢性阑尾炎 除阑尾有不同程度的增粗、变形外，阑尾边缘毛糙，阑尾腔闭塞，多伴有钙化或阑尾粪石。由于腹膜的包裹或炎症机化，CT上可出现类似肿块的征象。

（徐　超）

第四节　肝硬化

肝硬化（cirrhosis of liver）是一种以肝组织弥漫性纤维化、假小叶和再生性结节（regenerative nodules，RN）形成为特征的慢性肝病。发病高峰年龄为 35 ~ 48 岁，男女之比为 3.6 ∶ 1 ~ 8 ∶ 1。本病病因有多种，主要为病毒性肝炎、酒精中毒和血吸虫病。临床上以肝功能损害和门脉高压为主要表现。晚期常有消化道出血、肝性脑病、继发感染和癌变等，是我国常见病死亡的主要原因之一。

一、肝脏体积和形态的改变

（1）肝脏体积通常缩小。

（2）肝脏各叶大小比例失调，常见肝右叶缩小，尾状叶和肝左叶外侧段增大（图9-9，图9-10），局部增生的肝组织突出于肝轮廓之外（图9-11）。

（3）肝表面凹凸不平，外缘可呈波浪状或分叶状（图9-12）。

（4）肝裂增宽，肝门扩大。

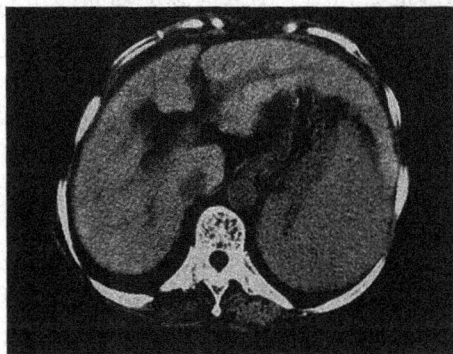

图9-9　肝硬化
CT平扫见肝右叶缩小，左叶外侧段增大，肝门肝裂增宽，脾肿大似球状

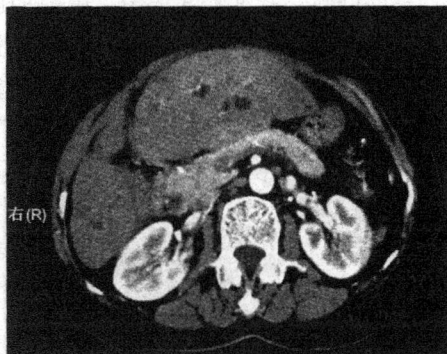

图9-10　肝硬化
增强扫描见肝脏右叶体积缩小，左叶肿大向下延伸达肾门以下

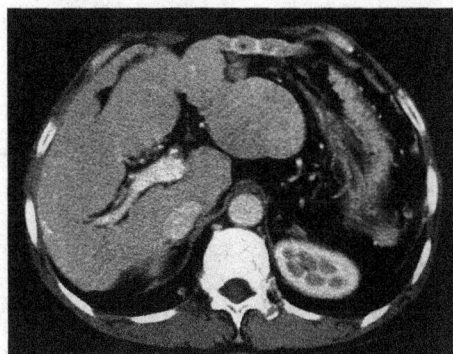

A

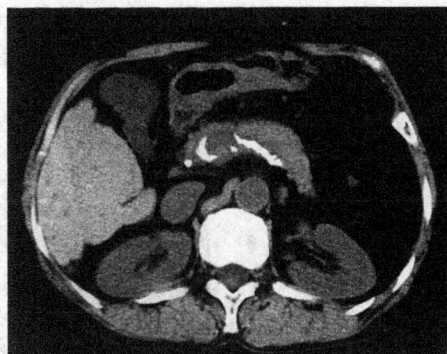

B

图9-11　血吸虫肝硬化
A. 增强扫描见肝左叶缩小，内有线条样钙化，左叶外侧段后缘肝小叶样增生，大部分突出于肝外，强化密度与肝脏同步；B. 胰腺层面见脾静脉和门静脉主干钙化，脾脏已经切除

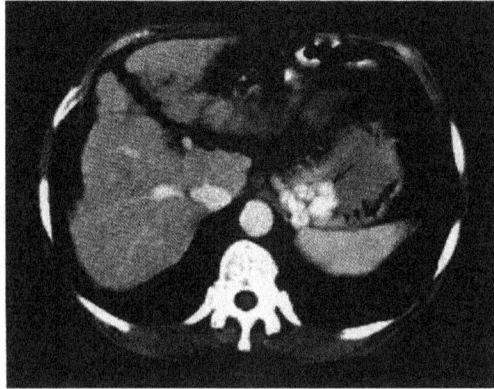

图 9 – 12 肝硬化伴门静脉高压

增强扫描见肝脏外缘呈波浪状，肝右叶缩小，
肝裂增宽，胃底静脉曲张呈结节状强化（↑）

二、肝脏密度的改变

（1）早期肝硬化肝脏密度均匀，中晚期肝脏密度不均匀，为高低密度相间的稍高密度结节样增生和不同程度的低密度脂肪浸润改变（图 9 – 13A）。增强扫描时再生结节呈低密度或随时间推移呈等密度，后者更具有诊断意义（图 9 – 13B，图 9 – 13C）。

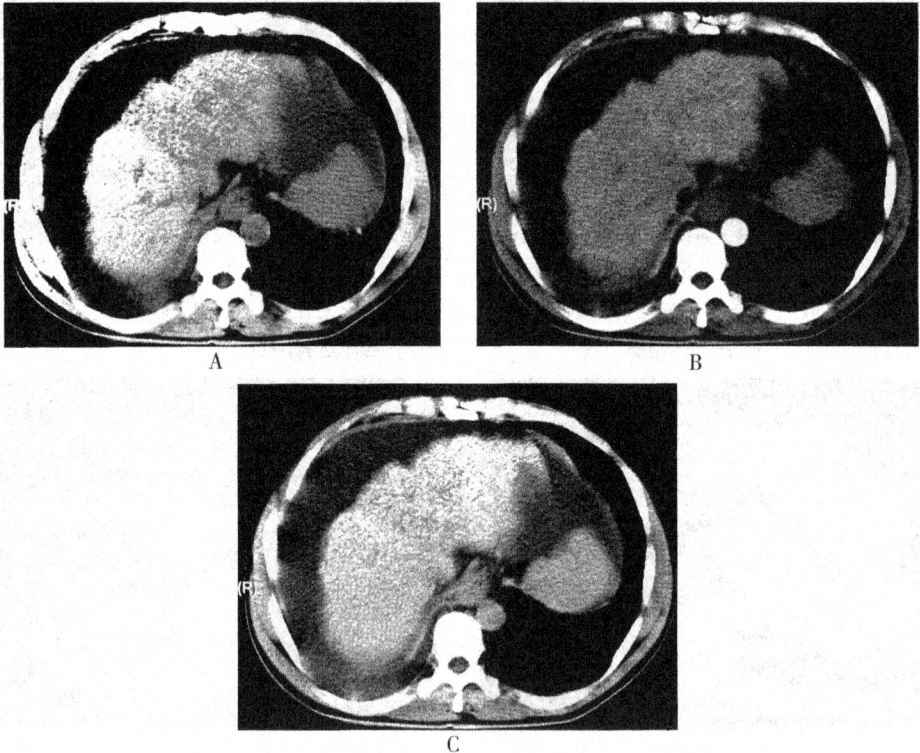

图 9 – 13 肝硬化伴脂肪浸润

A. CT 平扫见肝左叶肿大，肝实质内不均匀稍低密度区；B. C. 增强动脉期和门脉期肝脏强化，左叶为均匀强化，低密度略低于肝右叶，大量腹水

（2）血吸虫性肝硬化：96% 病例伴有肝内钙化，可呈线条状、蟹足状、地图状及包膜下钙化（图 9 - 14）。另可见门静脉系统与血管平行走向的线状或双轨状钙化。肝内汇管区低密度灶及中心血管影。

（3）胆源性肝硬化：可见胆管结石、肝内外胆管感染征象。

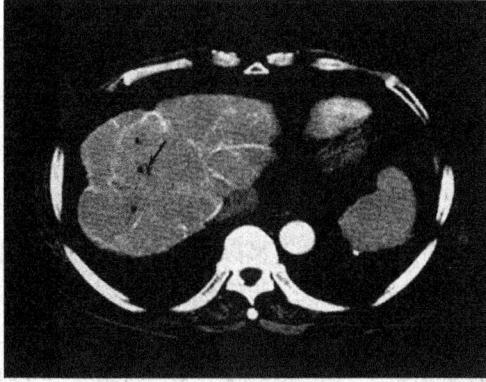

图 9 - 14　血吸虫性肝硬化

增强扫描见肝内及肝包膜下清晰线条状钙化，肝内汇管区小片低密度区（↑），肝脏外缘呈分叶状

三、继发改变

（1）门脉高压症：门脉主干扩张，直径 >13mm，平均直径多在 18.3 ± 5.1mm。增强扫描在脾门、食管下端和胃底贲门区可见团块状、结节状曲张的强化静脉血管（图 9 - 15）。

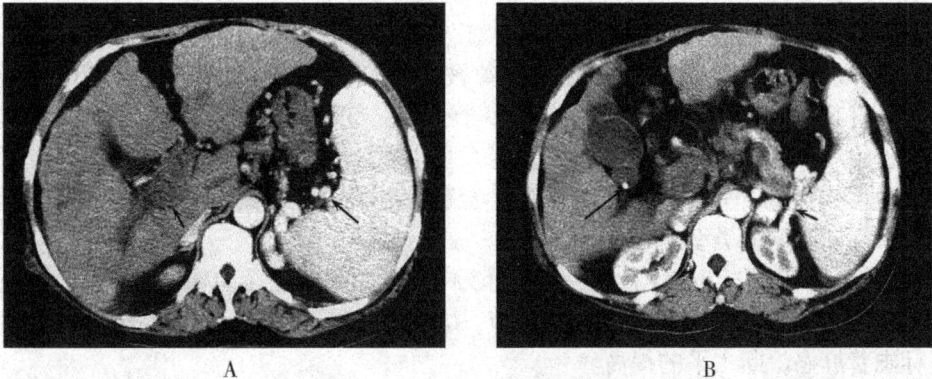

图 9 - 15　肝硬化伴门静脉高压

A. 增强扫描见门静脉（↑）、脾静脉（长↑）及胃底静脉增粗、扭曲，门静脉内呈低密度充盈缺损，脾胃间隙和脾肾间隙内见多个增粗扭曲的血管影，脾脏肿大达 8 个肋单元；B. 脾肾静脉开放（↑），胆囊壁增厚，胆囊床积液呈典型慢性肝病性胆囊改变并发胆石症（长↑）

（2）脾脏肿大：脾外缘超过 5 个肋单元，以一个肋骨横断面或一个肋间隙为 1 个肋单元，正常脾脏的外缘一般不超过 5 个肋单元。

（3）腹水：CT 可明确显示。

（4）肝病性胆囊改变：多种肝脏实质性病变常继发胆囊改变（图 9 - 15B），CT 表现为胆囊壁水肿增厚 >3mm，1/4 病例胆囊轮廓不清，胆囊床水肿，积液围绕在胆囊周围，增强扫描胆囊壁不同程度强化，以门静脉期强化明显。

（5）肝硬化的 CT 表现可以与临床症状和肝功能紊乱不一致，CT 表现肝脏大小、形态和密度接近正常并不能排除肝硬化的存在。肝炎后肝硬化常并发肝癌，增强扫描十分必要。

（徐　超）

第五节　原发性肝细胞癌

一、概述

肝肿瘤以恶性多见，约占 90% 以上，其中肝细胞癌占原发性恶性肿瘤的 75% ~ 85%。原发性肝肿瘤可发生于肝细胞、胆管上皮细胞以及血管、其他间质、中胚层组织等。

原发性肝癌的细胞学类型有肝细胞癌、胆管细胞癌与混合型。近些年报道的纤维板层样肝细胞癌为肝细胞癌的一种特殊类型。

肝细胞癌的病因主要有两方面：①乙型肝炎病毒（HBV）：国内病例中，90% 以上感染过 HBV，即 HBsAg 阳性。②黄曲霉素（AFT）：长期低剂量或短期大剂量摄入可诱发。此外，与饮水污染、丙型肝炎、戊型肝炎、饮酒和吸烟等也有一定关系。

（一）肝细胞癌的分级

可分为 4 级：Ⅰ级高度分化；Ⅱ ~ Ⅲ级中度分化；Ⅳ级为低度分化。中度分化最多，其 AFP 多为阳性，而高度与低度分化者 AFP 阴性者为多。

（二）大体病理

肝细胞癌（HCC）的大体病理分型较为繁杂。

（1）Eggel 于 1901 年提出的经典分类曾被广泛应用至今。此分类将 HCC 分为 3 型。①结节型：直径 <5cm 的属结节，单个或多个分布。②巨块型：直径 ≥5cm，常为单个巨块，也有密集结节融合而成的巨块，以及 2 个以上巨块的。③弥漫型：少见，该型结节很小，直径为 5 ~ 10mm，弥漫分布且较均匀，全部合并肝硬化；易与肝硬化结节混淆。上述分类属中、晚期肝癌的类型。

（2）20 世纪 70 年代以后国内将 HCC 分为 4 型：①块状型：单块状、融合块状或多块状。②结节型：单结节、融合结节、多结节。③弥漫型。④小癌型。小癌型（即小肝癌）的提出标志着肝癌诊断水平的提高。

（3）20 世纪 80 年代以来日本学者的分类为：①膨胀型：肿瘤分界清楚，有纤维包膜（假包膜），常伴肝硬化；其亚型有单结节型和多结节型。②浸润型：肿瘤边界不清，多不伴肝硬化。③混合型（浸润、膨胀）：分单结节和多结节两个亚型。④弥漫型。⑤特殊型：如带蒂外生型、肝内门静脉癌栓形成而见不到实质癌块、硬化型肝细胞癌等。日本和中国以膨胀型为多，北美以浸润型为多，而南非地区多不伴肝硬化。国内 80% ~ 90% 伴肝硬化，而出现相应影像学表现。

（4）小肝癌的病理诊断标准：目前国际上尚无统一标准。中国肝癌病理协作组的标准是：单个癌结节最大直径 ≤3cm；多个癌结节，数目不超过 2 个，其最大直径总和应 ≤3cm。

（三）转移途径

（1）血行转移：最常见。HCC 易侵犯血窦，在门静脉和肝静脉内形成癌栓，并向肝内、外转移。肺为肝外转移的主要部位，其他有肾上腺、骨、肾、脾和脑等。

（2）淋巴转移：以肝门淋巴结最常见；其次为胰头周围、腹膜后（主动脉旁）和脾门等区域。

（3）种植性转移：最少见。此外，除晚期少数患者产生癌性腹膜炎外，极少发生腹膜转移。

（四）HCC 的单中心与多中心起源

多结节型 HCC 或巨块结节型 HCC，究竟是 HCC 肝内播散的结果（即单中心起源）还是多中心起源，尚有争论。Esumi（1986 年）通过 HBV－DNA 整合这一分子生物学方法证实两种可能性同时存在。

二、临床表现

国内将其临床分为 3 期：Ⅰ 期（亚临床期，无临床症状和体征）、Ⅱ 期（中期）、Ⅲ 期（晚期）。一旦出现症状，肿瘤多较大，已属中晚期。

1. 症状　以肝区痛、腹胀、上腹部肿块、纳差、消瘦、乏力等最为常见，其次可有发热、腹泻、黄疸、腹水和出血等表现，低血糖与红细胞增多症为少见表现。

2. 并发症　①肝癌结节破裂出血。②消化道出血，由肝硬化门脉高压和凝血功能障碍所致。③肝性脑病。

3. 实验室检查　①AFP（甲胎球蛋白）定量：放免法测定 $> 500 \mu g/L$，持续 1 个月。②AFP $200 \sim 500 \mu g/L$，持续 2 个月，并排除其他 AFP 升高的因素，如活动性肝病、妊娠和胚胎性肿瘤等。小肝癌病例 AFP 常轻度或中度升高，如持续时间长（低浓度持续阳性）亦应警惕；但有 10% ～ 30% 的肝癌 AFP 阴性。其他如 $\gamma - GT$ 和各种血清酶测定亦有一定意义。

三、CT 表现

（一）平扫表现

平扫很少能显示出 ＜1cm 的病灶。肿瘤一般呈低密度改变；少数与周围肝组织呈等密度（分化好的），如无边缘轮廓的局限突出，则很难发现病变；极少数呈高密度（图9－16A）。当合并脂肪肝时，与肝实质呈等密度及高密度者为肝细胞癌的特征性所见。肿瘤内产生钙化的约占 5% 以下，还偶见出血及脂肪成分。合并肝硬化者可出现相应表现。

1. 结节型　①为单结节或多结节，多呈类圆形。②界限清楚，部分可见完整或不完整的更低密度环状带即假包膜。③肿瘤内常形成间壁而密度不均，另因肿瘤缺血、坏死其内可见更低密度区。④有时肿瘤所在的肝段呈低密度，是由于肿瘤浸润并压迫门静脉血流减少，而致瘤周肝实质营养障碍。

2. 巨块型　①单个或多个，占据一叶或一叶的大部分（图9－16）。②常因向周围浸润而边缘不规则。③肿瘤内多有缺血、坏死而有不规则更低密度区。④周围常有子灶（＜5cm为结节），有人称之巨块结节型。

3. 弥漫型　平扫难以显示弥漫的小结节。可见肝脏呈弥漫性增大、肝硬化以及门静脉内瘤栓形成（图9－17）。

（二）增强扫描

肝癌主要由肝动脉供血，但几乎都存在着不同程度和不同情形的门静脉供血。早期肿瘤血供多来自门静脉，随着肿瘤发展，动脉供血逐渐成为主要血供，而门静脉供血逐渐走向瘤周。CT 增强表现如下。

1. 动脉期　肿瘤显著强化（图 9 - 16B）。小肝癌常为均一强化；大肝癌由于内部形成间壁、有不同的血管结构、缺血坏死等而呈不均匀强化。但有时小肝癌动脉期不强化（国内有人统计占 13.2%），主要与其坏死有关，透明细胞变可能是另一原因。

2. 门静脉期　肿瘤呈低密度改变（9 - 16C）。此时，病变范围比平扫时略缩小，边界较为清晰。是因为肝癌 90% ~ 99% 由肝动脉供血，而周围肝实质约 80% 由门静脉供血，两者增强效应时相不同所致。

3. 平衡期　肿瘤仍呈低密度（图 9 - 16D）。如与血管瘤鉴别可延迟至 7 ~ 15min 扫描（即所谓延迟扫描）仍呈低密度。

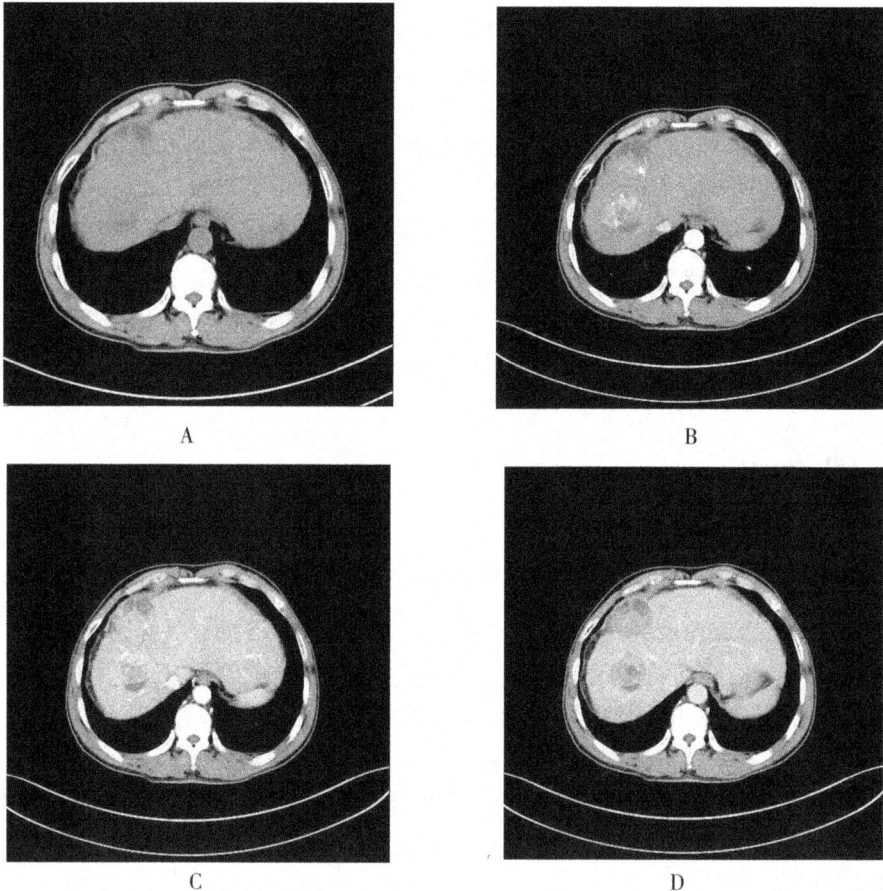

A　　B　　C　　D

图 9 - 16　肝癌（巨块型）

A ~ D 为同一患者。A. 平扫可见于左右叶有团块状等、低、高混杂密度灶，界限欠清晰；B. 动脉期病灶部分有强化，病灶界限清晰；C. 门静脉期病灶呈低密度，界限清晰，其内有更低密度的坏死区；D. 平衡期病灶呈低密度

A

B

C

D

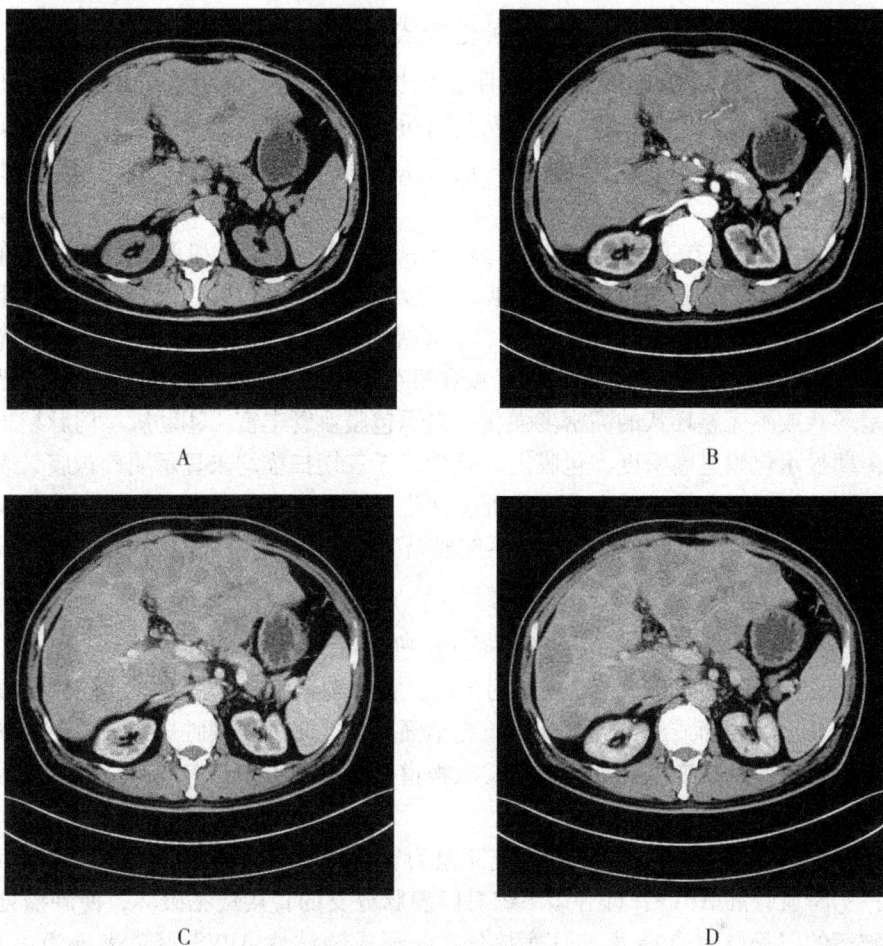

图 9 - 17　肝癌（弥漫型）
分别为平扫和三期增强扫描：肝内弥漫性分布有许多低密度小结节

（三）CT 增强的时间 - 密度曲线

肝癌 CT 增强的时间密度曲线可分为 5 型：①速升速降型。②速升缓降型。③无明显变化型。④速降缓升型。⑤初期速降而后稳定极缓上升型。但速升速降型是其特征性强化表现。

因肝癌主要由肝动脉供血，在动脉期 CT 值迅速上升达到峰值并超过肝实质。因平扫病灶密度多低于肝脏，故在其密度升高的极早期有一次与肝实质密度相近的第一次等密度交叉，但因极短暂，故一般不会显示。病灶峰值停留的时间很短，然后迅速下降，随着肝实质的 CT 值上升，两者的密度接近出现第二次等密度交叉。此后病灶密度缓慢下降而正常肝实质密度继续上升，病灶又成为低密度。但正常肝实质的增强上升速度较肝癌缓慢，达到的峰值低，峰值停留时间长，下降速度不及肝癌。

总之，凡血供丰富的 HCC，与正常肝实质对照均出现从高密度、等密度到低密度的 3 步曲，整个过程短暂，时间密度曲线呈速升速降型，这是肝癌的特征性表现。可能由于乏血、门静脉参与血供较著等，因而出现其他 4 种强化曲线。

（四）肝细胞癌的包膜及其边缘强化方式

1. 纤维包膜的形成　是由于肿瘤呈膨胀性生长，对邻近的非癌变肝组织产生压迫，引起纤维结缔组织增生；同时由于肿瘤细胞及其间质细胞产生促进血管生长的细胞因子，使纤维结缔组织内形成数量不等的血管。此外，癌灶压迫周围正常肝组织，进一步有利于包膜的形成。

2. HCC 的边缘强化方式　①动脉期未显示明确包膜，门脉期和平衡期显示明确包膜呈高密度影，提示肿瘤呈膨胀性生长，且包膜血管较少；或确无包膜，但癌周受压肝组织仍由门静脉供血而呈线环状强化。②动脉期包膜呈低密度，门静脉期和平衡期显示明确的包膜（略低或高密度）或包膜不清，提示肿瘤呈膨胀性生长，包膜内血管少。③三期扫描均见明确包膜且呈环状或不完整环状的高密度强化，提示包膜血管丰富。④动脉、门脉期未见包膜显示，平衡期显示包膜呈高密度，包膜内血管少。⑤三期扫描均未显示明确包膜，表现为癌灶与非癌变肝组织分界不清，提示肿瘤呈侵袭性生长，且生长迅速，无纤维结缔组织包膜。

国内有学者认为，HCC 分化低者以不完整环状强化为主；分化高者以完整环状强化为主。

（五）动脉-门静脉分流及与肝硬化、血管瘤 APVS 的机制的区别

国内有学者将 APVS 的动脉期表现分为 3 型：① I 型：门静脉三级（亚段）及以上分支提早显影。② II 型：肿瘤或病变周围肝实质提早强化。③ III 型：肝脏边缘结节形、楔形提早强化，且邻近无占位性病变。此外，还有文献报道少见的弥漫型，表现为全肝早期强化，门静脉早显。

1. 肝癌　肝癌病灶内出现动静脉分流征象为肝癌的特征之一。其 APVS 的发生机制有以下 3 种：①跨血管的 APVS：即肿瘤组织对门静脉分支的直接侵犯破坏，使肿瘤处的肝动脉血通过破坏的门静脉壁直接灌入门静脉分支，形成肿瘤性 APVS。CT 表现为 I 和 II 型。②跨肝窦的 APVS：肿瘤组织压迫、侵犯周围的肝静脉分支，造成该区域肝静脉回流受阻，致使肝窦压力升高，当此压力超过门静脉压力时，所属门静脉就成为引流静脉，直接接受肝动脉血液，形成跨肝窦的 APVS。又由于受累区功能性门静脉血流减少，而致肝动脉的血流代偿性增加。还有人认为，在压迫肝静脉的情况下肿瘤周围的肝实质还会"盗取"肿瘤组织的肝动脉血供。该类在 CT 上呈 II 型表现。③跨血管丛的 APVS：肿瘤的压迫和（或）门静脉较大分支的瘤栓都可造成门静脉血流受阻，此时位于肝脏中央部分较大胆管的周围血管丛作为顺肝方向的侧支循环开放、增生，代偿受阻的门静脉血流。这种 APVS 在 CT 亦表现为 II 型。但肝癌所致的 II 型病变在门静脉期和平衡期均不呈低密度，有助于与肿瘤子灶相鉴别。

2. 肝硬化　其 APVS 的 CT 表现以 III 型多见。其形成主要与肝硬化时继发肝内血管网结构的扭曲、肝窦微细结构的变化以及门静脉高压等变化有关。原因可能为：①跨肝窦的 APVS：因肝窦的结构会出现毛细血管化、胶原化，其通透性也有变化，肝内血管网结构的扭曲可使小的肝静脉出现梗阻，从而形成跨肝窦的 APVS。②跨血管丛的 APVS：门脉高压所致，与上述肝癌 APVS 的形成机制相似。③跨血管的 APVS：尚未见报道，但国外有学者电镜发现肝硬化的大鼠可出现。

3. 血管瘤　有文献报道，肝海绵状血管瘤有近 23.5% ~29.7% 出现 APVS。于动脉期表

现为瘤周楔形强化区（Ⅱ型），常伴门静脉支早显。随着时间的延长有的可变为低密度，最后呈等密度。伴脂肪肝时于平扫图上即可见到与异常灌注类似的高密度影。从狭义上说这种瘤周楔形强化区是指瘤旁肝组织内那些与瘤体内血窦相通的、扩大的肝窦腔隙或异常薄壁血管腔被对比剂充盈所致，从广义上可认为这种楔形强化是血管瘤并发APVS的一种特征性表现。

总之，APVS以肝癌最为多见，且CT表现为Ⅰ、Ⅱ型；亦可见于单纯肝硬化者，而其CT表现以Ⅲ型多见；血管瘤所致APVS应予重视。此外，肝转移瘤、肝脏手术、穿刺后亦可发生，偶为正常人。APVS应注意与肝第3血供所致的假性病变相鉴别。

（六）肝脏灌注异常

导致肝脏灌注异常的病因：多种多样，包括门静脉阻塞（癌栓、血栓）、肝静脉阻塞（布加综合征、心衰、纵隔纤维化等）、局限性肝脏病变、感染（肝脓肿、胆囊炎、胆管炎）、肝内门－体分流术后所致的血流动力学改变、肝脏肿瘤、肝硬化、急性胰腺炎等，以及已述及的第3血供。

门静脉癌栓所致的肝灌注异常的增强CT表现：动脉期的不规则形或三角形高密度区，或（和）门脉期不规则形或三角形低密度区。

门静脉癌栓所致的肝实质灌注异常，其部位与受累门静脉分布一致。但当合并动脉－门静脉短路时则例外。其形成机制为：①门脉癌栓形成后血流受阻，致相应区域肝实质门静脉血供减少，即门静脉血流灌注减少。为维持肝实质血流量的相对恒定，则供应该区域的肝动脉血流量将代偿性增多，即动脉血流量高灌注。我们认为，从前已述及肝动脉－门静脉分流（APVS）之跨血管丛型可知，这种灌注异常还可与APVS有关。②门静脉期低灌注（伴或不伴动脉期高灌注），可能原因有两方面：一是由于门静脉癌栓未导致管腔完全阻塞，仍有血流通过肝实质；二是由于脾静脉与肝内门静脉分支之间存在着较广泛的侧支循环，这些侧支循环开放（即门静脉海绵样变），使门静脉属支的血液绕过癌栓阻塞的部位进入肝脏。

（七）门静脉海绵样变

门静脉海绵样变（CTPV）是指门静脉栓塞或后天性、先天性狭窄后引起门静脉旁、肝内及胆囊窝小静脉或毛细血管呈网状扩张，以及栓塞的门静脉再通。

正常情况下门静脉周围仅见肝固有动脉伴行，极少数可见门静脉周围有2~3个小血管断面显示，可能是胃右动脉或胆囊动脉显影，或存在解剖变异。胆囊壁及周缘无肉眼可见的小血管断面。故国内有学者提出CT图像以门静脉周围血管横断面多于3个作为胆总管周围侧支循环开放的标准。

门静脉癌栓所致的位于肝门、肝十二指肠韧带的形似海绵的静脉网，由门静脉之间的侧支循环（门－门短路）和门静脉分流至体循环（门－体分流）的侧支循环所形成。它包括如下内容。①门静脉胆支：包括胆囊静脉和胆管周围静脉丛。②门静脉胃支：包括胃左静脉（即胃冠状静脉）、胃右静脉，以及它们的属支如食管静脉、胃短静脉、幽门前静脉和幽门十二指肠静脉。③胰十二指肠后上静脉。④脐旁静脉：其扩张提示门体分流的存在。

国内文献报道，门静脉胆支和胃支是构成门脉海绵状变的最主要血管；胆支开放仅见于门脉海绵样变（但有学者认为亦可见于肝硬化）；胰十二指肠后上静脉亦较常显示；门静脉胃支的开放与肝硬化并门静脉高压，以及门脉海绵样变均有关系。

（八）门静脉、肝静脉、下腔静脉癌栓和门静脉动脉化征

肝细胞癌向门静脉、肝静脉、下腔静脉浸润生长时，可形成肿瘤癌栓。

1. 门静脉内癌栓　①平扫癌栓的密度与门脉血液密度无差异，但受累血管因癌栓生长有扩大，造成分支直径大于主干或主干与分支粗细不成比例。②增强后表现为血管内充盈缺损征象，相应血管扩张。③增强后动脉早期癌栓强化及其内显示细小的肿瘤血管，称为"门静脉动脉化征"，其发生率可高达 86%，是与血栓鉴别的主要征象。血栓一般主要位于肝外门脉，累及或不累及肝内主干及分支。④位于末梢的门静脉癌栓诊断困难，CTAP 有利于显示，并可见此范围呈扇形低密度区。

2. 肝静脉和下腔静脉受侵和癌栓　①受侵犯的血管不规则狭窄，或见局部压迹，也有完全被肿瘤包绕的。②腔内充盈缺损，个别病例向上可延伸至右心房内。③局部管腔扩大。④奇静脉，半奇静脉扩张。⑤应注意：增强扫描早期下腔静脉可部分显影或密度不均，需同一部位重复扫描鉴别；下腔静脉受肿块压迫亦可不显影。

（九）肝细胞癌胆管内浸润

据统计，肝细胞癌伴有肝内胆管扩张的发生率为 14.4%，小肿瘤很少发生，是肝癌肿块的直接压迫、侵犯或肝门区转移淋巴结压迫所致。肿瘤向胆管内直接浸润生长，可形成胆管内癌栓，比较少见，其发生率在 13% 左右，多同时合并门静脉及肝静脉内癌栓。

CT 表现：肝内胆管轻、中度扩张，以肝门（包括左、右肝管）附近多见。CT 可显示肝总管或大分支内癌栓，确诊需胆道造影。对于末梢部位者，一般形成胆管内癌栓的肝细胞癌多属乏血型，周围又有扩张的胆管，故应与肝内胆管细胞癌鉴别。直接显示出胆管内癌栓及伴随门静脉癌栓征象对诊断和鉴别极为重要。

（十）肝细胞癌肝内转移的方式

其肝内转移方式有两种。①门静脉性：癌细胞经肿瘤周围之门静脉系，着重于末梢侧或中枢侧的肝实质内形成转移灶。若合并肝门侧的动脉－门静脉短路，可转移至肝较远部位。②肝动脉性：多由其他脏器的肝细胞癌转移灶，再循环入肝动脉血，引起肝动脉性肝内转移，此种方式只见于晚期患者。

CT 表现：肝内均一大小转移灶，易发生在肝，被膜部位，结节型和巨块型均可伴有肝内转移，也称为子结节。平扫及增强扫描病变特点与原发灶基本相同。

（十一）肝细胞癌破裂出血

其 CT 表现为：平扫示肿瘤内斑片状、片状高密度灶；也可表现腹腔内广泛出血；还可形成肝包膜下血肿，呈沿肝脏表面的月牙形、梭形血肿征象。

（十二）肝细胞癌肝外浸润及转移

（1）肝细胞癌向周围邻近脏器直接浸润极少：①病灶巨大或近横膈者可产生横膈的直接浸润，并进而浸润胸腔。但除晚期患者外，极为少见。②肝左叶与胃前壁相邻，但肝癌直接浸润胃的发生率极低。③肝镰状韧带及胆囊可有直接受侵，也极少见。

（2）肝细胞癌早期远隔转移少见，晚期可发生血行转移、淋巴转移及腹膜种植转移。

四、鉴别诊断

（一）血管瘤

血管瘤表现典型，两者多鉴别不难，但小血管瘤的变化较多。注意快速推注造影剂于动脉早期快速扫描，以及充分的延迟扫描有助于诊断。血管瘤有以下 CT 特点：①平扫呈类圆形低密度，密度多均匀、边缘清晰。②增强扫描于动脉早期出现边缘结节状、点状、斑点状等显著强化，其密度可与同层腹主动脉相近，有特征性；且密度高于周围肝实质的持续时间即强化峰值持续时间长，超过 2min。③增强区域进行性向病灶中央扩散。④延迟扫描病灶呈等密度充填。⑤如病灶中央有纤维瘢痕，除瘢痕不强化外，增强扫描仍符合上述特点。⑥少数病灶强化不显著，但延迟期仍呈等密度充填。⑦个别病例始终无强化，延迟扫描亦无充填则诊断和鉴别诊断困难。

（二）肝转移瘤

转移瘤有以下 CT 特点：①转移瘤病灶多发、散在、大小相仿。②少血供者明显的边缘强化和"牛眼征"；而少数富血供者呈弥漫性强化。③较小病灶出现囊样变伴边缘强化。④无门脉癌栓和病灶周围的包膜（或晕圈）显示。⑤邻近脏器发现原发灶、复发灶或转移灶。

单个或数目不多的转移灶与 HCC 鉴别有一定困难。①大小不一，特别是大病灶周围的结节（卫星灶）形式出现以 HCC 可能大。②增强扫描病灶呈速升速降改变的以 HCC 可能大；而转移瘤门静脉期可呈渐进性厚壁强化，但强化程度低于肝组织。③病灶周围有包膜及门脉癌栓形成明显支持 HCC。④两者大的瘤灶均可出现囊样坏死，而小瘤内囊样变一般不见于 HCC。

（三）肝内胆管细胞癌

肝内胆管细胞癌 CT 表现无特异性，下列特点有助于与肝癌鉴别。①呈边缘欠清的低密度灶，病灶常较大，部分病灶有点状钙化。②肿瘤多乏血，增强早期及门静脉期可见肿瘤边缘轻度不连续环状强化。③国内有学者报道近 60% 的病例可出现瘤体延迟强化。④局部肝内胆管扩张较多；极少数有门静脉侵犯或癌栓形成。⑤极少数有肝硬化表现，AFP 为阴性。

总之，如病灶较大，且其内有点状钙化或大片状的无强化的液性密度区出现时，应考虑胆管细胞癌。肿瘤边缘不连续环状强化及低密度肿瘤内含无定形的稍高密度影是其双期增强扫描的典型表现。

（四）肝硬化结节

单个或多个肝硬化结节与肝癌结节很难鉴别。

1. 肝硬化结节缺乏动脉血供 团注动态增强扫描，甚至 CTA 如病灶无强化，则以再生结节、局灶性脂肪变或坏死结节可能大；结节明显强化则可确立肝癌的诊断；如仅轻度强化，或血管造影见轻度染色，则很难做出诊断。总之，肝动脉血供的有无及程度与结节的良、恶性相关。

2. 大结节性肝硬化 肝脏表面高低不平，肝内有许多再生结节，颇像多结节性或弥漫性肝癌。下列征象有助于鉴别：①在平扫图上，肝硬化再生结节较正常肝组织密度略高。②增强扫描结节强化不明显，或不及正常肝组织，故成为低密度；或两者密度趋向一致，肝脏密度由平扫时的不均匀变为均匀。后一种情况更多见，更具有诊断意义。③门脉内见不到癌栓，而弥漫性肝癌的门脉癌栓发生率近于 100%。

五、肝硬化再生结节至肝细胞癌的演变

在肝硬化基础上肝细胞癌的发生是一个多阶段过程，在这一过程中再生结节可能是第一步。其演变过程有两种观点：①再生结节（RN）→腺瘤样增生（AH）或称为普通型 AH→不典型腺瘤样增生（AAH）→早期肝细胞癌（EHCC）→小肝细胞癌（SHCC）。②RN→发育不良结节（DN）→含局灶癌变的发育不良结节→SHCC。

1. 病理特征

（1）再生结节（RN）：是在肝硬化的基础上发生局灶性增生而形成的肝实质小岛，直径多在 0.3~1.0cm。内含肝细胞、Kupffer 细胞及小胆管等正常肝组织，周围被硬化肝脏的粗糙纤维间隔所包绕。

（2）发育不良结节（DN）：最初称为腺瘤样增生，还有再生大结节、腺瘤性增生及肝细胞假瘤等名称。1994 年，国际胃肠道会议正式命名为发育不良结节。结节常 >1.0cm，多 <2.0cm，可达 3.0cm 左右。无真正包膜。镜下根据细胞异形性程度又分为低度 DN 和高度 DN，分别相当于腺瘤样增生的普通型 AH 和 AHH。后者细胞异形性较明显，被认为是癌前病变。当 DN 内部出现癌灶时就称为早期肝细胞癌。

（3）小肝细胞癌（SHCC）：其定义无统一标准，国内规定直径≤3cm 或两个相邻结节直径之和≤3cm。包膜、脂肪变性及镶嵌模式等都是 SHCC 较为特征的病理改变。

2. CT 表现和区别

（1）平扫：SHCC 呈界限清楚的低密度；RN 和 DN 有聚铁特性，偶呈高密度。

（2）动态增强扫描：由 RN 至 SHCC 随着结节恶性程度的增高，肝动脉供血比例逐渐增加，而门静脉供血比例逐渐减少并走向结节周围。96% 的发育不良结节（DN）主要由门静脉供血，而 94% 的 HCC 主要由肝动脉供血。①HCC 于动脉期明显增强，而门静脉期又呈低密度；CTA 呈高密度，CTAP 呈低密度。②RN、DN 的血供大部分为门静脉，其增强规律与正常组织多相似；CTA、CTAP 亦与肝实质同步。③一些分化较好的 SHCC 与含癌灶的 DN（即早期肝癌）、异形性明显的 DN（相当于非典型样腺瘤样增生），其血供无明显差别。因此，三者有一定重叠性，CT 表现无特异性，鉴别较困难，需结合 MR、US 等综合分析。

但对上述由再生结节至小肝细胞癌的演变过程，有时病理亦难以鉴别。

六、肝癌术后复发及鉴别诊断

1. 肝癌术后复发的病理机制　①肝内转移和播散。②多中心起源。③术中小的病灶未被发现，而后继续生长。

术后 AFP 浓度未下降到正常，或短期内又复上升；3 个月之内又发现新病灶，或原来可疑病灶又增大，通常把它归为术后残存。如术后 AFP 降到正常，3 个月后又复升高，同时找到新病灶通常归为复发灶。复发的时间从 3 个月至 5 年不等，也有 10 年以上的。

2. 鉴别诊断　复发灶以结节型、单个居多，与原发灶 CT 表现基本相同，但需与术后残腔和纤维瘢痕鉴别。①残腔：多呈水样密度，轮廓光滑，无强化。②纤维瘢痕：靠近手术部，平扫呈低密度，无张力和占位效应，边缘较清楚，无明显强化。

（徐　超）

第六节 胆系结石、炎症

一、胆系结石

胆石症为胆道系统的最常见疾病，可发生在胆囊、肝内外胆管。

（一）概述

其形成原因尚不完全明确，主要有以下几方面。①胆道感染。②胆道蛔虫。③代谢障碍。④神经功能紊乱和胆汁滞留。

胆系结石的化学成分主要为胆色素、胆固醇、钙质及其他少量的无机盐类。按化学成分可分为：①胆固醇结石：以胆固醇为主，其含量占 80% 左右，并含少量钙、蛋白及胆色素。②胆色素结石：此类结石在我国较多，呈砂粒状或桑葚状，可有少量钙盐和有机物质为核心。③混合类结石：是由胆色素、胆固醇和钙盐分层混合而成。

（二）临床表现

与结石的位置、大小、胆道有无梗阻及并发症有关。多表现为右上腹不适及消化不良等症状；急性发作时，可有胆绞痛、呕吐、黄疸等；合并急性炎症时，出现高热等症状。

（三）CT 表现

1. 常见表现

（1）胆囊结石：①胆固醇结石：表现为单发或多发低密度及等密度结石，平扫多难以诊断，常需口服造影检查。②胆色素结石：表现为单发或多发的高密度灶，大小、形态各异。泥沙样结石沉积在胆囊下部呈高密度，与上部胆汁形成液平面。③混合性结石：表现为结石边缘呈环状高密度，中心为低密度或等密度。

（2）肝外胆管结石：①胆管内圆形或环形致密影，近端胆管扩张。②结石位于胆管中心呈致密影，周围被低密度胆汁环绕，形成靶征；结石嵌顿于胆总管下端而紧靠一侧壁，则形成新月征或半月征。③胆总管扩张逐渐变细，且突然中断，未见结石和肿块，应考虑等密度结石可能。

（3）肝内胆管结石：可局限于一叶或左、右叶均有，单发或多发，大小不等、形态各异。以管状、不规则状常见，亦可在胆管内形成铸型，并可见远侧胆管扩张。以高密度结石常见。

但在诊断时应注意：①胆管结石排出后，胆总管因弹性减退或消失，不能恢复原状，可造成胆管梗阻的假象；肝内胆管周围受肝脏的保护，一般可恢复原状。②结石引起的梗阻常为不完全性或间歇性，其扩张可较轻或在临界范围内。

2. 结石成分的预测　胆结石 CT 值与胆固醇含量呈负相关，与钙盐含量呈正相关。国外有学者对胆囊结石的体外研究认为：以 CT 值 140Hu（范围 135～145Hu）作为结石化学类型的预测阈值，其准确率达 84%，即 CT 值 <140Hu 为胆固醇结石，>140Hu 为混合性结石和胆色素结石。还有学者行鹅去氧胆酸溶石试验，结果结石 CT 值 <50Hu 或 60Hu 组大部分溶解，而 >50Hu 或 60Hu 组无一例溶解。

3. CT 分类　国外有学者根据结石的 CT 表现，一般将结石分为以下几类：①高密度结石：CT 值 > 90Hu 者。②稍高密度结石：CT 值 26～67Hu。③环状高密度结石。④等密度结石：与盐水或胆汁相似。⑤分层状结石。⑥低密度结石。低密度、等密度、稍高密度结石以胆固醇性结石为主，其他则以非胆固醇性结石为主。

4. 钙胆汁　胆汁中含有很高浓度的碳酸钙称为钙胆汁或石灰样胆汁。钙胆汁与胆结石有密切的关系。CT 或 X 线表现为胆囊呈造影样高密度，在胆囊管区或胆囊内可见结石。有时可见胆汁分层。

二、急性胆囊炎

（一）概述

本病多由结石嵌顿于胆囊颈部、胆囊管或细菌感染所致。病理可分为 4 类。①急性单纯性胆囊炎：胆囊黏膜充血、水肿、炎性细胞浸润。②急性化脓性胆囊炎：炎症波及胆囊壁全层，胆囊壁水肿、增厚，浆膜面纤维素渗出，胆囊内充满脓液。③急性坏疽性胆囊炎：胆囊壁缺血坏死及出血，胆囊内充满脓液，并可穿孔。④气肿性胆囊炎：由产气杆菌（多为梭状芽孢杆菌、产气荚膜杆菌，其次为大肠杆菌等）感染所致，胆囊内及其周围可见气体产生；30% 发生于糖尿病患者，50% 不存在结石。

（二）临床表现

主要为急性右上腹痛，向肩胛区放射。多伴有高热、寒战、恶心、呕吐、轻度黄疸。既往有胆绞痛发作史。莫菲氏征阳性。

（三）CT 表现

胆囊增大，为最常见的征象。胆囊壁弥漫性增厚为胆囊炎的重要依据，但不具特异性。增强扫描胆囊壁明显强化，且持续时间长。胆囊周围可见一周低密度环即"晕圈"征，为胆囊周围水肿所致。该征是胆囊炎，特别是急性胆囊炎的特征性征象。出血、坏死性胆囊炎时，胆囊内胆汁 CT 值升高。胆囊内或周围脓肿形成时，可见气体征象。有时可见胆囊扩张积液征象。气肿性胆囊炎可见胆囊壁内有气泡或线状气体，胆囊腔、胆道内及胆囊周围也可有低密度气泡影。

此外，黄色肉芽肿性胆囊炎囊壁可高度不规则增厚，偶有钙化，容易穿孔并在肝内形成脓肿和肉芽肿，不易与胆囊癌鉴别。但是，黄色肉芽肿性胆囊炎增厚的囊壁内有大小不一、数目不等的圆形或类圆形低密度灶（主要由胆固醇、脂质及巨噬细胞构成），增强扫描无强化，是其特异性表现。

三、慢性胆囊炎

（一）概述

本病为常见的胆囊疾病，可因细菌感染、化学刺激、乏特壶腹的炎症和肥厚等引起胆汁淤滞，以及代谢异常等所致。病理上胆囊黏膜萎缩、破坏；胆囊壁纤维化增厚，并可钙化；胆囊浓缩及收缩功能受损；胆囊可萎缩变小，亦可积水增大。

（二）临床表现

主要为右上腹痛及反复发作性急性胆囊炎。其他有上腹不适、消化不良、饱胀等一般性症状。

（三）CT 表现

胆囊壁增厚为主要表现之一，增厚多较规则。一般认为，胆囊扩张良好时，壁厚度≥ 3mm 有诊断意义。胆囊壁钙化为特征性表现，如囊壁完全钙化称为"瓷胆囊"。胆囊可缩小或扩大，常合并胆囊结石。

四、急性化脓性胆管炎

（一）概述

本病因胆管梗阻及感染引起，多胆囊壁增厚、密度增高，周围无水肿见于胆管结石、胆道蛔虫，其次有胆管狭窄、肿瘤以及胰腺病变等。梗阻多位于胆总管下端。病理表现胆总管明显扩张，其内充满脓性胆汁，管壁炎性增厚，肝内可见多发脓肿。左肝管易使胆汁引流不畅、结石不易排出，而容易或加重感染，且感染可致肝实质萎缩。此外，所谓的复发性化脓性胆管炎是感染性胆管炎的反复发作，最终导致胆管狭窄、胆管梗阻和胆管结石。

（二）临床表现

起病急骤，右上腹剧痛、高热、寒战，多数有黄疸，甚至昏迷及死亡。复发性化脓性胆管炎患者可出现反复发作的腹痛、脓毒症和黄疸。

（三）CT 表现

肝内外胆管均明显扩张，其内充满脓汁，CT 值高于胆汁。肝内胆管扩张常呈不对称性或局限分布，以左叶为著，扩张的胆管呈聚集状，是因左肝管易使胆汁引流不畅、结石不易排出所致。同时，扩张的胆管常局限在一、二级分支，而周围胆管因炎性纤维增生丧失扩张能力，表现为"中央箭头征"。胆管壁弥漫性增厚，其增厚可呈弥漫偏心性，增强扫描多于急性发作期呈明显强化。胆管内有时可见积气表现，常伴有胆管内结石。肝内可有多发性小脓肿。由于反复炎性阻塞、破坏，可有肝体积缩小或局限性萎缩，以左肝多见。

复发性化脓性胆管炎的基础疾病是肝内外胆管不规则扩张、胆系结石、胆囊炎、胆汁性肝硬化，典型的影像学表现是肝内胆管多房性囊性扩张并周边渐进性强化为特征（MR 平扫、增强和 MRCP 对本病的诊断具有重要意义）。

五、慢性胆管炎

本病常由急性胆管炎发展而来。

（一）概述

胆总管下端纤维瘢痕组织增生及狭窄，胆总管明显扩张，管壁增厚。

（二）临床表现

中上腹不适、腹胀。急性发作时与急性化脓性胆管炎相同，可有高热、寒战、黄疸三联征。

（三）CT 表现

（1）肝内、外胆管明显扩张，内有多发结石，是其常见和主要的 CT 表现：结石密度从等密度到高密度不等。结石的形态多种多样。肝内大的胆管扩张，而分支不扩张或扩张不明显。

（2）肝外胆管壁呈广泛性、不规则增厚，壁厚可达 2～3mm。

六、原发性硬化性胆管炎

本病又称狭窄性胆管炎，其病因不明，是一种罕见的慢性胆管阻塞性疾病。

（一）概述

以肝内、外胆管的慢性进行性炎症及纤维化，最终导致胆管的短段狭窄与扩张交替为特征的病变。80% 的病变累及包括胆囊在内的整个胆系，20% 仅局限于肝外胆道。受累的胆管壁增厚、管腔狭窄，外径变化不大，内径明显缩小或闭塞。后期可发生胆汁性肝硬化或门静脉高压，9%～15% 合并胆管癌。

（二）临床表现

好发于 40 岁左右，男女之比约为 2：1。以慢性进行性黄疸为主要表现，一般无上腹绞痛史。合并肝硬化、门脉高压等并发症可有相应表现。87% 伴发溃疡性结肠炎，13% 伴发 Crohn 病。

（三）CT 表现

其主要 CT 征象为跳跃性扩张、串珠征和剪枝征。①病变局限于肝外胆管者，呈典型的低位梗阻表现，狭窄处远端的胆总管仍可见。狭窄处胆管壁增厚，管腔狭小，密度增高；增强扫描管壁强化明显。可有或无胆囊壁增厚。如某段扩张的肝外胆管不与其他扩张的胆管相连称为"跳跃性扩张"，其形成基础是肝内胆管狭窄合并远段胆管扩张。②病变广泛者呈不连续的散在分布的串珠状或不规则状，反映了其多发性狭窄。段性分布的肝内胆管扩张也是其表现之一。在 1 个层面上见到 3 处以上狭窄与扩张交替出现，称为"串珠征"。但此征也可见于恶性病变。③剪枝征：即某 1 层面上见到长度 ≥4cm 的肝内胆管或左右肝管，而无次级分支称为"剪枝征"。本病 25% 的可见此征，但 13%～15% 的恶性病变也可见此征。④晚期可见肝硬化、门脉高压表现，还可见大量的肝内胆管钙化影。

通常本病引起的肝内胆管扩张程度较轻，有明显扩张者要想到肿瘤性病变。

（四）鉴别诊断

应注意结合病史与结石、胆系感染和手术等原因所致的继发性硬化性胆管炎相鉴别。

七、胆道出血

胆道出血是肝胆疾病的严重并发症。

（一）病因

其病因很多，主要有肝内感染、肝内胆管结石、手术时的探查和肝损伤等。

（二）临床表现

临床有不明原因的消化道出血。DSA 有助于进一步确诊，并指导介入治疗。

（三）CT 表现

血液通过开放的胆总管进入胆囊，当出血量占胆囊容量的 70% 和出现血凝块时，表现为胆囊不均匀性密度增高。出血量更大时，胆囊内密度均匀性增加，CT 值高达 50～60Hu。

胆系出血常合并胆道梗阻，引起扩张、积血，表现为胆管扩张，其内见管状或圆形高密度灶。

本病需注意与钙胆汁（其密度高于出血 15～20Hu）、胆管结石相鉴别。结合临床对本病的诊断和鉴别有重要作用。

（徐　超）

第七节　胰腺炎

一、急性胰腺炎

急性胰腺炎（acute pancreatitis）是一种常见的急腹症，其不仅是胰腺本身的炎症，而且是累及多脏器的全身性疾病。本病发病率占住院人数的 0.32%～2.04%，近年有上升趋势，好发于 20～50 岁，女性多于男性，男女之比约 1∶1.7。常见病因有胆管疾病如胆石症、过量饮酒和暴饮暴食，其他还有高脂或高钙血症、胰腺缺血以及继发于其他感染性疾病等。病理分型为水肿型（约占 80%）和出血坏死型。

CT 表现：

1. 胰腺肿大　通常为弥漫性肿大（图 9 - 18A），有时也可表现为胰头或胰尾局限性肿大（图 9 - 19）。

2. 胰腺密度改变　胰腺实质密度多不均匀，出血在平扫时表现为局灶性密度增高。实质坏死表现为增强后不被强化的低密度灶。

3. 胰周的改变　胰腺轮廓模糊，胰周可有积液（图 9 - 20）。

4. 肾筋膜增厚　是诊断急性胰腺炎的重要标志，即使在胰腺本身改变不明显时。肾筋膜增厚往往是左侧较右侧明显。

5. 并发症

（1）蜂窝织炎：常发生于胰体、尾部，多表现为密度低而不均匀的软组织密度影，边界模糊，CT 值高于液体。当病变周围组织反应形成假包膜时，则形成假性囊肿。

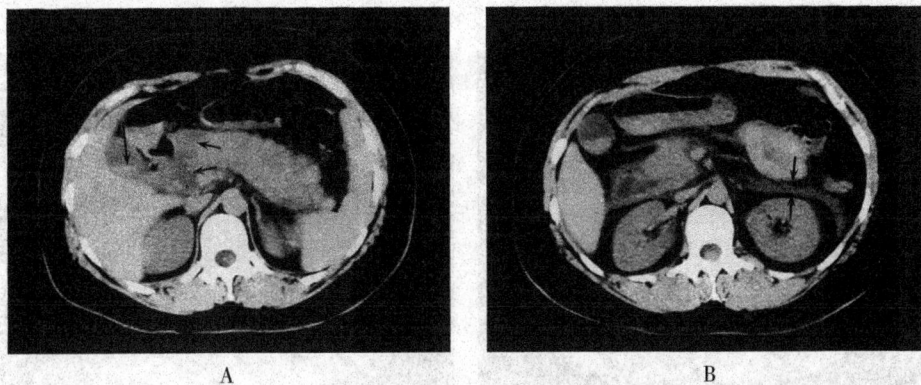

A	B

图 9 - 18　急性胰腺炎

A. CT 平扫见胰腺弥漫性肿大，胰头周围有积液（↑），胆囊内有高密度结石（长↑）；B. 两侧肾前筋膜增厚，以左侧为甚（↑）

· 173 ·

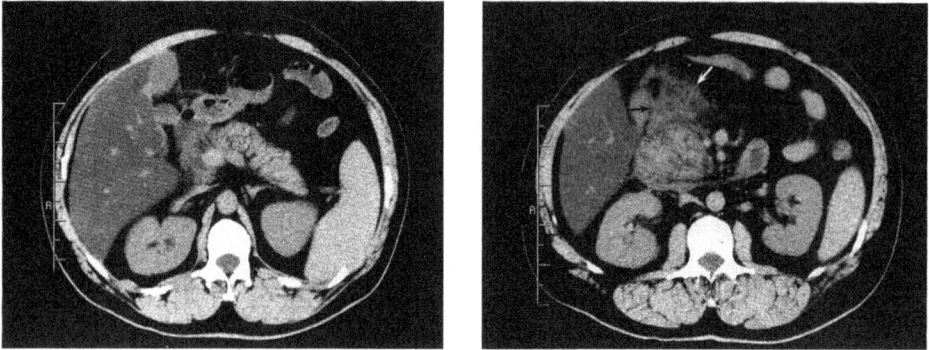

图 9 – 19　急性胰腺炎

A. B. CT 平扫见胰头局限性肿大，其前缘可见蜂窝织炎（↑），肝右叶呈脂肪肝表现

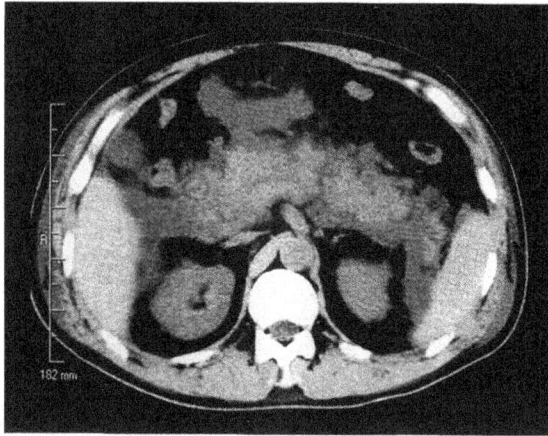

图 9 – 20　急性胰腺炎

CT 平扫见胰腺轮廓模糊，胰周、右肝下间隙及脾肾隐窝处均见积液

（2）假性囊肿：可位于胰内或胰外，以后者多见，可单发或多发。为具有假包膜的类圆形水样密度病灶，囊壁薄，边界清楚，密度较均匀（图 9 – 21，图 9 – 22）。

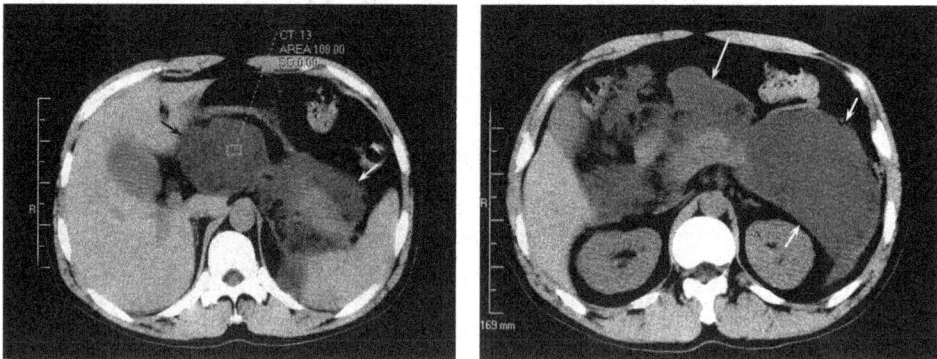

图 9 – 21　急性胰腺炎

A. B. CT 平扫见胰头及胰尾区假性囊肿形成（↑），胰周广泛积液（长↑）

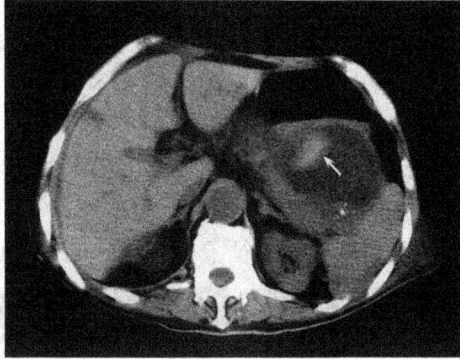

图 9 - 22　急性胰腺炎
CT 平扫见假性囊肿形成，囊肿内有高密度出血（↑）

（3）脓肿：可位于胰内或胰外，以前者多见，可有明显的壁或包膜。密度低于蜂窝织炎，而高于一般假性囊肿。可靠征象为病灶内散在小气泡，此征象的发生率为 30% ~ 50% 。

（4）其他：胰性腹水和胸腔积液。

二、慢性胰腺炎

慢性胰腺炎（chronic pancreatitis）又称慢性复发性胰腺炎，多发于 30 ~ 50 岁。主要病因是胆管感染和慢性酒精中毒，其病理特征为不可逆的形态学改变，主要是胰腺进行性广泛纤维化，缩小变硬，表面结节不平，胰管狭窄伴节段性扩张，可有钙化与囊肿形成。临床主要表现为反复发作性上腹部疼痛，伴不同程度的胰内、外分泌功能减退或丧失。腹痛、脂肪泻、糖尿病和消瘦称为慢性胰腺炎四联症。

1. 胰腺形态大小的改变　胰腺多呈局限性或弥漫性萎缩（图 9 - 23）；也可是局部或全胰增大（图 9 - 24），胰腺边缘多不规则。部分病例胰腺体积可以正常。

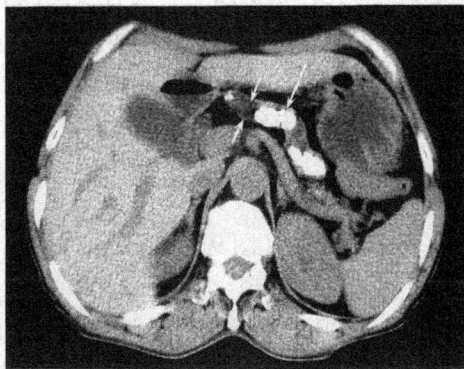

图 9 - 23　慢性胰腺炎
CT 平扫胰腺弥漫性萎缩，主胰管明显扩张（↑），胰管内见高密度钙化、结石（长↑）

2. 胰管扩张　多呈不规则串珠状扩张，也可有管状扩张（图 9 - 24）。正常主胰管在胰头部的最大内径为 3mm，向胰体、尾部逐渐变细。

3. 胰腺钙化和胰管结石 胰腺钙化约占1/4，多呈星形、条状或结节状。胰管内钙化多为慢性胰腺炎的特征性表现，胰管内结石常与胰管扩张相伴随（图9-23，图9-24）。

4. 假性囊肿 不同于急性胰腺炎，囊肿多位于胰头区，常为多发，囊壁较厚，可伴有钙化。

5. 胰周筋膜增厚 为慢性胰腺炎的重要间接征象，2/3 的患者在胰周见有数条粗细不均、方向不一的纤维条索影。另外也可见到左肾前筋膜增厚。

6. 合并胰腺癌 占 2%～5%，可见相关征象，有时诊断十分困难，常需作针刺活检。

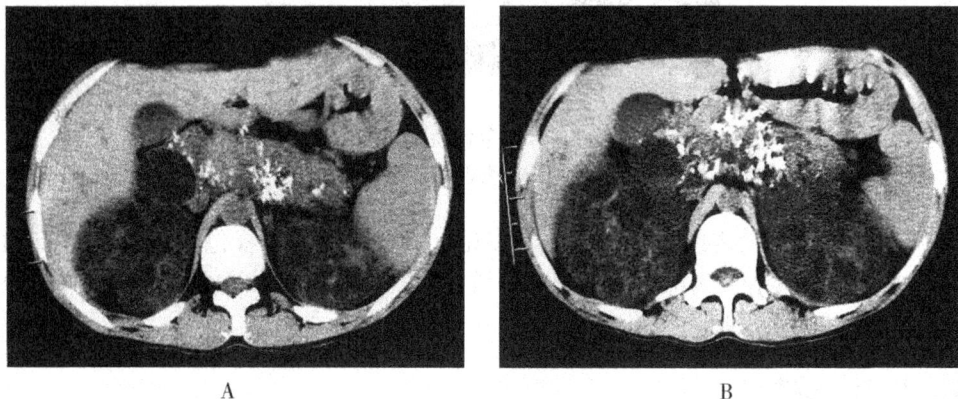

A   B

图 9-24　慢性胰腺炎

A. B. CT 平扫全胰增大，其内见多发散在星形钙化，另见两侧多囊肾

（徐　超）

第八节　胰腺癌

胰腺癌（cancer of pancreas）是一种较常见的恶性肿瘤，占全身恶性肿瘤的 1%～4%，其发病率有逐年增高趋势。本病多见于 40 岁以上，男性多于女性，男女之比为 1.8∶1。胰腺癌好发于胰头部（60%～70%），胰体部次之（10%～15%），胰尾部最少（5%），弥漫性胰腺癌占 15%～20%。90% 的胰腺癌为导管细胞癌。目前认为吸烟可能是发生胰腺癌的主要危险因素，胰腺癌预后极差，1 年生存率低于 20%，5 年生存率低于 3%。

一、胰腺肿块

（1）平扫多为等密度或略低密度肿块（图9-25A，图9-26A），伴有或不伴有胰腺轮廓的改变是胰腺癌的直接征象。

（2）在双期增强扫描动脉期，胰腺正常组织明显强化，而胰腺癌是少血供组织，则表现为低密度（图9-25B，图9-26B）。

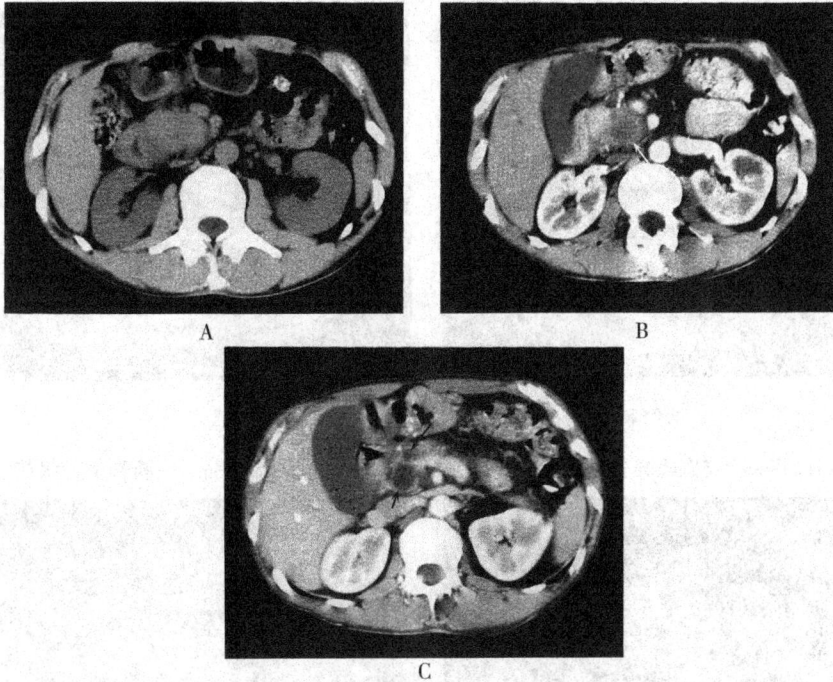

图 9 - 25 胰腺癌

A. CT 平扫见胰头等密度肿块，钩突明显圆隆；B. 增强扫描动脉期钩突内见边界不清低密度灶（↑）；C. 胰头部可见扩张的胆总管（↑）和主胰管（长↑），即"双管征"

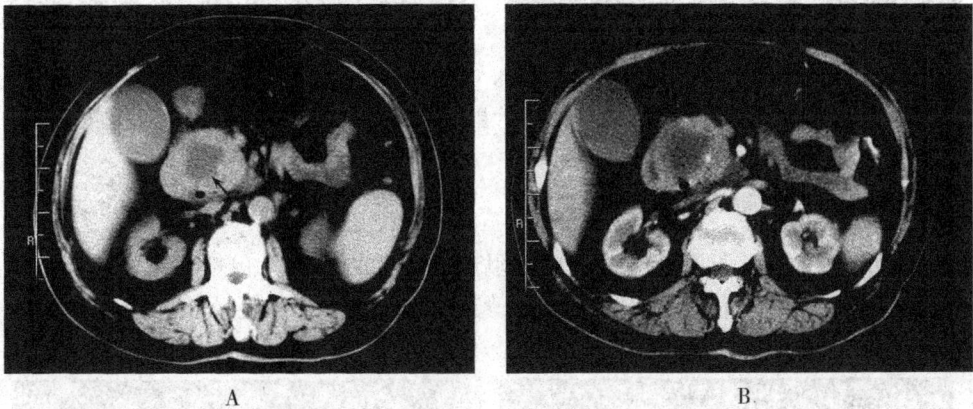

图 9 - 26 胰腺癌

A. CT 平扫胰头球形扩大，其内呈低密度（↑）；B. 增强扫描动脉期，胰头癌低密度显示更清晰

（3）胰头癌时，胰头往往表现为圆隆和球形扩大，此时胰体尾则有不同程度的萎缩（图 9 - 27）。

（4）当胰头钩突失去正常平直的三角形而变为圆隆、局限性隆凸或出现分叶时，则高度提示肿瘤的存在（图 9 - 27A）。

（5）胰体尾癌常常表现为明显的局部肿大和分叶状肿块（图 9 - 28）。

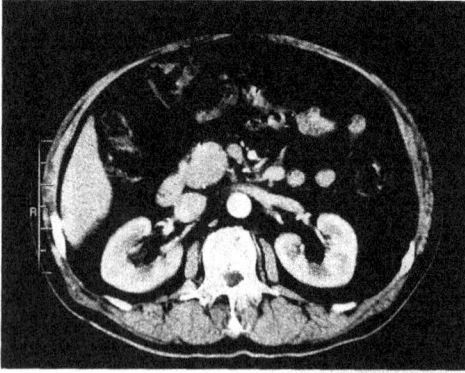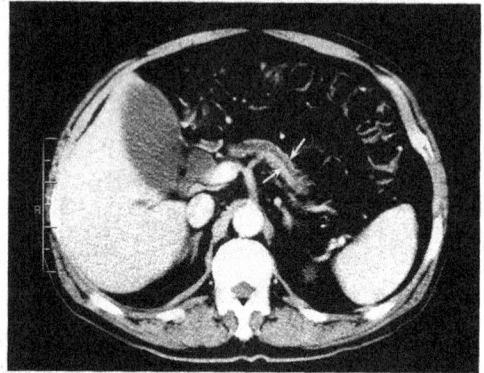

A

B

图 9 - 27　胰腺癌

A. 增强扫描胰头钩突圆隆失去正常平直的三角形；B. 胰体、尾部萎缩，主胰管呈管状扩张（↑）

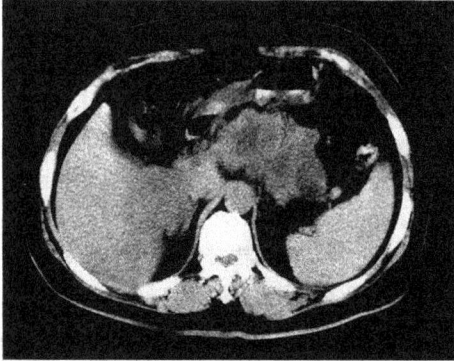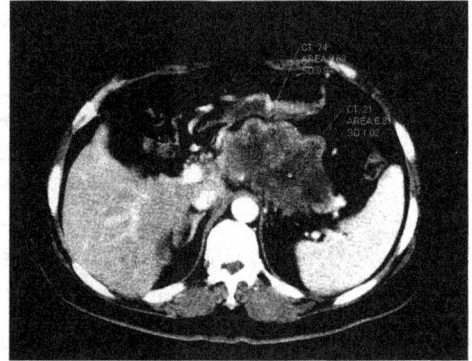

A

B

图 9 - 28　胰腺癌

A. CT 平扫见胰体、尾部分叶状肿块，其内见边界不清的低密度区；B. 增强扫描肿块内低密度更加清晰

二、胆管和胰管扩张

（1）癌肿侵犯或压迫胆总管下端造成梗阻部位以上的胆管（包括胆囊）扩张，胆总管管腔内径 > 10mm，常常表现为扩张的胆总管在胰头部突然截断或变形（图 9 - 29，图 9 - 30）。

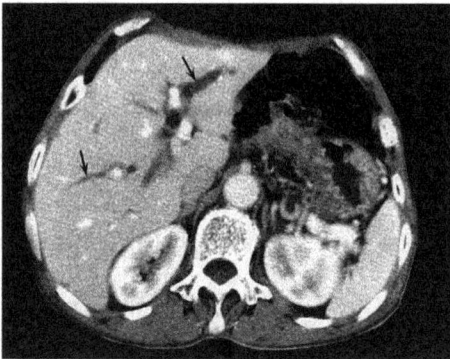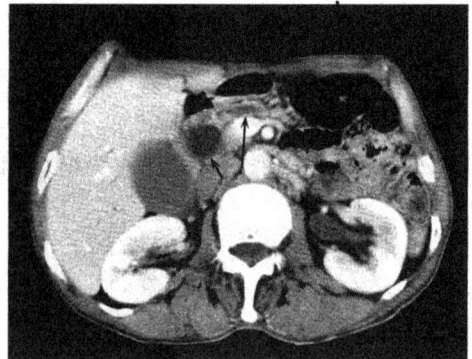

A

B

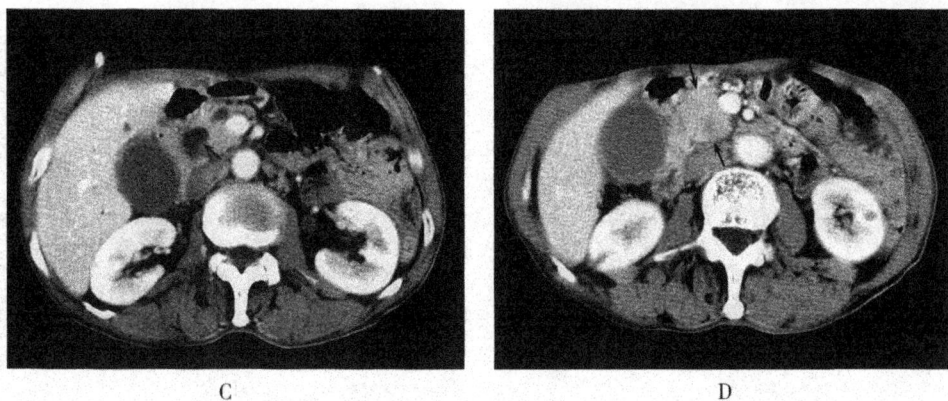

图 9 - 29　胰腺癌

A. 增强扫描肝内胆管扩张（↑）；B. 胆总管明显扩张（↑），胆囊扩大，胰体、尾部萎缩，主胰管管状扩张（长↑）；C. 扩张的胆总管突然变形（↑）；D. 胰腺钩突部变形成矩形（↑）

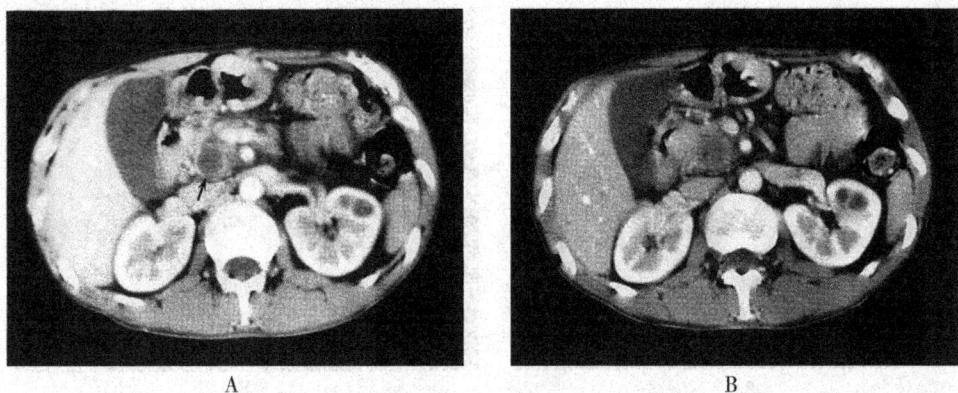

图 9 - 30　胰腺癌

A. 增强扫描见胆总管扩张（↑），胆囊扩大，左肾有两个小囊肿；B.（与 A 图间隔 5mm 的层面）扩张的胆总管突然中断、消失，钩突部见低密度肿块

（2）主胰管扩张较常见，占 50%～60%，是由于肿瘤堵塞主胰管所致，多呈管状扩张，也可呈串珠状扩张。

（3）在胰头内同时见到扩张的胆总管和扩张的胰管即所谓的"双管征"（约占 16%）。

三、胰周血管受侵

此为胰腺周围血管被癌肿局部浸润的征象。

（1）血管周围的脂肪层消失（图 9 - 31）。

（2）血管被肿块包绕。

（3）血管形态异常，表现为僵直、变细或边缘不光整。

（4）血管不显影，或管腔扩大，其内可见癌栓。

四、继发潴留性囊肿

这是癌肿破坏胰管造成胰液外溢所致，多在胰腺内，少数可位于胰周间隙内（图9 - 32）。

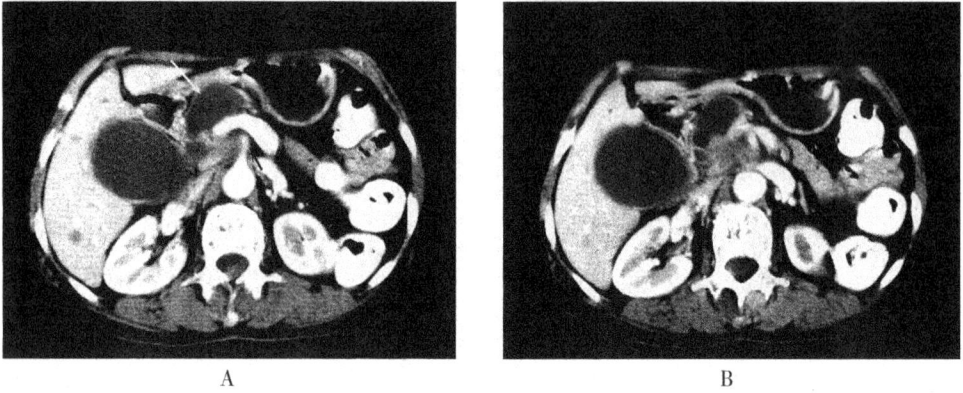

图 9 - 31　胰腺癌

A. B. 增强扫描见腹腔动脉受侵犯（↑），主胰管扩张（长↑），胆囊增大；肝内多发类圆形低密度转移灶

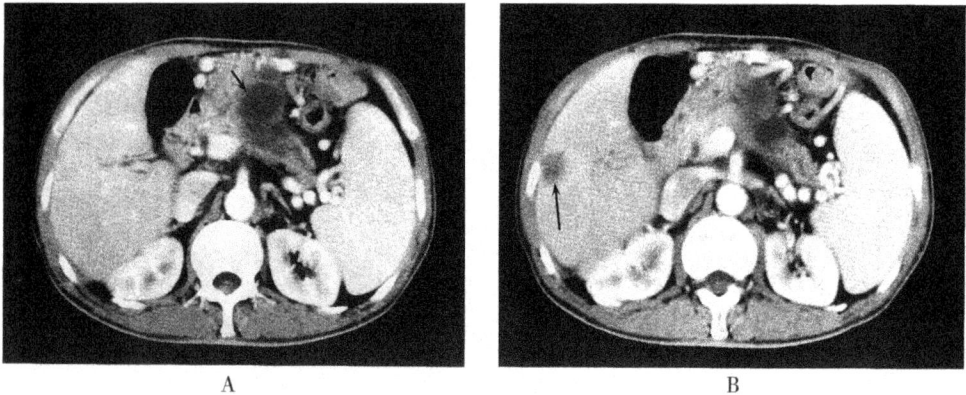

图 9 - 32　胰腺

A. B 增强扫描见胰体部肿大，继发性潴留囊肿形成（↑），肝右叶转移灶（长↑）

五、转移性淋巴肿

以腹腔动脉及肠系膜上动脉周围淋巴结肿大最常见，其次为腹主动脉及下腔静脉旁淋巴肿（图 9 - 33A）。

六、鉴别诊断

对于表现为胰头局限性增大的慢性胰腺炎与本病鉴别较为困难，下列表现多提示慢性胰腺炎可能：

（1）胰腺和胰管钙化，尤其是后者对慢性胰腺炎的诊断具有特征性，另可见胰管或胆总管内结石。

（2）胰头增大，但外形光整、无分叶。

（3）增强扫描胰头密度均匀或欠均匀，不像胰头癌表现为局限性低密度灶。

（4）胰周血管及邻近脏器无恶性侵犯。

（5）扩张的胰管直径与胰实质厚度比值 <0.5，而 >0.5 多提示胰头癌。

（6）腹膜后无转移性淋巴肿。

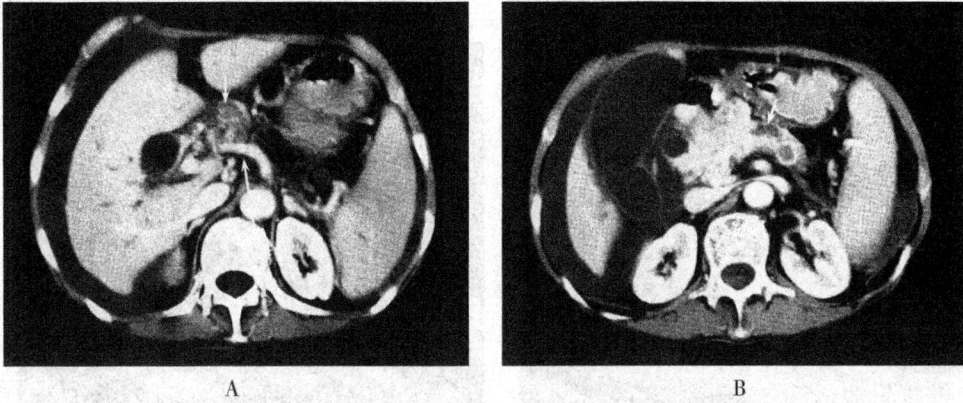

图 9 – 33　胰腺癌

A. 增强扫描见肝门部转移性淋巴肿（↑），肝动脉部分被包绕（长↑），可见大量腹水；B. 胰头部不规则分叶状增大，胰体、尾部萎缩，主胰管局限性扩张（↑），胆囊明显增大

（徐　超）

第九节　脾外伤

脾外伤（trauma of the spleen）占腹部外伤的 1/4。因受力机制不同，可为单纯性脾外伤，也可同时合并肝及其他器官和组织损伤。脾外伤的分型：①脾挫伤。②脾包膜下血肿。③脾实质内出血而无脾脏破裂。④脾破裂。

一、脾挫伤

CT 可无异常表现。

二、脾包膜下血肿

在脾外周见半月状密度异常区。

1. CT 平扫　血肿密度与受伤时间有关，随时间推移，血肿密度逐渐降低（图 9 – 34A）。

2. 增强扫描　血肿不增强，脾实质增强形成密度差异，清晰显示血肿形态和边缘。当血肿较大时，脾可受压、变形（图 9 – 34B）。

三、脾实质内出血而无脾破裂

1. CT 平扫　显示脾内不规则高密度区。

2. 增强扫描　血肿呈相对低密度区，与增强的脾脏实质形成对比。

四、脾破裂

1. 局部破裂　脾实质内局限性低密度带状影和/或稍高密度区，增强扫描更为清楚，早期血肿边界可不清晰，随着时间延长血肿呈边界清晰的椭圆形低密度区（图 9 – 35）。

2. 完全破裂 脾周、脾曲、腹腔内均可见不规则的血肿存在，此时脾脏轮廓不规则，体积增大，实质内可见有撕裂裂隙贯穿脾脏，呈不规则状低密度带。

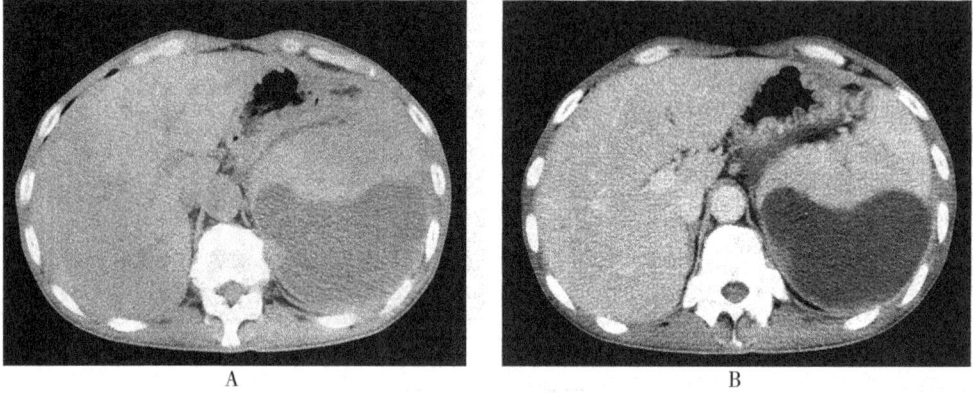

图 9 - 34 脾包膜下血肿

A. CT 平扫示脾脏后方包膜下见新月状低密度区；B. 增强扫描脾脏强化明显，低密度区不强化，边界更加清楚

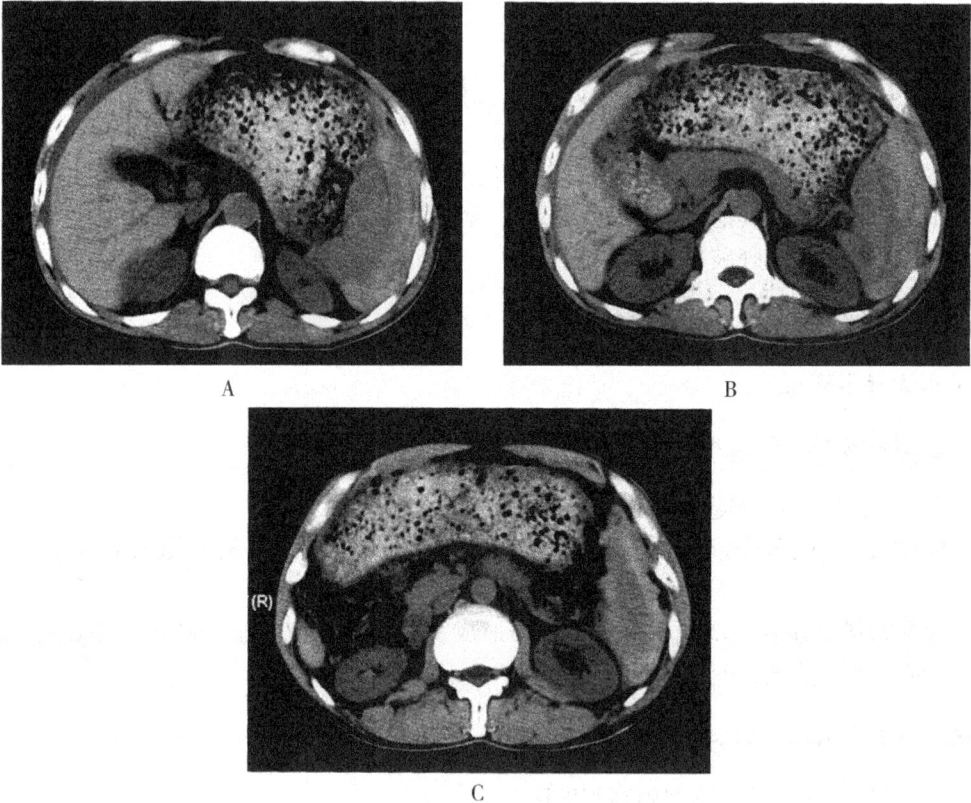

图 9 - 35 脾破裂

A ~ C. CT 平扫示近脾门处脾内有一椭圆形低密度区，密度欠均匀

（徐 超）

第十章 泌尿系统疾病的CT检查

第一节 泌尿系统良性病变

一、泌尿系结石

泌尿系统结石（urinary lithiasis）是泌尿系统的常见病之一，为几种不同成分组成的凝聚物，以不同的形状留存于尿路中。成因复杂，包括环境因素、遗传因素、疾病、饮食习惯、药物和全身代谢因素等。发病以青壮年为主，20～50岁发病率约占90%，男性多于女性，上尿路结石男女之比约为3：1，下尿路者约为6：1。双侧发病占10%～20%。结石成分复杂，一般以草酸钙、磷灰石结石为主，X线检查大部分为阳性结石。

（一）诊断要点

1. 症状和体征

（1）疼痛：呈钝痛或绞痛，并可向会阴部放射。

（2）血尿：为镜下或肉眼血尿。

（3）尿路刺激症状：尿频、尿急、排尿中断。

（4）结石继发感染或梗阻性积水：出现发热、肾区痛、血常规升高等。

2. X线检查　腹部KUB平片和尿路造影基本可明确结石的多少、大小、形态、分布，尿路造影可明确梗阻部位、程度及肾功能情况。

3. B型超声　超声诊断与KUB功能相仿，因其操作简单、无辐射、价廉成为首选检查方法。

（二）CT表现

1. 尿路结石　CT对尿路中阳性、阴性结石均可显示，对结石的大小、数目、形态及位置的确定更为精确，并能很好地发现合并症，如畸形、憩室及肿瘤等。等密度结石与肿瘤难以区分时可增强扫描，增强结石无强化。

2. 肾结石

（1）阳性结石表现为肾实质、肾盂及肾盏内边缘清晰锐利的结节状、不规则形高密度灶，部分可致其远端集合管扩张积水（图10-1，图10-2）。

（2）阴性结石CT值也多高于肾实质，常在100HU以上，无增强效应，螺旋CT扫描可发现近3mm大小的结石。

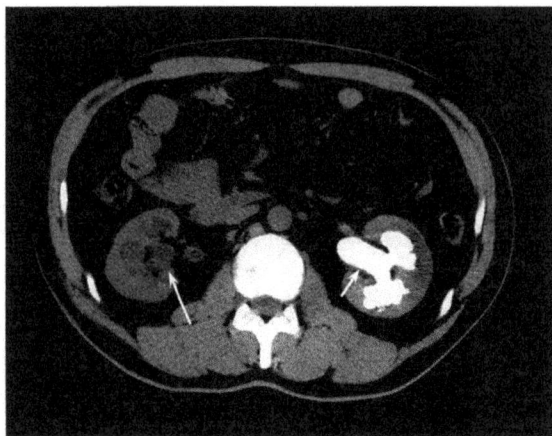

图 10 – 1　肾结石

CT 平扫见左肾盂肾盏内高密度铸形结石（↑），右肾盂肾盏轻度扩张（长↑）

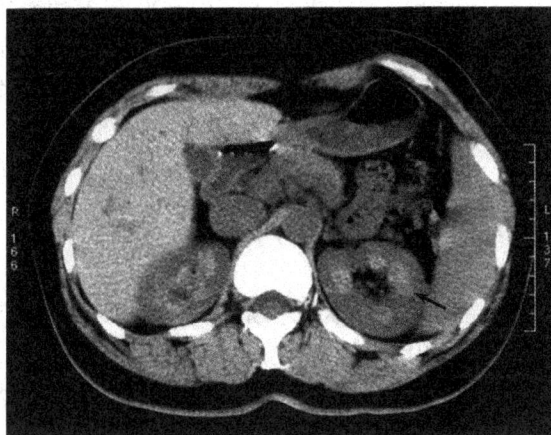

图 10 – 2　肾结石

CT 平扫见两肾实质内多发小结节状高密度结石，边缘清晰规整（↑）

3. 输尿管结石

（1）常单发，多发少见。

（2）直接征象为管腔内高密度影，与输尿管走行一致，CT 值 200～800HU，其上方输尿管有不同程度扩张（图 10 – 3）。

（3）输尿管结石刺激输尿管壁造成管壁水肿，形成高密度影周围圆弧形的软组织低密度影，即 CT 图像上的"软组织边缘征"，则是输尿管结石急性发作期的特异表现，出现率为 77%，于 72h 内检查更为多见。

（4）MPR 较清晰地显示输尿管内较小的结石影。

（5）MIP 利用最大密度重组，图像对比度好，排泄期输尿管内如果有对比剂充盈时，对梗阻部位、梗阻程度敏感性和准确性高，可以较好地显示扩张的输尿管。

（6）VR 能清晰显示整个泌尿系统全貌，并可任意旋转图像，从不同角度观察输尿管的走行，使结石的定位诊断更加精细（图 10 – 4）。

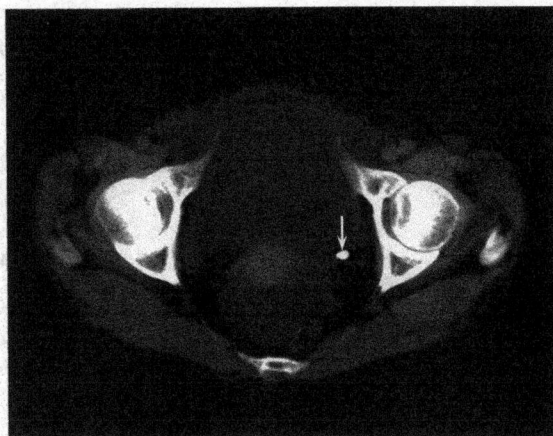

图 10 - 3 输尿管结石

CT 平扫左输尿管下段走行区见小类圆形高密度结石，CT 值 150HU，
边缘清晰、锐利（↑）

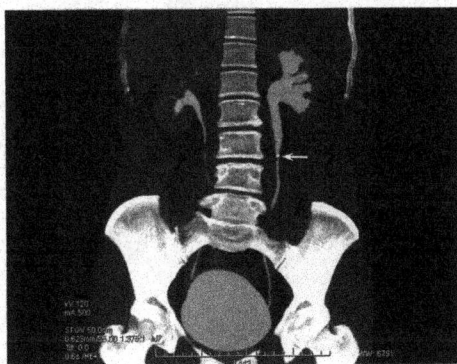
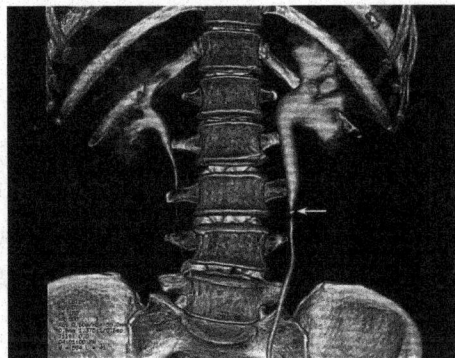

A   B

图 10 - 4 输尿管结石

A. 为排泄期 MIP 像，B. 为 VR 像。左输尿管中段结石（↑）伴上段输尿管扩张、肾积水

4. 膀胱结石

（1）膀胱内见圆形、卵圆形、不规则形高密度灶。

（2）单发多见，亦可多发，大小不一，活动性强（图 10 - 5）。

（3）由于化学成分不一而密度不均，可出现同心圆征象，大部分边缘清晰，部分边缘不整。

5. 尿道结石 少见，占尿路结石 10% 以下，男性为主。表现为尿道内圆形、卵圆形高密度灶，体积较小，直径数毫米，边缘光滑。结石易嵌顿于尿道膜部和阴茎尿道部或尿道狭窄处。

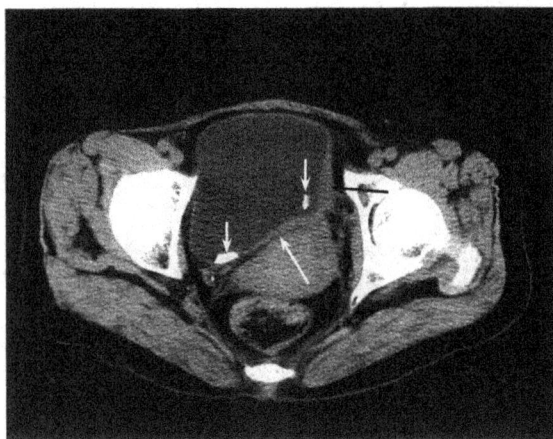

图 10 - 5 膀胱结石

CT 平扫见膀胱内两枚高密度结石，边缘清晰、锐利（↑），另见膀胱
左后壁明显增厚（长↑）

二、肾血管平滑肌脂肪瘤

肾血管平滑肌脂肪瘤（angiomyolipoma of kidney）又称错构瘤，为良性肿瘤。发病率约
1/10 000，多在 40 岁以后发病，女性居多，男女之比约为 1∶4。男性患者可伴有结节性硬
化，表现为智力发育差、癫痫和皮脂腺瘤，占全部病例的 10% ~ 20%，此系家族遗传性疾
病。病理上由血管、平滑肌和脂肪组成，各成分比例差别较大，多以脂肪组织为主，呈膨胀
性生长，不具侵蚀性，镜下与周围组织分界清楚。

（一）诊断要点

（1）多数无症状，当肿瘤较大时可引起腰部酸痛、腹部不适。

（2）肿瘤内出血或肿瘤破裂出血会产生突发腹痛，肾区叩击痛，甚至伴发休克。

（3）少数患者有高血压表现。

（4）B 型超声：肿瘤回声不均匀，可见脂肪组织形成的强回声光团。

（5）排泄性尿路造影：当肿瘤较大和靠近肾盂肾盏生长时，可见肾盂肾盏受压、变形、
移位，但边缘清晰。

（6）MRI 检查：在 T_1WI 上病灶呈均匀或不均匀高信号，在 T_2WI 上信号略有下降，伴
出血时则信号明显提高。

（二）CT 表现

（1）多数为单侧肾脏单发病灶，合并结节性硬化者为双侧多发（图 10 - 6）。

（2）病灶呈圆形或类圆形，轮廓大多较规则，边界较清楚。

（3）密度不均匀，其内可见脂肪性的低密度（CT 值常为 - 90 ~ - 50HU），其间为条状
或网状的软组织密度。

（4）病灶多较小，只有少数直径超过 5cm。小肿瘤应采用薄层扫描以避免容积效应的
影响，尽可能显示具有特征性的低密度脂肪，有助于同小肾癌或其他占位性病变的鉴别。

（5）增强扫描：病灶不均匀中等度强化，脂肪区不强化。

（6）非典型病例的肿瘤呈较均匀的等或高密度原因是因肿瘤主要由血管、平滑肌组成，脂肪含量少，或由于肿瘤内出血。

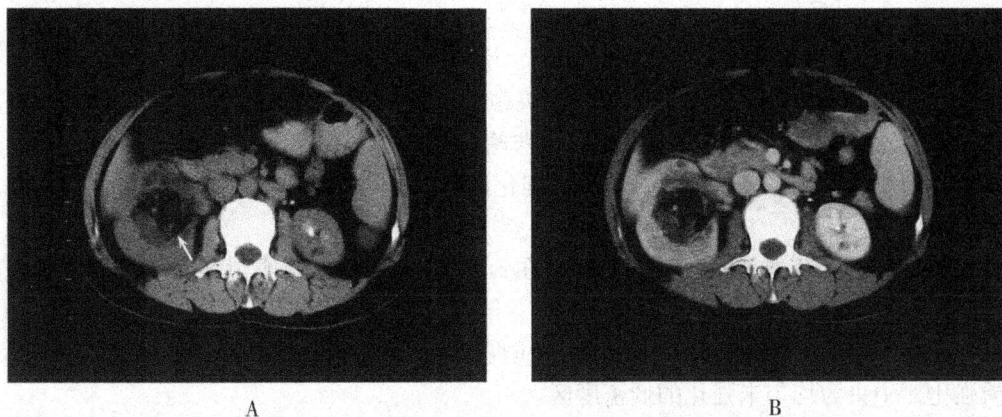

图 10 - 6　血管平滑肌脂肪瘤
A. CT 平扫见右肾内有一类圆形病灶，呈低、等密度混杂，最低 CT 值达 - 78HU（↑）；
B. 增强扫描实质部有强化，低密度脂肪不强化

三、肾腺瘤

肾腺瘤（renal adenoma）是一种少见的肾脏良性肿瘤，起源于近端肾小管上皮，多位于靠近包膜的皮质部。分为乳头状腺瘤、嗜酸细胞腺瘤和后肾腺瘤。乳头状腺瘤在 <40 岁成人中发病率约为 10%，>70 岁时发病率约为 40%。嗜酸细胞腺瘤约占肾小管上皮肿瘤的 5%，好发年龄在 70 岁前后。后肾腺瘤罕见，常见于 50~60 岁，男女之比约为 1：2。

（一）诊断要点

（1）肿瘤生长缓慢，常无临床症状。

（2）偶有腰部胀痛，肿块较大时可触及腹部包块。

（3）侵及肾盂时可出现镜下血尿及肉眼血尿。

（4）MRI 检查

1）乳头状腺瘤在 T_1WI 上呈等或稍低信号，在 T_2WI 上呈稍高信号。增强扫描实质期轻度均匀强化。

2）嗜酸细胞腺瘤在 T_1WI 上呈低信号，在 T_2WI 上呈低信号或高信号，增强明显强化。

3）后肾腺瘤 T_1WI 为低信号，T_2WI 为低或稍高信号。

（二）CT 表现

1. 乳头状腺瘤

（1）肾脏包膜下单发或多发结节状病灶，直径多 <1.0cm，可突向肾皮质外，边缘清晰、规整。

（2）CT 平扫为等或高密度软组织块影，偶见点状钙化，病灶中央为低密度带有网格状囊状变化。

（3）增强呈轻度至中度强化，无明显出血与坏死征象。

2. 嗜酸细胞腺瘤

（1）肾脏实性肿块，直径多在 2～10cm，边缘清晰，大部分中央有低密度瘢痕（约占 80%）。

（2）CT 平扫多表现为等密度或稍低密度，增强呈中等度至明显强化。

（3）较大肿瘤呈车辐状强化，并可呈中央瘢痕，增强延迟扫描强化区向瘢痕内推进。

（4）增强后车辐状强化及中央瘢痕，均非嗜酸细胞腺瘤的特异性征象，均需与肾细胞癌鉴别。肾细胞癌大部分表现为速升速降的强化曲线。

3. 后肾腺瘤

（1）肾实质内较大类圆形肿块，直径多在 3～6cm，平扫呈等或稍高密度，中央见密度稍低。

（2）增强肾皮质期肿瘤轻微强化，肾实质期和肾盂期肿瘤实质进一步强化，但仍低于肾实质强化，中央为均匀未强化的低密度区。

（3）肿瘤可有包膜或无包膜，部分轮廓不规整，部分呈分叶状，与周围组织分界清楚，偶见钙化或沙砾体形成。

四、肾纤维瘤

肾纤维瘤（renal fibroma）是一种少见的肾脏良性肿瘤，好发于肾脏髓质，亦可发生于肾包膜。多见于女性，单侧为主。肾纤维瘤具有完整的包膜，体积较小（直径一般为 2～10mm）。镜下主要为梭形细胞，以纤维及致密纤维基质分隔，肿瘤内明显纤维化并伴不同程度的硬化，可有钙化和骨化成分。

（一）诊断要点

（1）大多数病变很少引起临床症状。

（2）少数肿瘤因近期突然增大而出现肾区痛、尿频、尿急、尿痛或无痛性肉眼血尿，肾区叩击痛阳性。

（3）MRI 检查：T_1WI 及 T_2WI 均呈均匀低信号，轮廓光整。

（二）CT 表现

（1）肾脏内结节状病灶，体积较小，局部可突出于肾轮廓之外，轮廓规整，边缘清晰（图 10－7A）。

（2）平扫为等或高密度，密度均匀。

（3）病灶内可出现钙化或骨化。

（4）增强扫描皮质期轻度强化，实质期中度至明显强化，强化幅度低于肾实质强化幅度。囊变坏死少见（图 10－7B）。

（5）鉴别诊断：需与肾癌鉴别，后者平扫为等或低密度，增强扫描皮质期强化明显，实质期强化幅度有所降低，较大肿瘤内囊变和坏死明显。与肾乳头状腺瘤鉴别较困难。

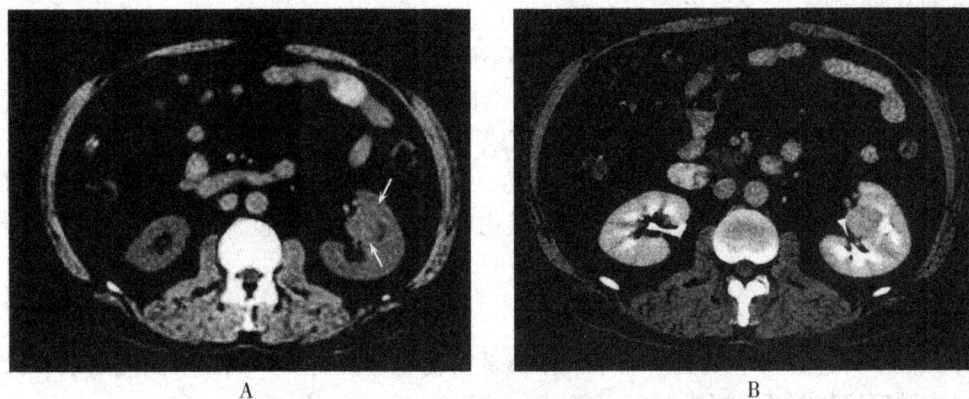

图 10 – 7　肾纤维瘤

A. CT 平扫见左肾近肾门区小类圆形等密度灶且突向肾盂内，边缘尚清晰规整，直径 10mm
（↑）；B. 增强扫描见病变位于髓质内，中度均匀强化，边缘清晰，压迫邻近肾盏

（徐　超）

第二节　泌尿系统恶性肿瘤

一、肾癌

肾癌又名肾细胞癌（renal cell carcinoma），是成人最常见的肾实质恶性肿瘤，占其 85%，多发生于 40 岁以上，男女之比为 2∶1 ~ 3∶1。吸烟、镉污染则发病率高。肿瘤来自于肾小管上皮细胞，大多数血供丰富，无组织学上的包膜，但有周围受压的肾实质和纤维组织形成的假包膜。肿瘤内可发生出血、坏死、纤维化、钙化等。以 3cm 为界，人为将其分为 <3cm 的小肾癌和 >3cm 的肾癌。转移途径有直接蔓延、血行和淋巴转移。30% 的肾癌有肾静脉瘤栓，其中 25% 累及腔静脉。常见转移部位有肺、纵隔、骨、肝等。

（一）诊断要点

1. 症状和体征

（1）血尿：是肾癌的主要症状，发生率为 60%，常为无痛性全程肉眼血尿。

（2）腹部疼痛：占 35% ~ 40%。

（3）腹部肿块：腹部可扪及软组织肿块。血尿、腹痛及腹部肿块同时出现即为本病典型的三联症，但不足 10%。

（4）全身症状：体重减轻、贫血、发热、内分泌症状（高钙血症、红细胞增多症、溢乳、高血压）和肝功能异常等。

2. 排泄性或逆行性尿路造影　可见肾小盏破坏、受压、不规则变形、变长、扭曲等，甚至使肾盏、肾盂分离、受压、变形，呈"蜘蛛足"征。

3. DSA 检查

（1）动脉期：①为肾动脉主干增宽，瘤周动脉分支被分离、推移或拉直；②有时瘤周动脉包绕瘤体形成"手握球征"，肿瘤内血管密集成团，形成血池或血湖；③出现动静瘘时可见静脉早期显影。

（2）实质期：主要表现为瘤内不均匀和不规则密度升高，称"肿瘤染色"。

（3）静脉期：显示肾静脉或下腔静脉内瘤栓。

4. B型超声　多呈圆形或椭圆形低回声或不均匀回声区。

5. MRI检查　总体检查效果与CT相仿，肿瘤在 T_1WI 上呈低信号，T_2WI 呈高信号，MRI易于显示肿块周围的"假包膜征"和其内的出血、坏死及囊变区，在显示肾癌侵袭性方面优于CT。

（二）CT表现

1. 平扫　多呈圆形、类圆形或不规则形低密度、等密度及少数稍高密度肿块，大小不一，较大肿瘤可使肾盂及肾盏受压、变形（图10-8）。

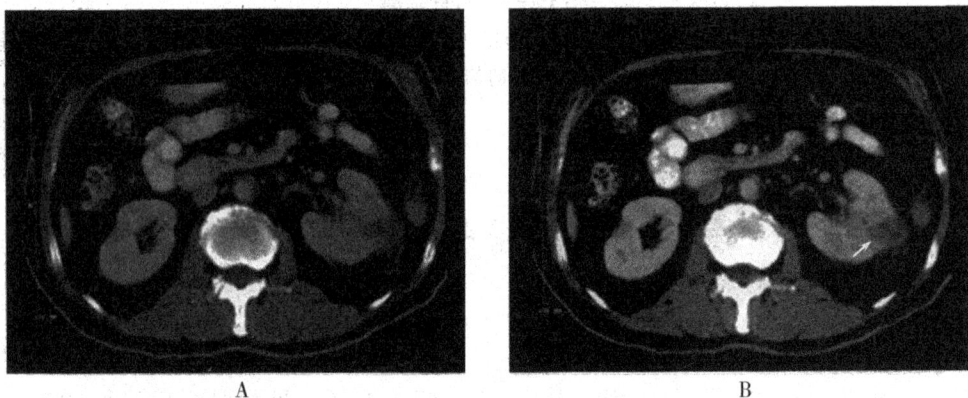

图10-8　肾癌

A. CT平扫见左肾实质内不规则低密度区，边缘不清，侵犯脂肪囊及肾筋膜；

B. 增强扫描病灶明显强化（↑），但密度仍低于正常肾实质

2. 常为单侧单灶　密度可均匀，瘤体亦常因出血、坏死和钙化而致密度不均匀，5%～10%病例的钙化多表现为外周不全环状或弧线状钙化。

3. 小肿瘤大多有假包膜形成　所以轮廓规则，边缘清楚；较大的肾癌多数呈浸润性生长，轮廓不规则，边缘模糊，与周围正常肾实质不易分开，常形成局部膨出或肾轮廓改变。

4. 增强扫描　增强扫描应是肾癌CT检查必不可少的环节，肾癌多为富血供肿瘤，强化明显，但仍低于周围正常肾实质，出血、坏死区不强化；部分乏血供肿瘤，瘤体较大，动脉期强化不明显，肿瘤内隐约可见条索状或斑片状强化，肾实质期和肾盂期扫描呈低密度改变；部分小肾癌可表现为均匀强化；极少数多房囊性肿瘤增强扫描可见囊壁及肿瘤内分隔强化。

5. 转移征象　肿瘤向周围直接蔓延侵犯邻近结构；经淋巴转移使肾门及腹膜后淋巴结肿大；经血行转移可形成肾静脉和下腔静脉瘤栓。

6. 鉴别诊断

（1）肾高密度囊肿：单纯性囊肿可因囊液内含较多蛋白质成分或出血而呈高密度，轮廓可不规则，但与肾癌明显不同的是其边界较清楚，增强扫描不强化。

（2）肾血管平滑肌脂肪瘤：脂肪含量少的瘤体常需行薄层扫描，尽可能发现脂肪成分

而与小肾癌相鉴别。

二、肾盂癌

肾盂癌（renal pelvic carcinoma）的发病率远低于肾癌和膀胱癌，约占肾脏恶性肿瘤的 8％，好发年龄在 40 岁以上，男女之比约为 3∶1。单发或多发，双侧同时发病占 2％～4％。肾盂癌中最常见的是移行细胞癌，占 90％，其次是鳞癌，腺癌甚少见。肿瘤呈乳头状、菜花状或广基浸润生长。

（一）诊断要点

1. 血尿　是肾盂癌的主要临床症状，表现为间歇性无痛性肉眼血尿。

2. 腰痛　大约 25％ 的患者有腰痛。

3. 肿块　体积大的肿瘤或有肾积水时，还可触及到肿块。

4. 排泄性尿路造影　可发现肾盂积水、充盈缺损及肾功能异常。

5. 尿液细胞学检查　低分化癌阳性率可达 60％，分化良好的肿瘤假阴性率较高。细胞学检查对诊断不明的输尿管梗阻有重要意义。

6. MRI 检查　主要表现为在 T_1WI 上于肾盂肾盏内可见低信号肿块，T_2WI 呈稍高信号。增强扫描呈轻度至中度强化，广基浸润型易侵犯肾实质，很少引起肾轮廓改变。

（二）CT 表现

1. CT 平扫　病灶呈圆形、分叶状或不规则形。病灶较小时呈位于肾窦内的小圆形或分叶状块影，较大的病灶多呈不规则形，可引起肾盂肾盏变形和肾积水，并可累及肾实质（图 10－9A，图 10－10A）。

2. 肿块密度　一般高于尿液，低于正常肾实质，较大的肿瘤内可见低密度坏死区或高密度钙化灶。

3. 增强扫描　肾盂癌为少血供，所以一般呈轻度至中度强化，与正常强化的肾实质对比鲜明，肿块显示更清楚。较大的肿瘤呈不均匀强化，小肿块表现为肾盂肾盏内充盈缺损，延迟扫描有时更能明确肿块的形态和范围（图 10－9B，图 10－10B，图 10－10C）。

4. 边界不清　周围肾窦内脂肪受压、模糊，甚至消失，进一步发展则侵犯肾实质，表现为肾实质内不规则低密度，边界不清（图 10－10）。

5. 肾门及腹膜后淋巴结可肿大

6. MSCTU　肾实质期 MPR 像可更加清晰地显示肿块部位及范围，排泄期 VR 与 MIP 像显示为肾盂内的局部充盈缺损，并间接判断患侧肾功能状况。

7. 鉴别诊断　侵犯肾实质的肾盂癌应注意与侵犯肾盂的肾癌鉴别。肾癌常引起肾轮廓异常，局部膨隆，肿瘤呈偏心性生长，内有低密度坏死区。另外，肾癌血供丰富，CT 增强扫描强化明显。而肾盂癌时肾轮廓多保持正常，肿瘤向心性生长，强化不如肾癌明显，较少引起肾静脉或下腔静脉瘤栓。

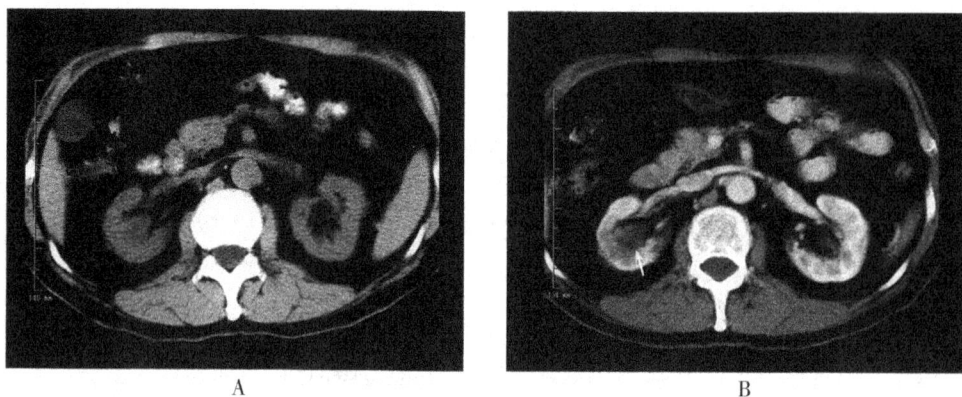

图 10 - 9 肾盂癌

A. CT 平扫见右肾盂内三角形稍低密度肿块，尖端指向肾门，基底与肾实质分界不清；

B. 增强扫描病灶轻度强化（↑）

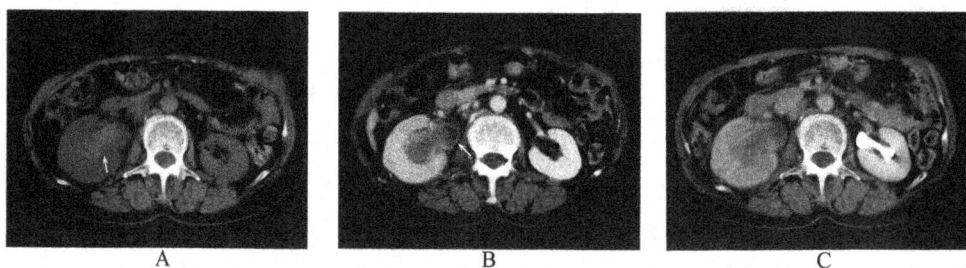

图 10 - 10 肾盂癌

A. CT 平扫见一椭圆形稍高密度肿块充填于右肾盂内（↑）；

B. 增强扫描肾实质期右肾强化程度较左肾低，肿块轻度强化，肾窦内脂肪消失，肿瘤向下侵犯输尿管（↑）；

C. 肾盂期示左肾盂显示清晰，右肾盂未见显示

三、肾母细胞瘤

肾母细胞瘤（nephroblastoma）又称肾胚胎瘤或 Wilms 瘤。系恶性胚胎性混合瘤，占儿童期肿瘤的 10%，居腹膜后肿瘤的首位，约占小儿泌尿系统恶性肿瘤的 90%。5 岁以下儿童多见，发病高峰为 1~3 岁。预后与肿瘤细胞的倍体、染色体有无缺失有关。

（一）诊断要点

1. 临床症状　一般不典型，早期可无症状，中晚期可有低热、贫血、体重减轻等症状。

2. 血尿　常为无痛性血尿，大量血尿只在肾盂肾盏受累时才出现。

3. 季肋部无痛性包块　肿块巨大可越过中线，并发生相应的压迫症状。

4. 先天性疾病诱因　虹膜缺如、偏侧肥大、"Beckwith - wiedemann 综合征"的患儿易患本病。

5. B 型超声　为首选检查方法。肿物多呈中等或稍高回声，坏死囊变呈低回声，钙化为

强回声。

6. 排泄性尿路造影　根据肾盂肾盏位置、形态等征象确定其肾内肿块。主要表现为肾轮廓失去正常形态，肾盏伸长、变形、分离和旋转形成"爪形征"，残余肾受压移位，部分肾盂肾盏受压呈轻、中度扩张积水。

7. MRI 检查　信号混杂，肿瘤 T_1、T_2 延长，多轴位重组能清楚判断肿瘤起源、形态大小及与邻近组织结构的关系。因费用较高，检查时间较长，小儿不易配合，临床应用较少。

8. 组织活检　为主要诊断手段。采用穿刺活检或开放活检有利于细胞学诊断和分子生物学检测。

(二) CT 表现

1. CT 平扫　为实性或囊实性肿块，体积较大，边缘常光整清楚，密度略低于正常肾实质（图 10-11A，图 10-11B）。瘤体内可发生出血、坏死、囊变，少数可有细小斑点状钙化或弧形钙化（3% ~15%）。

2. 增强扫描　肿瘤轻度强化，正常残余肾高密度强化呈新月形称"边缘征"，为本病典型 CT 表现（图 10-11C，图 10-11D）。

3. 肿块巨大　可超越中线或达盆腔。肿块包膜不光整或肾周脂肪层模糊、狭窄常提示肿瘤外侵。腔静脉增粗或充盈缺损表示有瘤栓存在，肾及主动脉旁淋巴结肿大。

4. 瘤体破裂　扩散可发生腹膜后及腹腔种植。

5. 鉴别诊断

(1) 神经母细胞瘤：常位于肾上腺，对肾脏以压迫推移为主，肿块外形不规则，钙化多见（70% ~80%），呈浸润性生长，可越过中线，包绕推移邻近大血管。

(2) 肾细胞癌：儿童少见，多发生于成年人，肿块一般较小，常有血尿。

(3) 肾母细胞增生症：2 岁以下儿童多见，常为双侧性，呈低密度均匀性病变，增强扫描不强化。

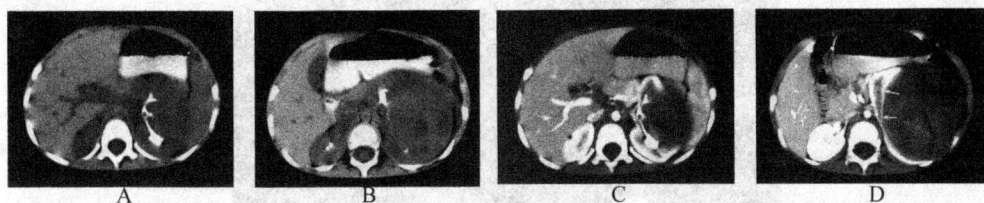

图 10-11　肾母细胞瘤

A.B. 患儿，1 岁半。排泄性尿路造影后 CT 扫描见左肾区一巨大肿块，密度不均，肾盂肾盏受压、伸长、移位；

C.D. 增强扫描见左肾肿块呈不均匀强化，低密度坏死区未见强化，内侧呈新月形高密度影为正常肾组织称"边缘征"（↑）

四、膀胱癌

膀胱癌 (urinary bladder carcinoma) 是泌尿系统常见的肿瘤，但恶性程度不高。多见于 40 岁以上，50 ~70 岁发病率最高，男女之比为 3∶1 ~4∶1。肿瘤主要发生于移行上皮，鳞癌及腺癌少见。生长方式：一种是向腔内呈乳头状生长，另一种是向上皮内浸润性生长。

转移方式：淋巴转移最常见，首先累及闭孔淋巴结；其次是直接扩散；肿瘤晚期会发生肝、肺及骨骼等的血行转移。

（一）诊断要点

1. 症状和体征

（1）血尿：是大多数患者的首发症状，多为间歇性、无痛性肉眼血尿，血尿量可较大，少数为镜下血尿。

（2）贫血：与肿瘤的严重性成正比，但极少数情况下一个小的乳头状癌可导致严重贫血。

（3）尿路刺激征：尿频和尿急是由于肿瘤占据膀胱腔使其容积减小，以及膀胱三角区受刺激所致。

（4）梗阻症状：膀胱颈或带蒂的肿瘤可出现排尿困难或尿潴留。

2. 排泄性或逆行性尿路造影　表现为膀胱腔内的充盈缺损，但无法显示壁内浸润和腔外生长情况。

3. 膀胱镜检查　直观显示腔内肿瘤情况，并可同时行活检作定性诊断。

4. MRI 检查　非首选检查，但为最理想的影像学方法，除显示肿瘤本身外还可帮助肿瘤分期。肿瘤在 T_1WI 上为中等信号，T_2WI 呈稍高信号。

（二）CT 表现

1. 膀胱腔内肿块

（1）乳头状癌向腔内生长，在尿液衬托下呈结节状或较大的软组织肿块（图 10 – 12）。

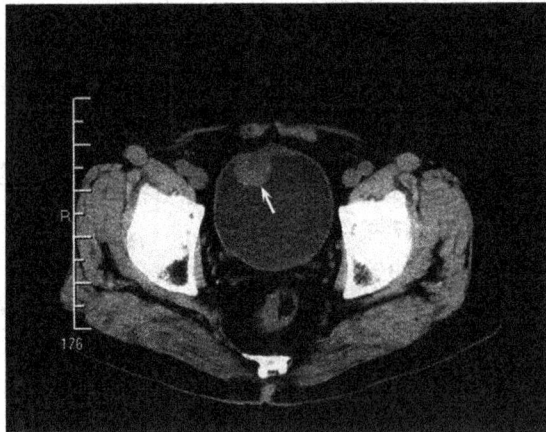

图 10 – 12　膀胱癌

CT 平扫见一突向膀胱腔内的结节状肿块（↑），基底附着于膀胱前壁，附着处的膀胱壁不规则增厚

（2）病灶密度多较均匀，肿瘤内有坏死和钙化者可显示密度不均匀（图 10 – 13A）。

（3）轮廓大多较规则，边缘清楚。

2. 膀胱壁局限性增厚　是肿瘤向膀胱壁浸润性生长所致。

3. 增强扫描　肿瘤多呈均匀性明显强化（图 10 – 13B）。

4. 转移征象

（1）首先是膀胱周围低密度的脂肪层内出现软组织密度影。

（2）进一步发展则累及前列腺和精囊，使膀胱三角区变小、闭塞。

（3）中晚期病例，盆腔淋巴结转移较多见。

5. CT 应用于膀胱癌诊断的主要目的在于帮助肿瘤分期　它不仅能观察肿瘤累及膀胱本身的范围和程度，还能显示病变对邻近脏器的侵犯以及是否存在淋巴结和远处转移。

6. 鉴别诊断

（1）膀胱血块：CT 平扫膀胱血块可呈软组织密度块，但增强扫描不强化，常位于坠积部位，尤其是改变体位时其位置也随之改变。

（2）前列腺癌：晚期前列腺癌可侵犯膀胱，形似膀胱占位，但前者主体位于前列腺，后者位于膀胱。

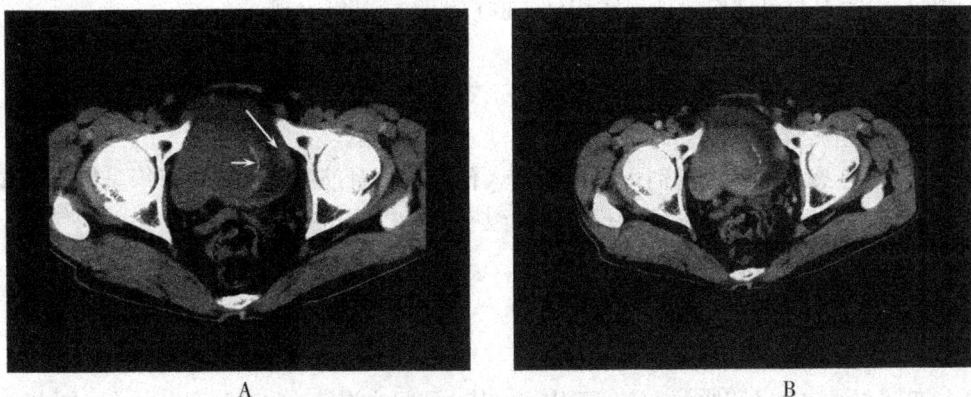

A   B

图 10 -13　膀胱癌

A. CT 平扫见一自膀胱右后壁突向腔内的巨大肿块，其左侧缘有一线样高密度钙化灶（↑），膀胱左侧壁可见另一个附壁结节（长↑）；

B. 增强扫描肿瘤呈较明显强化

（蒋沫轩）

第三节　肾脏外伤

肾损伤（renal trauma）常是严重多发性损伤的一部分。开放性损伤多见于枪击伤、刀刺伤等；闭合性损伤多见于车祸、高处坠落等。后者可分为以下病理类型。①肾挫伤：局限于部分肾实质，形成肾瘀斑和/或包膜下血肿，肾包膜及肾盂黏膜完整。②肾部分裂伤：肾实质部分裂伤伴肾包膜破裂，可致肾周血肿。③肾全层裂伤：肾实质深度裂伤，累及肾包膜，内达肾盂肾盏黏膜，此时常引起广泛的肾周血肿、血尿和尿外渗。④肾蒂伤：主要为肾血管主干及分支损伤、断裂及血栓形成，造成肾功能全部或部分丧失。

一、诊断要点

1. 症状和体征

（1）休克：严重损伤、肾蒂伤或合并其他脏器损伤时，因损伤和出血常发生休克。

（2）血尿：大多数患者出现血尿。肾挫伤时可出现少量血尿，严重裂伤呈大量肉眼血尿，并有血块阻塞尿路。继发感染时血尿可持续很长时间。

（3）疼痛：肾包膜下血肿，肾周软组织损伤、出血或尿外渗引起患侧腰腹部疼痛。血块通过输尿管时发生肾绞痛。

（4）腰腹部肿块：血液、尿液外渗在肾周局部包裹形成肿块，有时腹部可触及包块。

（5）发热：由于血肿、尿外渗容易继发感染，甚至导致肾周脓肿或化脓性腹膜炎，伴全身中毒症状。

（6）当血液、尿液渗入腹膜腔时常出现腹膜刺激症状、肌强直等。

2. 实验室检查　尿中含大量红细胞。继发感染时出现血白细胞增高。血红蛋白及血细胞比容持续性降低时提示活动性出血。

3. X线平片　患肾影增大，患侧腰大肌模糊并突向健侧，同时可有横结肠胀气。当血流进入腹膜后腔引起局部反射性胃肠积气、麻痹性肠梗阻等表现。

4. 排泄性尿路造影

（1）局部肾挫伤或轻度裂伤，造影时肾形态及功能基本正常。

（2）严重挫伤肾功能受损时，肾显影浅淡或显影延迟。

（3）肾深度裂伤时，对比剂可以分别进入包膜下、肾筋膜囊或肾周组织呈蜂窝状显影。

（4）肾蒂伤时，肾脏多不显影，肾边缘致密。

二、CT 表现

（一）肾挫伤

1. CT 平扫　患肾体积增大，密度不均匀，其内可见少许斑片状高密度出血灶（图 10－14）。

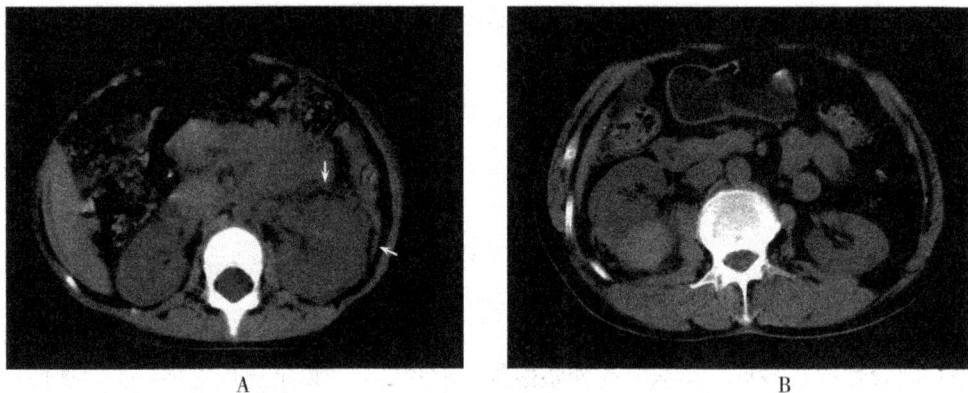

图 10－14　肾挫伤

A. 车祸伤，CT 平扫见左肾体积增大，密度欠均匀，其内见斑片状高密度出血灶，肾周筋膜明显增厚（↑）；

B. 同一患者，右肾内高密度血肿，局部突入脂肪囊

2. 增强扫描　病灶为边缘模糊的略低密度区，当肾损伤出现灌注紊乱时，延迟扫描低密度病变中央可出现点状对比剂聚集。

（二）肾撕裂伤

（1）撕裂的间隙出血充填，新鲜出血为条状高密度影，亚急性和陈旧性血肿为等密

度及低密度改变：增强扫描为条形或楔形低密度影（图 10 - 15）。撕裂间隙有对比剂外溢提示活动性出血。

（2）当肾撕裂伤累及集合系统致尿液外渗时，撕裂间隙内为低密度尿液充填。增强扫描早期无强化，延迟扫描对比剂外溢充填。

（3）尿液外渗时，沿肾周间隙形成含尿囊肿，囊肿较大时可致肾脏移位，增强延迟扫描可见囊肿内有对比剂充填。

（4）肾碎裂时可见肾多处撕裂或呈碎片状并与肾分离。当有血运时，增强碎片有强化；当无血运时，增强后碎片无强化，属于肾梗死范围。

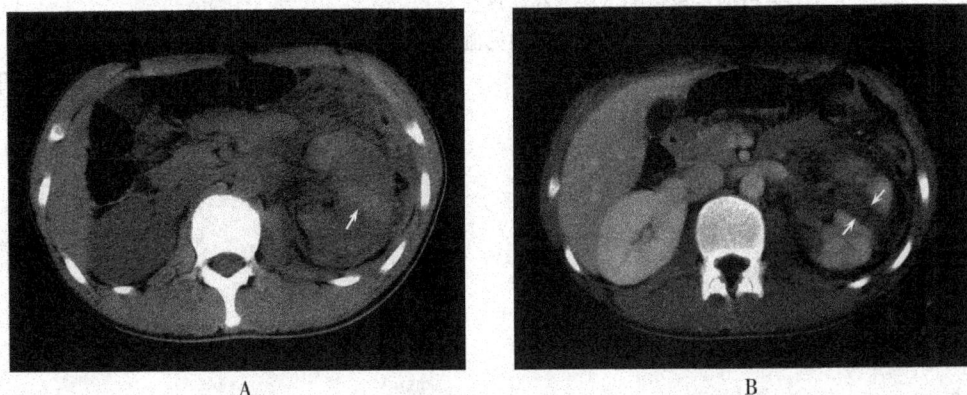

图 10 - 15　肾撕裂伤

A. 车祸伤，CT 平扫见左肾体积增大，轮廓不清晰，其内见条状贯穿肾脏的高密度出血带（↑）；

B. 增强扫描示左肾撕裂（↑），原高密度带未见强化，另见肾门周围多发挫伤

三、肾蒂伤

（1）主肾动脉完全阻塞引起肾梗死时，肾实质不强化，肾盂无对比剂积聚，肾实质边缘强化，出现"皮质边缘征"。

（2）动脉部分撕裂或动脉内膜断裂引起主肾动脉狭窄及肾灌注不足，增强扫描患肾实质显影浅淡，肾盂内对比剂分泌减少。

（3）动脉分支阻塞引起节段性梗死，形成底朝包膜、尖端指向肾门的楔形低密度阴影。

（4）肾蒂伤在常规 CT 上的直接征象不明显，多层螺旋 CT 扫描及肾血管的三维重组能直观地显示肾血管的损伤，有报道诊断正确率高达 100%，在一定程度上可替代肾动脉造影。

四、肾损伤后血肿

（1）当只有肾挫伤时，仅见少量出血可局限于肾内。

（2）肾破裂出血量较多时，血液极易进入肾包膜下沿包膜蔓延，形成新月形、梭形包膜下血肿。

（3）当血肿时间较长，血红蛋白降解时，血肿呈低密度改变。

（4）间断出血可形成高低密度相间隔的葱皮样改变（图 10 - 16）。

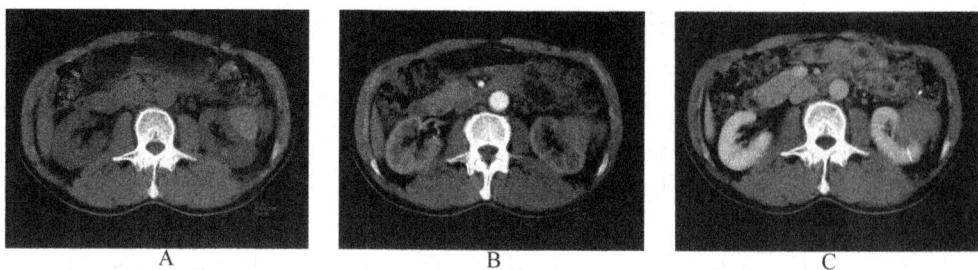

图 10 - 16　肾包膜下血肿

A. CT 平扫见左肾包膜下梭形高密度血肿；

B. C. 增强扫描肾皮质期和实质期见血肿无强化及左肾局部撕裂（↑）

（蒋沫轩）

第十一章 神经系统疾病的 CT 检查

第一节 检查方法和正常影像

一、检查方法

(一) 常规检查

横断面 (或轴位) 扫描: 患者仰卧, 有 3 个主要扫描平面。其扫描基线为: ①听眦线 (orbitomeatal line, OML): 亦称为眶耳线, 简称 OM 线, 即外眦至外耳孔中点的连线。②听眉线 (supraorbitomeatal line, SML): 亦称为上眶耳线, 简称 SM 线, 即眉毛上缘中点与外耳孔中点的连线。③瑞氏基底线 (Reid's base line, RBL): 亦称人类学基线, 简称 RB 线, 即眶下缘与外耳孔中点的连线。检查幕上病变常用 OM 线; 幕下病变常用 SM 线; 眶内病变常用 RB 线。

冠状面扫描: 患者仰卧或俯卧位, 头部过伸, 使冠状面与 OM 线垂直扫描。

(二) 增强扫描

一般认为, 对急性颅脑外伤、急性卒中可只做平扫; 对于脑瘤术后复查或只有增强检查才能显示病变的复查病例可只行造影增强; 对于脑肿瘤、脑血管疾病、感染性疾病均需做增强扫描, 外伤患者平扫正常时亦可行增强扫描。一般造影剂用量为 60~100ml 或儿童以 2ml/kg 用量, 团注或快速滴注。

其显影机制分为两类。①血管内显影: 如动脉瘤、动静脉畸形, 其显影时间短, 应注药后扫描或边注边扫。②血管外显影: 强化机制在于血脑屏障的破坏 (如胶质瘤) 或血供丰富 (如脑膜瘤、听神经瘤、脓肿壁)。由于垂体血供丰富, 垂体增强扫描有利于缺乏血供的垂体瘤尤其微腺瘤的检出。

(三) 脑池造影 CT 扫描

造影剂可应用阳性非离子型水溶性碘造影剂 (碘曲仑和碘海醇等) 和阴性造影剂 (空气), 后者主要用于小听神经瘤的诊断。一般阳性造影剂的用量为 8~10ml, 空气 3~5ml, 经腰穿注入。水溶性造影剂取头低脚高位或病变侧在低下部位, 气体反之。一般注入造影剂 15min 后扫描, 观察脑室多于 6h 后扫描, 延时的目的在于降低碘液浓度。如欲观察脑脊液的动力变化, 则于注入造影剂 2h、6h、12h 和 24h 后进行扫描, 必要时可于 48h 或 72h 后扫描。

(四) 脑 CT 血管成像

脑部 CT 血管成像或称为脑部 CT 血管造影 (CT angiography, CTA), 是指经静脉注入造影剂后利用 CT 对包括靶血管在内的受检层面进行连续的薄层立体容积扫描, 然后进行图像后处理, 最终使靶血管立体显示的血管成像技术。

扫描从后床突下 30mm 开始，向上达后床突上 50~60mm。其常用扫描参数如下：螺距 1~2，层厚 1~2mm，重建间隔 1mm，造影剂用量（300mg/ml）80~120ml，注射流率 2.5~3.5ml/s，延迟时间 15~25s。双层或多层螺旋 CT 可增加螺距、减小层厚，以取得更优质的图像；图像后处理可采用 MIP、SSD 和 VR，以 MIP 最常用。

脑 CT 静脉成像（CT venography，CTV）扫描方法同上，只是扫描延迟时间为 40s。

CTA 包括 CTV 可用于显示脑底动脉环（Willis 环）和大脑前、中、后动脉主干及其 2~3 级分支血管；CTV 可显示大脑内静脉、大脑大静脉、皮质静脉、上矢状窦、直窦、横窦和乙状窦等。CTA 包括 CTV 可用于动脉瘤、血管畸形（主要是 AVM）、肿瘤血管、静脉病变及头皮血管瘤等的诊断。

（五）脑 CT 灌注成像

CT 灌注成像在中枢神经系统的应用包括：①作为颅外颈动脉或椎动脉闭塞性疾病的功能性检查方法，研究颅内血流量和侧支循环情况。②早期发现梗死或缺血，并显示其范围。③血管炎或继发性蛛网膜下腔出血时估计血管痉挛情况。④AVM 估计分流情况。⑤研究肿瘤的血液灌注情况。

1. 检查技术　CT 灌注成像的质量受造影剂注射的总量、速度、患者的心功能状态以及 CT 扫描伪迹、部分容积效应等多种因素的影响。扫描时经肘静脉注射加热至 37℃ 的造影剂 40~50ml（儿童约为 1ml/kg 体重）。开始注射造影剂的同时启动快速动态扫描程序，以 1 层/s 的速度连续扫 30~40s 以上，重建 30~40 幅灌注图像。注射流率多为 8~9ml/s，最快达 20ml/s，国内有学者采用 2.5ml/s 也获得较满意的 CT 灌注图像。通常包括最大强度投影（MIP）图、脑血流量（CBF）图、脑血容量（CBV）图、局部灌注达到峰值的时间（TTP）等图像。这些图像可通过数字化形式存储，均可彩色显示，以突出病变区域的对比度。

2. 灌注参数

（1）脑血容量（cerebral blood volume，CBV）：是指存在于一定量脑组织血管结构内的血容量，单位为 ml/100g。根据时间 - 密度曲线下方封闭的面积计算得出。

（2）脑血流量（cerebral blood flow，CBF）：CBF = CBV/MTT，指在单位时间内流经一定量脑组织血管结构的血流量，单位为 ml/（100g·min）。它反映脑组织的血流量，CBF 值越小意味着脑组织的血流量越低。正常值一般 > 50~60ml/（100g·min），< 10~20ml/（100g·min）将导致膜泵衰竭和细胞死亡。

（3）平均通过时间（mean transit time，MTT）：开始注射造影剂到时间 - 密度曲线下降至最高强化值一半的时间，主要反映的是造影剂通过毛细血管的时间，单位为秒（s）。

（4）峰值时间（time to peak，TTP）：为开始注射造影剂至强化达到峰值的时间，由时间 - 密度曲线测得，单位为秒（s）。

此外，还有表面通透性（permeability of surface，PS）等参数。

二、正常解剖和 CT 表现

（一）颅盖软组织（头皮）

颅盖软组织在额、顶、枕部分为皮肤、皮下组织、帽状腱膜、帽状腱膜下层和颅骨骨膜

5层。前3层紧密连接，CT不能识别。帽状腱膜下层由疏松结缔组织构成，内含少量血管，CT呈低密度带，头皮裂伤出血亦在此层，如有化脓感染可蔓延到整个颅顶，并可经导静脉扩散到颅内。颅盖软组织在颞部则由皮肤、皮下组织、颞浅筋膜、颞深筋膜、颞肌和颅骨骨膜6层构成。

颅骨外膜CT不能识别，在颅缝处连接紧密并深入缝间成为缝间膜，故骨膜下血肿不超过此缝，并可据此与帽状腱膜下血肿相鉴别。

（二）脑颅骨和颅缝闭合的时间及顺序

脑颅骨由枕骨、额骨、蝶骨、筛骨各一块及颞骨、顶骨各两块组成。颅骨分为3层，即外板、板障和内板。成人内外板CT表现为高密度，CT值 > 250Hu。新生儿板障为低密度，随年龄增长密度增加，50岁后板障层钙化与内外板融合为一层致密层。成人颅缝宽约0.5mm。新生儿各骨之间为一片等密度的结缔组织膜相连，称为囱。

颅缝闭合约在30岁以后开始。一般矢状缝先闭合，继为冠状缝。而人字缝和枕骨乳突缝闭合最晚，且可终生不闭合。额缝在出生6个月后开始闭合，而在5~6岁时应完全闭合，此缝亦可终生存在。颅底缝多在出生时闭合，只有蝶枕缝到青春期闭合。

此外，应注意识别脑膜中动脉、板障静脉沟、静脉窦、导静脉、蛛网膜颗粒等常见的脉管压迹，以免误诊为骨折。

（三）颅底各颅窝的特点和孔道

颅底骨内面由蝶骨嵴和颞骨岩部嵴分为前、中、后颅窝。

（1）前颅窝：筛骨板菲薄，外伤易造成骨折、损伤嗅神经及形成脑脊液漏。额骨眶板上面凹凸不平，脑外伤时底部的滑动易引起脑挫伤。

（2）中颅窝：孔、洞较多，外伤骨折或肿瘤破坏通过这些结构引起相应的症状。如骨折累及蝶窦出现鼻出血、脑脊液鼻漏；岩椎骨折可损伤面神经和听神经；鼓室盖骨折引起脑脊液耳漏；脑膜中动脉损伤引起硬膜外血肿。

（3）后颅窝：有大量肌肉覆盖，骨折较少见。但与颈段相连，可有畸形发生。

（四）脑膜

脑的表面有3层被膜。①软脑膜：紧贴脑的表面，富血管、随脑回起伏。②蛛网膜：位于中层，由薄而透明、疏松成网的纤维构成，无血管结构（故增强扫描无强化），与硬脑膜走行一致。③硬脑膜：位于外层，由致密结缔组织构成，厚而坚韧，与颅骨内面的骨膜完全融合，故通常说硬脑膜为两层结构组成。正常CT不能直接显示3层结构。由于硬脑膜有丰富的血供且无血脑屏障，可以发生明显强化。

硬脑膜内层向颅腔内反折形成双层皱襞有支持、保护作用。主要形成物如下。①大脑镰：前端附着于鸡冠，后缘呈水平形与小脑幕相续。大脑镰上、下缘两层分开分别形成上、下矢状窦。轴位像CT呈略高密度线状影，40岁后可钙化。②小脑幕：呈帐篷状分隔大脑枕叶和小脑。后方附着于枕骨横沟，两侧附着于岩椎，上缘正中与大脑镰相续，两侧前内缘形成小脑幕切迹，围绕中脑。轴位呈两侧对称的略高密度影，冠状位呈人字形线状略高密度影。③小脑镰：附着于枕内嵴上的一窄条状突起，分隔小脑半球。④其他：三叉神经半月节（Meckel腔）、海绵窦、直窦、横窦、乙状窦等。

（五）蛛网膜下腔和脑池

脑蛛网膜在脑沟裂处不随之凹入，与软脑膜之间形成宽窄不一的蛛网膜下腔（或称蛛网膜下隙），内含脑脊液。某些局部宽大处称为脑池。主要的有：①大脑纵裂池。②胼胝体池。③小脑延髓池（又称枕大池）。④小脑溪（又称小脑谷）。⑤延池。⑥桥池。⑦桥脑小脑角池。⑧脚间池。⑨视交叉池。⑩终板池。⑪外侧裂池。⑫环池。⑬四叠体池。⑭大脑大静脉池。⑮小脑上池（是四叠体池向后的延续）。⑯帆间池（又称中间帆腔或第三脑室上池）。

鞍上池为 CT 和 MR 等轴位图像所特有。由于扫描体位的影响可呈如下几种。①六角星：前角为纵裂前部的后端（紧贴前角后端的横行部分主要是交叉池）；两前外侧角为两外侧裂池；两后外侧角为围绕中脑的环池；后角为大脑脚间的脚间池（图 11-1）。②五角星：与六角星不同的是，两后外侧角为围绕桥脑上部的桥小脑角池，后角不显示。鞍上池前方是额叶底部直回，两侧壁是颞叶海马沟回，后方为大脑脚或桥脑上部。

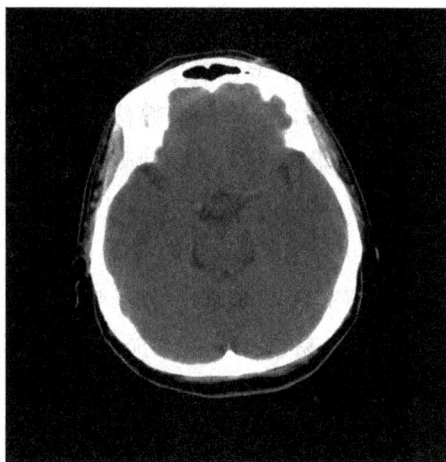

图 11-1　鞍上池
呈六角形水样密度区

鞍上池内前部可见两条视束，横径约 12mm，前后径约 8mm，外侧可见两条颈内动脉，中央可见垂体柄，正常垂体柄粗 <4mm。

帆间池与第三脑室顶部的区别：帆间池位于第三脑室顶的上方、穹隆体和穹隆连合的下方，呈尖向前的三角区，两前外侧界为穹隆的内侧缘，后界为胼胝体压部。与第三脑室的区别为：①帆间池的层面较第三脑室顶高。②帆间池后界为胼胝体压部，而第三脑室顶部的后界为松果体。③帆间池前部的尖不与侧脑室相连，而第三脑室前端可达侧脑室前角。

此外，枕大池可发育巨大（但一般不产生临床症状）呈对称性和非对称性。结合其有无张力、颅骨有无压迹等可与蛛网膜囊肿相鉴别（图 11-2），有文献将其列入发育异常。因终板较薄不显影，常看到终板池与第三脑室下部相通的假象。小脑溪位于两侧小脑扁桃体之间，呈一细长的间隙，后通小脑延髓池，前通第四脑室。

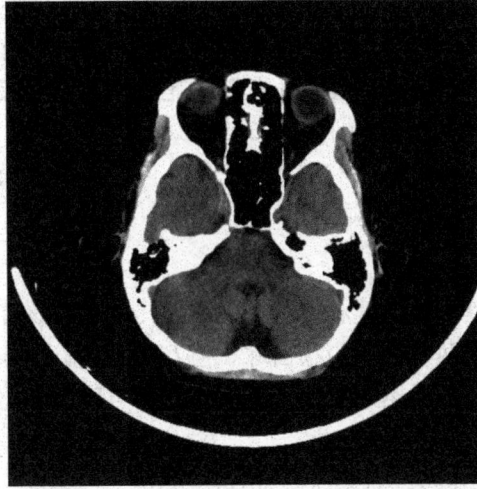

图 11 - 2　巨大枕大池
显示枕骨内板下至岩椎后缘有新月形水样密度区

（六）大脑半球的分叶及边缘系统

1. 分叶　大脑由中线的半球间裂分为左右两半，中间由胼胝体相连。大脑半球由脑沟裂分为下列 5 叶。①额叶：位于前上部。内侧以纵裂和大脑镰与对侧分开，后方由中央沟与顶叶分开，外下方经外侧裂与颞叶分开，前下方为额骨和眶顶。②颞叶：经外侧裂垂直部和水平部与额叶分开。顶枕裂（沟）与枕前切迹（枕极前 4 ~ 5mm）的连线为颞、枕叶的分界。③顶叶：经中央沟与前方的额叶分开，下方以外侧裂与颞叶分开，后方以顶枕沟与枕叶分开。④枕叶：经顶枕沟与顶叶分开，与颞叶的分界线为顶枕沟与枕前切迹的连线。⑤岛叶：隐藏于外侧裂深部的近三角形的独立区域，四周有环形沟，由额、顶、颞叶皮质沿外侧裂深部凹入形成岛盖。

2. 边缘系统　大脑半球内侧面的扣带回、海马回、河回、海马、杏仁核等相连构成一个弯弓形脑回，因位置在大脑和间脑交界处的边缘，所以称为边缘系统或边缘叶。通过控制下丘脑来调节内脏及情绪活动。

此外，颞、顶、枕叶的分界线是假设的，因此很不清楚，这一区域也称为颞顶枕交界区。

（七）大脑半球的白质

1. 半卵圆中心　髓质占大脑半球的大部分，较厚的皮质下纤维在横断面图像、侧脑室上层面呈半卵圆形，故称为半卵圆中心，是影像学的一个概念。

2. 大脑白质纤维分类　大脑白质的纤维结构复杂，大体分为以下 3 种。

（1）联络纤维：在一侧半球内部各回、各叶间的往返纤维称为联络纤维。短的是联系在相邻脑回之间的弓状纤维；长的是联系在各叶皮质间的纤维，如钩束、扣带束、上纵束、下纵束及枕额上、下束等。

（2）联合纤维：指联系左右半球的纤维，主要有胼胝体、前联合和海马联合等。①胼胝体：位于大脑纵裂底部，呈拱桥状。前端弯向腹后方称嘴，由嘴向前上方弯曲部称为膝，由膝向后延伸为体部（构成侧脑室壁的大部分），后端较厚称压部。②前联合：位于胼胝体嘴的后下方，呈卵圆形，是两半球的嗅球和海马旁回的联合。

（3）投射纤维：大脑皮层与其下部的间脑、基底节、脑干和脊髓的连接纤维称为投射纤维。包括内囊、穹隆、外囊和最外囊。①内囊：两侧内囊横断面呈"＞＜"型，中央顶点为膝，前后分别为前肢和后肢。内囊位于丘脑、尾状核和豆状核之间。内囊后肢边缘模糊的低密度区（位于膝部到豆状核后缘距离的 2/3 ~ 3/4 处）为正常皮质脊髓束，勿误为缺血灶。②外囊：在豆状核外，居豆状核和屏状核之间，两侧在横断面呈"（）"型。③最外囊：位屏状核外侧，岛叶内侧，CT 难以显示。

（八）基底节

基底节包括尾状核、豆状核、屏状核和杏仁核。其中豆状核有两个白质板将其分为 3 部分，外部最大称为壳，内侧两部分称为苍白球。但 CT 不能显示其白质板。尾状核和豆状核合称为纹状体，与维持肌张力及运动频率有关。杏仁核与情绪变化有关。

（九）间脑

间脑（通常将端脑和间脑合称为大脑）连接大脑半球和中脑，包括以下 4 部分。

1. 丘脑　为一大卵圆形核团。内侧构成侧脑室侧壁，借中间块使左右丘脑相连；其外侧为内囊后肢；其前端尖圆为丘脑结节；后端圆钝为丘脑枕；丘脑枕的外下部有两个隆起为内、外侧膝状体。丘脑是各种感觉体传向大脑皮层的中间站。

2. 下丘脑　构成侧脑室底和侧壁的一部分，包括视交叉、漏斗、灰结节、乳头体和垂体神经部。它是皮质下自主神经中枢，并通过下丘脑 – 垂体柄和垂体门脉系统调节垂体功能。

3. 底丘脑　为丘脑和中脑的移行区。接受来自苍白球和运动区的纤维，并发出纤维到达红核、黑质及中脑被盖，功能上与苍白球密切相关。

4. 上丘脑　位于三脑室后部，包括丘脑髓纹、缰三角和松果体，参与嗅反射通路。松果体为一退化的内分泌结构，分泌抑制青春期激素。松果体呈锥形，长 5 ~ 8mm，宽 4mm，向左偏移 1 ~ 2mm 是正常现象，但向右偏移却有病理意义。CT 扫描 75% 以上成人于三脑室后部可显示松果体与缰联合钙化。缰联合钙化居前，范围不超过 1cm；松果体钙化居后，一般不超过 5mm。

此外，有文献将内、外侧膝状体称为后丘脑。

（十）脑干

脑干上接间脑，下续颈髓，与小脑之上、中、下脚相连，分为以下 3 部分。

1. 中脑　在间脑和脑桥之间，从前向后为大脑脚、被盖和四叠体（顶盖）组成。大脑脚与被盖之间以黑质为界；被盖与四叠体之间以中脑导水管为界。腹侧两束粗大的纵行纤维为大脑脚，其间形成脚间窝，动眼神经从脚间窝出脑。中脑背部有上丘和下丘两对隆起总称为四叠体。上、下丘分别与外、内侧膝状体借上、下丘臂相连，分别是皮质下视觉和听觉反射中枢。下丘后方连接前髓帆，滑车神经自下丘下方发出。

2. 桥脑　桥脑在中脑的下方，从前向后为基底部和被盖部。前面正中浅沟内可见基底动脉。横行基底部的纤维向两侧聚成脑桥臂，经小脑中脚进入小脑。基底部与桥臂之间有三叉神经发出。桥脑腹侧与延髓交界的沟内，由内向外有外展神经、面神经和前庭蜗神经发出。桥脑背面下半部即菱形窝的上半部为第四脑室底（CT 轴位第四脑室前为桥脑）。

3. 延髓　上接桥脑，下续颈髓。腹侧面中线（前正中裂）两旁有锥体（由皮质脊髓束和皮质脑干束组成）。在延髓的下方由纤维交叉形成锥体交叉。锥体外侧有椭圆形隆起称为橄榄。锥体和橄榄之间有舌下神经穿出。橄榄背侧自上而下依次有舌咽神经、迷走神经和副神经根发出。

（十一）小脑和小脑核

小脑位于桥脑和延髓的后方，中间相隔第四脑室。小脑正中的蚓部与两侧小脑半球间无明显分界。小脑半球下面近枕骨大孔部分突出称为小脑扁桃体。小脑前后均向内凹称为小脑前切迹和后切迹。小脑半球借上、中、下脚分别与中脑背侧、桥脑腹侧和延髓的背侧相连接，小脑表面为灰质，内部为白质。

小脑白质内有灰质团块，称为小脑中央核。共有 4 对，分别为齿状核、顶核、栓状核、球状核。其中齿状核最大，位于小脑半球的中心部，是小脑传出纤维的主要发起核。

（十二）脑室系统

1. 侧脑室　左右各一，分为以下 5 部分。①前角：又称额角，位于额叶内，在室间孔以前。顶为胼胝体，内侧壁是透明隔，倾斜的底及外侧壁为尾状核头。②体部：位于顶叶内，由室间孔至三角部。顶为胼胝体体部；内侧壁是透明隔；底由外侧到内侧分别为尾状核体、丘脑背面终纹、丘脑上面的外侧部、脉络丛和穹隆外侧缘。③三角区：即体、后角、下角分界处，内容脉络球。CT 上是区分颞、枕、顶叶的标志。④后角：又称枕角，位于枕叶内，形状变异很大，有时缺如。顶和外侧壁由胼胝体放散形成；内侧壁上有两个纵行膨大，上方的称后角球（由胼胝体大钳构成），下方的称禽距。⑤下角：在颞叶内，又称颞角。在丘脑后方弯向下，再向前进入颞叶。顶大部分由胼胝体构成，内侧小部分由尾状核尾和终纹构成，底由内至外为海马伞、海马和侧副隆起。

正常成人两侧前角之间的距离 < 45mm，前角间最大距离与头颅最大内径之比 < 35%，在 2 岁以下其比值应 < 29%，两侧尾状核内缘之间的距离 < 25mm，为 15mm。

2. 第三脑室　两侧间脑间的狭窄腔隙。成人男性宽为 2.8 ~ 5.9mm，女性为 2.5 ~ 5.3mm。经室间孔与左右侧脑室相通，后经中脑导水管与第四脑室相通。顶有第三脑室脉络丛；底为下丘脑；前壁为前联合和终板；后壁为缰联合、松果体和后联合。

3. 第四脑室　腹侧为桥脑和延髓，背侧为小脑，上接中脑导水管，下续脊髓中央管。经侧孔与桥脑小脑角池相通；经下端正中孔与小脑延髓池相通。第四脑室底为菱形窝，顶为前髓帆和后髓帆，呈马蹄形，宽（前后径）9mm。

4. 中脑导水管　位于中脑背侧，是中脑被盖和四叠体的分界，长 7 ~ 18mm，直径 1 ~ 2mm。正常 CT 难以显示。

此外，第五、第六脑室即透明隔间腔和穹隆间腔属两种解剖变异。但第五脑室如积液过多，向外膨隆并影响室间孔的引流，可称为透明隔囊肿。

（十三）脑的动脉、静脉和静脉窦

1. 脑动脉　脑的血供来自颈内动脉和椎动脉，前者供应大脑半球的前 2/3，后者供应脑干、小脑和大脑半球的后 1/3。

（1）大脑前动脉：供应额、顶叶近中线内侧面约 1.5cm 的范围，呈长条形。其水平段分出细小前穿质动脉供应尾状核头、壳核和内囊前部，另有部分供应下丘脑。

（2）大脑中动脉：皮质支供应额、顶、颞叶的外表面大部分。中央支供应尾状核和壳核的一部分，以及苍白球、内囊前后肢，称为豆纹动脉。

（3）大脑后动脉：供应枕叶和颞叶底面，中央支供应部分间脑。

（4）椎基动脉：两侧椎动脉在延髓腹侧汇合为基底动脉。基底动脉走行于桥脑前面，到脚间池分为左右大脑后动脉。基底动脉分出成对的桥脑支、内听道支、小脑前支和小脑上支。小脑后支来自椎动脉。

颅底动脉环即 Willis 环，由前交通动脉、两侧大脑前动脉、两侧后交通动脉和大脑后动脉相互吻合构成的六角形动脉环，是沟通两侧颈内动脉和椎动脉的侧支循环通路。其变异较大，完整者仅占 53.8%。

2. 脑静脉　大脑半球静脉分为深、浅两组。①浅静脉：收集大脑皮质和白质浅层的静脉血，包括大脑上静脉、大脑中静脉和大脑下静脉分别汇入上矢状窦、海绵窦、横窦、岩上窦和岩下窦，其间有吻合静脉相沟通。②深静脉：主要收集脑深部的血液。透明隔静脉和纹丘静脉在室间孔后缘汇合成大脑内静脉，两侧的大脑内静脉以及基底静脉在松果体后方汇合成大脑大静脉。大脑大静脉与下矢状窦相连终于直窦。

3. 静脉窦　在两层硬脑膜之间引流静脉血液入颈内静脉，包括上矢状窦、下矢状窦、直窦、横窦、海绵窦、岩上窦、岩下窦和乙状窦。其中海绵窦位于蝶鞍两侧高 5~8mm，横径 5~7mm，前后径为 10~15mm，增强后呈高密度，平扫不易显示。

（十四）正常颅脑 CT 横断面、Brodmann 功能定位区和大脑皮质的主要功能区

正常脑皮质的密度高于髓质，易于分辨。脑皮质 CT 值为 32~40Hu，脑髓质 CT 值为 28~32Hu，两者平均相差（7.0±1.3）Hu。含脑脊液的间隙为水样密度，CT 值为 0~20Hu。

图 11-3 A~I 为正常颅脑 CT 轴位像，按 Brodmann 功能定位法共分 47 个区。如图 11-3 A~I 和图 11-4 A~D 所示，大脑皮质主要的功能区定位如下。

1. 第 1 躯体感觉区　位于中央后回和中央旁小叶的后半，主要是 3 区、1 区、2 区。

2. 第 1 躯体运动区　位于中央前回和中央旁小叶的前半，主要是 4 区。

3. 视觉区　位于枕叶内侧面，距状裂（沟）两侧，包括舌回和楔叶的一部分，即 17、18、19 区。

4. 听区　位于颞横回，主要是 42 区，接受听辐射的投射。其特点是一侧听区接受双侧的听觉冲动传入，但以对侧为主。故一侧听区损伤，可使双侧听力下降，但不会完全耳聋。

5. 味觉区　在中央后回下端。

6. 语言中枢　在左侧半球的皮质产生了 4 个分析区，总称为语言中枢。①说话中枢：在额下回后部，即 44 区。此区损伤产生失语症。②书写中枢：位于额中回后部。此区损伤产生失写症。③阅读中枢：位于顶下小叶的角回，即 39 区。此区损伤产生失读症。④听话中枢：在颞上回后部。功能是理解别人的语言和监听自己所说的话。此区损伤，对听到的语言不能理解，自己说话错误、混乱而不自知，称为感觉性失语症。

7. 其他　5 区、7 区为触摸识别物体的实体感觉皮质区，为顶上小叶。额上回从前向后为 9 区、8 区、6 区。8 区和枕叶 19 区为皮质眼球运动区，受刺激时产生双眼向对侧同向偏盲。8 区、6 区为锥体外系皮质区，与共济运动有关。9 区、10 区、11 区为额叶联合区，与智力和精神活动密切相关。40 区位于顶下小叶缘上回，优势半球为运用中枢，是人类后天经复杂的动作和劳动技能所建立的运动区。损伤后，手的运动功能正常，但不能完成过去掌握的复杂动作和操作技法。

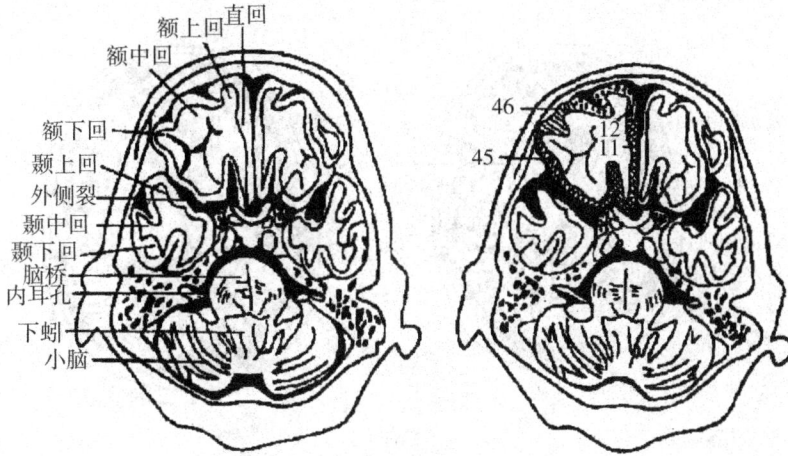

A

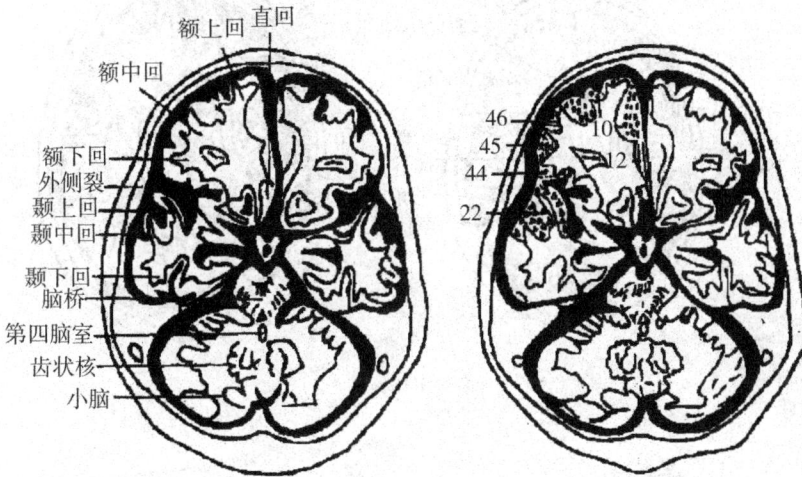

B

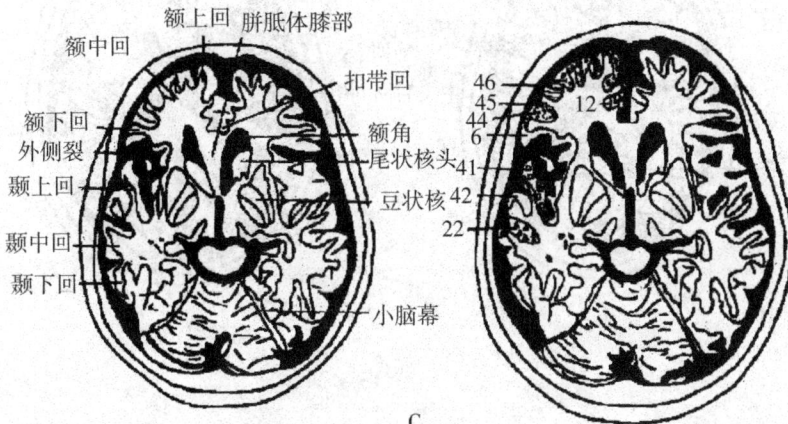

C

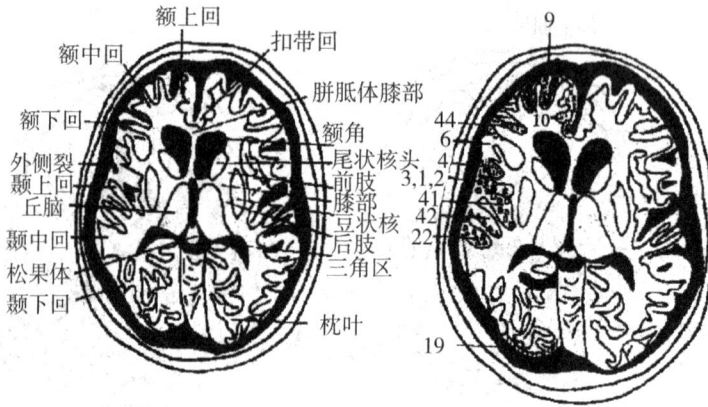

D

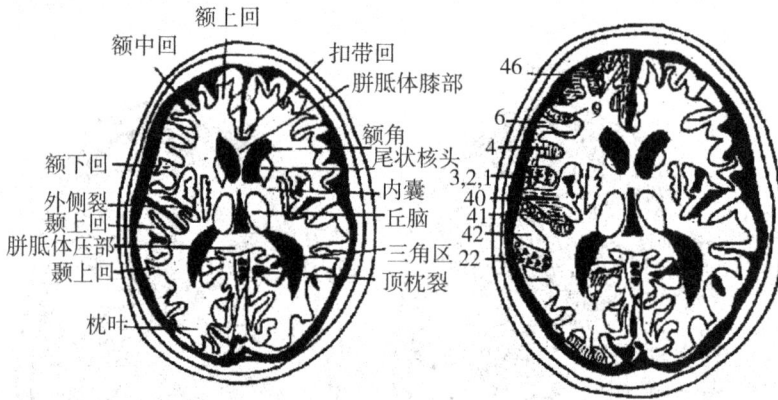

E

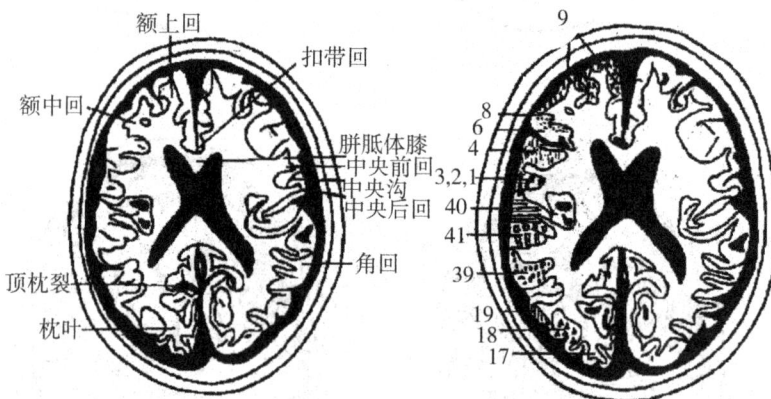

F

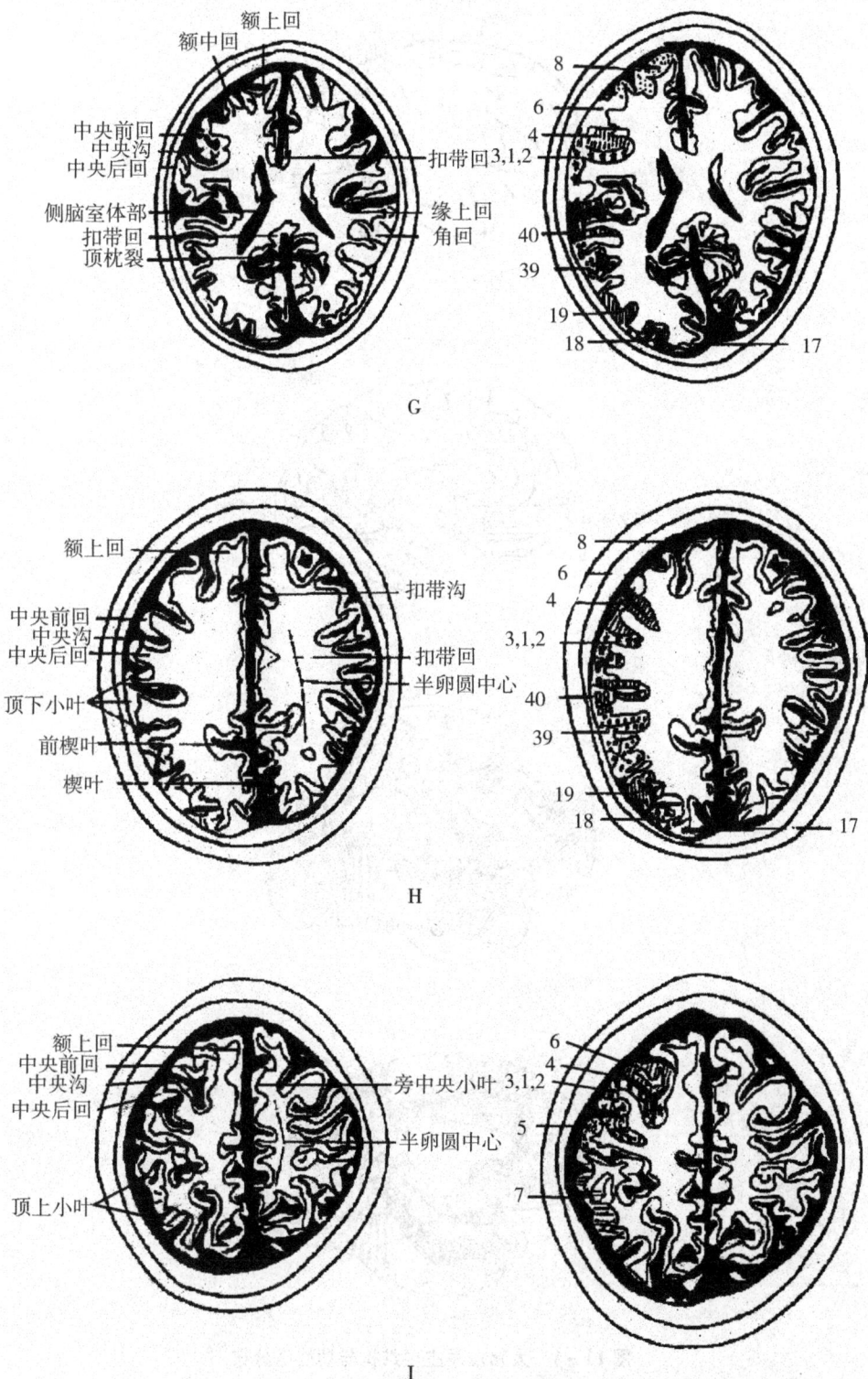

G

H

I

图 11-3 正常颅脑 CT 轴位像

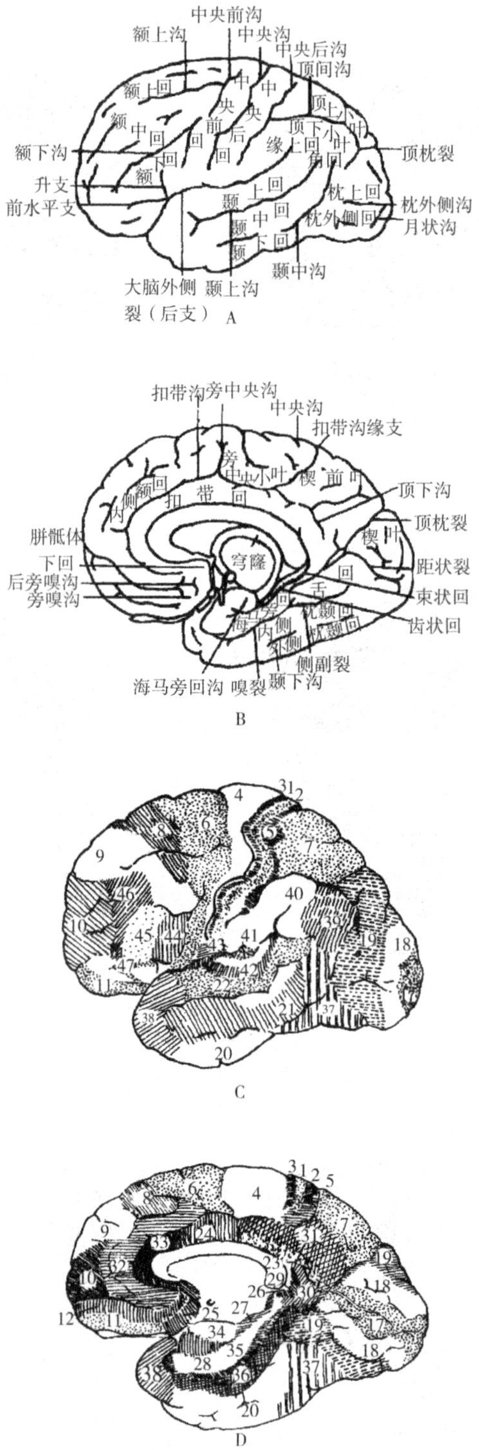

图 11-4 大脑皮质主要结构与功能区分布

（蒋沫轩）

第二节　脑梗死

　　脑梗死（cerebral infarction）是指因脑血管阻塞而造成的脑组织缺血性坏死或软化。在急性脑血管疾病中脑梗死占 50% 以上，发生于 40 岁以上者为多，最多见于 55 ~ 65 岁。其原因有：①脑血栓形成：继发于脑动脉粥样硬化、动脉瘤、血管畸形、感染或非感染性动脉炎等，以脑动脉粥样硬化引起血栓形成最常见。②脑栓塞：如血栓、气体和脂肪栓塞。③低血压和凝血状态。根据脑梗死的病理改变，可分为三期，即缺血期、梗死期和液化期，CT能很好地反映各期病理变化。

　　脑梗死临床类型主要包括动脉粥样硬化血栓性脑梗死、栓塞性脑梗死和腔隙性脑梗死，另有 30% ~ 40% 在临床上不易分清为哪一型。脑梗死可发生在脑内任何部位，但以大脑中动脉供血区为多，梗死的范围与阻塞血管大小、血流量多少及侧支循环建立状况等有关。脑的穿支动脉闭塞后，可引起大脑深部，尤其是基底节、内囊、丘脑、半卵圆中心、皮质下白质等部位较小的梗死，直径为 5 ~ 15mm，称为腔隙性脑梗死。在脑梗死基础上，原梗死区内又发生脑出血称为出血性脑梗死。

一、缺血性脑梗死

（一）CT 平扫

　　（1）仅少数患者于发病 6 ~ 24 小时内出现边界不清稍低密度灶，而大部分患者于 24 小时后才可见边界较清楚的低密度灶，密度可不均匀；其部位及范围与闭塞血管供血区一致，可同时累及皮质与髓质，多呈三角形或楔形。发生在分水岭区域的脑梗死多呈线条形。

　　（2）发病 1 ~ 2 周：梗死区的密度进一步降低，且逐渐均匀一致，边界更加清楚。

　　（3）发病 2 ~ 3 周：梗死区密度较前升高，病灶范围可缩小，变得不清楚，较小的病灶可完全变为等密度，称为"模糊效应"。

　　（4）发病 4 ~ 8 周：梗死灶的密度逐渐下降，与脑脊液密度相近，最后可形成囊腔（图11 - 5）。

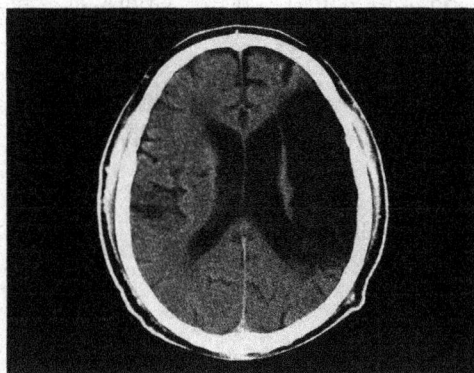

图 11 - 5　陈旧性脑梗死
左额顶叶大片低密度区，边界清晰，密度与脑脊液相似，
左侧脑室扩大，中线结构无移位

（二）增强扫描

（1）一般梗死后 3 ~ 7 天即可出现强化，2 ~ 3 周发生率最高，且强化最明显，可持续 4 ~ 6 周。

（2）梗死灶强化形态可多种多样，多数表现为脑回状或斑点状、团块状（图 11 - 6）。

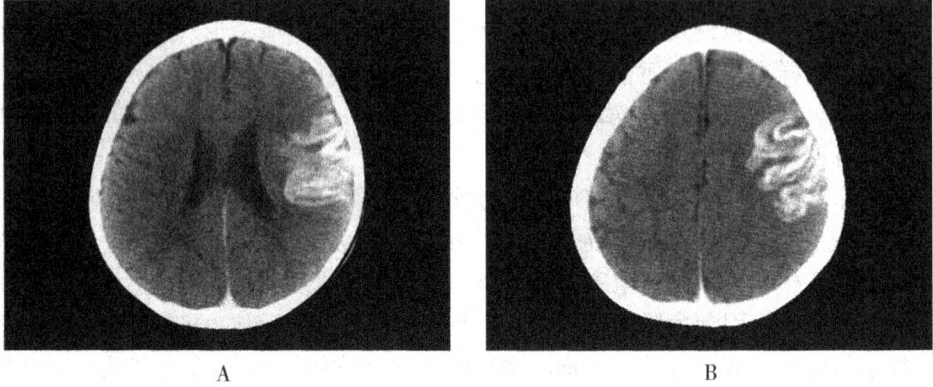

图 11 - 6　大脑中动脉梗死

A、B. 增强扫描见左侧大脑中动脉供血区低密度灶内呈明显脑回样强化

（三）占位效应

（1）梗死灶由于并发脑水肿而出现占位效应，其程度依梗死区大小不同可造成局灶性或广泛性脑室系统变形、推移和中线结构移位。

（2）占位效应在发病当天即可出现，病后 1 ~ 2 周最为显著。

（3）发病 2 周以后占位效应由重转轻，逐渐消失，最后囊腔形成，可出现负占位效应，邻近脑实质萎缩，脑沟、脑池增宽，脑室扩大，中线结构可向患侧移位。

二、腔隙性脑梗死

（一）CT 平扫

（1）一般在发病后 48 ~ 72 小时可表现为圆形、卵圆形低密度灶，边界不清。4 周左右形成脑脊液样低密度软化灶。

（2）多位于基底节内囊区、丘脑、脑室旁深部白质、脑桥等，罕见累及皮质。

（3）病灶大小一般为 5 ~ 15mm，>15mm 为巨大腔隙灶。

（二）增强扫描

在发病后 2 ~ 3 周可以出现强化现象。

（三）占位效应

无明显占位效应。

三、出血性脑梗死

（一）CT 平扫

常于发病后 1 周至数周，在三角形或楔形低密度梗死区内出现不规则斑片状高密度出血灶，边界不规则（图 11 - 7）。

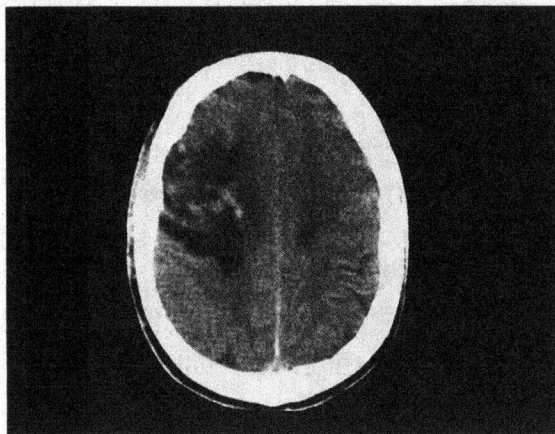

图 11 - 7　出血性脑梗死
右额顶叶大片低密度区内见散在不规则高密度出血灶

（二）增强扫描

在梗死的低密度区中仍可显示脑回状、斑片状强化。

（蒋沫轩）

第三节　脑缺血、出血和脑血管病变

一、动脉缺血性脑梗死

脑组织因血管阻塞引起缺血性坏死或软化称为脑梗死。广义的脑梗死除动脉缺血性脑梗死外，还包括静脉血流受阻所致的脑梗死即静脉性脑梗死。但大多习惯于狭义的将动脉缺血性脑梗死称为脑梗死。

（一）概述

引起梗死的原因很多，可分为两大类：①脑血管阻塞：又分为血栓形成和栓塞。前者最常见的是在动脉粥样硬化的基础上形成血栓；后者是指外来栓子堵塞血管所致。②脑部血液循环障碍：是指在脑血管原有病变的基础上（亦可无原发血管病变），由各种原因造成的脑组织供血不全而引起的梗死，故又称非梗阻性脑梗死。

过去将脑梗死分为 3 个时期，即梗死期、吞噬期、机化期。目前通常将脑梗死分为如下几种：①超急性期：6h 以内。②急性期：6h 后 ~ 2d。③亚急性期：2d 后 ~ 2 周内。④慢性早期：2 周 ~ 1 个月。⑤慢性晚期：1 个月后。

脑供血完全终止后数秒钟神经元电生理活动停止，持续 5 ~ 10min 以上就有不可恢复的细胞损伤。但是临床上供血血管闭塞可能不完全和（或）存在侧支循环，仅使局部血流降低到一定程度。故部分脑组织虽有缺血损伤，但仍可恢复正常，这部分脑组织区域称为缺血半暗带。它位于缺血坏死核心与正常脑组织之间。但如超急性期治疗不及时或治疗无效可发展成为完全脑梗死。

少数缺血性脑梗死在发病 24～48h 后可因再灌注而发生梗死区内出血，称为出血性脑梗死。

（二）临床表现

临床表现复杂，取决于梗死灶大小、部位及脑组织的病理生理反应。主要表现为头昏、头痛，部分有呕吐及精神症状，可有不同程度的昏迷。绝大多数出现不同程度的脑部损害症状，如偏瘫、偏身感觉障碍、偏盲，亦可失语、抽搐，较重者可有脑疝症状。从解剖学可知，皮质脊髓束有 10% 的纤维不交叉下降，加入同侧皮质脊髓侧束。皮质脊髓前束也有少量纤维不交叉，止于同侧颈、胸髓。这些不交叉的运动传导纤维支配了同侧肢体运动，当这些纤维受损时，导致同侧肢体出现不同程度的运动功能障碍如麻木、无力，甚至偏瘫。

（三）CT 表现

1. 超急性期脑梗死的 CT 表现　①大脑中动脉高密度征：为高密度血栓或栓子所致，出现率占 35%～45%（敏感度 78%，特异度 93%），但需除外血管硬化因素。最近研究表明，此征可见于近 60% 的正常人（尤其用 7mm 以下层厚扫描），故此征的诊断价值值得怀疑。②脑实质低密度征：可能为细胞内水肿所致，可见于脑的凸面、基底节区、岛叶，有时可伴侧裂池受压。③局部脑组织肿胀征：可能为血管源性水肿所致，局部脑沟变窄以至消失，脑回增厚、变平（图 11-8A）。脑 CT 灌注成像有利于超急性期脑梗死的诊断。

此外，脑血管 CTA 可显示闭塞部位、程度和侧支循环情况。

许多学者研究证实，CT 灌注成像可以预测半暗带，即脑血流量（rCBF）中度减低时，局部脑血容量（rCBV）无明显变化或仅有轻度下降或轻度升高，此时缺血区微血管管腔受压、变形、闭塞的程度较轻。当 rCBF 和 rCBV 均明显减低时，提示脑局部微血管管腔闭塞程度明显、微循环发生障碍、脑组织发生梗死。国内有学者将面积 CBV 定义为预测的梗死面积，则面积 CBF - 面积 CBV 为预测的半暗带面积。

2. 典型 CT 表现　①脑组织低密度灶，呈楔形或三角形，病灶部位、范围与闭塞动脉供血区相吻合。大脑中动脉主干闭塞，病灶呈三角形低密度区，尖端指向第三脑室；大脑中动脉闭塞在豆纹动脉的远端，病灶多为矩形低密度区，出现"基底核回避现象"。大脑前动脉闭塞表现为位于大脑镰旁的长条状低密度区。大脑后动脉闭塞在顶叶后部及枕叶可见半圆形的低密度区，位于大脑镰旁的后部。局灶性脑皮质梗死，表现为脑回丢失。室管膜下脑梗死，脑室边缘呈波浪状。一般在发病 24h 后出现以上表现（图 11-8B，图 11-8C）。②2～3 周时由于"模糊效应"，病灶可偏小或消失。③脑梗死后 2～15d 为水肿高峰期，可有占位效应，占位效应一般见于病变范围大的病例。如占位效应超过 1 个月，应注意有无肿瘤可能。④增强扫描病灶周围和病灶内出现脑回状、线状、团块状强化。⑤1 个月后病灶开始软化呈水样密度，病变范围大的病例可继发局限性脑萎缩。

此外，出血性脑梗死在梗死区内可见高密度出血灶（图 11-8D）。

3. 增强扫描 CT 表现　梗死灶强化的形态多种多样，可表现为脑回状、线状、片状、环状，可出现在病灶的边缘和中心。而延迟 30min～3h 扫描可显示皮质下白质强化，可能与梗死区皮质内大量毛细血管破坏，造影剂漏出有关。其强化机制与缺血区血脑屏障受损，新生的毛细血管大量增生，以及局部血流量增加有关。但在 1 周内，虽有血脑屏障的破坏，却因局部缺血坏死严重，造影剂浓度亦相应很低，故一般不出现强化。梗死 7 ~ 10d 后因局部大量毛细血管增生，血流量增大而出现明显强化。2 ~ 3 周发生率最高，强化最明显，可持续 1 个月或更久。

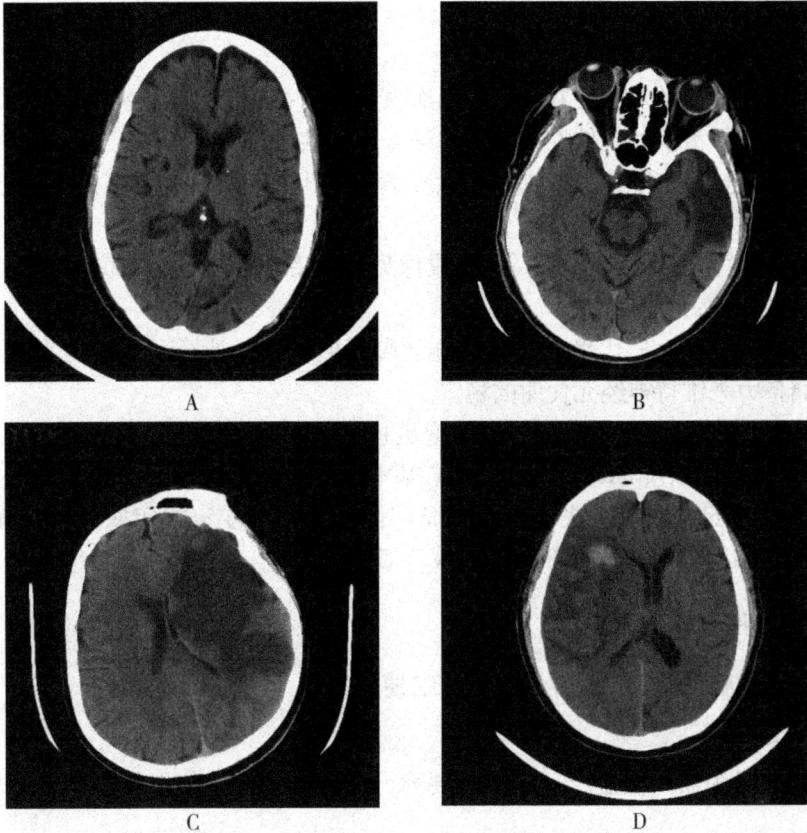

图 11 - 8　脑梗死

A. 右侧基底节区类圆形低密度灶，边界清晰，无明显占位效应；B. 左侧颞叶片状低密度影，边界模糊，轻度负占位效应；C. 左侧大脑中动脉供血区大面积梗死；D. 出血性脑梗死，右侧颞额区有大片低密度影，右侧侧脑室受压，内可见片状高密度灶

（四）鉴别诊断

应注意与胶质瘤、转移瘤、脱髓鞘病变和脑脓肿等鉴别。①脑梗死常累及皮质和白质两部分；而上述病变一般只造成白质低密度。②脑梗死的分布为某一动脉区或分水岭区，有一定特征；而脑肿瘤和炎症水肿沿白质通道扩散，无明显分布规律，常呈指状低密度区；脱髓鞘低密度灶常对称性分布在侧脑室周围。③增强扫描胶质瘤常出现不均匀强化，有时可见壁结节；转移瘤常可见多灶强化。

二、脑梗死前期

从脑血流量（CBF）变化过程看，脑血流量的下降到急性脑梗死的发生经历了 3 个时期。首先，由于脑灌注压下降引起的脑局部的血流动力学异常改变；其次，脑循环储备力失代偿性低灌注所造成的神经元功能改变；最后，由于 CBF 下降超过了脑代谢储备力才发生不可逆转的神经元形态学改变即脑梗死。国内高培毅将前两者称为脑梗死前期，它不同于超急性期脑梗死。

他们根据脑局部微循环的变化程度以及 CT 灌注成像表现包括局部脑血流量（rCBF）、局部脑血容量（rCBV）、平均通过时间（MTT）和峰值时间（TTP）参数图，将脑梗死前期分为 2 期 4 个亚型。

Ⅰ期：脑血流动力学发生异常变化，脑血流灌注压在一定范围内波动时，机体可以通过小动脉和毛细血管平滑肌的代偿性扩张或收缩来维持脑血流相对动态稳定。

Ⅰ$_1$：脑血流速度发生变化，脑局部微血管尚无代偿性扩张。灌注成像见 TTP 延长，MTT、rCBF、rCBV 正常。

Ⅰ$_2$：脑局部微血管代偿性扩张。灌注成像见 TTP 和 MTT 延长，rCBF 正常或轻度下降，rCBV 正常或轻度升高。

Ⅱ期：脑循环储备力失代偿，CBF 达电衰竭阈值以下，神经元的功能出现异常，机体通过脑代谢储备力来维持神经元代谢的稳定。

Ⅱ$_1$：CBF 下降，由于造成局部星形细胞足板肿胀，并开始压迫局部微血管。灌注成像见 TTP 和 MTT 延长，以及 rCBF 下降，rCBV 基本正常或轻度下降。

Ⅱ$_2$：星形细胞足板明显肿胀，并造成局部微血管受压变窄或闭塞，局部微循环障碍。灌注成像见 TTP 和 MTT 延长，rCBF 和 rCBV 下降。

三、分水岭性脑梗死

即指两条主要脑动脉供血交界区发生的脑梗死。

（一）概述

1. 血流动力学障碍　低血压（如心肌梗死、心律失常、体位性低血压）等所致的血流动力学障碍。

2. 血管调节功能失常　如糖尿病并发自主神经功能紊乱、长期低血压。

3. 高血压病过分降压治疗　如不正确使用降压药物。

4. 栓塞　心脏附壁血栓脱落沿血管进入脑皮质支和深穿支。

（二）CT 表现

1. 皮质下型　多为白质内低密度，常呈条形或类圆形。灰质由于血流再灌注而呈等密度，但灰质可出现明显强化。

2. 皮质前型　额顶叶交界区三角形、条形低密度灶。

3. 皮质后型　颞顶枕叶交界区三角形、条形低密度灶。

四、血液动力性脑梗死

当脑外动脉狭窄、部分阻塞和痉挛时，一般情况下尚能维持脑组织的血供。但当某些原因引起较长时间的血压下降时，可造成狭窄动脉供血脑组织的严重缺血而发生脑梗死，这种梗死称为血液动力性脑梗死。

（一）概述

心律失常、心功能不全、休克、高血压过分降压等是其常见原因。严重的低血压和心搏量降低如心肌梗死、外科手术等，即使患者无颅内外血管病变，也可引起大脑半球的广泛梗死。血液动力性脑梗死多为分水岭性脑梗死。

（二）CT 表现

与分水岭性梗死的表现相似，可见条形或类圆形低密度，也可广泛梗死，这种梗死以分水岭区最显著。可累及基底节区和小脑，皮质可强化。

五、腔隙性脑梗死

即指脑深部 2~15mm 大小的脑梗死。

（一）概述

多为高血压、糖尿病、动脉硬化、高脂血症所致。好发于基底节、丘脑、内囊区、深部室旁白质及脑干。这些部位的血管多远离大脑主干，细长且走行弯曲，对血流动力学变化敏感，易受缺血影响。

（二）临床表现

纯运动性偏瘫、纯感觉障碍、下肢运动受限、构音困难、视力障碍、失语、短小步态及共济失调等。

（三）CT 表现

梗死灶为 2~15mm，呈圆形或卵圆形低密度，边缘不清，无水肿和占位效应。3~4 周后可形成边缘清楚的囊性软化灶。

（四）鉴别诊断

脑腔隙在病理上为一脑实质内含水分的 <15mm 的潜在腔，包括穿支动脉等病变所致的腔隙性脑梗死和非血管病变引起的腔隙病变。发病机制包括血管因素所致的缺血即腔隙性梗死，以及血管因素（如出血、动脉炎等）和血管外因素（如炎症、变性、中毒、机械损伤等）所形成的腔隙性病变，应注意分析。此外，还应注意与前联合及基底节区的扩大的血管周围间隙（多在 0.2~1.2cm 大小）相鉴别，MR 检查有独到鉴别价值。

六、皮质下动脉硬化性脑病

本病又称 Binswanger 病，是一组以脑深部小动脉硬化、痴呆、皮质下白质变性、皮质下腔隙或软化为特征的综合征。但有人认为"皮质下动脉硬化性脑病"一词未能正确反映所看到的组织学改变，且过高地估计了临床意义。因此，有关文献应用的非特异性名词较合适，如深部脑白质缺血或老年性白质高信号（MR）。我们认为称为"动脉硬化性脑白质病"或"深部脑白质慢性缺血"更趋合理，同时我们认为有关文献所述及的"脑白质疏松症"亦属本病的范畴。

（一）概述

主要病因为慢性高血压，其病理特征为弥漫性不完全的皮质下梗死，在侧脑室旁和半卵圆中心的白质内髓鞘肿胀或脱失，皮质下弓状纤维与胼胝体不受累。常有皮质萎缩及皮质下、基底节区腔隙性脑梗死，在髓动脉内有狭窄性动脉粥样硬化。

（二）临床表现

见于60岁以上老人，多隐形起病，呈进行性记忆力障碍、严重精神衰退、言语不清，反复发生的神经系统局部体征如偏瘫、失语、偏盲等。病情可缓解和反复加重，常伴有高血压。

（三）CT表现

脑白质内斑片状或云絮状稍低密度灶，界限不清，其密度降低不如脑梗死明显。以侧脑室周围分布最明显，其次为半卵圆中心，多为两侧对称性（图11-9）。基底节-内囊区、丘脑、半卵圆中心常伴多发的腔隙性梗死灶，可有脑室系统扩大，脑沟、脑池增宽的弥漫性脑萎缩改变。

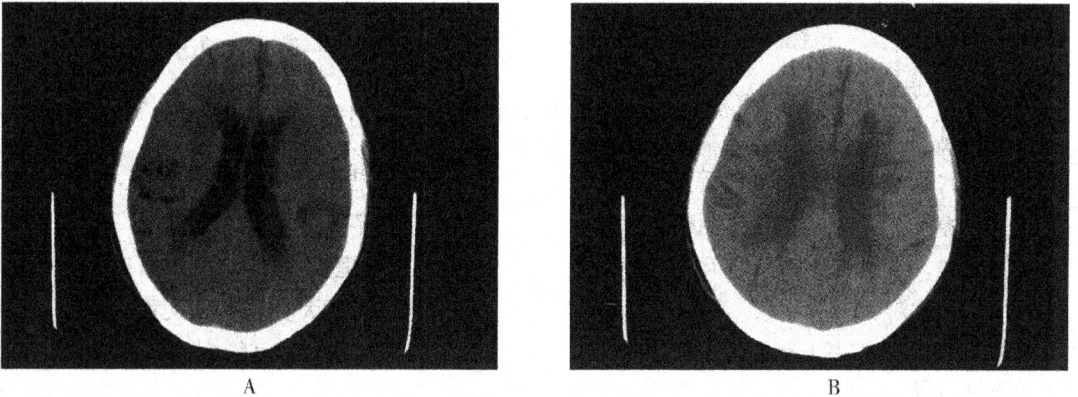

图11-9　动脉硬化性脑白质病
侧脑室周围白质和半卵圆中心区对称性片絮状低密度灶

七、脑缺氧

（一）概述

脑缺氧包括乏氧性缺氧、血液性缺氧、循环性缺氧和中毒性缺氧。常见病因有：高空高原缺氧，呼吸功能不全和某些先心病循环短路、CO中毒以及各种严重贫血、各种休克和心衰，氰化物、硫化氢、磷中毒。脑组织局部循环性缺氧包括颅脑外伤、脑血管意外、脑血流障碍、颅内感染、脑肿瘤急性恶化等。主要病理改变为早期脑组织坏死、水肿，进行性脱髓鞘，晚期脑萎缩。

（二）CT表现

1. 弥漫性脑水肿　以大脑为主，可出现大脑密度普遍减低，而丘脑、脑干和小脑密度相对较高的所谓CT反转征。

2. 局部脑水肿　以脑动脉边缘带（分水岭区）、脑室周围白质最常见，基底节次之，也可见于丘脑和小脑。

3. 缺氧性脑出血　脑实质、脑室周围-脑室、蛛网膜下腔、硬膜下或硬膜外。

4. 脑萎缩　晚期可出现，也可见囊状软化灶。

八、脑静脉窦血栓形成

颅内静脉血流受阻即脑静脉和静脉窦血栓形成所导致的脑梗死称为静脉性脑梗死，占脑卒中患者的 1% ~ 2% 。

（一）概述

近 1/3 病因不明。可分为如下几种：①全身因素：脱水、糖尿病、高凝血状态、血小板增多症、口服避孕药、妊娠、产后、近期手术、长期应用激素、肾病综合征、心脏病、结缔组织病、新生儿窒息等。②局部因素：局部感染、中耳乳突炎、鼻窦炎、脑膜炎、颅面中耳手术、颅脑外伤、动静脉畸形、动静脉瘘、腰穿等。

（二）临床表现

多见于 20 ~ 35 岁女性，其表现各异。头痛最常见，15% 急性起病，类似蛛网膜下腔出血，常伴头晕、恶心及视盘水肿等颅内高压症状。1/3 ~ 1/2 患者有局灶性神经症状，如颅神经麻痹和意识障碍，半数出现癫痫，还可有偏瘫。小脑静脉血栓可有共济失调等症状。

（三）CT 表现

最常见于上矢状窦、横窦和乙状窦，其次为海绵窦和直窦。特征性改变为致密静脉征（或索条征）和空三角征，但缺乏特异性。①早期（1 ~ 2d）：平扫静脉窦内血栓密度与硬脑膜相似，可高达 150Hu。增强扫描呈"空三角征"，即三角形的硬膜窦断面，中心不强化而周围强化。②第 3 ~ 10d：平扫窦内血块渐吸收，CT 值约 80Hu。③11d 后：血凝块基本吸收，窦内 CT 值约 50Hu。④静脉栓塞常伴有弥漫性非对称性脑肿胀、梗死性脑水肿、出血性梗死或单纯出血（脑实质和硬膜下）。静脉性出血其血肿周围界限不清，多靠近脑表面，而且周围环以大片低密度灶有别于动脉性出血。

（四）鉴别诊断

高位分叉的上矢状窦、硬膜下脓肿和血肿、蛛网膜下腔出血及窦内窗孔和分隔均可类似空三角征；儿童的流动性静脉血常呈轻度高密度类似血栓，应注意鉴别。

九、高血压脑病

本病是指在血压迅速剧烈升高时，引起的急性全面性脑功能障碍，属可逆性后部白质脑病综合征（还见于妊娠高血压、慢性肾衰竭、使用免疫抑制剂和激素等）的范畴。

（一）概述

可发生于各种原因（原发或继发）引起的动脉性高血压。病理上大多有不同程度的脑水肿，脑表面动脉、静脉和毛细血管扩张，脑切面可见斑点状、裂隙状出血和小动脉壁的坏死。

（二）临床表现

该病一般起病急骤，病程短暂，所有症状历时数分钟或 1 ~ 2h，最多数天。主要表现为严重头痛、惊厥、偏瘫、失语、黑蒙、神志不清甚至昏迷。

（三）CT 表现

主要为广泛性脑水肿，呈对称性、弥漫性、边界不清的低密度区，以大脑半球后部最为显著，也可累及小脑。脑室系统变小，脑沟、脑池变浅。血压改善后一段时间随访，完全恢复正常。

十、脑出血

脑出血是指脑实质内的出血，又称为脑溢血或出血性脑卒中。

（一）概述

其原因很多，临床上概括为损伤性和非损伤性两大类。后者又称为原发性或自发性脑出血，是指脑内血管病变、坏死、破裂而引起的出血。自发性脑出血绝大多数由高血压和动脉硬化（引起脑小动脉的微型动脉瘤或玻璃样变）所致，其次为脑血管畸形和动脉瘤所致。其他原因还有颅内肿瘤出血、出血性梗死、脑血管淀粉样变、全身出血性疾病、维生素缺乏、新生儿颅内出血、重症肝炎（可合并脑出血、梗死）等。

出血好发于壳核和内囊区（约占50%）、中心部脑白质、丘脑和下丘脑、小脑半球、桥脑，以及脑室内。病理可分为3期。①急性期：血肿内含新鲜血液或血块，周围脑组织有不同程度的水肿，还可有点状出血。②吸收期：血肿内红细胞破坏、血块液化，周围出现吞噬细胞，并逐渐形成含有丰富血管的肉芽组织。③囊变期：坏死组织被清除，缺损部分由胶质细胞及胶原纤维形成瘢痕，血肿小可由此类组织充填，血肿大时则遗留囊腔。

（二）临床表现

本病常突然发生剧烈头痛、意识障碍、恶心、呕吐、偏瘫、失语、脑膜刺激征等，按病情发展可分为急性期、亚急性期和慢性期。

临床预后与出血的部位及出血量的多少有关。出血位于皮质下白质区，血肿及水肿引起占位效应，导致出血区功能丧失，但预后相对较好，出血量＞30ml为手术指征。小脑或脑干出血压迫四脑室，继发急性颅内压升高，常伴延髓生命中枢损害，直接危及生命，血肿直径＞3cm应立即手术。

（三）CT表现

血液形成影像的主要成分为含铁的血红蛋白，血液的密度高于脑组织，故CT表现呈高密度。由于脑血管较细，受部分容积效应影响，故血管内血液多不能显示。严重贫血的患者急性期脑出血亦可呈等密度甚至低密度。

1. 出血量的估计　一般采用以下公式计算：$V（ml）=1/6\pi（A×B×C）$，A为血肿前后径，B为左右径，C为上下径。A、B、C的单位均为厘米。

2. CT分期　通常将脑内血肿分为急性期（1周内）、吸收期（2周至2个月）和囊变期（2个月后）。也有学者根据密度分为：高密度期、等密度期、低密度期、慢性期（图11-10）。

（1）高密度期（1~14d）：血液逸出血管后，红细胞分解释放含铁的血红蛋白，表现为高密度区，CT值为50~80Hu。出血3~4d因血液凝固成血块，血浆被吸收，红细胞压积增加，血肿密度达到高峰，甚者达90Hu，周围有水肿。严重贫血者可为等密度，甚至低密度，但血肿有占位征象。

（2）等密度期（14~64d）：血红蛋白分解，含铁血黄素开始被吸收，血肿呈等密度。但仍有占位效应，水肿仍存在，增强扫描呈环状强化。

（3）低密度期（30~84d）：血肿周围的新生血管及神经胶质增生形成血肿壁，血肿内含铁血黄素及血红蛋白被吸收，CT呈低密度灶。水肿消失，无占位效应，增强扫描仍呈环状强化。

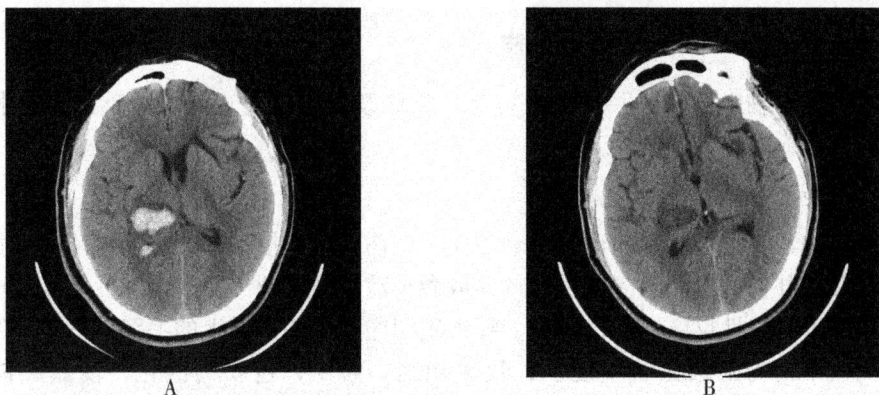

图 11 - 10　脑出血

A. 右侧丘脑血肿破入右侧侧脑室内；B. 脑出血吸收期，血肿边缘开始吸收呈环状低密度，低密度外可见肉芽组织形成的等密度环

（4）慢性期（3 个月后）：少量脑出血被胶质和胶原纤维替代而愈合，CT 呈略低密度灶。大量脑出血形成囊腔，CT 近水样密度，并可出现牵拉现象，增强扫描无或轻微强化。

3. 脑室内出血　单纯脑室出血与脑实质内出血破入脑室系统表现一样。少量出血时多沉积在侧脑室后角、第三脑室后部或第四脑室顶部，大量出血常呈脑室"铸型"样表现（图 11 - 11）。早期可有分层现象，以后呈等或低密度，脑室内出血可形成脑积水。

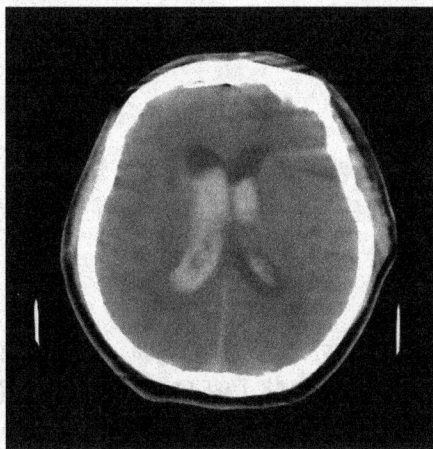

图 11 - 11　脑室内出血

左右侧脑室内有大量血液充填，右侧呈"铸型"样表现

此外，在诊断时应注意：①急性脑出血大的血肿可形成脑疝。②脑出血可直接破入脑室系统和蛛网膜下腔，亦可由脑室系统进入蛛网膜下腔。③出血周围水肿，在第 1d 内可出现或表现轻微；3 ~ 7d 达高峰；出血 16d 左右占位效应开始减退。④发现灶周水肿与血肿期龄不符时，应考虑肿瘤出血可能。⑤如局部伴有钙化或血肿密度不均等表现，除考虑到肿瘤出血外，也应考虑到脑血管畸形的可能。

十一、慢性扩展性脑内血肿

本病是自发性脑内血肿的一种特殊类型，临床及影像学表现无特异性，易与肿瘤脑卒中、囊肿合并出血感染等混淆。

（一）概述

其病因认为与隐匿性血管畸形、血管硬化、外伤、放射损伤、凝血功能障碍有关，一般没有高血压和脑外伤病史。隐匿性血管畸形或微小动脉瘤破裂出血，血肿及其代谢产物不断刺激周围组织产生炎性反应，毛细血管、纤维组织增生，并由增生的毛细血管、纤维组织形成包膜。而其丰富的毛细血管壁脆弱，反复出血、渗出，包膜内液化，使血肿体积逐渐增大。

（二）CT表现

多为边缘清楚、密度均匀或不均匀的高、低混杂囊性病灶，且其内可见液 - 液平面。增强扫描病灶多无强化；部分血肿周围环状强化，为病灶周围脑组织或肉芽组织强化所致。

十二、蛛网膜下腔出血

本病是指颅内血管破裂后血液注入蛛网膜下腔。

（一）概述

临床可分为两大类，即外伤性与自发性。自发性原因很多，但以颅内动脉瘤（约占51%）、动静脉畸形（6%）和高血压动脉硬化所致（15%）最多见。此外，20%病因不明。

（二）临床表现

自发性常有明显的诱因，如体力劳动过度、咳嗽、用力排便、情绪激动等。绝大多数起病急，剧烈头痛、呕吐、意识障碍、抽搐、脑膜刺激征等，同时可有偏瘫，腰穿有确诊价值。

（三）CT表现

一般在出血3d内检出率最高，可达80%～100%，一周后很难检出。特征性表现为基底池、侧裂池和脑沟内等广泛的高密度影（图11－12）。如出血量少或严重贫血均不易发现。大脑前动脉破裂血液多积聚于视交叉池、纵裂前部；大脑中动脉破裂血液多积聚于一侧的外侧裂附近，也可向内流；颈内动脉破裂血液也以大脑外侧裂为多；椎基底动脉破裂血液主要积聚于脚间池和环池。但出血量大者可难以估计出血部位。

（四）并发症

1. 脑积水　脑积水早期为梗阻性，发生率约为20%。可演变成交通性。
2. 脑动脉痉挛　造成脑缺血和脑梗死，发生率为25%～42%。
3. 伴发脑内血肿和（或）硬膜下血肿、脑室内出血　常与动脉瘤、动静脉畸形或脑肿瘤出血有关。

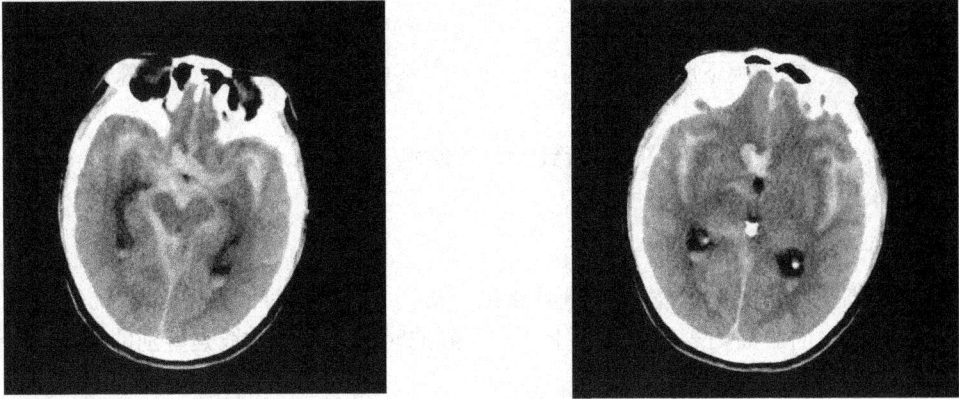

图 11 – 12 蛛网膜下腔出血

A、B. 为同一患者，鞍上池、左右外侧裂池、纵裂池前部、环池、四叠体池、大脑大静脉池内均有大量高密度血液充填

十三、颅内动脉瘤

动脉壁呈局限性病理性扩张，与动脉腔有一颈部相连。

（一）概述

其病因有先天性因素、动脉粥样硬化、感染因素和外伤4个方面。根据影像学可分为5种病理类型：①粟粒状动脉瘤。②囊状动脉瘤。③假性动脉瘤。④梭形动脉瘤。⑤壁间动脉瘤。

（二）临床表现

好发于20~70岁。在破裂前90%无特殊临床症状，少数可影响到邻近神经或脑结构而产生症状。破裂后引起蛛网膜下腔出血和颅内血肿而出现相应的症状体征。

（三）CT表现

颅、内动脉瘤好发于脑动脉，90%~95%分布于颈内动脉系统，5%~10%分布于椎动脉系统。颈内动脉瘤占20%~40%，大脑中动脉瘤占21%~31%，前交通及大脑前动脉瘤占30%~37%，多发性占4%~5%。

1. 颅底较小动脉瘤 平扫难以显示，增强扫描呈高密度。

2. 较大动脉瘤 平扫呈圆形等或高密度，边缘光整，有时瘤壁可见钙化。增强扫描呈均匀强化，而血栓无强化。

3. 巨大动脉瘤 即直径>2.5cm的动脉瘤，其CT表现可分3型：①无血栓形成型：平扫呈圆形或椭圆形等或略高密度，瘤壁钙化较其他类型少见。增强扫描均匀强化。②部分血栓形成型：最常见，呈圆形或卵圆形略高密度，壁多有弧形钙化。增强扫描流动的血液强化明显，血栓不强化，从而形成高密度影内的低密度点称为"靶征"。周围很少有水肿。③完全栓塞型：平扫为圆形或卵圆形混杂略高密度，瘤壁常有钙化，周围无水肿。增强扫描呈环状强化。

此外，CTA显示动脉瘤的敏感性可达95%，特异性近83%。

（四）并发症

1. 颅内出血　蛛网膜下腔出血、脑内血肿和脑室内积血，甚至可穿破蛛网膜造成硬膜下血肿。

2. 脑血管痉挛　蛛网膜下腔出血所致，并导致相应区域的水肿、梗死。

3. 脑积水　蛛网膜下腔出血所致。

（五）鉴别诊断

动脉瘤周围多无水肿，瘤壁可有环形强化，动态 CT 扫描时间 – 密度曲线呈速生速降型，与血管相同。而肿瘤则表现为缓慢上升和下降的时间 – 密度曲线是鉴别的关键。

十四、脑动静脉畸形

脑血管畸形分为 5 型：①动静脉畸形（AVM）。②海绵状血管瘤。③静脉畸形（又称静脉血管瘤）。④毛细血管扩张症（又称毛细血管瘤，以 MR 诊断为佳）。⑤血管曲张（包括大脑大静脉畸形等）。其中 AVM 最常见，约占 90% 以上。毛细血管扩张症一般只被病理诊断，CT 或 MR 很难显示，偶见钙化。

AVM 是最常见的血管畸形，但有相当一部分、脑血管造影阴性，称为隐匿性 AVM。

（一）概述

AVM 由一条或多条供血动脉、畸形血管团、一条或多条引出静脉组成。常见于大脑中动脉分布区的脑皮质，亦可发生于侧脑室（如脉络丛）、硬脑膜、软脑膜、脑干和小脑。

（二）临床表现

好发于 20 ~ 30 岁，男性多于女性，10% ~ 15% 无症状。常见的症状如下。①头痛：偏头痛或全头痛，阵发性。②出血：出现相应症状和体征。③癫痫：约 30% 为此就诊。④脑缺血症状：脑梗死、脑萎缩。⑤部分颅外听到杂音。

（三）CT 表现

AVM 平扫呈局灶性高、低或低、等混杂密度区，多呈团块状，也可见点、线状影，边缘不清，但有时可不显示。常伴斑点状或条状钙化，轻度或无占位征象。病灶周围无水肿表现，但有时可出现脑室扩大和交通性脑积水。增强扫描呈团块状强化，有时可见迂曲的血管影，造影剂充盈及排出均较快。CTA 多可有效显示其供血动脉、畸形血管团和引流静脉（图 11 – 13）。

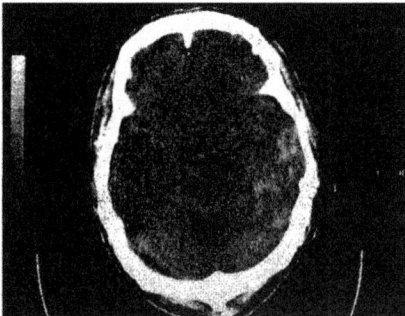
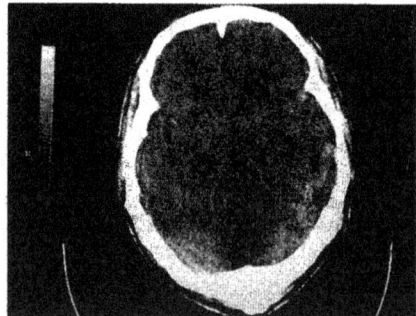

A　　　　　　　　　　　　B

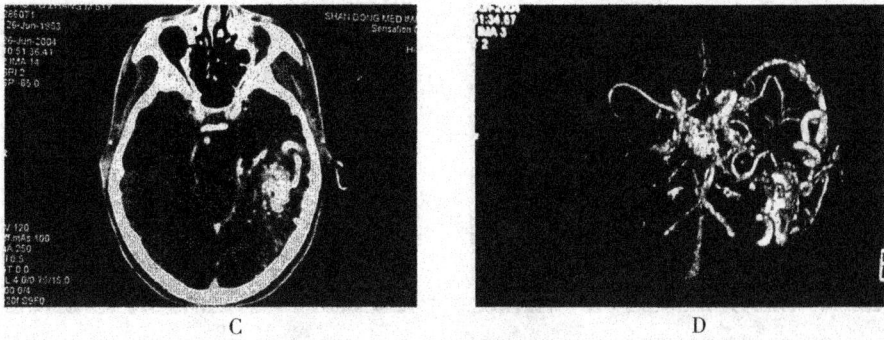

图 11 - 13 脑动静脉畸形

A ~ D. 为同一患者，平扫（A、B 图）左侧颞叶有局灶性高、等混杂密度区，形态不规则，其边缘有蚓蚓状高密度影（引流静脉）；增强扫描（C 图）呈团块状强化，并见迂曲的引流静脉影；CTA（D图）清晰显示畸形血管团和粗大的引流静脉

其并发症有出血、梗死、软化灶及局限脑萎缩表现。

（四）鉴别诊断

钙化明显的肿瘤以及强化明显的肿瘤（如胶质瘤）其水肿及占位效应均较显著，可与AVM 鉴别。AVM 增强扫描的时间 – 密度曲线与血管相似亦是与肿瘤鉴别的重要依据。

十五、颅内海绵状血管瘤

本病占脑血管疾病的 7%，近年来的研究显示其属不完全染色体显性遗传性疾病。目前多认为其发生源于脑内毛细血管水平的血管畸形，可位于脑内或脑外，为非真性肿瘤。

（一）概述

病灶由微动脉延伸出来的、血流缓慢的、大小不等的丛状薄壁的血管窦样结构组成，其间有神经纤维分隔，窦间没有正常脑组织。由于其血管壁薄而缺乏弹性，且易于发生玻璃样变、纤维化，因而易出血，并可有胶质增生、坏死囊变、钙化，病灶可全部钙化形成"脑石"。病灶周围可见含铁血黄素沉着或有机化的血块。病灶无明显的供血动脉及引流静脉。

（二）临床症状

好发于 40 ~ 60 岁，常以颅内出血为首发症状。典型表现为癫痫发作、突发性头痛和进行性神经功能障碍等。

（三）CT 表现

80% 位于幕上，好发于额、颞叶，也可发生于蛛网膜下、硬膜下，脑外者多位于鞍旁海绵窦区。多表现为界限清楚的圆形或卵圆形的等至稍高密度影（图 11 - 14）。其内可见"颗粒征"颇有特征，即在略高密度背景内含有数量不一的颗粒状高密度影和低密度影，前者为钙化，后者为血栓形成。除急性出血或较大病灶，灶周一般无水肿及占位征象。可能因为供血动脉太细或已有栓塞，也可能因病灶内血管床太大，血流缓慢使对比剂稀释，致使增强扫描不强化或仅见周边强化。其强化程度取决于病灶内血栓形成和钙化的程度，血栓形成轻、钙化不明显者强化明显。国外报道脑外者可有骨侵蚀。

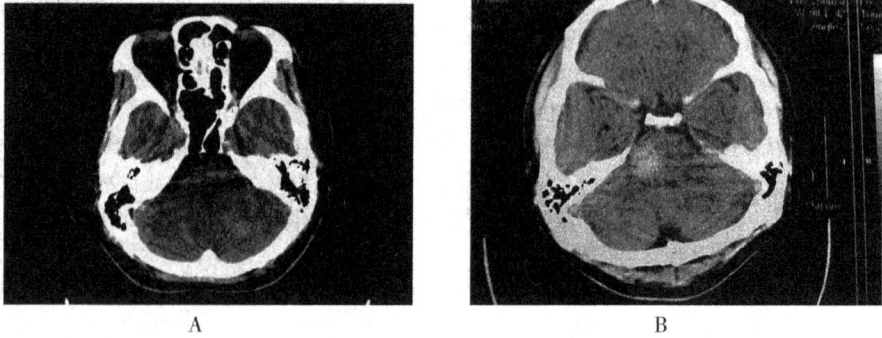

图 11 - 14　颅内海绵状血管瘤
A、B. 非同一患者。A. 示病灶位于右侧额叶；B. 示病灶位于脑干。病灶均呈近
圆形稍高密度灶，周围无水肿

（四）鉴别诊断

（1）主要应与脑膜瘤鉴别：后者平扫密度多均匀一致，增强扫描明显强化，常有明显占位征象，并可出现水肿征象及颅骨增生和吸收有助鉴别。

（2）少数血管瘤呈环状并伴壁结节，偶有出血，病灶内显示血 - 液平面伴周围水肿，不易与胶质瘤等相鉴别。

十六、脑静脉性血管畸形

本病又称脑静脉性血管瘤、脑发育性静脉异常，是一种组织学上由许多扩张的髓静脉和一条或多条引流静脉组成的血管畸形。国外有学者认为是一种正常引流静脉的非病理性变异。

（一）概述

其病因不明，多认为是胚胎发育时宫内意外因素导致静脉阻塞，由侧支代偿所致。其形成时间在脑动脉形成之后，故仅含静脉成分。畸形血管由许多扩张的放射状排列的髓静脉汇入一条或多条引流静脉组成，向皮质表面和静脉窦或向室管膜下引流，可分为皮层表浅型、皮层下型和脑室旁型。

（二）临床表现

好发于 35 ~ 40 岁，男女发病率相近。一般无症状，少数可产生癫痫、头痛，出血者可有感觉和运动障碍、共济失调等。

（三）CT 表现

它可发生在脑静脉系统的任何部位，但以额叶侧脑室前角附近的髓质区和小脑深部髓质区最常见，其次为顶叶、颞叶和脑干。

CT 平扫阳性率不到 50%。最常见的表现为圆形高密度影（34%），系扩张的髓静脉网，无水肿和占位效应，可见高密度的含铁血黄素沉着或钙化。

增强扫描阳性率为 87%，可见 3 种表现：①白质中圆形强化影（32.5%），系髓静脉网或引流静脉。②穿越脑的线形增强影（32.5%），为引流静脉。③两者同时出现（18.6%）。

特征性表现是三维 CT 血管造影（CTA）静脉期脑静脉成像（CTV）出现"海蛇头"样

的深部髓静脉汇集到单根粗大的引流静脉，然后汇入到表浅的表层静脉或硬膜窦等征象。但发生于脑室壁上者"海蛇头"征象不明显。

十七、Galen 静脉瘤

本病又称大脑大静脉扩张、大脑大静脉瘘、大脑大静脉畸形等。

（一）概述

本病是由于动静脉短路，流入 Galen 静脉（即大脑大静脉）内的血流增多引起局部管腔扩张。这些短路血管多来源于颈内动脉系统或基底动脉系统，多异常扩大迂曲。静脉窦闭塞引起大脑大静脉回流受阻也是其重要的致病原因。压迫中脑导水管可致脑积水。

（二）临床表现

在新生儿、幼儿中常因动脉血直接进入静脉造成心功能不全。脑积水后可出现头痛、痉挛性抽搐、颅内压增高等症状。

（三）CT 表现

平扫可见第三脑室后部中线处的大脑大静脉池区等密度或高密度的圆形肿块，病灶边缘多光滑，与窦汇之间有扩张的直窦相连为特异性表现。可伴有病灶边缘钙化、局部脑萎缩、血肿或脑积水。增强扫描病灶呈均匀性强化，偶可显示强化的供血动脉和引流静脉。

十八、颈动脉海绵窦瘘

本病是指颈动脉及其分支与海绵窦之间异常沟通所致的一组临床综合征。海绵窦为中颅凹两层硬脑膜构成的硬脑膜窦，眼上静脉、眼下静脉、蝶顶窦静脉、外侧裂静脉和基底静脉汇入其中，颈动脉穿行其间。这是体内唯一动脉通过静脉的结构。当任何原因造成颈内动脉壁破裂后，动脉血直接流入海绵窦，就形成海绵窦区动静脉瘘。

（一）概述

病因分为两大类。①外伤性：多见，大多由颅底骨折所致。②自发性：病因较多，主要见于颈内动脉虹吸部动脉瘤破裂、硬膜型动静脉畸形及遗传性胶原纤维缺乏病等。此外，动脉硬化、炎症、妊娠等也可造成自发性。根据解剖部位分为颈动脉海绵窦瘘和硬脑膜动脉海绵窦瘘，前者多为外伤性，后者多为自发性。

（二）临床表现

头痛、癫痫、耳鸣、视力障碍、搏动性突眼、眼球运动障碍、颅内杂音，甚至因颅内出血而出现相应症状。

（三）CT 表现

（1）患侧海绵窦扩大，密度增高。
（2）眼上静脉增粗：眼球突出。增强示扩大的海绵窦及迂曲的眼上静脉显著强化。此外，眼外肌肥厚和眶内软组织肿胀、突眼，患侧脑组织水肿、出血、萎缩是引流静脉压力增高及"盗血"引起的继发改变。

十九、颅骨膜血窦

本病又称血囊肿、局限性静脉曲张或骨血管瘤，是指紧贴颅骨外板的扩张静脉，它们穿过颅骨的板障静脉与硬膜窦相交通。

（一）概述

其原因不明，可由先天性、自发性或外伤性所致。有学者认为，外伤是本病的最主要因素。

（二）临床表现

多见于儿童，通常以头皮肿块就诊。头皮中质软的膨隆性肿块，无搏动，局部皮肤可以微红或青紫色。通常位于中线部位，偶尔位于侧旁，以额部为主，偶有头痛、恶心、乏力等。肿块随颅内压力的变化而改变其大小，即平卧或头低时肿块增大为其特征性症状。

（三）CT 表现

大多位于颅外中线部位或附近，上矢状窦近端，以额、顶部多见。表现为颅外头皮下均匀的软组织密度肿块，边缘清晰，无钙化，随体位大小可变化。颅外板可有轻度压迹，颅骨内有孔状骨质缺损。增强扫描静脉窦内对比剂可通过颅骨的缺损弥散至囊腔内，呈均匀或不均匀显著强化。

二十、颅内血管延长症

本病是指颈内动脉及椎基底动脉有规律的直径增大和普遍而有规律的延长为特征的血管异常。颈内动脉及椎基动脉的延长属于一种少见的先天性血管壁异常。

（一）概述

延长的血管均伴有不同程度的动脉粥样硬化、弹性内膜的破坏及其肌壁的纤维化，最终导致血栓形成或栓塞。

（二）临床表现

其发病特点主要取决于受累血管的范围、病变大小及所压迫的邻近组织情况。基本分为3 类：①脑血管意外。②颅神经受压症状：如Ⅲ、Ⅴ～Ⅷ颅神经受压。③占位效应对脑组织功能的影响：如痴呆、共济失调、震颤麻痹等，也有阻塞性脑积水的可能。

（三）CT 表现

本病所涉及的血管有基底动脉、颈内动脉幕上段、大脑中动脉、大脑后动脉。CTA 可发现异常扭曲扩张的颈内或基底动脉段，管壁可钙化。其中，基底动脉病变的诊断标准为上段基底动脉的直径增大达 4.5mm 和基底动脉上段超过床突平面 6mm 以上，且延长的血管可伴有迂曲移位和血管襻形成。

二十一、烟雾病

本病又称 Moyamoya 病、脑底动脉环闭塞、脑底异常血管网症等，是一种脑动脉进行性狭窄、闭塞性疾病。

（一）概述

其病因不明，凡能引起颈内动脉末端、大脑前动脉和大脑中动脉近端慢性进行性闭塞的先天因素（发育不良）或后天因素（外伤、感染、动脉硬化）均可导致本病。近来遗传因素受到重视。

（二）临床表现

以10岁以前儿童多见，亦可见于成人。主要有缺血性和出血性两大类表现。脑血管造影是确诊的主要手段。

（三）血管造影

特点为：①大脑前、中动脉起始处狭窄或闭塞。②脑底异常血管网形成。③侧支循环广泛建立。④两侧颞、额、顶叶、基底节区梗死或出血。本病即因造影时异常血管网和侧支循环的显影似烟雾状而得名。

（四）CT表现

无特异性。①脑梗死、软化灶：常见于颞、额、顶叶，很少见于基底节，小脑、脑干不发生。②脑萎缩：多为双侧性，额叶为甚，脑室扩大以侧脑室和第三脑室显著。③出血灶：可为脑内或蛛网膜下腔。④颅底、基底节区有点状、迂曲、不规则的网状影，并可见强化。

（蒋沫轩）

第四节　颅脑外伤

一、头皮损伤

颅盖软组织在额、顶、枕部分为皮肤、皮下组织、帽状腱膜、帽状腱膜下层和颅骨骨膜5层。前3层紧密连接CT不能识别。帽状腱膜下层由疏松结缔组织构成，内含少量血管，CT呈低密度带。而在颞部则由皮肤、皮下组织、颞浅筋膜、颞深筋膜、颞肌和颅骨骨膜6层构成。

头皮损伤包括：①头皮血肿或称颅外血肿，包括位于头皮与帽状腱膜间的皮下血肿、帽状腱膜下血肿（图11-15）和骨膜下血肿。②头皮撕裂伤、擦伤和挫伤等。

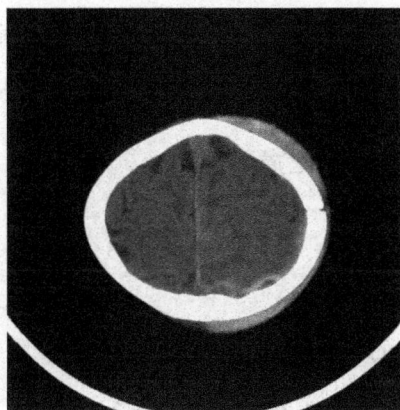

图11-15　帽状腱膜下血肿
出血位于左侧额顶枕部帽状腱膜下

头皮血肿多由于头皮血管破裂引起，也可因板障静脉或硬脑膜血管破裂，血液沿骨折缝聚集于骨膜下，后者多伴硬膜外血肿。

二、颅骨骨膜下血肿

骨膜下血肿是颅外血肿的少见类型。

（一）概述

多发生于新生儿产伤和婴幼儿头部外伤。血肿位于颅骨外板与对应的骨膜之间的潜在腔隙，好发于顶骨，其次为枕骨。

（二）临床表现

产伤所致者几乎均因头皮下出现软组织包块，未消散且逐渐变硬而就诊。

（三）CT 表现

特征性表现是新鲜血肿范围达到受累骨的整个表面，中止于颅缝或不跨越颅缝，边缘清楚锐利。而头皮下及帽状腱膜下血肿不受颅缝限制有助于鉴别。2~3周后血肿包膜出现弧形、壳状钙化，从边缘开始逐渐形成一个完整的包壳，这一过程需要3~6个月。与此同时血肿逐渐吸收机化，血肿完全机化约需1年，此时血肿包膜钙化或骨化形似颅骨外板，血肿机化钙化形似板障。再经过长期的塑形与颅骨融合，致局部颅骨增厚、外突隆起，并可成为永久性后遗表现。

此外，少数在血肿部位出现或大或小的囊状骨缺损，可持续数年或更久。与颅骨表皮样囊肿、嗜酸性肉芽肿、韩雪柯氏病相类似，应注意鉴别。

三、颅骨骨折

（一）按骨折形态分类

（1）线状骨折。

（2）凹陷骨折：婴幼儿颅骨质软，骨折部位凹陷，但不出现骨折线，称为乒乓球样凹陷骨折。

（3）粉碎性骨折：大多数凹陷骨折被分离为多个骨碎块，则被称为粉碎性骨折。

（4）穿通骨折：多为锐器直接损伤，少数为火器伤。局部头皮全层裂伤，可有各种类型骨折，还可见颅内血肿、异物及脑损伤。

（5）颅缝分离：两侧不对称或颅缝宽＞2mm。

（二）按骨折部位分类

（1）颅盖骨骨折。

（2）颅底骨骨折。

（三）诊断骨折应注意的问题

（1）颅骨血管沟：仅有内板压迹，边缘为硬化边。

（2）板障静脉：常不规则，可见于对侧，并终端于静脉湖。

（3）颅骨缝：特有的部位及走行，是区别骨折线的标志。

（4）是否有颅内积气：积气可见于蛛网膜下腔、脑室系统、硬膜下腔以及硬膜外血肿内，甚至脑实质内。

四、硬脑膜外血肿

硬脑膜紧贴颅骨内板，当颅骨骨折或脑膜血管破裂、出血使其与颅内板分离时则形成硬膜外血肿。

（一）概述

多发生于头颅直接损伤的部位。约 95% 伴颅骨骨折，70% ～80% 病例因骨折所致脑膜中动脉及其分支断裂，少数因骨折伤及板障静脉、静脉窦和蛛网膜粒。血肿可单发或多发，呈凸透镜形，多不伴有脑实质损伤。

（二）临床表现

伤后有短时原发昏迷，清醒后头痛、呕吐逐渐加重并再度昏迷。清醒时间的长短，由出血量多少和出血速度决定。重者如不及时处理，可形成脑疝。

（三）CT 表现

因硬膜与颅骨紧密相连，故血肿局限呈梭形高密度，CT 值为 50～70Hu。血肿的脑侧缘光滑（图 11－16），好发于骨折处。由于硬膜在颅缝处与骨结合紧密，故血肿不超越颅缝。但骨折如跨越颅缝，则血肿亦可跨越颅缝，也可从幕上右侧颅骨内板下有梭形高密度区，边缘清晰锐利延及幕下或跨越中线。血肿有占位效应，但较硬膜下血肿轻，多不伴脑实质损伤，但压迫邻近血管时可发生脑水肿或脑梗死。少数受伤时无症状，以后才发生慢性硬膜外血肿。慢性硬膜外血肿其壁机化增厚并可钙化。

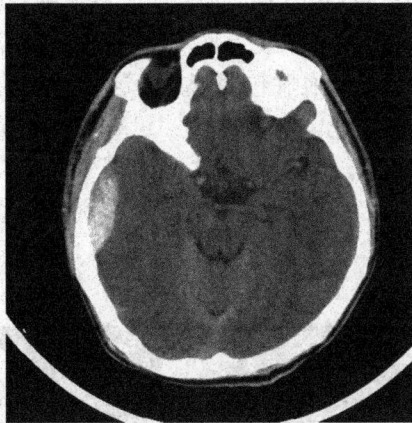

图 11－16　硬膜外血肿

五、硬脑膜下血肿

硬脑膜下血肿位于硬膜和蛛网膜之间，多因减速性挫伤（对冲伤）所致，无颅骨骨折或骨折仅位于暴力部位。

（一）概述

其血源多为脑对冲伤处的静脉、小动脉或由大脑向上矢状窦汇入的桥静脉撕裂所致。呈新月形包绕在大脑表面，在伤后不同时间形态变化各异，约 50% 合并脑挫裂伤。临床、病理和影像均分为急性、亚急性和慢性 3 期。

CT 上等密度硬膜下血肿占硬膜下血肿的 16%。据有关文献报道，多发生在初次损伤后 30~90d，亦有报道可达 120d，甚至 150d。等密度硬膜下血肿的原因为：①血肿由高密度向低密度发展过程中血肿密度与脑组织密度相近时。②偶有低蛋白血症（如贫血）患者的急性期血肿呈等密度。③再出血或慢性出血进入到慢性硬脑膜下血肿，而形成等密度慢性硬膜下血肿。

（二）临床表现

急性者病情多较重，且发展迅速，出现中间清醒期或意识好转期者较少，颅内压增高、脑受压和脑疝症状出现早。慢性硬膜下血肿患者年龄常较大，只有轻微外伤史，在伤后数周或数月出现颅内压增高症状，呈慢性过程。

（三）CT 表现

1. 三期表现

（1）急性期：伤后 3d 内。一般呈均匀高密度的新月形（图 11-17A），血肿可跨颅缝，但不超过中线。占位效应显著，常伴脑挫裂伤，可形成脑疝。有 3 种非典型表现：①血肿密度不均：可能与急性出血还未凝固、凝血早期血清外溢或蛛网膜破裂脑脊液进入硬膜下有关。②血肿呈梭形表现：可能与出血没有及时散开有关。③血肿同侧侧脑室扩大：可能与同侧室间孔被迅速挤压梗阻所致。

此外，多不伴骨折，但骨折后硬膜撕裂也可形成急性硬膜下血肿。

（2）亚急性期：伤后 4d~3 周内。血肿可逐渐变为等密度，而表现为皮质区均匀受压，脑沟消失，灰白质交界处被均匀向内推移。但双侧均有血肿，中线推移可不显著。亚急性血肿的较早期出现细胞沉淀效应可出现密度上低下高的液体界面。

（3）慢性期：伤 3 周后。此时血肿包膜形成，凝血块液化，逐渐变成液性低密度（图 11-17B），血肿壁机化增厚或钙化。血肿内肉芽组织增生、机化形成包膜，故可见慢性硬膜下血肿有分隔表现。

2. 等密度硬膜下血肿　平扫表现为中线结构及脑室受压移位、变形，脑沟、裂池变窄消失、灰白质界面内移等，均属间接征象（图 11-17C）。增强扫描可显示血肿的位置、大小、形态而确诊。

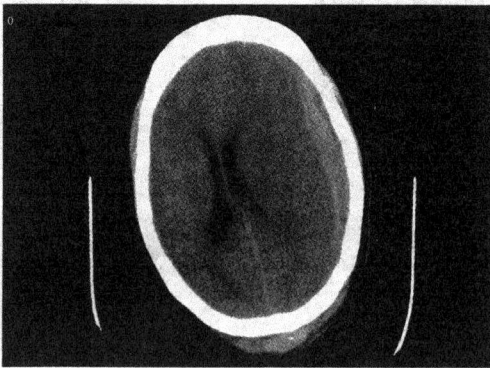

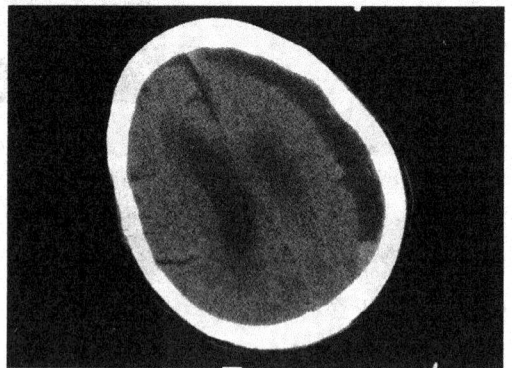

A   B

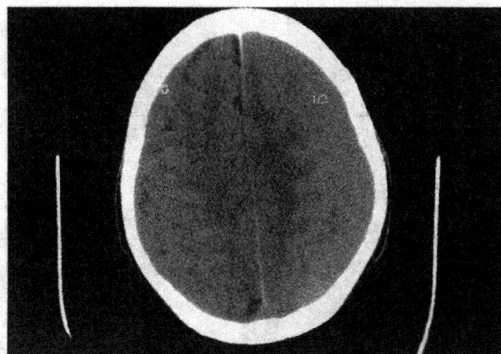

图 11 - 17　硬脑膜下血肿

A. 急性期硬膜下血肿，病灶位于左侧额顶骨内板下；B. 慢性期硬膜下血肿，病灶位于左侧额顶枕骨内板下，有密度上低下高的液体界面；C. 慢性等密度硬膜下血肿，病灶位于右侧额顶骨内板下

六、特殊部位的硬脑膜下血肿

特殊部位的硬脑膜下血肿主要指大脑镰、小脑幕硬膜下血肿。

（一）概述

其受力方式可以是加速运动或减速运动的直接作用力，也可以是引起大脑镰、小脑幕严重移位的内在推力。目前，普遍认为是该处的桥静脉与静脉窦连接部撕裂，血液进入硬膜下腔所致。

（二）CT表现

1. 大脑镰硬膜下血肿　正常大脑镰宽为 < 3mm，硬膜下血肿表现为大脑纵裂呈带状增宽，密度增高，宽为 3 ~ 12mm，CT 值达 68 ~ 85Hu，可有占位效应。硬膜侧有坚硬的硬膜阻挡，故其内缘平直而光整；外缘因蛛网膜的张力低和脑沟、脑回的阻力不均衡呈局限的弧形或波浪状。但与脑沟不通为其特点，并可依此与蛛网膜下腔出血相鉴别（图 11 - 18A）。

2. 小脑幕硬膜下血肿　呈扇形、片状、新月形等形状的高密度，内缘止于小脑幕切迹处。边缘光滑锐利，占位效应不著（图 11 - 18B）。由于小脑幕凹面向下，横断扫描像一般显示：血肿位于小脑幕上者，其内侧缘清晰，外侧缘模糊；位于小脑幕下者反之。

以上两者均可因部分容积效应或同时合并该区域的蛛网膜下腔出血而使血肿边界不清。

（三）鉴别诊断

大脑镰旁和小脑幕处的硬膜下血肿主要应与蛛网膜下腔出血相鉴别。①前者边界光整清楚；后者则模糊不规则，因向脑沟延伸而多呈羽毛状，常波及相邻脑池和脑室。②前者大脑镰部占位效应常见；后者较少见。③前者血肿不能触及胼胝体膝部；后者可紧贴。④前者急性期密度多为 55 ~ 75Hu，多在 2 周后吸收或变为低密度；后者 CT 值多在 55Hu 以下，且多在 1 周内（甚至 24h）消失。⑤采用薄层扫描，特别冠状和矢状面重建可较清楚显示血肿的形态和解剖位置。此外，脑膜钙化 CT 值明显高于血肿可资鉴别。

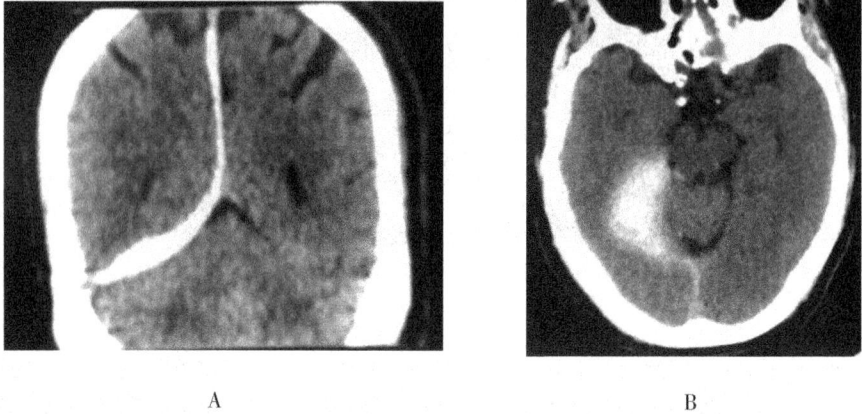

A   B

图 11 - 18 特殊部位硬膜下血肿

A. 血肿位于大脑镰旁，大脑纵裂呈带状增宽，边缘清晰、平直而光整；

B. 血肿位于右侧小脑幕处，呈扇形高密度，内缘止于小脑幕切迹处，边缘光滑锐利

七、硬脑膜下积液

本病又称硬膜下水瘤，是指硬膜下只含有脑脊液成分。

（一）概述

它是由于外伤后蛛网膜破裂，脑脊液流入硬膜下所造成的，并多认为其形成机制是蛛网膜破口的活瓣效应的结果。常在外伤后几周内产生，少数因伴有慢性渗血而转化为慢性硬膜下血肿。

（二）临床表现

多见于老年人及儿童。急性者（伤后 72h 内）与急性颅内血肿症状相似，主要表现为头痛、恶心、呕吐等颅内压增高症状，亦可有局部脑受压症状。慢性者（3 周后）可见嗜睡、矇眬、定向力差、精神障碍。

（三）CT 表现

多位于额、颞部，老年人双侧多见。呈颅骨内板下新月形水样密度区，因受压脑沟变浅、脑回变平（图 11 - 19）。少数经复查液体密度增高，而转化为等密度或稍低密度慢性硬膜下血肿。

（四）鉴别诊断

1. 慢性硬膜下血肿 有人认为硬膜下血肿吸收后也可称为硬膜下积液。但慢性血肿 CT 值偏高，包膜有强化，常呈梭形，可予鉴别。

2. 脑萎缩 脑沟裂增深、增宽，甚至脑室扩大等有别于硬膜下积液的脑沟、回变浅平。

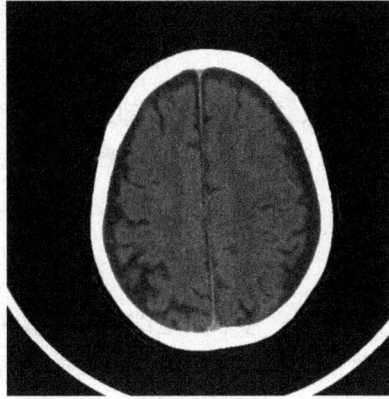

图 11－19 硬膜下积液
侧额颞骨内板下新月形水样密度区，脑沟变浅、脑回变平

八、外伤性蛛网膜下腔出血

（一）概述

出血来源于外伤后软脑膜和皮层血管的断裂、脑挫裂伤的渗血及脑内血肿破入。单独蛛网膜下腔出血少见，多伴脑挫裂伤。

（二）临床表现

因脑膜刺激引起剧烈头痛、恶心、呕吐，查体可发现颈强直、Kernig 征阳性。

（三）CT 表现

高密度血液充填于脑表面脑沟中或脑裂、脑池中。吸收消散快，长者 1 周，短者 1～2d，最快可达 10h 左右。可伴脑挫裂伤的水肿、出血等表现。

此外，少数（包括自发性）出血点因远离宽大的脑池、脑裂，而且出血较快，局限于局部颅骨内板下，与硬膜下血肿相似，但其内缘不锐利、密度较低且不均匀，且短期内能快速吸收。

九、外伤性脑室内出血

本病是一种较少见的重型脑损伤，预后差，死亡率高。

（一）概述

本病可分为两类：①原发性：为外伤致脑室内血管破裂出血。②继发性：为脑内血肿破入脑室。其发生机理有以下几种学说：①脑外伤瞬间，外力（尤其矢状方向外力）使脑室扩大变形，撕裂室管膜下血管引起脑室出血。②弥漫性轴索损伤，由于剪切力的作用脑室壁破裂，引起室管膜下血管损伤出血。③室管膜下潜在的畸形血管破裂出血。④凝血功能障碍，外伤作为诱因。⑤脑内血肿破入脑室。

（二）临床表现

多伴有其他类型的脑损伤，故缺乏特征性。可有以下表现：①意识障碍。②脑膜刺激征：脑室内出血流入蛛网膜下腔所致。③体温升高：是血性脑脊液的吸收热，并与出血刺激丘脑下部体温调节中枢有关。伴有其他部位的损伤时有相应表现和体征。

（三）CT 表现

少量出血时多沉积在侧脑室后角、第三脑室后部或第四脑室顶部，大量出血常呈脑室"铸型"样表现。早期可有分层现象，以后呈等或低密度。可并发不同程度的阻塞性脑积水，多合并其他类型脑损伤。

十、脑挫裂伤

脑组织外伤后发生水肿、静脉淤血、渗血及毛细血管的散在点状出血，病理上称为脑挫伤；而当软脑膜和脑组织及其血管断裂时称为脑裂伤。因而两者多合并存在，且临床和影像检查难以区分，故统称为脑挫裂伤。

（一）概述

直接打击的外力可造成受力处的脑挫裂伤，此种较少。多由于运动中的撞击造成的对冲伤引起。病理改变有局部脑水肿，静脉淤血、渗血及毛细血管的散在点状出血，严重者出血较多，形成脑内血肿，还可有坏死液化等改变。

（二）临床表现

都有意识丧失，出现一过性昏迷，重者持续昏迷。患者有头痛、呕吐等颅内压升高或脑膜刺激征。损伤部位不同可出现偏瘫、偏盲、肢体张力和腱反射的异常。

（三）CT 表现

1. 常见表现 ①局部脑组织呈低密度水肿，界限不清，多位于皮层区。水肿区内有一处或多处点片状出血灶称为灶状出血。②一处或多处脑内血肿（出血灶 >2cm 称为血肿），形态边缘不规整（图 11 - 20）。血肿周围有不同程度水肿和占位效应。③灶状出血及小血肿可在数小时内扩大融合，并可引起脑疝如镰下疝、天幕疝等。

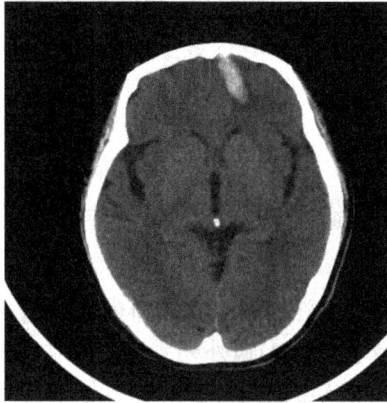

图 11 -20 脑挫裂伤
左侧额部片状出血灶

2. 外伤性迟发性脑内血肿 伤后首诊 CT 扫描未发现血肿，相隔数小时、数天复查或手术发现有新的血肿者称为外伤性迟发性脑内血肿。属于原发性脑损伤，可发生于伤后 1.5h

至数天，90% 以上出现在伤后 24～48h，也有报道多见于 3d 至 1 周内。此外，颅脑损伤的迟发性表现还有脑挫裂伤、硬膜外血肿、硬膜下血肿、蛛网膜下腔出血、脑水肿等。

3. 其他伴发的外伤性颅内病变　硬膜外或硬膜下血肿、蛛网膜下腔出血、弥漫性脑水肿、硬膜下积液、DAI 等。

十一、脑干损伤

脑干损伤较少，多合并大脑半球的弥漫性损伤。

（一）概述

本病可分为原发性和继发性。原发性病理改变有脑干震荡、挫裂伤、出血、软化和水肿。有人把其分为 4 类：①弥漫性轴索损伤（DAI）。②原发性多发斑点状出血。③桥脑、延髓撕裂。④直接表浅撕裂或挫伤。其中以 DAI 最常见，且多为非出血性。继发性脑干损伤是由颅内血肿、脑水肿所致的天幕裂孔疝压迫脑干并使脑干血管受牵拉，进而导致脑干缺血和出血。

（二）临床表现

病情严重，常见表现有意识障碍、去大脑强直、肌张力增高和眼球位置异常。患者常见双侧瞳孔缩小。

（三）CT 表现

因受后颅窝伪影干扰和分辨率限制对非出血性脑干损伤诊断困难。①原发性：常表现为局部脑池消失，亦可显示小灶状出血。②继发性：可见出血、梗死，并可见幕上血肿、弥漫性脑肿胀、弥漫性脑水肿、天幕裂孔疝和脑干受压移位等表现。

十二、弥漫性脑损伤

弥漫性脑损伤包括弥漫性脑水肿、弥漫性脑肿胀和弥漫性轴索损伤（DAI）。弥漫性轴索损伤有文献也称为弥漫性脑白质损伤。

（一）概述

DAI 是因外伤造成的剪切力（旋转暴力）作用于脑灰白质交界处、大脑深部结构和脑干区，导致神经轴索的广泛挫伤、断裂及脑组织小灶出血、水肿。

脑水肿和脑肿胀的病理改变分别为细胞外液和细胞内液增多。两者常同时存在，很难区分和鉴别，因此统称为脑水肿（脑组织液体含量增多引起的脑容积增大和重量增加）。

（二）临床表现

脑水肿和脑肿胀轻者无明显症状和体征，重者出现头痛、头晕、呕吐等颅内高压症；可出现半身轻瘫和锥体束征；严重者可发生脑疝，以至死亡。

DAI 因广泛轴索损伤使皮层及皮层下中枢失去联系而致伤后即刻意识丧失，多持久昏迷，甚至处于植物人状态，死亡率高。

（三）影像学表现

1. 弥漫性脑水肿和（或）脑肿胀　CT 表现为低密度，密度低于邻近脑白质，CT 值多 <20Hu。两侧弥漫性病变可致脑室普遍受压变小，重者可致脑室、脑沟和脑池消失。

2. DAI 的诊断标准

（1）受伤机制：受伤时头部处于运动状态，由旋转暴力所致。

（2）临床表现：伤后有原发性昏迷伴躁动不安，无明确神经定位体征，亦无窒息及低血压等脑缺氧情况。

（3）CT 表现：脑组织弥漫性肿胀（灰白质密度普遍降低，但其密度减低不及脑水肿），灰白质分界不清，其交界处有散在斑点状出血灶（＜2cm），伴有蛛网膜下腔出血。脑室、脑池受压变小，无局部占位征象。

（4）MR 表现：脑肿胀、脑室脑池因受压而减小或闭塞，脑白质及胼胝体、脑干、小脑可见点状、片状或散在小出血灶（＜2cm），中线结构无明显移位。

（5）合并症：可合并其他颅脑损伤，如蛛网膜下腔出血、脑室出血、硬膜下及硬膜外血肿及颅骨骨折等。

DAT 的分期：目前有学者将 DAI 分为 3 期。

Ⅰ期：较轻，损伤仅见脑叶白质，常见于额、颞叶。

Ⅱ期：损伤较重，胼胝体出现病灶。

Ⅲ期：严重损伤，脑干出现病灶。

总之，因 DAI 有 80% 为非出血性病灶，仅 20% 有小的中心出血，故 CT 难以发现。其 CT 检出率不到 30%，而 MR 可高达 90%。

十三、外伤性脑疝

（一）天幕疝

分为 3 型：①颞叶型：常为单侧，占位效应显著，颞叶组织（钩回、海马回）疝入幕下。②中央型：常为双侧颅内压升高，脑干向下移位而不向一侧移位，双侧外侧裂池、环池变窄或消失。③小脑型：幕下压力升高，脑干和（或）小脑上移，环池及枕大池狭窄或消失，第三脑室后部上抬。

颞叶天幕疝的诊断标准：①颅内压增高征象：中线结构明显移位，患侧环池增宽，除环池外的基底池（如四叠体池、鞍上池）及侧裂池浅小甚至闭塞。②颞叶伸至幕下≥3.0mm，但必须存在上述同侧颅内压增高征象，＜3.0mm 为可疑。同时可见脑干受压变形、病侧环池增宽。③如无颅内压增高征象存在，颞叶轻度下移，应视为正常变异。

此外，斜坡垂直线的扫描法有助于显示疝入幕下的与颞叶相连的脑组织，并进而结合脑干、脑池的形态与正常小脑组织相鉴别。

（二）镰下疝

表现为扣带回和大脑前动脉移向对侧，较硬的大脑镰一般移位不显著。侧脑室前角受压变窄（图 11-21）。

右侧颞额顶部硬膜下血肿及局部脑沟内有血液充填，右侧额叶脑组织经大脑镰下跨越中线移向左侧。

此外，还可见脑组织通过缺损颅骨外疝、小脑扁桃体疝（枕骨大孔疝）。

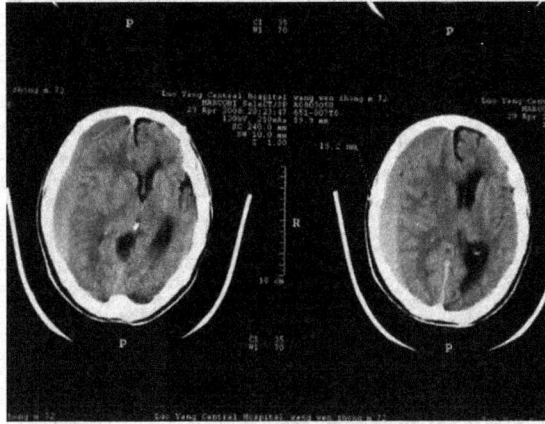

图 11 - 21　镰下疝

十四、外伤性脑梗死

外伤性脑梗死常发生在外伤后 1 周内。

(一) 概述

其发病机理大致归纳为以下几方面：①血管壁发生直接机械性损伤造成器质性狭窄或闭塞，致供血中断。②血管壁损伤引起局部脑血管痉挛，血液微循环发生障碍，致脑组织供血不全。③血管内皮损伤激活内源性、外源性凝血系统，促使血栓形成。④外伤后血管痉挛与血液流变学发生变化，脑血管反应性降低，脑血流量减少，引起血中自由基反应增强，造成细胞内环境紊乱，从而加重脑缺氧、坏死、溶解，导致脑梗死。⑤脑挫裂伤、蛛网膜下腔出血以及脑血肿、水肿等可使脑血管扭曲、痉挛收缩，加重原有的缺血、缺氧，导致脑梗死。此外，外伤后无明显症状的情况下，可发生腔隙性脑梗死，可能也与外伤后神经调节功能紊乱所致的脑血管痉挛有关。

(二) CT 分型

国内有学者将其分为 5 型：①腔隙性：多见于幼儿和儿童，呈卵圆形或裂隙状。②单脑叶型 (或局灶型)：多位于一侧脑叶或脑叶交界区，呈楔形或不规则形 (图 11 - 22)。③多脑叶型 (大面积型)：是指 2 个以上脑叶的梗死。④挫伤出血型 (混合型)：表现为沿血管走向分布的低密度，多有规则边界，而脑挫伤低密度比梗死出现早，且密度不均、形态不规则，出血呈高密度，脑肿胀密度轻微减低、界限不清、双侧半球受累为其特点。⑤小脑与脑干型梗死。

十五、脑外伤的并发症和后遗症

1. 并发症　①感染。②梗死。③脑膨出。④颈内动脉海绵窦瘘等。

2. 后遗症　轻度挫裂伤可完全恢复正常而无后遗症。常见后遗症有：①脑软化。②脑萎缩。③脑穿通畸形 (图 11 - 23)。④脑积水 (交通性或阻塞性)。⑤蛛网膜囊肿等。

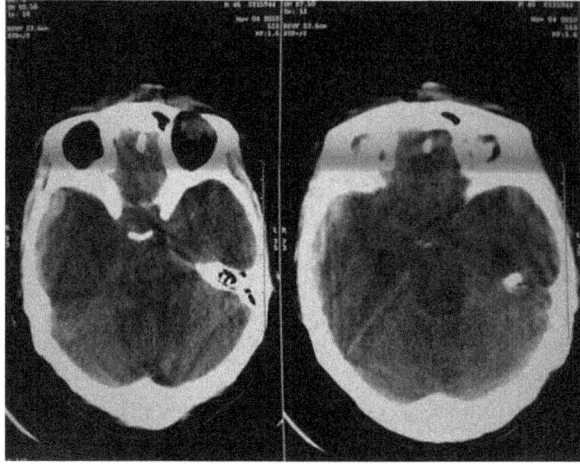

图 11 - 22　外伤性脑梗死

右侧颞部硬膜外血肿，右侧颞叶脑梗死

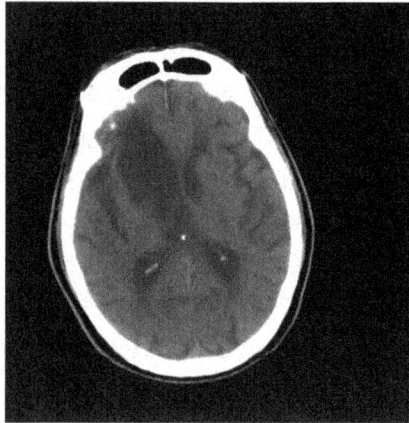

图 11 - 23　右侧额叶脑穿通畸形

脑挫裂伤 1 年后复查，右侧额叶水样密度灶，有张力，并与右侧脑室额角相通连

十六、放射性脑病

本病是一种由各种原因放疗所致的脑组织放射性反应综合征。

（一）概述

放射性损伤急性期和早期常表现为放射性诱导的脑水肿，晚期则主要以放射性坏死为主要特征。光镜观察有以下特征：①凝固性坏死。②脱髓鞘。③巨噬细胞反应。④血管周围细胞浸润。⑤血管纤维素样坏死、栓塞、玻璃样变或纤维素样变。⑥神经胶质增生。⑦无细胞性纤维化。

（二）临床分期

国外有学者根据放疗后症状出现的时间分为 3 期：①急性期：多发生于放疗后几天至

2 周内，为血管源性水肿所致的颅内压增高，激素治疗有效。②早期迟发反应期：多发生于放疗后几周至 3 个月，大多数较短暂，预后较好。③晚期迟发反应期：多发生于放疗后几个月至 10 年或 10 年以上，该期主要病理改变为局限性放射性坏死、弥漫性脑白质损伤、大动脉损伤钙化性血管病及脑萎缩等不可逆性损害，局限性坏死和弥漫性脑白质损伤可分别或同时发生。

（三）临床表现

（1）颅内压增高表现。

（2）癫痫大发作。

（3）局限性神经功能损害表现：如视障碍、同向偏盲、复视、失语、单侧运动和感觉障碍。

（4）其他：头昏、嗜睡、反应迟钝、记忆力减退等，也有诱发脑膜瘤、纤维肉瘤、胶质瘤等脑肿瘤的报道。

（四）CT 表现

1. 急性期及早期迟发反应期 广泛性非特异性低密度水肿区，增强无强化，短期随访病灶消失。

2. 局限性放射性坏死 病灶呈低密度，CT 值约 17Hu。灶周水肿明显，可见坏死、出血。增强扫描病灶多无强化，少数呈环形、片状、地图样不均匀强化。

3. 弥漫性脑白质损伤早期 平扫可见脑室周围及半卵圆中心广泛低密度区。增强后多无强化，少数可见不均匀强化，提示有白质坏死存在。

4. 弥漫性脑白质损伤晚期 可见钙化性微血管病和脑萎缩。前者可见多发钙化（占 25%～30%），常见于基底节区，有时可见于皮层。弥漫性脑白质损伤一般在放疗早期出现，可持续几个月甚至几年。

十七、有机磷农药中毒的脑部损害

有机磷农药中毒时主要毒性作用是抑制神经系统的乙酰胆碱酯酶，导致所有胆碱能神经传导部位的神经递质——乙酰胆碱的蓄积，引起中毒效应。

（一）概述

其脑部损害的机制存在多种学说，但可以肯定的是有机磷中毒可损害脑部引起急性中毒性脑病，出现脑肿胀、水肿的病理改变。还有学者认为，有机磷中毒可使脑微血管内皮细胞和基底膜损伤，致通透性升高、毛细血管壁损伤而发生漏出性出血。此外，也可由于呼吸衰竭等原因而使脑组织缺血缺氧发生脑萎缩。

（二）临床表现

毒蕈碱样症状、烟碱样症状和中枢神经系统症状。中枢神经系统症状可表现为神志不清、烦躁、谵妄、抽搐或中枢性呼吸衰竭。

（三）CT 表现

（1）中毒 3d 内多表现为脑肿胀、水肿，可见脑沟裂变浅、脑室狭小、灰白质分解不清。

（2）3d 后可在基底节、皮质区出现较局限低密度灶。

（3）因基底节区血管较丰富，故出血可对称性位于基底节区；出血吸收后形成低密度软化灶。

（4）少数可继发脑萎缩。

（蒋沫轩）

第三篇

MRI 影像学

第十二章　呼吸系统疾病的 MRI 检查

第一节　肺结核

肺结核（pulmonary tuberculosis）是肺部的常见疾病，常规 X 线、CT 对肺结核的影像表现已有较深入的认识，但随抗生素及抗结核药物的广泛应用，结核杆菌不仅产生了抗药性，其病变的表现也发生了一定变化。近年来肺结核发病率有增多的趋势，而且其影像学病变的表现也越来越复杂，越来越不典型，X 线、CT 有时诊断非常困难，而 MR 检查可以提供非常有价值的信息。

初次感染的原发性肺结核常见于婴幼儿和儿童，一般无症状或症状较轻，随预防接种卡介苗的普遍实施，原发综合征已非常少见。继发性肺结核常见于成人，近年有逐渐增多的趋势，临床表现与患者的体质等因素有关，常见症状包括：①全身中毒症状：如低热、盗汗、乏力、午后潮热、消瘦等。②局部症状有：咳嗽、咯血等，合并胸膜炎时可出现胸痛。此外，患者结核菌素试验呈阳性，结核菌可从痰液、支气管吸出物和胃液中检出。

一、MRI 诊断要点

1. 渗出性病变　呈结节状或片状影，病灶边缘模糊，常为多发，T_2WI 呈较高信号，T_1WI 呈等信号，增强扫描强化较均匀。病灶内常可见支气管充气征。

2. 增殖性病变　周围渗出逐渐吸收，病灶边缘逐渐变清楚，T_2WI 信号变低，T_1WI 信号较肌肉高，病灶形态多不规则，可见收缩样改变。

3. 干酪样病变　病灶信号均匀，T_2WI 中央信号较高，增强扫描病灶中央坏死区多无强化。干酪样病变可表现为大片状，甚至累及一个肺时，常伴肺门及纵隔淋巴结肿大。有时与肺癌伴淋巴结肿大及阻塞性肺炎较相似，但肺门及纵隔内淋巴结增强扫描表现为环状强化，而肺癌的淋巴结表现为均匀强化，可资鉴别。结核球是被纤维包裹的干酪样病灶，直径一般大于 2cm，3cm 左右多见，大于 5cm 少见。病灶偶尔也可见长、短毛刺或分叶。但结核球动态增强扫描表现为病灶早期迅速强化（肺动脉供血强化早于支气管动脉供血），然后下降，一般无平台期，延迟扫描病灶周围强化明显，而中央不强化或强化较弱（图 12 - 1）。而肺癌增强扫描，动态强化略延迟，可维持一个平台期，延迟期强化均匀。

4. 空洞 结核空洞可多发也可单发，空洞壁薄者较多见，常为 2~3mm，也可为厚壁。空洞内壁多不规则，空洞内常可见液平面。

5. 纤维化、钙化 纤维化呈索条状或大片状，形态不规则，常呈长毛刺状改变，T_2WI信号相对较低。大片状纤维化，肺体积缩小有时与肺不张较难鉴别。纤维化合并支气管扩张时，T_2WI可见聚拢的柱状改变，由于其内有液体聚集，T_2WI信号较高，诊断较容易。MR只能显示较大的钙化，T_2WI和T_1WI均呈低信号。

6. 支气管内膜结核 影像学一般不能直接显示病灶，只能显示病灶合并的肺不张。在靠近肺门处无肿块，是和肺癌鉴别的重要征象。肺结核一般中上肺叶多见，近年下叶肺结核报道逐渐增多，以右侧多见。

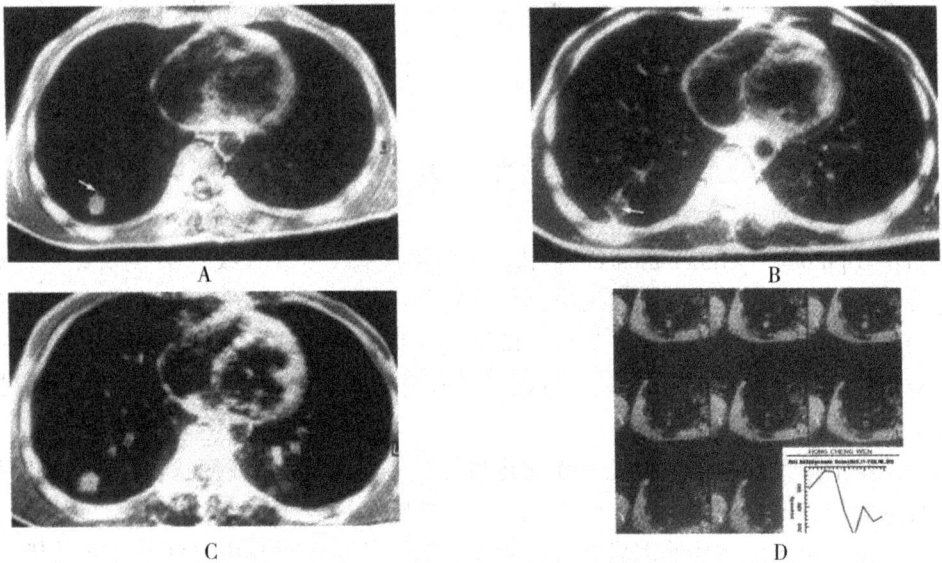

图 12-1 结核球

A. T_1WI 球形病灶，边缘有毛刺（↑）；B. T_1WI 病灶中央呈较低信号（↑）；C. 增强扫描周围强化明显，中央强化弱；D. 动态增强扫描，早期上升后迅速下降

二、鉴别诊断

1. 结核球和周围型肺癌 结核球边缘较光滑，分叶，毛刺较少见，周围常见卫星病灶。结核球多为肺动脉供血，动态增强病灶迅速强化，然后迅速下降，病灶中央不强化。周围型肺癌，肿块常有分叶及短毛刺，胸膜凹陷征也常见于周围型肺癌，周围型肺癌多系支气管动脉供血，动态增强扫描病灶强化较慢，造影剂在病灶内滞留时间长（部分造影剂渗入细胞外液），到达峰值后，可维持一个平台期，延迟期病灶强化均匀。

2. 肺门、纵隔淋巴结核和转移性淋巴结肿大 淋巴结核增强扫描由于中央有干酪样坏死，病灶呈环行强化，转移性淋巴结常呈均匀强化。

（王培诚）

第二节 肺癌

肺癌（lung cancer）是最常见的肺部原发恶性肿瘤，由于受空气污染及吸烟人数增多，我国肺癌发病率有逐年增多的趋势，在肿瘤的死因中，肺癌在男性居首位，在女性居第二位，发病年龄为 45~75 岁。

一、MRI 在肺癌的诊断中的优势

MRI 对肺癌的诊断价值不如 CT，但 MRI 在肺癌的诊断中有些独到之处。其主要优势是：

（1）MRI 的 T_1WI、T_2WI 及增强扫描等提供更多的信息，有利于肿瘤的鉴别诊断。动态增强扫描可以提供肿瘤血供的动态信息。

（2）MRI 可多方位成像，可清晰显示支气管，更好地显示支气管的阻塞情况。

（3）肿瘤与继发的阻塞性肺不张信号不同，可以较容易地区分肿瘤和肺不张，更明确地显示肿瘤的范围。

（4）对纵隔内淋巴结转移显示优于 CT，对肿瘤的胸膜转移、心包、纵隔侵犯等病变的显示优于 CT。

（5）MRI 血流成像等技术使 MRI 对血管显示较好，能清晰显示肿瘤和周围血管的关系及肿瘤内部血管的情况。

（6）对大量胸积液所掩盖的肺癌病灶，以及肺上沟瘤有很高的诊断价值。

二、MRI 诊断要点

1. 中央型肺癌　肺门周围肿块，是中央型肺癌的最直接表现。①管腔内型：支气管内可见软组织肿块。②管壁型：受累支气管管壁不规则增厚，管腔狭窄甚至梗阻。③管壁外型：多发生在肺段支气管，引起肺的阻塞性变化较轻。和常规 X 线及 CT 检查比，MRI 可以区分肿块和肺不张，T_2WI 肿块信号较肺不张低，增强扫描肿块强化也较周围不张的肺弱。

2. 周围型肺癌　为发生于肺野外围段以下支气管的肿瘤，MRI 表现为实质性肿块可显示肺癌的常见形态学征象，如分叶与毛刺（图 12-2）；脐样征（图 12-3）；兔耳征。动态增强可为周围型肺癌与其他疾病鉴别提供有价值的信息（图 12-4）。当患者有大量胸水时，由于胸积液在 T_1WI 为低信号改变，故可清楚显示中等信号的肿块征象，有利于诊断。

3. 细支气管肺泡癌　结节型表现同周围型肺癌相似；肺炎型表现同肺炎相似，双侧肺野内多发片状异常信号区，可呈毛玻璃状或蜂窝状改变，可以见到"支气管充气征"，患者常有明显的换气障碍，病变进展迅速。弥漫型表现为两肺广泛分布的腺泡结节状阴影，结节可融合。

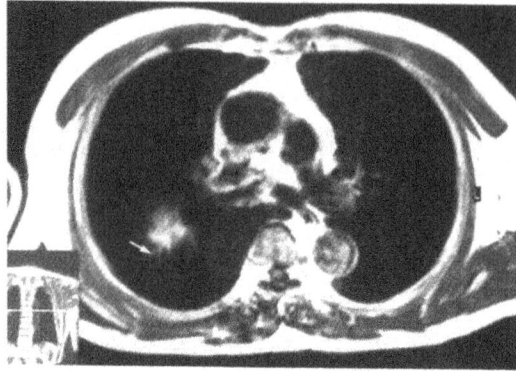

图 12 - 2　周围型肺癌

肿块可见明显的分叶与毛刺（↑）

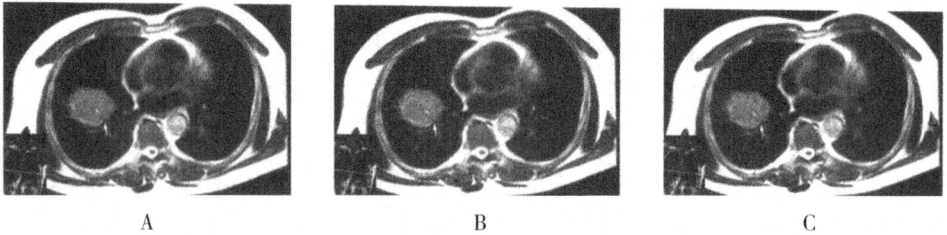

A　　　　　　　　　　　B　　　　　　　　　　　C

图 12 - 3　周围型肺癌，脐样征

肿块内侧脐样切迹，指向肺门，可见血管进入（↑）

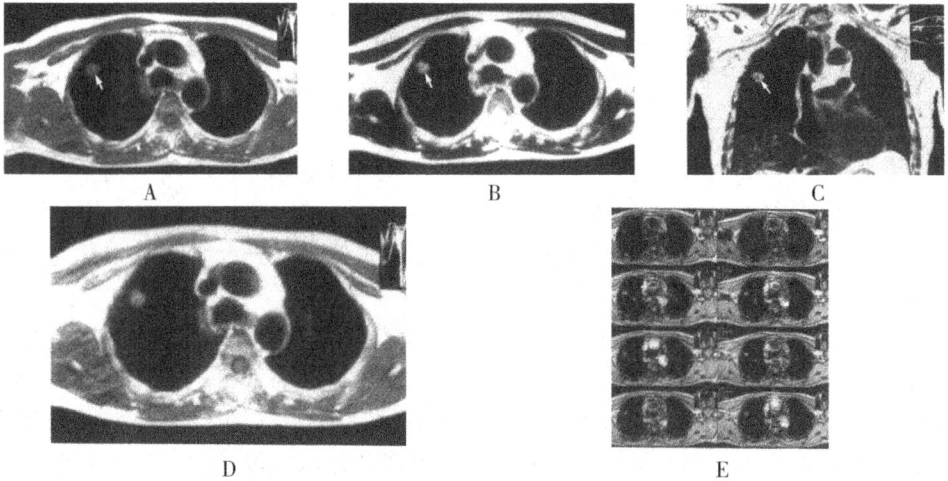

A　　　　　　　　　　　B　　　　　　　　　　　C

D　　　　　　　　　　　　　　　　　E

图 12 - 4　周围型肺癌

A. T$_1$WI 信号均匀，可见分叶与毛刺（↑）；B、C. T$_2$WI 肿块信号一般较结核球信号高（↑）；D. 增强扫描，肿块强化均匀；E. 动态增强扫描，肿块逐渐强化

4. Pancost 瘤　位于肺上叶的顶部，MRI 可显示肿瘤侵犯胸壁、肋骨。临床上典型表现为臂丛神经痛和 Horner 三联征（患侧瞳孔缩小、上睑下垂和眼球内陷），称肺上沟瘤综合征。

5. 肺癌转移征象　①直接蔓延：侵犯邻近脏层胸膜、心包和大血管，还可侵犯邻近胸壁。MRI 对胸膜转移显示非常清楚，T_2WI 胸水呈高信号，胸膜转移结节呈稍高信号，对比非常明显。病灶还可经肺静脉侵犯左心房（图 12 - 5）。②淋巴转移：纵隔淋巴结转移常见的部位包括气管旁、主肺动脉窗、肺门、隆突下及食道奇静脉隐窝，在肿块和肺门淋巴结之间有时可见癌性淋巴管炎，肺癌转移淋巴结坏死非常少见，增强扫描多呈均匀强化，是与纵隔淋巴结核的重要鉴别点。③血行转移：肺内多发圆形、边缘光滑结节，好发于肺的外周。

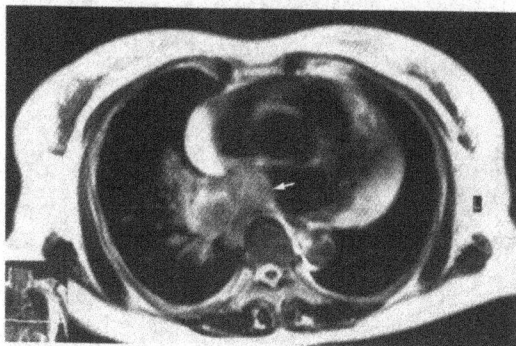

图 12 - 5　肺癌沿肺静脉侵犯左心房（↑）

（王培诚）

第三节　肺动脉栓塞

肺动脉栓塞（pulmonary embolism）又称肺栓塞，是指内源性或外源性栓子栓塞肺动脉，引起肺循环障碍的综合征。肺动脉栓塞死亡率高达 20% ~ 30%，在西方国家仅次于肿瘤和冠心病，居第 3 位。在我国肺动脉栓塞并不少见，只是对其认识不足。绝大部分肺动脉栓塞生前未能得到正确诊断，根据国内外尸检报告，肺动脉栓塞患病率高达 67% ~ 79%。如果生前能做到及时诊断，得到正确、有效的治疗，病死率可以下降至 8%。

MRI 诊断要点：

MR 检查方法主要包括：常规 SE、快速梯度回波、造影剂增强 MRA 和屏气超快速扫描等，特别是快速梯度回波序列和静脉内注射造影剂 MRA 检查，屏气在几秒钟内即可获得三维肺动脉的图像，肺动脉的 7 ~ 8 级分支均可清楚地显示，其诊断能力已经接近 DSA 的水平。

1. 中心型肺动脉血栓　血栓常位于左、右肺动脉主干及叶一级的肺动脉，T_1WI、T_2WI 呈高或等信号，梯度回波及 MRA 图像上呈条状低信号的充盈缺损。MR 检查可清楚显示中心型肺栓塞和位于肺叶以上肺动脉内的栓子，结合肺栓塞所致心脏大血管的多种继发性改变，如右心室扩大、肺动脉主干扩张等，可准确作出肺栓塞的诊断。MRI 还可以根据有无右心室壁的增厚，作出肺栓塞急、慢性期的鉴别。急性期肺栓塞患者肺动脉扩张和右心室扩大显著，无右心室壁的增厚；而慢性期的肺栓塞患者，在肺动脉高压的基础上均有右心室壁的增厚。肺栓塞主要继发于血栓栓塞性疾病，多见于双下肺，且右侧比左侧多见，其主要合并症为肺梗死。MRI 检查在肺栓塞的诊断中占有重要地位。

2. 周围型肺栓塞　MR 检查不能直接显示栓子，仅见肺内有斑片状异常信号（图 12 - 6），3D DCE - MRA 也不能显示肺动脉内栓子，但是患者病变区域均可见肺动脉的小分支显示减少。常有肺动脉主干和左、右肺动脉扩张，右心房、室扩大和右心室壁增厚等肺动脉高压的改变。无法判断肺内病变的性质，此时参考核素 V/Q 检查有一定帮助。幸好，段以下发生栓塞的机会仅占 6% 。

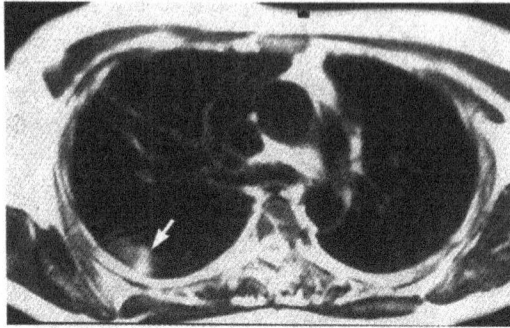

图 12 - 6　肺栓塞（周围型）
合并的肺梗死为胸膜下小片状（↑）

（莫哲恒）

第四节　胸膜疾病

一、胸膜间皮瘤（Pleural Mesothelioma）

（一）概述

原发性胸膜肿瘤少见，其中绝大部分是间皮瘤，其他如纤维瘤，血管瘤及脂肪瘤等均属罕见。胸膜间皮瘤多见于 40 岁以上，男、女性别和左、右侧发病率无差别。胸膜间皮瘤的发病与接触石棉有一定关系。胸膜间皮瘤以良性较多见，良性者病变多较局限，形成肿块，弥漫生长的胸膜间皮瘤多为恶性，常伴胸水。

（二）病理

胸膜间皮瘤起源于胸膜的间皮细胞及纤维组织细胞。一般把胸膜间皮瘤分成两大类，即局限型和弥漫型。局限型多为良性，14% ~30% 为恶性；弥漫型间皮瘤均为恶性。

1. 局限性胸膜间皮瘤　多源于脏层胸膜（占 3/4），通常半数以上有蒂且突入胸腔；也可来自于纵隔、膈肌或胸壁的壁层胸膜。

2. 弥漫性胸膜间皮瘤　按病理组织改变，分上皮型、纤维肉瘤型和混合型 3 种。胸膜广泛增厚，从轻度到显著增厚，可达数厘米，常呈结节状、斑片状不规则增厚，侵及侧胸壁、纵隔和横膈等处胸膜，常伸入到叶间裂内。环形增厚的胸膜呈盔甲状，包绕或侵犯肺组织，使肺的容积显著缩小，肺功能丧失。胸膜增厚通常伴不同程度的胸腔积液，有时为大量胸水，以浆液血性居多。

（三）临床表现

局限性良性间皮瘤可长期无任何症状，通常在 X 线体检时偶尔被发现。当肿瘤较大时，可产生胸内不适、气短和咳嗽等症状。恶性胸膜间皮瘤，胸痛是最常见的症状，且多为剧痛。

（四）MRI 表现与诊断要点

（1）胸膜脏层或壁层不规则肿块，上下蔓延，可呈结节状；有融合倾向，可穿入叶间裂。

（2）肿块呈长 T_1 与长 T_2 信号，侵犯范围很大，可侵及纵隔。

（3）可伴胸腔积液与积血；积液呈长 T_1、长 T_2 信号；积血呈短 T_1、长 T_2 信号。

因此，MRI 检查可明确肿瘤的存在，对胸膜间皮瘤的确诊有一定帮助。

（五）鉴别诊断

局限性胸膜间皮瘤需与周围型肺癌鉴别；弥漫性胸膜间皮瘤有时易与胸膜转移、慢性脓胸所致胸膜肥厚混淆，慢性脓胸所致胸膜增厚多内缘平直、均匀增厚，肋间隙常变狭窄，见到包裹积液存在则诊断更容易。

二、胸膜转移瘤（Pleural Metastases）

（一）概述

肿瘤侵犯胸膜是相当常见的，或许一方面因为胸膜本身面积大，很容易受转移灶的种植；另一方面是肺癌的发病率逐年上升，使得胸膜易受其害。有胸腔积液的成人中，30%～50% 是由于胸膜转移性疾病引起。最常见的原发恶性肿瘤是肺癌、乳腺癌、卵巢癌和胃癌。

（二）病理

胸膜表面有许多结节状转移灶，少数病例可见胸膜广泛不规则增厚。因肿瘤侵犯胸膜而常常产生大量胸腔积液。

（三）临床表现

多数患者诉咳嗽、呼吸困难、胸部沉重感、胸痛、体重下降、不适等。少数患者没有症状。

（四）MRI 表现

胸膜转移瘤 MRI 检查可见游离胸腔积液，单侧或双侧，有时于胸膜上可见多个小结节状实性肿块或胸膜轻度增厚，T_1 加权图像上其信号高于胸水信号，T_2 加权图像上不如胸水信号高，容易与胸水分辨。血性胸腔积液由于具有较短的 T_1 时间和较长的 T_2 时间，在 T_1、T_2 加权图像上都呈高信号。注射 Gd－DTPA 后结节性病灶有明显强化。

（五）诊断要点

胸膜转移瘤，特别是腺癌的转移，可发生弥漫性胸膜浸润病变，易与原发性恶性胸膜间皮瘤混淆，两者形态相仿，无特征性区别，主要依靠转移瘤多有原发癌病灶、肺内肿块、纵隔淋巴结肿大等表现。

（六）鉴别诊断

（1）胸膜间皮瘤。

（2）胸膜感染性病变。

三、气胸（Pneumothorax）

（一）概述

胸膜的壁层或脏层破裂，空气可进入胸膜腔内形成气胸。

（二）病理

气胸可分为自发性和外伤性两种，后者多由壁层胸膜破裂所致，常伴胸壁软组织穿通伤、肋骨骨折及皮下气肿等。空气进入胸膜腔后，胸腔内压力升高，肺组织以肺门为中心向纵隔旁收缩萎陷，萎陷的程度取决于进入胸腔的空气量的多少以及肺和胸膜等的病理情况。一般分为闭合性、开放性和张力性气胸三类。

（三）临床表现

气胸的临床症状决定于肺部疾病情况、气胸严重程度和气胸性质。如为自发性气胸，且气体量少，则症状常较轻微，可有轻度胸闷、气短。如先前的肺部疾病已使肺功能有明显损害，再有气胸，则气急、胸闷情况常较明显。如为张力性气胸则病情危急。胸壁损伤并发气胸，症状亦较明显。一般体征为患侧胸腔叩诊呈鼓音，呼吸音减低或消失，纵隔移向健侧。

（四）MRI表现与诊断要点

气胸在MRI上表现为低信号，如气体量很少，肺组织压缩不明显，则亦呈低信号，有时可能漏诊。胸腔内有大量的气体，肺组织明显压缩，呈中等信号团块状，纵隔偏向健侧，诊断容易。如伴有胸腔积液，则可显示气液平，积液在MRI T_1WI 上呈较低信号。MRI对伴发的胸腔积血非常敏感，在MRI T_1 加权图像上呈高信号。

四、胸腔积液（Pleural Effusion）

（一）概述

在正常生理情况下，胸膜腔内有少量液体（约 $10 \sim 15ml$）起润滑作用。临床上所称胸腔积液，是由于病理状态所致胸腔内液体增加。

（二）病理

胸腔积液病因很多，常见有肿瘤（原发或转移）、炎症或感染、心源性、肾衰竭、药物诱发以及外伤等。按积液性质分渗出液和漏出液两大类。按积液的量分少量、中量和大量。胸腔积液多存在整个胸腔内，也可仅局限于胸腔的某一部位。

（三）临床表现

炎性胸腔积液在少量时往往有胸痛、发热，若胸腔积液逐渐增多，则胸痛可逐渐减轻；积液增多，可压迫肺、纵隔等产生胸闷、气促等症状。若为肿瘤性胸腔积液，则积液量增多时胸痛也不会减轻。损伤性血性胸腔积液多有胸部损伤或肋骨骨折史。

（四）MRI表现与诊断要点

胸膜衬贴于胸壁内面和肺部表面，正常情况下，其MRI信号较弱，不易被观察到。胸膜腔内仅有少量液体，也不易被发现。胸膜炎症时，胸膜腔内炎性液体渗出，少量液体表现为背侧胸壁下弧形或新月形影，在 T_1 加权图像上表现为比肌肉信号更低的低信号影，T_2 加权图像上则呈均匀高信号影。大量渗液可压迫肺组织引起肺膨胀不全。局限性包裹性积液，渗液包裹在囊内，边缘光滑整齐，与胸壁常呈钝角，其信号特点与游离积液相同。包裹性积液可出现于叶间、肋面或肺底等部位，MRI 多轴位成像有助于其明确诊断。

（五）鉴别诊断

根据病史及 MRI 表现，胸腔积液诊断不难，有时积液可由肿瘤或转移病变所致，诊断时需要注意。

（莫哲恒）

第五节　纵隔肿瘤

一、胸腺瘤 （Thymoma）

（一）概述

胸腺瘤是前纵隔内最常见的肿瘤，约占前纵隔内肿瘤的 50%。儿童较少见，多数于成年时发现。有良、恶性之分或为侵犯性与非侵犯性之分。

胸腺瘤主要由淋巴细胞和上皮细胞所构成。可分为上皮性（占 45%）、淋巴性（占 25%）、和淋巴上皮性（30%）。上述任何一种细胞形式为主的胸腺瘤均可以合并重症肌无力，但较常见于淋巴细胞性胸腺瘤。胸腺瘤 1%~15% 是恶性的，称其为侵犯性胸腺瘤。确定胸腺瘤良、恶性的通常依据是肿瘤的蔓延范围。

（二）临床表现

主要症状为胸痛、胸闷、咳嗽、气短，如果肿瘤压迫喉返神经则产生声音嘶哑，压迫食管产生吞咽困难。胸腺瘤患者中约 50% 出现重症肌无力，重症肌无力患者中 10%~15% 有胸腺瘤存在。

（三）MRI 表现与诊断要点

（1）前纵隔血管前间隙内卵圆形肿块，即甲状腺下极与第四肋之间。

（2）肿块边清、光滑、囊变区呈长 T_1 与长 T_2 信号，钙化呈无信号黑影，故信号可不均匀。

（3）恶性者在纵隔内扩散，挤压脂肪组织并包绕血管，甚至侵入肺内，外形不规则。

（4）注射 Gd – DTPA 后胸腺瘤明显强化。

（5）胸腺瘤 90% 位于前纵隔，10% 位于后纵隔，5%~10% 瘤内有囊变区。

（四）鉴别诊断

表现典型的前中纵隔实质性胸腺瘤，较易与畸胎瘤、胸骨后甲状腺及胸腺脂肪瘤等区别。

（1）畸胎瘤含有三个胚层的组织，脂质成分在 MRI 上较有特征性。

（2）胸骨后甲状腺位于前上纵隔，与甲状腺关系密切。

（3）胸腺脂肪瘤主要有脂质成分组成，MRI 上呈高信号。

（4）胸腺瘤尚需与增生的胸腺组织相鉴别，胸腺增生保持胸腺组织形态。

二、畸胎类肿瘤（Dermoid and teratoma）

（一）概述

畸胎类肿瘤为常见的纵隔肿瘤，在原发性纵隔肿瘤中，其发病率仅次于神经源性肿瘤和胸腺瘤，居第3位。畸胎类肿瘤好发生于前纵隔，多位于前纵隔中部心脏与升主动脉交界处，偶见于后纵隔。

病理上畸胎类肿瘤可分成两类，即皮样囊肿和畸胎瘤。皮样囊肿亦称囊性畸胎瘤，由外胚层和中胚层组织组成。实质性畸胎瘤即一般所称的畸胎瘤，组织学上包括了三个胚层的各种组织，可出现人体内各种不同脏器的组织成分。畸胎瘤可恶变成恶性畸胎瘤，实质性畸胎瘤较囊性畸胎瘤更易发生恶变。

（二）临床表现

较小的畸胎类肿瘤可没有症状。当肿瘤逐渐长大或继发感染或恶变，以及穿破周围组织器官时就产生相应的表现，如胸痛、胸闷、咳嗽、气促、发热、穿破心包，引起心包炎、心包积液及相应症状；穿破支气管和肺，可咳出皮脂和毛发；穿破胸膜腔，则产生胸腔积液或感染。

（三）MRI表现

畸胎类肿瘤包括囊性畸胎瘤和实质性畸胎瘤。

1. 囊性畸胎瘤　即皮样囊肿，为囊性肿块，由外胚层和中胚层组织组成，内含皮脂样液体，囊肿壁为纤维组织。通常是单房，也可为双房或多房。在 T_1 和 T_2 加权图像上均可表现为高信号影。双房或多房囊肿，其内可见低信号影分隔。

2. 实质性畸胎瘤　由内、中、外三胚层成分组成，表现复杂。在 T_1 加权上表现为信号极不均匀肿块，其中的脂肪成分呈高信号，软组织成分呈中等信号，水样液体呈低信号，钙化则表现为信号缺失区。T_2 加权图像呈不均匀高信号。肿块边缘一般比较清楚，形态规则或不规则。90%的畸胎瘤为良性，根据MRI信号特点，较难区分良、恶性畸胎瘤。

（四）诊断要点

（1）大多数畸胎类肿瘤位于前中纵隔；偶见畸胎类肿瘤位于中纵隔或后纵隔，诊断较困难。

（2）主要根据畸胎类肿瘤多种组织成分的信号特点来确定诊断。

（五）鉴别诊断

（1）胸腺脂肪瘤。

（2）胸腺瘤。

（3）胸腺淋巴血管瘤。

三、淋巴瘤（lymphoma）

（一）概述

淋巴瘤是指原发于淋巴结或结外淋巴组织的全身性恶性肿瘤；几乎可侵犯全身所有脏器。可发生于任何年龄，男女无显著差异。纵隔淋巴瘤通常累及两侧气管旁及肺门的多数淋巴结，生长迅速，融合成块，亦可侵犯肺、胸膜及心脏，甚至转移到骨髓。

淋巴瘤分为 Hodgkin 病（Hodgkin's disease，HD）和非 Hodgkin 淋巴瘤（non hodgkin's Lymphoma，NHL）两大类，在临床、病理和预后方面有所不同。在病理上最特征性区别为 Reed－Stemberg 细胞（R－S 细胞），一种含大的深染色核的巨网状细胞，在 HD 中可找到，而在 NHL 中却不存在。

（二）临床表现

胸内淋巴瘤以 HD 多见，占 2/3，NHL 约占 1/3。增大淋巴结质硬，一般无压痛，相互融合成块，或相互分开。

早期常无症状，仅触及周围淋巴结，中晚期常出现发热、疼痛、疲劳、消瘦等全身症状。在胸部可压迫气管、食管、上腔静脉等，出现相应症状，如咳嗽、吞咽困难和上腔静脉阻塞综合征等。

（三）MRI 表现（图 12－7）

（1）常侵犯两侧纵隔或肺门淋巴结，且呈对称性，很少单独侵犯肺门淋巴结。

（2）在 MRI 上受累淋巴结可融合成较大的肿块，增大的淋巴结常位于血管前或气管旁。

（3）淋巴瘤在 T_1 加权图像上为中等或中等偏低信号，在 T_2 加权图像上为中等偏高信号，信号质地一般较均匀，但增大淋巴结内有时可出现坏死，则信号表现不均匀。

（4）MRI 有助于明确上腔静脉有无受累、受压、移位及狭窄的程度。

（5）淋巴瘤累及胸膜、心包时，MRI 可显示胸膜或心包积液。

（6）MRI 扫描在淋巴瘤放疗后的随访中有重要意义。放疗所致的纤维性肿块在 T_1、T_2 加权图像上都表现为低信号，而复发的肿瘤在 T_2 加权图像上表现为高信号。

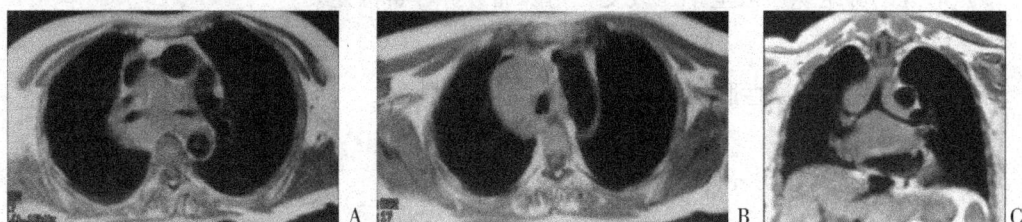

图 12－7　纵隔淋巴瘤

男性，13 岁。T_1WI（A、B、C）显示前中后纵隔为不均匀异常信号填充，纵隔内血管受压变形，纵隔增宽

（四）诊断要点

（1）淋巴瘤的诊断要结合 MRI 上纵隔淋巴结肿大表现及临床上多器官、全身受侵犯的特点进行诊断。

（2）纵隔淋巴结肿大无特异性。

（五）鉴别诊断

（1）结节病。

（2）淋巴结结核：多以单侧肺门或纵隔分布。

（3）转移性肿瘤：绝大多数有原发恶性肿瘤病史。

四、神经源性肿瘤 (Neurogenic tumor)

（一）概述

神经源性肿瘤为后纵隔最常见的肿瘤；在全部纵隔肿瘤中占 14%～25%，90% 位于椎旁间隙，10% 左右偏前些。

在病理上可分为如下几个方面。

（1）起源于周围神经的神经纤维瘤和神经鞘瘤（42%）。

（2）起源于交感神经节的交感神经节瘤（良性）、成神经细胞瘤和成交感神经细胞瘤（恶性，39%）。

（3）起源于副神经节的副神经节瘤和化学感受器瘤（4%），可为良性或恶性。

（二）临床表现

大多数患者无临床症状而由胸片偶然发现；少数患者有胸痛、胸闷或咳嗽、咯血或霍纳综合征。

（三）MRI 表现

（1）后纵隔脊柱旁肿块，呈长 T_1 与长 T_2 信号，边界清楚，信号强度同其他实性肿瘤。

（2）轴面上呈圆形或卵圆形，可见椎骨侵蚀；矢状面可见椎间孔扩大；冠状面可见瘤体呈哑铃状，位居椎管内外。

（3）瘤体可见囊变区，呈更长 T_1 与 T_2 信号。

（4）注射 Gd – DTPA 后明显强化。

（5）邻近的肺组织一般呈推压改变，与肿瘤分界非常清楚。

（四）诊断要点

后纵隔脊柱旁的实质性肿瘤绝大多数为神经源性肿瘤。

（五）鉴别诊断

（1）食管病变。

（2）血管性病变。

（3）脊柱病变。

（莫哲恒）

第十三章　循环系统的 MRI 检查

第一节　先天性心脏疾病

先天性心脏病（congenital heart disease，CHD）是一类较常见的心血管系统疾病，据其畸形性质不同，对患者生长发育的影响程度不同。随着心胸外科技术的发展，许多病变均可得到手术矫治，对先天性心脏病的早期、正确诊断十分重要。多普勒超声心动图是目前诊断先心病最常用的检查方法，但对复杂性和小儿先心病的诊断有较大的困难。X 线心血管造影是先心病术前诊断的金标准，但其为创伤性检查，部分患者对碘剂过敏，使检查不能实施或者发生过敏反应，甚至危及患者的生命。作为非损伤性的 MRI 检查技术，其特点是软组织对比度高，在不使用造影剂的情况下，既能获得清晰的心脏、大血管形态结构图像，又能弥补超声心动图和 X 线血管造影的不足，尤其对复杂先心病的诊断可通过不同方法、不同切层扫描，能明显提高临床诊断水平。因此，在不远的将来，MRI 完全有可能代替 X 线心血管造影检查，使先心病的术前诊断成为无创伤性。

一、室间隔缺损（Ventricular Septal Defect，VSD）

（一）概述

单纯性室间隔缺损是最常见的先心病之一，约占先心病的 22%，居先心病的第 2 位。为胎儿期室间隔发育不全所致。男性多于女性，主要病理改变为室间隔不完整，致使左右心室的血液经缺损处相通，产生左右分流。室间隔缺损的部位、大小和数目变异较大，按其发生的部位，将其分为以下几种类型：①漏斗部缺损；②膜部和膜周部缺损，含隔瓣后缺损；③肌部缺损；④房室共道型缺损。本病亦可与法洛四联症、大血管转位，三尖瓣闭锁等复杂畸形合并存在。

（二）病理改变

正常情况下，左心室的收缩压明显高于右心室，当有室间隔缺损存在时，左心室的血液经缺口流向右心室，产生左向右的分流。较小的室缺，分流量较小，对右心室的功能影响亦小，右心室负荷增加亦不明显，临床上可无症状，或仅有轻微症状。当缺损较大，左向右分流量较大时，右心室容量负荷增加，肺血增多，导致肺动脉高压，产生明显的临床症状；长期的肺动脉高压，使肺血管发生广泛性器质性病变，右心室的阻力负荷进一步加大。当右心室压力明显升高，超过左心室压力时，分流方向逆转，出现右向左分流。当两心室压力持平时，分流减少或有双向分流。

（三）临床表现

轻者无症状。缺损较大者可有活动后心悸、气喘、容易并发呼吸道感染等症状。晚期重度肺动脉高压时出现紫绀、心力衰竭等。查体可见心前区隆起，胸骨左缘 3、4 肋间闻及全收缩期杂音，多伴有震颤，肺动脉第二心音亢进。

（四）MRI 表现

室间隔缺损的 MRI 检查，以体轴横断面和垂直室间隔心室长轴层面显示最佳，亦可加做垂直室间隔心室短轴像和电影 MRI。为避免假阳性，至少应作 2 种以上不同方向的切层扫描，并同时显示出缺损时，方可诊断。

（1）在 MRI 上显示心室间隔的连续性中断，局部有一缺损，缺损两端圆钝。

（2）Cine – MRI 上可见缺损处的分流信号，此时，心腔内血流为高信号，而近缺口局部可见低信号区。

（3）左右心室扩大，以左心室为著，伴有心室壁增厚。

（4）当有肺动脉高压时，出现肺动脉扩张及右室壁更增厚。

（五）诊断要点

（1）临床症状，体征提示有室间隔缺损存在。

（2）MRI 上在两种以上不同的切层方向上显示出室间隔连续性中断、局部有缺损。

（3）Cine – MRI 上可见异常的血流分流信号。

（六）鉴别诊断

单纯室间隔缺损的 MRI 诊断不难，膜部缺损或小的肌部缺损容易漏掉，Cine – MRI 对诊断会有帮助。膜部室间隔在正常情况下 MR 信号较弱，易误诊为膜部室缺。

在 MRI 确诊室间隔缺损同时，还应仔细观察心血管的其他结构，注意有无合并存在其他方面的畸形。

二、房间隔缺损（Atrial Septal Defect，ASD）

（一）概述

房间隔缺损是最常见的先天性心脏病之一，约占全部先心病的 20% ~ 26%，居先心病的首位。女性多发，男女之比约为 1 ∶ 2。房间隔缺损可单纯存在，亦可与其他畸形合并存在。

（二）病理

房间隔缺损可分为原发孔型（Ⅰ孔型）和继发孔型（Ⅱ孔型）两种。原发孔型房间隔缺损为胚胎发育期原发隔发育不全，未能与心内膜垫融合所致，目前多归入心内膜垫缺损（房室隔缺损）。继发孔型房缺是由于原发房间隔吸收过多或继发房间隔发育障碍所致。根据其部位不同分为四种类型：①中心型（又称卵圆孔缺损型）：位于房间隔中心卵圆窝处，约占总数的 75%；②上腔型（又称高位型缺损）：约占 4% ~ 5%，位于上腔静脉入口的下方，缺损上缘与上腔静脉入口相延续，常合并右上肺静脉异常引流；③下腔型：位于房间隔的后下方，缺损下缘紧邻下腔静脉入口，占总数的 10% ~ 12%；④混合型缺损：缺损巨大，累及上述两个以上部位，约占总数的 8.5%。

由于房间隔缺损，左心房的血液经缺损口流入右心房，使右心房、右心室及肺动脉血容量增加。随着病情的发展，肺小动脉逐渐出现内膜增生，中层肥厚，导致肺动脉高压。继之右心房内压力升高加重，当超过左房时，产生右向左分流，导致右心非氧合血进入左侧的体循环，临床出现紫绀，发展为艾森曼格综合征。

（三）临床表现

本病初期或缺损较小者可无临床症状。缺损较大时，可有活动后心慌、气短、乏力等，易患呼吸道感染等。晚期出现昏厥、心衰等。体检发现心界向左侧扩大，于胸骨左缘 2、3 肋间闻及 2~3 级收缩期杂音，多无细震颤，肺动脉瓣区第二心音亢进并分裂。

（四）MRI 表现

（1）房间隔不连续，可见缺口，以轴位横断和垂直室间隔心室长轴像显示最佳。为避免误诊，应在二种以上不同方向切层中同时显示有房间隔不连续时，方能诊断为房间隔缺损。

（2）右心房室增大，肺动脉干增宽，右心室壁可增厚。

在诊断房间隔缺损时，应注意区分正常的卵圆窝，由于卵圆窝处房间隔菲薄，MRI 信号很弱，产生类似房间隔缺损的假象，此时卵圆窝两边的房间隔是逐渐变薄，而当真正房间隔缺损时，缺口两边的房间隔增厚，形成所谓"火柴头"征。

在采用 SE 序列做 MRI 诊断房间隔缺损有困难时，可考虑应用 GRE 序列，做 Cine - MRI。在重点可疑 ASD 部位，行 Cine - MRI 扫描，能清楚显示左向右分流血液喷射情况，表现为在亮白信号的血池内，在缺口处，右心房侧（晚期右向左分流时，出现在左心房侧）可见黑色（低信号）的血流束。

（五）诊断要点

（1）临床检查于胸骨左缘 2、3 肋间闻及 2~3 级收缩期杂音。肺动脉瓣第二音亢进、分裂。

（2）MRI 的轴位横断、垂直室间隔心室长轴位等至少 2 种以上切面上显示房间隔不连续，缺口两边可见"火柴头"征象。

（3）GRE 序列 Cine - MRI 中见心房水平分流，在高信号（白色）的血池内出现低信号（黑色）的血流束。

（4）MRI 中同时可见右心房、室及肺动脉干增大，右室壁增厚。

（六）鉴别诊断

当检查方法正确、图像清楚时，诊断房间隔缺损并不难，主要应与卵圆孔未闭相鉴别。

MRI 诊断房间隔缺损时，容易出现假阳性和假阴性。假阳性主要是误将卵圆窝处因菲薄，MR 信号很弱，误诊为房缺，主要区别点是此时房间隔是逐渐变薄，而非边缘增厚，形成"火柴头"征。假阴性，主要因缺口大小或扫描层面选择不当，或图像质量较差。必要时，加做 Cine - MRI，可提高对房缺的确诊率。

三、动脉导管未闭（Patent Ductus Arteriosus，PDA）

（一）概述

动脉导管未闭是最常见的先天性心脏病之一，发病率约为 15%~21%，占全部先心病的第三位，男女之比约为 1：(2~3)。动脉导管位于主动脉峡部与左肺动脉根部，是胎儿期血液循环的正常通道，95％婴儿生后 1 年内闭塞，1 岁后仍开放者为动脉导管未闭。病理解剖上将其分为三种类型：①管型（圆柱型）：约占本病的 80％；②漏斗型；③窗型。动脉导管未闭多数单独存在，亦可与其他畸形合并存在。

（二）病理

动脉导管未闭造成主动脉与肺动脉间直接相通，产生心底部的左向右分流，初期分流量大小取决于未闭的动脉导管的口径。由于存在上述左向右分流使左心房室的容量负荷加大，导致左心室扩大，室壁增厚，严重可致左心衰竭；肺动脉血流量增加，形成肺动脉高压，使右心室后负荷加重，右室壁增厚，继之出现右心室腔扩大，致右心衰竭；晚期肺动脉压力达到或超过主动脉压力时，出现双向或右向左分流，临床出现紫绀。

（三）临床表现

未闭动脉导管细小者可无症状，导管粗大者出现活动后心悸、乏力、咳嗽等症状，可并发感染性心内膜炎。晚期肺动脉高压合并右向左分流者可有咯血、全身紫绀等，严重者出现心力衰竭。

体检于胸骨左缘第二肋间闻及双期连续性机器样杂音，杂音响亮处可触及震颤。分流量大时，有周围血管征，表现为动脉舒张压降低，脉压差加大，水冲脉等。有肺动脉高压者肺动脉瓣区第二音亢进。

（四）MRI 表现

（1）在 MRI 的轴位横断面及垂直室间隔心室短轴位上，于主动脉峡部与左肺动脉起始部之间，可见未闭的动脉导管将两者相连通。MRI 能确定导管未闭的分型。

（2）GRE Cine – MRI 中能见到异常的血流信号，并能显示分流的方向。

（3）在心室水平面可见左侧房室扩大，以左心室扩大为著，左室壁增厚。

（4）升主动脉、主肺动脉及左肺动脉扩张。

（5）晚期有肺动脉高压者，MRI 上还见右心室扩大及右室壁增厚。

（五）诊断要点

（1）临床表现具有动脉导管未闭的症状、体征，如：胸骨左缘第二肋间闻及双期机器样杂音，肺动脉瓣区可触及震颤。

（2）MRI 于大血管平面见主动脉峡部与左肺动脉起始部之间有未闭的动脉导管相通。

（3）GRE Cine – MRI 中显示主动脉峡部与肺动脉干分叉部之间有异常的血流信号。

（六）鉴别诊断

检查方法正确，图像清晰，显示出未闭的动脉导管时，诊断不难，无需与其他病变相鉴别。有时未闭动脉导管很细小，或扫描方法不当，未能显示出未闭的动脉导管时，造成漏诊。此时应在不同方向的切面上扫描，同时加做不同的序列，能提高 MRI 对动脉导管未闭的诊断正确率。

四、法洛四联症（Tetralogy of Fallot，TOF）

（一）概述

法洛四联症（简称法四）为最常见的紫绀类复杂性先天性心脏畸形，占先心病总数的

12% ~14%，在小儿先心病中排在房缺、室缺和动脉导管未闭之后，而位居第四位。本病由肺动脉狭窄（主要为右室漏斗部和肺动脉瓣混合型狭窄）、室间隔缺损、升主动脉骑跨于室间隔之上和右心室肥厚等四个基本病理改变构成的复杂畸形，其中以右室漏斗部的狭窄最为重要。如只有心室间隔缺损、肺动脉口狭窄和右心室肥大，而无主动脉骑跨者，称为不典型的法四。本病可与房间隔缺损（称为法洛五联症）、右位心、大血管转位等畸形合并存在。

（二）病理变化

法四的病理生理改变主要取决于右室流出道及肺动脉狭窄。由于室间隔缺损较大，左右心室及主动脉的压力相似，右室流出道狭窄愈重，排血阻力愈大，右心室经室缺由右向左分流量就愈大，紫绀重，如肺动脉狭窄较轻，右心室排血阻力小，经室缺产生双向分流，紫绀则较轻，个别人仅有左向右分流，患者可无紫绀。重者右心室肥厚失代偿后，最终导致右心衰竭。

（三）临床表现

患者自幼出现进行性紫绀和活动后心悸、气喘、乏力，喜取蹲踞位休息。严重紫绀患者活动后由于严重缺氧而引起发作性昏厥或抽搐。体检见患儿发育差，有杵状指（趾），心界不大，听诊胸骨左缘 3 ~4 肋间有收缩期喷射样杂音，肺动脉第二音减弱。心电图电轴右偏、右房扩大，右心室肥厚。

（四）MRI 表现

（1）右心室壁肥厚，接近甚至超过左心室壁的厚度。而正常人右室壁的厚度仅为左室壁厚度的 1/3 ~1/2，以轴位横断面、心室短轴切面和垂直室间隔心室长轴位显示清楚。

（2）室间隔缺损，以嵴下型即主动脉瓣下最常见。在轴位横断、垂直室间隔心室长轴或短轴切层上均能清楚显示。

（3）肺动脉瓣和右心室流出道（即漏斗部）狭窄，在两者之间常能见到第三心室形成。在轴位横断面、冠状面及平行室间隔心室长轴位上显示清楚。

（4）升主动脉扩张，顺钟向右转、前移并骑跨于缺损的室间隔之上。以轴位横断面、垂直室间隔心室短轴切面上显示清楚，尤其是后者，能同时测得升主动脉扩张程度和骑跨程度。一般为 50% 左右。

（5）肺动脉干、左、右肺动脉均有不同程度的缩小。

（6）在 GRE Cine – MRI 上可见因室间隔缺损和主动脉骑跨所造成的血流分流情况，同时还可见右室流出道、肺动脉瓣的狭窄程度及血流情况。

（7）同时可显示合并存在的其他畸形。

（五）诊断要点

（1）患儿临床表现有发育差，紫绀、杵状指（趾）等，听诊于胸骨左缘 3、4 肋间闻及收缩期喷射样杂音。

（2）MRI 上可见右心室壁肥厚，接近甚至超过左室壁厚度；室间隔高位缺损；右室流出道及肺动脉瓣狭窄；主动脉增宽，前移并骑跨在缺损的室间隔上。

（3）Cine – MRI 中显示左右心室之间分流、右室流出道及肺动脉狭窄。

（六）鉴别诊断

MRI 对诊断法四效果良好，一般均能显示出畸形的存在，故诊断不难。如只有室间隔缺损、肺动脉狭窄和右心室肥厚，而无主动脉骑跨和前移，则可诊断为不典型法四。

本病主要应与下列病变相鉴别。

（1）法四型右室双出口：鉴别要点在于判断升主动脉的骑跨程度，法洛四联症的骑跨程度小于75%，而法四型右室双出口主动脉骑跨于右室侧超过75%。

（2）法洛三联症：由肺动脉口狭窄、心房间隔缺损和右心室肥大构成，无室间隔缺损和主动脉的骑跨。

（3）完全型大动脉错位：是指升主动脉和主肺动脉与左右心室的连接关系异常或/和两大动脉空间相互位置关系异常。鉴别方面主要辨认解剖结构上的左、右心室以及与主动脉、肺动脉的关系。MRI上辨认右心室为内膜面粗糙有调节束，具有肌性流出道；左心室内膜光滑、无调节束、无肌性流出道，可见乳头肌结构。

（4）永存动脉干：重度法四肺动脉可完全闭锁或右室流出道完全闭塞，肺血供仅依赖侧支循环，又称为假性动脉干。而永存动脉干仅有一组半月瓣，心底部发出单一动脉干，肺动脉起源于共同动脉干的不同部位。

五、主动脉缩窄（Coarctation of the Aorta，CA）

（一）概述

主动脉缩窄是指主动脉先天性局限性狭窄，通常狭窄位于左锁骨下动脉以远的主动脉部。本病较常见，约占先天性心脏病的1.1%～3.4%，男性多于女性，男女比例为4：1～5：1。

（二）病理改变

根据病变发生的部位，将主动脉缩窄又分为两种类型。

（1）导管前缩窄型：本型较多见，缩窄部位位于主动脉峡部，即左锁骨下动脉开口处至动脉导管入口处之间的一段较长缩窄区，占主动脉弓的后半或后1/3，常伴有其他心血管畸形。严重的缩窄可造成主动脉弓离断。

（2）导管后缩窄型：较少见，常在动脉导管交接处或其以下，仅为一小段缩窄，多不伴有其他先天性心血管畸形。

主动脉缩窄的病理改变，表现为动脉管壁局限性环形狭窄，狭窄处动脉壁中层变形，内膜增厚，可呈膜状或嵴状凸入主动脉腔内。由于主动脉缩窄，近心端管腔内血压增高，左心室后负荷加重，左心室壁继发性肥厚，晚期导致左心衰竭。另外，缩窄远段血流减少，血压降低，甚至测不出血压，下肢缺血。机体产生代偿，狭窄远段血流由锁骨下动脉的分支供应。

（三）临床表现

由于缩窄近端血压明显高于远端，产生一系列症状体征：①头部及上肢血压升高，可有头痛、头晕、耳鸣等，严重时可产生脑血管意外及心力衰竭；②下肢缺血而产生无力、肢冷，间歇跛行；③上肢血压明显高出下肢血压；④心浊音界向左下扩大，心尖区有抬举性冲动，心前区，背部肩胛区间闻及收缩中晚期吹风样杂音。

（四）MRI表现

（1）MRI上能直接显示主动脉缩窄的部位、范围和程度，以垂直室间隔心室短轴位上显示最佳，并能直接测量各段内径及缩窄的长度。

（2）多数病例在缩窄远端可见主动脉狭窄后扩张。

（3）左心室壁普遍增厚。

（4）GRE Cine – MRI 上可见狭窄处血流异常改变，MRA 中还能显示异常的侧支循环情况，如内乳动脉、椎动脉及肋间动脉等。

（5）合并存在的其他畸形。

（五）诊断要点

（1）年轻患者出现上肢血压明显高于下肢者为本病典型表现，伴有心脏杂音和血管杂音可提示本病。

（2）X 线胸片可见左侧心影上缘主动脉结处"3"字征。

（3）在 MRI 中，垂直室间隔心室短轴位上直接显示主动脉缩窄的部位、程度和范围。

（六）鉴别诊断

重度的主动脉缩窄应与主动脉闭锁相鉴别，前者仍有少量血流直接通过，而后者无直接血流。在 MRI 确诊有困难时，可采用 Cine – MRI 或 MRA 进行检查，有利于发现血流信号。

（马志娟）

第二节　原发性心肌病

原发性心肌病系指一组病因不明的心肌受累疾病，主要分为：扩张型心肌病，肥厚型心肌病和限制型心肌病三种类型。原发性心肌病在临床上并不少见，约占心血管系统住院患者的 0.6% ~ 4.3%。以前，临床上诊断原发性心肌病须首先排除风心病、冠心病、肺心病、先心病等之后方能诊断。MRI 由于能清楚显示心肌情况，对本病具有较高的诊断价值。

一、扩张型心肌病（Dilated Cardiomyopathy，DCM）

（一）概述

扩张型心肌病是原发性心肌病中最常见的一种，临床上发病年龄较轻，以青壮年居多。

（二）病理变化

扩张型心肌病表现为各心腔扩大，以心室扩大为著，心室壁的厚度可在正常范围内或变薄。镜下见心肌细胞肥大、变性，可有坏死，间质纤维组织增生，心内膜增厚等，导致心室收缩功能下降，舒张末期心室容积和室内压增加，心室腔扩张，可合并有房室环扩大，瓣膜关闭不全等。

（三）临床表现

本病进展缓慢，早期可无症状，以后逐渐出现功能不全症状，如劳力性气促、乏力、呼吸困难等继之出现下肢浮肿、腹胀、肝大等充血性心力衰竭的症状。体检时可见心脏扩大、心音减弱、舒张期奔马律及各种心律失常等。

（四）MRI 表现（图 13 – 1）

（1）心脏明显扩大，以心室扩大为著，心室横径增大较长径明显，使心室外观呈球形。

根据心室扩大的情况，将本病又分为左室型、右室型和双室型。

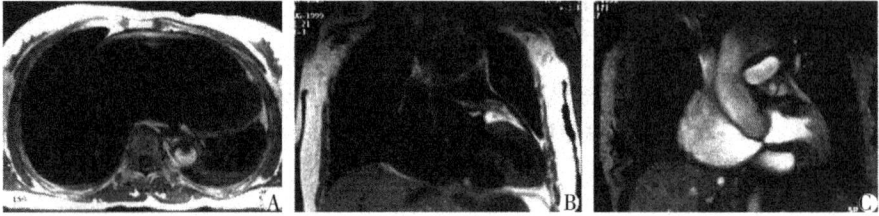

图 13 - 1　扩张型心肌病，女性，50 岁。T_1WI（A、B）和 T_2WI（C）显示右心房及左、右心室扩大，心室壁变薄

（2）心室壁厚度正常，或轻度减低，MRI 信号强度无改变，仍呈等信号。

（3）心室壁运动普遍减弱，甚至接近无运动，室壁收缩期增厚率普遍下降或消失。

（4）GRE Cine - MRI 上显示心室运动减弱更为清楚，同时可见房室瓣反流。

（5）心腔内可见大量血流速度缓慢而形成的高信号，有时可见有附壁血栓形成。

（五）诊断要点

（1）临床上表现为心脏扩大，心律失常和充血性心力衰竭。

（2）MRI 上显示心室腔呈球形扩张，室壁 MRI 信号正常，厚度正常或轻度变薄。

（3）须排除其他原因造成的心脏扩大。

（六）鉴别诊断

（1）已知原因的器质性心脏病：临床表现，病史及 MRI 上显示出相应器质性病理变化。

（2）缺血性心肌病（冠心病）：发病年龄较大，MRI 上表现室壁不均匀性变薄，节段性心肌信号异常改变。

二、肥厚型心肌病（Hypertrophic Cardiomyopathy，HCM）

（一）概述

肥厚型心肌病是以心肌的非对称性肥厚、心室腔变小及心室充盈受限，导致舒张期顺应性下降为特征的心肌病变。本病病因不明，常有家族史，目前认为系显性遗传性疾病。多见于 30 ~ 40 岁，男性多于女性，有家族史者女性居多。

（二）病理变化

肥厚型心肌病的主要病理改变在心肌，尤其是左心室形态学的改变。其特征为不对称性心室间隔肥厚，有时心肌均匀肥厚及心尖部肥厚。组织学上肥厚心肌细胞肥大，排列紊乱，可见畸形细胞。

根据左室流出道有无梗阻又将本病分为梗阻型和非梗阻型。前者病变主要累及室间隔、左室前壁基底段，肥厚心肌凸入左心室流出道部，造成左室流出道部狭窄。

（三）临床表现

本病起病缓慢，部分患者可无自觉症状，而在体检时发现或猝死，出现临床症状者主要表现为劳累后呼吸困难，心前区痛、乏力、头晕、心悸、晚期可出现心力衰竭。梗阻型者于胸骨左缘、心尖内侧闻及收缩中期或晚期喷射性杂音，可伴有收缩期震颤。心电图表现为

ST－T 改变，左心室肥厚，可有异常 Q 波。

（四）MRI 表现（图 13－2）

（1）左室壁明显增厚，受累部位心室壁舒张末期平均厚度 21.8 ± 5.6mm（正常人为 7.6 ± 1.1mm）；收缩末期厚度为 23.6 ± 5.4mm（正常人为 12.0 ± 1.5mm）。

（2）肥厚部位的心室壁厚度与正常部位室壁厚度（常取左室下壁后基底段）的比值 ≥1.5。

（3）肥厚室壁在 T_1WI 上多呈均匀中等强度信号，而在 T_2WI 上部分病例可见中等信号中混杂有点状高信号。

（4）左室腔缩小、变形。

（5）有左室流出道狭窄时，收缩末期测量左室流出道内径小于 18mm，GRE Cine－MRI 上见左室流出道内收缩期有低信号，为喷射血流。

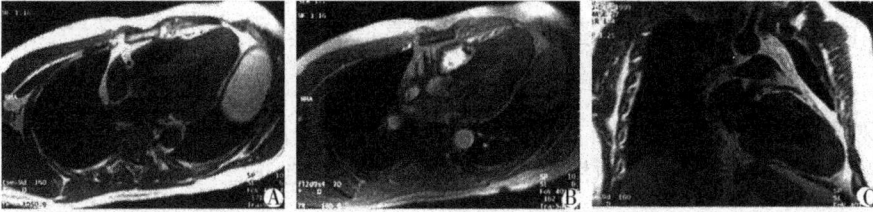

图 13－2　肥厚型心肌病，男性，41 岁。T_1WI（A、C）和 T_2WI（B）显示左心室壁及室间隔增厚，心腔缩小

（6）左心房扩大。

（五）诊断要点

（1）年轻人出现心悸、头晕、心前区痛，心电图示左心室明显肥厚，有异常 Q 波者，应考虑为本病，特别是有家族史者。

（2）MRI 显示左室壁明显肥厚，平均 >20mm 以上，肥厚心室壁与正常心室壁之比大于 1.5。

（3）左心室变形、心腔缩小。

（六）鉴别诊断

（1）高血压病所致心肌肥厚：发病年龄较大，有高血压病史，MRI 显示左室普遍均匀性增厚，且肥厚程度较轻，无流出道狭窄。

（2）主动脉瓣狭窄：左室肥厚为均匀、对称性，MRI 上能显示主动脉瓣狭窄，而非流出道狭窄。

（3）先心病室缺：能显示室间隔不连续，且无室间隔肥厚。

三、限制型心肌病（Restrictive Cardiomyopathy，RCM）

（一）概述

限制型心肌病主要特征是心室的舒张充盈受限，代表性疾病是心内膜心肌纤维化。本病临床上少见，仅有少数病例报告。

（二）病理变化

本病主要病理改变为心内膜增厚，病变主要累及心室的流入道和心尖，致流入道变形，并导致血流动力学严重障碍，心室舒张功能受限，伴收缩功能受损，心排血量减少，终致心力衰竭。根据受累心室不同分为三个亚型：右室型、左室型和双室型，以右室型最常见。

（三）临床表现

本病以发热、全身倦怠为初始症状，白细胞增多，特别是嗜酸细胞的增多较为明显。以后逐渐出现心悸、呼吸困难、浮肿、肝脏肿大、颈静脉怒张、腹水等心力衰竭症状。

（四）MRI 表现

（1）心室壁增厚，心室腔变形，心内膜面凹凸不平，可见极低信号影，提示有钙化灶。

（2）心房显著扩大，右室型者以右房扩大为著，并向上、下腔静脉扩张，而左室型者以左房扩大为著。

（3）在心腔内可见因血流缓慢而造成的异常高信号影。

（五）诊断要点及鉴别诊断

MRI 对本病诊断有确诊意义，能直接显示心内膜、心肌和心包情况，能准确区分各种亚型。鉴别诊断上主要应与缩窄性心包炎相鉴别，本病心包正常，而缩窄性心包炎可见心包增厚。

（陈　鹤）

第三节　心脏肿瘤

心脏肿瘤临床非常少见，可分为原发性和继发性两大类。按其发生的部位又将其分为心内膜肿瘤和心肌肿瘤。心内膜肿瘤主要向心腔内生长，又称为心腔内肿瘤，约占原发性心脏肿瘤的90%左右，其中约97%为黏液瘤，其他类型的肿瘤很少见。

（一）概述

黏液瘤是心内最常见的肿瘤，约90%为左房黏液瘤，绝大多数位于左房卵圆窝附近，其他各心腔内少见。黏液瘤多见于女性，男女之比为1∶3，中年发病较多见，有家族遗传倾向。

（二）病理改变

大体观黏液瘤呈灰白色，略带黄色，呈分叶状或梨形，表层易脱落小碎片，切开呈胶冻状，内部可见灶性钙化或有小血肿。多数有蒂与房间隔相连。显微镜下示黏液样基质含弹力纤维，黏液瘤细胞呈星芒状、梭形、圆形或不规则形，散在或呈团状排列，其瘤体表面覆有心内皮细胞。

（三）临床表现

左房黏液瘤在舒张期常随血流向左心室移动，阻塞二尖瓣口；收缩期黏液瘤又退回左心房，临床表现似二尖瓣狭窄，约1/3患者舒张期或双期杂音随体位变化而出现、消失或改变强度。瘤体碎片脱落，可引起体动脉或肺动脉栓塞，产生相应的表现并可致死。此外，患者临床上还可表现有反复发热，体重减轻，关节痛、贫血、血沉增快，血清球蛋白增多等全身性表现和心脏血流受阻表现。

（四）MRI 表现

（1）MRI 上示心腔内有一团块状异常信号影，在 T_1WI 上肿块呈均匀中等信号，在 T_2WI 上为不均匀中等度高信号。

（2）肿块有蒂与心腔壁相连，并随心动周期变化肿瘤位置可以发生改变。

（3）在 GRE – MRI 中于高信号的心腔内可见团块状低信号充盈缺损，动态显示可见在心腔内移动，如左房黏液瘤在舒张期常由左心房经二尖瓣口凸入左心室，而在收缩期又回至左心房内。

（4）一般心脏各房室大小、形态无异常改变，个别心房内肿瘤阻塞房室瓣口，或肿瘤较大时也可导致心房增大，但多为轻至中度增大。

（五）诊断要点

（1）临床表现心脏舒张期或双期杂音随体位的变化而改变。

（2）MRI 上示心腔内有团块状异常信号，有蒂与心腔壁相连。

（3）GRE Cine – MRI 中见心腔内有低信号充盈缺损，且随心动周期不同，其位置可发生改变。

（六）鉴别诊断

心腔内原发其他类肿瘤非常罕见，97% 为黏液瘤，故 MRI 诊断黏液瘤并不难，需鉴别的是心腔内附壁血栓。一般附壁血栓边缘光滑，无蒂，其位置不随心动周期变化而改变。常附着于左房后壁与侧壁，而左房黏液瘤常附着于房间隔上，边缘呈分叶状。

（陈　鹤）

第四节　心包炎性病变

心包炎（Pericarditis）是最常见的心包病变，可由多种病因所致，主要有感染性（结核或化脓菌感染等）、自身免疫性、过敏性、物理、化学损伤及肿瘤等，国内以结核性心包炎居多，非特异性心包炎次之。

心包炎的病理过程：心包炎可分为纤维蛋白性（干性）和渗出性（湿性）。前者于脏壁层心包之间出现纤维蛋白，炎细胞渗出，慢性期可发展为缩窄性心包炎。后者心包腔内有渗出液，即心包积液。

一、心包积液（Pericardiac Effusions，PE）

（一）概述

正常心包脏、壁层之间有少量浆液性心包液，起润滑作用，一般不足 50ml，当心包在各种致病因素作用下，有大量炎性渗出液渗入到心包腔内，使心包内液体异常增多，一般超过 50ml。

（二）病理变化

按起病方式心包积液分为急性和慢性两种，急性者积液量在短时间内迅速增加，心包内压力急剧升高，引起急性心包填塞，使心室舒张受限，静脉回流受阻，肝静脉淤血进而使心排血量降低，患者可出现休克，甚至死亡。慢性者心包内积液缓慢增多，心包腔内压力可不升高或仅轻度升高，患者症状较轻，直至大量积液达到或超过 3 000ml 以上才产生严重心包填塞的临床表现。

（三）临床表现

患者临床上常表现为心前区痛、呼吸困难等，体检时可见心尖搏动减弱或消失，心界向两侧扩大，心音弱而遥远。心包填塞时心动过速、休克、颈静脉怒张，肝肿大、腹水、脉压差小及奇脉等。

（四）MRI 表现

（1）在 SE 序列中可见心包腔明显增宽，其内可见异常 MRI 信号影，MRI 信号特点与积液成分有关。单纯浆液性心包积液在 T_1WI 上呈低信号，在 T_2WI 上呈高信号；含蛋白成分较高的炎性心包积液时，在 T_1WI 上呈中等或略高信号，在 T_2WI 上呈高信号；血性心包积液或心包积血时，在 T_1WI 和 T_2WI 上均呈中等或高信号。

（2）由于受心脏跳动影响，心包积液的 MRI 信号不均，部分因受流空效应影响而形成低信号或无信号。

（3）在 GRE Cine - MRI 上心包积液均呈明亮高信号。

（4）心包积液的分度

1）Ⅰ度为少量积液：积液量 <100ml，舒张期测量心包脏壁层间距为 5～14mm。

2）Ⅱ度中等量积液：积液量 100～500ml，心包脏壁层间距为 15～24mm。

3）Ⅲ度大量积液：积液量 >500ml，心包脏壁层间距 >25mm。

（五）诊断要点

（1）临床上患者表现为胸痛、胸闷、呼吸困难，心界向两侧扩大，心音减弱。

（2）SE 序列中见心包腔扩大，其内可见异常信号影，在 T_1WI 上呈低信号或略高信号，在 T_2WI 上均呈高信号。

（3）GRE Cine - MRI 上积液呈现明亮高信号。

（六）鉴别诊断

少量心包积液时，MRI 容易漏诊，此时应在不同方向的切面上进行扫描，以发现少量心包积液。中等至大量心包积液时 MRI 能显示其影像特点，诊断不难。

二、缩窄性心包炎（Constrictive Pericarditis，CPC）

（一）概述

缩窄性心包炎是指急性心包炎过后，心包脏、壁层粘连、增厚、纤维化甚至钙化，心包腔闭塞代之以一个纤维瘢痕外壳，包绕心脏，致使心脏舒张期充盈受限而产生血液循环障碍。本病的病因以结核性占大多数，其次为化脓性，创伤和恶性肿瘤等也可见到。

（二）病理变化

心包炎急性期过后，渗液逐渐吸收，纤维性瘢痕组织形成，心包广泛性粘连、增厚，壁层与脏层融合在一起。钙盐的沉积使心包更加增厚和僵硬，因而可加重缩窄作用。有的病例纤维瘢痕局限在房室沟或主动脉根部形成缩窄环，病变以右心室表现更重，瘢痕厚度可达 20mm 以上。显微镜下瘢痕主要由胶原纤维构成，内部有玻璃样变性，脂肪浸润和钙化。增厚、钙化的心包压迫整个心脏和大血管根部，限制了心脏活动，使心室充盈受限，引起回心血流受阻和心排血量下降，大静脉压升高，体、肺循环淤血，脉压下降等。

（三）临床表现

起病隐匿，常于急性心包炎后数月至数年发生缩窄性心包炎。患者临床表现有不同程度呼吸困难，腹部膨胀，乏力、肝区疼痛。体检时可见肝肿大，颈静脉怒张，腹水及下肢水肿，有 Kussmaul 征，即吸气时颈静脉更为扩张。心脏体征有心尖冲动不易触及，心浊音界正常，心音减低，可以听到心包叩击音。

（四）MRI 表现

（1）心包脏、壁层界限不清，且不规则增厚，其厚度大于 4mm，以右心侧，尤其右心室壁外方多见，并且增厚明显。

（2）增厚的心包在 SE 脉冲序列 T_1WI 上大多数呈中等信号或中等度低信号，若见斑块状极低信号提示为心包钙化。

（3）左、右心室腔缩小，心室缘和室间隔僵直。

（4）心室壁运动幅度降低，心房室内径收缩期和舒张期的幅度变化降低。

（五）诊断要点

（1）有急性心包炎病史，近期出现呼吸困难、腹胀、体循环回流障碍等。

（2）MRI 中显示心包不规则增厚，脏层和壁层界限不清，其中有极低信号影代表心包钙化。

（3）心室壁运动幅度下降，收缩期和舒张期心室内径幅度变化降低。

（六）鉴别诊断

MRI 能清楚显示心包增厚、粘连，显示钙化更加支持缩窄性心包炎的诊断，MRI 对本病诊断不难。

（陈 鹤）

第五节 大血管病变

一、主动脉瘤（Aortic Aneurysm，AA）

（一）概述

动脉瘤是由于动脉壁遭到破坏或结构异常而形成的囊样扩张性病变。它可发生在动脉系统的任何部位，但以胸、腹主动脉瘤较多见。常见的病因有损伤、动脉粥样硬化、动脉中层退行性病变、感染、先天性动脉中层缺陷及梅毒感染等。常见于中老年人，男性多于女性，主要与动脉粥样硬化有关。

（二）病理变化

病理上又将动脉瘤分为真性动脉瘤和假性动脉瘤。真性动脉瘤的瘤壁由发生病理损害后的主动脉壁全层构成。假性动脉瘤的瘤壁无主动脉全层结构，仅有内膜面的纤维组织覆盖，周围为较厚的血栓。形态学上将动脉瘤分成三种类型；梭形动脉瘤，瘤体呈两头小中间大的梭形，提示病变广泛，且中间病变更重些；囊状动脉瘤，主动脉壁局限性破坏，呈囊袋状偏侧突出，可单发也可多发；混合型动脉瘤，多数在梭形动脉瘤的基础上并发囊状凸出，少数梭形或囊状动脉瘤分别发生于主动脉的两个部位。

（三）临床表现

主动脉瘤的主要症状是疼痛，多数为隐痛，少数有胸腹部剧痛。其次为动脉瘤产生的压迫症状，瘤体压迫气管、支气管致呼吸困难，咳嗽；喉返神经受压，出现声音嘶哑和失音。升主动脉瘤合并主动脉瓣关闭不全者，有劳累后心慌，气短，严重时有左心衰竭的表现，患者不能平卧，夜间阵发性呼吸困难等。体征主要有胸廓上可见搏动性肿块，压迫上腔静脉时有上腔静脉阻塞综合征。有主动脉瓣关闭不全者，主动脉瓣听诊区可闻及舒张期杂音。压迫胸交感神经者可有霍纳综合征。瘤体部位可闻及收缩期杂音。腹部主动脉瘤，在腹部触诊时可触及波动性肿块。

（四）MRI 表现

1. 真性主动脉瘤

（1）主动脉局限性扩张，呈梭形或囊状突出，结合不同方位的切层明确其形态学分型，如梭形，囊状或梭囊混合型。

（2）主动脉瘤壁与正常动脉壁相延续。

（3）瘤腔内因血液流动效应而在 SE 序列上无信号，当有附壁血栓形成时表现为略高信号。

2. 假性主动脉瘤

（1）位于主动脉旁，可见一偏心囊状占位性病变。

（2）瘤囊的腔较小，外缘形状不规则，内壁光滑，多数壁较厚。

（3）多数情况下可见瘤囊腔经小口与主动脉相通，此交通口即为假性动脉瘤的破口，个别破口太小者可显示不清。

（4）瘤腔内在 SE 序列上呈低信号或无信号，在 GRE 序列中呈高信号，Cine – MRI 动态显示能明确主动脉破口的位置、大小，在破口处血流喷射进入瘤腔，局部呈低信号。

（五）诊断要点

（1）临床上有胸腹部疼痛，并触及波动性包块。

（2）MRI 上显示有主动脉的局限性扩张，或在主动脉周围可见囊状占位性病变。

（3）GRE、Cine – MRI 动态显示假性动脉瘤的破口部位，大小。

（六）鉴别诊断

MRI 中能同时显示动脉瘤的瘤腔和瘤壁结构，诊断较易，诊断效果好于血管造影。故MRI 是诊断动脉瘤的最佳选择。

二、主动脉夹层（Aortic Dissection，AD）

（一）概述

主动脉夹层是由于各种原因造成主动脉壁中膜弹力组织和平滑肌病变，在高血压或其他血流动力学变化的促发下，内膜撕裂，血液破入中膜，并将主动脉壁分为双层，形成主动脉壁间血肿。本病在临床上较为常见，好发于 40 岁以上的中老年人，高血压病是最常见的促发因素。以男性多发，为女性的二倍。

（二）病理变化

主动脉夹层初期形成主动脉壁间血肿，继之沿主动脉壁向两侧蔓延，以向远侧剥离为主，使病变范围扩大，病变可延至腹主动脉远端髂动脉分叉部，甚至分叉部以远，并累及头臂动脉开口部及近段，肾动脉，腹腔动脉及肠系膜上动脉，导致相应组织的缺血，或血运中断，产生严重并发症。

根据主动脉夹层发生的部位和累及的范围，Debakey 将主动脉夹层分为三种类型。

Ⅰ型：夹层累及主动脉升部、弓部和降部，并延伸到腹主动脉中远段，破口多位于升主动脉，少数位于弓部，此型多见。

Ⅱ型：夹层局限于主动脉升部及弓部，破口多位于升主动脉，此型多发生于马方综合征。

Ⅲ型：夹层始于主动脉弓降部，并向远端延伸至降主动脉，此型多见于高血压病。

（三）临床表现

临床上急性主动脉夹层患者表现为突发胸背部剧烈刀割样或撕裂样剧痛，用镇静剂难于止痛，严重者可导致休克，但患者血压下降或反而升高，约 60% 患者向主动脉壁外破裂而死于急性期，亦可破入心包引起心包填塞，或破入纵隔、左侧胸腔或腹膜后腔。慢性夹层可有上述急性发作史，或无典型疼痛。体检时可闻及血管性杂音或震颤。

（四）MRI 表现

（1）主动脉分为双腔，多数情况下假腔宽大，呈新月形或弧形，而真腔受压缩小。在真、假腔之间可见剥脱之血管内膜。

（2）在 SE 序列，T_1WI 示真腔内因血流速度快而呈低信号或无信号，假腔内血流缓慢或有血栓形成而产生中等至高信号。

（3）GRE，Cine – MRI 中，真腔内血流速度快，呈均匀明亮高信号，假腔内血流缓慢呈不均匀高信号，甚至可见涡流现象，并能显示内膜破口的位置。

（4）部分病例假腔内可见血栓形成，在 SE 序列 T_1WI 呈高信号。GRE Cine – MRI 中，血流呈高信号而血栓呈较低信号。

（五）诊断要点

（1）临床上有突发剧烈胸、背部疼痛病史。

（2）SE 序列 T_1WI 示主动脉分成双腔，之间见线样低信号为剥脱之血管内膜。

（3）假腔为新月状或弧形，呈较高信号，而真腔受压缩小，且呈低信号或无信号。

（4）GRE Cine – MRI 中显示真假腔血流情况及内膜破口处。

（六）鉴别要点

主动脉夹层在临床上易与急性心肌梗死混淆，腹主动脉夹层还应与急腹症相鉴别，但在 MRI 中能清楚显示夹层的特征，诊断不难，很容易做出鉴别。

三、静脉血栓形成（Vein Thrombosis，VT）

（一）概述

静脉系统血管内在炎症刺激、外伤、静脉血流淤滞、异常血液高凝状态及在某些药物作用下，常发生血栓形成，静脉血栓形成可发生于静脉系统的各个部位，但以发生在上、下腔静脉对患者的影响较大，远端小静脉发生血栓时由于侧支循环的代偿对患者局部的影响较小。

（二）病理变化

静脉血栓形成后，造成远心端血液回流受阻，静脉内压力升高，侧支循环的形成，血栓对管壁内膜的刺激，引起管壁增厚。

（三）临床表现

发生在下腔静脉的血栓，患者可出现下肢浮肿，下半身浅静脉迂曲扩张、腹水，腰痛等，发生在上腔静脉的血栓，患者有头痛，憋气等症状，以及上肢肿胀、颈静脉怒张，眼结膜充血水肿、胸腹壁静脉迂曲扩张等。

（四）MRI 表现

（1）在 SE 序列中，正常静脉管腔仍为无信号或低信号，当发生静脉血栓时，呈现中等至高信号，根据血栓成分的不同，其 MRI 信号不同，新鲜血栓 MRI 信号较高，而陈旧血栓 MRI 信号略低。

（2）远心端血管扩张，可见迂曲扩张之侧支循环血管。

（3）GRE Cine – MRI 或 MRA 上显示血栓形成处管腔内呈低信号影，而正常管腔内呈高信号。

（4）血栓形成后的并发症：如软组织肿胀、腹水、肝脾肿大。

（五）诊断要点

（1）临床上有血栓形成的病史或诱因，并出现相应部位的临床表现。

（2）SE 序列上静脉管腔内有异常信号影。

（3）Cine – MRI 或 MRA 中局部无信号。

（4）远心端血管扩张，并见侧支循环血管。

（六）鉴别诊断

（1）静脉内癌栓形成：有原发病史。

（2）外压性静脉阻塞：静脉周围可见外压病变。

（陈　鹤）

第十四章　消化系统疾病的 MRI 检查

第一节　肝脏疾病

一、原发性肝癌（Primary Hepatic Carcinoma）

（一）概述

原发性肝癌为我国常见的恶性肿瘤之一，我国恶性肿瘤的发病率，肝癌在男性居第三位，女性居第四位。近年来世界肝癌发病率有上升趋势，每年死于肝癌者全球约 25 万人，我国约 10 万人，为此肝癌研究受到广泛重视。

（二）病理

国内肝癌病理协作组在 Eggel 于 1901 年提出的巨块型、结节型和弥漫型三型分类的基础上，结合国内诊治现状，提出下列分类：①块状型：单块状、融合块状或多块状，直径≥5cm；②结节型：单结节、融合结节或多结节，直径 <5cm；③弥漫型：指小的瘤结节弥漫分布于全肝，标本外观难与单纯的肝硬化相区别；④小癌型：目前国际上尚无统一诊断标准，中国肝癌病理协作组的标准是：单个癌结节最大直径≤3cm，多个癌结节数目不超过 2 个，且最大直径总和应≤3cm。以上分型均可有多发病灶，可能为多中心或主病灶在肝内的转移子灶，在诊断时应予注意。肝癌的细胞类型有肝细胞型、胆管细胞型与混合型，纤维板层样肝癌为肝细胞癌的一种特殊类型。肝癌转移以血行性最常见，淋巴途径其次，主要是肝门区和胰头周围淋巴结，种植性转移少见。我国的肝细胞癌病例约 50% ~90% 合并肝硬化，而 30% ~50% 肝硬化并发肝癌。

（三）临床表现

亚临床期肝癌（Ⅰ期）常无症状和体征，常在定期体检时被发现。中、晚期肝癌（Ⅱ ~Ⅲ期）以肝区痛、腹胀、腹块、纳差、消瘦乏力等最常见，其次可有发热、腹泻、黄疸、腹水和出血等表现。可并发肝癌结节破裂出血、消化道出血和肝昏迷等。70% ~90% 的肝癌 AFP 阳性。

（四）MRI 表现（图 14 -1）

磁共振检查见肝内肿瘤，于 T_1WI 表现为低信号，T_2WI 为高信号，肝癌的瘤块内可有囊变、坏死、出血、脂肪变性和纤维间隔等改变而致肝癌信号强度不均匀，表现为 T_1WI 的低信号中可混杂有不同强度的高信号，而 T_2WI 的高信号中可混杂有不同强度的低信号。

肿瘤周围于 T_2WI 上可见高信号水肿区。肿瘤还可压迫、推移邻近的血管，肝癌累及血管者约 30% ，表现为门静脉，肝静脉和下腔静脉瘤栓形成而致正常流动效应消失，瘤栓在

T_1WI 上呈较高信号，而在 T_2WI 上信号较低。静脉瘤栓、假包膜和瘤周水肿为肝癌的 MRI 特征性表现，如出现应高度怀疑为肝癌。注射 Gd – DTPA 后肝癌实质部分略有异常对比增强。小肝癌 T_1WI 信号略低但均匀，T_2WI 呈中等信号强度，注射 Gd – DTPA 后可见一强化晕。肝癌碘油栓塞化疗术后，由于脂质聚积于肿瘤内，T_1WI 和 T_2WI 均表现为高信号；但栓塞引起的肿瘤坏死、液化，则 T_1WI 为低信号、T_2WI 为高信号。

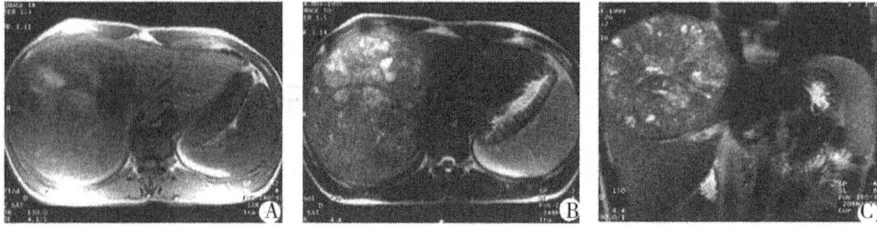

图 14 – 1　肝右叶巨块型肝癌，男性，36 岁。T_2WI（B、C）显示，肝右叶巨大肿块，信号不均匀，周围见低信号假包膜。T_1WI（A）以低信号为主，中间有片状高信号（少量出血所致）有时肿瘤有包膜存在，表现为低于肿瘤及正常肝组织的低信号影，在 T_1WI 上显示清楚

（五）诊断要点

（1）有肝炎或肝硬化病史，AFP 阳性。

（2）MRI 检查见肝内肿瘤，T_1WI 呈低信号，T_2WI 信号不规则增高，可呈高低混杂信号。

（3）可见静脉瘤栓、假包膜和瘤周水肿。

（4）Gd – DTPA 增强扫描肿瘤有轻度异常对比增强。

（5）可见肝硬化门脉高压征象。

（六）鉴别诊断

肝细胞癌需与胆管细胞癌、海绵状血管瘤、肝脓肿、肝硬化结节、肝腺瘤等鉴别。

二、肝转移瘤（Hepatic Metastases）

（一）概述

肝脏是转移瘤的好发部位之一，人体任何部位的恶性肿瘤均可经门静脉、肝动脉或淋巴途径转移到肝脏。消化系统脏器的恶性肿瘤主要由门脉转移至肝脏，其中以胃癌和胰腺癌最为常见，乳腺癌和肺癌为经肝动脉途径转移中最常见的。肝转移瘤预后较差。

（二）病理

肝转移瘤多数为转移癌，少数为转移性肉瘤。转移癌的大小、数目和形态多变，以多个结节灶较普遍，也可形成巨块。组织学特征与原发癌相似，癌灶血供的多少与原发肿瘤有一定关系，多数为少血供，少数血供丰富。病灶周围一般无假包膜，亦不发生肝内血管侵犯。转移灶可发生坏死、囊变、出血和钙化。

（三）临床表现

肝转移瘤早期无明显症状或体征，或被原发肿瘤症状所掩盖。一旦出现临床症状，病灶常已较大或较多，其表现与原发性肝癌相仿。少数原发癌症状不明显，而以肝转移瘤为首发

症状，包括肝区疼痛、乏力、消瘦等，无特异性。

（四）MRI 表现（图 14-2）

多数肝转移瘤 T_1 与 T_2 延长，故在 T_1WI 为低信号，T_2WI 为高信号，由于瘤块内常发生坏死、囊变、出血、脂肪浸润、纤维化和钙化等改变，因此信号强度不均匀。形态多不规则，边缘多不锐利，多发者大小不等。如转移瘤中心出现坏死，则在 T_1WI 上肿瘤中心出现更低信号强度区，而在 T_2WI 上坏死区的信号强度高于肿瘤组织的信号强度，称之为"靶征"或"牛眼征"，多见于转移瘤；有时肿瘤周围在 T_2WI 上出现高信号强度"晕征"，可能系转瘤周围并发水肿或多血管特点所致。转移瘤不直接侵犯肝内血管，但可压迫肝内血管使之狭窄或闭塞，造成肝叶或肝段的梗死，在 T_1WI 上，梗死部位同肿瘤一样呈低信号强度，在 T_2WI 上，其信号强度增高。某些肿瘤如黑色素瘤的转移多呈出血性转移，在 T_1 和 T_2 加权像上均表现为高信号强度病灶；而胃肠道癌等血供少的肿瘤，于 T_2WI 上转移瘤的信号可比周围肝实质还低。Gd-DTPA 增强扫描在诊断上帮助不大，注射 Gd-DTPA 后，肿瘤周围的水肿组织及肿瘤内部坏死不显示增强。

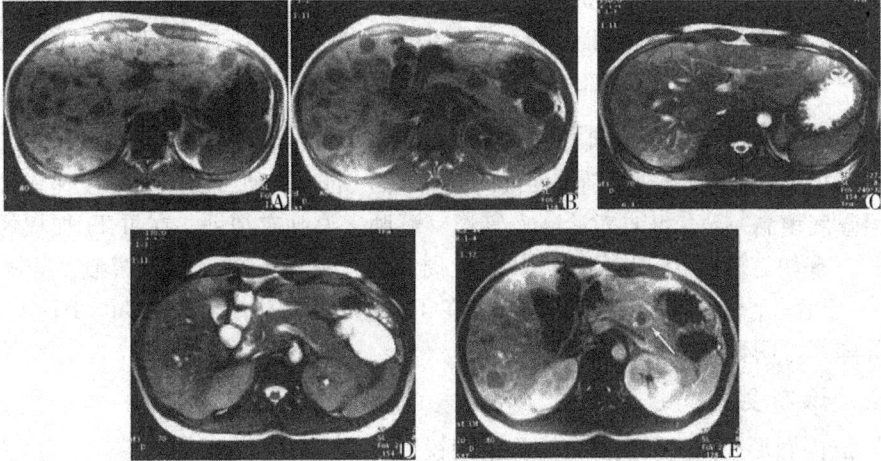

图 14-2 胰体癌伴肝内多发转移，女性，35 岁。T_1WI（A、B）显示胰体部有一直径 2.0cm 的低信号区，边缘锐利，肝内大量大小不等圆形低信号区。T_2WI（C、D）显示肿块与胰腺等信号肝内病灶仍呈低信号。增强扫描（E）显示胰体部肿瘤呈环形强化（↑）

（五）诊断要点

（1）多数有原发恶性肿瘤病史。

（2）MRI 检查见肝内大小不等，形态不一，边缘不锐的多发病灶，T_1WI 呈低信号，T_2WI 呈高信号，信号强度不均匀。多无假包膜和血管受侵。

（3）可见"靶征"或"牛眼征"，"晕征"。

（六）鉴别诊断

肝转移瘤需与多中心性肝癌、多发性肝海绵状血管瘤以及肝脓肿鉴别。

三、肝血管瘤 （Hepatic Hemangioma）

（一）概述

肝血管瘤通常称为海绵状血管瘤 （cavemous hemangioma），为肝脏最常见的良性肿瘤，可见于任何年龄，女性居多。随着影像技术的发展，血管瘤为经常遇到的肝内良性病变，其重要性在于与肝内原发和继发性恶性肿瘤鉴别。

（二）病理

血管瘤外观呈紫红色，大小不一，直径 1～10cm 不等，单个或多发，主要为扩大的、充盈血液的血管腔隙构成，窦内血流缓慢地从肿瘤外周向中心流动。边界锐利，无包膜。肿瘤可位于肝内任何部位，但以右叶居多，尤其是右叶后段占总数 1/3 以上，亦可突出到肝外。瘤体内常可见纤维瘢痕组织，偶可见出血、血栓和钙化。

（三）临床表现

绝大部分肝血管瘤无任何症状和体征，查体偶然发现。少数大血管瘤因压迫肝组织和邻近脏器而产生上腹不适，胀痛或可能触及包块，但全身状况良好。血管瘤破裂则发生急腹症。

（四）MRI 表现 （图 14 - 3 ~4）

MRI 检查见肝内圆形或卵圆形病灶，边界清楚锐利，T_1WI 呈均匀性或混杂性低信号，T_2WI 呈均匀性高信号，特征是随着回波时间（TE）的延长肿瘤的信号强度递增，与肝内血管的信号强度增高一致，此点对诊断血管瘤、囊肿、癌肿有帮助，在重 T_2 加权像上，血管瘤信号甚亮有如灯泡称为"灯泡征"。病灶周围无水肿等异常。纤维瘢痕、间隔和钙化在 T_2WI 上呈低信号，如并发出血和血栓，则在 T_1WI 上可见高信号影。Gd - DTPA 增强扫描，血管瘤腔隙部位明显增强，纤维瘢痕不增强。

（五）诊断要点

（1）肝内圆形或卵圆形病灶，边界清楚锐利。

（2）T_1WI 呈均匀低信号，T_2WI 呈均匀高信号，Gd - DTPA 增强扫描明显强化，病灶周围无水肿。

（六）鉴别诊断

4cm 以下的海绵状血管瘤需与肝转移瘤和小肝癌鉴别，4cm 以上的较大海绵状血管瘤需与肝癌尤其是板层肝癌鉴别。

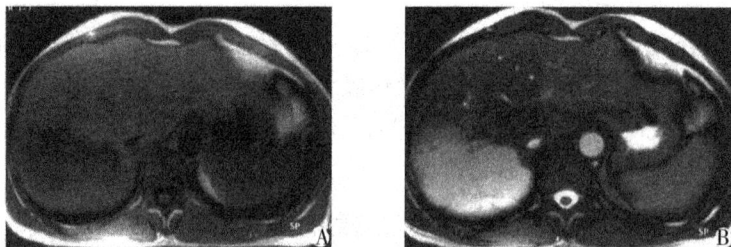

图 14 - 3　肝右叶后段血管瘤，女性，42 岁。T_2WI（B）显示肝脏右叶后段与血管信号一致的高信号区，边缘锐利。T_1WI（A）显示肿瘤为均匀一致的低信号

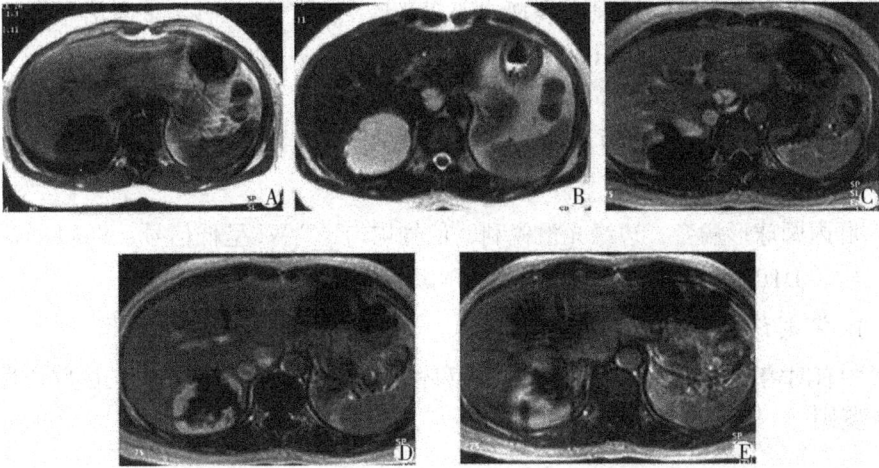

图 14 -4　肝右叶后段血管瘤，女性，48 岁。T$_2$WI（B）显示肝脏右叶后段均匀高信号区，边缘锐利。T$_1$WI（A）显示均匀低信号区。图 C、D、E 为同层面的连续动态扫描，肿瘤强化从周边向中央逐渐发展，此为血管瘤的强化特点

四、肝囊肿（Hepatic Cyst）

（一）概述

肝囊肿为较常见的先天性肝脏病变，分单纯性囊肿和多囊病性囊肿两类，一般认为系小胆管扩张演变而成，囊壁衬以分泌液体的上皮细胞，病理上无从区别。多无症状，查体偶然发现。

（二）病理

单纯性肝囊肿数目和大小不等，从单个到多个，如数量很多，单从影像学角度和多囊肝难以区别，后者为常染色体显性遗传病，常有脾、胰、肾等同时受累。囊内 95% 成分为水分。巨大囊肿可压迫邻近结构而产生相应改变。

（三）临床表现

通常无症状，大的囊肿压迫邻近结构时可出现腹痛，胀满等症状；压迫胆管时，可出现黄疸。囊肿破入腹腔，囊内出血等可出现急腹症的症状。

（四）MRI 表现（图 14 -5）

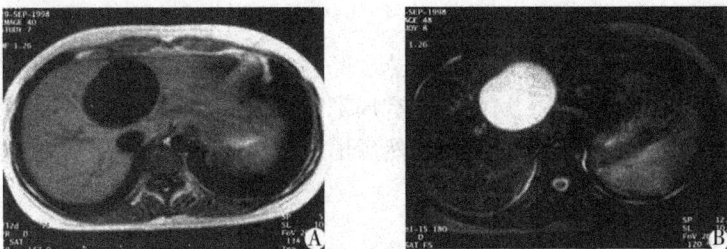

图 14 -5　肝右叶前段及左内叶囊肿，女性，24 岁。T$_1$WI（A）病灶呈均匀低信号，边界光滑。T$_2$WI（B）病灶呈高信号

MRI 检查为典型水的信号强度表现，即 T_1WI 呈低信号，T_2WI 呈高信号，信号强度均匀，边缘光滑锐利，周围肝组织无异常表现。肝囊肿合并囊内出血时，则 T_1WI 和 T_2WI 均呈高信号。当囊液蛋白含量较高或由于部分容积效应的关系，有时单纯囊肿在 T_1WI 上可呈较高信号。Gd – DTPA 增强扫描，肝囊肿无异常对比增强。

（五）诊断要点

（1）肝内圆球形病变，边缘光滑锐利，信号均匀，T_1WI 呈低信号，T_2WI 呈高信号。

（2）Gd – DTPA 增强扫描病变无异常对比增强。

（六）鉴别诊断

肝囊肿有时需与肝脓肿、肝包虫病、转移性肝肿瘤以及向肝内延伸的胰腺假性囊肿和胆汁性囊肿鉴别。

五、肝脓肿（Abscess of Liver）

（一）概述

从病因上肝脓肿可分为细菌性（bacterial）、阿米巴性（amoebic）和霉菌性（fungal）三类，前者多见，后者少见。由于影像检查技术的进步和新型抗生素的应用，肝脓肿预后大为改善。

（二）病理

1. 细菌性肝脓肿　全身各部位化脓性感染，尤其是腹腔内感染均可导致肝脓肿。主要感染途径为：①胆道炎症：包括胆囊炎、胆管炎和胆道蛔虫病；②门静脉：所有腹腔内、胃肠道感染均可经门静脉系统进入肝脏；③经肝动脉：全身各部位化脓性炎症经血行到达肝脏，患者常有败血症。致病菌以革兰阴性菌多于革兰阳性菌。肝脓肿可单发或多发，单房或多房，右叶多于左叶。早期为肝组织的局部炎症、充血、水肿和坏死，然后液化形成脓腔；脓肿壁由炎症充血带或/和纤维肉芽组织形成。脓肿壁周围肝组织往往伴水肿。多房性脓肿由尚未坏死的肝组织或纤维肉芽肿形成分隔。

2. 阿米巴性肝脓肿　继发于肠阿米巴病，溶组织阿米巴原虫经门脉系统入肝，产生溶组织酶，导致肝组织坏死液化而形成脓肿。脓液呈巧克力样有臭味，易穿破到周围脏器或腔隙如膈下、胸腔、心包腔和胃肠道等。

3. 霉菌性肝脓肿　少见，为白色念珠菌的机遇性感染，多发生于体质差、免疫机能低下的患者。

（三）临床表现

细菌性肝脓肿的典型表现是寒战、高热、肝区疼痛和叩击痛，肝肿大及白细胞和中性粒细胞计数升高，全身中毒症状，病前可能有局部感染灶，少数患者发热及肝区症状不明显。阿米巴性肝脓肿病前可有痢疾和腹泻史，然后出现发热及肝区疼痛，白细胞和中性粒细胞计数不高，粪便中可找到阿米巴滋养体。

（四）MRI 表现（图 14 – 6）

MRI 检查见肝内单发或多发、单房或多房的圆形或卵圆形病灶，T_1WI 脓腔呈不均匀低信号，周围常可见晕环，信号强度介于脓腔和周围肝实质之间。T_2WI 脓腔表现为高信号，多房性脓肿则于高信号的脓腔中可见低信号的间隔，故高信号的脓腔中常可见不规则的低信号区，可能为炎症细胞和纤维素所致。还可见一信号较高而不完整的晕环围绕脓腔，晕环外侧的肝实质因充血和水肿而信号稍高。脓腔可推移压迫周围的肝血管。注射 Gd – DTPA 后，脓腔呈花环状强化，多房性脓腔的间隔亦可增强，脓腔壁厚薄不均。霉菌性肝脓肿常弥散分布于全肝，为大小一致的多发性微小脓肿，脾和肾脏往往同时受累，结合病史应想到这个可能。

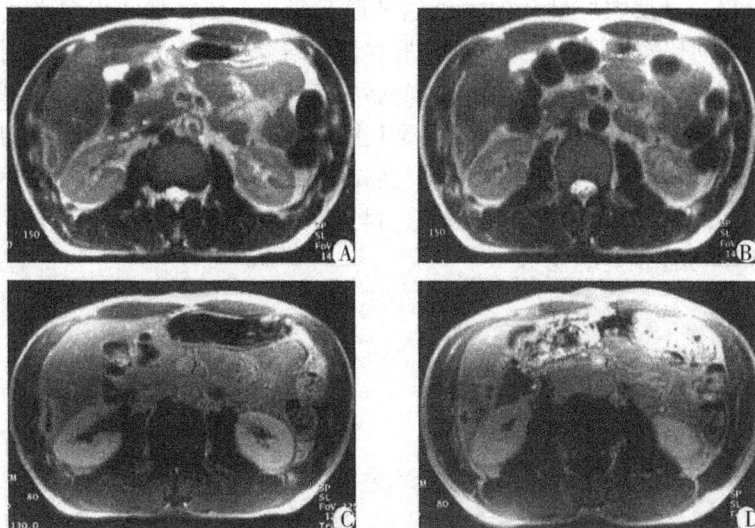

图 14 – 6　肝右叶多发性脓肿，男性，41 岁。T_2WI（A、B）显示肝右叶后段包膜下及其内侧类圆形高信号区，边缘模糊。增强扫描（C、D）显示病灶环形厚壁强化

（五）诊断要点

（1）典型炎性病变的临床表现。

（2）MRI 检查见肝内圆形和卵圆形病灶，T_1WI 呈低信号，T_2WI 呈高信号，可见分隔和晕环。

（3）Gd – DTPA 增强扫描呈花环状强化。

（六）鉴别诊断

不典型病例需和肝癌、肝转移瘤和肝囊肿等鉴别。

六、肝硬化（Cirrhosis of Liver）

（一）概述

肝硬化是以广泛结缔组织增生为特征的一类慢性肝病，病因复杂，如肝炎、酒精和药物中毒、淤胆淤血等，国内以乙肝为主要病因。

（二）病理

肝细胞大量坏死，正常肝组织代偿性增生形成许多再生结节，同时伴肝内广泛纤维化致小叶结构紊乱，肝脏收缩，体积缩小。组织学上常见到直径 0.2～2cm 的再生结节。肝硬化进而引起门脉高压、脾大、门体侧支循环建立以及出现腹水等。

（三）临床表现

早期肝功能代偿良好，可无症状，以后逐渐出现一些非特异性症状，如恶心、呕吐、消化不良、乏力、体重下降等；中晚期可出现不同程度肝功能不全表现，如低蛋白血症、黄疸和门静脉高压等。

（四）MRI 表现（图 14-7~8）

MRI 检查可以充分反映肝硬化的大体病理形态变化，如肝脏体积缩小或增大，左叶、尾叶增大，各叶之间比例失调，肝裂增宽，肝表面呈结节状、波浪状甚至驼峰样改变。单纯的肝硬化较少发现信号强度的异常，但并发的脂肪变性和肝炎等可形成不均匀的信号，有时硬化结节由于脂变区的甘油三酯增多，在 T_1WI 上出现信号强度升高。无脂肪变性的单纯再生结节，在 T_2WI 表现为低信号，其机制与再生结节中含铁血黄素沉着或纤维间隔有关。肝外改变可见腹水、肝外门静脉系统扩张增粗、脾大等提示门静脉高压征象，门脉与体循环之间的侧支循环 MRI 亦能很好地显示。

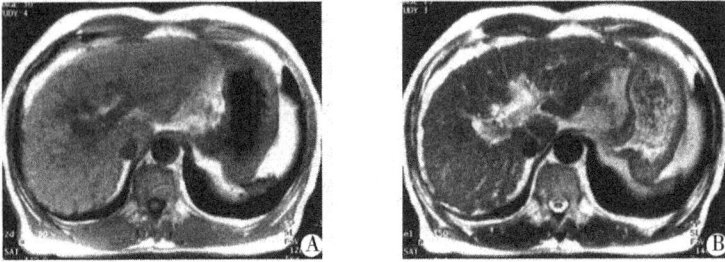

图 14-7 肝硬化，男性，70 岁。T_2WI 显示（B）肝表面呈波浪状，肝内血管迂曲、变细，门静脉主干增宽。T_1WI（A）显示迂曲的血管和门静脉呈低信号

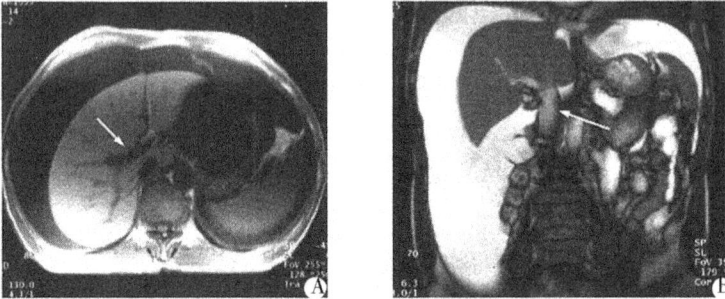

图 14-8 肝硬化、腹水，男性，52 岁。T_1WI（A）显示肝脏体积缩小，腹水呈低信号。T_2WI（B）肝内信号无异常，门静脉增粗（↑），腹水呈高信号

（五）诊断要点

（1）有引起肝硬化的临床病史，不同程度的肝功能异常。

（2）MRI 示肝脏体积缩小，肝各叶比例失调，肝裂增宽，外缘波浪状，有或无信号异常。

（3）脾大、腹水、门静脉系统扩张等。

（六）鉴别诊断

需与肝炎、脂肪肝和结节性或弥漫性肝癌鉴别。

七、Budd – Chiari 综合征

（一）概述

Chiari 和 Budd 分别于 1899 年和 1945 年报告了肝静脉血栓形成病例的临床和病理特点，以后将肝静脉阻塞引起的症状群称为 Budd – Chiari 综合征。

（二）病理

可由肝静脉或下腔静脉肝段阻塞引起。主要原因有：①肝静脉血栓形成：欧美国家多见；②肿瘤压迫肝静脉或下腔静脉；③下腔静脉肝段阻塞：多为先天性，亚洲国家多见。其他原因有血液凝固性过高，妊娠，口服避孕药和先天性血管内隔膜等。

（三）临床表现

该病病程较长，同时存在下腔静脉阻塞和继发性门脉高压的临床表现。前者如下肢肿胀，静脉曲张，小腿及踝部色素沉着等，后者如腹胀，腹水，肝脾肿大，黄疸和食管静脉曲张等。

（四）MRI 表现（图 14 – 9）

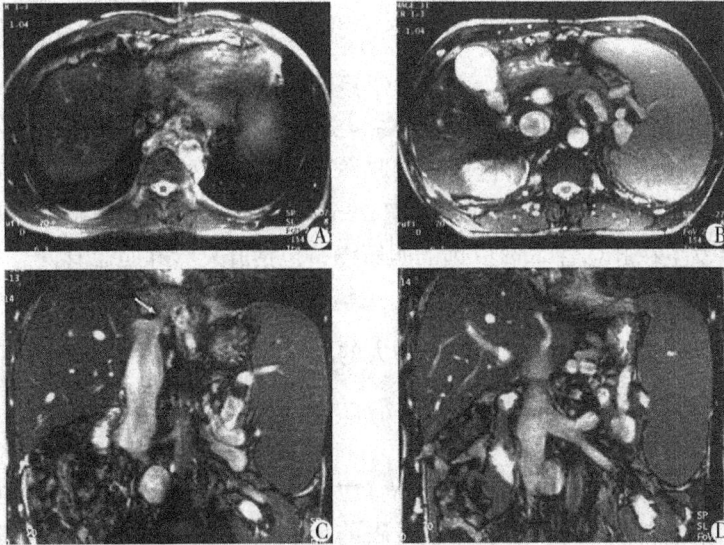

图 14 – 9　Budd – Chiari 综合征，男性，42 岁。MRI 显示下腔静脉和肠系膜上静脉显著扩张，下腔静脉在入右心房处狭窄（↑）。脾脏增大

MRI 可显示肝脏肿大和肝脏信号改变，肝静脉和下腔静脉的形态异常以及腹水等。在解剖上肝尾状叶的血流直接引流入下腔静脉，当肝静脉回流受阻时，尾状叶一般不受累或受累较轻，相对于其他部分淤血较严重的肝组织，其含水量较少，因此在 T_2WI 上其信号强度常低于其他肝组织。静脉形态异常包括肝静脉狭窄或闭塞，逗点状肝内侧支血管形成和/或下腔静脉肝内段明显狭窄，以及肝静脉与下腔静脉不连接等，MRI 和腹部 MRA 均能很好显

示。MRI 还可鉴别肝静脉回流受阻是由肿瘤所致还是先天性血管异常或凝血因素所致。可清楚显示下腔静脉和右心房的解剖结构，为 Budd – Chiari 综合征的治疗提供重要的术前信息。

（五）诊断要点

（1）有上腹疼痛、肝肿大、腹水和门脉高压的典型临床表现，除外肝硬化。

（2）MRI 显示肝静脉或下腔静脉狭窄或闭塞，肝脏信号异常、腹水和门脉高压症。

（六）鉴别诊断

本病有时需与晚期肝硬化鉴别。

（陆　蓬）

第二节　胆道疾病

一、胆管癌（Cholangiocarcinoma）

（一）概述

原发性胆管癌约占恶性肿瘤的 1%，多发生于 60 岁以上的老年人，男性略多于女性，约 1/3 的患者合并胆管结石。

（二）病理

病理上多为腺癌。从形态上分为三型：①浸润狭窄型；②巨块型；③壁内息肉样型，少见。据统计 8% ~31% 发生在肝内胆管，37% ~50% 发生在肝外胆管近段，40% ~36% 发生在肝外胆管远段。临床上一般将肝内胆管癌归类于肝癌。肝外胆管近段胆管癌即肝门部胆管癌是指发生在左、右主肝管及汇合成肝总管 2cm 内的胆管癌。肝外胆管远段胆管癌即中、下段胆管癌是指发生在肝总管 2cm 以远的胆管癌，包括肝总管和胆总管。

（三）临床表现

上腹痛，进行性黄疸，消瘦，可触及肿大的肝和胆囊，肝内胆管癌常并存胆石和胆道感染，所以患者常有胆管结石和胆管炎症状。

（四）MRI 表现（图 14 – 10 ~11）

胆管癌的 MRI 表现取决于癌的生长部位和方式，但都有不同程度和不同范围的胆管扩张。根据胆管扩张的部位和范围可以推测癌的生长部位是在左肝管、右肝管或肝总管。MRCP 能很好显示肝内外胆管扩张，确定阻塞存在的部位和原因，甚至能显示扩张胆管内的软组织块影，是明确诊断的可靠方法。较大的菜花样癌块 MRI 表现为肝门附近外形不规则、境界不清病变，T_1WI 呈稍低于肝组织信号强度，T_2WI 呈不均匀性高信号，扩张的肝内胆管呈软藤样高信号，门静脉受压移位，可见肝门区淋巴结肿大。肝外围区的肝内小胆管癌的 MRI 表现与肝癌相似。

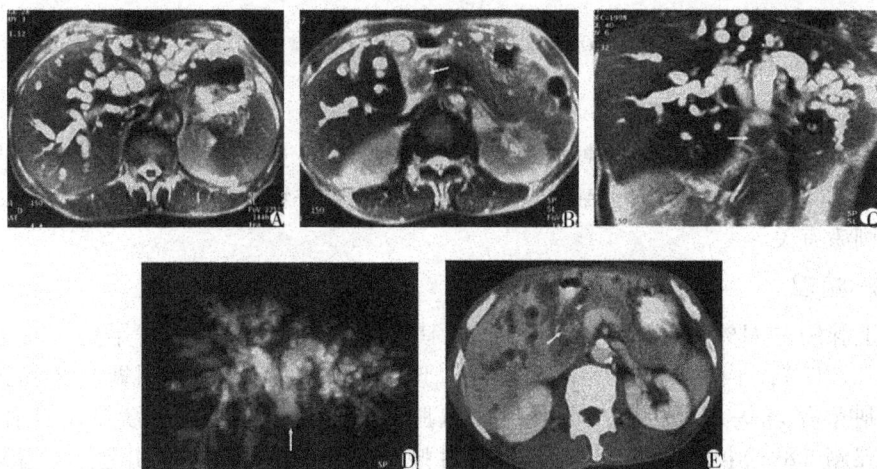

图 14 - 10　肝总管癌，男性，65 岁。T_2WI 显示肝总管部位 2.0cm 高信号区（B，↑），其上胆管扩张（A）。MRCP（C、D）肝总管梗阻，肿瘤信号低（↑）。CT 增强扫描（E），肿块有增强（↑）

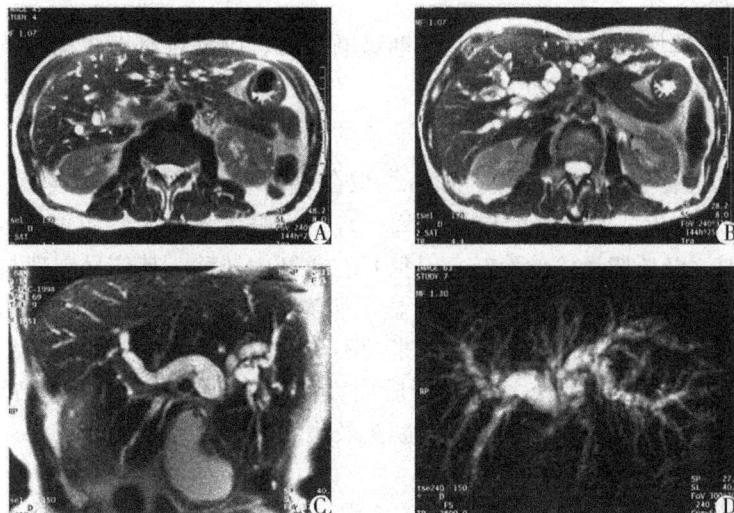

图 14 - 11　胆管癌，男，68 岁。T_2WI（A、B）显示肝门部实性高信号区，边缘模糊，肝内胆管扩张。MRCP（C、D）显示左右肝管汇合部梗阻，其远端胆管扩张

（五）诊断要点

（1）进行性黄疸、消瘦。

（2）MRI 显示肝内胆管扩张，MRCP 显示梗阻部位和原因，即扩张胆管内的软组织肿块。

（3）肿块 T_1WI 呈低于肝组织信号，T_2WI 呈不均匀性高信号，胆总管狭窄或管壁增厚。

（六）鉴别诊断

需与胆管系统炎症和结石、原发性肝癌及肝门区转移瘤鉴别。

二、胆囊癌（Carcinoma of Gallbladder）

（一）概述

原发性胆囊癌少见，占恶性肿瘤的 0.3%～5%，好发于 50 岁以上女性，女性与男性之比为（4～5）：1。大多有胆囊结石，约 65%～90% 合并慢性胆囊炎和胆囊结石，可能与长期慢性刺激有关。

（二）病理

病理上腺癌占 71%～90%，鳞癌占 10%，其他如未分化癌和类癌等罕见。腺癌又分为：①浸润型（70%）：早期局限性胆囊壁增厚，晚期形成肿块和囊腔闭塞；②乳头状腺癌（20%）：肿瘤呈乳头或菜花状从胆囊壁突入腔内，容易发生坏死、溃烂、出血和感染；③黏液型腺癌（8%）：胆囊壁有广泛浸润，肿瘤呈胶状易破溃，甚至引起胆囊穿孔。胆囊癌多发生在胆囊底、体部，偶见于颈部。肿瘤扩散可直接侵犯邻近器官（主要是肝脏）和沿丰富的淋巴管转移为主，少见有沿胆囊颈管直接扩散及穿透血管的血行转移。

（三）临床表现

胆囊癌没有典型特异的临床症状，早期诊断困难，晚期可有上腹痛、黄疸、体重下降、右上腹包块等症状。

（四）MRI 表现

MRI 检查见胆囊壁增厚和肿块，肿瘤组织在 T_1WI 为较肝实质轻度或明显低的信号结构，在 T_2WI 则为轻度或明显高的信号结构，且信号强度不均匀。胆囊癌的其他 MRI 表现是：①侵犯肝脏：85% 胆囊癌就诊时已侵犯肝脏或肝内转移，其信号表现与原发病灶相似；②65%～95% 的胆囊癌合并胆石：MRI 可显示胆囊内或肿块内无信号的结石，并能发现 CT 不能发现的等密度结石。当肿块很大，其来源不清时，如能在肿块内发现结石，则可帮助确诊胆囊癌；③梗阻性胆管扩张：这是由于肿瘤直接侵犯胆管和肝门淋巴结转移压迫胆管所致；④淋巴结转移：主要是转移到肝门、胰头及腹腔动脉周围淋巴结。

（五）诊断要点

（1）长期慢性胆囊炎和胆石症病史，并出现黄疸、消瘦和体重下降。
（2）MRI 检查见胆囊肿块，T_1WI 呈低信号，T_2WI 呈混杂高信号，可见无信号结石影。
（3）可见肝脏直接受侵和转移征象，梗阻性黄疸及肝门和腹膜后区淋巴结转移。

（六）鉴别诊断

胆囊癌需与肝、胰等组织肿瘤侵犯胆囊窝或胆囊感染后的肿块样增厚以及其他胆囊良性病变如息肉和乳头状瘤鉴别。

三、胆石症（Gallstones）

（一）概述

胆石占胆系疾病的 60%，胆石可位于胆囊或胆管内，多见于 30 岁以上的成年人。

（二）病理

按化学成分可将胆石分为三种类型：①胆固醇类结石：胆固醇含量占 80% 以上；②胆

色素类结石：胆固醇含量少于 25%；③混合类结石：胆固醇含量占 55% ~ 70%。胆囊结石以胆固醇结石最常见，其次为混合性结石。

（三）临床表现

与结石的大小、部位及有无并发胆囊炎和胆道系统梗阻有关。1/3 ~ 1/2 的胆囊结石可始终没有症状。间歇期主要为右上腹不适和消化不良等胃肠症状。急性期可发生胆绞痛、呕吐和轻度黄疸。伴发急性胆囊炎时可出现高热、寒战等。

（四）MRI 表现（图 14 - 12 ~ 14）

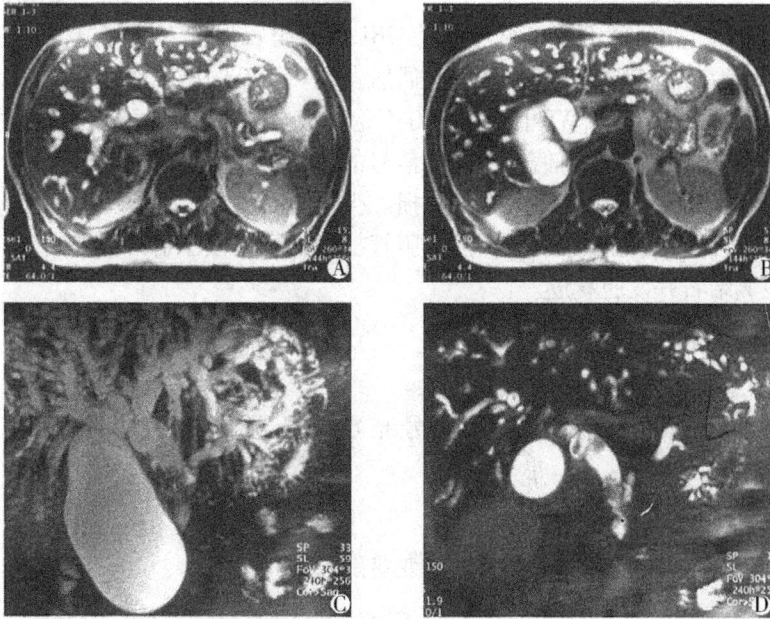

图 14 - 12 胆总管内多发性结石，男性，62 岁。MRCP（C、D）显示肝内外胆管普遍扩张，胆总管内有多个低信号结石，胆囊扩大。T_2WI（A、B）显示肝内胆管普遍扩张，呈高信号

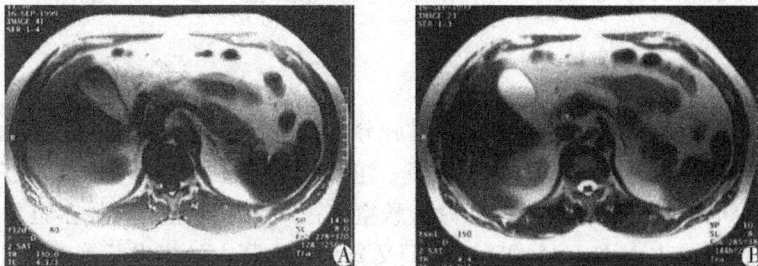

图 14 - 13 胆囊泥沙样结石，男性，29 岁。T_2WI（B）显示胆囊内下部（重力方向）低信号区，与胆汁分层。T_1WI（A）泥沙样结石显示为略高信号

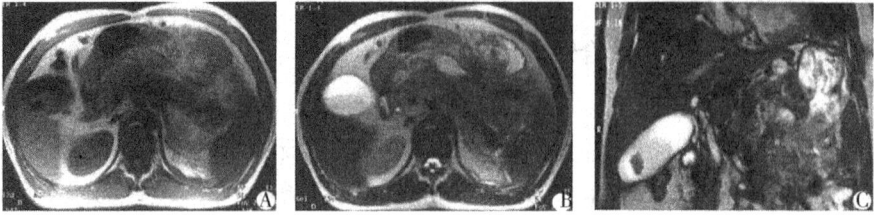

图14-14 胆囊炎、胆石症，男性，45岁。T$_2$WI（B、C）胆囊壁稍厚，其内信号有分层现象，下部结石为低信号，其中更低信号为块状结石，上部高信号为胆汁。T$_1$WI（A）胆囊内信号仍不均匀

胆石症的MRI专题研究不多，很少有用MRI诊断胆石症的专题报道，无论胆囊结石或是胆管结石，多是在检查上腹部其他器官时偶然发现。胆石的质子密度很低，其产生的磁共振信号很弱。一般而论，在T$_1$WI上多数胆石不论其成分如何，均显示为低信号，与低信号的胆汁不形成对比，如胆汁为高信号，则低信号的胆石显示为充盈缺损；在T$_2$WI上，胆汁一般为高信号，而胆石一般为低信号充盈缺损。少数胆石可在T$_1$和T$_2$加权图像上出现中心略高或很高的信号区。当结石体积小，没有胆管扩张，且又位于肝外胆管时MRI诊断困难。3%～14%的胆囊结石并发胆囊癌。

（五）诊断要点

（1）有右上腹痛和黄疸等症状或无症状。

（2）MRI检查发现胆囊或胆管内低信号充盈缺损。结石阻塞胆管可引起梗阻性胆管扩张。

（六）鉴别诊断

有时需与胆囊癌、胆癌息肉和息肉样病变鉴别。

四、先天性胆管囊肿（Congcnital Cholcdochocyst）

（一）概述

先天性胆管囊肿又称先天性胆管扩张症，女性较男性多见，临床上约2/3见于婴儿，原因不明。

（二）病理

Todani根据囊肿的部位和范围将胆管囊肿分为五型（图14-15）：Ⅰ型最常见，又称为胆总管囊肿，局限于胆总管，占80%～90%；它又分3个亚型，即ⅠA囊状扩张，ⅠB节段性扩张，ⅠC梭形扩张。Ⅱ型系真性胆总管憩室，占2%。Ⅲ型为局限在胆总管十二指肠壁内段的小囊性扩张，占1.4%～5.0%。Ⅳ型又分为ⅣA肝内外多发胆管囊肿和ⅣB肝外胆总管多发囊肿，非常罕见。Ⅴ型即Caroli病，为单发或多发肝内胆管囊肿，它又分两个亚型，即Ⅰ型特点是肝内胆管囊状扩张，多数伴有胆石和胆管炎，无肝硬化或门脉高压；Ⅱ型非常少见，特点是肝内末端小胆管扩张而近端大胆管无或轻度扩张，不伴结石和胆管炎，有肝硬化和门脉高压。

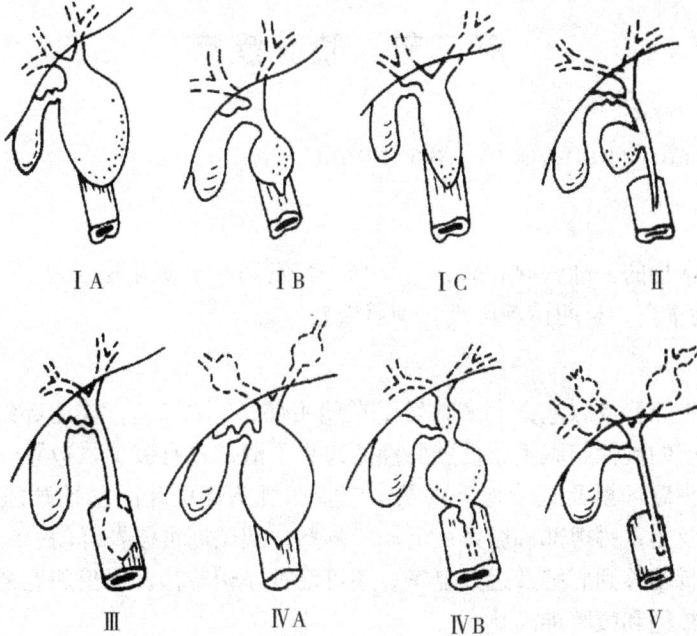

图 14 - 15　胆管囊肿 Todani 分型

ⅠA. 胆总管全部囊状扩张；ⅠB. 胆总管部分囊状扩张；ⅠC. 胆总管梭形扩张；
Ⅱ. 胆总管憩室；Ⅲ. 十二指肠内胆总管囊肿；ⅣA. 肝内外多发胆管囊肿；ⅣB. 肝
外多发胆管囊肿；Ⅴ. Caroli 病，肝内胆管单发或多发囊肿

（三）临床表现

临床上主要有三大症状：黄疸、腹痛和腹内包块，但仅 1/4 患者同时出现这三大症状，婴儿的主要症状是黄疸、无胆汁大便和肝肿大。儿童则以腹部肿块为主。成人常见腹痛和黄疸。

（四）MRI 表现

MRI 可以显示囊肿的大小、形态和走行，尤其 MRCP。囊肿内液体在 T_1WI 表现为低信号，T_2WI 呈高信号。

（五）诊断要点

（1）有黄疸、腹痛和腹内包块典型症状。

（2）MRI 和 MRCP 见胆道系统扩张，而周围结构清楚正常，无肿瘤征象。

（六）鉴别诊断

当胆管囊肿发生在肝外胆管，须与肾上腺囊肿、肾囊肿、肠系膜囊肿和胰头假性囊肿鉴别。

（陆　蓬）

第三节 胰腺疾病

一、胰腺癌（Pancreaic Carcinoma）

（一）概述

胰腺癌是最常见的一种胰腺肿瘤，近年来，其发病率有明显增长趋势，男性多于女性，以 50～70 岁发病率高，早期诊断困难，预后极差。

（二）病理

胰腺癌起源于腺管或腺泡，大多数发生在胰头部，约占 2/3，体尾部约占 1/3。大多数癌周边有不同程度的慢性胰腺炎，使胰腺癌的边界不清，只有极少数边界较清楚。部分肿瘤呈多灶分布。胰头癌常累及胆总管下端及十二指肠乳头部引起阻塞性黄疸，胆管及胆囊扩大；胰体癌可侵及肠系膜根部和肠系膜上动、静脉；胰尾癌可侵及脾门、结肠。胰腺癌可经淋巴转移或经血行转移到肝脏及远处器官；还可沿神经鞘转移，侵犯邻近神经如十二指肠胰腺神经、胆管壁神经和腹腔神经丛。

（三）临床表现

胰腺癌早期症状不明显，临床确诊较晚。癌发生于胰头者，患者主要以阻塞性黄疸而就诊；发生于胰体、胰尾者，则常以腹痛和腹块来就诊。如患者有下列症状应引起注意：①上腹疼痛；②体重减轻；③消化不良和脂肪泻；④黄疸；⑤糖尿病；⑥门静脉高压。

（四）MRI 表现（图 14–16～17）

MRI 诊断胰腺癌主要依靠它所显示的肿瘤占位效应引起的胰腺形态学改变，与邻近部位相比，局部有不相称性肿大。肿块形状不规则，边缘清楚或模糊。胰腺癌的 T_1 和 T_2 弛豫时间一般长于正常胰腺和正常肝组织，但这种弛豫时间上的差别不是每例都造成信号强度上的差别。在 T_1WI 约 60% 表现为低信号，其余表现为等信号；在 T_2WI 约 40% 表现为高信号，其余表现为等或低信号。肿瘤可压迫侵犯周围组织如肝、肾以及压迫或包绕胰后的血管组织。肿瘤侵犯胰导管使之阻塞，发生胰导管扩张，扩张胰管内的胰汁在 T_2WI 为高信号。胰头癌阻塞胆总管，引起胆总管扩张。如出现腹膜后淋巴结转移，则可见淋巴结肿大。癌向胰周脂肪组织浸润，显示为中等信号的结节状或条索状结构伸向高信号的脂肪组织，边界可清楚锐利，也可模糊不清。胰周血管受侵犯表现为血管狭窄、移位或闭塞。脾静脉或门静脉闭塞常伴有侧支循环形成，在脾门和胃底附近可见增粗扭曲的条状或团状无信号血管影。肿瘤内部可出现坏死、液化和出血等改变，在 T_2WI 表现为混杂不均的信号，肿瘤性囊腔表现为不规则形的高信号，有时难与囊肿鉴别。

（五）诊断要点

（1）有上腹痛、消瘦、黄疸等临床症状。

（2）MRI 检查见胰腺肿块和轮廓改变，肿块 T_1WI 呈低或等信号，T_2WI 呈高信号或低等信号。

（3）胰周血管和脂肪受侵，淋巴结肿大，胰管和肝内胆管扩张。

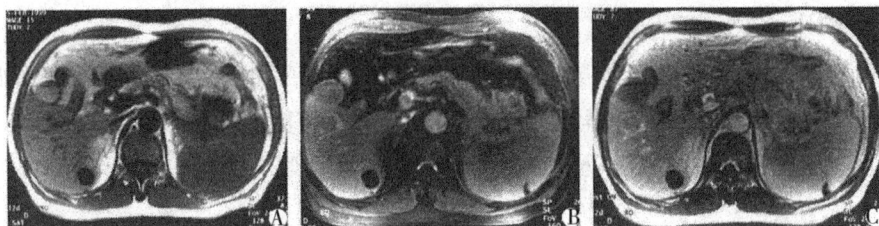

图 14 - 16 胰尾癌，男性，60 岁。T_2WI（B）显示胰腺尾部不规则增大，信号不均匀，T_1WI（A）肿瘤区可见不均匀低信号，增强扫描（C）肿瘤轻度强化

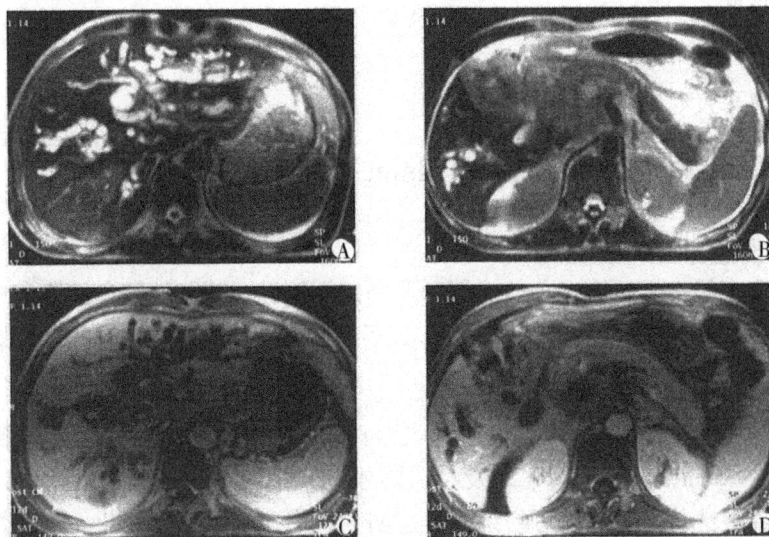

图 14 - 17 胰头癌，女性，41 岁。T_2WI（A、B）显示胰头增大，信号不均匀，边缘不清；肝内胆管扩张。增强扫描（C、D）胰头肿块仍无明显强化

（六）鉴别诊断

胰腺癌需与伴胰腺肿大的慢性胰腺炎、胰腺假性囊肿、胰腺囊腺瘤等鉴别。

二、胰腺转移瘤（Pancreatic Metastases）

（一）概述

胰腺实质的转移性肿瘤并不少见，尸检报道胰腺转移瘤发生率占恶性肿瘤的 3% ~ 11.6%。肺癌、乳腺癌、黑色素瘤、卵巢癌以及肝、胃、肾、结肠等部位的恶性肿瘤都可以发生胰腺转移。

（二）病理

胰腺转移癌可以多发，也可以单发，除血行和淋巴转移外，胰腺常被邻近器官的恶性肿瘤直接侵犯。胃癌、胆囊癌和肝癌可以直接侵犯胰腺组织。

（三）临床表现

胰腺转移癌常缺少相关的临床症状和体征。

（四）MRI 表现

胰腺转移癌 MRI 表现与胰腺癌相似，T_1WI 表现为低或等信号，T_2WI 表现为混杂的高信号，可像胰腺癌那样累及邻近器官和解剖结构。胰腺转移性肿瘤单发时，在影像上与原发癌不能区分，发现为多发病灶时应考虑为转移性肿瘤的可能。

（五）诊断要点

（1）有其他部位原发恶性肿瘤病史及相关的临床症状和体征。

（2）MRI 检查见胰腺单发或多发病灶，T_1WI 呈低或等信号，T_2WI 呈混杂高信号。病灶多发、有助于诊断。

（六）鉴别诊断

胰腺转移癌单发时需与胰腺原发癌鉴别。

三、胰岛细胞瘤（Pancreatic Islet Cell Tnnor）

（一）概述

胰岛细胞瘤多是良性肿瘤，分功能性和非功能性两种。功能性胰岛细胞瘤中，以胰岛素瘤和胃泌素瘤最常见，前者约占 60% ~ 75%，后者约占 20%。胰岛细胞癌少见。

（二）病理

多为单发性，体尾部多见，头部较少，亦可发生于十二指肠和胃的异位胰腺。体积较小，一般为 0.5 ~ 5cm，可小至镜下才发现。圆或椭圆实性小结，质实可钙化，伴出血坏死时质可变软，界限清楚。瘤组织可纤维化、透明变、出血、坏死、钙化。良恶性以有无转移及包膜浸润为标准。

（三）临床表现

无功能性肿瘤往往以腹块为首发症状，多伴有其他腹部症状。功能性胰岛细胞瘤往往因其功能所致症状而就诊，如胰岛素瘤产生低血糖等有关症状，胃泌素瘤产生 Zollinger – Ellison 综合征。化验检查时发现血中相关激素升高。

（四）MRI 表现

胰岛细胞瘤的 T_1 和 T_2 弛豫时间相对较长，T_1WI 为低信号，T_2WI 为高信号，圆形或卵圆形，边界锐利。T_1 和 T_2 加权图像上病灶的信号反差很大，非常小的甚至尚未引起胰腺轮廓改变的胰岛素瘤也能检出。胰岛细胞瘤的胰外侵犯和肝转移，MRI 同样能很好显示。特别是肝转移与原发灶相仿，即 T_1 和 T_2 时间均较长，因此在 T_2WI 上可呈现为单发或多发、边界清楚、信号强度很高的高信号区，即所谓的"灯泡征"，与肝海绵状血管瘤十分相似。因为胰岛细胞瘤的初步普查基于临床和实验室检查，仅有限的患者必须做影像学检查，目前提倡直接使用 MRI 这样昂贵的影像技术对这些病灶进行影像学普查。

（五）诊断要点

（1）典型的临床症状，激素测定以及阳性激发试验等。

（2）MRI 表现为胰腺占位，T_1WI 呈低信号，T_2WI 呈高信号，二者信号反差大。

（六）鉴别诊断

功能性胰岛细胞瘤结合典型临床表现和化验结果诊断容易，无功能胰岛细胞瘤需与胰腺癌和胰腺转移癌等鉴别。

四、胰腺炎（Pancreatitis）

（一）概述

胰腺炎是一种常见的胰腺疾病，分为急性胰腺炎和慢性胰腺炎。诊断主要依靠临床和实验室检查，影像诊断技术主要用来了解胰腺损害的范围以及观察并发症的发展情况。目前 MRI 对胰腺炎症性病变的诊断价值不大。

（二）病理

急性胰腺炎的主要病理改变：①急性水肿型（间质型）：占 75%～95%，胰腺肿大发硬，间质有充血水肿及炎症细胞浸润，可发生局部轻微的脂肪坏死，但无出血，腹腔内可有少量渗液。②急性坏死型（包括出血型）：少见，占 5%～25%，胰腺腺泡坏死，血管坏死性出血及脂肪坏死为急性坏死型胰腺炎的特征性改变。此型病死率甚高，如经抢救而存活，胰腺的病理发展可能有以下两个途径即：①继发细菌感染，在胰腺或胰周形成脓肿；如历时较久，可转变为胰腺假性囊肿（pancreatic pseudocyst）；②急性炎症痊愈后，可因纤维组织大量增生及钙化而形成慢性胰腺炎。

慢性胰腺炎是复发性或持续性炎症病变，主要病理改变为胰腺的纤维化改变，可累及胰腺局部或全部，使胰腺增大、变硬，后期可发生萎缩，常有胰管扩张、钙化、结石及假性囊肿形成，病变可累及胃和十二指肠，使之发生粘连和狭窄，甚至可压迫胆总管，导致胆总管扩张，有时亦可引起脾静脉血栓形成或门脉梗阻。

（三）临床表现

急性胰腺炎的临床症状和体征与其病理类型有关，轻重不一，但均有不同程度的腹痛、伴有恶心、呕吐、发热。坏死性胰腺炎病情较重，可有休克。体检有腹部压痛、反跳痛，严重时有肌紧张，少数可有腹水和腹块体征，实验室检查可发现血清淀粉酶与脂肪酶活性升高。

慢性胰腺炎多为反复急性发作，急性发作时症状与急性胰腺炎相似，表现为腹痛、恶心、呕吐和发热。平时有消化不良症状如腹泻等，甚至可产生脂肪下痢，严重破坏胰岛时可产生糖尿病，病变累及胆道可引起梗阻性黄疸。腹部检查若有假性囊肿形成可扪及囊性肿块。血清淀粉酶活性可以升高或正常。

（四）MRI 表现（图 14-18）

急性胰腺炎时，由于水肿、炎性细胞浸润、出血、坏死等改变，胰腺明显增大，形状不规则，T_1WI 表现为低信号，T_2WI 表现为高信号，因胰腺周围组织炎症水肿，胰腺边缘多模糊不清。小网膜囊积液时，T_2WI 上可见高信号强度积液影；如出血，在亚急性期见 T_1WI 和 T_2WI 均为高信号的出血灶。炎症累及肝胃韧带时，使韧带旁脂肪水肿，于 T_2WI 上信号强度升高。慢性胰腺炎时胰腺可弥漫或局限性肿大，T_1WI 表现为混杂低信号，T_2WI 表现为混杂高信号。30% 慢性胰腺炎有钙化，小的钙化灶 MRI 难于发现，直径大于 1cm 的钙化灶表现为低信号。慢性胰腺炎也可使胰腺萎缩。胰腺假性囊肿在 T_1WI 表现为境界清楚的低信号区，T_2WI 表现为高信号。MRI 不能确切鉴别假性囊肿和脓肿，两者都表现为长 T_1 长 T_2 信号，炎症包块内如有气体说明为脓肿。

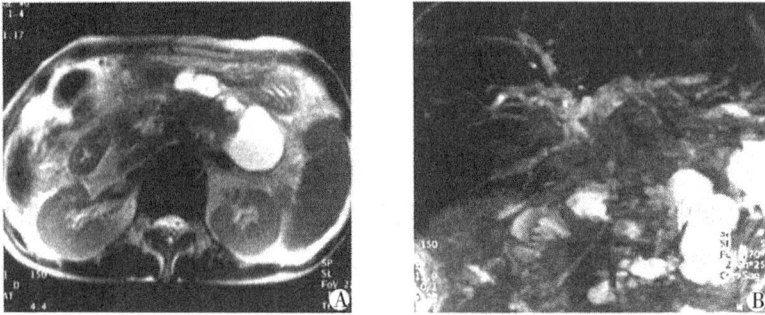

图 14 – 18　慢性胰腺炎，男性，59 岁。T_2WI（A）显示胰腺边缘不清，胰尾部及体部前方多个大小不等水样高信号区，边缘清楚。MRCP（B）显示肝内胆管轻度扩张，粗细不均匀

（五）诊断要点

（1）有腹痛、恶心、呕吐和发热等典型临床表现。化验检查血、尿淀粉酶活性升高。

（2）急性胰腺炎 MRI 示胰腺肿大，T_1WI 呈低信号，T_2WI 呈高信号，组织界面模糊，可并发脓肿、积液、蜂窝织炎、出血等。

（3）慢性胰腺炎 MRI 示胰腺体积可增大或缩小，T_1WI 呈混杂低信号，T_2WI 呈混杂高信号，常伴胰腺钙化、胰管结石和假性囊肿。

（六）鉴别诊断

急性胰腺炎若主要引起胰头局部扩大，需与胰头肿瘤鉴别。慢性胰腺炎引起的局限性肿块需与胰腺癌鉴别。慢性胰腺炎晚期所致胰腺萎缩，需与糖尿病所致胰腺改变及老年性胰腺改变进行鉴别。

（陆　蓬）

第十五章 泌尿系统疾病的 MRI 检查

第一节 泌尿系统肿瘤

一、肾错构瘤（Renal Hamartoma）

（一）概述

肾错构瘤即肾血管平滑肌脂肪瘤（angiomyolipoma），是一种常见的良性肿瘤，由不同例的血管、平滑肌和脂肪组织组成。单侧单发多见，中年发病，男多于女。少数伴有脑结节性硬化，中青年发病为主，常为两侧、多发。

（二）病理

肉眼所见：肿瘤位于实质部，皮质多见。呈圆形、卵圆形，边缘清楚，无包膜。直径 3~20cm，平均 9.4cm。切面呈黄色或黄白相间。肾盂、肾盏可受牵拉变形移位，但无破坏。镜下所见：成熟的脂肪组织、厚壁血管和成熟的平滑肌细胞混合而成。三者在不同的肿瘤和肿瘤的不同部位所占比例差异很大。肿瘤内常有出血。

（三）临床表现

早期无症状。后期可有肾区包块、疼痛，偶有血尿、高血压。合并结节性硬化者，还有面部皮脂腺瘤、癫痫和智力低下。

（四）MRI 表现

（1）肿瘤大小不一，呈圆形或卵圆形，边缘清楚。

（2）肿瘤的 MR 信号表现取决于肿瘤内的组织结构，三种组织信号混杂，其中脂肪信号和血管信号具特异性。脂肪组织在 T_1 加权像为高信号，T_2 加权像为中等信号，其内可有分隔。血管呈散在的大小不等的流空低信号。

（3）肿瘤内出血时，其信号强度增高，T_1 加权像与脂肪组织混淆，但 T_2 加权像出血信号较脂肪信号高。

（4）肾盂、肾盏变形移位。

（5）肿瘤可突破肾包膜深入肾周间隙。

（五）诊断要点

肿瘤的良性临床表现；三种组织的特征性信号表现。

（六）鉴别诊断

（1）肾脂肪瘤或分化较好的脂肪肉瘤。

（2）肾癌。

二、肾癌（Renal Cell Carcinoma）

（一）概述

肾癌即肾细胞癌，又称肾腺癌、肾透明细胞癌，起源于近端肾小管上皮细胞。其发生率占肾脏肿瘤的85%，多见于40岁以上成人，很少见于儿童，男女比例2：1。

（二）病理

大多数病例为单侧和单发病变。肿瘤多位于肾上极或肾下极的实质内，边界较清楚，呈圆形或椭圆形，其内可发生坏死、囊变、出血和钙化。组织学分三型：透明细胞型、颗粒细胞型和未分化型，预后依次变差。血道是主要的转移途径，肿瘤经肾静脉播散到全身其他器官。经淋巴道先转移到肾门、腹主动脉和下腔静脉周围淋巴结，进而向腹膜后它处转移。肾癌也可侵犯周围器官。

（三）临床表现

肾癌早期多无明显症状。典型的临床症状为血尿、腹部肿块和腰部疼痛"三联征"。具有典型三联征的病例不足1/3，大部分病例仅具有其中一项或两项症状。部分病例伴有非泌尿系统症状，如高血压、红细胞增多症、高钙血症及性功能紊乱等，由肿瘤的内分泌活动所致。

（四）MRI表现（图15-1，图15-2）

（1）肾实质内肿物，圆形或椭圆形。肿物较大时突出肾表面，压迫肾盂输尿管时出现肾积水表现。

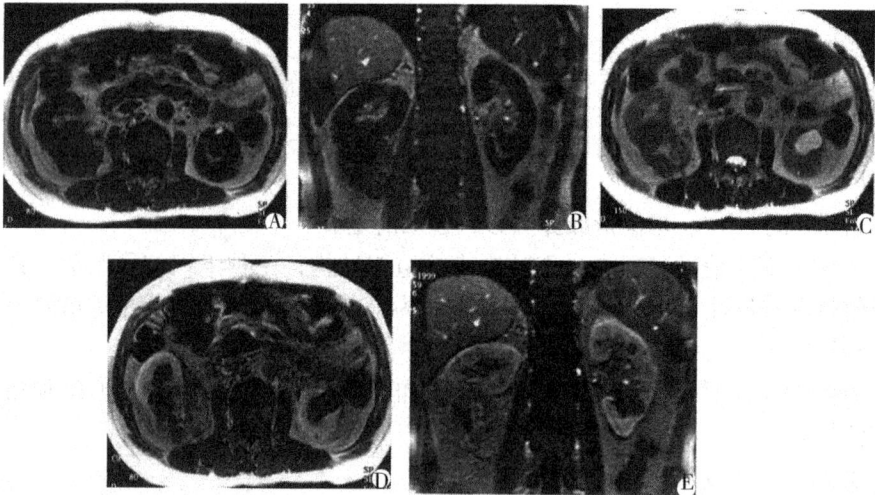

图15-1 右肾癌，男性，70岁。T_2WI（C）显示右肾下极不均匀混杂信号区，与肾实质分界不清；T_1WI（A、B）肿瘤呈不均匀低信号。增强扫描（D、E）肿瘤不均匀强化。左肾病变为囊肿

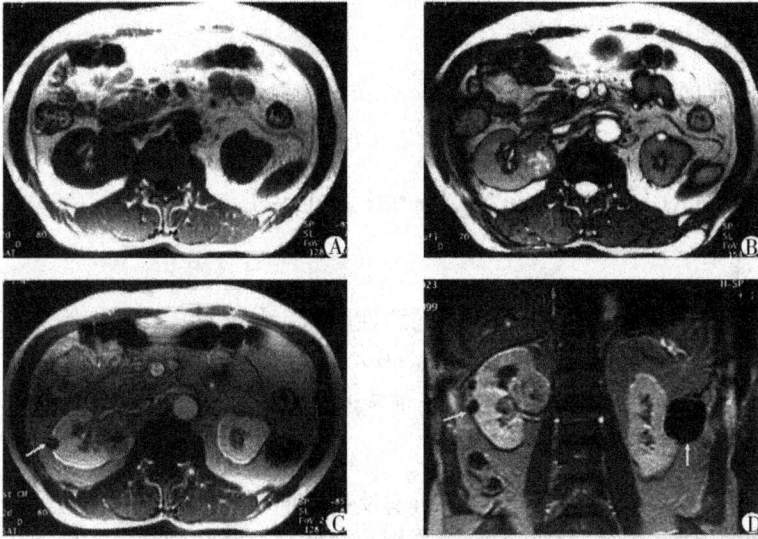

图 15 - 2　右肾癌，男性，76 岁。T_2WI（B）显示右肾体内后部圆形高信号区，内部散在点状更高信号；T_1WI（A）肿瘤呈低信号，中间信号更低。增强扫描（C、D）肿瘤不均匀轻度强化，中间无强化。近包膜病变（↑）为肾囊肿

（2）T_1WI 呈低信号，T_2WI 呈高信号，且混杂不均，皮髓质信号差异消失。肿物发生坏死、囊变及出血，呈相应的特征性信号改变。

（3）肿物周围低信号环，为肿瘤的假包膜，具有一定的特异性。假包膜在 T_2WI 较 T_1WI 清楚。其病理基础是受压迫的肾实质、血管和纤维组织。

（4）增强扫描，肾癌有不同程度的增强，但强度低于正常肾实质。囊变坏死部分无强化。

（5）可以转移至同侧肾脏内，也可突破肾包膜进入肾周脂肪，进而侵犯肾筋膜及邻近器官。淋巴结转移时可见肾门、主动脉及下腔静脉旁淋巴结增大，信号不均，甚至相互融合。肾静脉和下腔静脉瘤栓形成时，可见血管腔内异常信号缺损。

肾癌的 MRI 分期如下。

Ⅰ期：肿瘤局限于肾包膜内。

Ⅱ期：肿瘤突破肾包膜，但仍局限于肾筋膜囊内。

Ⅲ期：肿瘤侵犯同侧肾静脉、淋巴结及下腔静脉。

Ⅳ期：远处转移或累及除同侧肾上腺外的其他器官。

MRI 在判断肿瘤是否突破肾包膜仍有困难，不易区分Ⅰ期或Ⅱ期。

（五）诊断要点

（1）血尿、腹部肿块和腰部疼痛临床"三联征"。

（2）肾实质内异常信号区；肿块周围假包膜征；增强扫描呈不规则不同程度强化；肾盂肾盏变形。

（六）鉴别诊断

（1）肾囊肿出血。

（2）肾盂癌。

（3）肾淋巴瘤。

（4）肾血管肌肉脂肪瘤。

（5）肾转移瘤。

三、肾盂癌（Carcinoma of Renal Pelvis）

（一）概述

肾盂癌是起源于肾盂或肾盏黏膜上皮的恶性肿瘤，分三种：移行细胞癌、鳞状细胞癌和腺癌。移行细胞癌占90%，男性多于女性，60～80岁高发。预后与细胞分化、浸润、症状长短有关。鳞状细胞癌占8%，可与肾移行细胞癌同时发生。腺癌极少见。

（二）病理

移行细胞癌：肾盂表面粗糙、突起，可有溃疡，向实质浸润。也可呈乳头状突起，有蒂与肾盂相连，表面多有溃疡。常发生输尿管和膀胱转移。鳞状细胞癌和腺癌以向黏膜下和肾实质浸润为主。三者均可引起肾盂、肾盏的扩张、变形和移位。

（三）临床表现

早期即可出现全程血尿，不伴有其他症状。随着肿瘤的生长，相继出现肾区疼痛和肾区包块。

（四）MRI表现

（1）肾盂内实质性肿物，肾盂、肾盏受压呈离心性移位。

（2）肿物边缘光滑，信号强度均匀，T_1、T_2加权像可与皮质信号相等或短 T_2 信号。

（3）肿瘤可向肾实质内浸润，肾皮髓质分界消失。

（4）输尿管阻塞时，肾盂扩张。

（5）晚期肾门、腔静脉周围可有肿大淋巴结。

（五）诊断要点

（1）临床多以血尿为首发症状。

（2）肿物位于肾盂内，肾盂离心性扩张移位。

（六）鉴别诊断

与突向肾盂的肾癌鉴别。

四、肾母细胞瘤（Nephroblastoma）

（一）概述

肾母细胞瘤又称肾胚胎瘤、Wilm's瘤，起源于肾脏内残存的未成熟的胚胎组织，占小儿恶性肿瘤的20%。多见于5岁以下儿童，成人极罕见。男女发病率无明显差异。

（二）病理

肾母细胞瘤可发生于肾脏的任何部位，大部分为单侧性。外观呈巨块形，一般有完整包膜，边界清楚，内部常有囊性变。镜下主要是胚胎性肉瘤细胞和上皮细胞以及它们的过渡形态。分化好的可见肌肉、骨骼和脂肪成分。肿瘤生长迅速，压迫肾组织，引起肾盂肾盏的变形移位。常穿破肾包膜进入肾周组织，或侵犯肾静脉和下腔静脉，易血行转移至肺、肝脏，骨和脑转移少见。

（三）临床表现

常为无症状的上腹部包块，向胁部突出，表面光滑，较固定。肿块较大时牵拉肾包膜引起腹痛和腰痛。肿块压迫肾动脉致肾缺血引起高血压，侵犯肾盂肾盏可出现血尿。

（四）MRI 表现（图 15-3）

（1）肾实质内巨大肿块，边缘清晰，呈分叶状。

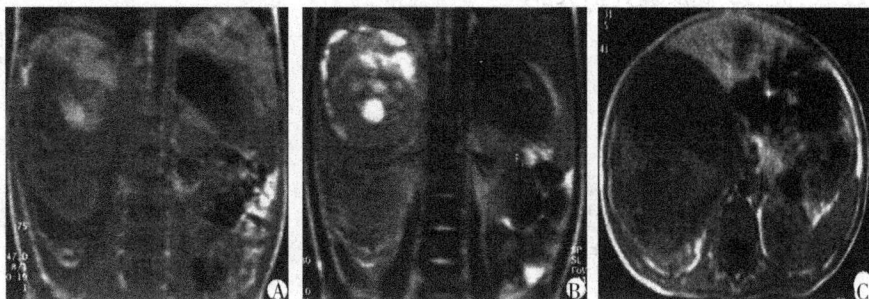

图 15-3　右肾母细胞瘤，女性，3 岁。T_2WI（B）显示右肾上极有一直径 5.0cm 高信号区，内部散在不规则的更高信号区，与肾实质分界呈线样低信号；T_1WI（A、C）肿瘤呈不均匀低信号，伴不规则高信号区

（2）肿瘤在 T_1WI 上呈中等信号，T_2WI 呈高信号。肿瘤内部坏死囊变呈液性信号，出血时呈高信号。

（3）5%~10% 患者双侧肾脏发病。

（4）可有肾门、主动脉旁淋巴结转移，表现为淋巴结肿大融合及信号改变。

（5）增强扫描，肿块明显强化，但强化程度低于正常肾实质。

（五）诊断要点

（1）儿童发病，以腹部肿块为特征。

（2）MRI 显示肾实质巨大肿物，边缘清楚，呈分叶状。

（六）鉴别诊断

（1）巨大肾癌。

（2）肾上腺神经母细胞瘤。

（3）多灶性良性肾肿瘤和囊性肾母细胞瘤鉴别。

五、肾转移瘤（Metastases of Kidney）

（一）概述

肾转移瘤并不少见，但临床症状不多，常被原发瘤所掩盖。转移瘤的来源依次是：肺、结肠、黑色素瘤、颅内肿瘤、乳房、子宫和睾丸肿瘤，极少数原发灶不明确。

（二）病理

转移瘤位于肾实质内，多数病例为多个肿块，可以双侧发病。肿物往往较小，不改变肾的轮廓，但常伴有坏死。

（三）临床表现

肾转移瘤症状轻，常被原发肿瘤症状掩盖。常在体检 B 超、CT 时发现。

（四）MRI 表现

（1）单侧或双侧肾实质内孤立或多个异常信号区，边缘常不清楚。肾脏多增大，但轮廓多无改变。正常的皮髓质差异消失。

（2）转移瘤信号依组织来源不同呈各种各样表现，一般在 T_1WI 上呈等或低信号，在 T_2WI 上呈高信号。

（3）某些转移瘤，如淋巴瘤，见腹膜后淋巴结肿大融合。

（五）诊断要点

（1）原发恶性肿瘤的临床病史。
（2）肾实质内的多发异常信号区，皮髓质差异消失。

（六）鉴别诊断

（1）单发转移瘤和肾细胞癌鉴别。
（2）多发转移瘤与多囊肾鉴别。

六、膀胱癌（Carcinoma of the Bladder）

（一）概述

膀胱癌人群发病率 3.6/10 万，男女之比为 3.7 ∶ 1，40 岁以上患者占大多数。约 90% 病例是移行上皮癌，其次是腺癌和鳞癌。

（二）病理

膀胱癌好发于膀胱三角区，其次是膀胱侧壁。大多数为单发，也可多发，多发者占膀胱癌 16% ~25%。早期病变呈单纯的乳头状，进而呈息肉状或菜花状，外生性生长，突入膀胱内。后期可向膀胱壁浸润性生长，使膀胱壁增厚或呈结节状。肿瘤表面可坏死形成溃疡。常见的转移淋巴结依次是：闭孔组淋巴结、髂外中组淋巴结、髂内及髂总淋巴结。

（三）临床表现

常见无痛性间歇性肉眼血尿。肿瘤位于膀胱底部颈部时，或肿瘤浸润膀胱壁深层时可出现尿频、尿急、尿痛等膀胱刺激症状。晚期出现排尿困难、尿潴留及膀胱区疼痛等。

（四）MRI 表现（图 15-4）

（1）肿瘤小于 1cm 时，仅表现为膀胱壁的局部增厚，信号改变不明显。
（2）较大肿瘤表现为突入腔内肿块，可有蒂或呈斑块状、分叶状。
（3）T_1WI 肿瘤信号强度介于尿液和脂肪之间；T_2WI 肿瘤信号与尿液信号相似或稍低。
（4）浸润程度的判断：膀胱壁受侵表现为 T_2WI 低信号环中断、破坏；膀胱周围受侵表现为膀胱壁与周围高信号脂肪界面模糊或高信号脂肪内出现灰色信号团块。前列腺及精囊的浸润表现为与肿瘤相邻部分出现与肿瘤相似的异常信号。

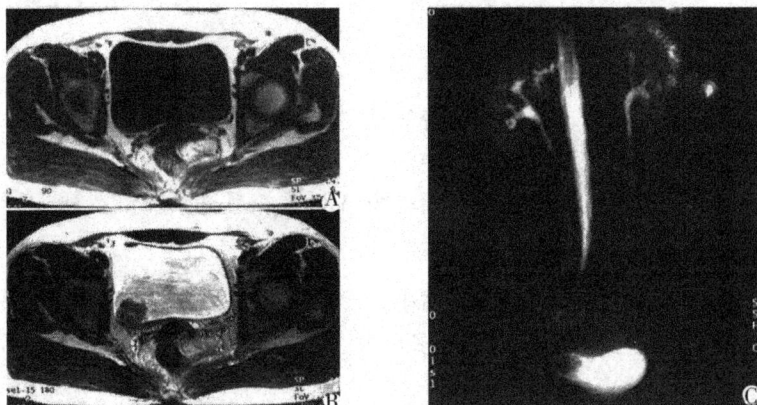

图 15 - 4　膀胱癌，女性，44 岁。T_2WI（B）显示膀胱右后壁不均匀高信号肿物，突入膀胱腔内，边缘分叶。T_1WI（A）肿物呈略低信号（与肌肉比）。MRU（C）显示膀胱右部充盈缺损

（五）诊断要点

（1）临床表现为间歇性、无痛性肉眼血尿，甚至有尿频、尿急、尿痛等膀胱刺激征。

（2）膀胱壁肿块向腔内突出，向膀胱壁外浸润。

（六）鉴别诊断

（1）膀胱充盈不佳致膀胱壁增厚。

（2）慢性膀胱炎。

（3）盆腔放疗致膀胱壁增厚。

（4）膀胱乳头状瘤。

（5）前列腺增生或前列腺癌。

（王云志）

第二节　泌尿系统感染性病变

一、肾结核（Renal Tuberculosis）

（一）概述

肾结核是一种结核杆菌感染的慢性肾脏疾病，占泌尿系统疾病的 14% ~ 16%，占所有肺外结核病的 20%。原发病灶大多是肺结核。

（二）病理

早期结核灶位于肾小球，绝大多数能自行修复。当抵抗力低下时病变向髓质发展，在皮髓质交界处形成结核结节，继而干酪坏死，溃破后与肾盂相通，形成空洞。典型结核结节中心为干酪坏死，周围为类上皮细胞及郎罕细胞，外围为淋巴细胞和纤维组织。肾盂肾盏黏膜受结核菌侵袭增厚，继而溃疡、坏死和广泛的纤维化，致肾盂肾盏变形狭窄，肾盂积水、积

脓。晚期病灶内钙质沉积形成钙化。肾结核可扩散至肾周围形成肾周围炎或肾周围寒性脓肿。亦可经尿液蔓延至输尿管和膀胱。

（三）临床表现

（1）消瘦、虚弱、发热、盗汗等全身症状。

（2）可以有血尿、脓尿，伴有腰部钝痛。

（3）膀胱刺激征：尿频、尿急、尿痛占80％以上，且逐渐加重。

（四）MRI 表现

（1）早期肾脏体积稍增大，晚期可缩小，形态不规则。

（2）T_1WI 皮髓质差异消失，实质内多个大小不等低信号空洞，壁形态不规则；T_2WI 呈高信号。

（3）肾窦变形移位，甚至消失。

（4）病变穿破肾包膜进入肾周时，肾周脂肪信号消失，肾筋膜增厚。

（5）增强扫描，病变周围增强，中间无变化，呈典型的"猫爪"样特征。

（五）诊断要点

（1）临床表现为逐渐加重的尿频、尿急、尿痛、血尿、脓尿及结核全身症状。

（2）肾实质内单或多个空洞，壁不规则，肾窦变形。增强后呈"猫爪"样特征。

（六）鉴别诊断

（1）肾囊肿：肾内单个或多个空洞易和肾囊肿混淆。肾囊肿多呈圆形，信号均匀，边缘清楚，增强扫描时无强化。

（2）肾癌：单个肾结核结节早期不易和肾癌鉴别。增强扫描和尿液检查可资鉴别。

（3）慢性肾盂肾炎。

二、肾和肾周脓肿（Renal and Perinephric Abscess）

（一）概述

肾脓肿为肾实质内局限性炎症液化坏死所致的脓液积聚。最主要原因是血行性感染，极少部分来源于尿路系统感染，如肾盂肾炎。肾周脓肿系肾包膜和肾筋膜之间脂肪、结缔组织发生化脓性感染形成脓肿。以右侧多见，大部分是由于肾脓肿穿破肾包膜所致。

（二）病理

早期为肾实质内的多个微小脓肿，伴有周围水肿。小脓肿相互融合形成大的肿块，坏死液化形成大的脓腔。慢性肾脓肿坏死区周围是富含血管的增厚的肉芽组织和纤维层。肾脓肿穿破肾包膜扩散到肾周围形成肾周脓肿。

（三）临床表现

急性起病，持续性高热、腰痛及肾区叩击痛。脓肿向上发展可致同侧胸腔积液，累及腰大肌时，同侧下肢不能伸展。慢性期患者临床症状多不明显。

（四）MRI 表现

（1）急性肾脓肿早期肾脏增大，皮髓质差异消失，T_1WI 上肾实质信号降低。

（2）脓肿形成时，T_1WI 上病灶中央低信号，T_2WI 上高信号；病灶周围在 T_1WI 和 T_2WI 上均呈低信号。脓肿内出现气体，在 T_1WI、T_2WI 上均为极低信号的小圆形影。

（3）肾周脓肿形成时，表现为肾周围异常信号，其信号特点与肾内脓肿相似。同侧肾筋膜可增厚，腰大肌轮廓模糊。

（4）增强扫描，病变中央无增强，而周围强化明显。

（五）诊断要点

（1）典型的临床表现：持续高热和腰疼。

（2）脓肿中央呈液化组织信号，周围呈肉芽组织和纤维组织信号。

（3）增强扫描时，脓肿中央无强化，周围强化明显。

（六）鉴别诊断

1. 肾癌　早期肾脓肿未完全液化和肾癌信号类似。

2. 肾囊肿感染　囊肿感染时囊壁增厚，与肾脓肿信号相似。

3. 肾结核　MRI 表现相近，临床表现可资鉴别。

（王云志）

第三节　泌尿系统结石

泌尿系统结石大多以肾结石为发源地。肾结石向下移动停留在不同部位形成不同的结石，如输尿管结石、膀胱结石和尿道结石。泌尿系统结石极少用 MRI 检查，大多是行其他疾病 MRI 检查时意外发现。

结石按其化学成分分为以下几类。

1. 草酸盐结石　占 90%，多数为草酸钙，硬度较大，密度极高。

2. 磷酸盐结石　体积较大，硬度小，密度低。

3. 尿酸和尿酸盐结石　体积小，硬度和密度较草酸盐结石低。

4. 其他结石　极少见。包括胱氨酸结石、黄嘌呤结石、氨苯蝶啶结石、软结石和含胆固醇结石等。

一、肾结石（Renal Calculi）

（一）概述

肾结石是指发生于肾盂肾盏内的结石。肾结石占泌尿系统结石的 86% 以上，多发生于青壮年男性，男女之比 4∶1～10∶1，两侧发病率相等，两侧同时发病者占 10%。结石大多位于肾盂和肾下盏内。

（二）病理

主要改变是结石对肾脏的直接损伤、尿路梗阻和继发感染。结石对肾盂肾盏的直接损伤导致黏膜溃疡，最后纤维瘢痕形成。肾结石引起的梗阻多是不完全性的，肾盂肾盏扩张较轻；若结石发生在肾盂、输尿管交界处，则肾盂肾盏积水较重，肾皮质受压萎缩。

（三）临床表现

肾结石的症状取决于结石的大小、形状、部位以及有无并发症等。主要有三大症状：腰部疼痛、血尿和排砂石史。疼痛为钝痛或绞痛，放射到阴部区域，发作时多伴有肉眼或镜下血尿。

（四）MRI 表现

（1）微小肾结石 MRI 不易显示。

（2）在 T_1WI 和 T_2WI 上，结石均呈低信号，T_2WI 上低信号更为明显，表现为高信号尿液中的暗区。结石成分不同，其信号也有差异。

（3）结石较大阻塞肾盏时，相应近端肾盏扩张，杯口消失。肾盂输尿管交界处结石可致肾盂积水，肾实质变薄。

（4）MRU 检查可立体显示肾盂肾盏扩张的部位、程度。

（五）诊断要点

（1）典型的血尿、腰部疼痛和排砂石史三大症状。

（2）在 T_1WI、T_2WI 上呈低信号以及相应近端肾盂肾盏的继发性扩张。

（六）鉴别诊断

和孤立的肾结核钙化块相鉴别。

二、输尿管结石（Ureteral Calculi）

（一）概述

输尿管结石绝大部分来源于肾结石，易停留在输尿管的三个生理性狭窄处。中年发病多，男女之比 5：1，两侧发病率无差异。

（二）病理

输尿管结石刺激管壁致局部管壁的溃疡、纤维组织增生，进而管壁增厚、管腔狭窄。结石部位以上输尿管、肾盂肾盏积水扩张，扩张程度与结石大小和发病时间有关。长期梗阻可致肾实质萎缩。

（三）临床表现

主要有突发性绞痛，向阴部和大腿内侧放射，伴有血尿。

（四）MRI 表现

（1）输尿管、肾盂积水、扩张，肾实质变薄等。

（2）常规 SE 序列扫描，扩张的输尿管下部出现低信号块，T_2WI 图像上更明显。

（3）MRU 图像扩张的输尿管高信号突然中断，下方见低信号的结石影。

（五）诊断要点

（1）典型的症状：突发绞痛和血尿。

（2）肾盂、输尿管扩张，其下部低信号结石。

（六）鉴别诊断

（1）输尿管先天狭窄。

（2）后天输尿管瘢痕。

（3）输尿管肿瘤。

三、膀胱结石（Vesical Calculi）

（一）概述

膀胱结石主要发生于老年男性和幼年，女性极少见。可来源于肾、输尿管结石的排泄或由膀胱异物引起。

（二）病理

膀胱结石单个多见，大小不一，小如砂石，大者可占据整个膀胱，形态多为圆形、卵圆形。结石刺激膀胱壁引起膀胱壁充血水肿或出血，甚至形成溃疡。长期的结石梗阻影响尿液的排出，刺激膀胱肌肉纤维组织肥大，引起膀胱壁增厚。长期刺激可诱发膀胱癌。

（三）临床表现

典型症状为疼痛、血尿和排尿困难。疼痛为耻骨联合上或会阴部的钝痛或锐痛，平卧可缓解。排尿困难时轻时重，有时排尿中途尿流突然中断，须改变体位才能继续排尿。黏膜溃疡出血表现为终末血尿。常伴有尿急、尿频症状。

（四）MRI 表现

（1）膀胱内圆形或类圆形异常信号区，T_1WI 和 T_2WI 均为低信号，在 T_2WI 上表现为和高信号尿液形成强烈对比的充盈缺损，边缘锐利清晰。

（2）MRU 三维图像显示结石的全貌，及其引起的上尿路的积水扩张。

（3）膀胱壁可有增厚。

（五）诊断要点

（1）膀胱结石一般不做 MRI 检查，依靠超声、CT 即可确诊。

（2）典型的临床表现：疼痛、血尿和排尿困难。

（3）结石在 T_1WI 和 T_2WI 均为圆形、卵圆形低信号。

（六）鉴别诊断

（1）膀胱内肿瘤合并钙化。

（2）输尿管下端结石。

（3）膀胱壁的钙化。

（王云志）

第四节　肾囊肿性病变

肾囊肿性疾病是指肾实质出现单个或多个囊肿的一大组疾病。以单纯性肾囊肿最常见，其次是多囊肾。肾囊肿的形成可以是遗传性、先天性发育异常或后天获得性，其发生机制仍不十分清楚。

一、单纯肾囊肿（Simple Renal Cyst）

（一）概述

单纯性肾囊肿过去又称孤立性肾囊肿，是骨囊肿性疾病中最常见的一种。绝大部分见于

新编医学影像学

成人，50 岁以上人群中 50% 发现这种囊肿，且随年龄增大比例递增，所以认为本病是后天获得性疾病。男女发病无差异。发病机制过去认为是肾缺血所致，近年认为是肾小管憩室演变而来。

（二）病理

多是单侧性病变，亦可双侧发病。囊肿数目一个至数个，大小不等，呈圆形单房。位于皮质的囊肿常突出肾表面。囊肿壁薄而透明，由一薄层纤维覆以一层扁平上皮组织组成。囊腔与肾盂肾盏不通，腔内含淡黄色液体。感染时囊壁增厚而不透明，继而可纤维化、钙化。囊肿较大时，可压迫肾盂肾盏，使之变形。

（三）临床表现

大部分患者无症状和体征，在腹部影像学检查中偶尔发现。囊肿较大时在腹部可触及包块。囊肿壁破裂时可出现腰痛、血尿。大囊肿压迫邻近血管引起肾组织缺血可致高血压。

（四）MRI 表现（图 15 - 5）

（1）病变单个或多个，呈圆形，边缘光滑锐利，较大囊肿可突出肾外。

（2）囊肿内信号均匀，T_1WI 呈低信号，T_2WI 呈高信号，类似于水。

（3）囊肿感染时，T_2WI 囊肿边缘呈低信号环，为增厚的囊肿壁。T_1WI 囊肿信号常增高。

（4）囊肿内出血时，其信号因出血时间长短而不同，符合出血的信号变化规律。

（5）囊肿钙化后信号不均匀，其壁和囊肿内在 T_1WI、T_2WI 可呈不等的低信号。

（6）增强扫描，囊肿内信号无改变。

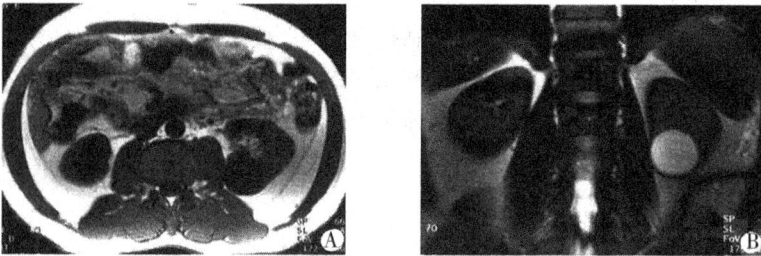

图 15 - 5　左肾囊肿，男性，56 岁。T_2WI（B）显示左肾下极圆形均匀高信号区，边缘锐利；T_1WI（A）囊肿呈均匀低信号

（五）诊断要点

主要依靠典型 MRI 表现：囊肿呈圆形，边缘锐利光滑，囊内信号均匀，呈长 T_1 长 T_2 信号。临床症状对诊断帮助不大。

（六）鉴别诊断

（1）多发囊肿与多囊肾鉴别。

（2）与合并肾囊肿的遗传性疾病，如结节硬化等鉴别。

（3）恶性肾囊肿。

（4）囊性肾癌。

302

二、多囊肾 （Polycystic Kidney）

（一）概述

多囊肾为遗传性疾病，按遗传特性分为二型：常染色体显性遗传性多囊肾和常染色体隐性遗传性多囊肾。前者最常见，大多成年发病，但婴幼儿也可出现症状，发病率 1% ～ 2%，是后者的 10 倍。男女发病率相等。后者发生在新生儿至婴儿，病情重，发展快，最后以尿毒症死亡。本文主要论述前者。

（二）病理

囊肿自幼即有，并随年龄增大而不断增大。病理表现为双侧肾脏不对称性肿大，皮髓质内散在大量的大小不等球形、圆柱形及梭形囊肿，直径数毫米至数厘米。肾盂肾盏严重变形扩张。囊与囊之间为多少不等的肾组织。镜下见肾小体钙化，肾小管萎缩及间质纤维化。1/3 患者伴有肝囊肿，亦可伴有脾囊肿、胰腺囊肿和脑动脉瘤，甚至恶性肿瘤。

（三）临床表现

新生儿及婴儿发病者，有呼吸困难、血尿、高血压和肾功能衰竭，多数短期内死亡。成人发病者，常见腰部、腹部疼痛，腹部包块，早期就出现镜下血尿，囊肿破裂时出现肉眼血尿。半数以上患者有中度高血压，晚期出现尿毒症。

（四）MRI 表现 （图 15 - 6）

（1）双侧肾脏内大量大小不等的囊性病变，肾实质呈蜂窝状改变，肾外形呈分叶状。

（2）T_1WI 病变呈均匀或混杂低信号，出血时呈高信号，T_2WI 呈均匀或混杂高信号。

（3）肾盂肾盏受牵拉、挤压而变形。

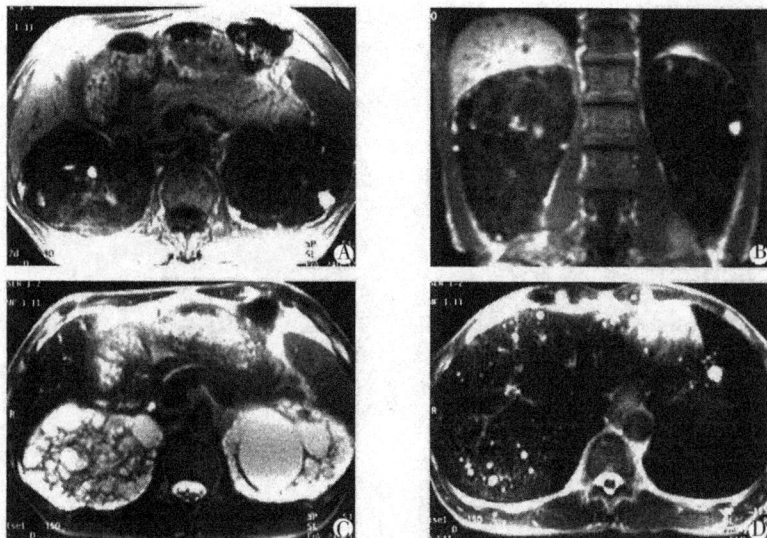

图 15 - 6　多囊肾并出血，男性，56 岁。双肾体积增大，T_2WI（C）见双肾内大量大小不等的圆形均匀高信号，边缘清楚；T_1WI（A、B）则呈均匀低信号，间杂少量高信号影；T_2WI（D）示肝内多个小圆形高信号（多囊肝）

（4）增强扫描囊肿壁更清楚，囊内无强化。

（五）诊断要点

（1）婴幼儿发病有典型表现：血尿、高血压和肾功能衰竭。成人发病表现有腹部包块、血尿及高血压。

（2）MRI 示双肾大量大小不等的囊性信号，肾脏呈蜂窝状。

（六）鉴别诊断

（1）多发性单纯肾囊肿。

（2）其他遗传性疾病合并多个肾囊肿。

（3）常染色体隐性遗传性多囊肾。

（4）获得性肾囊肿病，如长期透析者出现的多发肾囊肿等。

（王云志）

新编医学影像学

（下）

师毅冰等◎主编

吉林科学技术出版社

第十六章 神经系统疾病的 MRI 检查

第一节 脑血管病

一、高血压性脑出血

(一) 临床表现与病理特征

高血压性脑动脉硬化为脑出血常见的原因。患者多有明确病史,突然发病,出血量一般较多。出血多位于幕上,常见于基底核区,也可发生在其他部位。依发病后时间顺序,脑内出血分为超急性期 (<6 小时)、急性期 (6~72 小时)、亚急性早期 (4~6 天)、亚急性晚期 (1~2 周) 及慢性期 (>2 周)。脑室内出血常与基底神经核 (尤其尾状核) 血肿破入脑室有关,影像学检查显示脑室内高密度或出血信号,并可见液平面。小脑及脑干出血少见。脑干出血以脑桥多见,由动脉破裂所致。局部出血多、压力较大时,可破入第四脑室。

(二) MRI 表现

高血压性动脉硬化所致脑内血肿的影像表现与血肿形成的时间密切相关。对早期脑出血,CT 显示优于 MRI。急性期脑出血,CT 表现为高密度,尽管颅底的骨伪影可能使少量幕下出血难以诊断,但 CT 可清楚显示大多数脑出血。一般在出血后 6~8 周,由于出血溶解,CT 表现为脑脊液密度。血肿的 MR 信号多变,并受多种因素影响,除血红蛋白状态外,其他因素包括磁场强度、脉冲序列、红细胞状态、血凝块形成时间、氧合作用等。

MRI 优点是可以观察血肿的溶解过程。了解血肿的生理学改变,是理解出血信号在 MRI 变化的基础。急性血肿因含氧合血红蛋白及脱氧血红蛋白,在 T_1WI 呈等至轻度低信号,在 T_2WI 呈灰至黑色 (低信号);亚急性期血肿因形成正铁血红蛋白,在 T_1WI 及 T_2WI 均呈高信号 (图 16-1)。伴随着正铁血红蛋白被巨噬细胞吞噬并转化为含铁血黄素,慢性期血肿在 T_2WI 可见血肿周围的低信号环。以上 MR 信号表现在高场 MRI 尤为明显。

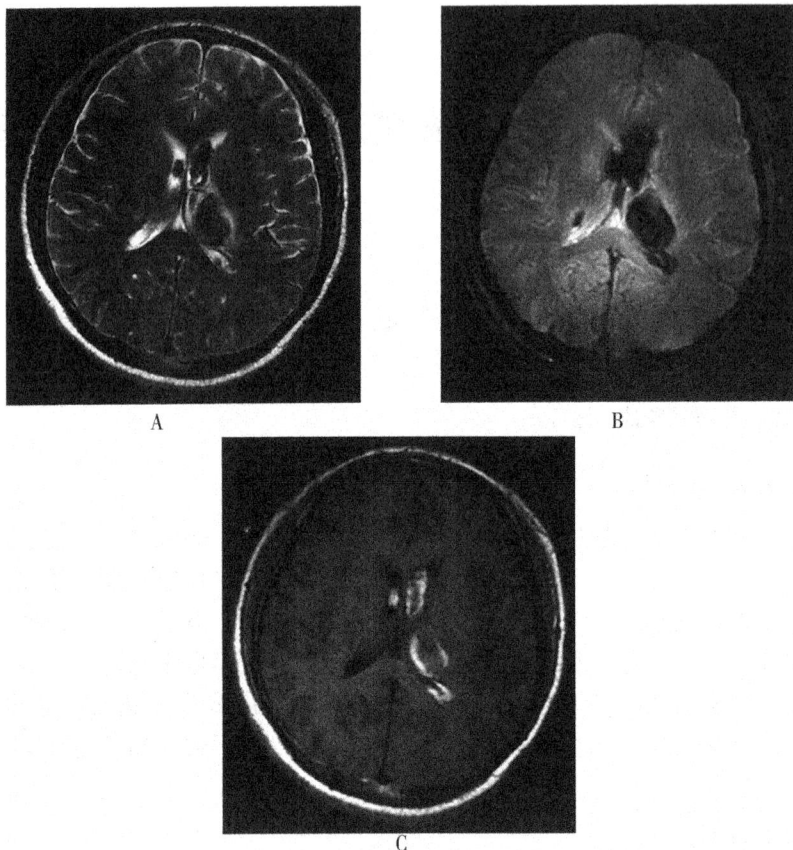

图 16 - 1　脑出血

A. 轴面 FSE T_2WI；B. 轴面 GRE T_2WI；C. 轴面 FSE T_1WI；MRI 显示左侧

丘脑血肿，血肿破入双侧侧脑室体部和左侧侧脑室枕角

二、超急性期脑梗死与急性脑梗死

（一）临床表现与病理特征

脑梗死是临床常见疾病，具有发病率高、死亡率高、致残率高等特点，严重威胁人类健康。伴随着人们对脑梗死病理生理学认识的提高，特别是提出"半暗带"概念和开展超微导管溶栓治疗后，临床需要在发病的超急性期内及时明确诊断，并评价缺血脑组织的血流灌注状态，以便选择最佳治疗方案。

依发病后时间顺序，脑梗死分为超急性期（<6 小时）、急性期（6～72 小时）、亚急性期（4～10 天）及慢性期（>10 天）。梗死发生 4 小时后，由于病变区持续性缺血缺氧，细胞膜离子泵衰竭，发生脑细胞毒性水肿。6 小时后，血 - 脑屏障破坏，脑细胞发生坏死，出现血管源性脑水肿。1～2 周后，脑水肿逐渐减轻，坏死的脑组织液化，梗死区内出现吞噬细胞，坏死组织被清除。同时，病变区胶质细胞增生，肉芽组织形成。8～10 周后，较大的病灶形成囊性软化灶，较小的病灶完全吸收。少数缺血性脑梗死在发病 24～48 小时后，可因血液再灌注（损伤）而在梗死区内发生出血，转变为出血性脑梗死。

（二）MRI 表现

MRI 检查是诊断缺血性脑梗死的有效方法，但 MRI 表现与梗死发病后的时间有关。常规 MRI 由于分辨力较低，往往需要在发病 6 小时后才能显示病灶，而且不能明确病变的范围及缺血半暗带大小，也无法区别短暂性脑缺血发作（TIA）与急性脑梗死，因此诊断价值有限。新的 MRI 技术，如功能性磁共振成像检查，可提供丰富的诊断信息，使缺血性脑梗死的 MRI 诊断有了突破性进展。

在脑梗死超急性期，T_2WI 上脑血管可出现异常信号，表现为正常的血管流空消失。增强 T_1WI 可见动脉强化，这种血管内强化是脑梗死最早的征象。它与脑血流速度减慢有关，在发病后 3~6 小时即可显示。血管内强化在皮质梗死（相对深部白质梗死）更多见，一般出现在脑梗死区及其附近，有时也见于大面积的脑干梗死，但在基底核、丘脑、内囊及大脑脚的腔隙性梗死时很少见。

由于脑脊液（CSF）流动伪影及相邻脑皮质部分容积效应的干扰，常规 T_2WI 不易显示大脑皮质表面、灰白质交界处、岛叶及脑室旁深部白质的脑梗死病灶，且不易对病变分期。FLAIR 序列可抑制 CSF 信号，使背景信号减低，同时增加病变 T_2 权重成分，显著增加病灶与正常组织的对比，使病灶充分暴露。FLAIR 序列的另一特点是可鉴别陈旧与新发梗死灶。两者在 T_2WI 均为高信号。但在 FLAIR 序列，陈旧梗死或软化灶因组织液化，内含自由水，T_1 值与 CSF 相似，故通常呈低信号，或低信号伴有周围环状高信号；新发病灶含结合水，T_1 值较 CSF 短，多呈高信号。但 FLAIR 序列仍不能对脑梗死作出精确分期，对超急性期梗死的检出率也不高。应用 DWI 技术有望解决这一问题。

DWI 对缺血脑组织的改变很敏感，尤其是超急性期脑缺血。脑组织急性缺血后，由于缺血缺氧引起细胞膜 $Na^+ - K^+ - ATP$ 酶泵功能降低，细胞内出现钠水滞留，即细胞毒性水肿。此时水分子弥散运动减慢，表现为 ADC 值下降，而后随着细胞溶解，出现血管源性水肿，最后病灶软化。相应地 ADC 值在急性期降低，在亚急性期多数降低，而后逐渐回升。DWI 图与 ADC 图的信号表现相反，在 DWI 弥散快的组织呈低信号（ADC 值高），弥散慢的组织呈高信号（ADC 值低）。人脑梗死发病后 2 小时即可在 DWI 发现直径 4mm 的小病灶；发病后 6~24 小时，T_2WI 可发现病灶，但与 DWI 比较，病变范围较小，信号强度较低。发病后 24~72 小时，DWI 与 T_1WI、T_2WI、FLAIR 显示的病变范围基本一致。72 小时后随诊观察，T_2WI 仍呈高信号，而病灶在 DWI 信号下降，且在不同病理进程中信号表现不同。随时间延长，DWI 信号继续下降，直至表现为低信号，此时 ADC 值升高。因此，DWI 不仅能对急性脑梗死定性分析，还可通过计算 ADC 与 rADC 值做定量分析，鉴别新发与陈旧脑梗死，评价疗效及预后。

DWI、FLAIR、T_1WI、T_2WI 敏感性比较：对于急性脑梗死，FLAIR 序列敏感性高，常早于 T_1WI、T_2WI 显示病变，此时 FLAIR 可取代常规 T_2WI；DWI 显示病变更敏感，病变与正常组织对比更高，所显示的异常信号范围均不同程度大于常规 T_2WI 和 FLAIR 序列。DWI 敏感性虽高，但空间分辨力较低，在颅底部（如颞极、额中底部、小脑）磁敏感性伪影明显，而 FLAIR 显示这些部位的病变较好。DWI 与 FLAIR 在评价急性脑梗死病变中具有重要的临床价值，两者结合应用可鉴别新、旧梗死病灶，指导临床溶栓及灌注治疗。

PWI 显示脑梗死病灶比其他 MRI 更早，且可定量分析 CBF。在大多数急性脑梗死病例，PWI 与 DWI 表现存在一定差异。在超急性期，PWI 显示的脑组织血流灌注异常区域大于 DWI 的异常信号区，且 DWI 显示的异常信号区多位于病灶中心。缺血半暗带是指围绕异常弥散中心的周围正常弥散组织，它在超急性期灌注减少，随病程进展逐渐加重。如不及时治疗，于发病几小时后，DWI 所示的异常信号区域将逐渐扩大，与 PWI 所示的血流灌注异常区域趋于一致，最后，缺血组织完全进展为梗死组织。可见，在发病早期同时应用 PWI 和DWI 检查，有可能区分可恢复的缺血脑组织与真正的梗死脑组织（图 16－2，图 16－3）。

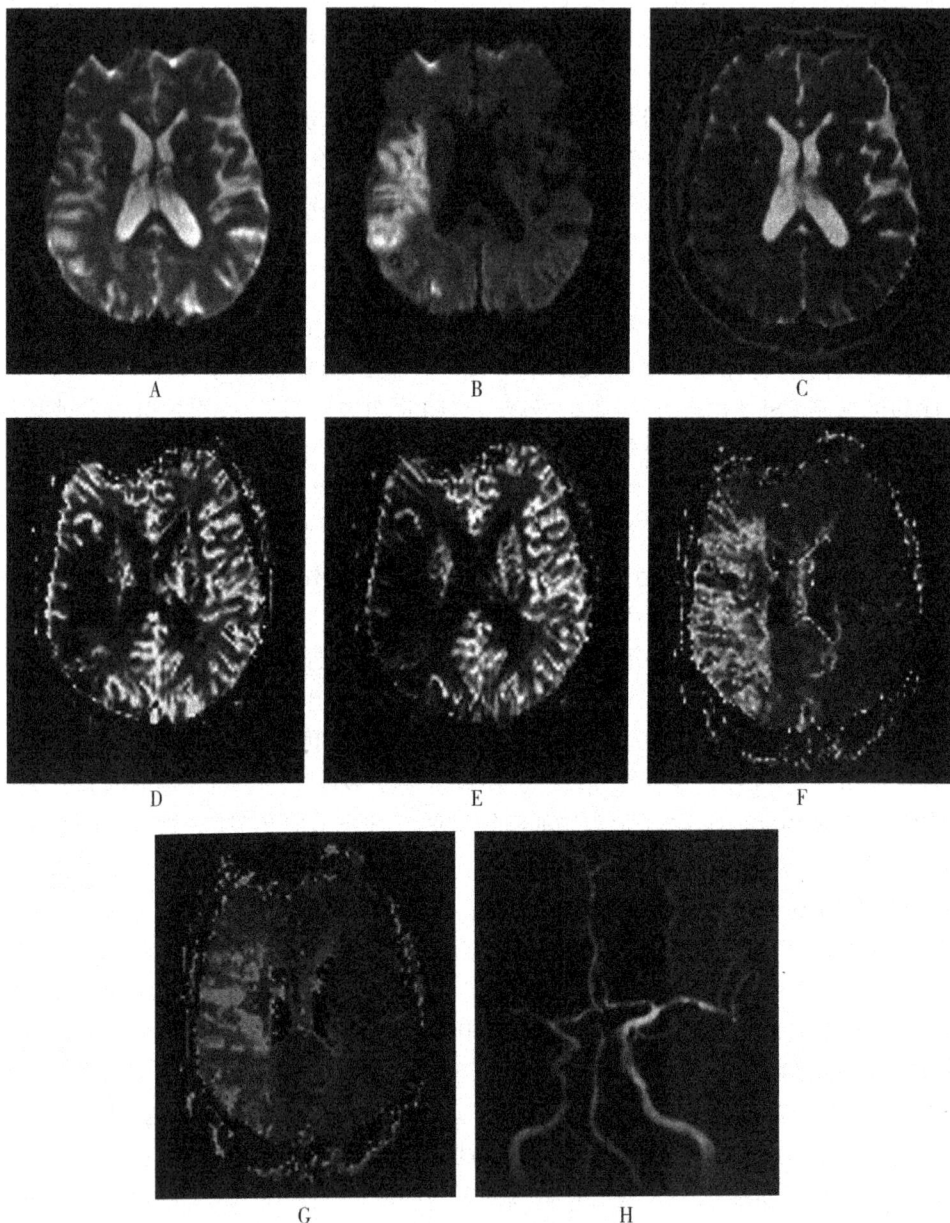

图 16－2　超急性期脑梗死

A. 轴面 DWI（b＝0），右侧颞叶大脑中动脉供血区似有稍高信号；B. 与 A 图同层面 DWI（b＝1 500）显示右侧大片异常高信号；C. ADC 图显示相应区域低信号；D. PWI 显示右侧颞叶局部 CBF 减低；E. PWI 显示右侧颞叶局部 CBV 减低；F. PWI 显示右侧颞叶局部 MTT 延长；G. 较高层面的 PWI 显示右侧颞叶局部 TTP 延长；H. 冠状面 MRA 显示右侧 MCA 主干闭塞

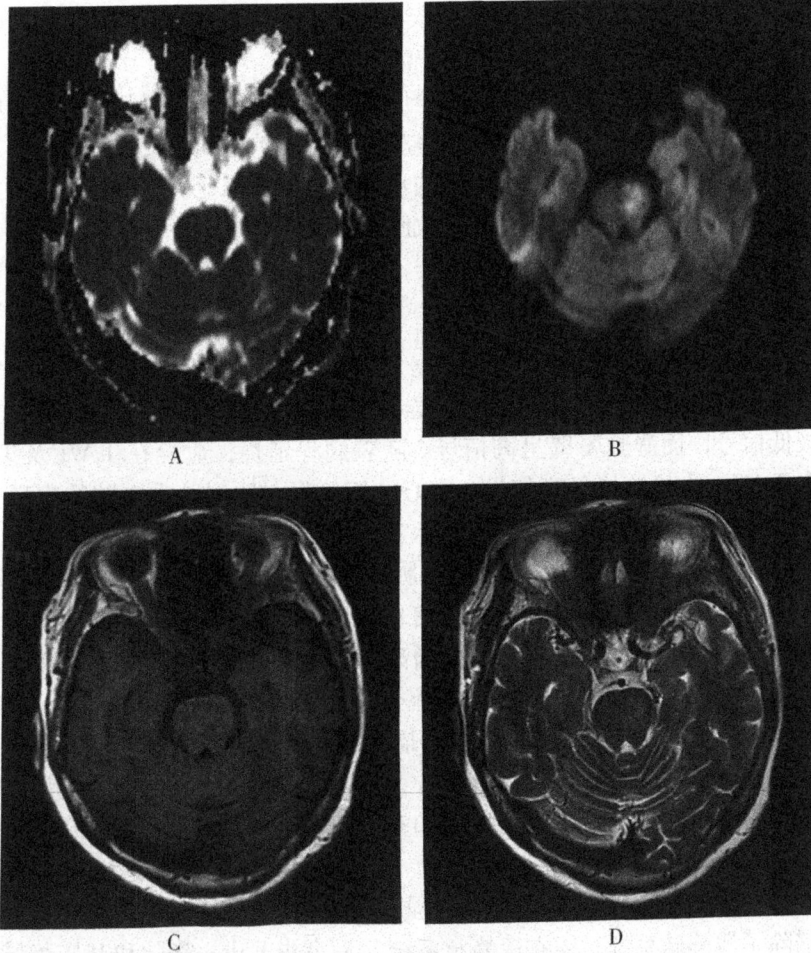

图 16 –3　急性脑桥梗死

A. 轴面 ADC 图，脑组织未见明显异常信号；B. 与 A 图同层面 DWI，左侧脑桥可见斑片状高信号；C. 轴面 FSE T_1WI，左侧脑桥似有稍低信号；D. 轴面 FSE T_2WI，左侧脑桥可见斑片状稍高信号

　　MRS 谱线能反映局部组织代谢物的构成、水平和变化，使脑梗死的研究达到细胞代谢水平。这有助于理解脑梗死的病理生理变化，判断预后和疗效。急性脑梗死 ^{31}P – MRS 主要表现为 PCr 和 ATP 下降，Pi 升高，同时 pH 降低。发病后数周 ^{31}P – MRS 的异常信号可反映梗死病变的代谢状况，提示不同的演变结局。脑梗死发生 24 小时内，^{1}H – MRS 显示病变区乳酸持续性升高，这与局部组织葡萄糖无氧酵解有关，有时因髓鞘破坏出现 NAA 降低、Cho 升高。

三、静脉窦血栓与闭塞

（一）临床表现与病理特征

　　脑静脉窦血栓是一种特殊类型的脑血管病，分为非感染性与感染性两大类。前者多由外伤、消耗性疾病、某些血液病、妊娠、严重脱水、口服避孕药等所致，后者多继发于头面部感染，如化脓性脑膜炎、脑脓肿、败血症等疾病。主要临床表现为颅内高压，如头痛、呕吐、视力下降、视盘水肿、偏侧肢体无力、偏瘫等。

本病发病机制和病理变化不同于动脉血栓形成，脑静脉回流障碍和脑脊液吸收障碍是主要改变。若静脉窦完全阻塞并累及大量侧支静脉，或血栓扩展到脑皮质静脉时，出现颅内压增高和脑静脉、脑脊液循环障碍，进而发生脑水肿、出血及坏死。疾病晚期，严重的静脉血流淤滞和颅内高压将继发动脉血流减慢，导致脑组织缺血、缺氧，甚至梗死。因此，临床表现多样性是病因及病期不同、血栓范围和部位不同，以及继发性脑内病变综合作用的结果。

（二）MRI 表现

脑静脉窦血栓最常发生于上矢状窦，根据形成时间长短，MRI 表现复杂多样（图 16 - 4），给诊断带来一定困难。急性期静脉窦血栓通常在 T_1WI 呈中等或明显高信号，T_2WI 显示静脉窦内极低信号，而静脉窦壁呈高信号。随着病程延长，血栓在 T_1WI 及 T_2WI 均呈高信号；有时在 T_1WI，血栓边缘呈高信号，中心呈等信号，这与脑内血肿的表现一致。T_2WI 显示静脉窦内流空信号消失，随病程发展静脉窦可能萎缩、闭塞。

需要注意，缩短 TR 时间可使正常人脑静脉窦在 T_1WI 信号增高，应与静脉窦血栓鉴别。由于流入增强效应，正常人脑静脉窦的流空信号在 T_1WI 可呈明亮信号，类似静脉窦血栓表现。另外，血流缓慢也可使静脉窦信号强度增高；颞静脉存在较大逆流，可使部分发育较小的横窦呈高信号；乙状窦和颈静脉球内的涡流也常在 SE T_1WI 和 T_2WI 形成高信号。因此，对于疑似病例，应通过延长 TR 时间、改变扫描层面以及 MRV 检查进一步鉴别。

MRV 因反映脑静脉窦的形态和血流状态，对诊断静脉窦血栓有一定优势。静脉窦血栓的直接征象为受累静脉窦闭塞、不规则狭窄和充盈缺损。由于静脉回流障碍，常见脑表面及深部静脉扩张、静脉血淤滞及侧支循环形成。但是，当存在静脉窦发育不良时，MRI 及 MRV 诊断本病存在困难。注射钆对比剂后增强 MRV 可得到更清晰的静脉图像，弥补这方面的不足。大脑除了浅静脉系统，还有深静脉系统。后者由 Galen 静脉和基底静脉组成。增强 MRV 显示深静脉比平扫 MRV 更清晰。若 Galen 静脉形成血栓，可见局部引流区域（如双侧丘脑、尾状核、壳核、苍白球）脑水肿，侧脑室扩大。一般认为 Monro 孔梗阻由水肿造成，而非静脉压升高所致。

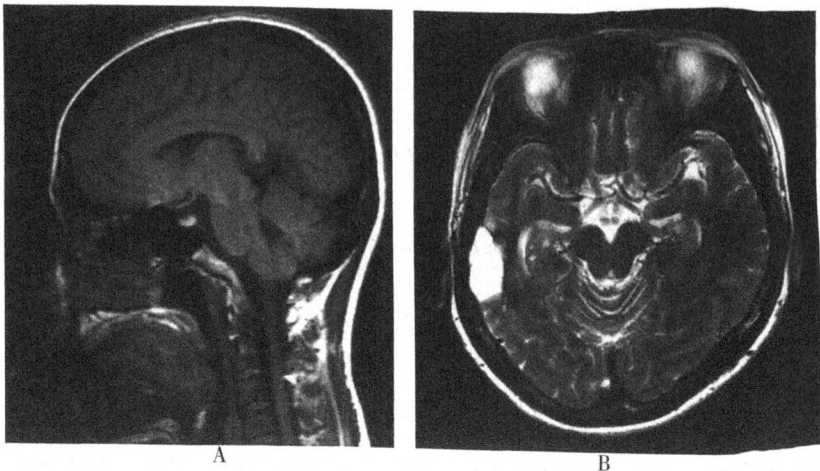

A   B

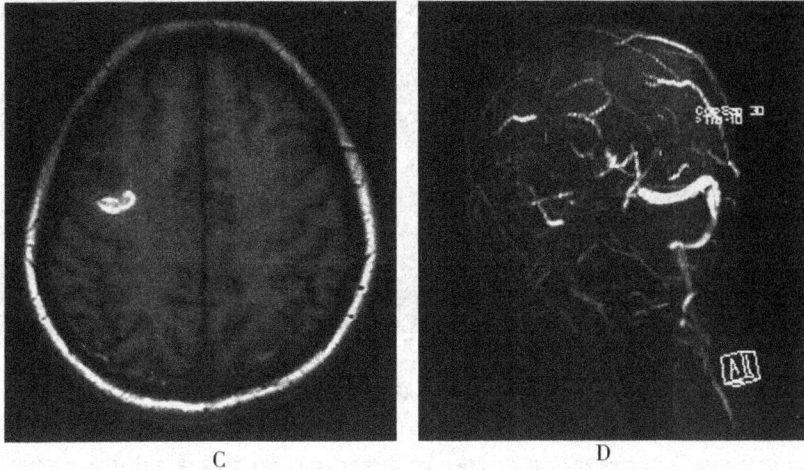

图 16 -4　静脉窦血栓与闭塞

A. 矢状面 FSE T_1WI 显示上矢状窦中部及后部异常信号；B. 轴面 FSE T_2WI 显示右颞部异常长 T_2 信号，病变周边脑组织内见小片低信号（含铁血红素沉积）；C. 轴面 FSE T_1WI 显示右额叶高信号出血灶；D. 冠状面 MRV 显示上矢状窦、右侧横窦及乙状窦闭塞

四、脑动脉瘤

（一）临床表现与病理特征

脑动脉瘤是脑动脉的局限性扩张，发病率较高。患者主要症状有出血、局灶性神经功能障碍、脑血管痉挛等。绝大多数囊性动脉瘤是先天性血管发育不良和后天获得性脑血管病变共同作用的结果，此外，创伤和感染也可引起动脉瘤。高血压、吸烟、饮酒、滥用可卡因、避孕药、某些遗传因素也被认为与动脉瘤形成有关。

动脉瘤破裂危险因素包括瘤体大小、部位、形状、多发、性别、年龄等。瘤体大小是最主要因素，基底动脉末端动脉瘤最易出血，高血压、吸烟及饮酒增加破裂危险性。32% ~ 52%的蛛网膜下腔出血为动脉瘤破裂引起。治疗时机不同，治疗方法、预后和康复差别很大。对于未破裂的动脉瘤，目前主张早期诊断、早期外科手术。

（二）MRI 表现

动脉瘤在 MRI 呈边界清楚的低信号，与动脉相连。血栓形成后，随血红蛋白代谢阶段不同，MR 信号强度可不同（图 16 -5），据此可判断血栓范围、瘤腔大小及是否合并出血。瘤腔多位于动脉瘤的中央，呈低信号；如出现血液滞留，可呈高信号。

动脉瘤破裂时常伴蛛网膜下腔出血。两侧大脑间裂的出血常与前交通动脉瘤破裂有关，外侧裂的出血常与大脑中动脉瘤破裂有关，第四脑室内血块常与小脑后下动脉瘤破裂有关，第三脑室或双侧侧脑室内血块常与前交通动脉瘤和大脑中动脉动脉瘤破裂有关。

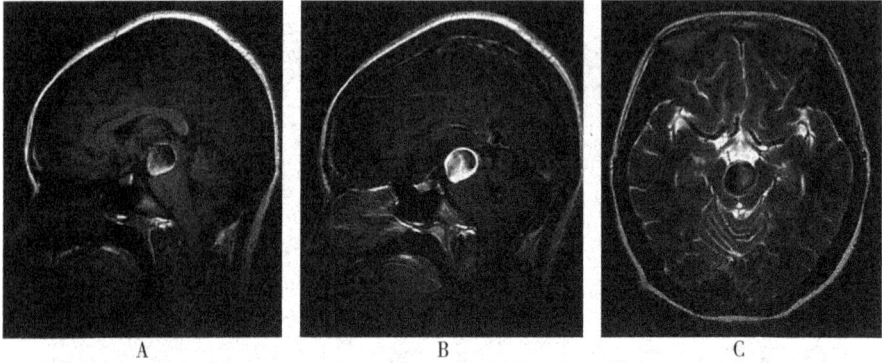

图16-5 基底动脉动脉瘤

A. 矢状面 FSE T_1WI 显示脚间池圆形混杂信号病变，内部可见流动伪影；B. 增强 T_1WI 可见动脉瘤的囊壁部分明显强化；C. 轴面 FSE T_2WI 显示动脉瘤内以低信号为主的混杂信号

五、脑血管畸形

(一) 临床表现与病理特征

脑血管畸形包括动静脉畸形、毛细血管扩张症、海绵状血管瘤（最常见的隐匿性血管畸形）、脑静脉畸形或静脉瘤等，往往与胚胎发育异常有关。其中，动静脉畸形最常见，为迂曲扩张的动脉直接与静脉相连，中间没有毛细血管。畸形血管团的大小不等，多发于大脑中动脉系统，幕上多于幕下。由于存在动静脉短路，动静脉畸形使邻近的脑组织呈低灌注状态，易形成缺血或梗死。畸形血管易破裂，引起自发性出血。临床表现有癫痫发作、血管性头痛、进行性神经功能障碍等。

(二) MRI 表现

MRI 显示动静脉畸形处流空现象，即环状、线状或团状低信号结构（图16-6），代表血管内高速血流。在静脉注射 Gd 对比剂后，高速血流的血管通常不强化，而低速血流的血管往往明显强化。GRE T_2WI 有助于评价局部的出血性改变。CT 显示形态不规则、边缘不清楚的等或高密度点状、弧线状血管影，提示血管钙化。

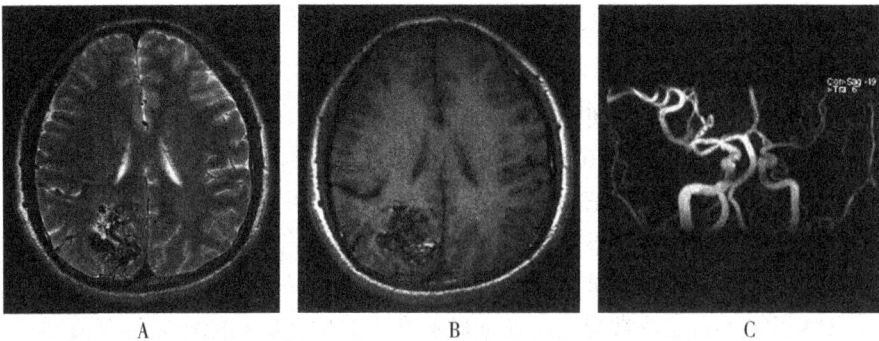

图16-6 脑动静脉畸形

A. 轴面 T_2WI 显示右顶叶混杂流空信号及增粗的引流静脉；B. 轴面 T_1WI 显示团块状混杂信号；C. MRA 显示异常血管团、供血动脉、引流静脉

脑海绵状血管瘤并不少见，MRI 诊断敏感性、特异性及对病灶结构的显示均优于 CT。典型病变在 T_1WI 及 T_2WI 呈高信号或混杂信号，部分病例可见桑葚状或网络状结构。在 T_2WI，病灶周边常见低信号的含铁血黄素。在 GRE T_2WI，因出血使磁敏感效应增加，低信号更明显，发现小海绵状血管瘤更容易。部分海绵状血管瘤具有生长趋势，随访 MRI 可了解其演变情况。

毛细血管扩张症也是脑出血的原因之一。MRI 显示微小的灶性出血病灶时，可提示诊断。由于病变含有相对缓慢的血流，注射对比剂后可见强化表现。CT 扫描及常规血管造影检查时，往往为阴性结果。

脑静脉畸形或静脉瘤引起脑出血少见，典型表现为注射 Gd 对比剂后，病变血管在增强 T_1WI 呈"水母头"样改变，经中央髓静脉引流（图 16-7）。较大的静脉分支在平扫 MRI 可呈流空信号，在质子密度像有时可见线形高信号或低信号。由于血流速度缓慢，PCMRA 检查时如选择恰当的流速参数，常可显示异常静脉。血管造影检查时，动脉期表现正常，静脉期可见扩张的髓静脉分支。本病合并海绵状血管瘤时，可有出血表现。

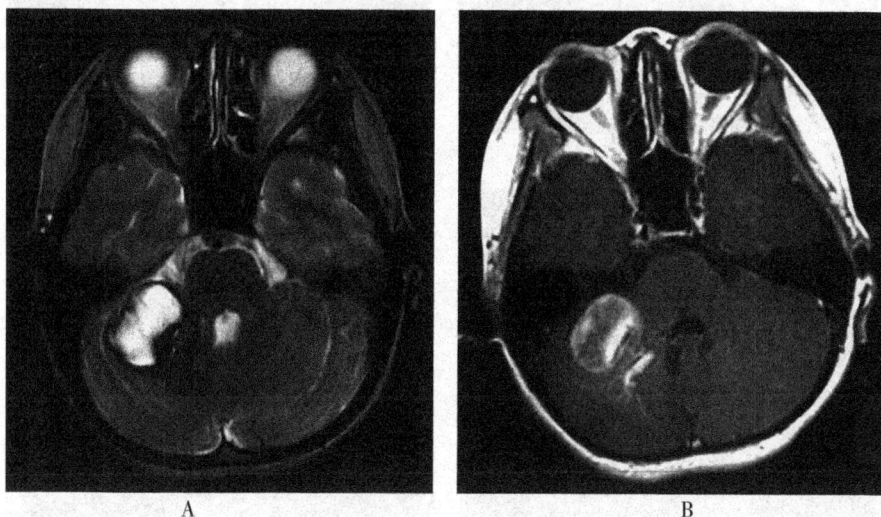

图 16-7　脑静脉畸形
A. 轴面 T_1WI 显示右侧小脑异常高信号，周边有含铁血黄素沉积（低信号环）；B. 轴面增强 T_1WI，可见团块状出血灶及"水母头"样静脉畸形

六、脑小血管病

（一）临床表现与病理特征

脑小血管病（cerebral small vessel disease，CSVD）是指血管内径小于 0.4mm 的脑内小血管病变所导致的疾病。这些小血管病变主要有管壁玻璃样变、脂质玻璃样变、纤维素性坏死和淀粉样物质沉积。小血管病变会导致局部的脑组织异常。脑部损害主要表现为多发的腔隙性梗死灶和白质变性（又称白质疏松）。因 CSVD 的病变部位多在皮质下，故又称皮质下缺血性血管病（subcortical ischemic vascular disease，SIVD）。发生脑组织损伤后，相当一部分 CSVD 患者并不出现相应的临床症状，有些出现认知功能障碍、老年情感障碍、步态异常、缺血性脑卒中和脑内微出血。目前已知高龄和高血压为 CSVD 的危险因素。

（二）MRI 表现

CSVD 相关的 MRI 表现包括多发腔隙性脑梗死、脑白质疏松、微出血和血管周围间隙扩大（图 16 - 8）。分述如下。

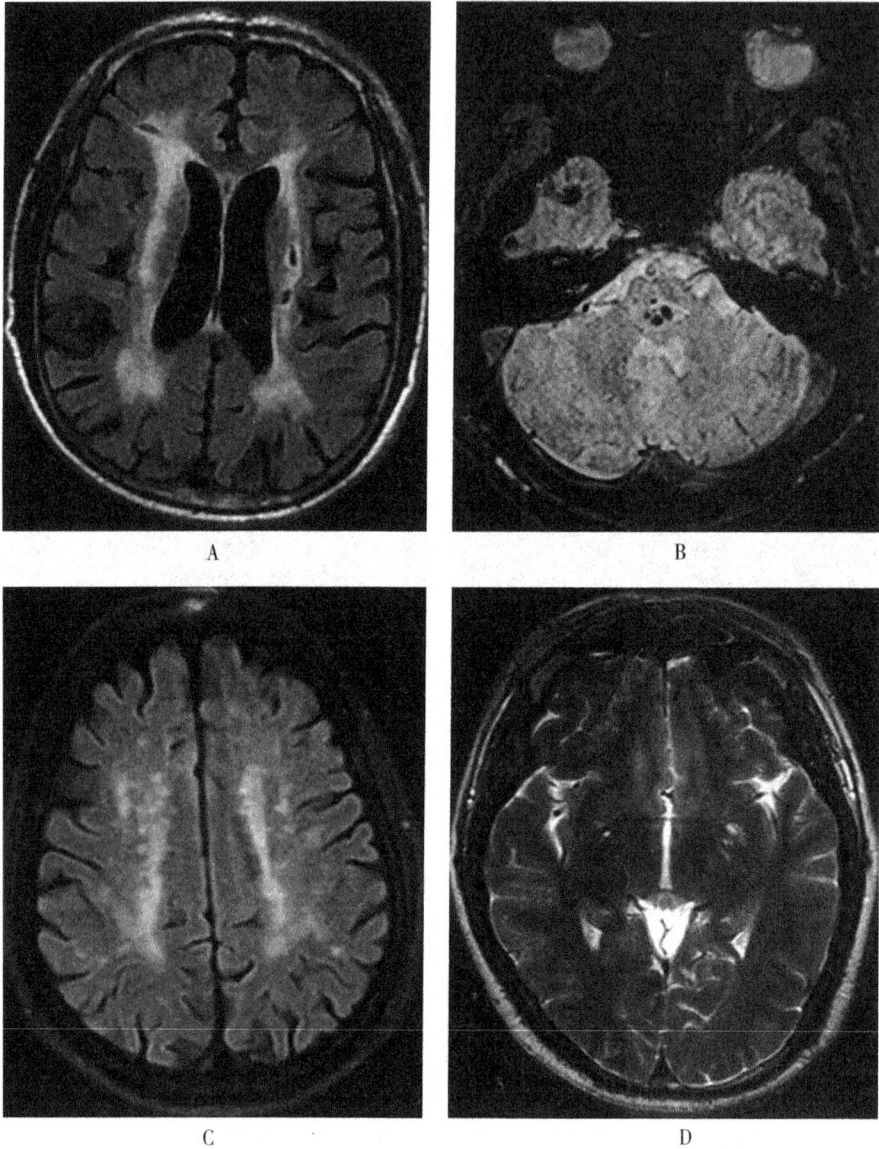

图 16 - 8　脑小血管病

A. 轴面 T_2 FLAIR，左侧脑室旁可见 2 个腔隙梗死灶；B. 轴面 SWI 显示脑干微出血形成的多个低信号小灶；C. 轴面 T_2 FLAIR，两侧半卵圆中心可见多发的斑点及斑片状高信号，提示脑白质疏松；D. 轴面 FSE T_2WI，在双侧基底核区可见血管周围间隙扩大形成的点状高信号

（1）CSVD 导致的腔隙性脑梗死病灶直径往往小于 5mm，在 T_1WI 呈明显低信号，在 T_2WI 呈高信号。病变主要分布在皮质 - 皮质下区域、基底核区、丘脑、脑干及小脑。T_2

FLAIR 可鉴别腔隙性脑梗死和血管周围间隙扩大，前者表现为环绕血管的高信号，后者表现为血管周围的均匀低信号。需要注意，并非所有的腔隙性脑梗死均由 CSVD 所致。皮质下小梗死病灶也见于较大动脉粥样硬化性狭窄造成的远端低灌注，或是斑块破裂形成的小栓子引起微血管栓塞。栓子也可能是心源性的。

（2）脑白质疏松是一个神经影像学术语，主要指脑室周围或皮质下白质、半卵圆中心、放射冠等处发生的缺血性损伤及脱髓鞘改变，在 CT 呈低密度，在 MRI T_2WI 呈白质内大小与形状各异的高信号，边界不清。在 T_2 FLAIR 显示效果更好。病变具体表现包括：①异常高信号围绕侧脑室前、后角或位于放射冠区；②围绕侧脑室形成条状、环形高信号；③深部白质或基底核区斑点状高信号；④脑白质内斑片状高信号；⑤脑白质内弥漫性高信号，指小灶病变融合成大片，形成遍布于白质区的弥漫性高信号。

（3）脑微出血又称点状出血、陈旧性脑微出血、静息性脑微出血及出血性腔隙，指 GRE T_2WI 或 SWI 显示的 2 ~ 5mm 小灶样、圆形、性质均一的信号缺失或低信号改变，病灶周围无水肿现象。这些病灶可是新近的出血，也可是陈旧的含铁血黄素沉积。

（4）脑血管周围间隙指围绕在脑穿通动脉和其他小动脉周边的间隙。扩大的血管周围间隙直径通常为 3mm，有时可达 15mm，其典型 MRI 表现为在 FSE T_2WI 呈高信号，在 T_1WI 和 T_2FLAIR 呈低信号，边界清晰。与脑皮质梗死相比，血管周围间隙扩大与深部脑梗死的相关性更大，提示其与小血管病有关。

（三）鉴别诊断

CSVD 需与 CADASIL 鉴别。后者中文全称为伴有皮质下梗死和白质脑病的常染色体显性遗传性脑动脉病（cerebral autosomal dominant angiopathy with subcortical infarcts and leucoencephalopathy，CADASIL），是一种特殊类型的脑小血管病或血管性痴呆病，家族性患病倾向明显，主要临床表现为复发性缺血性卒中和进展性认知障碍，患者多在青壮年时期发病，男女均可，常伴有偏头痛和情感障碍，但无高血压、动脉粥样硬化等异常。50 岁以上发病少见。MRI 显示病变主要发生在脑白质（长 T_2 信号），提示弥漫性脱髓鞘、白质疏松、多发皮质下梗死小灶（直径 <30mm）、腔隙性脑梗死（直径 <15mm）等异常，多伴有白质萎缩和脑室增大。CADASIL 有时累及基底核和丘脑。

（张　满）

第二节　脑外伤

一、硬膜外血肿

（一）临床表现与病理特征

硬膜外血肿位于颅骨内板与硬脑膜之间，约占外伤性颅内血肿的 30%。出血来源包括：①脑膜中动脉，该动脉经棘孔入颅后，沿着颅骨内板的脑膜中动脉沟走行，在翼点分两支，均可破裂出血；②上矢状窦或横窦，骨折线经静脉窦致出血；③板障静脉或导血管，颅骨板障内有网状板障静脉和穿透颅骨导血管，损伤后出血沿骨折线流入硬膜外形成血肿；④膜前动脉和筛前、筛后动脉；⑤膜中静脉。

急性硬膜外血肿患者常有外伤史，临床容易诊断。慢性硬膜外血肿较少见，占 3.5% ~ 3.9%。其发病机制，临床表现及影像征象与急性血肿有所不同。临床表现以慢性颅内压增高症状为主，症状轻微而持久，如头痛，呕吐及视盘水肿。通常无脑局灶定位体征。

（二）MRI 表现

头颅 CT 诊断本病快速、简单、准确，其最佳征象为高密度双凸面脑外占位。在 MRI 可见血肿与脑组织之间的细黑线，即移位的硬脑膜（图 16 - 9）。急性硬膜外血肿的 MR 信号在多数脉冲序列与脑皮质相同。

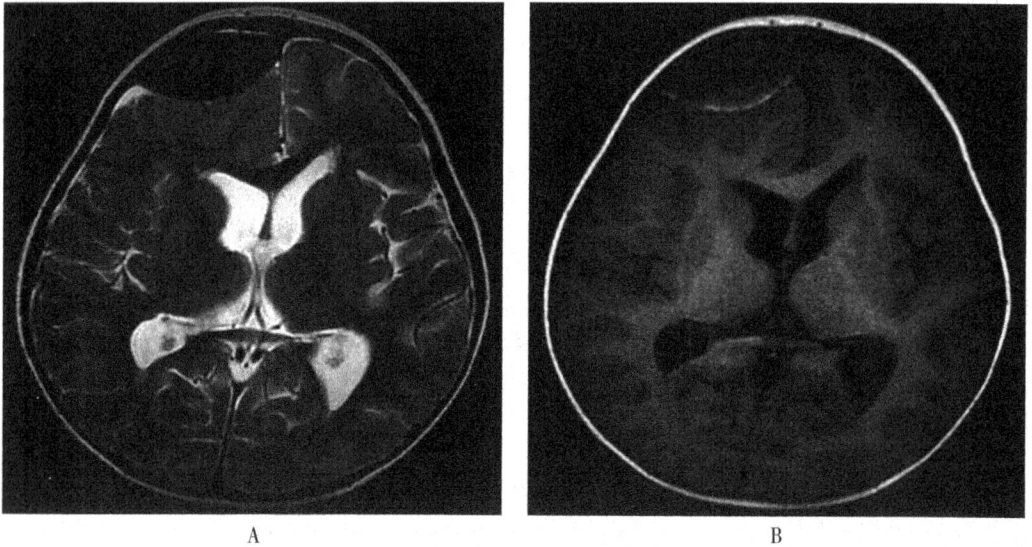

A   B

图 16 - 9 硬膜外血肿

A、B. 轴面 T_2WI 及 T_1WI 显示右额硬膜外双凸状异常信号，其内可见液平面，右额皮质受压、移位

（三）鉴别诊断

包括脑膜瘤，转移瘤及硬膜结核瘤。脑膜瘤及硬膜结核瘤病灶可有明显强化，而转移瘤可能伴有邻近颅骨破坏。

二、硬膜下血肿

（一）临床表现与病理特征

硬膜下血肿发生于硬脑膜和蛛网膜之间，是最常见的颅内血肿。常由直接颅脑外伤引起，间接外伤亦可。1/3 ~ 1/2 为双侧性血肿。外伤撕裂了横跨硬膜下的桥静脉，导致硬膜下出血。

依照部位不同及进展快慢，临床表现多样。慢性型自外伤到症状出现之间有一静止期，多由皮质小血管或矢状窦房桥静脉损伤所致。血液流入硬膜下间隙并自行凝结。因出血量少，此时可无症状。3 周以后血肿周围形成纤维囊壁，血肿逐渐液化，蛋白分解，囊内渗透压增高，脑脊液渗入囊内，致血肿体积增大，脑组织因受压而出现症状。

（二）MRI 表现

CT 诊断主要根据血肿形态、密度及一些间接征象。一般表现为颅骨内板下新月形均匀一致高密度。有些为条带弧状或梭形混合性硬膜外、硬膜下血肿，CT 无法分辨。MRI 在显示较小硬膜下血肿和确定血肿范围方面更具优势。冠状面、矢状面 MRI 有助于检出位于颞叶之下颅中窝血肿、头顶部血肿、大脑镰及靠近小脑幕的血肿（图 16 - 10）。硬膜在 MRI 呈低信号，有利于确定血肿在硬膜下或是硬膜外。硬膜下血肿在 FLAIR 序列表现为条弧状、月牙状高信号，与脑回、脑沟分界清楚。

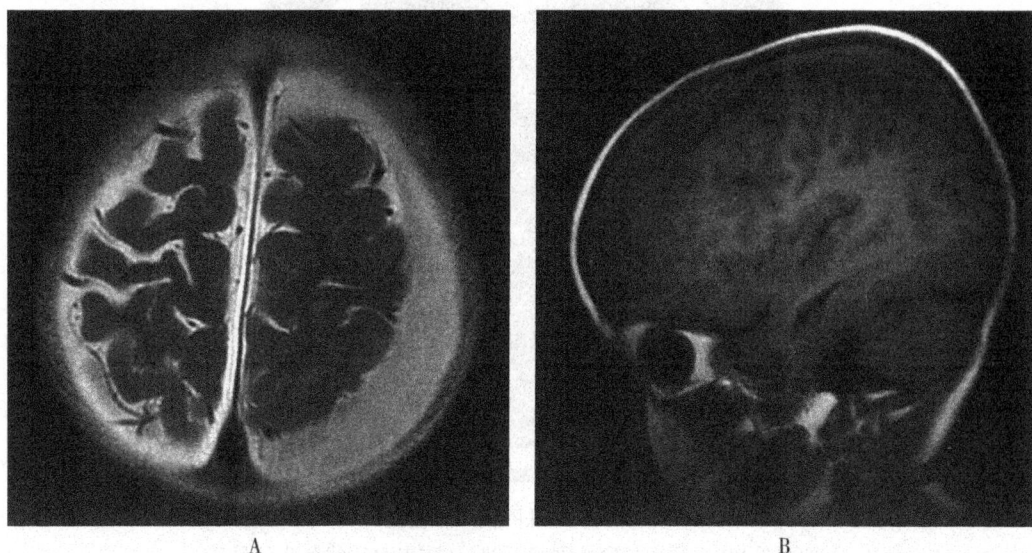

图 16 - 10　硬膜下血肿
A. 轴面 T_2WI；B. 矢状面 T_1WI；左侧额顶骨板下可见新月形血肿信号

（三）鉴别诊断

主要包括硬膜下水瘤、硬膜下渗出及由慢性脑膜炎、分流术后、低颅压等所致的硬脑膜病。

三、外伤性蛛网膜下腔出血

（一）临床表现与病理特征

本病系颅脑损伤后由于脑表面血管破裂或脑挫伤出血进入蛛网膜下腔，常积聚于脑沟、脑裂和脑池。因患者年龄、出血部位、出血量多少不同，临床表现各异。轻者可无症状，重者昏迷。绝大多数患者外伤后数小时内出现脑膜刺激征，如剧烈头痛、呕吐、颈项强直等。少数患者早期可出现精神症状。腰椎穿刺脑脊液检查可确诊。

相关病理过程包括，血液流入蛛网膜下腔使颅内体积增加，引起颅内压升高；血性脑脊液直接刺激脑膜致化学性脑膜炎；血性脑脊液直接刺激血管或血细胞产生多种血管收缩物质，引起脑血管痉挛，进而导致脑缺血、脑梗死。

（二）MRI 表现

CT 显示蛛网膜下腔高密度，多位于大脑外侧裂、前纵裂池、后纵裂池、鞍上池和环池。但 CT 阳性率随时间推移而减少，外伤 24 小时内 95% 以上，1 周后不足 20%，2 周后几乎为零。MRI 在亚急性和慢性期可以弥补 CT 的不足（图 16 - 11）。在 GRE T_2WI，蛛网膜下腔出血表现为沿脑沟分布的低信号。本病急性期在常规 T_1WI、T_2WI 无特异征象，在 FLAIR 序列则显示脑沟、脑裂、脑池内弧形或线状高信号。

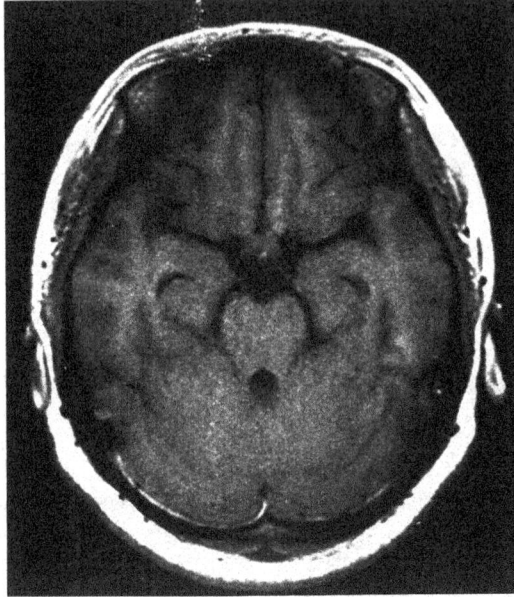

图 16 – 11　蛛网膜下腔出血
轴面 T_1WI 显示颅后窝蛛网膜下腔，（脑表面）线状高信号

四、弥漫性轴索损伤

（一）临床表现与病理特征

脑部弥漫性轴索损伤（DAI）又称剪切伤（shear injury），是重型闭合性颅脑损伤病变，临床症状重，死亡率和致残率高。病理改变包括轴索微胶质增生和脱髓鞘改变，伴有或不伴有出血。因神经轴索（轴突）折曲、断裂，轴浆外溢而形成轴索回缩球，可伴有微胶质细胞簇形成。脑实质胶质细胞不同程度肿胀、变形，血管周围间隙扩大。毛细血管损伤造成脑实质和蛛网膜下腔出血。

DAI 患者常有意识丧失和显著的神经损害表现。大多数在伤后立即发生原发性持久昏迷，无间断清醒期或清醒期短。昏迷的主要原因是大脑轴索广泛损伤，使皮质与皮质下中枢失联，故昏迷时间与轴索损伤的范围和程度有关。临床上将 DAI 分为轻、中、重三型。

（二）MRI 表现

DAI 的 MRI 表现有以下几个方面：①弥漫性脑肿胀：双侧大脑半球皮髓质交界处出现模糊不清的长 T_1、长 T_2 信号，在 FLAIR 呈斑点状不均匀高信号。脑组织呈饱满状，脑沟、裂、池受压变窄或闭塞，多个脑叶受累。②脑实质出血灶：单发或多发，直径多小于 2.0cm，均不构成血肿，无明显占位效应。主要分布于胼胝体周围、脑干上端、小脑、基底核区及皮髓质交界部。在急性期呈长 T_1、短 T_2 信号（图 16 – 12），在亚急性期呈短 T_1、长 T_2 信号，在 FLAIR 呈斑点状高信号。③蛛网膜下腔和（或）脑室出血：出血多见于脑干周围，尤其是四叠体池、环池、幕切迹以及侧脑室、三脑室。平扫 T_1WI、T_2WI 显示超急性期或急性期出血欠佳，在亚急性期可见短 T_1、长 T_2 信号，在 FLAIR 呈高信号。④可合并其他损伤：如硬膜外血肿、硬膜下血肿、颅骨骨折等。本病急诊 CT 常见脑组织弥漫性肿胀，皮髓质分界不清，其交界处可有散在斑点状高密度出血灶，常伴有蛛网膜下腔出血。脑室、脑池受压变小，无局部占位征象。

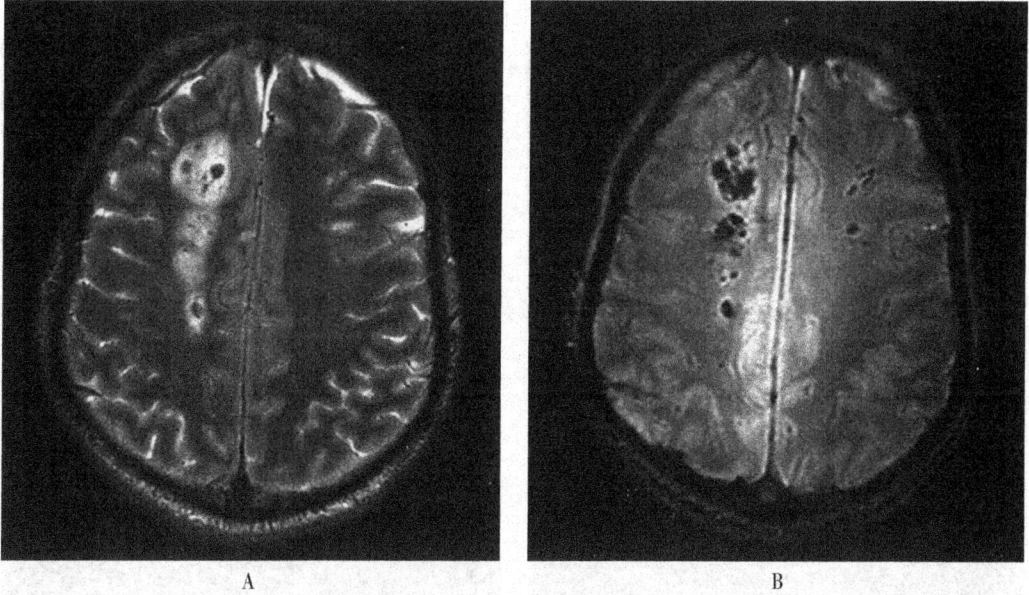

图 16 – 12　弥漫性轴索损伤

A. 轴面 T_2WI 显示双额灰、白质交界区片状长 T_2 异常信号，其内混杂点状低信号（出血）；B. 轴面 GRE T_2WI 显示更多斑点状低信号（出血）

（三）鉴别诊断

1. DAI 与脑挫裂伤鉴别　前者出血部位与外力作用无关，出血好发于胼胝体、皮髓质交界区、脑干、小脑等处，呈类圆形或斑点状，直径多 <2.0cm；后者出血多见于着力或对冲部位，呈斑片状或不规则形，直径可 >2.0cm，常累及皮质。

2. DAI 与单纯硬膜外及硬膜下血肿鉴别　DAI 合并的硬膜外、硬膜下血肿表现为"梭形"或"新月形"稍高信号，但较局限，占位效应不明显，可能与出血量较少和弥漫性脑肿胀有关。

五、脑挫裂伤

（一）临床表现与病理特征

脑挫裂伤是颅脑损伤最常见的表现形式之一。脑组织浅层或深层有散在点状出血伴静脉淤血，并存脑组织水肿者为脑挫伤；凡有软脑膜、血管及脑组织断裂者称脑裂伤。习惯上将两者统称脑挫裂伤。挫裂伤部位以直接接触颅骨粗糙缘的额颞叶多见。脑挫裂伤病情与其部位、范围和程度有关。范围越广、越接近颞底，临床症状越重，预后越差。

（二）MRI 表现

MRI 征象复杂多样，与挫裂伤后脑组织出血、水肿及液化有关。对于出血性脑挫裂伤

（图 16－13），随着血肿内血红蛋白演变，即含氧血红蛋白→去氧血红蛋白→正铁血红蛋白→含铁血黄素，病灶的 MR 信号也随之变化。对于非出血性脑损伤，多表现为长 T_1、长 T_2 信号。由于脑脊液流动伪影，或与相邻脑皮质产生部分容积效应，病灶位于大脑皮质、灰白质交界处时不易显示，且难鉴别水肿与软化。FLAIR 序列对确定病变范围、检出重要功能区的小病灶、了解是否合并蛛网膜下腔出血很重要。

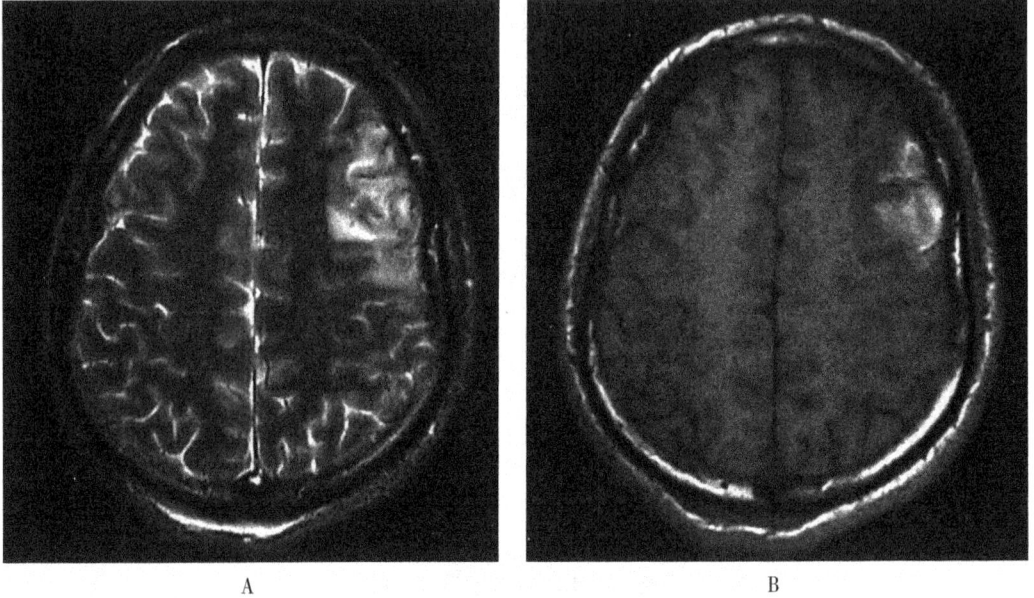

图 16－13　脑挫裂伤
A、B. 轴面 T_2WI 及 T_1WI 显示左额叶不规则形长 T_2 混杂信号及短 T_1 信号（出血）

（蒋沫轩）

第三节　颅内感染与肉芽肿性病变

颅内感染性疾病包括由细菌、病毒、真菌、寄生虫等引起的脑及脑膜病变。这些病变可以是化脓性或非化脓性、肉芽肿性或非肉芽肿性、囊性或实性、破坏性或增生性以及传染性或非传染性。有些疾病与个人生活史、饮食习惯及居住地关系密切，或与身体的免疫功能状态相关。可谓种类繁多，MRI 表现复杂。一些疾病的影像所见缺乏特征，定性诊断困难。因篇幅所限，不能在此逐一描述。本章列举部分常见的疾病，分述如下。

一、硬膜外脓肿

（一）临床表现与病理特征

硬膜外脓肿为颅骨内板与硬脑膜之间脓液的聚集。多由额窦炎、乳突炎及头颅手术所致，很少由颅内感染引起。临床表现为剧烈头痛、感染部位疼痛及压痛，伴有发热、局部软组织肿胀。如果出现进行性加重的神志改变、脑膜刺激征、抽搐及神经功能障碍，可能提示感染不再仅限于硬膜外腔，脑组织或已受累。如不及时清除积脓，预后不佳。因肿瘤开颅手术而合并硬膜外脓肿者，通常较隐匿，有时被误诊为肿瘤复发。

（二）MRI 表现

脓肿位于骨板下，呈梭形，较局限。病变在 T_1WI 信号强度略高于脑脊液，略低于脑组织；在 T_2WI 呈高信号。脓肿内缘在 T_1WI 及 T_2WI 均为低信号带，为内移的硬膜。注射对比剂后增强 T_1WI 可见脓肿包膜强化（图 16 – 14）。脓肿相邻皮质可见充血、水肿或静脉血栓形成。

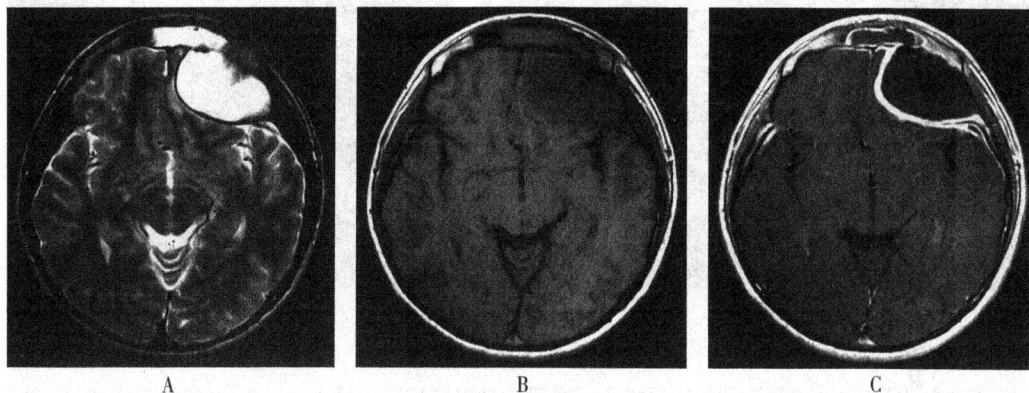

图 16 – 14　硬膜外脓肿

A、B. 轴面 T_2WI 及 T_1WI，在左额骨板下见豆状硬膜外脓肿，脓肿内缘可见低信号硬膜内移；
C. 轴面增强 T_1WI 显示脓肿包膜强化

（三）鉴别诊断

应注意区分硬膜下感染与非感染性脑外病变。MRI 对于 CT 显示困难的硬膜外脓肿，以及早期诊断与鉴别诊断有帮助。

二、硬膜下脓肿

（一）临床表现与病理特征

脓肿位于硬脑膜下，蛛网膜外。多呈薄层状，广泛扩散并常因粘连而形成复发性脓腔。感染多来自颅骨骨髓炎（鼻窦炎及中耳炎并发症）、外伤、手术污染等，血源性感染少见。临床表现包括头痛、呕吐、发热、痉挛发作、意识障碍以及高颅压和局灶定位体征。脑脊液内蛋白及白细胞可增高，周围血象白细胞增高。

（二）MRI 表现

硬膜下脓肿多位于大脑半球表面，多为新月形，偶呈梭形，常向脑裂延伸。本病的 MR 信号强度类似硬膜外脓肿，但其内缘无硬膜的低信号带。脓肿相邻皮质可见水肿（图 16 – 15）。

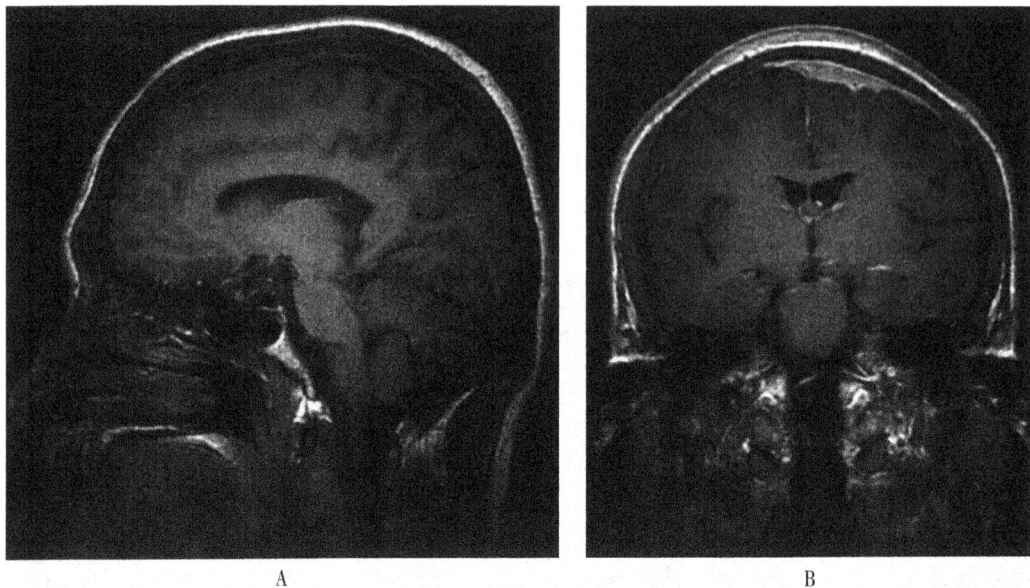

图 16 - 15　硬膜下脓肿

A. 矢状面 T_1WI 显示左额硬膜下梭形病变，相邻脑组织可见低信号水肿；B. 冠状面增强 T_1WI 显示局部病变强化

三、脑脓肿

（一）临床表现与病理特征

是由于病原微生物入侵而在脑实质内形成的脓肿。感染途径包括：①邻近感染直接扩散：如耳源性脑脓肿、鼻源性脑脓肿；②开放性颅脑外伤：即损伤性脑脓肿；③血行播散。原发灶不明者被称为隐源性脑脓肿。病理改变一般分为三期：初期为急性脑炎期；中期为脓腔形成期；末期为包膜形成期。在急性脑炎阶段，局部有炎性细胞浸润，由于该部位小血管的脓毒性静脉炎，或动脉被感染性栓子阻塞，使局部脑组织软化、坏死，继而出现多个小液化区，附近脑组织有水肿。在中期，局限性液化区扩大，相互沟通汇合成脓腔，开始含有少量脓液，周围为一薄层不明显且不规则的炎性肉芽组织，邻近脑组织水肿及胶质细胞增生。在末期，脓腔外围的肉芽组织因血管周围结缔组织和神经胶质细胞增生，逐步形成脓肿包膜。但包膜形成快慢不一，取决于炎症的性质、发展的快慢和机体的反应程度。脑脓肿常为单个，也可多房，但散布于不同部位的多发性脑脓肿少见。脑脓肿常伴有局部的浆液性脑膜炎或蛛网膜炎，并可合并化脓性脑膜炎，硬膜下及硬膜外脓肿，特别是继发于邻近结构感染者。

临床表现包括疲劳、嗜睡、高热等急性感染症状，急性脑炎期明显；高颅压症状，视盘水肿、呕吐、头痛、痉挛发作及精神淡漠；局部占位征，额叶可有失语、精神症状，偏瘫及症状性癫痫发作，颞叶可有上视野缺损，感觉性失语及颞骨岩尖综合征。小脑脓肿可有眩晕、共济失调、眼震及脑膜刺激征。顶叶与枕叶脓肿较少。耳源性脓肿多位于颞叶及小脑，血源性脑脓肿之感染源以胸部为多。

（二）MRI 表现

可分为四期。在发病 3 天之内，即急性脑炎早期，MRI 显示病变区长 T_1、长 T_2 信号，边界不清，有占位效应，增强 T_1WI 可见斑状强化。脑炎晚期，一般为第 4～10 天，在增强 T_1WI 出现环形强化病灶。脓肿壁形成早期（第 10～第 14 天），增强 T_1WI 可见明显环状强化（图 16 - 16），薄壁而完整，厚度均一；脓肿壁形成晚期，即发病 14 天以后，脓肿较小时，壁变厚，水肿及占位效应减轻，增强 T_1WI 呈结节状强化。强化由脓肿壁内层肉芽组织引起。产气菌感染所致脓肿，脓腔内可有气体，形成液平面。典型脓肿在 DWI 呈高信号。

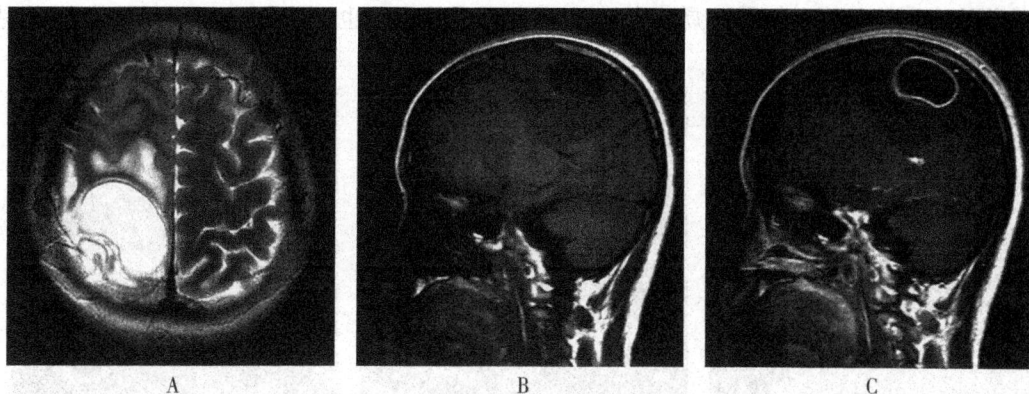

图 16 - 16　脑脓肿

A. 轴面 T_1WI，右顶可见类圆形病变，边界清楚，周边脑水肿明显；B、C. 注射钆对比剂前、后矢状面 T_1WI，脓肿壁环形强化，下壁稍欠光滑

（三）鉴别诊断

脑脓肿的 MRI 表现也可见于其他疾病。应注意与恶性胶质瘤、转移癌、术后肉芽组织形成、慢性颅内血肿以及硬膜外、硬膜下脓肿鉴别。

四、急性化脓性脑膜炎

（一）临床表现与病理特征

为化脓性细菌进入颅内引起的急性脑膜炎症。病理学方面，软脑膜血管充血，大量的炎性渗出物沉积；蛛网膜下腔、脑室管膜与脉络膜中充满炎症细胞与脓性渗出物；小血管常有阻塞，伴发近邻皮质的脑炎与小梗死灶；晚期产生脑膜粘连、增厚并引起交通性或梗阻性脑积水；儿童可发生硬膜下积液或积脓。脓性脑膜炎的颜色因所感染的细菌而异：葡萄球菌时为灰色或黄色；肺炎双球菌时为绿色；流感杆菌时为灰色；大肠杆菌时为灰黄色兼有臭味；铜绿假单胞菌（绿脓杆菌）时为绿色。感染来源可为上呼吸道感染、头面部病灶、外伤污染、细菌性栓子及菌血症等。

临床多急性起病，发热、血中白细胞增高等全身中毒症状明显。除婴幼儿和休克患者外，均有明显的脑膜刺激症状：颈项强直，头后仰，Kernig 征与 Brudzinski 征阳性；可伴有不同程度的脑实质受损的病症，如精神、意识和运动等障碍；腰穿脑脊液压力增高，白细胞增高，多形核占优势；体液培养可找到病原菌。

（二）MRI 表现

早期无异常。随病情发展，MRI 显示基底池及脑沟结构不清，软膜、蛛网膜线性强化（图 16-17）。本病可出现多种并发症：①交通性脑积水：由脑底池及广泛性蛛网膜粘连或脑室壁粘连影响脑脊液循环所致，MRI 表现为脑室变形、扩大，侧脑室前角或脑室周围因脑脊液渗出而出现长 T_1、长 T_2 信号；②硬膜下积液或积脓：MRI 表现为颅骨内板下新月形病变，一侧或双侧，其包膜可强化；③炎症波及室管膜或脉络丛时，增强 T_1WI 可见脑室壁环形强化；④少数引发局限或广泛性脑水肿，局部脑实质可见异常强化，形成脑脓肿时出现相应 MRI 表现。此外，如果皮质静脉或硬膜窦形成栓塞，也可见相应区域的脑水肿表现。本病晚期可有脑软化及脑萎缩。

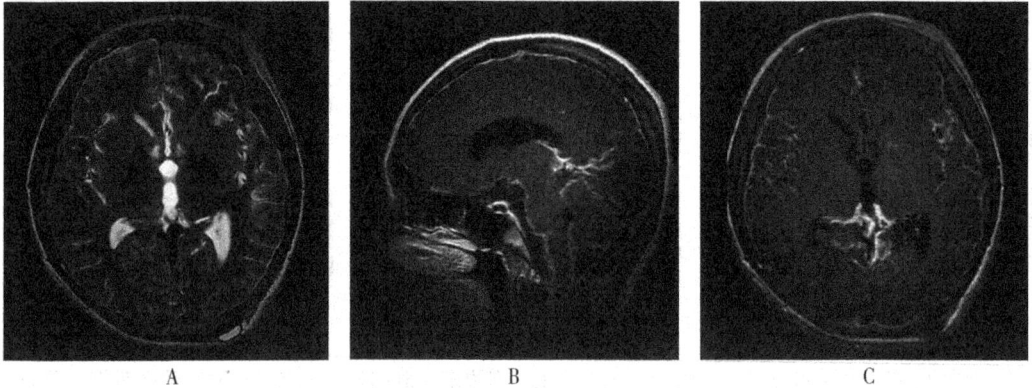

图 16-17 化脓性脑膜炎

A. 轴面 T_2WI，脑沟、裂、池模糊不清；B、C. 矢状面及轴面增强 T_1WI，可见广泛的软膜及蛛网膜线样异常强化

五、脑结核

（一）临床表现与病理特征

中枢神经系统结核感染多继发于身体其他部位结核。随着 HIV 感染、吸毒者增多，以及某些地区卫生环境恶劣及营养不良，结核感染有增多趋势。临床表现有身体其他部位结核病灶或结核病史；有发热、体重减轻、血沉增快及颅内压增高征；有明显的脑膜刺激征；有结核瘤发生部位的局灶体征。

中枢神经系统结核感染一般分为三种状况：①结核性脑膜炎；②脑膜炎后遗症；③脑结核瘤。病理改变包括脑脊髓膜混浊肥厚，以脑底为著。在脑表面，特别是大脑中动脉的分布区有很多散在的白色小结节，在脑实质与脑室内可有多发性小干酪样结核灶，蛛网膜下腔有大量黄色胶样渗出液，脑膜血管可呈全动脉炎改变，可有脑梗死。由于大量渗出物沉积，使部分蛛网膜下腔闭锁，蛛网膜粒发炎，使脑脊液吸收障碍，引起交通性脑积水。脑底部的炎症渗出物阻塞了中脑导水管或第四脑室的外侧孔或正中孔，脑脊液循环受阻，脑室压力不断增高，梗阻以上脑室扩张，可形成不全梗阻性脑积水。结核瘤多位于脑的表浅部位，也可在脑的深部，脑膜局部粗糙粘连，为黄白色结节状，质地较硬，中心为干酪样坏死及钙化，周围明显脑水肿。

（二）MRI 表现

脑膜炎表现：平扫 MRI 有时见脑基底池内高信号病变，最常见于鞍上池，其次是环池和侧裂池；增强 T_1WI 上基底池病变明显强化，呈现闭塞脑池的轮廓，凸面脑膜也可强化。

脑实质表现：粟粒性结核灶散布于大脑及小脑，平扫 MRI 为等信号，增强 T_1WI 明显强化，病灶周边可见水肿带。脑结核瘤表现：平扫 MRI 早期为等信号，可有水肿带；中期为信号略高的圆形病灶，仍伴有水肿带；后期结核瘤钙化，水肿带消失。增强 T_1WI 有两种表现，其一为中心低信号的小环状强化，其二为结节状强化（图 16 – 18）。肉芽肿形成时，多位于鞍上，T_1WI 和 T_2WI 均表现为等皮质信号。有时，增强 T_1WI 显示大环形强化或椭圆形多环形强化，这与囊性或伴有中心坏死的恶性胶质瘤难以区分。

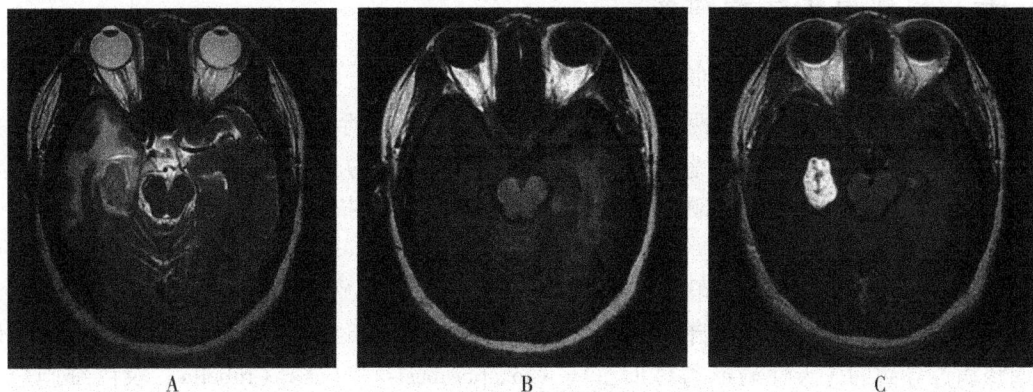

图 16 – 18　脑结核瘤

A、B. 轴面 T_2WI 及 T_1WI，右颞叶内侧见团块状等 T_1、稍长 T_2 异常信号，周边组织水肿明显；C. 轴面增强 T_1WI，结核瘤强化明显，周边水肿无强化

继发病变表现：结核病灶周围可有大片水肿带，可有交通性或梗阻性脑积水。脑动脉炎可引起基底核、内囊、丘脑、脑干等部位脑梗死，最常见于大脑中动脉区，MRI 表现为与供血动脉分布区一致的长 T_1、长 T_2 异常信号，偶可见出血。

六、结节病

（一）临床表现与病理特征

本病以进行性、多发性、多器官损害的小结节形成为特征。小结节由非干酪性上皮样慢性肉芽肿构成。病因不明，有人认为与免疫功能低下有关。病变可侵及皮肤、淋巴结、眼、鼻腔、腮腺、骨骼、胸腹部内脏器官及神经系统。如仅有中枢神经系统受累，称为孤立型中枢神经系统结节病。最常见的颅内表现是肉芽肿样脑膜炎。最常见病变部位为基底池，特别是三脑室前区，脑的其他部位和脊髓也可受累。病变可经血管周围间隙浸润脑实质。偶尔累及脑血管引起脑梗死。

临床表现多样。在脑神经受损中，以单侧或双侧面神经及视神经麻痹最多见，其他脑神经也可受累。垂体本身及垂体柄或下丘脑肉芽肿可引起激素分泌、电解质及神经精神异常。脑实质受累可出现脑积水及高颅压症状。约 20% 患者出现癫痫。尽管脑神经麻痪及其他神经障碍恢复很慢，但与脑结核相比，结节病呈相对良性过程。患者还可有全身症状及体征。

（二）MRI表现

脑膜炎可见弥漫性或局灶性脑膜增厚，增强 T_1WI 显示病变明显强化。但如与骨结构关系紧密，有时诊断较难。脑结节病肉芽肿的病灶边界较清楚、质地较均匀，最大可达数厘米，常位于脑底部。病灶信号在平扫 MRI 略高于脑实质，增强 T_1WI 可见孤立或多发的均匀一致性强化，伴有病灶周围水肿。脑室内结节病在 T_1WI 呈脑室周围高信号病变，脑膜受累时可导致脑脊液循环受阻及脑积水，多为交通性。本病有时表现为漏斗增粗及脑神经（尤其视神经）异常强化。并发脑血管炎及继发脑梗死时，出现相应 MRI 表现。

七、单纯疱疹病毒脑炎

（一）临床表现与病理特征

从神经放射学角度看，有两种类型的疱疹（herpes）病毒感染特别重要。第Ⅰ型：主要影响成人，不及时治疗时 70% 患者留有后遗症，病理特征为分布于脑边缘部的广泛出血性坏死。主要累及颞叶中下部及额叶眶部，脑实质深部如岛叶扣带回也可受累，但一般止于壳核侧缘，很少向前或向后扩展。第Ⅱ型：主要影响新生儿，可造成严重的脑功能障碍，甚至死亡。脑损害的范围更广而不限于脑缘部分，基底核、丘脑及颅后窝结构均可受累，常引起广泛脑软化。Ⅱ型感染大多源自母体产道感染，部分是胎儿时期在母体子宫内感染。宫内感染疱疹病毒导致的先天性畸形与弓形虫病（toxoplasmosis）、风疹（rubella）及巨细胞病毒（cytomegalovirus）感染的后遗症相似，故被人称为 TORCH 综合征。TORCH 英文原意是"火炬"，此词由这些病原体英文名称首字组成，H 代表单纯疱疹病毒。

患者发病前有上呼吸道感染史，约 25% 有口唇单纯疱疹病史。临床表现有发热、头痛、呕吐、抽搐，精神症状、意识障碍，由嗜睡至昏迷，严重者发病后 2～3 日内死亡。幸存者遗有癫痫、偏瘫、健忘与痴呆等后遗症。

（二）MRI表现

对于Ⅰ型单纯疱疹病毒脑炎，MRI 可早于 CT 发现脑组织受累，而且显示的病变范围更广泛；主要表现为双侧颞叶内侧及岛叶皮质明显的长 T_1、长 T_2 异常信号。Ⅱ型单纯疱疹病毒脑炎，MRI 可见病变早期灰质受累犯，T_1WI 及 T_2WI 均显示灰、白质对比消失。有时在残存的皮质见非出血性低信号（磁敏感效应）。增强扫描时，病变区可出现弥漫性不均匀强化或脑回状强化（图 16-19）。

（三）鉴别诊断

Ⅰ型单纯疱疹病毒脑炎应与脑脓肿、脑梗死、脑肿瘤以及其他的病毒性脑炎鉴别。由蜱传播的脑炎通常病灶多发，边界不清，可累及放射冠、丘脑、脑干及小脑。日本脑炎也可有类似表现，但更倾向于侵及双侧基底核及丘脑，可造成腔隙性脑梗死。EB 病毒脑炎常累及皮质及灰、白质交界区，也可累及丘脑及视神经，病灶多发或是波浪样出现，在旧病灶消退时，又出现新病灶。

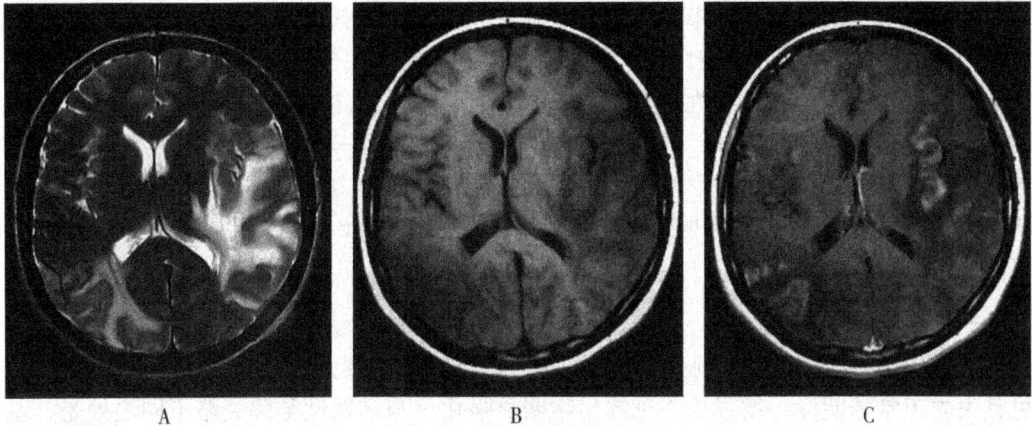

图 16 - 19　脑膜脑炎

A、B. 轴面 T_1WI 及 T_1WI，右侧颞枕叶及左颞叶可见大片状长 T_1、长 T_2 信号，边界不清；C. 轴面增强 T_1WI，病变区不均匀强化

八、进行性多灶性白质脑病

（一）临床表现与病理特征

进行性多灶性白质脑病（PML）与乳多空病毒（papovavirus）感染有关，好发于免疫功能低下者，尤其是吸毒并 HIV 感染者。病理改变为脱髓鞘改变（因少突胶质细胞受累造成），出现变异的星形细胞（组织对感染反应）。少突胶质细胞核内可见嗜酸性圆形包涵体。在大多数病例，脱髓鞘发生于大脑半球皮质下白质，有时累及小脑、脑干及脊髓，而灰质很少受累。偶有占位效应、出血及血 - 脑屏障破坏。临床上多以精神异常起病，继而出现与受累部位相关的局灶体征及症状。PML 一旦发病便持续发展，通常于 6 个月内死亡。目前尚无有效治疗。

（二）MRI 表现

CT 表现为单侧或双侧大脑半球皮质下白质内低密度区，在灰、白质交界处有明显的界线，不存在或很少见占位效应，注射对比剂后通常不强化。脑干及小脑病灶在早期容易遗漏，MRI 在这方面有优势。MRI 显示多发性病灶，侵及范围广，包括半卵圆中心的外侧部，随病情发展，病灶大小及数目增加，可扩展至基底核、胼胝体及小脑脚。MR 信号表现与其他的脱髓鞘病变类似。

九、真菌感染

（一）临床表现与病理特征

慢性或亚急性脑膜炎或脑膜脑炎是颅内真菌感染最常见的表现形式。酵母菌感染常导致单发或多发的肉芽肿或脑脓肿。某些真菌可侵及脑血管引起脑梗死，坏死及出血。也有些真菌可正常存在于人体内，在人体发生慢性疾病，免疫力异常及糖尿病时发病。临床最常见的神经系统真菌感染为新型隐球菌脑膜炎。它可侵犯人类各脏器而形成隐球菌病或真菌病，对脑及脑膜尤其具有亲和性。侵入途径为皮肤、乳突、鼻窦、上呼吸道及胃肠道。随血液进入颅内，在脑膜形成灰色肉芽结节，也可侵入脑室，椎管及大脑皮质及基底核。

　　临床发病徐缓，多无前驱症状。首发症状常为头痛，大多位于额颞区。初起时间歇发作，逐渐转为持续性，并进行性加重，伴有恶心、呕吐、背痛及颈强直、凯尔尼格征阳性等脑膜刺激征。多数患者有低热，轻度精神障碍。严重者意识模糊甚或昏迷。因颅内压增高，半数病例有中、重度视盘水肿。晚期多因视神经萎缩而致视力障碍，并可出现其他眼部症状及脑神经症状。病情大多持续进展，不经治疗平均生存期为 6 个月。少数患者病情反复，缓解复发交替。

（二）MRI 表现

　　本病 MRI 表现类似结核性脑膜炎。因脑基底池及外侧裂为渗出物占据，早期平扫检查可见其失去正常透明度，增强检查见渗出物明显强化。与结核性脑膜炎略不同之处是，基底池受累倾向于一侧，病变分布不对称（图 16－20）。并发脑血管受累时可见脑梗死。晚期因脑膜粘连发生交通性或梗阻性脑积水，可出现普遍性或局限性脑室扩大。增强 MRI 显示肉芽肿病变优于 CT。CT 显示感染晚期形成的钙化优于 MRI。

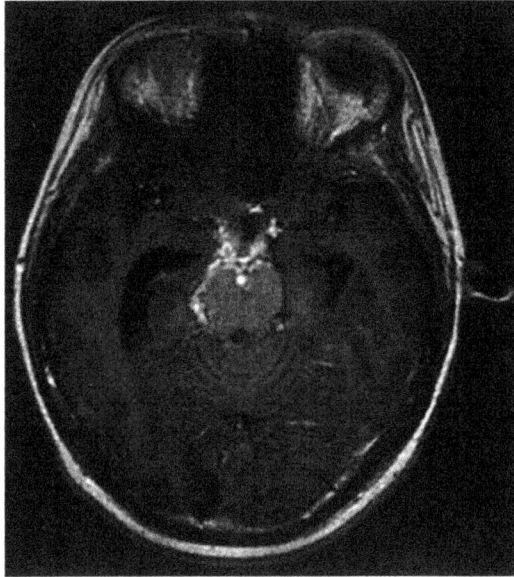

图 16－20　真菌感染
轴面增强 T_1WI 显示基底池及右侧环池不规则形异常强化改变

十、脑囊虫病

（一）临床表现与病理特征

　　脑囊虫病是人体吞服链状绦虫（猪肉绦虫）的虫卵，经胃肠消化卵化出幼虫，异位于脑膜、脑实质、脑室等处，引起神经系统症状。本病主要分布于我国长江以北，以东北、华北、西北地区多见。中间宿主为猪、狗、牛、羊等，人是绦虫的唯一终宿主。主要感染途径为生食及半生食被绦虫污染的猪肉，或吞服被绦虫卵污染的蔬菜及食物。虫卵在十二指肠中，卵化出囊蚴钻入肠壁，通过肠系膜小静脉进入体循环，再至脑实质，引起病变。脑内的囊蚴被脑组织形成的包囊包绕。包囊周围脑组织改变分为四层，自内向外依次为细胞层、胶原纤维层、炎性细胞层、神经组织层。囊内分两层膜，外层膜为细胞浸润，急性期多为多核及嗜酸性粒细胞，慢性期多为淋巴细胞及浆细胞；内层膜为玻璃体样变。囊内为囊蚴，其内膜上可见小白色的囊虫头节突起；囊蚴死亡液化后，囊内为含大量蛋白质的混浊液体；液体吸收后，囊腔变小，壁皱缩增厚，也可发生钙化。由于囊蚴寄生部位不同，病灶大小、形态各异。脑室内囊蚴一般较大，多呈圆形，直径 1～3mm 大小，多附着于脑室壁上或浮游于脑脊液中，引起局部室管膜炎，产生室管膜的肥厚及瘢痕性条纹，使脑室变形，脑脊液循环障碍。此外，由于脉络丛受囊虫毒素刺激，脑脊液分泌增加，产生脑积水。脑实质内囊蚴为圆形，多发，豌豆大小，多位于皮质深部及基底核区。脑组织在病变早期因炎症反应而肿胀，晚期脑萎缩。寄生于蛛网膜下腔的囊虫常位于颅底，以脚间池及交叉池多见，呈分支或葡萄状突起。产生慢性蛛网膜炎及粘连。

临床表现包括：①弥漫性脑水肿所致的意识障碍及精神症状；②各种类型癫痫发作及发作后的一过性肢体瘫痪（Todd 麻痹）；③多变与波动的锥体束症状、小脑症状、锥体外系症状及脑神经障碍；④高颅压、脑积水及强迫头位等；⑤可见皮下结节，多位于头部及躯干部，数目不等。囊虫也可寄生于肌肉，造成假性肌肥大；⑥囊虫补体结合试验可为阳性。

（二）MRI 表现

根据囊蚴侵及部位不同，通常将脑囊虫病的 MRI 和 CT 表现分为四型。

1. 脑实质型　①急性脑炎型：表现类似一般脑炎，主要为双侧大脑半球髓质区异常信号，脑室变小，脑沟、裂、池消失或减少，增强扫描时病灶无强化，中线结构无移位。②多发或单发囊型：在囊尾蚴存活时，囊内容物为长 T_1、长 T_2 信号，与脑脊液类似；囊尾蚴头节为等信号。囊尾蚴死亡后，囊内液体变浑浊，T_1 信号增高，部分呈等信号，与周围脑组织信号类似；病灶周围常见水肿。③多发结节及环状强化型：受囊蚴蛋白刺激，局部肉芽组织增生，平扫 MRI 见脑内大片不规则异常信号，增强 T_1WI 显示结节状或环状强化，病灶周围有水肿。④慢性钙化型：慢性期囊蚴死后继发机化，形成纤维组织并钙化，可发生于囊虫壁或囊内容物。CT 见大脑半球多发点状高密度影，圆形或椭圆形，直径 2～3mm，周围无水肿，中线无移位，增强扫描无强化。MRI 显示钙化不佳。

2. 脑室型　囊蚴寄生于脑室系统内，以第四脑室多见，也可见于第三脑室及侧脑室。MRI 见脑室内囊肿，其信号在 T_1WI 略高于脑脊液。因囊壁信号较高，故可分辨囊与周围的低信号脑脊液。同理，囊尾蚴头节在 T_1WI 呈稍高信号结节。

3. 脑膜型　主要表现为蛛网膜粘连或交通性脑积水。MRI 显示对称性脑室扩大，蛛网膜下腔变形、扩大，增强 T_1WI 可见脑膜强化，有时见囊壁强化。注意，蛛网膜囊肿多位于颅骨骨突处，在 T_1WI 比 T_2WI 更容易鉴别，FLAIR 序列显示囊肿更清楚。

4. 混合型　具有上述两型或更多的病变表现（图 16-21），也可为不同时期病变同时存在的状态。

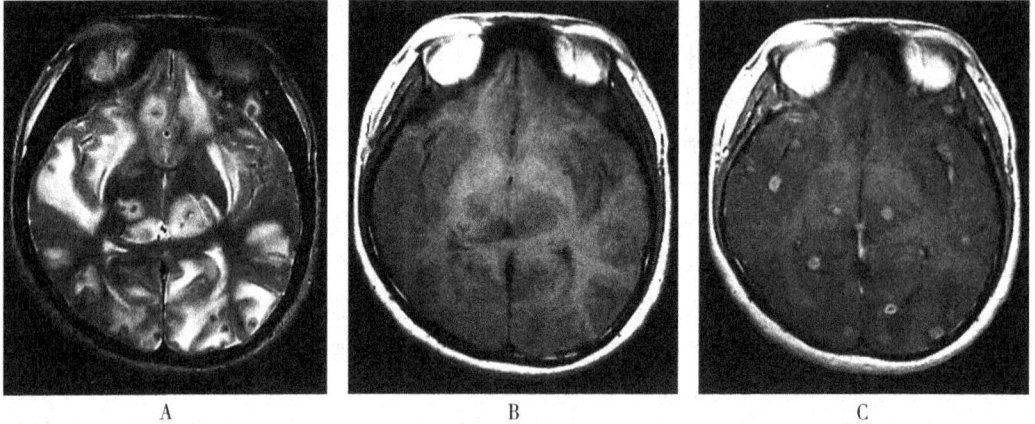

图 16 - 21　脑囊虫病

A、B. 轴面 T_2WI 及 T_1WI，脑内可见多发斑点与斑片状混杂信号，边界不清；C. 轴面增强 T_1WI，病变区可见结节状或环状强化，侧裂池内有小片状异常强化

十一、脑棘球幼病

（一）临床表现与病理特征

脑棘球幼病（包虫病）是因细粒棘绦虫的幼虫－棘球蚴（包虫）寄生于颅内而发病。在我国主要流行于内蒙古、西北及华北一带。畜牧区的狗为其终宿主，虫卵伴随狗粪排出，人食入虫卵后作为中间宿主而出现症状。虫卵在十二指肠中孵化为六钩蚴，经血循环进入颅内而发育成包虫囊。其分布多在大脑中动脉灌注区，顶叶及颞叶多见。包虫囊分内、外两个囊，内囊才是真正的包虫囊，外囊为由包虫寄生于宿主颅内所引起的脑组织反应而形成的一层纤维包膜；两层囊膜之间含有丰富血管供应内外包囊。包囊之体积可长至直径 10cm 以上，容积较大可容百余到几百毫升囊液。原发包囊通常为单个，偶尔为两个，多发极少。包虫死后囊壁可钙化。继发性包囊是由原发囊破裂，种植形成子囊，一般为多发小囊泡，内含胶冻状液体。

临床表现主要为颅内高压、癫痫发作及局部占位性症状。常伴颅外包虫病，肝与肺多见。周围血象及脑脊液中嗜酸性粒细胞增高。补体结合试验及包囊液皮内试验阳性。

（二）MRI 表现

原发性脑包虫病 MRI 表现为脑内类圆形巨大囊肿，MR 信号类似脑脊液，边界清楚。囊肿周边无明显水肿。囊通常较大，占位效应明显。脑室受压、移位，可伴脑积水。增强扫描时，囊肿与囊壁一般无强化，有时见硬膜外包囊的内侧壁强化，反映局部硬脑膜强化。囊壁钙化时，CT 可见完整或不完整环状高密度。包虫囊破裂时，脑内可见多发类圆形囊肿。有时见头节。

十二、脑血吸虫病

（一）临床表现与病理特征

脑血吸虫病是由寄生在门静脉的血吸虫的大量虫卵，通过血液循环栓塞脑血管引起，或与颅内血窦被成虫寄生及局部虫卵沉积有关。病理改变是结节状的虫卵性肉芽肿，侵及软脑膜及邻近的脑质。多见于顶叶，可继发脑水肿、脑软化、脉管炎及反应性胶质细胞增生。虫卵沉积处的血吸虫肉芽肿周围有丰富的浆细胞浸润，并有大量毛细血管包绕。

临床表现分为急性脑血吸虫病及慢性脑血吸虫病。急性型表现为急性脑膜脑炎，出现高热、嗜睡、昏迷、痉挛发作及脑膜刺激征。慢性型表现为各型癫痫发作，颅内占位及高颅压征。周围血中嗜酸性粒细胞增多，脑脊液中单核细胞及蛋白可轻度增加。大便中可找到虫卵或孵出毛蚴。

（二）MRI 表现

平扫 MRI 可见病变呈大片状长 T_1、长 T_2 信号，部分病灶伴出血改变。在增强 T_1WI，急性期病变可见斑点状强化；慢性期病变多呈肉芽肿样改变，表现为散在、多发的结节状强化。多数病灶周边水肿较重，而占位效应相对较轻。

十三、HIV 脑病

（一）临床表现与病理特征

获得性免疫缺陷综合征（AIDS）是以某种 T 细胞减少、细胞免疫反应丧失为特征的病毒性综合征。该病毒称为人类免疫缺陷病毒 1 型（HIV－1），是一种亲淋巴性和亲神经性的 RNA 反转录病毒。HIV－1 通过血液、精液及阴道分泌液传播，发生在男性同性恋、静脉吸毒及输入受污染血液者。在数年潜伏期后，患者出现发热、体重下降、淋巴结肿大等症状，最后死于感染及癌症。脑及脊髓受累为 AIDS 主要临床特征，发生率约 40%，尸检所见达 75%。非特异性症状及体征包括头痛、抽搐、精神异常、偏瘫、失语、共济障碍以及脑神经或周围神经障碍。有时，神经症状为首发症状。AIDS 相关的神经系统病变分为病毒直接入侵造成的 HIV 脑病和继发的多种合并症。

HIV 脑病又称艾滋病痴呆综合征，由 HIV 病毒直接侵入脑组织引起。开始侵犯白质，随后累及基底核区、皮质、脑膜，病变相对较轻。病理学改变，在白质内可见弥散性髓鞘苍白（早期脱髓鞘）、稀疏的灶性巨噬细胞浸润灶及空洞变性改变；灰质内有集簇状小胶质细胞结节。常有脑水肿，后期脑萎缩。最初临床症状不典型，可有精神迟缓，注意力不集中，或运动障碍。病程呈亚急性过程，可达数周或数月。晚期出现中、重度痴呆、运动迟缓（尤其儿童）、共济障碍、肌强直、无力、震颤及二便失禁。

（二）MRI 表现

MRI 表现可正常，多数患者有脑萎缩。灶性脑实质损害在 T_2WI 表现为脑室周围白质内多发的斑片状高信号，双侧性分布，可不对称，多不强化，无占位效应。儿童及婴幼儿患者多为先天感染，由于小血管钙化，双侧基底核区可见短 T_2 信号病灶，周围环绕长 T_2 信号。与 CT 相比，MRI 在发现信号异常及白质空泡变性方面较敏感。

（三）鉴别诊断

MRI 检查有助于鉴别 AIDS 痴呆综合征与 AIDS 脑部并发症。前者病灶一般为双侧、弥漫性分布，而后者（如 PML、淋巴瘤、弓形虫病）病灶多为局灶性、斑片状。增强扫描时，淋巴瘤及弓形虫病的病灶一般强化，而 PML 多不强化。此外，AIDS 相关的白质病变多发生在中年人，而慢性脑动脉硬化等造成的白质改变主要见于老年人。

十四、AIDS 脑部合并症

(一) 临床表现与病理特征

HIV 病毒感染使 AIDS 患者处于免疫低下状态，往往导致一些罕见的脑内感染及肿瘤发生，包括原发性淋巴瘤、血管病变等，如继发于细菌性心内膜炎或血管炎的脑栓塞。常见的脑部并发感染为弓形虫病（弓形虫感染）、PML、隐球菌及念珠菌感染、巨细胞病毒和疱疹病毒脑炎、结核、放射菌病、曲霉菌病、球孢子菌病、梅毒等。临床表现方面，AIDS 脑部合并症患者的局灶神经征象及意识障碍程度，往往比 AIDS 痴呆综合征患者明显。

(二) MRI 表现

脑内具有团块效应的局限性病灶，在弓形虫病的出现率为 50% ~ 70%，在原发性中枢神经系统淋巴瘤为 10% ~ 25%，在 PML 为 10% ~ 22%。而隐球菌及巨细胞病毒脑炎往往不形成局限性病灶。弓形虫病所致多发性脑实质病变，常位于基底核区及皮髓质交界区，MRI 呈结节状或不规则长 T_1、长 T_2 信号，结节状或环形强化。然而，脑脓肿、结核及淋巴瘤也可有类似表现。发生于 AIDS 患者的原发性中枢神经系统淋巴瘤，病灶中心坏死的概率多于非 AIDS 患者的淋巴瘤。PML 主要表现为受累脑白质的异常信号，以顶、枕叶多见。巨细胞病毒脑炎主要表现为局部水肿及占位效应，增强 T_1WI 见室管膜弥漫性强化。平扫 MRI 往往不能充分显示 AIDS 并发症的各种病灶，增强 T_1WI 可提高显示率。

（张　满）

第四节　颅内肿瘤

一、总论

颅脑肿瘤的基本 MRI 表现如下。

(一) 占位征象

由于颅腔容积固定，颅内肿瘤几乎均有占位效应。产生占位效应的原因主要是：①肿瘤本身。②瘤周水肿。③瘤周胶质增生。④肿瘤继发病变，出血、脑积水等。

不同部位的肿瘤有不同征象。

1. 幕上半球占位征象表现特征　①脑室系统（主要是双侧脑室、三脑室）变形、移位。②肿瘤附近脑沟、脑池变窄或闭塞。③中线结构（如大脑镰、透明中隔等）向健侧移位。

2. 幕下半球占位征象　①四脑室变形、移位，其上位脑室扩大积水。②同侧脑池变窄（如小脑肿瘤）或轻度扩大（如听神经瘤）。③脑干变形、移位。

3. 脑干肿瘤占位征象　①脑干本身体积膨大。②相邻脑池受压变窄或闭塞。③四脑室变形、后移。

4. 其他　如脑室内肿瘤、鞍区肿瘤、松果体区肿瘤均可造成类似改变。上述占位征象在肿瘤较小时，表现不明显，随着肿瘤体积的增大，占位征象则日趋显著。

(二) 信号异常

正常成人的脑灰质弛豫时间：$T_1 = 800ms$，$T_2 = 60ms$。脑白质弛豫时间为：$T_1 = 500ms$，

$T_2 = 50ms$。因此，在 T_1WI 图像上，脑白质信号略高于脑灰质；在 T_2WI 图像上，脑白质低于脑灰质。

肿瘤的信号特征取决于肿瘤实质的含水量，尤其是细胞外间隙；瘤体内的其他物质：钙化、出血、囊变、脂肪等。可以归纳为：①多数肿瘤（因细胞中毒性水肿或瘤体内游离水与结合水的比率增加而）呈长 T_1、长 T_2 改变。②少数肿瘤（如脑膜瘤、错构瘤及神经纤维瘤等）与正常脑组织信号接近，需结合发病部位、占位效应等综合判断。③其他物质的肿瘤：如含脂肪成分多的肿瘤——因脂肪成分不同可呈短 T_1 高信号、等信号或低信号，以高信号居多。T_2WI 则特异性较低，为较高信号。瘤内出血，则因出血的不同时间而有不同信号表现，其机制及表现详见脑出血。囊变部位呈长 T_1、长 T_2 信号。钙化呈长 T_1、短 T_2 信号。而顺磁性物质则呈短 T_1、短 T_2 信号改变。

良性肿瘤的 T_1、T_2 加权像信号接近正常脑组织，而恶性肿瘤则与正常脑组织的信号差别大，有助于鉴别肿瘤的良恶性。

（三）脑水肿

瘤周水肿和脑肿胀常常同时存在。其发生机制可能为：①血脑屏障破坏、血管通透性增加。②静脉回流障碍，毛细血管内压力增高。③组织缺氧和代谢障碍，钠泵减弱，细胞内水分增多。

脑水肿分为三度：Ⅰ度：瘤周水肿≤2cm；Ⅱ度：2cm＜瘤周水肿＜一侧大脑半球的宽径；Ⅲ度：瘤周水肿＞一侧大脑半球的宽径。

脑水肿的范围与肿瘤恶性程度有关，肿瘤恶性程度高，水肿范围大，反之亦然。

脑水肿在 MRI 上表现为：T_1WI 上呈现为肿瘤周围的低信号区，T_2WI 呈高信号改变，一般沿脑白质分布，如胼胝体、放射冠、视放射等，可随弓状纤维呈指状伸入大脑皮层的灰质之间。

（四）脑积水

颅内肿瘤可阻塞脑脊液循环通路，形成阻塞性脑积水。脑室内脉络丛乳头状瘤使脑脊液分泌增加，则可形成交通性脑积水。临床上以前者多见。

阻塞性脑积水，表现为阻塞部位以上脑室系统扩大，还可以有脑室旁白质水肿，呈现长 T_1、长 T_2 信号改变。其原因为脑室内压力升高，室管膜的细胞连接受损出现裂隙，水分子进入脑室周围组织。脑积水时间长，室管膜受损而出现胶质增生，形成室管膜瘢痕，又可阻止脑脊液漏入脑实质，使脑室周围异常信号减轻，甚至消失。

由于肿瘤造成阻塞的部位不同，可出现不同范围的脑积水。单侧室间孔受阻，可出现一侧侧脑室扩大；双侧同时受阻，表现为双侧侧脑室扩大。多见于鞍区肿瘤、第三脑室肿瘤以及透明隔肿瘤等。

中脑导水管阻塞，可出现第三脑室和双侧侧脑室扩大。常见于松果体区肿瘤、中脑胶质瘤等。

第四脑室出口阻塞，可造成四脑室以上脑室系统扩大，主要见于幕上占位病变和脑干病变。

脑室内肿瘤亦可形成阻塞性脑积水，第三、第四脑室内的肿瘤易出现。侧脑室体部或三角部肿瘤，可出现侧室下角扩大或者后角扩大。

（五）脑疝

当颅内肿瘤占位效应发展到一定程度，使邻近部位的脑组织从颅腔高压区向低压区移位，从而引起一系列临床综合征，称为脑疝。常见有小脑幕裂孔下疝、枕骨大孔疝和大脑镰疝。

小脑幕裂孔下疝（颞叶钩回疝）：是幕上占位病变将海马回和钩回疝入小脑幕裂孔，将脑干挤向对侧。MRI 表现为中脑受压向对侧移位、旋转或者形态异常；鞍上池、脚间池、四叠体池和环池变形、移位或者闭塞；侧脑室同侧受压，对侧扩大；还可以出现大脑后动脉闭塞等征象。

枕骨大孔疝（小脑扁桃体疝）：是颅压增高时，小脑扁桃体经枕骨大孔疝出到椎管内。MRI 表现为枕大池消失；阻塞第四脑室而出现上位脑室扩大。

大脑镰疝（扣带回疝）：大脑镰呈镰刀形，前部较窄，向后逐渐增宽。幕上半球病变可将同侧扣带回等和中线结构挤向对侧。MRI 表现为大脑纵裂、透明中隔和第三脑室离开中线；病侧扣带回移向对侧；严重时基底节和丘脑亦可移至对侧。

较少见的还有直回疝、小脑幕裂孔上疝和切口疝等。

（六）脑内肿瘤和脑外肿瘤的 MRI 表现

脑内肿瘤和脑外肿瘤的 MRI 表现（表 16 – 1）。

表 16 – 1　脑内肿瘤与脑外肿瘤的 MRI 表现

	脑内肿瘤	脑外肿瘤
起源	脑白质	脑膜、脑神经、胚胎残留、血管或颅骨
部位	主要部分位于脑实质内	位于脑表浅部位
基底	以窄基与硬膜相接触	以宽基与硬膜相连
瘤周水肿	多有，且明显	少见，且轻
颅骨骨质改变	一般无改变	多有增生、破坏、受压变形、骨性管道吸收扩大
脑沟、脑池改变	邻近脑沟、脑池变窄或消失	邻近脑沟、脑池变窄、消失或扩大
脑白质塌陷征	无	有
静脉窦改变	少见	闭塞，多见于脑膜瘤

二、星形细胞瘤（Astrocytoma）

（一）概述

星形细胞瘤是最常见的神经上皮性肿瘤，占颅内肿瘤的 13% ~ 26%，占神经上皮源性肿瘤的 40%。男性多于女性，约占 60%。年龄分布在 6 个月至 70 岁，高峰年龄 31 ~ 40 岁，多见于青壮年。

（二）病理

1. 发生部位　可发生在中枢神经系统的任何部位，一般成人多见于幕上半球，儿童则多见于幕下。幕上肿瘤好发于额叶、颞叶，并可沿胼胝体侵及对侧。幕下者多发生于小脑。

2. 大体病理　分化良好的星形细胞的肿瘤，多位于大脑半球白质，少数可位于灰质并向白质或脑膜浸润，肿瘤没有包膜，有时沿白质纤维或者胼胝体纤维向邻近脑叶或对侧半球发展。含神经胶质纤维多的肿瘤色灰白，与正常白质相似；少数则呈灰红色，质软易碎。肿瘤可有囊变，可为单发或多发，囊内含有黄色液体，称为"瘤内有囊"，如病变形成大囊，囊壁有小瘤结，则称为"囊中有瘤"。分化不良的肿瘤，呈弥漫性浸润性生长，半数以上有囊变，易发生大片坏死和出血。

3. 组织学分类　根据 WHO 的中枢神经系统肿瘤组织学分类，星形细胞的肿瘤包括如下。

（1）星形细胞瘤：纤维型（Ⅱ级）、原浆型（Ⅱ级）、肥大细胞型（Ⅱ级）。

（2）毛状星形细胞型瘤（Ⅰ级）。

（3）室管膜下巨细胞星形细胞瘤（Ⅰ级）。

（4）星形母细胞瘤（Ⅱ、Ⅲ、Ⅳ级）。

（5）分化不良性星形细胞瘤（Ⅲ级）。

（三）临床表现

局灶性或全身性癫痫发作是星形细胞瘤最重要的临床症状。其次是精神改变，神经功能障碍及颅内高压等。

（四）MRI 表现

1. 幕上Ⅰ、Ⅱ级星形细胞瘤（图 16 - 22）　大多数Ⅰ、Ⅱ级星形细胞瘤为实体型，位于皮髓质交界处，局部脑沟变平，其瘤体呈明显的长 T_2 高信号，不太明显的长 T_1 低信号，边界较清楚，90% 瘤周不出现水肿，占位征象不明显。少数有轻度或者中度水肿，约 1/4 的病例有钙化，表现为 T_1WI 和 T_2WI 图像上不规则低信号，MR 显示钙化不如 CT。瘤内出血少见。

注射 Gd - DTPA 增强后，Ⅰ级星形细胞瘤一般不强化，Ⅱ级星形细胞瘤呈轻度强化。

2. 幕上Ⅲ、Ⅳ级星形细胞瘤（图 16 - 23）　Ⅲ、Ⅳ级星形细胞瘤属于恶性肿瘤，其 MR 表现：T_1、T_2 值比Ⅰ、Ⅱ级星形细胞瘤延长更明显，瘤体边界不规则，周围脑组织水肿明显，占位效应显著。瘤内出现坏死、囊变或出血时，则呈混杂信号，位于额叶、顶叶及颞叶的肿瘤，瘤体可横跨胼胝体向对侧扩散，也可沿侧脑室、第三脑室、中脑导水管及第四脑室的室管膜扩散。

注射 Gd - DTPA 后，肿瘤实体可表现为均一性强化，亦可呈不均匀强化或不规则、不完整环状强化，环壁不均匀，有瘤节，邻近病变的脑膜因浸润肥厚而强化。

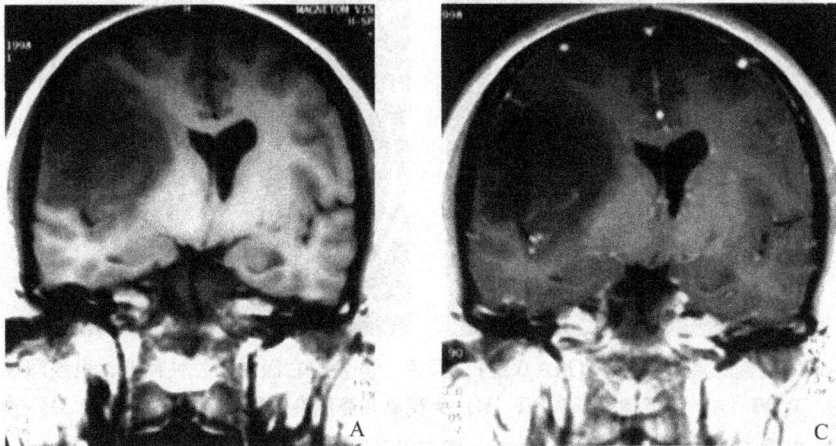

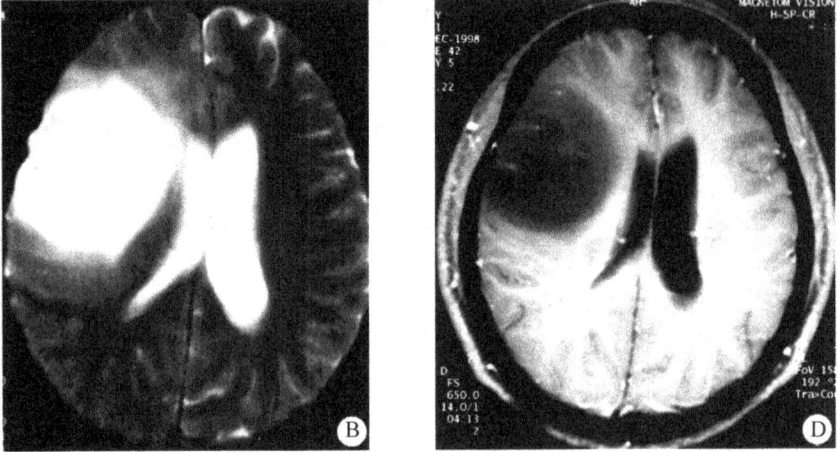

图 16－22　右额叶星形细胞瘤（Ⅱ级），女性，33 岁。右额叶占位性病变，边界欠清，信号不均。T_1WI（A）以低信号为主，T_2WI（B）呈高信号，周围脑质水肿。增强扫描（C、D）病变强化不明显，侧脑室受压变窄，中线轻度左移

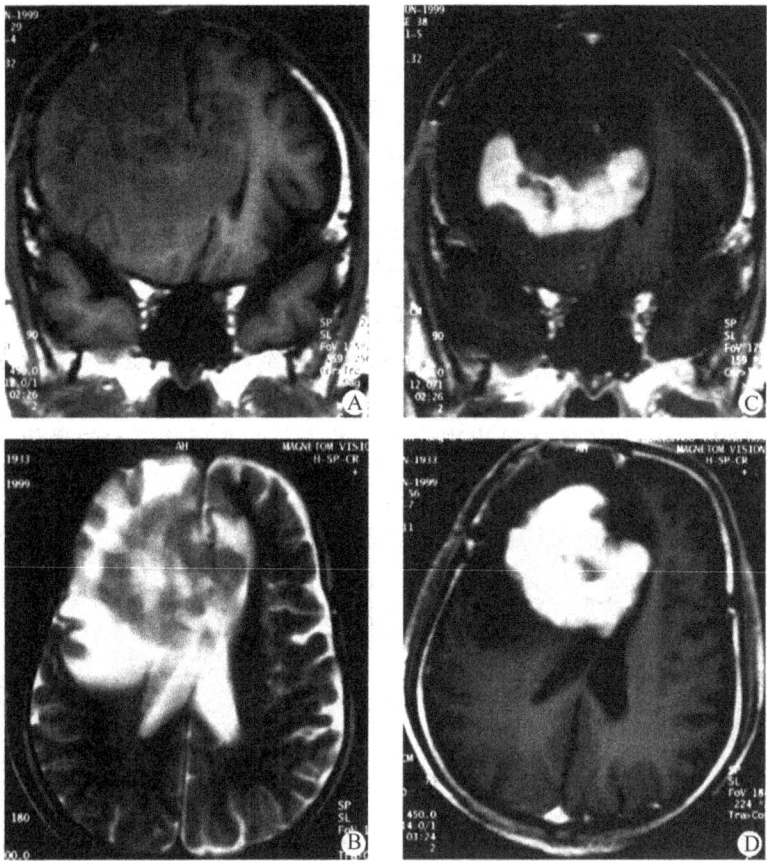

图 16－23　右额叶星形细胞瘤（Ⅲ～Ⅳ级），男性，66 岁。右额叶占位性病变，呈浸润性，边界不清。T_1WI（A）为低信号，T_2WI（B）为稍高和高混杂信号。增强扫描（C、D）肿块明显强化，并沿胼胝体跨越中线向对侧生长，侧脑室受压变窄，中线左偏

3. 小脑星形细胞瘤（图 16 - 24） 小脑星形细胞瘤 80% 位于小脑半球，20% 位于小脑蚓部，可为囊性或实性。

囊性星形细胞瘤在 MRI 图像表现为长 T_1 低信号和长 T_2 高信号改变，边界清楚，少数病变囊壁有钙化，在 T_1WI、T_2WI 上均呈低信号。注射 Gd - DTPA 后，囊壁瘤节不规则强化。

实性星形细胞瘤则呈不规则的长 T_1、长 T_2 改变，多数伴有坏死、囊变区，肿瘤实性部分有明显强化。

小脑星形细胞瘤多有水肿，第四脑室受压、闭塞，上位脑室扩大积水，脑干受压前移，桥脑小脑角池闭塞。

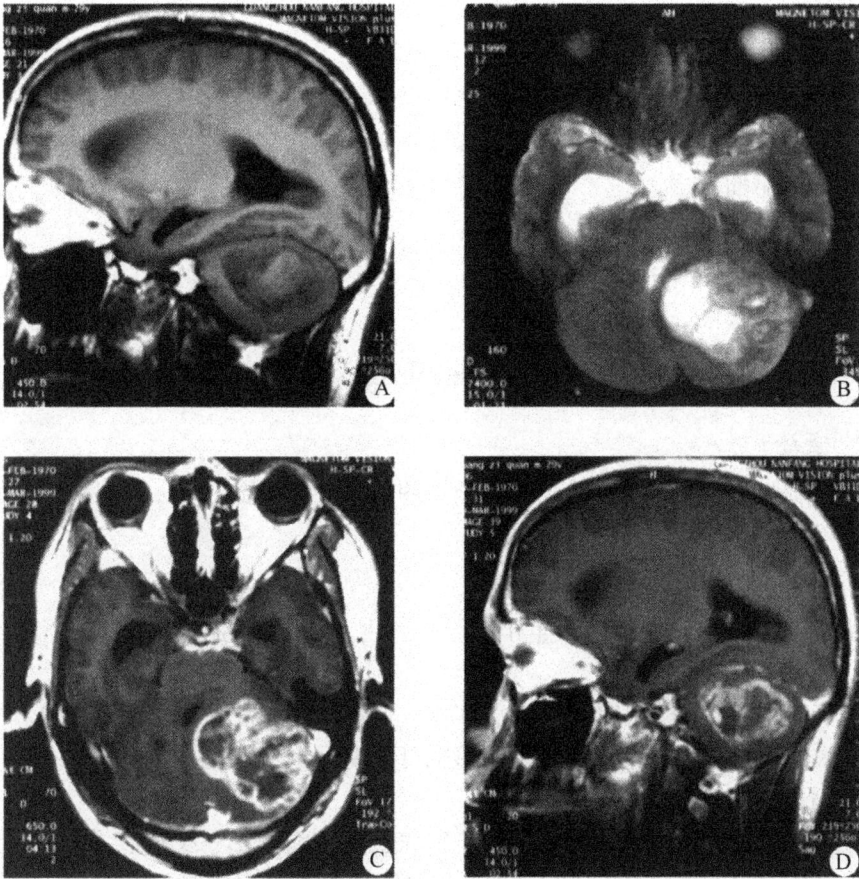

图 16 - 24 左小脑半球星形细胞瘤（Ⅲ级），男性，29 岁。左小脑半球占位性病变，边界清。T_1WI（A）呈低、等混杂信号，T_2WI（B）呈不均匀高信号。增强扫描（C、D）示病变呈不规则蜂窝状强化，脑干、四脑室受压变形伴阻塞性脑积水

（五）诊断要点

1. 癫痫、精神改变 脑受损定位征象、高颅压表现。

2. Ⅰ、Ⅱ级星形细胞瘤 T_1WI 为略低信号，T_2WI 为高信号，坏死、囊变少，瘤周水肿轻、强化轻。

3. Ⅲ、Ⅳ级星形细胞瘤 长 T_1、长 T_2 改变，信号强度不均匀，多见坏死、囊变、出血

肿瘤边缘不整，瘤体有不均匀显著强化。瘤周水肿、占位征象重。

4. 小脑星形细胞瘤　多位于小脑半球，表现为"囊中有瘤"或"瘤中有囊"，呈长 T_1、长 T_2 改变，肿瘤实质部分强化明显，易出现阻塞性脑积水。

（六）鉴别诊断

1. 幕上星形细胞瘤鉴别诊断

（1）单发转移瘤。

（2）近期发病的脑梗死。

（3）颅内血肿吸收期。

（4）脑脓肿。

（5）非典型脑膜瘤。

（6）恶性淋巴瘤。

2. 幕下星形细胞瘤鉴别诊断

（1）髓母细胞瘤。

（2）室管膜瘤。

（3）血管网状细胞瘤。

（4）转移瘤。

三、少突胶质细胞瘤（Oligodendroglioma）

（一）概述

少突胶质细胞瘤占颅内肿瘤的 1%～4%，约占胶质细胞瘤的 7%，男性多于女性，好发年龄 30～50 岁之间，高峰年龄 30～40 岁。

（二）病理

1. 发病部位　本病绝大多数发生于幕上，约占 96%。特别常见于额叶，其次为顶叶、颞枕叶等。

2. 大体病理　少突胶质细胞瘤一般为实体，色粉红，质硬易碎，境界可辨，但无包膜，瘤向外生长，有时可与脑膜相连，肿瘤深部也可囊变，出血坏死不常见，约 70% 的肿瘤内有钙化点或钙化小结。

3. 组织学分类　根据 WHO 的分类，少突胶质细胞瘤包括：少突胶质细胞瘤（Ⅱ级很少，Ⅰ级），少突胶质－星形细胞混合性瘤（Ⅱ级），间变性（恶性）少突胶质细胞瘤。

（三）临床表现

少突胶质细胞瘤生长缓慢，病程较长。50%～80% 有癫痫，1/3 有偏瘫和感觉障碍，1/3 有高颅压征象，还可出现精神症状等。

（四）MRI 表现（图 16－25）

肿瘤在 MR 图像上表现为长 T_1 低信号和长 T_2 高信号，约 70% 的病例可见钙化，表现为 T_1WI、T_2WI 图像上肿瘤内部不规则低信号。大多数肿瘤边界清楚，水肿轻微。Gd－DTPA 增强后，瘤体呈斑片状、不均匀轻度强化或不强化，恶变者水肿及强化明显。

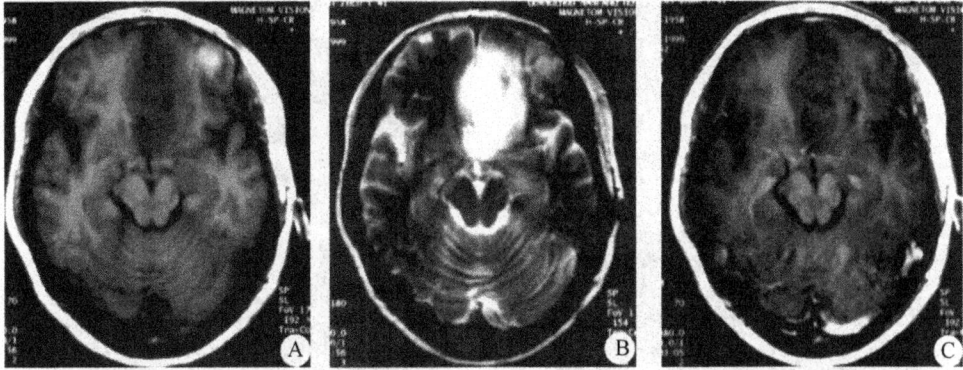

图 16-25　左额叶少突胶质细胞瘤，女性，41 岁。T_2WI（B）左侧额叶直回区以高信号为主的异常信号影，中线结构向右移位，左侧外侧裂较对侧小，鞍上池变形。T_1WI（A）肿瘤区为低信号，增强扫描（C）肿瘤区点、条状强化

（五）诊断要点

（1）多见于成人，病程进展缓慢。

（2）临床上以癫痫，精神障碍，偏瘫或偏身感觉障碍为主要表现。

（3）肿瘤多发生于幕上，以额叶为多，其次为顶叶、颞叶。

（4）肿瘤在 MR 图像上呈长 T_1、长 T_2 改变，瘤体内多见长 T_1、短 T_2 的不规则低信号，为钙化所致。

（5）恶性者，水肿重，可有囊变、出血，强化明显。

（六）鉴别诊断

（1）星形细胞瘤。

（2）钙化性脑膜瘤。

（3）室管膜瘤。

（4）钙化性动静脉畸形。

（5）结核瘤。

四、脑干胶质瘤（Brain Stem Glioma）

（一）概述

脑干胶质瘤系神经外胚层肿瘤，绝大多数为原纤维或纤维性星形细胞瘤（Ⅰ、Ⅱ级，WHO 分类），间变型或恶性胶质瘤较少见。

（二）MRI 表现（图 16-26，图 16-27）

脑干体积增大，正常形态消失，肿块呈略长 T_1 或等 T_1、长 T_2 改变。较大肿块中央可有囊变、坏死，与脑脊液信号相仿。肿块周围脑池（四叠体池、环池、桥前池等）变形、扭曲、闭塞。中央导水管、四脑室受压变窄、移位或闭塞，可致上位脑室梗阻性脑积水。增强后，以不均匀、不规则强化为多，亦可呈环形或结节状强化。

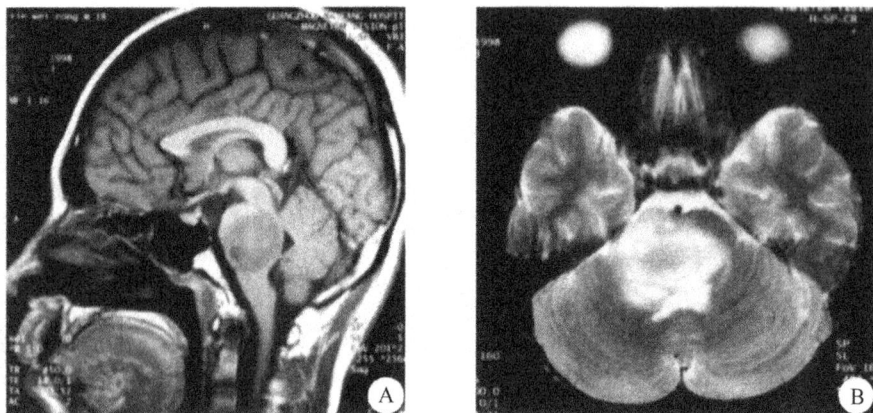

图 16 - 26　脑干胶质瘤，男性，18 岁。矢状面 T_1WI（A）桥脑膨胀呈梭形，第四脑室变窄，肿瘤为低信号。T_2WI（B）肿瘤呈以高信号为主的混杂信号

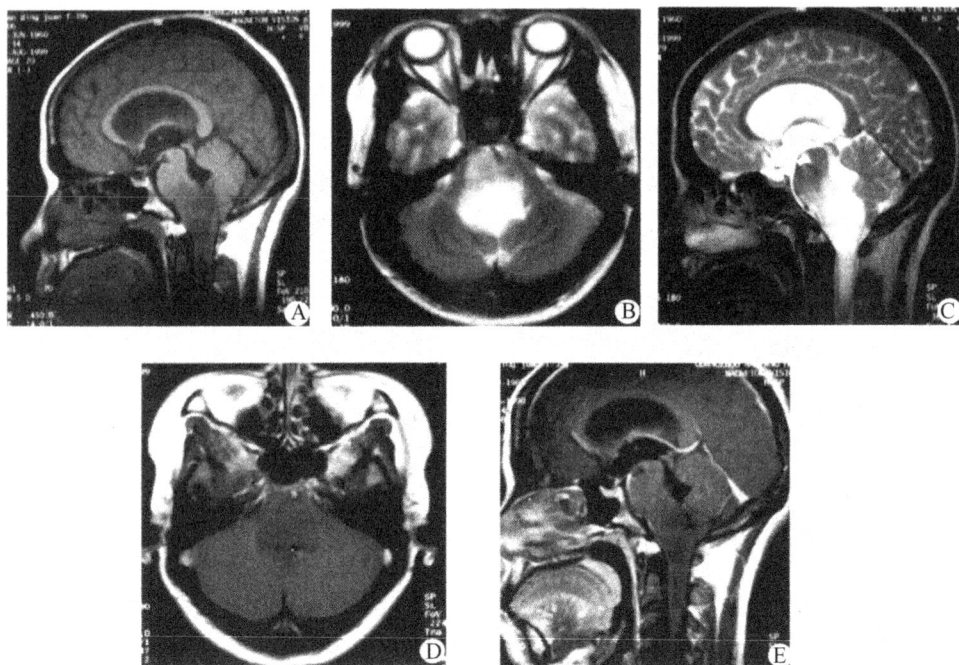

图 16 - 27　脑干及颈髓上段胶质瘤，女性，39 岁。矢状面 T_1WI（A）显示桥脑下部、延髓及颈髓上段呈膨胀性改变，以低信号为主，第四脑室下部变窄。T_2WI（B、C）肿瘤以高信号为主。增强扫描（D、E）肿瘤无明显强化

（三）鉴别诊断

（1）髓母细胞瘤。

（2）转移瘤。

（3）脑干梗死。

（4）脑干感染性病变。

（5）脑干脱髓鞘性疾病。

五、脑膜瘤（Meningioma）

（一）概述

脑膜瘤是颅内最常见的肿瘤之一，约占颅内肿瘤的15%～20%，仅次于星形细胞瘤，居第二位。可见于任何年龄，多数见于40～70岁，高峰年龄在45岁左右。女性多见，男女之比约为1：2。

（二）病理

1. 发病部位 脑膜瘤起源于蛛网膜内皮细胞或硬膜内的脑膜上皮细胞群，因此，凡有蛛网膜颗粒或蛛网膜绒毛的部位均可发生，以大脑凸面、矢状窦旁、大脑镰旁最多见，其次为蝶骨嵴、鞍结节、中颅窝、嗅沟、桥脑小脑角及后颅窝等。

2. 大体病理 肿瘤常单发，偶为多发，大小不一，形态可随发生部位不同而异。肉眼观肿瘤呈球形、分叶状或不规则形，边界清楚，质实或硬。少数肿瘤呈斑块状，覆盖在脑半球的表面，称斑块型。肿瘤质硬，切面灰白色，呈颗粒或条索旋涡状，有的含沙砾样物质。

脑膜瘤多为良性，邻近的脑组织受压，但无肿瘤浸润，邻近的颅骨有时因瘤细胞的浸润而发生骨质增生，但一般并无广泛的播散或转移。

3. 组织学分类 根据WHO的分类。

（1）脑膜皮瘤型（内皮瘤型，合体细胞型，蛛网膜皮瘤型）。

（2）纤维型（成纤维细胞型）。

（3）过渡型（混合型）。

（4）砂样瘤型。

（5）血管瘤型。

（6）血管网状细胞型。

（7）血管外皮细胞型。

（8）乳头状型。

（9）间变性（恶性）脑膜瘤。

（三）临床表现特点

（1）肿瘤生长缓慢，又居脑外，特别是在"静区"，定位征象可以不明显。

（2）高颅压征象出现缓慢。

（3）脑膜瘤发生在不同的部位，可有不同的功能异常：癫痫、精神障碍、嗅觉异常、视力障碍等。

（四）MRI表现（图16-28，图16-29）

1. 肿瘤本身MRI表现特点 大多数脑膜瘤的信号接近于脑灰质。T_1WI图像上，肿瘤多呈等信号，少数为低信号。T_2WI图像上，则多表现为等信号，部分可为高信号或低信号。在脑膜瘤内部，MRI信号常不均一，可能为囊变、坏死、出血、钙化或纤维分隔所致。此外，MRI还可显示瘤体内不规则血管影，呈流空效应。Gd-DTPA增强后呈明显强化，多较均匀，较大肿瘤出现囊变、坏死时，则不均匀，相邻脑膜可呈鼠尾状强化征象。大部分脑膜瘤与邻近脑组织有一包膜相隔，在T_1WI、T_2WI像上均表现为连续或不连续的低信号，病理证实为由纤维组织和肿瘤滋养血管构成。

瘤周常有轻至中度的脑水肿。

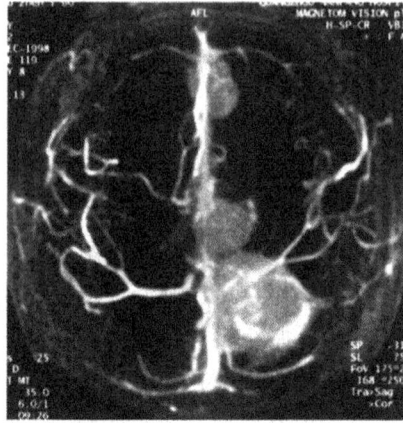

图 16 - 28　上矢状窦旁脑膜瘤（混合细胞型），女性，60 岁。增强并 MRA 示上矢状窦旁多发类圆形占位性病变，强化明显，邻近血管推压移位

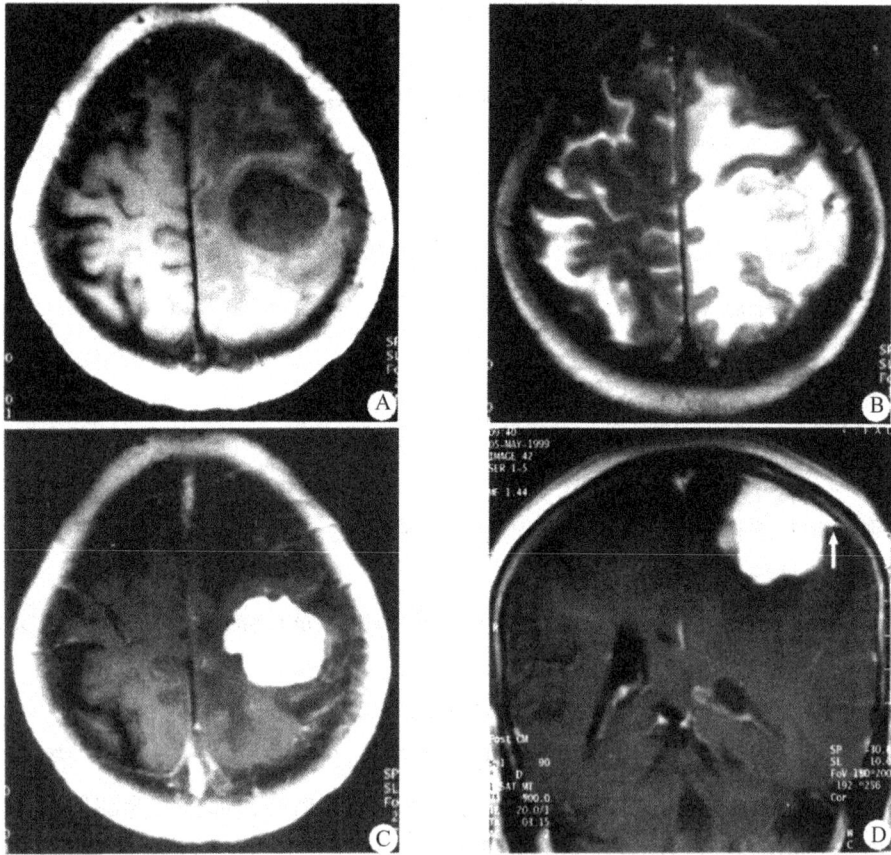

图 16 - 29　左大脑凸面脑膜瘤，女性，65 岁。左顶部类圆形占位性病变，边界清，T_1WI（A）为低信号，T_2WI（B）呈高低混杂信号，周围脑质水肿明显。增强扫描（C、D）肿瘤均匀显著强化，冠状位（D）肿瘤与脑膜广基底相连，并见"脑膜尾征"（↑）

2. 提示肿瘤位于脑外的征象 ①白质塌陷征：脑膜瘤较大时，压迫相邻部位脑实质，使脑灰质下方呈指状突出的脑白质变薄，且与颅骨内板之间的距离增大，此征象称为白质塌陷征，是提示脑外占位性病变可靠的间接征象。②以宽基底与硬膜相连。③肿瘤所在脑沟、脑池闭塞，邻近脑沟、脑池增宽。④颅骨正常结构消失，不规则。

（五）诊断要点

（1）神经定位体征不定，高颅压征象出现晚。

（2）MRI 平扫，大多数病变呈等信号，强化明显，且均一，肿瘤伴有坏死、囊变时，则不均匀。

（3）脑外肿瘤征象。

（六）鉴别诊断

1. 位于大脑凸面和大脑镰的脑膜瘤

（1）胶质瘤。

（2）转移瘤。

（3）淋巴瘤。

2. 位于鞍上和颅前窝的脑膜瘤

（1）垂体瘤。

（2）星形细胞瘤。

（3）颈动脉瘤。

（4）脊索瘤。

（5）转移瘤。

（6）恶性淋巴瘤。

3. 位于颅中窝的脑膜瘤

（1）三叉神经鞘瘤。

（2）神经节细胞瘤。

（3）胶质瘤。

（4）颈内动脉动脉瘤。

（5）软骨瘤。

4. 位于颅后窝的肿瘤

（1）听神经瘤。

（2）转移瘤。

（3）血管网状细胞瘤（实性）。

（4）恶性淋巴瘤。

（5）脊索瘤。

5. 位于脑室内的脑膜瘤

（1）脉络丛乳头状瘤。

（2）胶样囊肿。

六、听神经瘤 (Acoustic Neuroma)

(一) 概述

听神经瘤是颅神经瘤中最常见的一种，占颅内肿瘤的 5.9% ~ 10.6%。起源于听神经可发生于任何年龄，高峰年龄 30 ~ 50 岁。男性略多于女性。听神经瘤多为良性肿瘤，恶性者罕见。

(二) 病理

小脑桥脑角区是听神经瘤的发病部位。

听神经由桥延沟至内耳门长约 1cm，称近侧段，在内听道内长约 1cm，称远侧段。听神经瘤 3/4 发生在远侧段，1/4 发生在近侧段。

肿瘤呈圆形或结节状，有完整包膜，大小不一，质实，常压迫邻近组织，但不发生浸润，与其所发生的神经粘连在一起。可伴有出血和囊性变。镜下肿瘤组织学分束状型和网状型形态。后者常有小囊腔形成。

(三) 临床表现

常以单侧耳鸣、耳聋、头昏、眩晕等为首发症状，少数患者可有高颅压、锥体束征象。

(四) MRI 表现 (图 16 – 30)

MRI 具有高对比度，无创伤以及无颅骨伪影影响的特点，目前成为听神经瘤诊断最敏感的方法。其影像特点如下。

多数肿瘤呈略长 T_1、等 T_1 和长 T_2 信号改变，T_1WI 上表现为略低或等信号，T_2WI 上呈高信号。

肿瘤信号均匀一致，但较大肿瘤可有囊变。肿瘤呈类圆形或半月形，紧贴内听道口处，瘤组织呈漏斗状，尖端指向内听道口。脑干、小脑受压移位征象。注射 Gd – DTPA 肿瘤实质部分信号明显升高，囊性部分无强化。

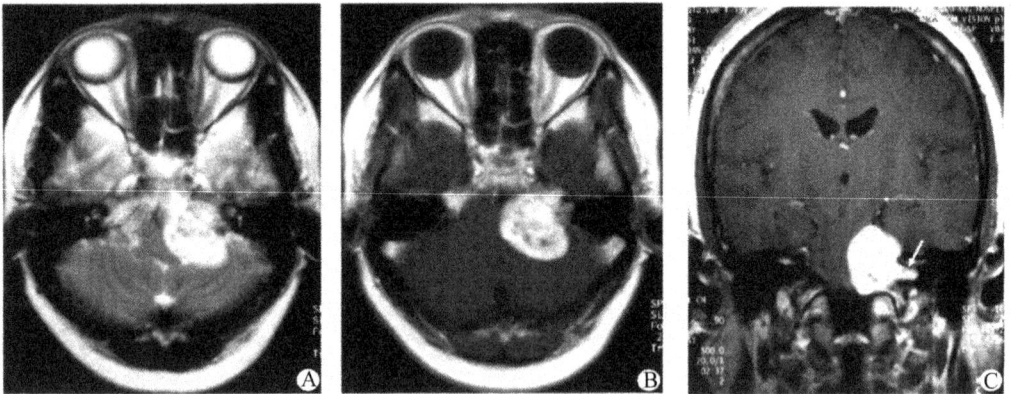

图 16 – 30 左侧听神经瘤，女性，59 岁。左小脑桥脑角区占位性病变，T_2WI（A）为不均匀高信号，间杂多个点状稍低信号。增强扫描（B、C）肿块不均匀显著强化，左侧听神经增粗（↑）

微小听神经瘤位于内听道内，体积小，诊断困难，MR 可直接显示耳蜗、听神经及前庭器官。微小听神经瘤与正常健侧听神经相比呈不对称性局限性增粗，呈结节状略长 T_1（或

等 T_1）及长 T_2 信号改变。增强后，均一明显强化。

（五）诊断要点

（1）多于中年后缓慢起病。

（2）以耳鸣、耳聋、眩晕、头昏为首发症状。

（3）桥脑小脑角区，以内听道口为中心的肿块，伴同侧听神经增粗，在 T_1WI 上呈略低或等信号，T_2WI 上呈高信号，注射 Gd – DTPA 后呈明显均匀的强化。

（六）鉴别诊断

（1）脑膜瘤。

（2）表皮样囊肿。

（3）室管膜瘤。

（4）脊索瘤。

（5）颈静脉球瘤。

（6）血管网状细胞瘤。

（7）动脉瘤。

（8）小脑脓肿。

七、颅咽管瘤（Craniopharyngioma）

（一）概述

颅咽管瘤起源于胚胎时期 Rathke 囊的上皮残余，占脑肿瘤的 2% ~ 4%。从新生儿至老年人均可发生，20 岁以前发病接近半数，男性较多于女性。

（二）病理

颅咽管瘤可沿鼻咽后壁、蝶窦、鞍内、鞍上池至第三脑室前部发生，以鞍上多见，也可鞍上、鞍内同时发生。

肿瘤大多数为囊性或部分囊性，少部分为实性。囊性肿瘤生长缓慢，囊壁光滑，厚薄不等。囊内可为单房或多房，囊液黄褐色，含有不同数量的胆固醇结晶、角蛋白脱屑以及正铁血红蛋白。囊壁和肿瘤实性部分多有钙化。

（三）临床表现

（1）颅咽管瘤压迫视交叉，可致视力视野障碍。

（2）内分泌症状，垂体受压出现侏儒症（多见于儿童），尿崩症。

（3）高颅压症状等。

（四）MRI 表现（图 16 – 31，图 16 – 32）

颅咽管瘤 MRI 表现变化多。

1. 囊性病变常表现为两种信号特点

（1）病变内含较高浓度的蛋白、胆固醇或正铁血红蛋白时，呈短 T_1、长 T_2 信号改变，在 T_1WI、T_2WI 图像上均呈高信号。

（2）病变为囊性坏死和残留的上皮细胞，并且蛋白含量少时，呈长 T_1、长 T_2 信号改变，在 T_1WI 像上为低信号，T_2WI 像上为高信号。

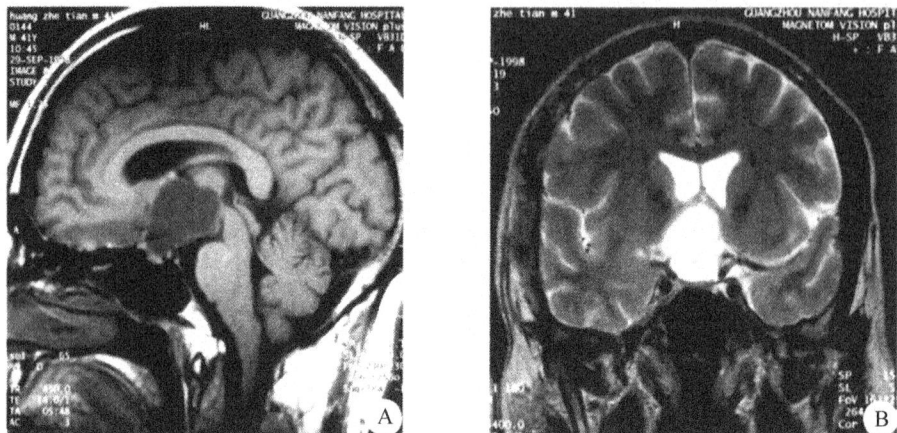

图16-31 囊性颅咽管瘤,男性,41岁。鞍上池区占位性病变,边缘清,呈分叶状。T_1WI（A）为均匀低信号,T_2WI（B）为高信号。视交叉、漏斗受压上移,垂体受压变扁

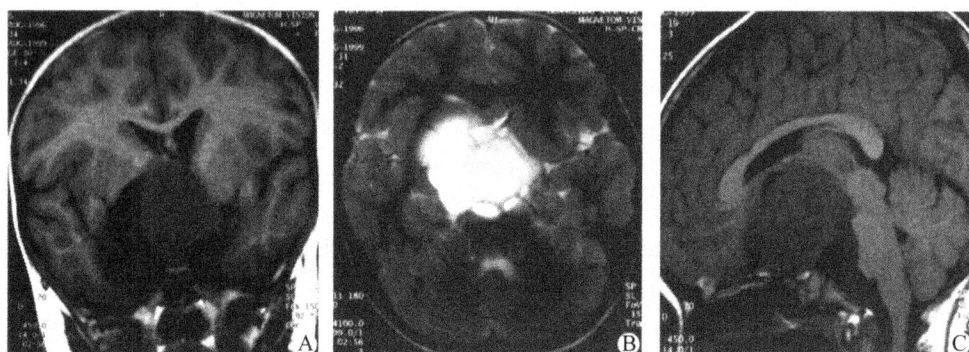

图16-32 颅咽管瘤,女性,3岁。鞍上池区巨大肿块,分实性和囊性两部分。实性部分 T_1WI（A、C）为稍低信号,T_2WI（B）呈中等度高信号,囊性部分呈新月形,位于肿块的右侧缘,呈长 T_1 长 T_2 改变

2. 实性颅咽管瘤亦表现为两种信号特点

（1）病变缺少胆固醇和正铁血红蛋白,呈等 T_1、长 T_2 信号改变。

（2）病变内含角蛋白、钙质或散在的骨小梁时,呈长 T_1 短 T_2 信号改变,在 T_1WI、T_2WI 像上均呈低信号。

注射 Gd-DTPA 后,在 T_1WI 图像上肿瘤实质部分表现为均匀或不均匀增强,囊性部分呈壳状强化。

（五）诊断要点

（1）青少年多见。

（2）临床上表现为高颅压、视力视野障碍及内分泌方面的改变。

（3）MRI 表现多样化,囊性病变根据囊内成分的不同,在 T_1WI、T_2WI 像上均可表现为高信号,亦可呈 T_1WI 低信号,T_2WI 高信号;实性病变则表现为在 T_1WI 像呈等信号,T_2WI 图像上呈高信号,亦可均表现为低信号。

（六）鉴别诊断

（1）垂体瘤。

（2）畸胎瘤。

（3）生殖细胞瘤。

（4）胶质瘤。

八、颅内转移瘤（Metastatic Tumor）

（一）概述

颅内转移瘤国内报道其发生率占颅内肿瘤的 3.5% ~ 10%。肿瘤来源前三位依次为肺、子宫与卵巢和黑色素瘤。发病高峰年龄 40 ~ 60 岁，通常男性多于女性。

颅内转移瘤的转移途径如下。

1. 血行转移　常见肺癌、乳腺癌、肾癌和皮肤癌等。

2. 直接侵入　鼻咽癌、视网膜母细胞瘤，颈静脉球瘤等。

3. 经蛛网膜下腔　极少数脊髓内肿瘤，如胶质瘤，室管膜瘤可经此途径向颅内转移。

4. 经淋巴途径转移　中枢神经系统无淋巴系统，但却有淋巴系统转移之学说。可能由于：①椎间孔血管周围的淋巴管；②脑神经内、外衣中的淋巴管；③已有颈淋巴结转移癌的颈淋巴管。

（二）病理

1. 结节型　幕上大脑中动脉供血区脑实质内多见，小脑少见，脑干更少。可以是单发，也可多发。较大肿瘤中间有出血、坏死；肿瘤周围水肿广泛，肿瘤界限清楚，但镜下观察，肿瘤沿血管间隙蔓延。

2. 脑膜弥散型　肿瘤沿脑脊液播散广泛转移，位于脑膜、室管膜，使其增厚或呈颗粒状，以颅底多见。位于软脑膜者称癌性脑膜炎或弥漫性软脑膜癌瘤。硬脑膜转移罕见。

（三）临床表现

1. 多有原发癌症状　但 30% 的患者以颅脑症状为首发症状。

2. 脑转移症状　高颅压，精神障碍，神经定位体征，脑膜炎等。

（四）MRI 表现（图 16 - 33）

病变多见于皮髓质交界处，亦可局限于白质内。小者为实性结节，大者多有坏死。可多发亦可单发。大多数病变均呈稍长 T_1、长 T_2 信号改变，瘤周水肿明显。小肿瘤大水肿为转移瘤的特征表现，但 4mm 以下的小结节周围常无水肿。注射 Gd - DTPA 后，绝大多数病例均有强化，强化形态多样，可呈结节状，点状均匀强化或不均匀强化，亦可表现为不规则状环形强化，边缘与周围组织界限清晰。

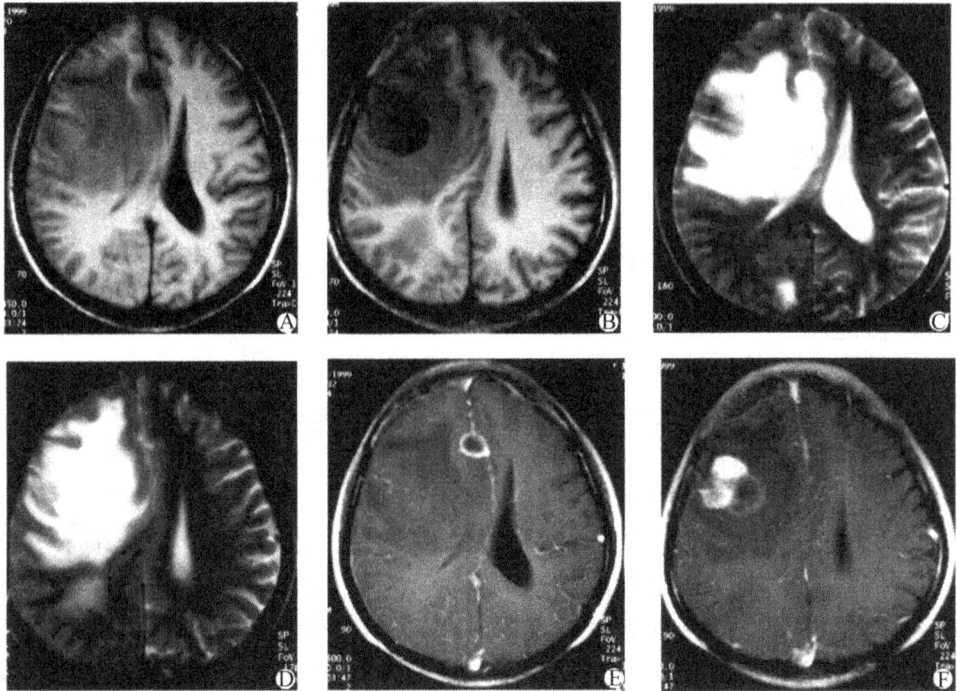

图16-33 肺癌脑转移瘤，男性，34岁。右额叶皮层下多发占位性病变，部分病变内有囊变区，呈长 T_1（A、B）、长 T_2（C、D）改变。实质部分呈稍长 T_1 和稍长 T_2 信号。增强扫描（E，F），病变均呈不规则环形强化。周围脑水肿明显，侧脑室受压狭窄，中线左偏

（五）诊断要点

（1）原发肿瘤病史。

（2）多数肿瘤呈稍长 T_1、长 T_2 信号改变，瘤周水肿明显，形态多样。小肿瘤大水肿应高度怀疑转移瘤的可能，特别是无明确原发病史时。

（六）鉴别诊断

1. 多发转移瘤时需与下列疾病鉴别

（1）多发脑脓肿。

（2）多发脑膜瘤。

（3）脑梗死。

（4）多发性硬化。

（5）脑白质病。

2. 单发转移瘤时需与下列疾病鉴别

（1）胶质瘤。

（2）脑膜瘤。

（3）单发脑脓肿。

（4）结核瘤。

（陆 蓬）

第四篇

X 线影像学

第十七章 呼吸系统疾病的 X 线检查

第一节 弥漫性肺部病变

一、亚急性或慢性血行播散型肺结核

1. 临床特点　多见于成年患者，在较长时间内由于多次少量的结核菌侵入引起亚急性或慢性血行播散型肺结核。患者可有低热、咳嗽、消瘦等症状。病理上病灶多以增殖为主。

2. X 线表现

（1）病灶主要分布于两肺上中肺野：分布不均匀，锁骨下区病灶较多；有时以一侧上中肺野为主。

（2）病灶结节大小极不一致，粟粒样细结节、粗结节或腺泡样结节同时混合存在。

（3）结节密度不均匀，肺尖、锁骨下区结节密度高，边缘清楚，可有部分纤维化或钙化；其下方可见增殖性病灶或斑片状渗出性病灶。

（4）病变恶化时，结节融合扩大，溶解播散，形成空洞，发展成为慢性纤维空洞型肺结核（图 17－1）。

3. 鉴别诊断　亚急性或慢性血行播散型肺结核的特点是三不均匀（分布、大小、密度），多位于两肺上、中肺野，病灶结节大小不等，病灶可融合、干酪坏死、增殖、钙化、纤维化、空洞。需与经常遇到的粟粒型支气管肺炎、尘肺病（肺尘埃沉着症）、肺泡细胞癌、粟粒型转移癌以及含铁血黄素沉着症等相鉴别，鉴别参照急性血行播散型肺结核的鉴别诊断。

4. 临床评价　亚急性、慢性血行播散型肺结核起病较缓，症状较轻，X 线胸片呈双上、中肺野为主的大小不等、密度不同和分布不均的粟粒状或结节状阴影，新鲜渗出与陈旧硬结和钙化病灶并存，结合实验室检查一般诊断不难。胸部 HRCT 对于细微钙化影，有助于诊断（图 17－2）。

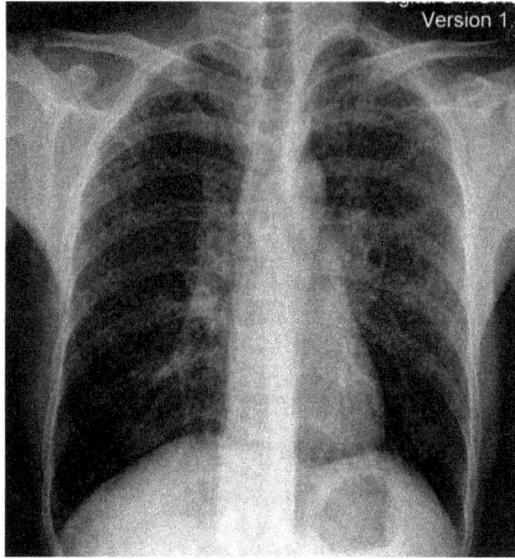

图 17 - 1　亚急性血行播散型肺结核

粟粒样细结节大小不一致，分布不均匀，锁骨下区病灶较多，有部分纤维化及钙化

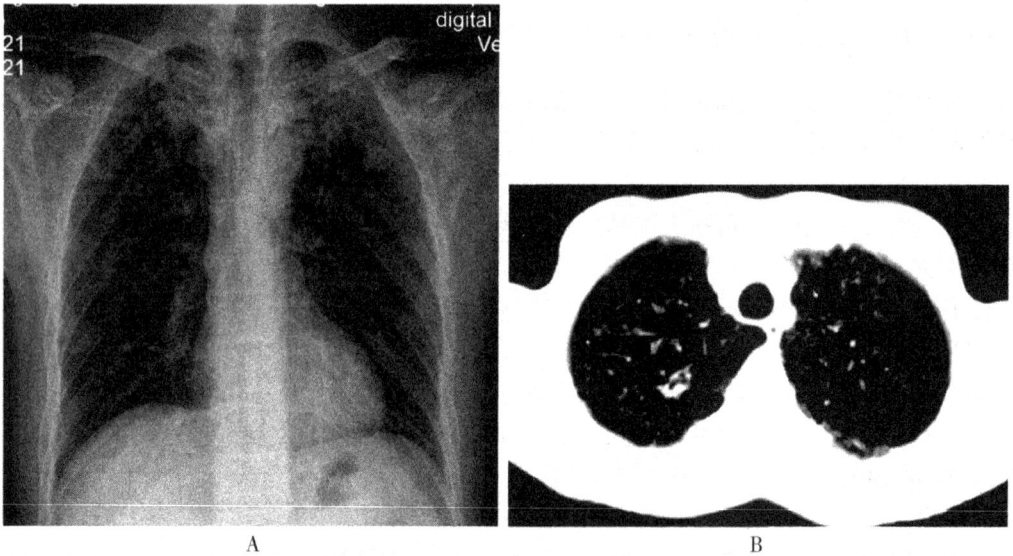

A　　　　　　　　　　　　　　　　B

图 17 - 2　血行播散型肺结核

X 线（A）显示两肺散在粟粒；CT（B）显示两上肺散在粟粒，右肺上叶可见小斑片状钙化

二、肺泡细胞癌

1. 临床特点　本病为多发性的细支气管肺癌，癌肿起源于细支气管上皮或肺泡上皮，女性多于男性，发病军龄 30～60 岁，病程进展快。有人认为是多中心性发展为癌肿，亦有人认为是支气管播散的癌肿。细支气管肺泡癌分为三种类型：弥漫型、结节型和浸润型，临床工作中以弥漫型多见。临床症状有胸痛、顽固性咳嗽、呼吸困难、痰液量多而呈黏稠泡沫状，易误诊为肺转移癌。

2. X 线表现　为两肺弥漫、大小不一的结节影，轮廓模糊，细如粟粒，粗的可似腺泡样结节，一般在肺门周围较多地密集，8%～10%病例可伴有血胸。有时可表现如小叶性肺炎样浸润粗大斑片影（直径 1～2cm），边缘模糊。肺泡细胞癌有时亦可表现为巨大球状肿块影，边缘呈分叶状，直径大小为 2～6cm，类似周围型肺癌（图 17－3）。

3. 鉴别诊断　弥漫型肺泡细胞癌需与粟粒型肺结核鉴别，后者病灶直径较小，多为 1～2mm，且大小一致，分布均匀，密度相同；尚需与肺转移灶鉴别，对有肺外肿瘤病史的应首先想到转移瘤，其病灶可大可小，轮廓相当整齐，分布于两肺中下部，病灶无支气管充气征；亦需与尘肺鉴别，但其有职业病史，除弥漫性结节状病灶外，肺纹理明显增多紊乱，交织成网状，肺门影增大，甚至出现壳状钙化。此外，需与肺真菌病、肺寄生虫病、结节病相鉴别。

浸润型肺泡细胞癌病变与肺炎渗出性病变相似，但后者改变快，经过有效治疗后，短期内明显吸收消失。

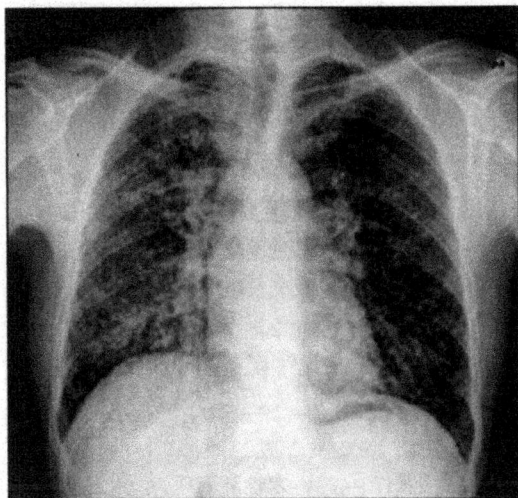

图 17－3　肺泡细胞癌
两肺弥漫、大小不一的结节影，轮廓模糊，细如粟粒

4. 临床评价　结节型表现为孤立球形阴影，轮廓清楚，与周围性肺癌的 X 线表现相似，空泡征在此型肺癌较多见。浸润型与一般肺炎的渗出性病变相似，轮廓模糊。病变可呈片状，亦可累及一个肺段，甚至整个肺叶。病理上细支气管肺泡癌的组织沿肺泡壁生长蔓延，然后向肺泡内突入，肿瘤组织和分泌物可填塞和压迫肺泡腔和外围细小支气管，但较粗支气管腔仍保持通畅，因此在病变范围内通常夹杂未实变的肺组织，使其密度不均匀，并常见支气管充气征。弥漫型肺泡细胞癌表现为两肺广泛结节状病灶，直径多为 3～5mm，密度均匀，边缘轮廓较清楚。病变有融合的趋势，形成团块状或大片状实变影，在实变阴影中可见支气管充气征。

三、特发性肺间质纤维化（Hamman－Rich 综合征）

1. 临床特点　本病主要是原因不明的弥漫性肺间质纤维变，亦可能是一种自体免疫性疾病。由于主要病理改变有肺泡壁的炎性细胞增多，继以纤维化，故最近又称为纤维化性肺泡壁炎。患者男性多于女性，症状为进行性气短、咳嗽、胸闷、胸痛，如伴继发感染，可有发热、咳脓性痰，病程除少数急性者外，多数为数年至十数年的慢性过程，最后可导致肺动脉高压与右心衰竭而死亡。

2. X 线表现　本病最早期的 X 线表现为细小的网织阴影，以下肺多见，此时患者可无症状，而肺功能检查已有异常表现，为肺弥散功能减退。后逐渐变为粗糙的条索状阴影，交织成粗网状影像，表现为两肺呈弥漫性索条状和网状影相互交织；肺纹理增多、增粗，延伸至外带，并呈广泛的蜂窝样结构，含有无数的、直径为 3～10mm 的囊性透亮区，囊壁多数较厚；有时亦可见到直径 3～5mm 的结节影，或呈细颗粒状的毛玻璃样阴影；晚期由于继发感染，可伴有炎症性的模糊片状影，以及右心室肥大的征象。如肺部出现弥漫性肺间质纤维变的蜂窝样改变，而不能以肺源性疾病或尘肺解释时，应多考虑到本病的可能性。

3. 鉴别诊断　患者的胸片上突出表现为两侧中下肺野弥漫性肺间质纤维化，而能产生肺部弥漫性间质纤维化的疾病很多，原发性弥漫性肺间质纤维化为其中一种，其病因尚未明确。对该病诊断必须慎重，首先要排除其他疾病导致的肺间质纤维化后，才可考虑本病的可能（图 17-4）。

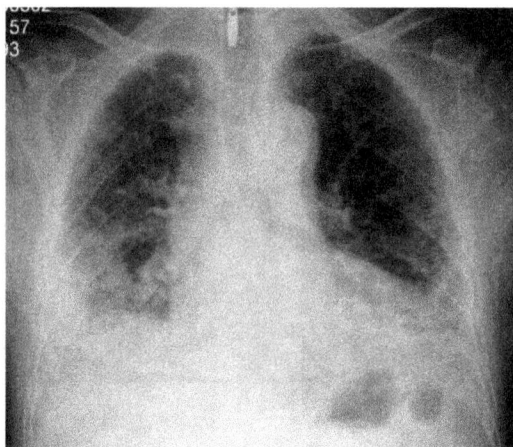

图 17-4　特发性肺间质纤维化
X 线见细小的网状阴影伴条索状影及有炎症性的模糊片状影，两下肺多见

4. 临床评价　由于本病的 X 线征象没有特征性，需结合临床表现，如患者有气急、咳嗽、体重减轻和乏力；一般痰量不多，可伴有血丝；可产生发绀和肺动脉高压，最后发展为肺源性心脏病，常有杵状指。肺功能检查最显著的改变为肺弥散功能减退。胸部 HRCT 检查有助于本病的诊断，可提出本病之可能，确诊往往依赖纤维支气管镜肺活检。

四、尘肺病（肺尘埃沉着症）

1. 临床特点　患者有长期接触粉尘的职业病史。病变以肺间质纤维组织增生为主，细支气管及血管周围纤维增生，肺泡壁及小叶间隔亦增厚，胸膜亦见增厚粘连，并有胶原纤维尘肺结节形成，肺门淋巴结轻度或中度肿大。临床上，患者可有胸痛、咳嗽、气短等症状。病变常自两下肺开始，逐渐向上肺发展。

2. X 线表现　两肺肺纹理普遍增多、增粗，扭曲紊乱，粗细不匀，并有蜂窝样网状纹理，纹理改变伸展至两肺外带，两肺纹理间并有弥漫分布的圆形或不规整形致密斑点影，斑点大小不等，直径多在 2～6mm 间。结节的分布可以表现为均匀的成堆或不均匀的散在出现，有时可融合成团块状。两侧肺门影增宽而致密，可有蛋壳样钙化淋巴结影。网状影可出现于整个肺野，同时胸膜可增厚钙化（多见于矽酸盐肺），形成胸膜斑、胸膜钙化。胸膜斑好发于第 7 至第 10 肋侧胸壁及膈肌腱膜部，表现为胸膜壁层胼胝样增厚伴凸向肺野的圆形或不规则形结节，一侧或双侧，但不对称。胸膜斑内可有线状、点状或不规则形钙化。胸膜斑发生于膈肌腱膜及纵隔胸膜，致使心缘模糊、毛糙称蓬发心。肺和肋膈角胸膜极少累及，有时可有少量胸腔积液。矽酸盐肺患者易并发肺癌或胸膜间皮瘤，必须密切注意。

早期尘肺病（尘肺病 I 期）结节影局限于中、下肺野的 1~2 个肋间隙范围内，往往是右肺先发现结节影。尘肺病 II 期（尘肺病 II 期）结节影大量增多，弥散于全肺野，自锁骨下区至膈面均有结节影，唯两侧肺尖区往往清晰而有气肿，结节极少或无。肺底区亦有气肿，两侧膈面常见有幕状胸膜粘连（图 17-5）。晚期尘肺病（尘肺病 III 期）可见两上肺结节融合为直径 3~4cm 的纤维肿块影，两侧对称或不对称存在（图 17-6）。

3. 鉴别诊断　尘肺病 X 线表现为两肺有广泛的肺纹理改变和纤维条纹以及网状阴影，使整个肺野都像蒙上一层窗纱，或如毛玻璃样。尘肺结节的分布呈散在性，形态可不规则，密度较高，边缘较锐利，肺内有散在局灶性肺气肿透明区域存在。如果 X 线片上出现如此改变，在未了解到职业史的情况下，尚需与急性粟粒型肺结核、肺炎、恶性肿瘤、寄生虫病、肺泡微石症、含铁血黄素沉着症等相鉴别。急性粟粒型肺结核的结节状影直径一般在 1~2mm。大小一致，分布均匀，密度相同，肺纹理增加不明确。肺炎临床有感染症状与体征，结节状影边缘模糊；细支气管癌的结节较本例患者结节大，直径一般为 3~5mm，痰细胞学检查可多次找到癌细胞，无粉尘接触史。血行肺转移瘤，一般结节较大，且分布肺外围较多，有肺外恶性肿瘤病史。寄生虫病根据疾病流行区、接触史、粪便培养、血清学检查可诊断。肺泡微石症的胸片，肺纹理不能显示，沙粒样钙质密度影，多孤立存在，不融合。含铁血黄素沉着症有原发和继发两种，前者发病年龄在 15 岁以下，反复咯血；后者多有心脏病史，尤其是二尖瓣狭窄的患者，有左心衰竭、肺静脉高压，可资鉴别。

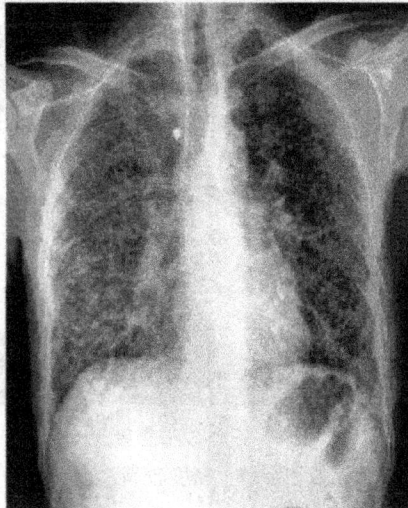

图 17-5　II 期尘肺

两侧肺门影增宽而致密，两肺肺纹理增多、增粗，扭曲紊乱，粗细不匀，并有蜂窝样网状纹理，纹理改变伸展至两肺外带，两肺纹理间并有弥漫分布的圆形或不规整形致密斑点影，斑点大小不等，直径 2~6mm

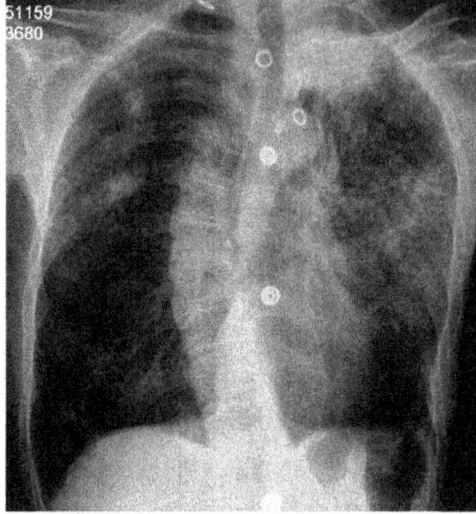

图 17 - 6　Ⅲ期尘肺

两肺肺纹理增多、增粗，扭曲紊乱，粗细不匀，并有蜂窝样网状纹理，
纹理改变伸展至两肺外带，两肺纹理间并有弥漫分布的圆形或不规整形
致密结节影，结节大小不等，部分融合为直径 3~4cm 的纤维肿块影

4. 临床评价　本病患者一般年龄较大，发病缓慢，患者身体情况尚可，主要表现有气急现象，有咳嗽，但痰不多。晚期患者有杵状指及肺源性心脏病症状。实验室检查一般无重要发现。当患者出现两肺弥漫性肺间质病变时，应详细询问其职业病史，如有明确的粉尘接触史，应想到本病的可能，及时移交给职业病鉴定相关机构。胸部 HRCT 检查对本病的鉴别诊断有帮助（图 17 - 7）。

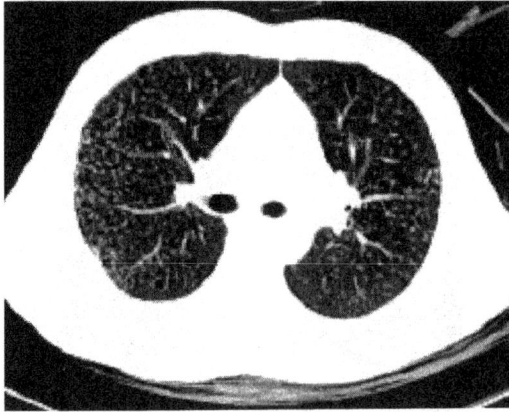

图 17 - 7　矽肺患者

示两肺粟粒型结节，密度较高，边界锐利

五、肺血行性转移癌

1. 临床特点　粟粒型肺转移癌最多见于血供丰富的原发肿瘤（如甲状腺癌、前列腺癌、绒毛膜癌，癌细胞直接侵入静脉系统→右心→肺毛细血管），或见于原发支气管肺癌，癌肿可贯穿于肺动脉，引起大量的癌细胞播散。临床症状有咳嗽、咯血、呼吸短促、发绀。

2. X 线表现　两肺有弥漫分布的细结节影，大小不一，结节分布很密，中、下肺较上肺多些，结节边界模糊，但肺尖区常无结节，这点可与粟粒型肺结核区别。肺纹理一般性增强，可合并胸腔积液（图 17 - 8、图 17 - 9）。

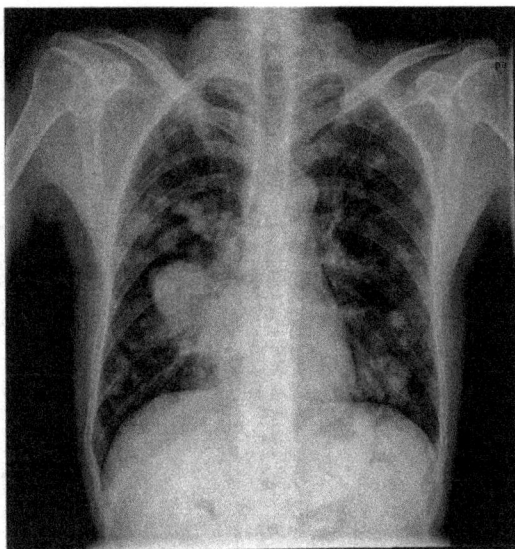

图 17 - 8　右下肺癌伴两肺弥漫性转移
两肺有弥漫分布的细结节影，大小不一，局部结节分布很密，中、下肺较上肺多些

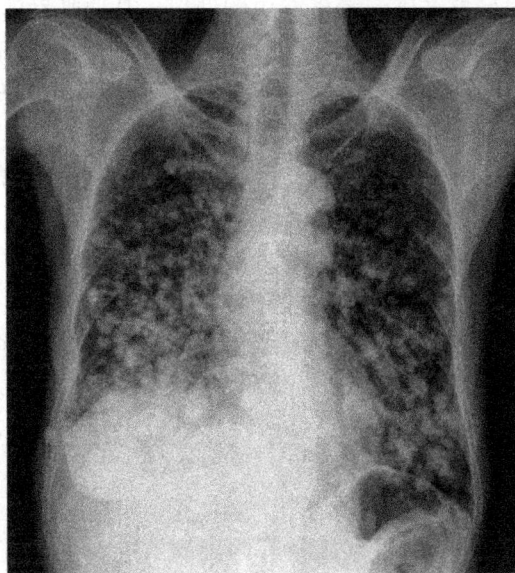

图 17 - 9　右肾癌术后 7 个月，两肺见弥漫性转移癌
两肺有弥漫分布的细结节影，大小不一，局部结节分布很密，中、下肺较上肺多

3. 鉴别诊断　粟粒型肺转移癌应与急性粟粒型肺结核、粟粒型支气管肺炎、尘肺以及含铁血黄素沉着症等相鉴别。

急性粟粒型肺结核 X 线片早期两肺野呈毛玻璃样密度增高，两肺从肺尖至肺底均匀分布、密度相似、大小一致的粟粒样结节；即"三均匀"特征。结节边缘较清楚，如结节为渗出性或结节融合时边缘可模糊。正常肺纹理被密集结节遮盖而不能显示，可有肺门或纵隔淋巴结增大。

尘肺有明确的职业病史，X线表现肺纹理增粗增多、紊乱扭曲、粗细不匀，甚至中断消失，并有蜂窝网状纹理。肺纹理间有大小不一、边缘清晰的结节影，直径在 2 ~ 6mm。密度较高，结节是按支气管走向分布的，可为均匀的成堆出现或不均匀的散在出现，一般结节影变化非常缓慢，逐渐增大，密度增高，直至出现融合现象；一般都有弥漫性肺气肿改变，而粟粒型肺转移癌一般没有肺气肿征象。

粟粒型支气管肺炎又称小灶性支气管肺炎，病原体常由支气管侵入。引起细支气管、终末细支气管及肺泡的炎症。多见于婴幼儿，病情严重，有咳嗽、咳痰、气促、高热等症状，X线平片两肺野呈广泛分布的模糊粟粒状结节影，可伴有较大的斑片状致密影，以两下肺及内带较密；抗炎治疗，病灶吸收消散较快，病程较短。实验室检查白细胞计数值升高明显，血沉正常。根据以上几点可与粟粒型肺转移癌相鉴别。

肺含铁血黄素沉着症为肺内多次少量出血，血液吸收后肺泡内吞噬细胞内含有含铁血黄素沉着。多见于有心脏病病史者，也可为特发性，或合并肾小球肾炎（Goodpasture 综合征）。X线多表现为双肺中、下野弥漫性结节影，密度较高，边缘清晰，阴影长时间无变化。

此外，有时尚需与细菌和病毒感染、寄生虫病、肺泡微石病、新生儿肺透明膜病、肺泡蛋白沉着症及真菌病等相鉴别，结合粟粒型肺转移癌X线影像学特点、临床病史及实验室检查可鉴别。

4. 临床评价　肺部是转移性肿瘤最多发生的部位，其他脏器的恶性肿瘤均可以通过血液或淋巴系统转移到肺部，所以常有肺外恶性肿瘤病史。肺转移瘤在未行治疗前，一旦发现进展迅速，半个月至 1 个月内病灶可增多、增大。有时初诊往往误为粟粒型肺结核，在发现原发肿瘤或在积极抗结核治疗下，弥漫性病变不但不见缓解，相反的进展恶化，即应高度怀疑转移癌的可能。甲状腺癌用放射碘治疗，子宫绒毛膜癌用抗癌药治疗，肺部粟粒型转移灶可全部吸收治愈。

六、肺结节病

1. 临床特点　肺结节病也称肉样瘤，鲍氏类肉瘤（Boeck sarcoid）等。属于一种非干酪性肉芽肿。国内较少见。有明显的地区性。温带较多，欧洲发病率较高。就人种而言，黑人最多，白人次之，黄种人少见。女性略多见。任何年龄均可发病，发病年龄多见于 20 ~ 50 岁。病程变化大，有自愈倾向。

病因不清，多认为与病毒感染有关。结节病的基本病理改变，系非干酪性肉芽肿（由上皮样细胞、郎格汉斯巨细胞、淋巴细胞及纤维细胞组成），可侵犯全身淋巴结、肺、眼、皮肤、肝、骨等组织。病变可在淋巴结或肺实质。结节可在数月内完全吸收，也可被纤维组织所代替，形成肺间质的弥漫性纤维化。

临床上多无症状或仅有轻微呼吸道症状，胸部体征阴性。全身性周围淋巴结肿大的约占40%。肝脾大的约占 20%。血沉增快，皮内结核菌素试验常为阴性。

2. X线表现　为两侧对称性肺门及气管旁纵隔淋巴结肿大，呈分叶状肿块影，边界清晰锐利，一侧或两侧气管旁淋巴结增大，往往以右侧为主，同时可伴有肺门淋巴结增大。淋巴结多呈中等增大，边缘清楚，多发性结节呈土豆块状。约有 60% 病例当肺门淋巴结缩小消退时，两肺野出现弥漫性粟粒状（直径 1～5mm）结节影，伴有网状纤维索条状阴影；经随访 1～3 年，大多数病例肺门淋巴结影与肺部浸润影可完全吸收。但有 15%～20% 病例，肺部病变不见吸收而转化为肺间质纤维变，最后导致呼吸衰竭或肺源性心脏病。肿大淋巴结压迫支气管引起狭窄可致肺气肿或肺不张，累及骨骼出现趾、指的囊肿样改变，以及易出现肾结石等（图 17－10）。糖皮质激素治疗可促使病变吸收。

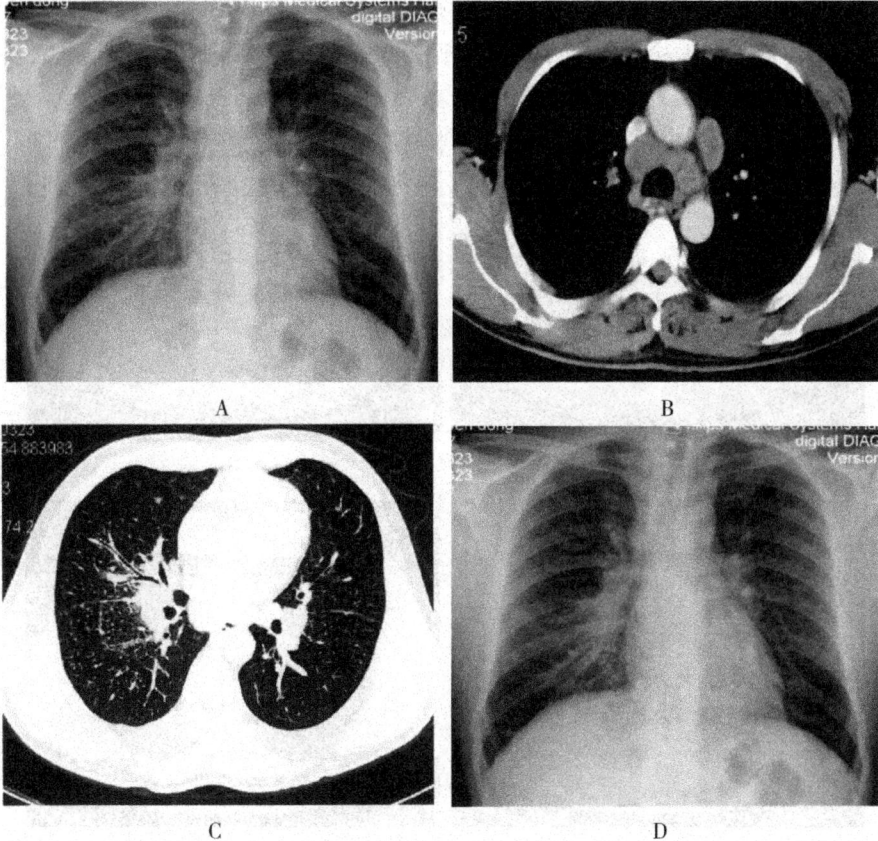

图 17－10　结节病

胸片（A）示上纵隔增宽，两肺门影增大，两中肺野肺纹理明显增多，并见细小结节影。CT 增强纵隔窗（B）示纵隔淋巴结增大；CT 肺窗（C）及胸片（D）示两肺门增大，右肺内见散在小结节影

3. **鉴别诊断**　结节病的诊断常应与淋巴瘤、淋巴结结核、转移瘤及肺癌的纵隔淋巴结转移等鉴别。淋巴瘤通常从气管旁淋巴结开始，最常累及气管旁淋巴结、肺门及内乳淋巴结，早期累及单一淋巴结，肿瘤较小时，X 线表现轻微，多难以确认；淋巴结增大明显时，其典型 X 线表现为纵隔多向两侧呈对称性增宽，肿瘤主要在气管两旁，可压迫气管变窄，肿瘤边缘清楚呈波浪状，或呈明显的分叶状，该类肿瘤对放射线的敏感性较大。淋巴结结核通常发生在儿童或青年，而结节病常为成人，淋巴结结核往往为单侧性的，结核菌素试验阳性，提示结核。原发肺肿瘤及肺转移瘤常伴有纵隔、肺门淋巴结肿大，但好发于中老年人，原发肺肿瘤常表现为肺内单个病灶，转移性肿瘤大多有肺外原发病灶。

4. **临床评价**　非干酪性肉芽肿并非结节病所特有，因此本病诊断需结合临床、X 线和病理检查的结果而定。结节病侵犯肺部 X 线表现多种多样，根据不同的病理基础分为淋巴结型、浸润型和硬变型。肺部的病变可以完全吸收。如存在时间较久而未吸收即可发展为间质纤维病变，而表现为间质纤维病变和结节病变同时存在；或者甚至以间质纤维病变为主。结节病两侧肺门淋巴结肿大，临床症状轻微，为其特点。常应用淋巴结及前斜角肌脂肪垫活检、支气管镜检查、结核菌素试验（PPD，5IU）及 Kveim 试验等方法证实。但有作者提出肝活检有助于诊断。还有作者指出，血管紧张肽转换酶（ECA）≥60U/ml 有确诊意义。

　　胸部 CT 尤其是 HRCT 检查有助于本病的影像学诊断，除了能清晰显示纵隔、肺门淋巴结肿大外，还能显示肺内结节及肺间质增厚征象（图 17 - 11）。

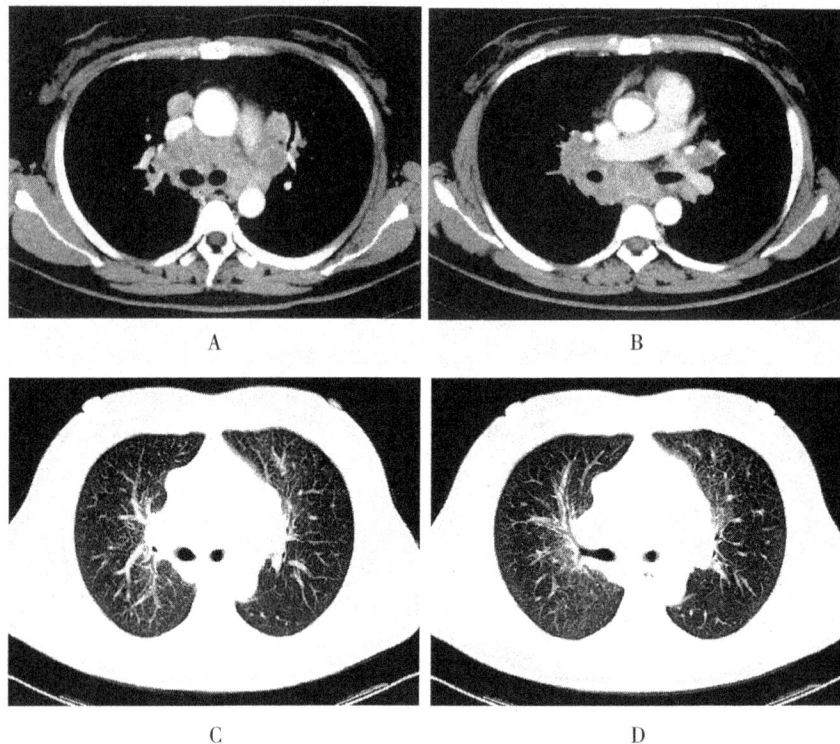

A

B

C

D

图 17 - 11　结节病 CT

CT 增强纵隔窗（A、B）显示纵隔淋巴结广泛肿大，淋巴结边缘清晰，部分呈分叶状。CT
肺窗（C、D）显示两肺小叶间隔增厚，局部呈细网状改变，并伴有支气管血管束增厚

七、过敏性肺炎

　　1. 临床特点　系一种肺部的过敏性表现，临床特征为肺内有一过性的，游走性的炎症病变，血液中嗜酸粒细胞增多，全身症状一般不显著。患者常有个人或家族史。不少患者查不出过敏源，可能有自体免疫的因素，常见的病原有各种寄生虫感染；也可由药物、花粉、真菌孢子过敏引起。病理改变为在肺间质、肺泡壁及末梢细支气管壁内及肺泡渗出液内有嗜酸性粒细胞浸润。

　　许多病例可无症状，有时只在体检透视时被发现。有些患者可有咳嗽、咳少量黏液性痰或有头痛不适感。多数病例不发热，或仅有低热。白细胞计数正常或有轻度至中度增高，而嗜酸性粒细胞分类可增高至 0.1~0.7，血沉稍快。

2. X 线表现　病变无特征性，常表现为肺野内密度较低，边缘模糊的斑片状或大片状影像，以两肺中、下野较密集，肺尖区可无病变。往往多发、散在和非节段性分布，大多不与肺门相连。其影像较淡，与周围正常肺组织无明显界限呈薄纱状。少数患者可表现为粟粒样，但密度低，亦可表现为结节状（图 17-12）。可有轻微胸膜反应，病灶一般在 3~4 天内可自行消失，但可在其他部位又出现新病灶，这种病灶的暂时性和游走性是本病的特点。病变后期肺内可出现不规则小结节、线样影、网状或蜂窝影。

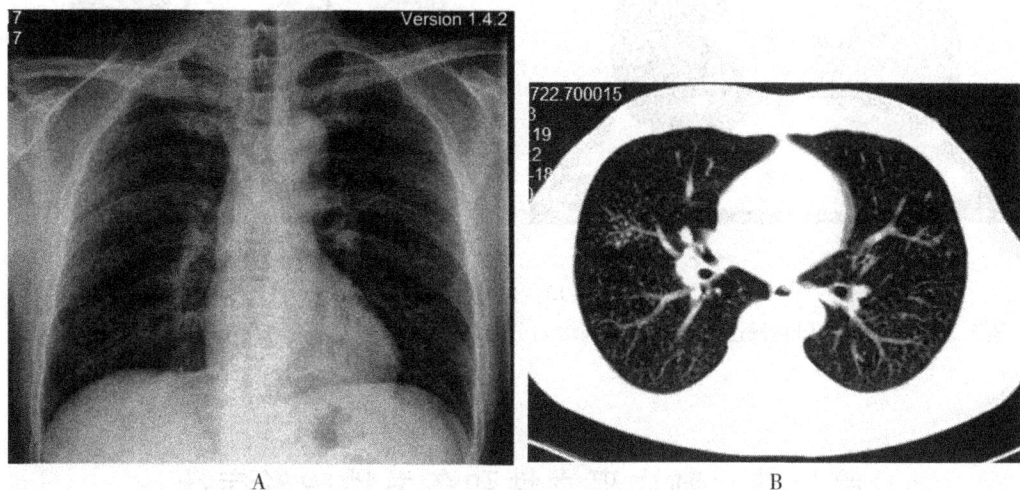

图 17-12　过敏性肺炎

A. 胸片示两肺弥漫分布粟粒样、淡密度、边界模糊影；B. 同一患者的 CT 肺窗示两肺弥漫分布粟粒样、淡密度的小叶中心性结节

3. 鉴别诊断　过敏性肺炎的弥漫性粟粒影多不均匀，常伴有小斑片状实变影，病灶的形态、密度短期内可出现变化，肺内病灶的暂时性和游走性是本病的 X 线影像特点；另外，肺内病变较重，而患者的临床表现较轻，是本病的另一临床特征。本病需与支气管肺炎、间质性肺炎、肺结核等相鉴别。

支气管肺炎常表现为两下肺内、中带见沿着肺纹理分布的颗粒状、小斑片或斑点状阴影，可融合成大片状，整个病变密度不甚均匀，边缘模糊不清，单个病变处中央部密度较高，可有小空洞，但较少见。

间质性肺炎表现为病变较广泛，分布常以胸膜下外带肺组织为主，肺门结构模糊，密度增高，轻度增大，细小支气管梗阻引起弥漫性肺气肿或肺不张表现，病变吸收较实变性炎症慢，慢性病例可导致肺间质纤维化。

肺结核的临床表现与本病有较多相似处，影像表现以其不同的病理阶段而表现不同，肺内常出现纤维空洞、钙化病灶，且肺结核的病变分布以上、中肺野多见，有相对好发的部位，结合痰找抗酸杆菌、结核菌素试验等检查，可与过敏性肺炎鉴别。

4. 临床评价　过敏性肺炎一般均有过敏原接触史，因此必须详细询问病史，尽可能找出过敏原，实验室检查嗜酸粒细胞增高，依据其影像表现，可确立诊断。因其肺内病灶的暂时性和游走性的 X 线影像特点，短期 X 线胸片复查是其必要的鉴别诊断手段。CT 检查，特别是 HRCT 检查有利于发现肺内病灶及提供鉴别诊断信息（图 17 – 13）。

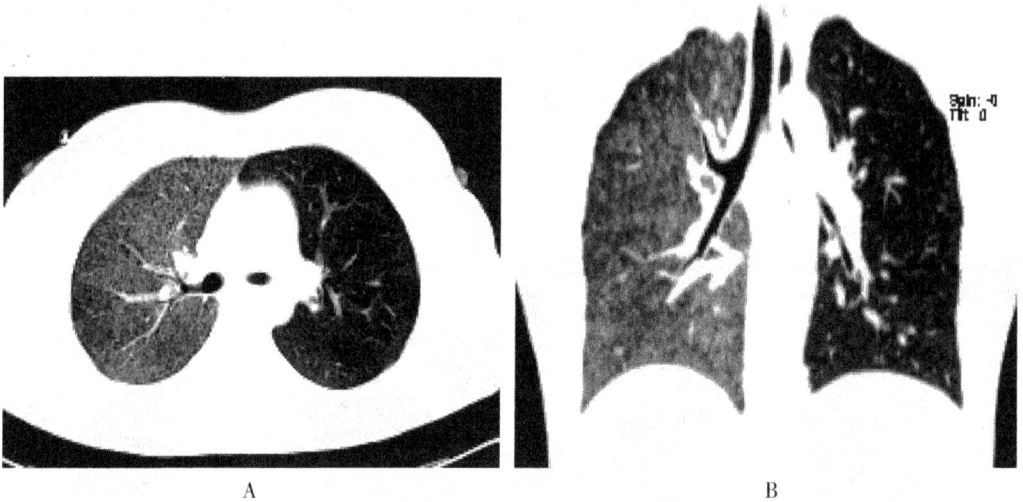

A   B

图 17 – 13 过敏性肺炎

胸部 CT 示：右侧肺野弥漫性细粟粒影，呈均匀分布，并见双肺密度不均，左侧密度减低，可能系左肺代偿性气肿所致

（王培诚）

第二节 肺内孤立性和多发性球形病灶

一、周围型肺癌

1. 临床特点 肺癌大多数起源于支气管黏膜上皮，也称之为支气管肺癌，少数起源于肺泡上皮及支气管腺体；近年来，肺癌的发病率明显增高，处于各恶性肿瘤的前列。多发生在 40 岁以上的成年人，男性多于女性，但近年来女性的发病率也明显升高。

周围型肺癌系指发生于肺段以下支气管直到细小支气管的肺癌。位于肺中间带及周边部，在肺内形成肿块，以腺癌及鳞癌多见。临床表现为咳嗽、咳痰、痰中带血，也可无任何临床症状。发生在肺尖部的肺上沟癌可有霍纳综合征，部分病例可伴有关节肿痛及内分泌紊乱症状。多数患者临床症状出现较晚。

真正的病因至今仍不完全明确。大量资料表明：长期大量吸烟，特别是多年每天吸烟 40 支以上者，肺癌的发病率是不吸烟者的 4～10 倍。环境污染是肺癌的一个重要致病因素。人体自身的免疫状况、代谢活动、遗传因素、肺部慢性感染等也可能对肺癌的发病有影响。

以往，肺癌分为小细胞及非小细胞肺癌，非小细胞肺癌又分为鳞状细胞癌、腺癌、复合癌和大细胞未分化癌。目前，临床将肺癌分为常见的 4 种类型：①鳞状细胞癌：肺癌中最常见类型，多见于 50 岁以上男性，以中央型肺癌常见。放化疗敏感，先淋巴道转移，血行转移较晚。②小细胞癌：发病率相对较低，多见于年龄较轻男性，以中央型肺癌常见。虽放化疗敏感，但预后差，较早发生转移。③腺癌：发病率相对较低，多见于年龄较轻女性，以周围型肺癌常见。细支气管肺泡癌也属此型。预后一般，较早发生血行转移。④大细胞癌：肺癌中最少见类型。预后最差。

2. X 线表现　早期肿块较小，直径多在 2cm 以下，显示为密度较低、轮廓模糊的阴影，平片与炎症相似，癌肿继续发展，成为 3cm 以上较大的球形或圆形块影，可有以下征象。

（1）单发性肿块阴影，直径一般为 2～6cm，以 3～4cm 者多见。

（2）肿块影密度较高，多数比较均匀，部分呈结节堆集而浓淡不均（图 17-14）。部分病例可有空洞形成，洞内壁不规则，可见壁结节，少见气液平；以鳞癌多见。X 线片少见瘤内钙化。

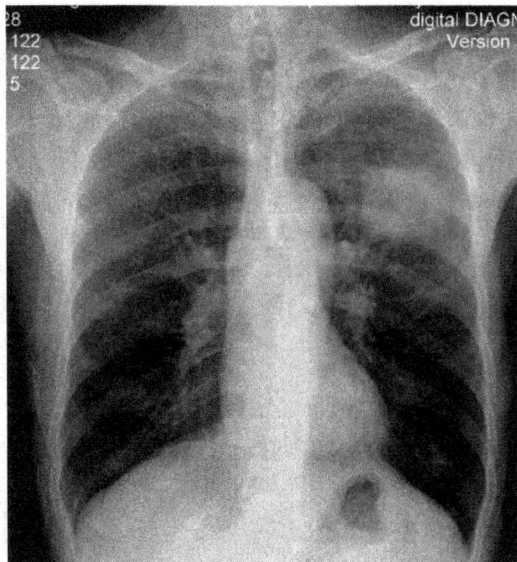

图 17-14　左上肺周围型肺癌
X 线胸片示左上肺球形病灶，可见浅分叶和毛刺，密度尚均匀

（3）肿块边缘多数有分叶或脐样切迹，也可呈边缘光滑的球形阴影（图 17-15）。肿块影周边较模糊及毛刺是一重要 X 线征象。

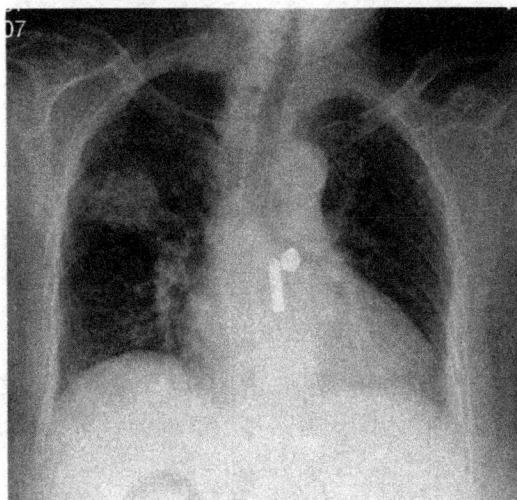

图 17-15　右上肺周围型肺癌
X 线胸片示右上肺球形病灶，可见分叶征，密度尚均匀

（4）瘤体周边部可有斑片状阻塞性肺炎阴影。

（5）胸膜下肿块易引起胸膜增厚及胸膜凹陷。亦可有肋骨破坏。

（6）胸内转移时可有胸腔积液，肺门及纵隔淋巴结增大。

（7）CT检查能更清晰显示瘤周征象和瘤内结构，对确诊及检出转移灶有极大帮助。

3. 鉴别诊断　周围型肺癌诊断要点是外围肺组织内发现结节或肿块，直径3cm以下者多有空泡征、支气管充气征、分叶征、毛刺征以及胸膜凹陷征。直径较大者可有分叶征，肿块内可发现癌性空洞。周围型肺癌须与肺结核球、肺囊肿、肺良性瘤（炎性假瘤）、慢性肺脓肿等相鉴别。结核球周围有小结核病灶，即卫星灶；或有其他结核依据，如对侧或同侧其他部位有结核病变，或有结核性胸膜炎等。结核球有时可见外围粗长的毛刺，由周围指向中心，毛刺靠近病灶边缘常中断，是由于病灶周围纤维化形成。有时病灶边缘呈浅小的分叶状。

由于结核球融合过程中浓缩，在瘤体周围可形成1~2cm的环形透光影，称"月晕"征。病变多在上叶尖后段的肺表面部位（图17-16）。结核球的发展较慢，在观察复查过程中，多数病例无增大或增大不明显。1年以上无大小改变，基本可肯定结核球的诊断。癌性空洞是癌组织液化坏死并经支气管排出后形成。肺癌空洞较肺结核空洞少见，肺癌空洞通常偏心性、壁厚、内壁凹凸不平，外壁可见分叶和毛刺征象如有肋骨、胸椎等骨骼侵蚀或转移时，诊断就更为可靠。而肺结核空洞周围有"卫星病灶"，可有支气管引流，洞壁一般比较光整。依靠上述征象结核球可与周围性肺癌鉴别。

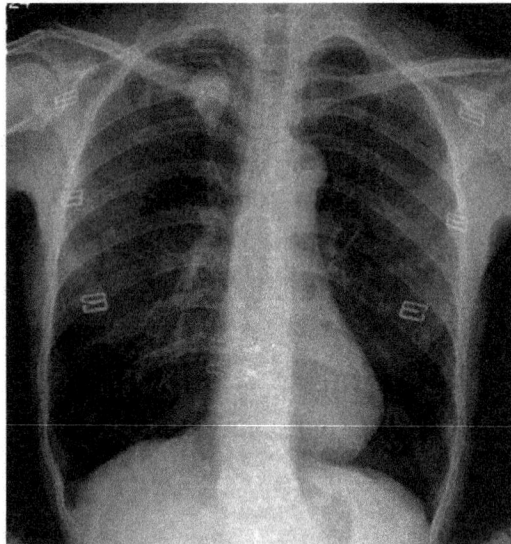

图17-16　右上肺结核球

（1）支气管肺囊肿：在X线上表现为圆形、椭圆形阴影，单发或多发薄壁透光区，卷发状、蜂窝状阴影；虽反复感染，病灶部位不变，其他肺野无新病灶出现（图17-17）。充分了解病史，一般鉴别诊断不困难。

（2）肺炎性假瘤：在组织结构上主要为成纤维细胞、大量的血管组织和各种炎性细胞的混合。本病的病因尚不完全明确，多数学者认为是炎性病变修复改变所形成。X线表现为肺内团块状阴影，密度较高而均匀，边缘整齐，肿块直径多数在2~4cm，但个别病例可以超过 4cm，最大者可达 10cm 以上，肿块不出现空洞。一般肿块邻近肺野清楚，无炎性病变，也无胸膜改变。大多发生于肺表浅部位，生长缓慢，甚至无变化。极个别病例，病变阻塞叶支气管，形成肺叶不张、包裹性肿块，甚似中央型肺癌表现，对诊断带来困难，进一步支气管镜检查可帮助诊断。该病变为良性，当胸片难以定性时，可经皮穿刺活检，可确定诊断。

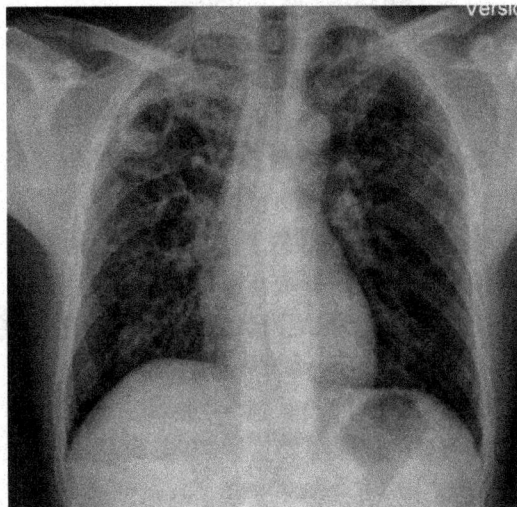

图 17 - 17　支气管肺囊肿
X 线上表现为圆形、椭圆形阴影，单发或多发薄壁透光区

（3）肺脓肿：早期表现可见受累的肺段呈楔形或不规则类圆形的致密影，中心浓而周围略淡，边缘模糊，与一般肺炎实变相似。1 ～ 2 周后，致密影中出现含有液平的空洞透亮区，空洞周围有浓密的炎症浸润影。病程超过 3 个月以上的，往往转变为慢性肺脓肿，呈肺段性致密影，含有厚壁空洞及液平，常侵及邻近肺段，形成多房性肺脓肿。脓肿四周有粗乱的纤维条索影，病灶影可继续扩大，伴有胸膜增厚。短期内随访，可显示病变病理演化，可与周围型肺癌鉴别。

其他肺孤立性球形病灶错构瘤、脂肪瘤、单发转移瘤等，均可表现为肺孤立性球形病灶，但这类病变都有其各自的 X 线影像特征及典型病史，因此，综合病史及影像学特征可明确诊断。

4. 临床评价　肺癌起源于支气管黏膜上皮，并向支气管腔内或（和）邻近肺组织内生长，引起相应支气管的狭窄、闭塞，引起远端肺实质的继发性改变，局部形成占位征象。同时癌组织可侵犯淋巴、血管，通过淋巴道、血管、支气管转移扩散。常规 X 线胸片对诊断周围型肺癌有一定的局限性，特别是对早期周围型肺癌和隐匿在心影后方的病灶，有时较难发现；对是否有肺门及纵隔淋巴结转移更是难以显示。CT 检查可弥补常规 X 线胸片的不足，对病灶内部及周边的细节 CT 能提供较多的信息，CT 增强检查及 CT 灌注成像对周围型肺癌的鉴别诊断有极大的帮助。

CT 检查对周围型肺癌的征象有：①结节肺界面：有毛刺征、放射冠及分叶征等。有上述征象者多支持肺癌的诊断。②结节内部征象：肺癌内部密度多不均匀；若病灶中心有坏死，可形成壁厚薄不均空洞；肺癌还可见到结节内的空泡征、支气管充气征；肺癌内钙化少见，仅占 2% ～ 5%。③胸膜及胸壁侵犯：病灶与胸膜间可见对诊断周围型肺癌较有特征意义的胸膜凹陷征，较大肺癌可累及邻近胸膜至胸壁，在 CT 显示肿块与胸膜界面不清楚；有时可见肋骨破坏，胸膜面小结节。④肺内转移征象：两肺可见大小不同结节灶，两下肺较多见（图 17-18）。

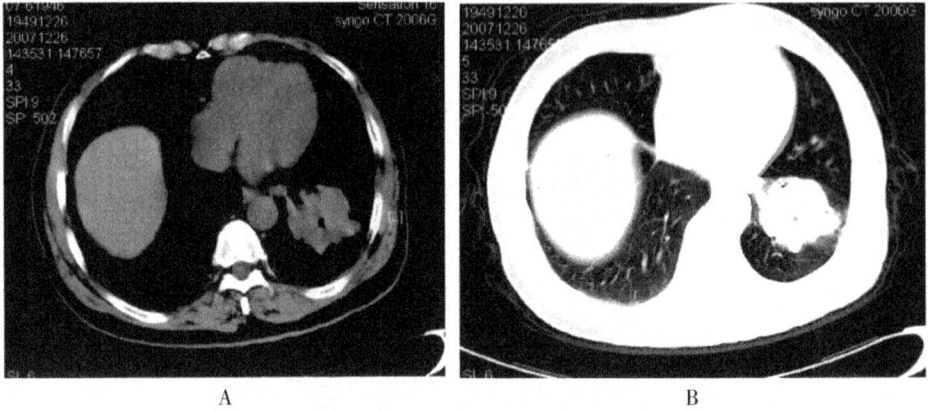

图 17-18 周围型肺癌
CT 检查示分叶状球形病灶，内见空泡征，胸膜侧见胸膜凹陷征

MRI 周围型肺癌主要表现为肺内孤立性结节或肿块，在 T_1WI 呈中等信号（与肌肉相仿），T_2WI 与质子密度加权像均为高信号，显示肺内病变不如 CT，但对病变向周围侵犯情况及纵隔、肺门淋巴结转移情况可提供较多信息。

周围型肺癌还可沿血管周围直接向肺门浸润，产生球形阴影与同侧肺门之间的索条状阴影，通常较细而紊乱，断续地引向肺门，此时肺门通常已有肿大的淋巴结出现。周围型肺癌的诊断是一个比较复杂的问题，除了充分利用多种 X 线检查手段取得材料以外，还应密切结合痰细胞学检查、纤维支气管镜检查以及临床各方面的资料进行判断。

二、肺结核球

1. 临床特点 结核球（结核瘤）常为浸润型肺结核病变过程中的一种表现，病理上为局限性干酪化病。为纤维组织包绕的干酪样坏死团块，按形成过程分为 4 型：①干酪样肺炎局限而成的结核球，纤维包膜很薄，厚度仅 1mm。②同心圆层状结核球，系结核球扩展、再扩展后，历次形成的纤维包膜、历次扩展的厚度不等的干酪坏死层相间而成。③阻塞空洞型结核球，由于结核空洞的引流支气管完全阻塞，内容物浓缩凝固而成。④肉芽肿型结核球，结核性肉芽肿发生干酪样坏死而形成，由数个病灶融合而成。

2. X 线表现 结核瘤边缘多光滑、清楚或有索条，无分叶或仅浅分叶，偶有典型分叶；常有点状或斑点状、斑片状钙化，也可有空洞，其空洞为边缘性或呈裂隙样，大多数病例病灶周围有卫星灶，表现为致密的小或微小结节、索条状影等，有时可见肺纹理牵拉等肺结构扭曲改变（图 17-19）。

3. 鉴别诊断 典型的结核球诊断不难，以往常有肺结核病史，病灶内有斑点及斑片状钙化、周围有卫星病灶是其特征性影像表现。与其他疾病的鉴别诊断详见本节周围型肺癌鉴别诊断。

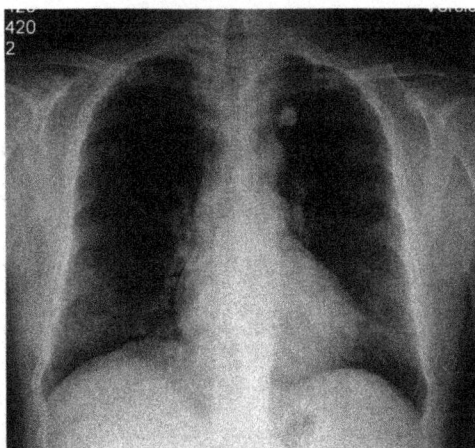

图 17 – 19　左上肺结核球
X 线胸片示左上肺结节状高密度致密影、边缘多光滑、清楚，见环形钙化

4. 临床评价　结核球的主要特征为球形病灶，其大小根据文献记载一般直径为 1～4cm，大者可达 8cm，个别可达 10cm，但极罕见。由于在结核球形成过程中产生包膜，故一般呈圆形或椭圆形，边缘整齐、光滑。病灶密度较高而且均匀，其中可有钙化、干酪病变、浸润或液化，或小空洞。绝大多数病例，结核球周围有结核病灶，即卫星灶；或有其他结核依据，如对侧或同侧其他部位有结核病变，或有结核性胸膜炎等。结核球有时可见外围粗长的毛刺，由周围指向中心，毛刺靠近病灶边缘常中断，是由于病灶周围纤维化形成。有时病灶边缘呈浅小的分叶状。由于结核球融合过程中浓缩，在瘤体周围可形成 1～2cm 的环形透光影，称"月晕"征。结核瘤的数目大多为一个，有时可达几个。病变多在上叶尖后段的肺表面部位。结核球的发展较慢，在观察复查过程中，多数病例无增大或增大不明显。1 年以上无大小改变，基本可肯定结核球的诊断。依靠上述征象可与其他病变鉴别。但缺少特征性改变时，可采取 CT 检查或经皮穿刺活检，甚至手术切除也是明智的，以免延误肺癌的诊断和治疗（图 17 –20）。

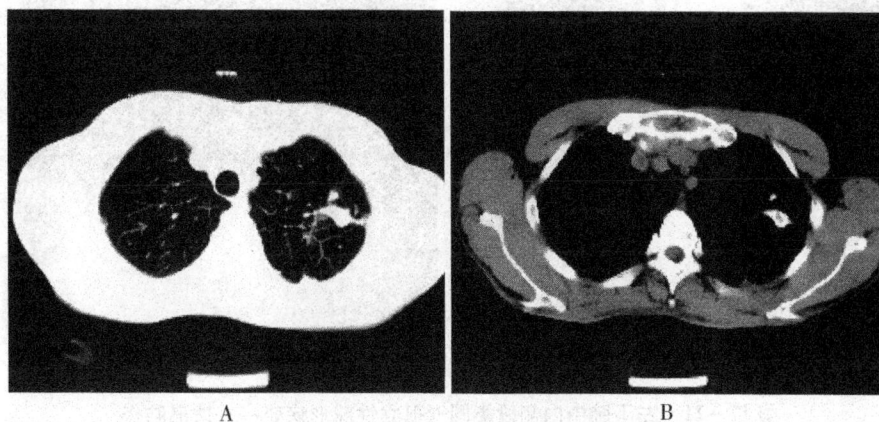

A　　　B

图 17 – 20　左上肺结核球
CT 示左上肺高密度结节状钙化影，周围见卫星灶及纤维条影

三、球形肺炎

1. 临床特点　形态呈孤立、圆形变的肺炎，称球形肺炎，是一个以 X 线胸片的形态表现特点而命名的肺炎。本病的临床特点是：多数患者有急性炎症的表现，如发热、咳嗽、咳痰、白细胞计数升高和血沉加快，还多合并有基础性疾病。常好发于肺门旁下叶背段或上叶后段的节段性肺炎。其形成机制，有人认为与呼吸道吸入性有关，也有人认为由炎性渗出物通过肺泡小孔，向邻近周围肺泡呈放射状扩散蔓延而成。

2. X 线表现　球形肺炎阴影的范围接近一个肺段（5～6cm），呈球形，无分叶及毛刺。仔细观察球形肺炎影的密度较淡而不均匀，深浅不一，含有隐约的透亮区，边界模糊，缺乏清晰的轮廓（图 17－21）。多数患者病灶周围及肺门方向有较长索状阴影，及所谓"局部充血征象"提示肿块为炎症。经 2～3 周的随访复查，肺炎阴影常迅速消散，而获最后确诊。

3. 鉴别诊断　最主要的是与周围型肺癌鉴别诊断。有人认为 X 线胸片上球形病灶的一半以上边缘模糊为肺炎表现，相反肺癌大部边缘清晰。另外是肺栓塞，可呈球形或类圆形，也是需要注意鉴别的。短时间内经抗炎治疗吸收消散是其与其他肺内孤立性球形病变的重要鉴别点。

4. 临床评价　鉴别诊断困难时，CT 和经皮肺穿刺活检为球形病灶的确诊提供了有效的手段。CT 对病灶的密度、边缘、强化征等征象显示更为确切。

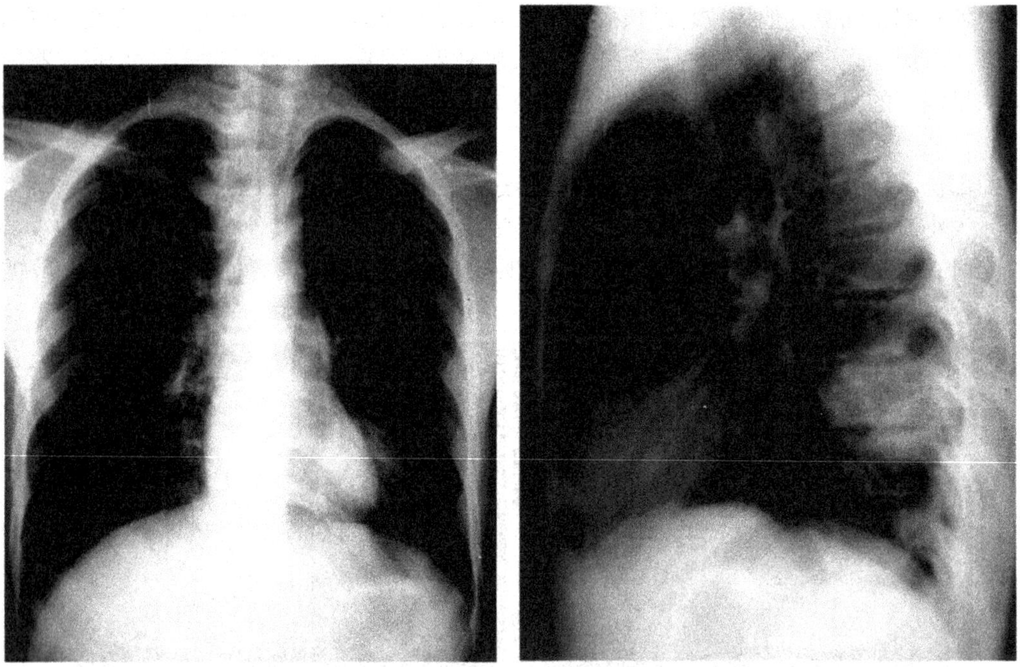

A(正位)　　　B(左侧位)

图 17－21　左下肺中内侧段类圆形孤立性球形病变——球形肺炎
左侧位片示病灶位于左下肺背段，边缘模糊

四、肺脓肿

1. **临床特点**　肺脓肿是由多种病原菌引起的肺部化脓性感染，早期为化脓性肺炎，继而发生坏死、液化和脓肿形成。引起肺脓肿的病原菌与上呼吸道、口腔的常存菌一致，常见的有肺炎链球菌、金黄色葡萄球菌、溶血链球菌、克雷白杆菌等。急性肺脓肿常为上述细菌的混合感染。

发病机制分为 3 种类型：①吸入性：60% 的肺脓肿是由于吸入口腔或上呼吸道带有病菌的分泌物、呕吐物等所致。尤其是在口腔、鼻腔及上呼吸道存在感染灶时，此外在受寒、极度疲劳或昏迷等使全身抵抗力降低，咽喉保护性放射减弱等情况下均有利于感染性分泌物的吸入。吸入性肺脓肿发生的部位与体位有关，好发于右肺上叶后段、下叶背段与左肺下叶后基底段，且右侧多于左侧。②血源性：身体其他部位感染性，引发败血症的脓毒栓子经血行播撒至肺，使肺组织发生感染、坏死及液化，形成肺脓肿。血源性肺脓肿多为两肺多发病灶，以金黄色葡萄球菌多见。③继发性：肺脓肿也可继发于支气管扩张、支气管囊肿、支气管肺癌等。急性肺脓肿随着有效抗生素的应用，脓液的排出，脓腔可缩小而消失，但若在急性期治疗不彻底，脓液引流不畅，炎症持续不退，脓肿周围的纤维组织增生使脓肿壁增厚，肉芽组织形成，病灶迁延不愈而转变为慢性肺脓肿。急性肺脓肿的表现类似于急性肺炎，如寒战高热、咳嗽咳痰、胸痛，全身中毒症状较明显等。发热 1 周后常有大量浓痰咳出，若为厌氧菌感染，则为臭痰。慢性肺脓肿有经常咳嗽、咳脓痰和血痰，不规则发热伴贫血、消瘦等，病程都在 3 个月以上，并可有杵状指。

2. **X 线表现**　肺脓肿早期呈较大区域的密度增高影，边缘模糊，呈楔形的肺段或亚段实变，底部贴近胸膜。进一步发展，中央出现低密度液化坏死区，经支气管排出坏死物质后，形成空洞（图 17 - 22、图 17 - 23）。急性肺脓肿形成期的空洞内壁可凹凸不平，并多见气液平面，形成近肺门侧常见支气管与脓腔相通。急性肺脓肿可伴有反应性胸腔积液和胸膜增厚，可因肺脓肿破入胸腔而形成局限性脓胸或脓气胸。短期间，病灶阴影可有明显改变（吸收缩小或进展扩大）。肺脓肿痊愈后可不留痕迹，或仅留下少量纤维条索影。慢性肺脓肿以纤维厚壁空洞伴肺组织纤维化为主要特征，内外壁界限均比较清晰，邻近肺野有慢性炎症、支气管扩张、新的播散灶和旧的纤维化等。血源性肺脓肿多为两肺多发片状或结节状密度增高影，边缘模糊。有些结节中央出现液化坏死，有些则出现空洞，可见透亮区及液平面。

3. **鉴别诊断**　吸入性肺脓肿需与癌性空洞及继发于阻塞性肺炎的肺脓肿鉴别；伴有液平时，还需与结核空洞、肺囊肿伴感染相鉴别。继发于阻塞性肺炎的肺脓肿，肺门部可见肺癌的原发病变，癌性空洞呈厚壁，外缘呈分叶，可见毛刺，边界清晰等可资与鉴别。结合病史分析及痰液检查，可以确诊。

4. **临床评价**　大多数肺脓肿为吸入性，结合病史分析及痰液检查，X 线表现病灶边缘模糊，洞壁光滑整齐，内多见液平，多数肺脓肿可明确诊断。CT 检查可提供确立诊断和鉴别诊断的更多信息。

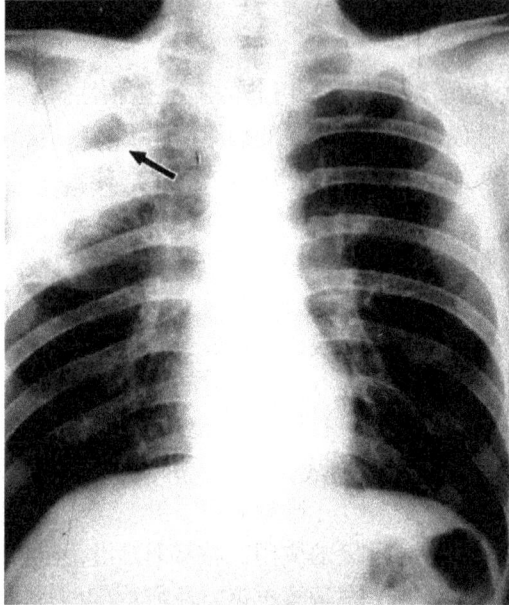

图 17－22　右肺上叶肺脓肿

正位胸片，为一类楔形实变，边缘模糊，病灶内
出现厚壁空洞（箭头）

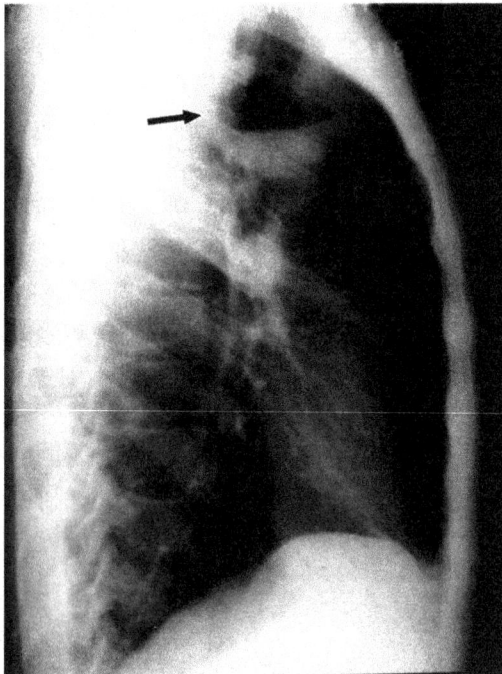

图 17－23　右肺上叶肺脓肿

右侧位胸片，箭头示空洞，洞内见气液平

五、血行转移性肺癌

1. 临床特点　人体许多部位的原发性恶性肿瘤均可经血行转移至肺内。血行转移途径多由于局部癌细胞侵入静脉系统，通过右心癌栓分布至肺血管及毛细血管，发展为两肺转移性癌灶。绒癌、乳腺癌、肝癌、胃癌、骨肉瘤、甲状腺癌、肾癌、前列腺癌、精原细胞瘤及肾胚胎瘤均可发生肺转移。

肺转移癌的临床症状：可无任何临床症状。两肺多发转移瘤可有咳嗽、咯血、胸痛及呼吸困难，随着肺内转移瘤数量增多长大，呼吸困难可进行性加重。

肺转移癌可是原发瘤的初发症状。有些患者肺转移癌得到病理证实，而找不到原发灶部位。

2. X 线表现

（1）两肺野多发散在结节或球形肿块影，病灶密度中等，边缘清楚。因受血流分布影响，中、下肺野较多。4% 左右的球形灶内可出现空洞。

（2）由于转移发生的时间有先后，故转移性球形灶的大小不等。

（3）短期内随访，球形肿块影的数目不断增多，体积亦渐增大。

（4）有时可伴发胸膜腔或心包腔血性积液。

（5）有些肺转移癌可以单发而较大，可误为原发的肺癌，每见于胃癌或肾癌的转移。

（6）有些肺转移癌可呈粟粒样结节，似粟粒型肺结核，每见于甲状腺癌的转移。

（7）成骨肉瘤的肺内转移灶可发生骨化，球形灶的密度增高如骨质。

（8）子宫绒毛膜癌的肺转移灶，可呈多发圆球形肿块影或为粟粒样结节影，经抗癌治疗后，常能完全吸收而治愈。

3. 鉴别诊断　肺转移癌需与肺结核、金黄色葡萄球菌肺炎及其他病源引起的肺炎、真菌病、胶原病、尘肺、恶性组织细胞病（恶性组织细胞增生症）、结节病、淀粉沉着症等相鉴别。其中以肺结核需与转移癌鉴别的机会较多，特别是发生于两肺中下肺野的血行播散型肺结核。

（1）急性粟粒型肺结核：有高热、咳嗽、呼吸困难、头痛、昏睡及脑膜刺激等症状。有的患者临床症状轻微，可仅表现低热、食欲减退及全身不适。血沉增快。在胸片上表现为两肺野从肺尖到肺底均匀分布的粟粒样大小结节阴影，其特点是"三均匀"：病灶大小均匀、密度均匀和分布均匀。病灶边缘较清楚。

（2）亚急性及慢性血行播散型肺结核：在临床上起病不明显，可有低热、咳嗽、咯血、盗汗、乏力及消瘦等临床症状。在胸片上特点是"三不均匀"：表现为大小不等阴影，密度较高与密度较低病灶可同时存在，有的病灶还可纤维化或钙化。病灶主要分布在两肺上、中肺野，但分布不均匀。

有时仅根据 X 线影像鉴别比较困难，应重视临床材料。对于一时鉴别确实有困难的病例可先行抗结核治疗。进行短期观察，或进行经皮穿刺活检确诊。

4. 临床评价　血行转移性肺癌较常见，X 线检查是发现肺部转移癌较简单而有效的方法。在一般情况下 X 线片能够明确诊断。胸部 CT 检查发现肺转移癌较常规 X 线胸片敏感（图 17-24），可发现胸片未能显示的肺内转移癌。由于转移性肿瘤常无明显特异性，因此，对原发灶不明的患者，应积极寻找原发病灶。

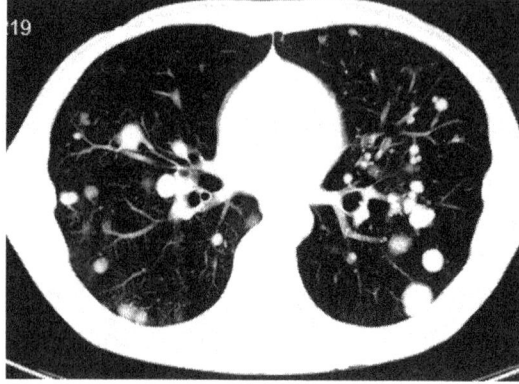

图 17 - 24 肺内多发转移癌

CT 肺窗示两肺多发、界清、大小不等的结节影

六、金黄色葡萄球菌肺炎

1. 临床特点　金黄色葡萄球菌肺炎是金黄色葡萄球菌引起的化脓性炎症。肺部病灶出现之前，患者常先有皮肤疮疖或化脓性骨髓炎的临床表现，后因脓性栓子侵入血流，经血行播散而侵入肺组织致病。

发病年龄以青壮年居多。临床有寒战、高热、咳嗽、胸痛、气促、发绀、脓性痰带血，病势严重。两肺均有散在的湿啰音。白细胞计数显著增高，中性粒细胞比例明显增高。血培养阳性。

2. X 线表现

（1）两肺野中、外带有散在多发的圆球状病灶（直径 1～3cm），或不规则的大小片状影，密度较高，边缘模糊，有时圆球的边缘亦可光整（图 17 - 25）。

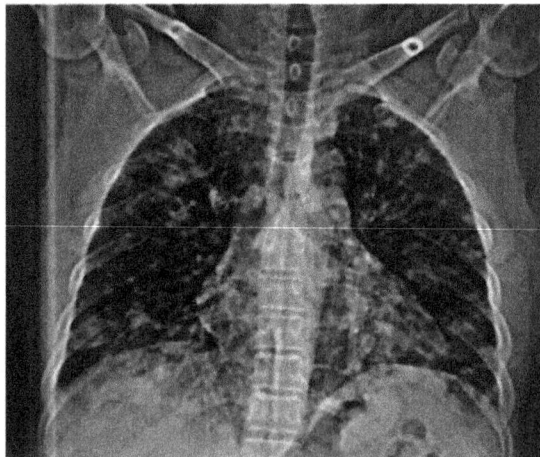

图 17 - 25 金黄色葡萄球菌肺炎

患者因大腿软组织蜂窝织炎就诊，定位胸片示两肺
弥漫分布、斑片状及结节状、边界模糊影

（2）在球状或片状影内，可出现透亮区及小液面，成为多发性肺脓肿。脓腔壁较薄，周围浸润影较少。

（3）同时由于活瓣性细支气管阻塞，可出现薄壁圆形肺气囊（肺气肿），肺气囊壁菲薄。

（4）肺气囊直径 1～4cm 不等，肺气囊的大小形态在短期内变化很快，且易于消失。

（5）常合并气胸或脓气胸，甚至可合并化脓性心包炎。

（6）本病经积极抗菌药物治疗后，肺内炎症影、小脓肿影及肺气囊影均可迅速吸收、消散，可遗留少许纤维索条影。

3. 鉴别诊断　根据临床症状、体征，结合 X 线病变易形成肺脓肿和肺气囊、常合并脓胸、动态变化快等特点较易与其他炎性病变鉴别。确诊有赖于细菌学检查。

4. 临床评价　该病起病急、病情危重、病死率高。需尽早介入医学干预。由于细菌学检查（如血细菌培养）需较长时间才得到结果，当临床上怀疑金黄色葡萄球菌败血症时，如果 X 线检查发现典型的血源性金黄色葡萄球菌肺炎的 X 线表现，可为确诊提供有力的证据。X 线检查对于及时处理患者很有价值。CT 检查可提供更多信息（图 17－26）。在细菌学检验结果未得到前，必须有针对性地选用抗生素先进行试验性治疗，以免贻误病情。

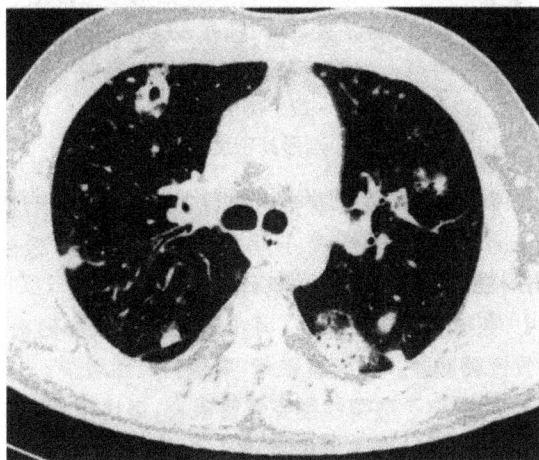

图 17－26　金黄色葡萄球菌肺炎

与 17－25 图示是同一患者，对应的 CT 肺窗示两肺弥漫分布、斑片状及
结节状、边界模糊影，部分结节内见透亮区

七、肺吸虫病

1. 临床特点　本症为地方性流行病，如在我国浙江（绍兴）、台湾，以及朝鲜等，因食用含有囊蚴的生的或未煮熟的蟹类而感染疾病。常见症状为咳嗽、胸痛、咳铁锈色痰、反复咯血。在痰中可查到嗜酸粒细胞和夏柯－雷登结晶，有时痰中还可找到肺吸虫卵。

2. X 线表现

（1）出血破坏期：两侧中、下肺野有散在的椭圆形或圆形浸润影（直径 2cm 左右），边缘模糊（图 17－27）。

（2）囊肿期：肺部浸润阴影内可见单房或多房性透明区，其周围可见条索状阴影伸向肺野。

（3）囊肿后期：肉芽组织和结缔组织增生包裹，形成边界清楚的圆形或椭圆形结节阴影。可单发，亦可聚集成团块状。

（4）愈合期：病灶缩小，密度增高，可见环状、点状或片状钙化。亦可呈条索状阴影。

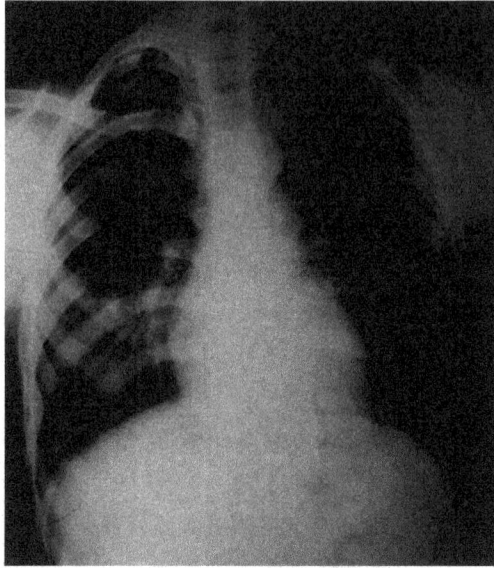

图 17－27　肺吸虫病
两中下肺见数个小圆形高密度影，边界欠清

3. 鉴别诊断　肺吸虫病无论哪一期的 X 线表现均无特异性，与肺结核的多形态 X 线表现鉴别较困难。

4. 临床评价　有食用未熟螃蟹、蛤蜊与蝲蛄史，如果肺吸虫皮内试验与补体结合试验阳性，痰内查到肺吸虫病卵即可确诊。

（王培诚）

第三节　肺部索条状病变

一、先天性心脏病

1. 临床特点　先天性心脏病（房间隔缺损、室间隔缺损、动脉导管未闭），由于左心压力高于右心，常产生左向右的分流，引起右心系统压力增高，肺动脉高压，肺动脉增粗。分流量以房间隔缺损为最大。

2. X 线表现

（1）肺血管纹理影普遍增粗，边缘锐利（图 17－28）。

（2）肺动脉段明显膨隆（图 17－29）。

（3）肺门舞蹈征：X 线透视下肺动脉搏动增强所致。

（4）残根征：由于长期的肺动脉高压，肺门区的中心肺动脉特别怒张，右下肺动脉干宽度 >15mm。而外围的小动脉痉挛收缩，小动脉壁增厚，使管腔变细，故周围肺纹理特别稀少而清晰。

3. 鉴别诊断　肺充血引起纹理增加的需与肺淤血相鉴别。肺淤血肺野透亮度减低，肺纹理增多，模糊。肺门影模糊。肺野可见间质性水肿线。而肺充血肺纹理边缘锐利，肺野无明显改变。以资鉴别。

4. 临床评价　肺充血为一些先天性心脏病的一种征象。心脏扩大以右心房、右心室为主，肺动脉段明显膨隆。结合临床病史、心脏杂音位置和性质，可以做出明确的诊断。

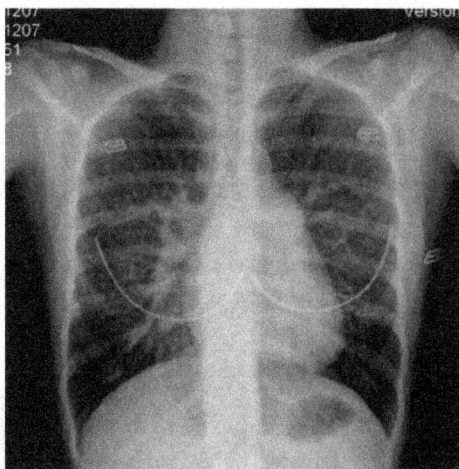

图 17 - 28　房间隔缺损

肺动脉段突出，主动脉结缩小。右心房影增大。右心室增大使心尖上翘。肺充血征象：肺纹理增多，增粗，边缘锐利

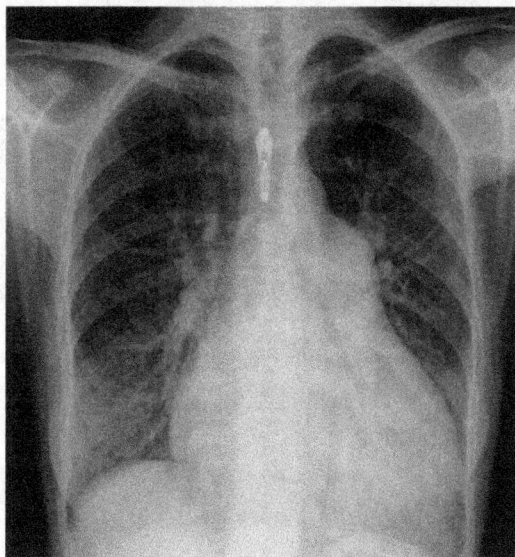

图 17 - 29　室间隔缺损

肺动脉段突出，主动脉结缩小。右心室、左心室增大。肺充血征象：肺纹理增多、增粗，边缘锐利。右心室增大使心尖上翘

二、风湿性心脏病

1. 临床特点　风湿性心脏病各瓣膜均可受累，但以二尖瓣最为常见，尤其是二尖瓣狭窄。由于肺静脉血液回流受阻，肺部常发生淤血征象。

2. X 线表现

（1）心脏呈典型的梨形，左心房和右心室扩大。

（2）肺野模糊，透亮度减低如雾状。肺静脉影扩张，模糊。

（3）肺门血管影亦增宽，边缘模糊。

（4）长期肺淤血，引起继发性肺小动脉扩张，此时肺动脉、静脉均见扩张增粗。两上肺明显，下肺血管由于反射性挛缩反可变细，使上肺纹理多于下肺，称"肺血倒置"（图17-30）。

（5）两肺中、下野的中、外带小静脉影普遍增粗、紊乱，交织如网状。

（6）可出现 Kerley B 线。

3. 鉴别诊断 X 线不能直接显示瓣膜系统，需与某些血流动力学相似的疾患鉴别。

4. 临床评价 X 线平片简便易行、心肺兼顾，可用于监测病变的演变。通过术前后的对照，可用于手术疗效的评价。

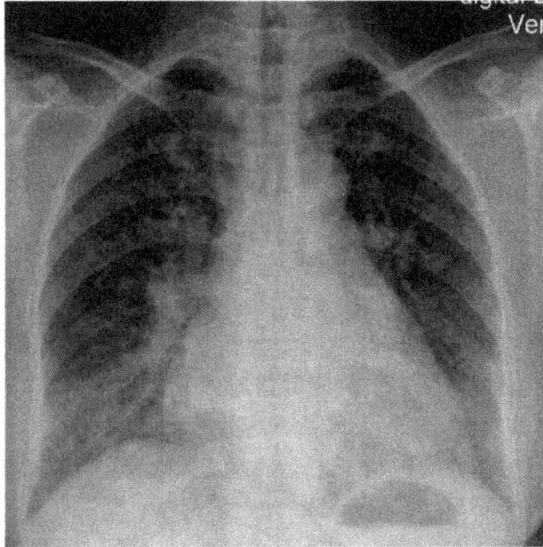

图 17-30 风湿性心脏病

肺淤血征象：肺野透亮度减低，肺门影增大，模糊。肺纹理增多，模糊

三、心力衰竭

1. 临床特点 心室收缩力减退，导致心血排量降低，从而引起体和（或）肺循环的淤积，称为充血性心力衰竭，可分为右心衰竭、左心衰竭和全心衰竭。

2. X 线表现

（1）右心衰竭

1）两肺野清晰，无淤血征象或有轻度淤血，胸腔可有积液。

2）右上纵隔上腔静脉影增宽（图17-31）。

3）肝脏淤血致右膈肌抬高。

（2）左心衰竭：两肺淤血程度严重，两肺可出现下列特征。

1）肺门影增宽，轮廓模糊。

2）两肺上叶静脉扩张（图 17 - 32）。

3）两侧肺纹理普遍增粗、模糊，肺野浑浊（肺间质水肿）。

4）小叶间淋巴管水肿，出现 Kerley B 线。

5）叶间胸膜及两侧肋膈角有积液表现。

6）心影扩大。

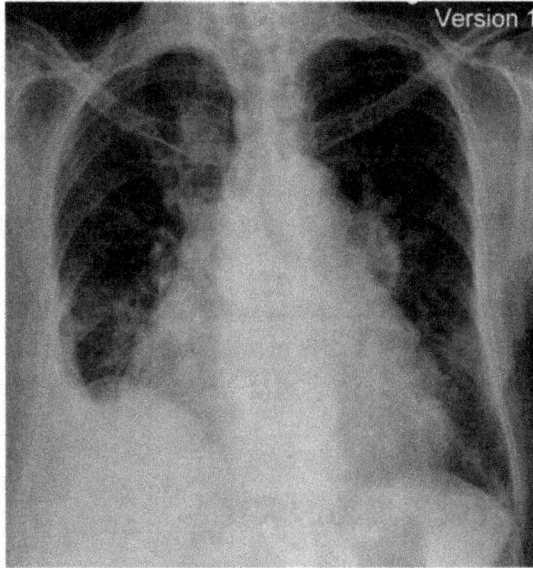

图 17 - 31　右心衰竭

上腔静脉影增宽，肝脏淤血肿大致右膈肌抬高；双侧肺野内见轻度肺淤血。右侧中等量胸腔积液

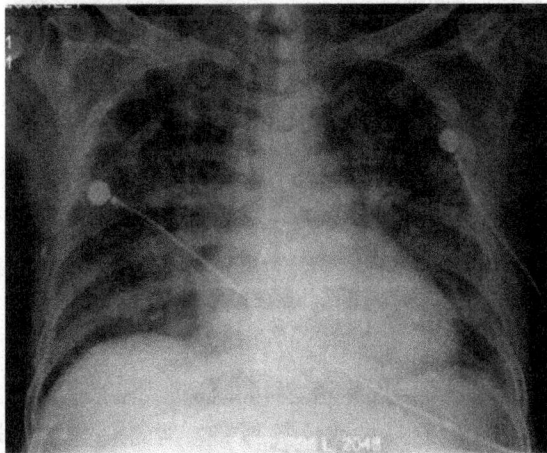

图 17 - 32　左心衰竭

两肺透亮度减低，肺纹理普遍增粗模糊，上肺静脉扩张。肺门影增大，轮廓模糊

3. 鉴别诊断　X 线需对左心衰竭、右心衰竭和全心衰竭做一个鉴别诊断，根据其相应临床表现及特征性 X 线表现，鉴别不是很困难。

4. 临床评价　左心衰竭、右心衰竭的 X 线征象与临床表现一致，但近 1/4 左心衰竭的患者中，X 线表现早于临床；而右心衰竭 X 线表现常晚于临床。左心衰竭用药控制后，肺部淤血水肿征象多可迅速消失，肺门影缩小，肺纹理亦减少，肺野变为清晰。X 线胸片可评价治疗效果。

四、支气管扩张症

1. 临床特点　支气管扩张是指支气管内径的异常增宽。少数患者为先天性，多数患者为后天发生。根据形态可分为：柱状支气管扩张、静脉曲张型支气管扩张、囊状支气管扩张。临床表现有咳嗽、咳脓痰、咯血。患者的病史较长，反复发生感染。

2. X 线表现

（1）支气管扩张症的粗索条纹理改变，多位于两下肺以及右肺中叶或左肺舌叶，少数位于上肺。

（2）支气管影不规则增粗、扭曲，索条纹理的远端增粗更为明显，有时呈卷发状（图 17 - 33）。

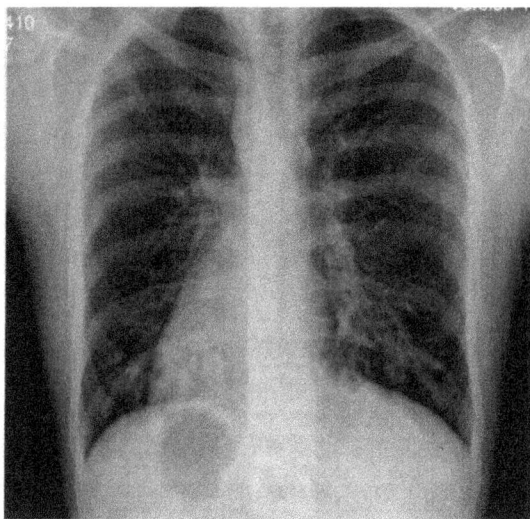

图 17 - 33　Kartagener 综合征
左下肺见柱状扩张支气管影，远端扩张，呈杵状指。此例有全内脏反位

（3）充气的管状透亮区或为薄壁圆囊状透亮区，大小约 1cm，相互重叠。个别圆腔中伴有小液平。有时索条影间可夹杂有炎症性模糊斑片影（图 17 - 34）。

（4）受累的肺叶或肺段常有萎缩肺不张改变。

（5）支气管造影检查，充盈的支气管呈囊状、柱状或囊柱状的扩张改变。

3. 鉴别诊断　当中青年患者有咯血或反复肺部感染的病史，X 线平片见两下肺片状阴影不易吸收，肺纹理明显增粗，特别是有多发环状阴影时提示本病的可能性。

4. 临床评价　X 线平片对本病的诊断有限度，既往确定诊断需做支气管造影检查，现可行 CT 检查，尤其是 HRCT（图 17 - 35）可明确支气管扩张的存在、累及肺叶范围、严重程度及其扩张类型。

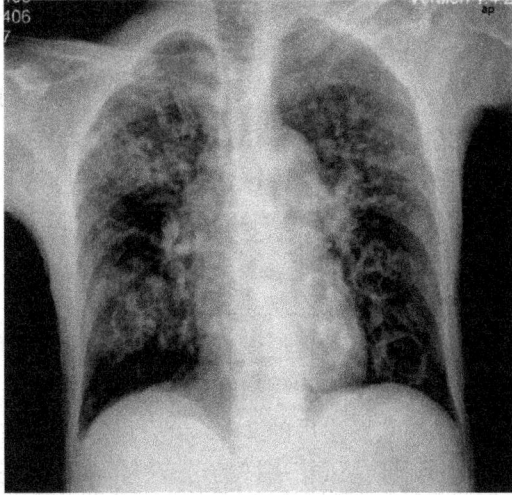

图 17 -34　囊状支气管扩张

两肺支气管影不规则增粗、扭曲，呈卷发状，内见类圆形薄壁囊状透亮区

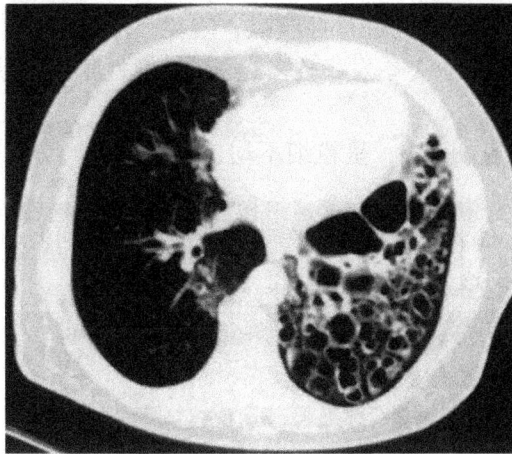

图 17 -35　支气管扩张

HRCT 示左下肺多发薄壁囊状低密度影

五、急性毛细支气管炎

1. 临床特点　多见于婴、幼儿，由于急性感染，产生广泛的细支气管管壁炎性水肿增厚伴痉挛收缩。病理改变是毛细支气管上皮细胞坏死和周围淋巴细胞浸润，黏膜下充血、水肿和腺体增生、黏液分泌增多。毛细支气管狭窄甚至堵塞，导致肺气肿和肺部不张，出现通气和换气功能障碍。

临床表现主要是喘憋和肺部哮鸣。呼吸困难可呈阵发性，间歇期呼气性哮鸣消失，严重发作者，面色苍白、烦躁不安，亦口周和口唇发绀。全身中毒症状较轻，可无热、低热、中度发热、少见高热。体检发现呼吸浅而快，伴鼻翼扇动和三凹征；心率加快，肺部体征主要为喘鸣音，叩诊可呈鼓音，喘憋缓解期可闻及中、细湿啰音，肝、脾可由于肺气肿而推向肋缘下，因此可触及肝脾。由于喘憋，PaO_2 降低，$PaCO_2$ 升高，SaO_2 降低而致呼吸衰竭。本病高峰期在呼吸困难发生后的 42~72 小时，病程一般为 1~2 周。

2. X 线表现

（1）两肺见有弥漫的细索条状影，两肺内、中带为多，下肺多于上肺。

（2）由于两肺细支气管痉挛以及管腔内分泌物造成的不全性细支气管阻塞，极易产生末梢细支气管性肺泡气肿，两肺出现明显的弥漫性肺气肿，两肺透亮度明显增强。

3. 鉴别诊断　本病主要 X 线表现为弥漫的细索条状影及细支气管性肺泡气肿，影像改变无特殊性。结合典型临床症状，一般鉴别诊断不难。

4. 临床评价　急性毛细支气管炎主要由呼吸道合胞病毒（RSV）引起，副流感病毒之某些腺病毒及肺炎支原体也可引起本病，最近发现人类偏肺病毒（HMPV）也是引起毛细支气管炎的病原体。毛细支气管炎常常在上呼吸道感染 2~3 天后出现持续性干咳和发作性喘憋，常伴中、低度发热。病情以咳喘发生后的 2~3 天为最重。咳喘发作时呼吸浅而快，常伴有呼气性喘鸣音即呼气时可听到像拉风箱一样的声音，以喘憋、三凹征和喘鸣为主要临床特点。典型的临床病史结合影像改变，可确立诊断。

六、慢性支气管炎

1. 临床特点　诊断标准：慢性进行性咳嗽、咳痰，每年至少 3 个月，连续 2 年以上。并除外全身性或肺部其他疾病。冬季发病较多。易发生急性呼吸道感染。

2. X 线表现

（1）两肺纹理普遍增粗、增多，呈粗细不均、排列不齐、交错紊乱的索条影，有时伴有支气管扩张的改变。

（2）轨道征：多见于右下肺心缘旁。在支气管走行部位可见到互相平行的线状阴影，为增厚的支气管壁，其间的透光带为支气管腔（图 17-36）。

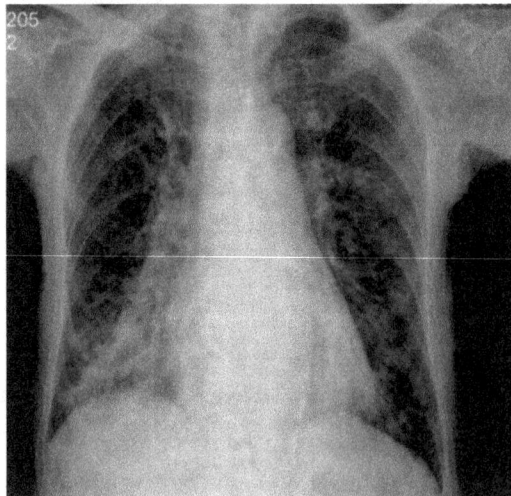

图 17-36　慢性支气管炎伴肺气肿

两肺纹理普遍增粗、增多，紊乱。右下肺心缘旁见支气管"轨道"征。两肺弥漫性肺气肿（肋间隙增宽，两肺透亮度增高，横膈面低平，心影狭长）

（3）刀鞘状气管：是指气管胸段冠状径较小，矢状径增宽（气管横径与矢状径之比小于2/3）。形如刀鞘状。发生机制是因用力咳嗽及呼吸，使气管内压力增加，在气管壁炎症的基础上而引起刀鞘状变形（图17-37）。

（4）老年性慢性支气管炎的患者，常伴有弥漫性肺气肿。胸廓呈桶状，两肺透亮度增高，横膈面低平，呼吸运动幅度降低。心影狭长。

3. 鉴别诊断　临床病史结合典型线片诊断不难。

4. 临床评价　慢性支气管炎是常见的老年呼吸系统疾病，常伴发感染，并发肺大泡、肺气肿。X 线检查简便快捷，可监测病程发展，及时发现并发症。

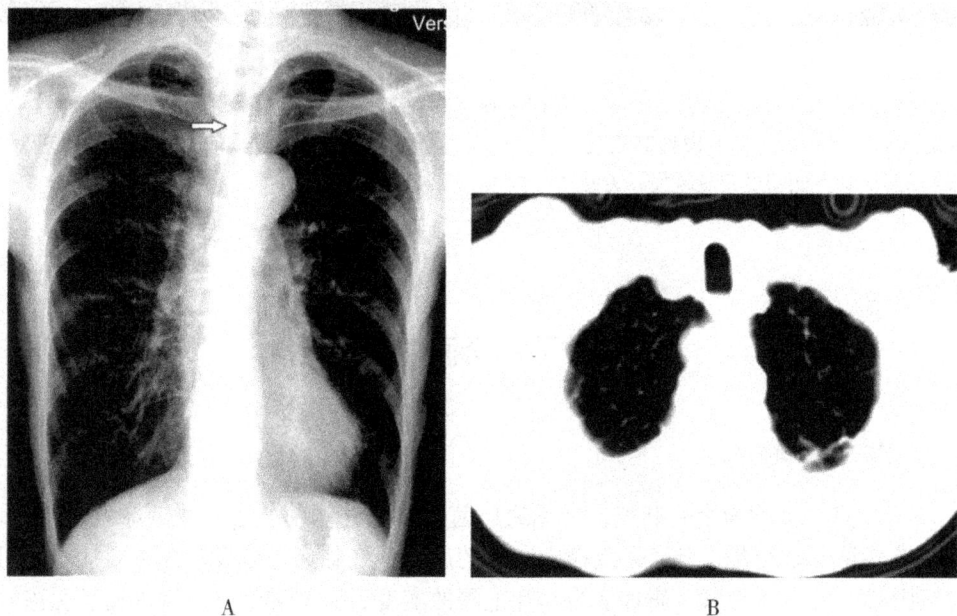

图 17-37　刀鞘状气管

A. 胸片示气管呈刀鞘状改变（箭头），两肺呈肺气肿改变；B. CT 肺窗示气管呈刀鞘状改变

七、肺梗死

1. 临床特点　由于血液循环障碍导致肺组织坏死，称肺梗死。临床症状主要表现为突发的呼吸困难和胸疼。有时可有咯血。

2. X 线表现

（1）肺体积缩小和肺缺血：当肺叶或肺段动脉栓塞时，相应区域内肺血管纹理减少或消失，透亮度升高。

（2）肺缺血区见楔状实变阴影或锥状阴影，底部与胸膜相连，尖端指向肺门。

（3）肺梗死病灶吸收后，梗死部位残留条索状纤维化阴影，并引起胸膜皱缩、局限性胸膜增厚及粘连。

3. 鉴别诊断　本病的 X 线表现无特征。对于下肢静脉血栓的患者，临床表现起病急、咯血和剧烈胸痛。X 线平片有局限性肺纹理稀少或肺段阴影时应考虑到本病。

4. 临床评价　确诊可行 CTPA（图17-38）或肺动脉造影检查。

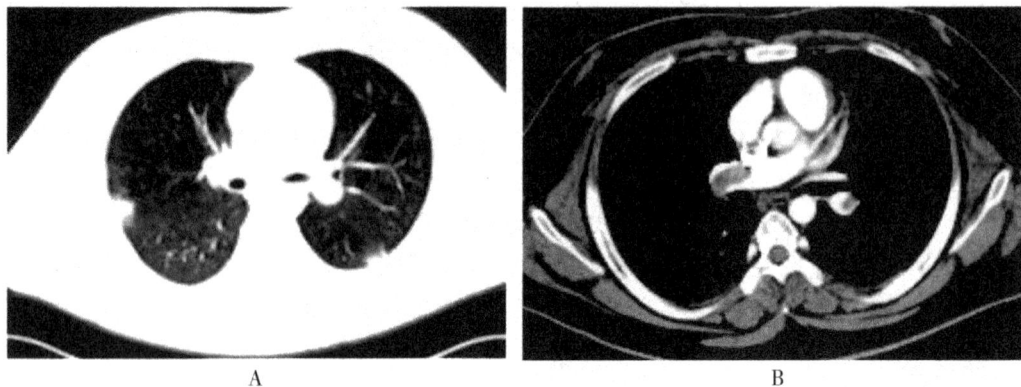

图 17 - 38　肺梗死

A. CT 肺窗示两下肺胸膜下楔形高密度影，底部与胸膜相连，尖端指向肺门；B. 同一患者对应 CTPA示两动脉内低密度充盈缺损，为肺动脉栓塞

（王培诚）

第四节　肺内阴影

一、支气管肺炎

1. 临床特点　又称为小叶肺炎。常见致病菌是肺炎链球菌、溶血性链球菌、葡萄球菌。支气管肺炎多见于婴幼儿、老年人及极度衰弱的患者。在临床上以发热为主要症状，可有咳嗽、呼吸困难、发绀及胸痛。病理上为小叶范围的实变，肺泡和细支气管内充满黏液脓性渗出物，含白细胞、吞噬细胞和纤维素。

2. X 线表现

（1）支气管炎和支气管周围炎引起肺纹理增强，边缘模糊。

（2）斑片状阴影病灶多位于两肺下野内带，肺叶后部病变较前部多，沿支气管分支分布（图 17 - 39）。

（3）如遇黏液阻塞细支气管，则可并发为小三角形肺不张阴影，周围间杂以局限肺气肿影或肺大泡影。

（4）有时小片状阴影可在 2～3 天内演变为融合大片状密度不均匀阴影，呈假大叶性分布。经抗炎治疗病灶可在 1～2 周内吸收。

3. 鉴别诊断　各种病原菌均可引起支气管肺炎，仅根据影像表现，鉴别支气管肺炎的病原性质比较困难。

4. 临床评价　支气管肺炎患者常有发热症状，实验室检查白细胞计数升高明显，血沉正常。本病经抗感染治疗后做追踪复查，胸部病灶吸收往往较快，病程较短。治疗过程中及时复查 X 线胸片，以了解肺内病况变化，可与其相关疾病相鉴别。

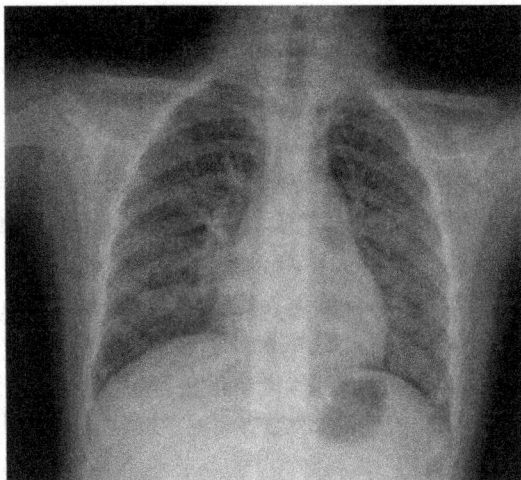

图 17 -39　儿童支气管肺炎
两肺纹理增多，中、下肺野见沿支气管分布的斑片状致密影

二、浸润型肺结核

1. 临床特点　浸润型肺结核是继发性肺结核，多为已静止的肺内原发灶重新活动，偶为外源性再感染。临床症状有低热、乏力、盗汗，重者可有高热、咳嗽、咯血、胸痛及消瘦。血沉加快，痰检可检出抗酸杆菌。

2. X 线表现

（1）渗出性斑片状或云絮状边缘模糊的致密影，好发于两肺上叶尖、后段及下叶背段，由于以上部位氧分压较高所致。有时还可见引流支气管，也可出现空洞（图 17 -40）。

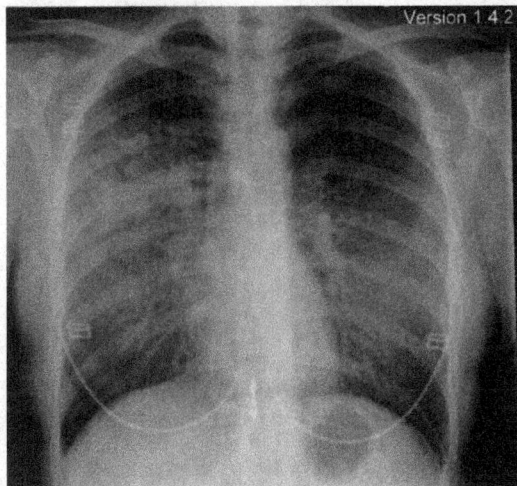

图 17 -40　右肺浸润型肺结核
右上肺见云絮状模糊的致密影，其内似见小空洞

（2）干酪性肺炎，表现为肺段或肺叶实变，其中可见不规则透明区为急性空洞形成表现。

（3）可伴有同侧、对侧或两侧肺支气管性广泛播散，造成两肺广泛播散性渗出与干酪性病灶。

（4）经过抗结核治疗，渗出病灶能完全吸收或转变成纤维增殖病灶。

3. 鉴别诊断 浸润型肺结核类似支气管肺炎表现，因予以鉴别。

支气管肺炎好发于两肺下叶，浸润型肺结核好发于两肺上叶尖、后段及下叶背段，但往往合并空洞存在。对于肺部斑片状阴影诊断困难的，可予以非抗结核的抗菌药物治疗，如无明显好转，应考虑到浸润型肺结核的可能。确诊需痰中找到抗酸杆菌和痰培养阳性。

4. 临床评价 X线对于浸润型肺结核无确诊价值。但可对确诊肺结核的抗结核治疗进行评价，监测病情的转归。病变好转愈合时，渗出性病灶可完全吸收，也可纤维组织增生使病灶收缩形成瘢痕。

三、肺水肿

1. 临床特点 病理是肺静脉压力增高，肺毛细血管通透性增高，引起肺间质至肺泡实质内充满液体。肺间质水肿，胸片上则表现为肺间质纹理模糊、粗糙，同时血流动力学逆转，血液分布改变而使上肺野纹理多于下肺野。心脏影可增大，可以发展成肺泡性水肿。

临床症状有极度气急、端坐呼吸，气管内有痰声、粉红血性泡沫痰、发绀，两肺听诊闻满布水泡性湿啰音。

2. X线表现

（1）两肺散在分布腺泡结节状及小片状阴影，边缘模糊，常分布于两肺内中带。

（2）当融合时呈典型的蝶翼状阴影。水肿影亦有含气支气管影存在（图17-41）。

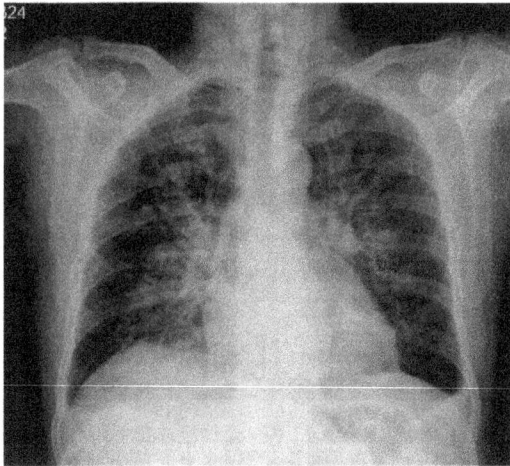

图17-41 感染性心内膜炎

心力衰竭。双肺野透亮度减低，肺纹理增多、模糊。两侧肺门旁
见蝶翼状阴影，左侧少量胸腔积液

（3）部分患者表现为单侧性肺水肿，系单侧肺毛细血管通透性改变、血流量增加所致。这一类小片状水肿可以类似肺炎表现，但单侧性水肿往往伴水肿间隔线（B线）而且经过适当治疗，很快可以吸收，这两点可以同肺炎鉴别（图17-42）。

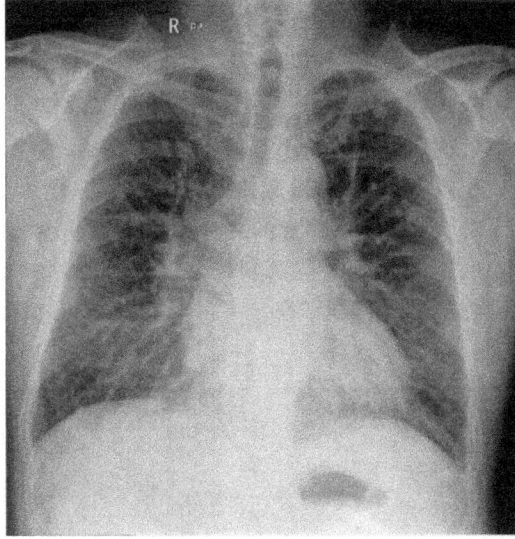

图 17－42　肺水肿

双侧肺门影增大。两肺野透亮度减低，肺纹理增多，模糊，两下肺见 Kerley B 线

3. 鉴别诊断　急性肺水肿的主要 X 线表现是肺泡实变阴影，与肺炎的影像相似。肺水肿与肺炎的鉴别应注意以下几点。

（1）肺水肿的阴影密度较均匀，有时如毛玻璃状。

（2）肺水肿有间质异常阴影，如肺纹理模糊，增粗，有间隔线阴影。

（3）肺水肿阴影动态变化快，几天或数小时内有显著增多或减少，而肺炎阴影明显变化一般在 2 周左右。

（4）肺水肿不具备肺炎的临床表现，缺乏急性炎症的发热和白细胞增多等特点。

（5）肺水肿的病因和临床表现对鉴别诊断也有重要的参考价值。

4. 临床评价　X 线检查是诊断肺水肿的重要方法，可用于肺水肿的早期诊断和了解病变的动态变化。X 线与临床表现相结合有助于肺水肿的病因判断及与其他疾病相鉴别。

四、支原体肺炎

1. 临床特点　本病由肺炎支原体经呼吸道感染，多发于冬春、夏秋之交。本病主要病理为肺段范围的肺间质炎症浸润，在细支气管及血管周围，有炎性淋巴细胞浸润，肺泡壁增厚，同时肺泡腔内亦有胶状渗出液填充，内含淋巴细胞、大单核细胞及红细胞。患者多系青壮年，症状多轻微，可有咳嗽、微热、头痛、胸闷或疲劳感，重症可有高热，体温可达39～40℃。血冷凝集试验在发病后 2～3 周比值较高。

2. X 线表现

（1）病变早期可仅表现肺纹理增多，边缘模糊，呈网格状改变，提示间质性炎症。

（2）中、下肺野见密度较低斑片状或肺段阴影，为肺间质性炎症或肺泡炎表现。病灶阴影多在 1～2 周完全吸收（图 17－43）。

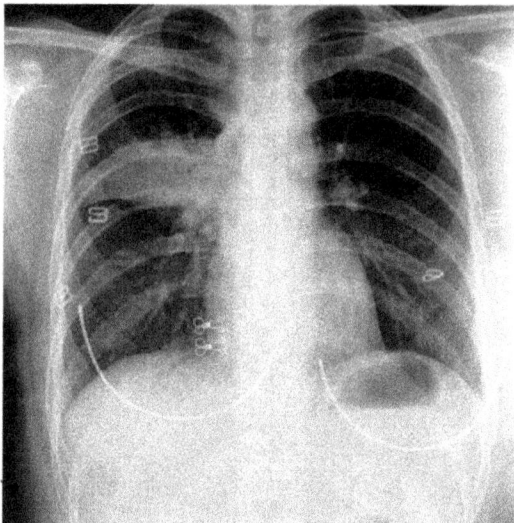

图 17 - 43 支原体肺炎

右肺上叶见片状致密影，边界欠清，右肺门影模糊不清。右肺上叶部分不张

3. 鉴别诊断

（1）肺炎支原体肺炎的 X 线表现需与细菌性肺炎、病毒性肺炎及过敏性肺炎鉴别。冷凝试验对于肺炎支原体肺炎的诊断有价值。

（2）肺炎支原体肺炎在影像上与浸润型肺结核相似。肺炎支原体肺炎一般 1~2 周可以明显吸收，而浸润型肺结核经抗结核治疗，其影像有明显变小需要 1 个月以上。

4. 临床评价　支原体肺炎是肺炎支原体引起的急性呼吸道感染伴肺炎，过去称为"原发性非典型肺炎"的病原体中，肺炎支原体最为常见。可引起流行，约占各种肺炎的 10%，严重的支原体肺炎也可导致死亡。其发病机制主要由于支原体穿过宿主呼吸道黏膜表面的黏液纤毛层，黏附于黏膜上皮细胞上，此黏附作用与肺炎支原体表面的 P1 蛋白的末端结构有关。当此黏附因子附着于呼吸道黏膜上皮细胞时，释放的有毒代谢产物可导致纤毛运动减弱，细胞损伤。感染肺炎支原体后，可引起体液免疫和细胞免疫反应。

X 线多表现为单侧病变，大多数在下叶，有时仅为肺门阴影增重，多数呈不整齐云雾状肺浸润，从肺门向外延至肺野，尤以两肺下叶为常见，少数为大叶性实变影。可见肺不张。往往一处消散而他处有新的浸润发生。有时呈双侧弥漫网状或结节样浸润阴影或间质性肺炎表现，而不伴有肺段或肺叶实变。体征轻微而胸片阴影显著，是本病特征之一。

五、支气管肺癌

1. 临床特点　支气管肺癌是肺部最常见的恶性肿瘤。系原发于支气管黏膜和肺泡的恶性肿瘤，病因至今尚不完全清楚，一般认为与大气污染、吸入某些工业废气和工矿粉尘、放射性物质、长期吸烟等因素有密切关系。

2. X 线表现

（1）肺段型肺癌系发生于肺段支气管内的癌肿，好发于上叶的前段、后段，下叶背段或在中叶、舌叶的肺段。由于肺段支气管癌的阻塞，常引起肺段的阻塞性肺炎和肺不张，形成楔状致密影，易误诊为肺炎。但细致地观察，可见节段性炎症和不张阴影的根部常有密度较高的肿块影。

（2）肺叶支气管肺癌（中央型）的后期常形成一侧肺门肿块影，以及所属肺叶的不张、阻塞性炎症的大叶性致密影，右上叶支气管肺癌引起整个右上叶不张，其下缘（水平裂）的大部分向上凹陷，在靠近肺门处的下缘则向下隆凸（肺门肿块），构成典型的横 S 形弯曲（图 17 - 44）。中叶支气管肺癌的肺不张呈三角形阴影，其上、下缘常呈弧形隆凸改变。

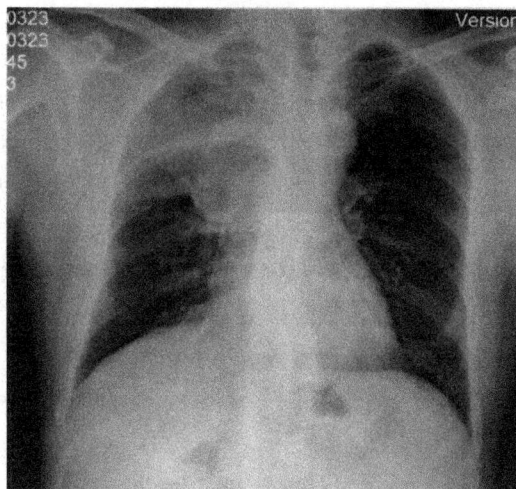

图 17 - 44　右肺中央型肺癌
右侧肺门见不规则肿块影，右上叶不张呈大片致密影。水平裂向
上凹陷，肿块向下隆凸，形成横 S 征

3. 鉴别诊断　周围型支气管肺癌易与肺结核球混淆。肺结核球多见于年轻患者，病变常位于上叶尖、后段或下叶背段，一般增长不明显，病程较长，在 X 线片上块影密度不均匀，可见到稀疏透光区，常有钙化点，边缘光滑，分界清楚，肺内常另有散在性结核病灶。粟粒型肺结核的 X 线征象与弥漫型细支气管肺泡癌相似。

粟粒型肺结核常见于青年，发热、盗汗等全身毒性症状明显，抗结核药物治疗可改善症状，病灶逐渐吸收。肺门淋巴结结核在 X 线片上的肺门块影可能误诊为中央型肺癌。肺门淋巴结结核多见于青幼年，常有结核感染症状，很少有咯血，结核菌素试验常为阳性，抗结核药物治疗效果好。值得提出的是少数患者支气管肺癌可以与肺结核合并存在，由于临床上无特殊表现，X 线征象又易被忽视，临床医师常易满足于肺结核的诊断而忽略同时存在的癌肿病变，以致往往延误肺癌的早期诊断。因此，对于中年以上的肺结核患者，在肺结核病灶部位或其他肺野内呈现块状阴影，经抗结核药物治疗肺部病灶未见好转，块影反而增大或伴有肺段或肺叶不张，一侧肺门阴影增宽等情况时，都应引起结核与肺癌并存的高度怀疑，必须进一步做痰细胞学检查和支气管镜检查等。

早期肺癌产生的阻塞性肺炎易被误诊为支气管肺炎。支气管肺炎一般起病较急，发热、寒战等感染症状比较明显，经抗菌药物治疗后症状迅速消失，肺部病变也较快吸收。如炎症吸收缓慢或反复出现，应进一步深入检查。还需与肺脓肿相鉴别，肺癌中央部分坏死液化形成癌性空洞时，X 线征象易与肺脓肿混淆。肺脓肿病例常有吸入性肺炎病史。急性期有明显的感染症状，痰量多，呈脓性，有臭味。X 线片上空洞壁较薄，内壁光滑，有液平面，脓肿周围的肺组织或胸膜常有炎性病变。支气管造影时造影剂多可进入空洞，并常伴有支气管扩张。

支气管肺癌有时须与肺部良性肿瘤相鉴别。肺部良性肿瘤一般不呈现临床症状，生长缓慢，病程长。在 X 线片上显示接近圆形的块影，可有钙化点，轮廓整齐，边界清楚，多无分叶状。

肺部孤立性转移癌很难与原发性周围型肺癌相区别。鉴别诊断主要依靠详细病史和原发癌肿的症状和体征。肺转移性癌一般较少呈现呼吸道症状和痰血，痰细胞学检查不易找到癌细胞。

中央型肺癌有时可能与纵隔肿瘤混淆。诊断性人工气胸有助于明确肿瘤所在的部位。纵隔肿瘤较少出现咯血，痰细胞学检查未能找到癌细胞。支气管镜检查和支气管造影有助于鉴别诊断。纵隔淋巴瘤较多见于年轻患者，常为双侧性病变，可有发热等全身症状。

4. 临床评价　CT 检查可提供更多信息，可以发现肿块及支气管管壁的情况（图 17 - 45）。核素扫描、血清肺癌标志物测定（癌胚抗原、神经元特异性烯醇化酶）等检查有助于肿瘤组织类型的鉴别。另外，可做胸腔积液瘤细胞检查，淋巴结穿刺涂片或活检，以及纵隔镜检查等。确诊需穿刺活检或手术后病理检查。

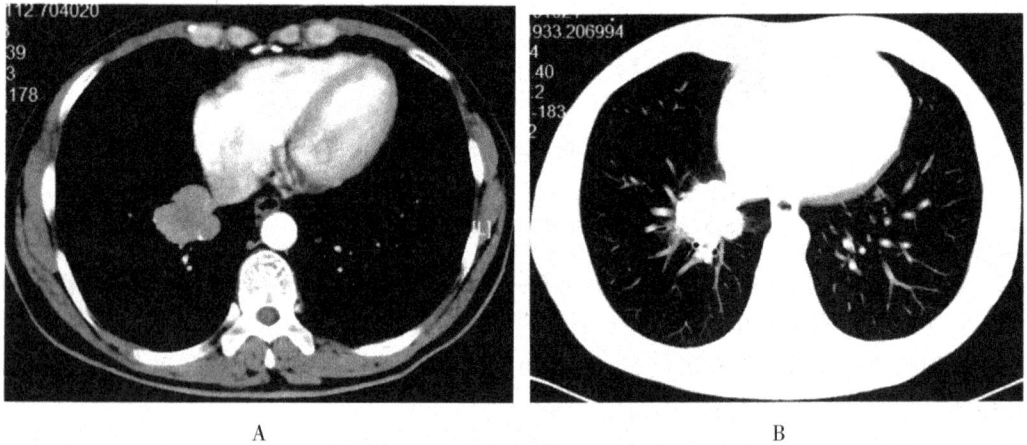

图 17 - 45　周围型支气管肺癌

A. CT 增强纵隔窗示右下肺内基底段分叶状软组织肿块影，病灶中度均匀性强化；B. 同一患者对应 CT 纵隔窗示右下肺内基底段分叶状软组织团块影，边界尚清

六、肺不张（肺叶、肺段）

1. 临床特点　形成肺叶（图 17 - 46）、肺段的不张是由于支气管的完全阻塞所致。支气管阻塞的原因，大致可分为支气管腔内病变（如支气管肿瘤、支气管内膜结核所致肉芽组织或瘢痕，支气管异物、支气管结石、支气管腔内黏稠分泌物或凝血块等引起）；或为支气管腔外病变的压迫引起阻塞（如肺门淋巴结肿大、主动脉瘤、左心房扩大、心包积液等）。

2. X 线表现　支气管完全阻塞后 18 ~ 24 小时，所属肺叶、肺段的肺泡腔气体，很快被吸收而引起肺组织的萎陷、容积缩小，形成密度增高的致密影，其范围相当于一个肺叶或肺段。由于肺不张的肺叶、肺段体积缩小，可使肋间隙变窄，心脏纵隔向病侧移位，吸气时移位更为明显，叶间裂亦移位（图 17 - 46）。上叶不张肺门上移，下叶不张肺门下移，而中叶、舌叶不张并不影响肺门的位置，患侧的横膈可上升。在不张肺叶的邻近肺叶常产生代偿性肺气肿，局部肺纹理散开、稀疏。急性肺不张在阻塞原因消除后，患肺即可充气张开而恢复正常；慢性肺不张为时过久，可导致不可恢复性的肺纤维变，并发支气管扩张病变。

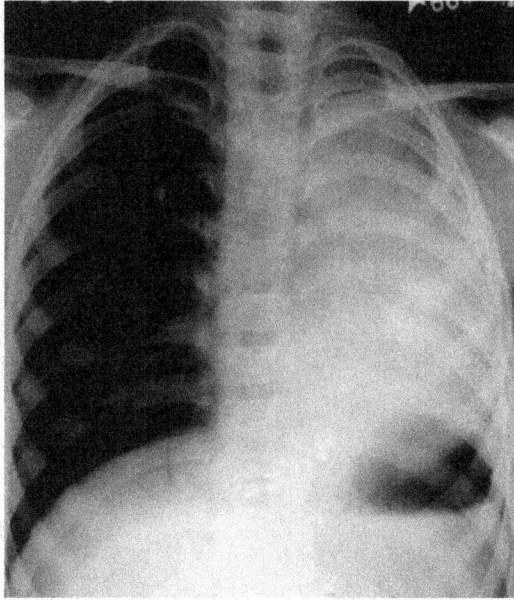

图 17 - 46　左肺不张
胸片示左肺野密度增高，体积缩小，纵隔左移，左膈抬高，右肺代偿性气肿

（1）右上叶不张：在右上肺野呈大片均匀性浓密阴影，其下缘（水平裂叶间线）向上移位呈凹弧线状，气管偏向病侧，肺门上移，右上肋间隙变窄。长期不张而显著缩小的右上叶，可形成三角形阴影，紧贴右上纵隔旁，其尖端指向肺门。右上叶不张时，右中、下肺呈代偿性气肿，血管纹理影分散稀疏。右上叶不张的常见原因为结核或肺癌。肺段不张形成的致密影范围较小，由于容积小，故并不影响气管肺门纵隔或横膈的位置。右上叶尖端不张，在右上纵隔旁形成三角状阴影，气管无移位。右上叶前段不张形成长方块影，其下缘向上凹陷。右上叶后段不张的阴影与前段不张相似，但位置偏向外侧，侧位片可明确前后段的位置所在。

（2）右中叶不张：在后前位胸片只见右心缘旁肺野有一片模糊增密影，右心缘模糊不清，不张中叶的上、下缘均无明显界线（图 17 - 47）。采用前弓位摄片，使不张中叶的长轴与 X 线平行，乃在右中、下肺可见一狭长的三角状致密影，尖端指向胸外围，上、下边缘锐利。侧位片更为清楚，狭长的三角状影与心影重叠，其尖端指向肺门。右中叶不张时，心脏纵隔均无移位。所谓"中叶综合征"，系指右中叶慢性炎症合并不张与支气管扩张，形成机制是由于中叶支气管狭长而细，其周围有多个淋巴结包绕，炎症性或结核性淋巴结肿大，易压迫中叶支气管，引起阻塞性炎症、继发支气管扩张与不张。临床上患者有反复发热、咳嗽、咳脓痰、咯血等病史。

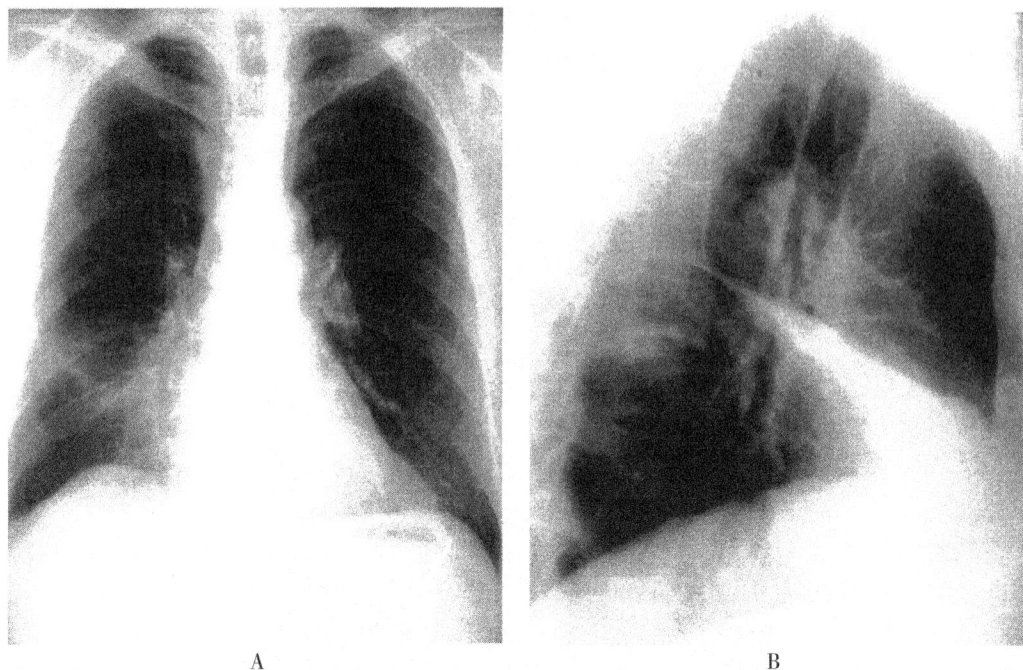

图 17 -47　右肺中叶不张

A. 胸片示右下肺内带右心缘旁模糊密度影，似三角状，右心缘不清；B. 侧片示右肺中叶区三角状密度增高影，右肺中叶体积缩小

（3）右下叶不张：呈三角形阴影，位于心脏右缘旁，右肺门下移，右膈升高，心影向右侧偏移，透视下吸气期观察尤为明显；在侧位片上，可见不张下叶的楔状致密影位于胸部后下方，其前缘为后移的斜裂线，清晰可见（图 17 -48）。

右下叶背段不张。正位片上显示为肺门旁楔状影，与肺门影重叠，侧位片背段不张影与脊柱影重叠。下叶前底段及外底段不张呈宽带状致密影，正位片上在下肺野中带，侧位片上在下肺野的中部。下叶后底段不张，正位显示为右心膈角区致密影，侧位片上在下肺野后方，部分与胸椎影重叠。

（4）左上叶不张：在正位片上显示为左上、中肺野内侧有大片致密影，其下缘为一模糊斜行线，自左肺门伸向左肺外上方；在侧位片上显示左上叶缩小的致密影偏于前上方，其后缘为斜裂线，明显地前移，呈弧形凹陷（图 17 -49）。左上叶不张多由支气管肺癌引起。上叶尖后段不张可见左上肺内带有楔状致密影，将主动脉球影湮没。侧位片阴影位于上肺顶部，斜裂上缘前移。左舌叶段不张，在正位片上显示为左心缘旁淡薄阴影，在侧位片上可见一界线清楚的舌状影，位于胸部前下方，与心影重叠。

（5）左下叶不张的三角状阴影：在正位片上常被心影遮盖，故不易显示，而只见心影左移；须用斜位摄片或用高电压滤线器摄片始能显示（图 17 -50）。在侧位片上可见不张的下叶位于胸部后下方，部分与脊柱影重叠，斜裂线明显后移。

· 388 ·

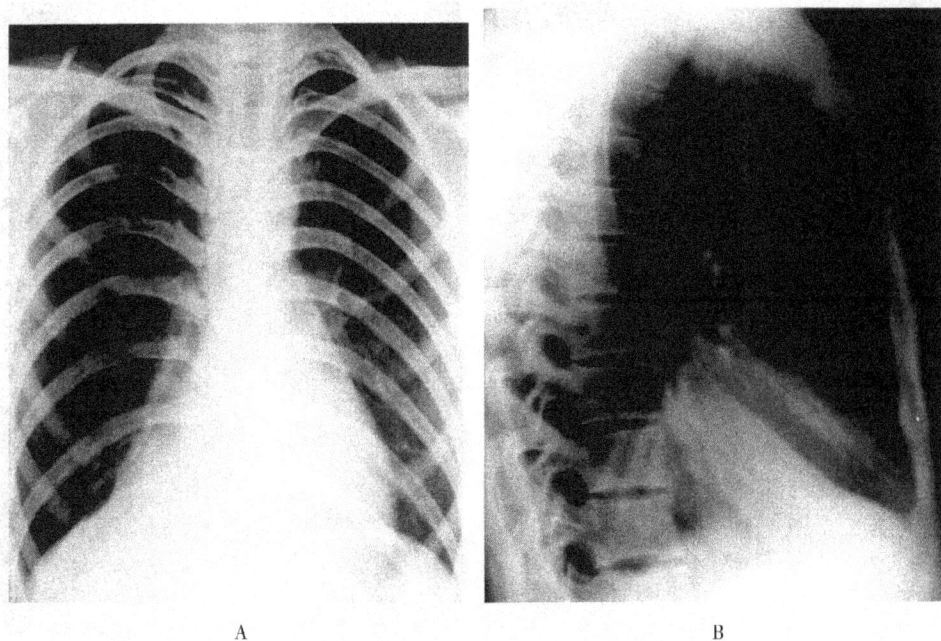

图 17-48 右肺下叶不张

A. 胸片示三角形阴影，位于心脏右缘旁，右肺门下移，右肺上中叶代偿气肿；B. 侧位片示楔状致密影位于胸部后下方，其前缘为后移的斜裂线，右肺门下移，右肺上中叶代偿气肿

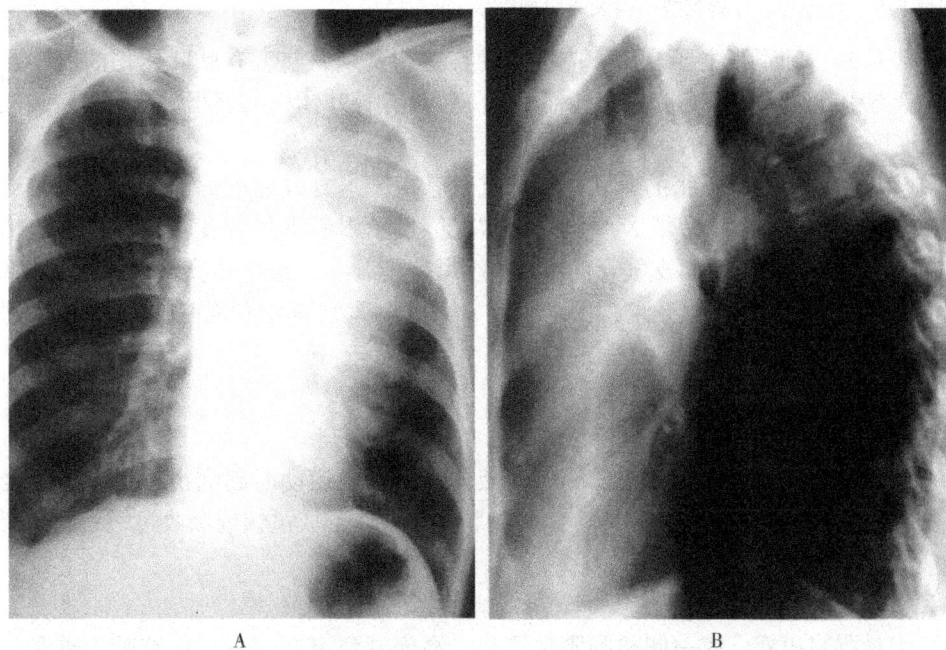

图 17-49 左肺上叶不张

A. 正位胸片示左上、中肺野内侧有大片致密影，其下缘为一模糊斜行线，自左肺门伸向左肺外上方，心脏纵隔左移，左膈抬高，右肺及左肺下叶代偿气肿；B. 侧位胸片示左上叶缩小的致密影偏于前上方，其后缘为斜裂线，明显地前移，呈弧形凹陷，下肺代偿气肿

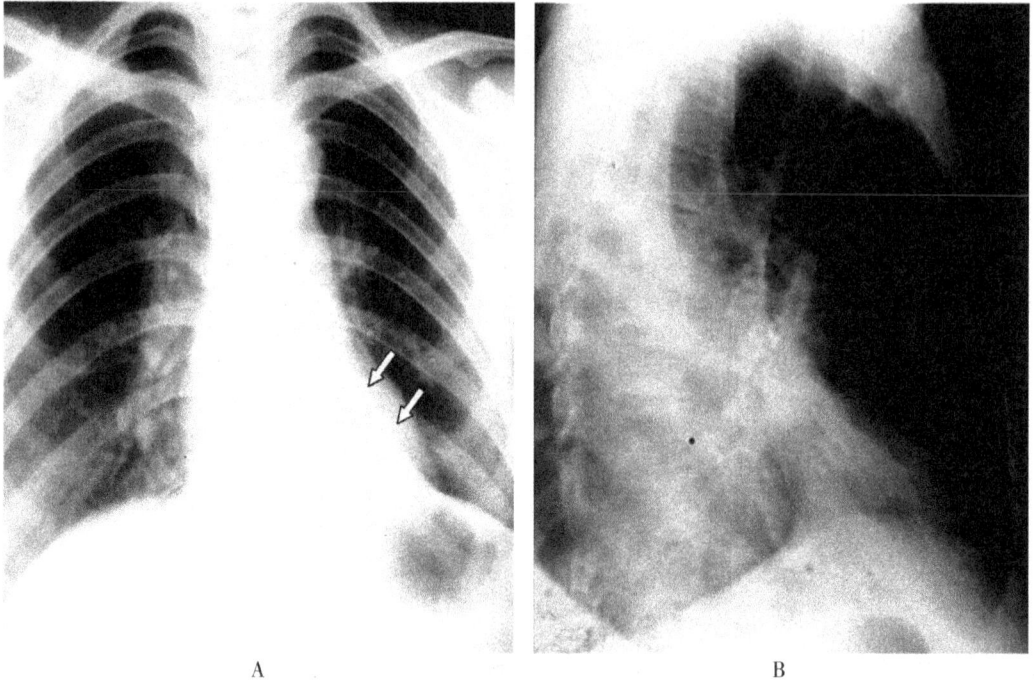

图 17 - 50　左肺下叶不张

A. 正位胸片示被心影遮盖的三角状阴影，不易显示，心影略左移；B. 侧位胸片示不张的下叶位于胸部后下方，部分与脊柱影重叠，斜裂线明显后移

3. **鉴别诊断**　肺不张主要是与相应肺叶的实变相鉴别，前者有肺叶体积的缩小，并且近端支气管有引起肺不张的病变原因；而后者一般没有肺叶体积的缩小，一般无近端支气管病变，病变区支气管是通畅的。

4. **临床评价**　引起肺不张的原因是近端支气管由于本身或邻近病变累及而致的支气管变窄所导致的气道不通畅。常规 X 线胸片常常仅能显示引起支气管变窄的结果，即相应肺段、肺叶的不张，而真正引起支气管变窄的病变常不能显示，进一步支气管镜检查及 CT 检查是非常必要的，常能检出真正的病因。因此，当常规 X 线胸片发现有肺段、肺叶不张时，应建议进一步检查，找出引起肺不张的原因。

七、大量胸腔积液

1. **临床特点**　正常人胸腔内有 3 ~ 15ml 液体，在呼吸运动时起润滑作用。由于全身或局部病变破坏了滤过与吸收动态平衡，致使胸膜腔内液体形成过快或吸收过缓，临床产生胸腔积液。

2. **X 线表现**

（1）大量胸腔积液，使一侧整肺野呈广泛、高密度致密影，有时仅有肺尖透明。游离积液上缘由于胸腔负压和液体表面张力的作用而呈外高内低的弧形。

（2）患侧胸廓容积扩大，肋间隙明显增宽，横膈低位，气管及心脏、纵隔均向对侧移位（图 17 -51）。

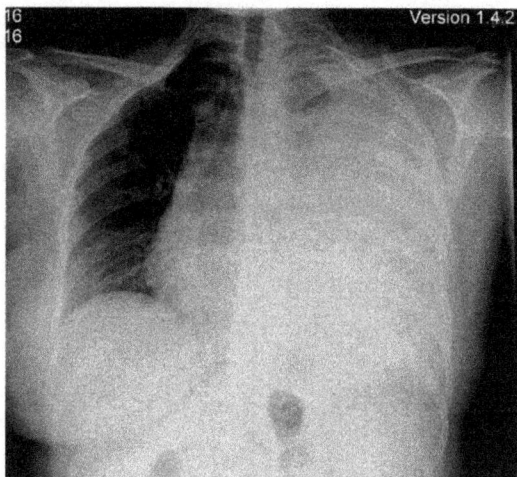

图 17－51　左侧大量胸腔积液
左肺野见大片致密影，其上缘呈外高内低弧形。气管、心脏及纵隔均向右侧移位

3. 鉴别诊断　引起胸腔积液的原因很多，当胸部影像检查发现胸腔积液时，应结合临床病史、实验室检查等结果，分析导致胸腔积液的原因。

4. 临床评价　结核性胸膜炎产生渗出液；心肾疾病、充血性心力衰竭或血浆蛋白过低，可产生漏出液；恶性肿瘤引起的胸腔积液为血性或渗出性；外伤性胸腔积液为血液；胸腔内乳糜性积液为恶性肿瘤侵及胸导管及左锁骨下静脉所致。仅根据胸片表现不能鉴别胸腔积液性质。

（王培诚）

第五节　胸膜病变

一、胸腔积液

1. 临床特点　胸腔积液的病因很多，结核性及其他细菌、病毒感染引起的胸水为渗出液，心力衰竭、肾病或肝硬化时的胸水为漏出液，胸部外伤或因肺、胸膜恶性肿瘤引起的胸水为血性渗液。肺梗死、结缔组织病等亦可产生胸水，急性胰腺炎或膈下脓肿均可产生反应性胸膜炎积液。胸腔积液的性质各有不同，但由积液所产生的均匀性致密影是一致的。两侧性胸腔积液常见于心力衰竭、肾炎、肝硬化、多发性浆膜炎或肿瘤转移等。

2. X 线表现

（1）游离性胸腔积液：少量积液（200～300ml）时因重力关系，液体常积于胸膜腔最低处肋膈角（图 17－52），积液最高点未超过膈顶高度。侧位片后肋膈角变钝，呈一楔状致密影。中等量积液正位胸片可见下半肺野大片密度均匀的致密影，正常膈肌弧线影消失，但积液最高点未超过第 2 前肋下缘。其上缘呈一抛物线状，其外侧高于内侧，弧线由外上方倾斜向内下方，侧位胸片可见积液致密影上缘呈前后胸壁高而中央凹下的弧线。如胸腔积液同时伴有下叶肺不张或肿瘤，则正位片的上缘弧线成为内高外低的相反形态。大量积液使一侧肺野呈广泛大片状致密影，积液最高点超过第 2 前肋，肋间隙增宽，纵隔推向对侧，气管亦向健侧移位，患侧膈肌下降（图 17 –53）。如有一侧大量积液而纵隔无移位，须考虑同时有肺不张，或是由于纵隔固定之故。

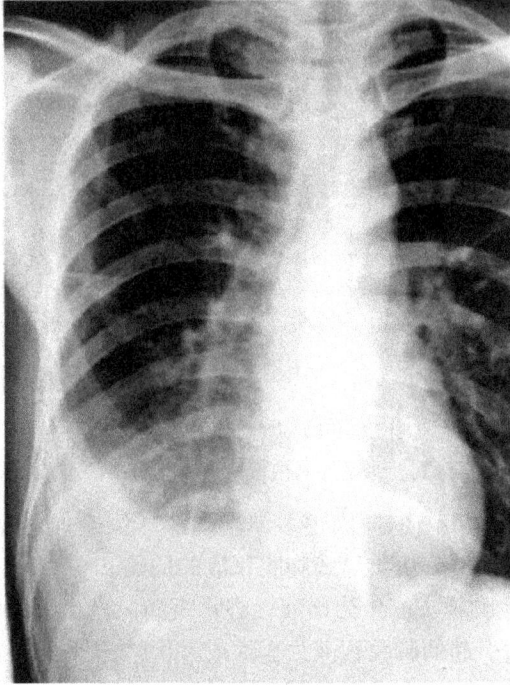

图 17 –52 结核性胸膜炎
右侧少量胸腔积液，右侧肋膈角变钝

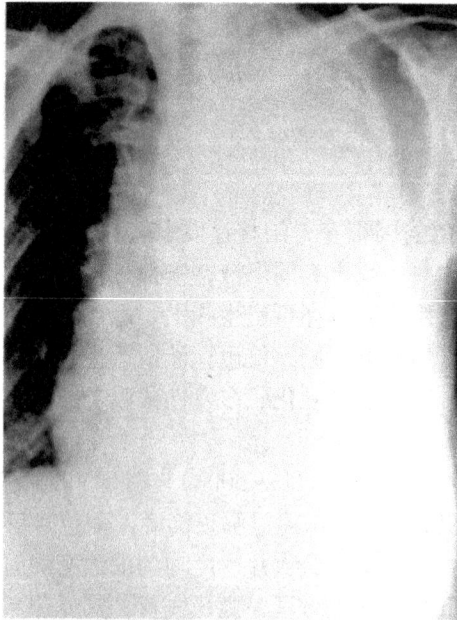

图 17 –53 左侧大量胸腔积液
左侧肺野完全呈大片状致密影，心脏纵隔向对侧移位

（2）包裹性胸腔积液：包裹性胸腔积液多由胸膜部分粘连所致。包裹性积液位于侧胸壁时，正位片见有宽带形或半圆形局限性、均匀致密影，紧贴于侧胸壁缘，基底宽而向外呈扁丘状突向肺野，边缘清楚（图 17 - 54）。位于后胸壁的包裹性积液，在正位胸片呈大片状椭圆形均匀性致密影，密度中央浓而边缘淡，边界模糊不清，可误诊为肺炎；在侧位胸片显示为巨大半球状致密影，基底紧贴后胸壁。如积液腔与支气管相通则成为液气胸，见有气液平。位于纵隔胸膜腔的积液称为纵隔积液，常和其他部位的胸腔积液同时存在，积液可位于纵隔旁胸膜腔内，X 线正位片见一侧或两侧的纵隔影局限性的增宽，或三角形，边缘清楚或不清楚。右肺水平裂包裹性积液，正侧位胸片均见到平行的梭状影，边缘清楚，二端变尖，位于右肺中野。斜裂叶间积液在后前胸片，常形成中、下肺野边缘不清的大片致密影，类似肺内肿块，侧位胸片可见到两端变尖的椭圆形或梭形阴影，边缘清楚，阴影与斜裂方向一致，阴影尖端的两侧有增粗的叶间裂条状（图 17 - 55）。

肺底积液可为游离性或包裹性的肺底胸腔积液，立位检查似膈肌升高，但细致观察，可见膈面最高点移至外 1/3（膈面正常最高点位于内 1/3），而膈面下肺纹理消失。

（3）脓胸（胸腔积脓）：可发生于肺脓肿的病例；亦见于手术外伤后支气管胸膜瘘的患者，结核性胸腔积脓（脓胸）少见。脓液可沉积于游离胸膜腔，X 线表现同胸腔积液。或由于胸腔内脓液稠厚，易引起胸膜粘连，形成包裹性脓胸，可位于胸壁或叶间裂，X 线征象如同包裹性积液所见。慢性脓胸胸膜极度增厚，并有钙化，经久不愈，结果可造成胸廓塌陷畸形，纵隔向病侧移位。脓胸可伴有支气管胸膜瘘或有胸壁瘘管，形成脓气胸时则见有液平面存在，脓气胸的腔壁明显增厚。

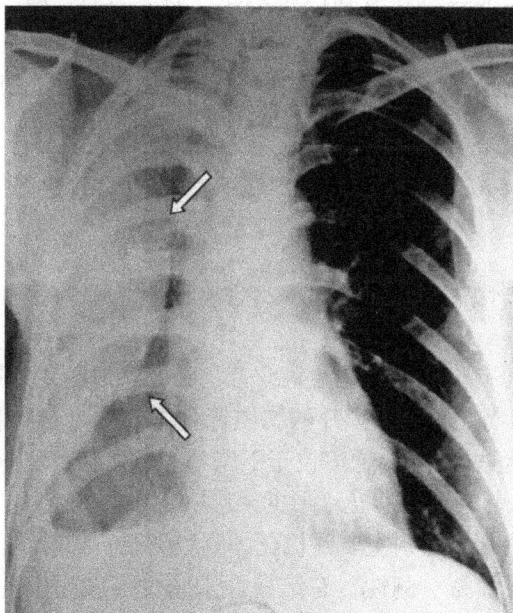

图 17 - 54　右侧胸壁包裹性胸腔积液
右侧胸壁基底宽而向外呈扁丘状致密影突向肺野，边缘清楚

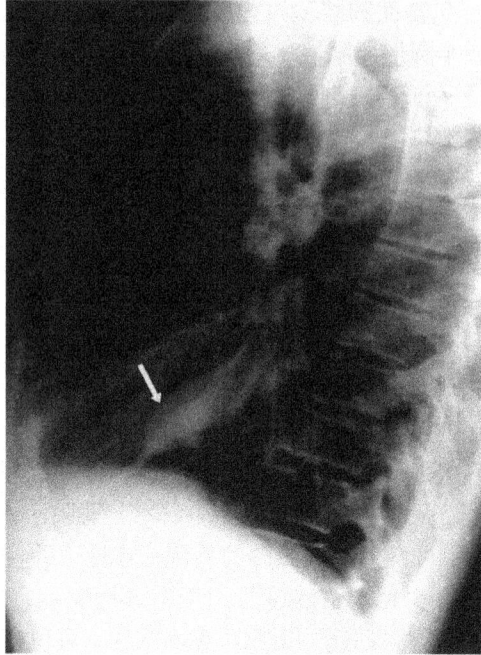

图 17 - 55   左侧斜裂包裹性积液
左侧位见两端变尖的梭形阴影，边缘清楚，阴影与斜裂方向一致

3. 鉴别诊断   胸腔积液虽然积液的性质不同，如渗出液、漏出液、积血、积脓等，但是具有相同的 X 线表现。渗出液所含蛋白 > 30g/L，漏出液所含蛋白 < 30g/L。胸腔积液的鉴别诊断需要将胸部 X 线表现、患者的病史和叩诊相结合。大量胸腔积液有时须与全肺不张鉴别。大量胸腔积液时，因占位效应，心脏及纵隔向对侧移位。全肺不张时，一侧肺萎陷，纵隔向同侧移位。

二、胸膜钙化

1. 临床特点   胸膜钙化常见于机化的渗出性胸膜炎、脓胸或血胸之后，亦可见于石棉肺患者（多为两侧性）。

2. X 线表现   局限性胸膜钙化，呈条状或带状密度均匀的致密影，位于肺野外带边缘，紧贴胸壁，或位于膈面，与之重叠。大片的胸膜钙化影又称为"胸膜斑"，范围较广，宽度一般超过 2 ~ 3cm，长度超过 4 ~ 5cm，多位于下胸部。它在胸膜增厚的背景下，显示大片的条状斑片状钙化影交织一起，宛似剪花纸形的阴影（图 17 - 56）。

3. 鉴别诊断   胸膜钙化的鉴别主要是机化的胸膜炎及石棉肺。

（1）机化的胸膜炎：多为一侧性，有结核性胸膜炎或脓胸、血胸病史，肺内常有结核愈合遗留的钙化及纤维化病灶。

（2）石棉肺：多为双侧性，且增厚和（或）钙化的胸膜分布也为多发性，还可合并胸腔积液。肺内病变轻微。石棉肺的胸膜斑最常见于膈肌的腱膜部分和侧胸壁（第 7 ~ 10 肋水平）。

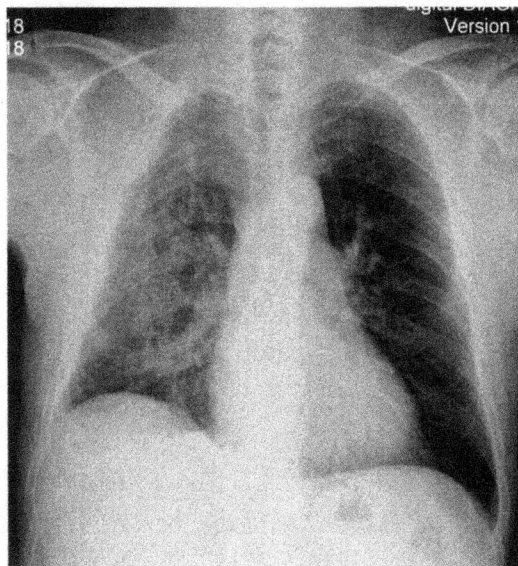

图 17 – 56　右侧胸膜炎
X 线正位见右侧胸廓缩小，右侧肋胸膜大片状钙化致密影，右侧膈肌上抬

4. 临床评价　结核性胸膜炎、血胸、脓胸等改变常见钙化伴胸膜增厚，或呈散在钙化斑块，多见于中、下肺野。钙化层与胸壁间见一增厚软组织密度层相隔，常单侧。石棉肺钙化多累及膈胸膜，此时了解患者的职业病史及胸部 HRCT 检查显得十分重要。

（王培诚）

第十八章　消化系统疾病的X线检查

第一节　咽部病变

一、咽部异物

1. 临床特点　咽部异物多属意外情况下经口进入。尖锐细长物品如鱼刺、麦芒、竹丝等，可刺入腭扁桃体、咽侧壁、舌根或会厌谿等处。较大异物常停留于梨状窝。尖锐异物可刺透并穿过咽黏膜，埋藏于咽后壁，引起继发感染，甚或酿成脓肿。

2. X线表现　咽部异物有高密度及低密度两种。高密度异物，平片即可完全显现异物位置、形态和大小，并可见咽部软组织肿胀和脓肿；低密度异物，需做钡餐检查，表现为充盈缺损即异物的一个侧面，以及咽部功能紊乱、咽部软组织改变。异物很小时，造影不一定显现，可以钡剂拌棉絮观察，显示钡絮滞留咽部，结合病史进行诊断。

3. 鉴别诊断　结合临床病史及颈部X线透视、摄片和服钡检查，可以判断有无异物及并发病的存在。

4. 临床评价　详细询问病史和分析症状可以初步诊断。大多数患者有异物咽下史并在查体时发现异物，部分患者开始有刺痛，检查时未见异物，可能是黏膜擦伤所致，此症状一般持续时间较短。对于疼痛部位不定，总觉咽部有异物存留，发生数日后来就诊者，应注意与咽异感症或慢性咽炎相鉴别（图18-1、图18-2）。

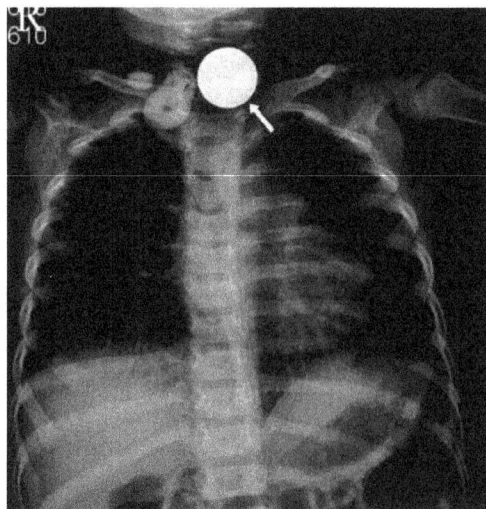

图18-1　咽部金属异物
咽部见圆形金属密度影，有异物误服史

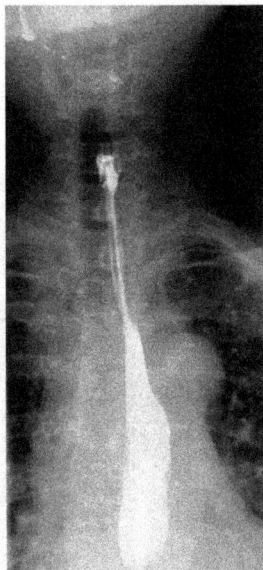

图 18 - 2　咽部异物
食管钡棉透视示咽部见钡棉悬挂，有鱼刺误服史

二、咽壁脓肿

1. 临床特点　本病多见于异物刺伤后，亦可因颈椎化脓性或结核性感染所造成。脓肿多位于咽后壁，由于软组织肿胀或脓肿的压迫使咽部变形。

2. X 线表现　除 X 线平片可见咽壁软组织肿胀、咽部受压，以及咽部移位、咽部与颈椎间距离增加外，有时可于肿胀影内见有积气或小液平面。

三、颈椎病

1. 临床特点　颈椎退行性改变，常使椎体骨赘形成，颈椎顺列变直，增生骨刺可压及下咽部，造成吞咽困难及异物感。

2. X 线表现　颈椎间隙狭窄，椎体骨赘增生，压迫下咽部后壁形成一明显压迹。

（王培诚）

第二节　食管病变

一、食管癌

1. 临床特点　食管癌是我国常见的恶性肿瘤之一，也是引起食管管腔狭小与吞咽困难的一种最常见的疾病。绝大多数食管癌为鳞状上皮细胞癌，但食管下端也可以发生腺癌。统计表明，食管癌好发于胸中段，胸下段次之，颈段与胸上段最少。

早期食管癌（限于黏膜及黏膜下层）的病理形态可分为平坦型、轻微凹陷型与轻微隆起型。随着癌的深层浸润，以及不同的生长方式，一般可分为息肉型、狭窄型、溃疡型与混合型。早期食管癌很少有症状，需做脱落细胞学检查才能发现。但肿瘤生长至一定大小，则出现持续性、进行性吞咽困难。一般说来，男性多于女性，40 岁以上患者多见。

2. X 线表现

（1）早期食管癌：食管黏膜纹增粗、中断、迂曲，可见单发或多发的小龛影，局限性充盈缺损，局限性管壁僵硬（图 18 - 3）。

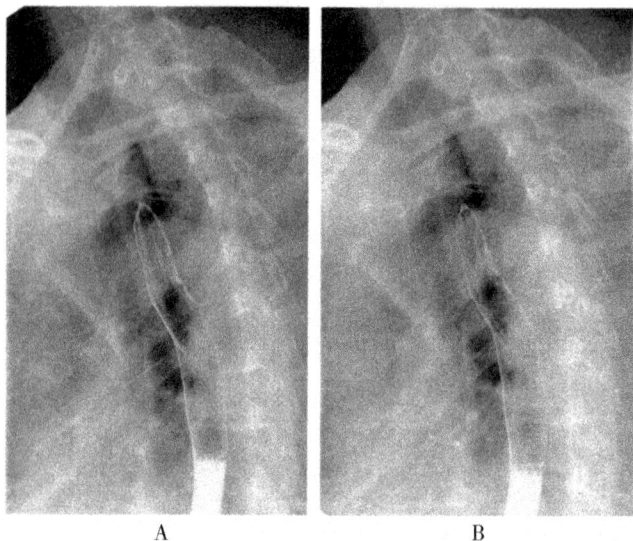

A   B

图 18 - 3　早期食管癌

食管中段黏膜中断、破坏，管壁稍僵硬，管腔未见明显狭窄

（2）中、晚期食管癌：黏膜纹破坏、充盈缺损、管壁僵硬、管腔狭窄、通过受阻与软组织肿块等。根据大体标本结合 X 线表现分述如下：

1）息肉型：肿瘤向腔内生长为主，呈不规则的充盈缺损与偏心性狭窄。但也有的肿块向壁外生长为主，犹如纵隔肿瘤，有人称之为外展型（图 18 - 4）。

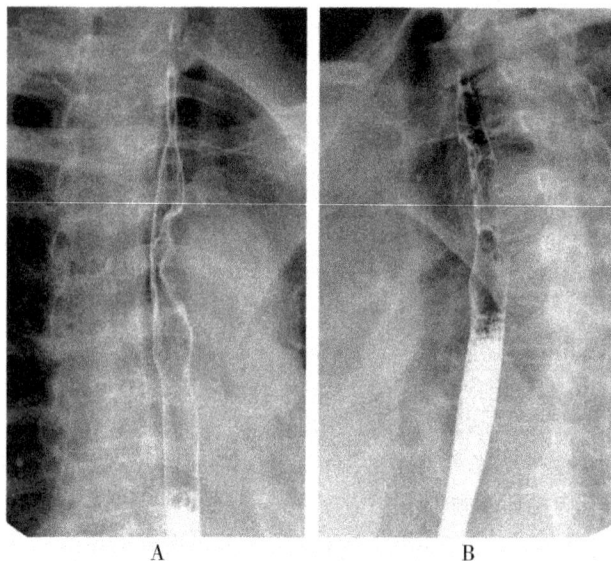

A   B

图 18 - 4　食管癌（息肉型）

食管中段腔内可见不规则的充盈缺损，食管偏心性狭窄

2）狭窄型：即硬性浸润癌，以环形狭窄为其主要特点，范围为 3 ~ 5cm，上段食管明显扩张（图 18 - 5）。

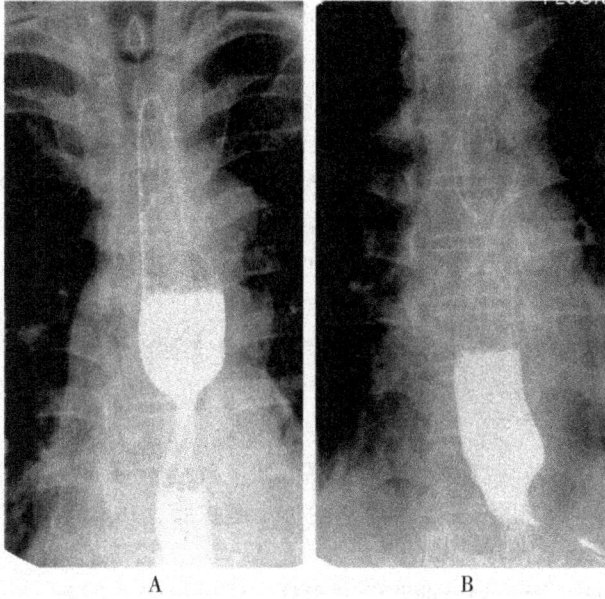

图 18 - 5　食管癌（狭窄型）

食管中段见环形狭窄，黏膜破坏，管壁僵硬，钡剂通过受阻，狭窄段上方食管扩张

3）溃疡型：呈长条状扁平形壁内龛影，周围隆起，黏膜纹破坏，管壁僵硬，扩张较差，但无明显梗阻现象（图 18 - 6）。

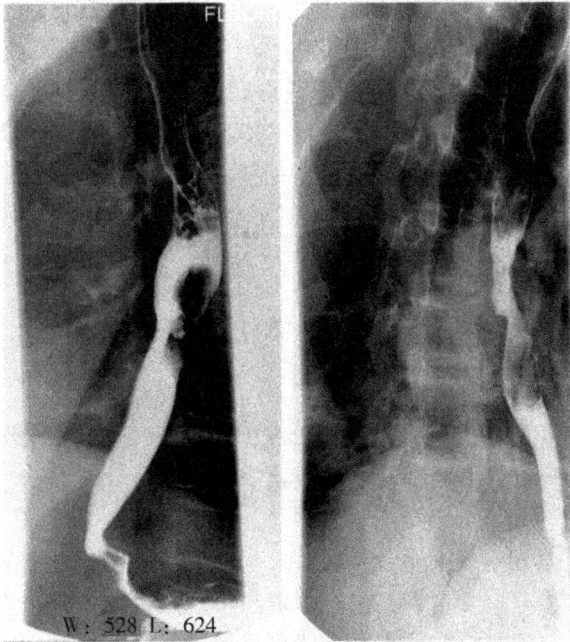

图 18 - 6　食管癌（溃疡型）

食管中段见管腔狭窄，黏膜中断、破坏，内见不规则龛影

4）混合型：具备上述两种以上的 X 线特征。

（3）并发症

1）穿孔与瘘管形成：仅少数病例可出现食管气管瘘，也可向纵隔穿破，形成纵隔炎与纵隔脓肿。

2）纵隔淋巴结转移可出现纵隔增宽，气管受压等 X 线征。

3. 鉴别诊断

（1）食管良性肿瘤：表现为向腔内凸出的偏心性充盈缺损，呈半球状或分叶状。切线位肿瘤上、下端与正常食管分界清楚，钡剂通过肿瘤时呈偏流或分流，转动体位可发现管腔增宽，肿物不造成梗阻，上方食管无扩张。肿瘤局部食管黏膜皱襞展平消失，其对侧黏膜光整，无破坏改变，附近食管壁柔和光滑。

（2）贲门失弛缓症：贲门失弛缓症的狭窄段是胃食管前庭段两侧对称性狭窄，管壁光滑呈漏斗状，食管黏膜无破坏。用解痉药可缓解梗阻症状，吸入亚硝酸异戊酯后贲门暂时舒展，可使钡剂顺利通过。

（3）消化性食管炎：易与食管下段浸润癌混淆。炎症后期瘢痕狭窄常在下 1/3，但仍能扩张，无黏膜破坏。食管壁因癌肿浸润而僵硬，不能扩张，边缘不规则，黏膜皱襞有中断、破坏。

（4）食管静脉曲张：食管静脉曲张管壁柔软，没有梗阻的征象，严重的食管静脉曲张，管张力虽低，但仍有收缩或扩张功能，而癌的食管壁僵硬，不能扩张或收缩，局部蠕动消失。

（5）食管外压性改变：纵隔内肿瘤和纵隔淋巴结肿大等压迫食管，产生局限性压迹，有时并有移位，黏膜常光滑完整无中断、破坏。

4. 临床评价　食管癌的放射学检查主要是确定诊断及侵蚀范围。食管癌的中晚期 X 线改变较为明显，诊断并不困难。而早期食管癌由于癌组织仅限于黏膜及黏膜下层，病变表浅，范围小，因此 X 线改变很不明显，容易漏诊和误诊。所以 X 线检查时，必须多轴透视和点片，并采取双对比造影检查，能显示得更清楚。在诊断过程中，既要确定肿瘤类型，又要对肿瘤侵犯范围、黏膜皱襞的变化、狭窄的程度、食管壁僵硬程度等指标进行观察记录，食管周围的侵蚀及淋巴结转移则必须依靠 CT 或 MRI 进行检查，以指导分期，便于临床治疗。

二、食管炎

（一）腐蚀性食管炎

1. 临床特点　吞服化学性腐蚀性制剂（如强酸、强碱之类）所致，重者可发生食管破裂而引起纵隔炎，轻者则引起不同程度的瘢痕狭窄。

2. X 线表现

（1）病变较轻时，早期可见食管下段痉挛，黏膜纹尚存在，一般无严重后果。重症病例则表现为中、下段，甚至整个食管，都有痉挛与不规则收缩现象，边缘呈锯齿状，可见浅或深的溃疡龛影，有时因环肌痉挛严重，下段可呈鼠尾状闭塞（图 18-7）。

（2）病变后期，因瘢痕收缩而出现范围比较广泛的向心性狭窄，狭窄多为生理性狭窄部位，狭窄上段食管扩张程度较轻，病变食管与正常食管之间无明确分界，呈逐渐移行性过渡。

3. 鉴别诊断　浸润型食管癌：狭窄上段食管明显扩张，病变与正常食管之间分界截然。

4. 临床评价　应在急性炎症消退后进行钡餐造影检查，以观察病变的范围与程度。如疑有穿孔或有食后呛咳的患者，宜用碘油造影。由于腐蚀性食管炎后期可以发生癌变，因此 X 线检查对本病的随访非常重要。

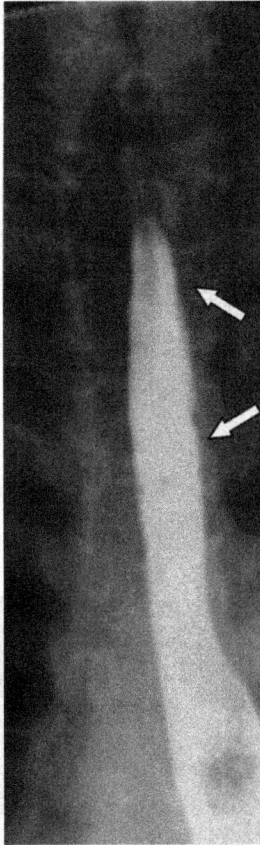

图 18 - 7　腐蚀性食管炎
食管钡餐透视检查示食管上段壁边缘毛糙，患者有误服强碱病史

（二）反流性食管炎

1. 临床特点　系胃内容物包括胃酸及胃消化酶逆流到食管内对鳞状上皮的自身性消化所致。主要见于食管下段，多合并黏膜糜烂与浅表性溃疡，病变后期因纤维组织增生，可形成食管管腔狭窄与食管缩短。临床上多见于食管裂孔疝、贲门手术后、十二指肠球部溃疡的患者。主要表现烧心、胸骨后疼痛，进食时加重；因食管下段痉挛与瘢痕狭窄，故可有吞咽困难与呕吐等症状；严重者还可发生呕血。

2. X 线表现

（1）早期或轻度反流性食管炎在钡餐造影时，一般只能看到食管下段痉挛性收缩，长达数厘米，边缘光整，有时出现第 3 收缩波而致管壁高低不平或呈锯齿状，但难以显示黏膜糜烂与浅小溃疡。

（2）晚期因管壁纤维组织增生及瘢痕组织收缩，可见食管下段持续性狭窄及狭窄上段食管代偿性扩大。如发现胃内钡剂向食管反流或合并食管裂孔疝，则支持反流性食管炎的诊断。

3. 鉴别诊断　要与浸润型食管癌相鉴别：食管癌时食管狭窄较局限，病变与正常食管之间分界明显，当服大口钡剂时可见狭窄部位管壁僵直，表面不规则，不易扩张。而食管炎时病变食管与正常食管之间无明确分界，呈逐渐移行性过渡，狭窄部位比较光滑，偶见小龛影。

4. 临床评价　X线钡餐检查对于判断病变的有无、病变部位及程度、病变原因很有帮助。一般来说采用双对比造影易于发现早期的细微黏膜管壁，但非特异性：诊断应结合临床病史、内镜活检及实验室检查结果进行综合诊断。

三、食管瘘

食管瘘按其病因来看，可分先天性和后天性两类，如按瘘道部位与相通的器官不同，又可分为食管 – 气管瘘、食管 – 支气管瘘、食管 – 纵隔瘘及食管 – 纵隔 – 肺瘘。

（一）食管 – 气管或食管 – 支气管瘘

1. 临床特点　主要症状即进食后呛咳、肺部感染等。

2. X线表现　造影时见造影剂进入气管或支气管，比较容易诊断。但要排除各种因素所造成的造影剂由咽喉部吸入气管内的假象，有怀疑时，应特别注意第 1 口造影剂通过的情况及瘘管影的显示（图 18 – 8）。

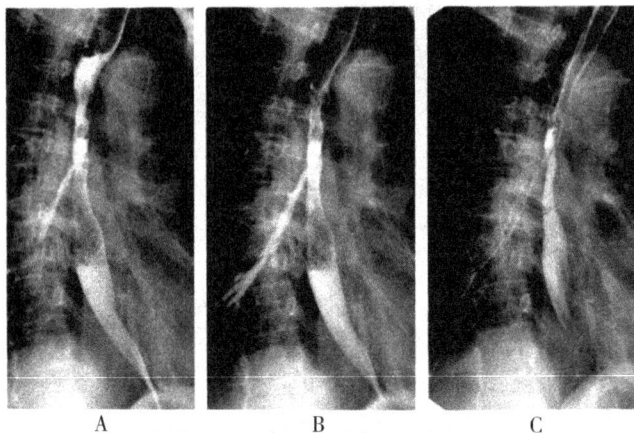

图 18 – 8　食管 – 气管瘘（食管癌病例）
口服造影剂后见食管中段造影剂外溢，与支气管沟通

（二）食管 – 纵隔瘘/食管 – 纵隔 – 肺瘘

1. 临床特点　单纯食管 – 纵隔瘘少见。主要症状为高热及胸骨后疼痛。

2. X线表现　X线下显示纵隔阴影明显增宽，造影时造影剂溢入纵隔内。当纵隔脓肿逐步增大，最后则向肺或支气管穿通，而形成食管 – 纵隔 – 肺瘘。这种病大多发生于肺脓肿，必要时进行碘油食管造影，可显示瘘管及造影剂进入肺内，X线诊断较容易建立。

四、食管重复畸形（先天性食管囊肿）

1. 临床特点 食管重复畸形又称先天性食管囊肿，是较少见的先天性消化道畸形。系胚胎时期原始消化管头端的前肠发育畸形所致，多位于食管中段或下段，呈囊状或管状，可与食管相通，其囊内黏膜多数为胃黏膜，部分为肠黏膜、支气管黏膜组织或食管黏膜，可产生溃疡，可无临床症状。食管重复又称为副食管，较大的副食管可压迫气管引起呼吸困难，压迫食管产生吞咽困难，或副食管内溃疡出血，甚至穿孔等症状。

2. X 线表现

（1）正侧位胸片：可见副食管呈边缘清晰、密度均匀之块影，并压迫纵隔使之移位，或突向邻近肺野的块影（图 18 - 9）。

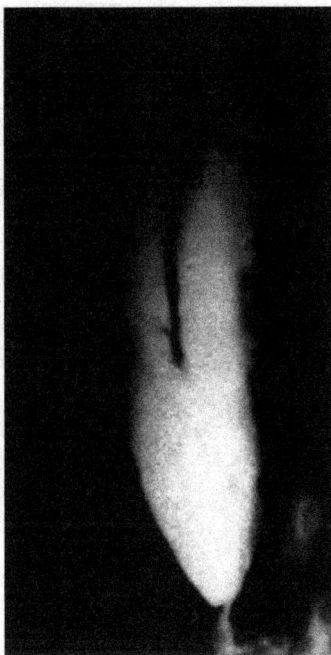

图 18 - 9 食管重复畸形
食管上段见重复畸形，下段融合扩张

（2）若副食管与食管相通，钡餐造影可显示副食管与食管平行，其远端为盲端，内有黏膜纹。

3. 鉴别诊断

（1）食管憩室：食管壁局限性腔外膨出而呈陷窝或盲袋状，易于鉴别。

（2）缺铁性吞咽困难综合征：有缺铁性贫血表现，内镜检查见咽下部和食管交界处附近有食管黏膜赘片形成，其特征性改变有利于鉴别。

4. 临床评价 食管重复畸形的发生可能与遗传有关。本病变不仅影响食管正常功能，而且易反复损伤继发炎症，旷久可能诱发恶变，故应提醒患者注意饮食方式及自我保护，追踪观察，定期复查，酌情处理。CT 和超声检查有助于本病的诊断和鉴别诊断。

五、食管黏膜下血肿

1. 临床特点 食管黏膜下血肿，主要是由于动物性尖锐骨性异物通过食管生理狭窄时所产生的继发性食管黏膜急性损伤性病变，偶尔也可由于烫伤或进食过快引起。在有血小板减少症、血友病或抗凝药治疗的患者中也可自行出现。主要发生于食管第1、第2生理狭窄处，甚少见。主要症状为突发的胸骨后疼痛、呕血、吞咽痛、吞咽困难。

2. X线表现 食管腔内黏膜层轮廓光滑的圆形或椭圆形充盈缺损，边缘清楚，形态轻度可变；如血肿破裂钡剂渗入血肿内，则形成腔内液－钡平面或腔内囊状钡剂充填影，钡剂渗入少并在立位时表现为腔内液－钡平面；当钡剂渗入多或卧位时表现为腔内囊状钡剂充填影（图18－10）。

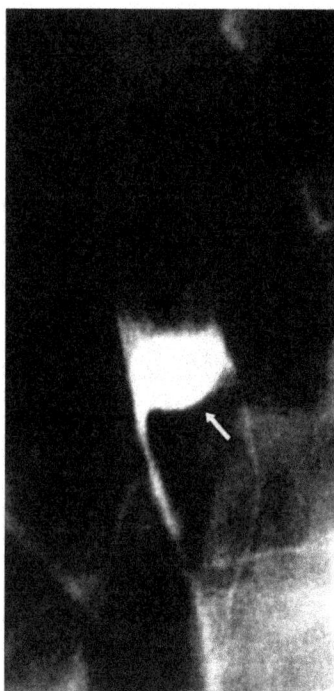

图18－10 食管黏膜下血肿
食管钡棉透视点片示食管腔内椭圆形囊状钡剂充填，边缘清楚（箭头）

3. 鉴别诊断

（1）黏膜层良性肿瘤：血肿患者有明确的尖锐异物误吞史，疼痛不适大多较广泛或最痛点与发现病变部位相一致，短期复查血肿消失或明显缩小；良性占位性病变患者无症状或症状轻，短期复查病灶无变化。

（2）食管外压性病变或黏膜下占位性病变：通过切线位显示黏膜下层隆起性病变；血肿临床表现及病史典型，来源于黏膜层隆起性病变。

（3）食管憩室：憩室切线位于腔外，黏膜向内延伸，形态可变性大，钡剂可排空；血肿始终位于腔内，短期复查变小或消失。

（4）食管内气泡：气泡多发、圆形，通过重复服钡，可消失或下移；血肿位置固定且始终存在。

4. 临床评价　食管黏膜下血肿多由细小血管损伤引起，血肿往往较为局限，极少引起大出血。食管黏膜下血肿根据临床表现的特点及 X 线影像表现，结合短期复查血肿变小或消失等特点，不难做出明确诊断。

（王培诚）

第三节　胃部病变

一、慢性胃炎

1. 临床特点　慢性胃炎是成人的一种常见病，主要由于黏膜层水肿、炎症细胞浸润及纤维组织增生等造成黏膜皱襞增粗、迂曲，以致走行方向紊乱。

2. X 线表现

（1）胃黏膜纹有增粗、迂曲、交叉紊乱改变。

（2）由于黏膜皱襞盘旋或严重上皮增生及胃小区明显延长，则形成较多的约 0.5cm 大小息肉样透亮区。

（3）半充盈相上胃小弯边缘不光整及胃大弯息肉状充盈缺损，缺损形态不固定，触之柔软。

3. 鉴别诊断　胃恶性肿瘤：胃壁僵硬、蠕动消失，胃黏膜中断破坏，充盈缺损形态恒定不变。

4. 临床评价　X 线上只从黏膜皱襞相的变化来诊断胃炎是不可靠的。一些慢性胃炎就其本质来讲为萎缩性胃炎，进而加上增生及化生等因素，致使从肉眼及 X 线上都为肥厚性胃炎之征象。这样，从皱襞的宽度来判断为肥厚性胃炎还是萎缩性胃炎就不准确了。此外，皱襞的肥厚还受自主神经系的影响，甚至黏膜肌层的挛缩、药物的影响等也会导致皱襞的变化。

二、慢性胃窦炎

1. 临床特点　慢性胃窦炎是一种原因不太清楚而局限于胃窦部的慢性非特异性炎症，是消化系统常见疾病之一。临床上好发于 30 岁以上的男性，表现为上腹部饱胀，隐痛或剧痛，常呈周期性发作，可伴有嗳气、泛酸、呕吐、食欲减退、消瘦等，慢性胃窦炎还可表现为厌食、持续性腹痛、失血性贫血等。本症与精神因素关系密切，情绪波动或恐惧紧张时，可使症状加剧。副交感神经系统兴奋时也易发作。有些胃窦炎患者，上腹部疼痛症状与十二指肠球部溃疡相似。

2. X 线表现

（1）胃窦激惹：表现为幽门前区经常处于半收缩状态或舒张不全，不能像正常那样在蠕动波将到达时如囊状，但能缩小至胃腔呈线状。若有幽门痉挛，则可造成胃排空延迟。

（2）分泌功能亢进：表现如空腹滞留，黏膜纹涂布显示不良。

（3）黏膜纹增粗、增厚、紊乱，可宽达 1cm 左右，胃窦黏膜纹多呈横行，胃黏膜息肉样改变出现靶样征或牛眼征，胃壁轮廓呈规则的锯齿状，锯齿的边缘也甚光滑。

（4）当病变发展至肌层肥厚时，常表现为卧位时胃窦向心性狭窄，形态比较固定，一般可收缩至极细，但不能舒张，与正常段呈逐渐过渡或分界比较清楚。狭窄段可显示黏膜纹，多数呈纵行。而立位观察形态多接近正常。

（5）胃小区的形态不规则、大小不一，胃小沟密度增高且粗细不均、变宽模糊（图18-11）。

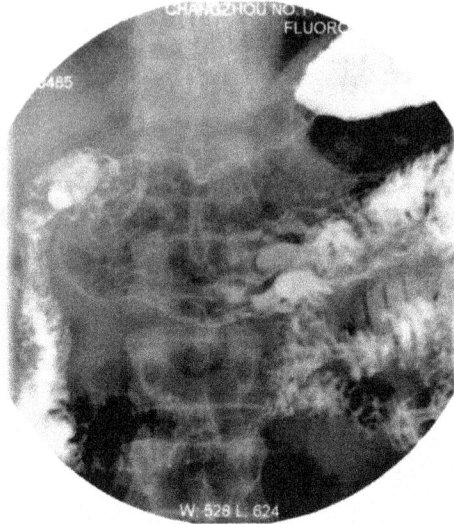

图 18-11 慢性胃窦炎

胃钡透气钡双重造影示胃窦部胃小区形态不规则，大小不一，胃小沟增宽，
胃窦部胃壁边缘欠光整

3. 鉴别诊断 胃窦癌：黏膜纹显示僵硬、破坏，可伴有黏膜纹紊乱。胃窦多呈偏侧性狭窄变形，轮廓呈缺损性不规则。胃壁僵硬，蠕动完全消失。与正常胃壁边界截然、陡峭。扪诊检查，大多有质硬的肿块。胃窦炎黏膜纹主要表现增粗、迂曲、走行紊乱，无黏膜纹僵硬、破坏；胃窦多呈向心性狭窄变形，轮廓光整或锯齿状；病变区胃壁柔软度及蠕动存在或减弱，病变区边界常系移行性，故其边界多不够明确，多无肿块。胃镜在区分慢性胃窦炎与胃窦癌时有优势。

4. 临床评价 常规钡餐只能显示黏膜纹的改变，黏膜纹的宽度>5mm，边缘呈波浪状，是诊断胃窦炎的可靠依据。而低张力气钡双重造影能显示胃小区的改变，有利于胃窦炎的诊断。临床研究证明胃癌与萎缩性胃窦炎之间有着密切的关系。因此，早期诊治慢性胃窦炎非常重要。而上消化道钡餐造影检查与临床体征相结合，是诊断慢性胃窦炎的可靠依据。在实际工作中要注意胃窦炎与胃窦癌相区别。

三、浸润型胃癌

1. 临床特点 浸润型胃癌是胃癌中最少见的一型，癌肿主要沿着胃壁浸润型生长，胃壁增厚，黏膜面粗糙，颗粒样增生，黏膜层固定，有时伴有浅表溃疡。根据病变范围，可分为局限型及弥漫型。

2. X线表现 病变范围可广泛或局限，病变区表现如胃壁僵硬、蠕动消失、胃腔缩小、黏膜纹破坏、紊乱，严重者如脑回状黏膜纹，可伴有不规则的浅在性的龛影。充盈相上胃轮廓不规则。如病变范围广，可使全胃缩小、僵硬如皮革囊袋，故又称革袋状胃或皮革胃。当幽门被癌肿浸润而失去括约能力时，则胃排空加快。个别病例可仅有胃壁僵硬、蠕动消失，而无黏膜纹破坏，亦应加以注意（图 18－12）。

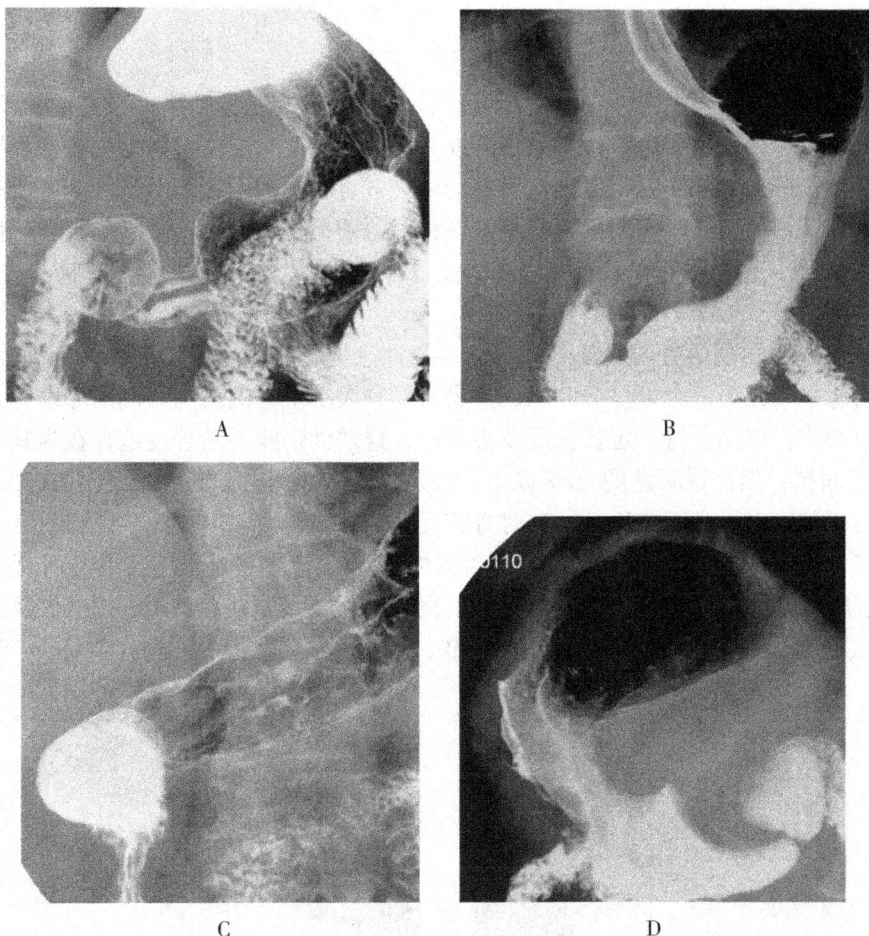

图 18－12　浸润型胃癌（胃体）

胃体胃壁僵硬、蠕动消失、胃腔缩小，黏膜纹破坏、紊乱

3. 鉴别诊断

（1）高张力角型胃：浸润型胃癌，黏膜皱襞消失，无蠕动波，且因幽门受浸润排空增快，有时可见因贲门口受浸润僵硬而引起的食管扩张，而角型胃及其食管柔软，不会出现食管扩张和排空增快，有助于两者的鉴别。

（2）胃淋巴瘤：见本节。

4. 临床评价　浸润型胃癌发病率较其他类型少，传统单对比造影检查时容易误诊为胃炎或正常。双对比检查，可降低胃张力，增加胃扩张程度，容易发现胃壁僵硬和胃腔狭窄，有利于诊断和鉴别。

四、胃淋巴瘤

1. 临床特点　起源于胃黏膜下层的淋巴滤泡组织，沿黏膜下层浸润生长，易导致管壁增厚，黏膜粗大及肿块形成。黏膜表面可保持完整，亦可产生溃疡。临床表现与胃癌相似，胃淋巴瘤发病率相对偏小，发病年龄较年轻，临床表现主要取决于肿瘤的病理学改变及生物学特征。但总的说来临床症状不太严重，而 X 线已明显提示胃部病变严重，这种临床表现与 X 线不相一致是一个特征。

2. X 线表现　其 X 线表现一般可分为 6 型。

（1）溃疡型：表现为龛影，其发生率较高，为最多的一种类型。溃疡的形态、大小、数目不一，多位于充盈缺损内，形态不规则或为盘状、分叶状、生姜状等。溃疡环堤常较光滑规则，部分尚可见黏膜皱襞与溃疡型胃癌的环堤常有明显的指压痕和裂隙征有所不同。邻近黏膜粗大而无中断破坏，病变区胃壁呈不同程度僵硬但仍可扩张，胃蠕动减弱但仍存在。

（2）肿块型：常表现为较大的充盈缺损，多见于胃体、窦部，呈分叶状，边界清楚，其内可有大小不等、形态不规则的龛影。

（3）息肉型：表现为胃内（体、窦部）多发性息肉状充盈缺损，直径多为 1~4cm，大小不等，边缘多较光整，也可呈分叶状，其表面可有大小不一的溃疡；周围环以巨大黏膜皱襞。病变范围广，但仍保持一定扩张度及柔软性，胃蠕动仍能不同程度地存在为其特征。

（4）浸润型：累及胃周径的 50% 以上，表现为胃壁增厚，蠕动减弱但不消失，病变范围和程度与胃腔狭窄程度不成比例，有时胃腔反而扩张。

（5）胃黏膜皱襞肥大型：表现为异常粗大的黏膜皱襞，为肿瘤黏膜下浸润所致。粗大的黏膜皱襞略显僵硬，但常无中断、破坏。于粗大皱襞之间可见大小不等的充盈缺损。

（6）混合型：多种病变如胃壁增厚、结节、溃疡，黏膜粗大等混合存在（图 18-13）。

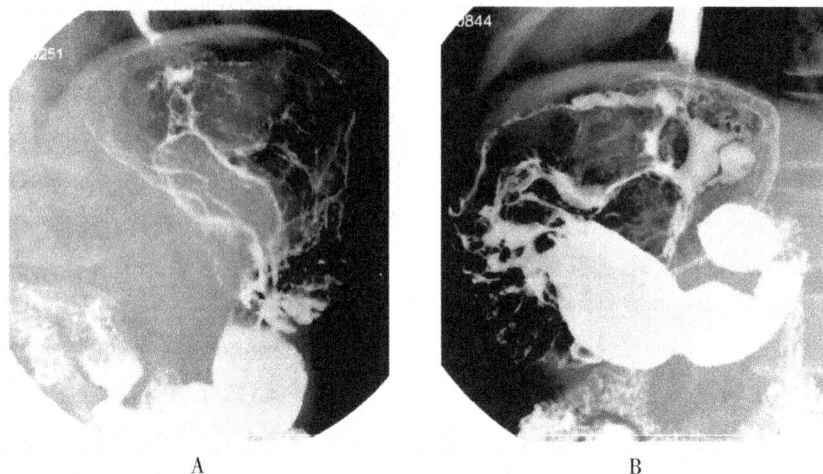

图 18-13　胃淋巴瘤（混合型）
胃底胃体广泛黏膜破坏，可见充盈缺损、龛影

3. 鉴别诊断

（1）浸润型胃癌：首先，淋巴瘤胃壁僵硬、蠕动消失似浸润型胃癌的"革袋状胃"，但淋巴瘤压迫时胃壁可有一定的形态改变，不似胃癌僵直。同时，其胃壁边缘可见弧形充盈缺损，较多则呈"波浪"状，胃癌无此征象。其次，淋巴瘤黏膜破坏表现特殊，似多数大小形态不等的结节样充盈缺损构成，呈现凹凸不平状，充盈缺损表面不光整，可见不规则龛影。这与胃癌的黏膜中断、消失不同。此外，淋巴瘤多为全胃受累、病变广泛，浸润型胃癌如未累及全胃，病变区与正常胃壁分界截然，有时可见癌折角，鉴别诊断不难。

（2）肥厚性胃炎：肥厚性胃炎可形成大小不等的凸起状结节，其结节为黏膜增生肥厚形成，表现为与黏膜相连，似黏膜扭曲形成，而淋巴瘤的结节表现为彼此"孤立"，与黏膜皱襞不连；此外，较重的肥厚性胃炎胃壁柔韧度降低，有时蠕动亦不明显，但不僵硬，与淋巴瘤不同。

4. 临床评价 胃淋巴瘤患者临床表现无特殊性，内镜活检有时难以取到深部浸润的肿瘤组织而不能做出准确诊断。GI 检查时多表现为多发结节状充盈缺损或多发肿块，周围黏膜皱襞推移、破坏不明显，可见收缩和扩张；CT 扫描可见胃壁增厚，多密度均匀，呈轻、中度均匀强化，或呈黏膜线完整的分层强化，可伴有大溃疡或多发溃疡形成，在三期扫描中胃的形态可变。由于胃淋巴瘤对胃的形态和功能的影响均与胃癌有所不同，因此，联合 GI 和 CT 两种检查方法既了解胃的病变形态和范围，又观察胃的扩张和蠕动功能，做出胃淋巴瘤的提示诊断；胃镜活检时多点深取，或在 CT 引导下肿块穿刺活检，不需手术而做出胃淋巴瘤的正确诊断。

五、胃溃疡

1. 临床特点 常见慢性病，男多于女，好发于 20～50 岁之间，主要大体病理是黏膜、黏膜下层溃烂深达肌层，使胃壁产生圆形或椭圆形溃疡，深径 5～10mm、横径 5～20mm，溃疡底可为肉芽组织、纤维结缔组织，溃疡口部主要是炎性水肿。临床主要症状即规律性上腹部饥饿痛。

2. X 线表现 龛影即溃疡腔被钡剂充填后的直接 X 线征象，正位显示为圆形或椭圆形钡斑，侧位观显示壁龛，据溃疡位于壁内、周围黏膜水肿、肌纤维收缩及瘢痕纤维组织增生等，而形成下述良性溃疡 X 线特征。

（1）壁龛位于腔外：若溃疡位于胃窦前、后壁或伴有胃窦变形时，壁龛影的位置往往难以确定，因而这一征象不易判断（图 18－14）。

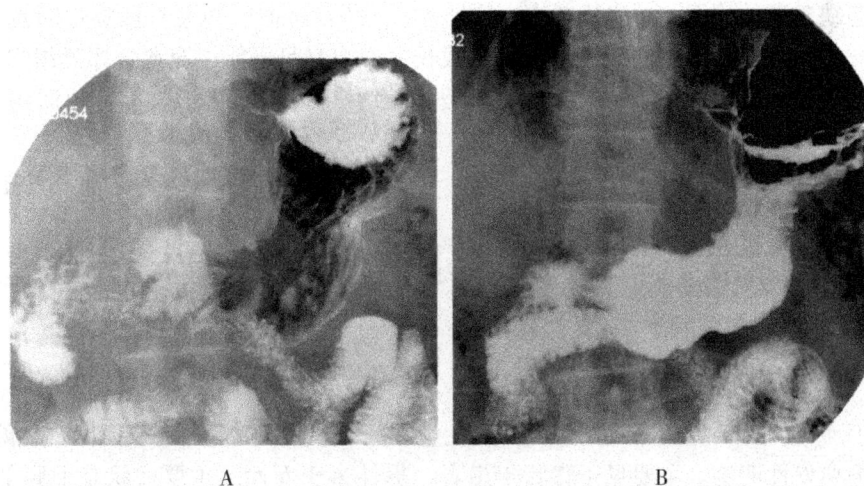

图 18－14 胃角溃疡
胃角处见小腔外龛影，周围黏膜呈放射状

（2）Hampton 线：不常见，系残留于溃疡口缘水肿的黏膜所形成，犹如溃疡口部一"垫圈"，切线位于龛影口边的上侧或下侧，呈宽 1～2mm 的窄透亮线，亦可见于整个龛边，使充盈钡浆的壁龛与胃腔分隔开。此征虽较少见，却是良性溃疡的特征。

（3）"狭颈"征和"项圈"征：系 Hampton 线及溃疡口周围肌层中等度水肿而构成。表现为 Hampton 线的透亮区明显增宽，至 5～10mm，位于壁龛上、下侧。轴位相加压时，于龛影周围形成"晕轮"状透亮带。

（4）"环堤"影：系溃疡口部以黏膜层为主的高度炎性水肿。钡餐检查，在适当压迫下取轴位观，呈一环状透亮带，内界较为明确，外界模糊不清，如同"晕轮"状；切线位则表现为一"新月"样透亮带，亦为溃疡侧边界明确，外界模糊不清。该透亮带无论是轴位还是切线位观，其宽度均匀，边缘较光整，黏膜纹直达环堤影边缘，此为良性"环堤"影特征。

（5）以溃疡为中心、分布均匀的放射状黏膜纹，为溃疡瘢痕组织收缩的表现，系良性溃疡的特征：壁龛旁黏膜纹略增粗或伴有黏膜纹轻度扭曲现象。纠集的黏膜纹大多到达龛边，但部分病例由于溃疡口部严重水肿，靠近壁龛的黏膜纹逐渐消失而显示不清。

另有认为，龛影边缘"点状投影"，系钡浆存留于皱襞内所造成，它提示该溃疡周围有黏膜增厚和放射状黏膜皱襞存在，因此是良性溃疡较为特征性表现。

上述黏膜纹无论它是何种表现，均应有一定的柔软度和可塑性，这一点不可忽视。

（6）新月形壁龛：它的产生是由于溃疡口缘黏膜严重的炎性水肿，并突向溃疡腔内而构成。钡餐造影时壁龛显示如新月形，其凹面指向胃腔，凸面指向胃腔外。

3. 鉴别诊断　溃疡型胃癌：癌肿内的恶性溃疡，大而浅，形态不规则，为"腔内龛影"，周围见高低、宽窄、形态不规则"环堤"，环堤内可见"尖角"征，龛影边缘有"指压"迹，龛影周围纠集的黏膜纹中断、破坏，邻近胃壁僵硬，蠕动消失等。骑跨于胃小弯的溃疡型癌，切线位加压投照时，呈"半月"征图像。这些均与良性溃疡不同，同时，良性溃疡临床上有节律性疼痛症状。

4. 临床评价　关于良性溃疡与溃疡性胃癌的鉴别，主要是依据龛影的大小形态和周围黏膜等情况。少数情况下慢性胃溃疡和溃疡性胃癌临床上缺乏特异性。X 线检查时，对溃疡大小、形态缺乏新的认识，X 线诊断有一定难度。"恶性特征"对恶性溃疡诊断意义虽然重要，但并非其独有，有些良性溃疡病变时间很长，瘢痕修复不能填充愈合坏死组织形成的龛影，反而因瘢痕收缩可使胃小弯缩短，形成假"腔内龛影"，且龛影大小可因溃疡周围瘢痕收缩较实际扩大。

（王培诚）

第四节　十二指肠、小肠、结肠及盲肠病变

一、十二指肠溃疡

1. 临床特点　十二指肠溃疡绝大多数发生在十二指肠球部，少见于十二指肠球后部，多数病例为单发性溃疡。主要见于青壮年患者，男性多于女性。主要症状是上腹部周期性、节律性疼痛。多数患者胃酸增高。

2. X 线表现

（1）十二指肠球部溃疡

1）龛影：为溃疡直接征象，呈圆形或椭圆形钡斑（龛影），加压时可见钡斑周围呈车

轮样环形透亮带（溃疡口部水肿），其大小不定。对小的龛影应加压点片做黏膜相检查，并应注意左右斜位摄片以显示壁龛，低张双重造影检查，均可提高龛影发现率（图 18 – 15）。

2）畸形：是最常见的 X 线征象。黏膜水肿、肌层痉挛、瘢痕收缩、周围粘连等，均可导致畸形，表现为侧缘凹陷、花瓣样变形、憩室样囊袋、不规则缩窄等。

3）黏膜改变：黏膜纹增粗、变平或模糊，有时也可见以龛影为中心的放射状黏膜纹。

4）其他征象：如十二指肠球部激惹现象、压痛等。同时可合并胃窦炎、幽门梗阻。

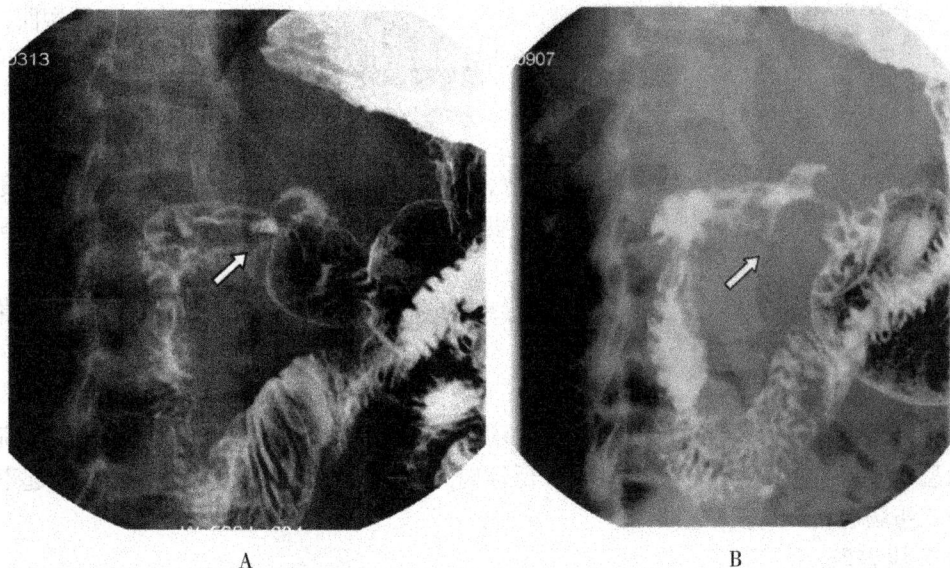

图 18 – 15　十二指肠球部溃疡

十二指肠球部变形，可见小钡斑

5）溃疡愈合：若溃疡很浅小，无明显纤维增生，愈合后十二指肠恢复正常，黏膜纹也是正常的。溃疡愈合过程表现为龛影变小、变浅，以至消失，周围水肿消退。较深的溃疡大多伴有较明显的纤维增生，即使溃疡已经愈合仍可见黏膜纠集和十二指肠球部畸形。若有前、后胃肠片比较，从正常轮廓内有龛影发展到畸形和龛影缩小，不能认为十二指肠球部溃疡恶化，相反应认为溃疡在愈合过程中。有的溃疡愈合后留下一侧壁变形，这是瘢痕形成的缘故，在瘢痕区黏膜消失。十二指肠球部的刺激征象减轻或消失也是溃疡好转和愈合中的征象。

（2）十二指肠球后部溃疡：钡餐检查十二指肠球部后部溃疡，由于十二指肠球部后段走行屈曲重叠，故应采用右前斜位及右侧位为佳。其主要 X 线表现为有龛影，大小不一，一般 2~3mm，所以有时不易显示。常见征象为局部肠管狭窄，长约 2cm，黏膜纹紊乱或消失，有十二指肠球部激惹现象，可伴有狭窄十二指肠球部前部扩大征象。

3. 鉴别诊断　十二指肠球部溃疡主要要与十二指肠球炎相鉴别。较大的溃疡易于在 X 线检查时发现，球部畸形、龛影、激惹等表现，易于诊断。但是小部分病例，并无球部变形、激惹现象，仅在压迫黏膜相方可显示出龛影，因而易漏诊，应加以充分注意。在球部畸形情况下，由于 X 线对于浅小溃疡显示有一定局限性，因此不能片面地根据未见龛影而武断地做出排除十二指肠球部溃疡的结论，常需借助内镜检查。

4. 临床评价 十二指肠溃疡出现出血、穿孔、幽门梗阻、瘘管形成等并发症，内镜检查能明确诊断。

二、十二指肠倒位

1. 临床特点 本病为先天性的位置变异，无明显临床症状，可因排空不畅而产生十二指肠淤积现象。

2. X线表现 十二指肠球部位置正常，自十二指肠降部开始呈顺时针方向走行弯曲，与正常十二指肠曲走行方向正好相反，反位部分肠曲可固定，亦可有一定的移动度。本病诊断不难。

三、十二指肠冗长

1. 临床特点 亦为先天性发育异常所致，较多见，主要是指十二指肠上部的长度超过5cm，可达10~12cm，再由于肝、十二指肠韧带除正常固定十二指肠上部外，同时又固定了十二指肠降部上部，故使冗长、迂曲。

2. X线表现 钡餐检查，冗长段呈U形或蛇形弯曲，充盈后方充盈其余十二指肠各部。

四、十二指肠结核

1. 临床特点 多系淋巴血行感染，或邻近脏器结核的直接蔓延。病理上可分为溃疡型与增殖型。多伴有腹膜后淋巴结增大，广泛性肉芽组织增生与瘢痕组织收缩，可引起不同程度的十二指肠腔狭窄与狭窄上扩张。

2. X线表现

（1）溃疡型：可见十二指肠病变区黏膜皱襞增粗紊乱，有激惹征，肠管边缘毛糙不整，可见浅小溃疡。

（2）增殖型：可见局限性肠管变形狭窄，局部有呈息肉状之结核性肉芽组织增生。有时肠腔内可见息肉状充盈缺损。

（3）也可有肠外肿块（邻近淋巴结肿大），致十二指肠曲扩大及对肠管外压性改变。

3. 鉴别诊断 增殖型十二指肠结核需注意与十二指肠癌鉴别诊断。与之相比，前者病变范围较长，肠管局部存在激惹征，钡剂通过快，钡剂通过时肠管仍稍可扩张，与癌之狭窄僵硬仍有不同。

4. 临床评价 结合临床表现很重要，若同时患有肺结核或回盲部肠结核，有助于本病之诊断。一般需结合内镜活检确诊。

五、浸润型结肠癌

1. 临床特点 结肠癌是发生于结肠部位的常见的消化道恶性肿瘤。好发部位为直肠及直肠与乙状结肠交界处，以40~50岁年龄组发病率最高。浸润型结肠癌以向肠壁各层呈浸润生长为特点。病灶处肠壁增厚，表面黏膜皱襞增粗、不规则或消失变平。早期多无溃疡，后期可出现浅表溃疡。如肿瘤累及肠管全周，可因肠壁环状增厚及伴随的纤维组织增生使肠管狭窄，即所谓的环状缩窄型，此时在浆膜局部可见到缩窄环；切面肿瘤边界不清，肠壁因肿瘤细胞浸润而增厚。

左半结肠胚胎起源于后肠，肠腔较细，肠内容物呈固态，主要功能为贮存及排出粪便，癌肿多属浸润型，易致肠腔环形绞窄。常见症状为排便习惯改变、血性便及肠梗阻。肠梗阻可表现为突然发作的急性完全性梗阻，但多数为慢性不完全性梗阻，腹胀很明显，大便变细形似铅笔，症状进行性加重最终发展为完全性梗阻。

2. X 线表现

（1）腹部平片检查：适用于伴发急性肠梗阻的病例，可见梗阻部位上方的结肠有充气胀大现象。

（2）钡剂灌肠检查：可见癌肿部位的肠壁僵硬，扩张性差，蠕动至病灶处减弱或消失，结肠袋形态不规则或消失，肠腔狭窄，黏膜皱襞紊乱、破坏或消失，充盈缺损等（图18－16）。

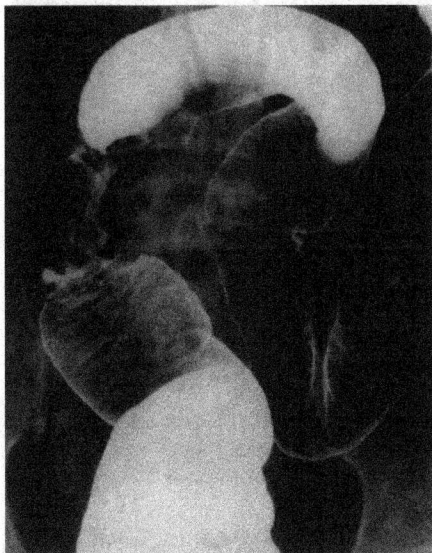

图 18－16　浸润型结肠癌
乙状结肠管腔向心性狭窄，黏膜破坏，病变与正常肠壁分界清楚

3. 鉴别诊断　需与以下疾病鉴别：①特发性溃疡性结肠炎。②阑尾炎。③肠结核。④结肠息肉。⑤血吸虫病肉芽肿。⑥阿米巴肉芽肿。

4. 临床评价　对结肠腔内形态变化的观察，一般气钡灌肠检查优于CT。CT 有助于了解癌肿侵犯程度，CT 可观察到肠壁的局限增厚、突出，但有时较早期者难鉴别良性与恶性，CT 最大优势在于显示邻近组织受累情况、淋巴结或远处脏器有无转移，因此有助于临床分期。

CT 分期法：第 1 期：消化道管壁厚度正常（一般为 5mm），息肉样病变向腔内突出。第 2 期：管壁局部增厚，呈均匀的斑块或结节状表现，无壁外扩展。第 3 期：管壁局部增厚，周围组织已有直接侵犯；可有局限或区域性淋巴结受累，但无远处转移。第 4 期：有远处转移（如肝、肺、远处淋巴结）。对肠道肿瘤的诊断仍未能明确者，MRI 可弥补 CT 诊断的不足，MRI 对直肠周围脂肪内浸润情况易于了解，故有助于发现或鉴别第 3 期患者。

六、子宫内膜异位症

1. 临床特点　见于直肠、乙状结肠，偶见于盲肠、小肠与阑尾。由于病变肠壁内周期性出血，可引起邻近组织反应性纤维组织增生，形成粘连包块，而致肠腔呈环形或压迫性狭窄。临床上多见于 20～50 岁女性患者，有周期性痛经、腹胀、腹泻症状。

2. X线表现　钡剂灌肠有两种X线表现：①环形狭窄，但黏膜纹可以正常。②病变肠曲有弧形或分叶状压迹（图18-17）。

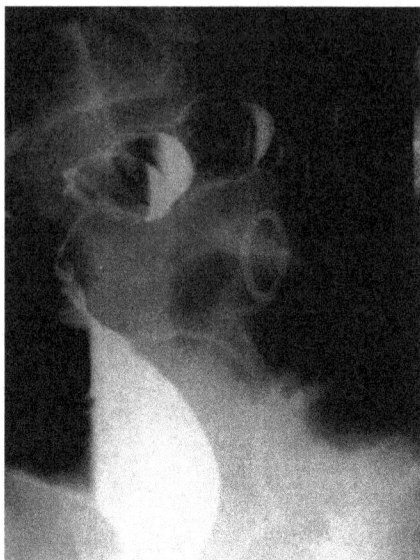

图 18-17　子宫内膜异位症
直肠环形向心性狭窄

3. 鉴别诊断　上述两种X线表现难以与肿瘤鉴别需结合临床，才能做出诊断。

七、盲肠类癌

1. 临床特点　结肠类癌起源于肠黏膜腺体的嗜银 Kultschitzkx 细胞，又称嗜银细胞瘤。这种细胞是一种特殊的上皮细胞 . 在结肠呈弥散性分布，能产生多种肽胺类激素，与肾上腺细胞甚相似，具有嗜铬性，所以类癌又有嗜铬细胞瘤之称。是一种少见的低度恶性肿瘤；在结肠类癌中68%位于右半结肠，其中盲肠占50%。有半结肠与阑尾、回肠同起源于中肠，其类癌细胞类型65%属亲银性，30%属嗜银性。绝大多数类癌体积较小时无明显症状，临床上也多在偶然情况下发现。若瘤结节长到一定大小或生长于特殊部位时，常可引起一些肠道功能紊乱、腹痛或不同程度的梗阻症状。

2. X线表现　钡剂灌肠检查，由于病灶一般较小，所以常易漏诊，待发展到一定大小，可表现为轮廓光整的充盈缺损或肠管环状狭窄。在X线上，结肠的损害可表现出4种类型：①肿块型：呈多个结节融合。②息肉型：充盈缺损样改变。③浸润型：肠段浸润狭窄。④肠梗阻型：钡剂通过受阻。

3. 鉴别诊断　结肠类癌与盲肠癌很难鉴别，但本病往往比肠腔内充盈缺损病变要大，甚至大数倍于腔外肿块，且易侵及邻近肠襻或使之受压移位之特征，借以可与一般结肠癌进行鉴别。

4. 临床评价　结肠类癌早期无症状，随着肿瘤的进展，大部分都有不同程度的症状出现。但结肠类癌的临床表现缺乏特异性，与结肠腺癌较难鉴别，术前诊断较困难。临床上在诊断结肠疾病时，应考虑结肠类癌存在的可能性，并根据需要辅以X线钡剂造影检查、B超、结肠镜检查等以帮助诊断。病理检查，是目前对类癌重要的诊断方法，根据肿瘤的组织学特点，一般不难做出诊断。

八、结肠阿米巴病

1. 临床特点　为肠道传染病之一，常发生于青壮年，个别病例可侵犯肝、肺、脑及皮肤等。肠道阿米巴病易侵犯盲肠及升结肠，其次为乙状结肠、直肠及阑尾。慢性期可导致盲肠变形。急性期临床表现为起病缓慢，以腹痛、腹泻开始，大便次数逐渐增加，便时有不同程度的腹痛与里急后重，后者表示病变已波及直肠。大便带血和黏液，多呈暗红色或紫红色，糊状，具有腥臭味，病情较重可为血便，或白色黏液上覆盖有少许鲜红色血液。患者全身症状一般较轻，在早期体温和白细胞计数可有升高，粪便中可查到滋养体。

2. X 线表现

（1）肠道功能紊乱改变：如盲肠、升结肠之肠袋较深，大小不一，肠腔窄小，由于刺激性增强而钡剂易于排空。黏膜纹理紊乱，有时可见突出肠腔外龛影。

（2）因肠壁瘢痕收缩致盲肠腔窄小、缩短及肠袋消失，有时形成所谓锥状盲肠。

3. 鉴别诊断　本病应与盲肠结核鉴别：结肠阿米巴病呈跳跃性分布于盲肠、升结肠及横结肠，一般末端回肠多不侵犯，以此与盲肠结核进行鉴别。少数病例表现为多发性，常于肠腔某一侧产生较大的边缘缺损或圆形凹迹，使肠管产生偏心性狭窄，形态类似肿瘤，这类病例称之为阿米巴瘤。由于这类患者的病变为多发性，累及范围较长，病变与正常肠壁间边界为移行性，以内科治疗有较好的疗效，从而可与结肠癌进行区别。

4. 临床评价　本病以粪便内找到阿米巴滋养体而得以确诊，一般不用 X 线检查，X 线征象虽非特征性改变，但可提示做进一步的粪便检查或乙状结肠镜检查而进行确诊。慢性期可用钡剂造影检查。

九、阑尾周围脓肿

1. 临床特点　急性阑尾炎化脓坏疽或穿孔，如果此过程进展较慢，大网膜可移至右下腹部将阑尾包裹并形成粘连，形成炎性肿块或阑尾周围脓肿。细菌感染和阑尾腔的阻塞是阑尾炎发病的两个主要因素。由早期炎症加重而致，或由于阑尾管腔梗阻，内压增高，远端血运严重受阻，感染形成和蔓延迅速，以致数小时内即成化脓性甚至蜂窝织炎性感染。阑尾肿胀显著，浆膜面高度充血并有较多脓性渗出物，部分或全部为大网膜所包裹。临床表现：患者多有右下腹疼痛，或者转移性右下腹疼痛病史，可有发热、恶心、呕吐等表现，亦可有轻微腹泻等表现。少数患者可因大网膜压迫肠管，造成不完全肠梗阻症状。

2. X 线表现

（1）钡剂造影检查可见右下腹包块与肠管粘连，不能分开；盲肠变形，边缘不规则，但黏膜皱襞无破坏，局部有压痛。

（2）盲肠有激惹征象，钡剂通过快，盲肠也可处于痉挛状态。

（3）盲肠局部可出现压迹，末端回肠可同时向上推移。

（4）若脓肿与盲肠相同，可使之显影，为肠道外不规则窦腔（图 18–18）。

3. 鉴别诊断　根据上述阑尾脓肿的 X 线特点，结合临床，多数诊断应无困难，但少数病例由于临床表现复杂，须与下列回盲部病变鉴别：包括回盲部良、恶性肿瘤及炎性病变，有些表现与脓肿相似，但均有相应的临床及 X 线特点可资鉴别。如结肠癌时的肠腔狭窄、充盈缺损、形态恒定、管壁僵硬、黏膜破坏、无弧形压迹、能触及肠腔内包块、临床可有黏液血便等。炎性病变可见肠腔狭窄、短缩、牵拉移位及激惹等，且有弧形压迹及包块。

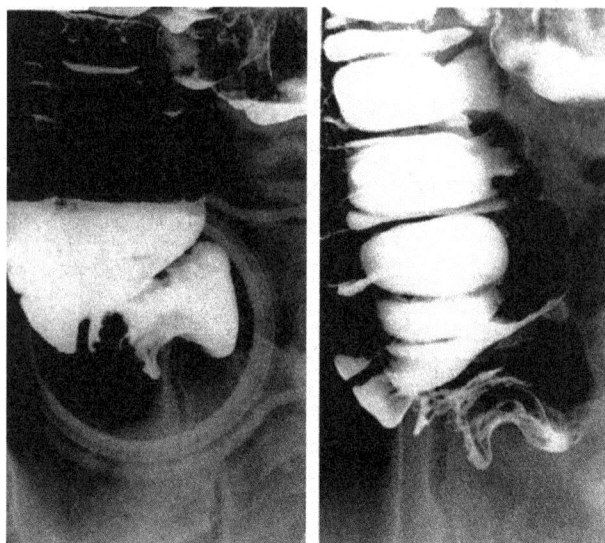

A   B

图 18 – 18 阑尾周围脓肿

盲肠下端管腔狭窄，见弧形压迹影，术后病理为阑尾脓肿

4. 临床评价 阑尾脓肿有以下 X 线特征：回盲部弧形压迹和触及肠腔外包块，压迹边缘毛糙不整，肿块多数较软，边缘不清，有明显压痛。回盲肠痉挛性狭窄变形，边缘呈锯齿状或毛刷状，肠壁软，形态多变。黏膜无异常，阑尾不显影。钡剂灌肠能很好地观察结肠及回盲部的充盈情况和黏膜有无异常，为首选方法。但钡餐检查由于回盲部往往充盈不满意而不常用，但能较好地观察功能性改变，如激惹、痉挛等，必要时可做气钡双重造影。CT 检查示病灶呈圆形或类圆形，其密率低于脑脊液，CT 值在 5 ~ 50Hu，边缘光整，与周围组织界限清晰，无占位效应，对于阑尾脓肿的诊断有较大意义（图 18 – 19）。

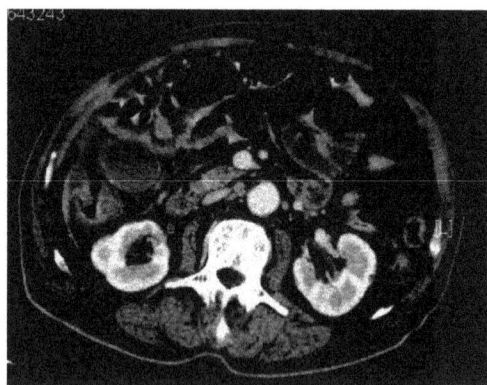

图 18 – 19 阑尾周围脓肿

阑尾区见类圆形水样密度肿块影，边缘欠清晰，局部盲肠等肠壁增厚，
增强后呈环形强化，中央低密度无强化

（王培诚）

第五节 胆囊及胆管异变

一、慢性胆囊炎

1. 临床特点　为常见病，系指胆囊慢性炎症性病变，大多为慢性结石性胆囊炎，占85%～95%，少数为非结石性胆囊炎，如伤寒带菌者。主要病理有胆囊壁增厚、瘢痕性收缩、囊腔缩小及其周围粘连等。本病可由急性胆囊炎反复发作迁延而来，也可慢性起病。临床表现无特异性，常见的是右上腹部或心窝部隐痛，食后饱胀不适，嗳气，进食油腻食物后可有恶心，偶有呕吐。在老年人，可无临床症状，称无症状性胆囊炎。

2. X 线表现

（1）平片：有时所见胆囊壁钙化、阳性结石，偶见有胆囊积气。

（2）造影所见：①胆囊明显缩小或扩大。②胆囊轮廓不规则、平直或固定的屈曲改变。③浓缩功能和收缩功能明显差。④胆囊"脂肪"征，即胆囊浆膜下大量炎性脂肪沉积。⑤由于合并结石、胆囊管炎性闭塞或胆囊充满脓液，均可导致胆囊不显影（图 18 – 20）。

3. 鉴别诊断　由于慢性胆囊炎的临床症状不典型，临床常易误诊，以下疾病常被误诊为慢性胆囊炎，故应注意鉴别：①消化性溃疡。②慢性胃炎。③食管裂孔疝。④原发性肝癌。⑤胆囊癌。

4. 临床评价　慢性胆囊炎的诊断主要依赖临床表现及超声检查。CT 诊断慢性胆囊炎的价值有限，能看到胆囊壁增厚，胆囊内结石影，但胆囊壁厚度个体差异较大，充盈及排空时间相差也很大。若充盈良好，壁厚 >3mm 有一定意义，但一般不能作为诊断标准；若无结石，仅发现胆囊壁增厚不能做出明确诊断，有时可看到胆囊壁钙化，这是慢性胆囊炎的典型表现，但非常少见，胆囊体积多缩小，表现胆囊壁纤维化。少数可见增大，表示胆囊积液，但均无特征性。MRI 表现与 CT 类似，但对结石及胆囊壁钙化的显示较 CT 差些（图 18 – 21）。

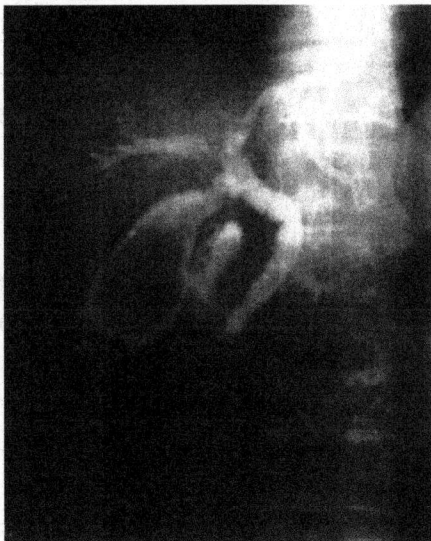

图 18 – 20　慢性胆囊炎
胆结石造影，示胆囊壁增厚、瘢痕收缩，周围组织粘连，内见低密度结石影

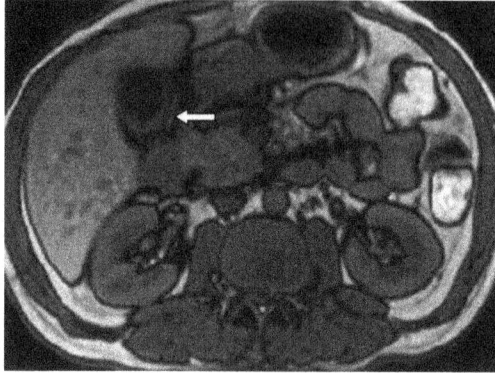

图 18 - 21　慢性胆囊炎
MRI T_1WI 示胆囊壁增厚，胆囊窝见液性低密度影

二、胆囊结石

1. 临床特点　属于胆囊腔内可移动性的充盈缺损。由于结石的化学成分不同，可分为：①胆固醇结石：多为单发、圆形，较大的可透 X 线结石。②胆色素结石：常系多发的、较小的、无一定形态的可透 X 线结石。③胆固醇胆色素结石：可单发或多发的、大小形态不定的可透 X 线结石。④凡钙盐含量较多的混合结石，往往是多发的、状如石榴样的不透 X 线结石。前三种称为阴性结石，X 线胆囊造影显示为可移动性的充盈缺损。

2. X 线表现

（1）阳性胆结石：平片即可发现。可单发或多发，呈多种形态，如圆形、类圆形、近方形，周围致密中央较透亮的阴影。较大的结石常表现中间透亮，周围有向心性成层钙化改变。需与右上腹其他钙化影鉴别，必要时可做胆囊造影进一步检查。

（2）阴性结石：需造影检查方可发现，表现为边缘光滑之负影，可移动，其大小、数目、形态依据存在的结石而定，多发性结石影相互重叠呈蜂窝状。直立摄片检查，直径 2mm 以下的小结石则沉积于胆囊底，呈一堆透亮阴影，或成层地漂浮在含造影剂的胆汁中，形成一层横贯胆囊的串珠样带状透亮区，称为浮形结石（图 18 - 22）。

3. 鉴别诊断　主要与肠腔积气影区别，与胆囊重叠的肠气影，其范围一般均超过胆囊影之外，同时伴有明显的结肠积气，因此鉴别不难。若仍有困难的，可在做造影检查时，视其阴影是否仍然存在，及其与胆囊的关系。还需与右侧肾结石鉴别，右肾结石有时与胆囊结石很难鉴别，但侧位片时，肾结石与脊柱重叠，而胆囊结石位于脊柱前缘，两者可鉴别。

4. 临床评价　有急性发作史的胆囊结石，一般根据临床表现不难做出诊断。但如无急性发作史，诊断则主要依靠辅助检查如 B 超检查可显示胆囊内光团及其后方的声影，诊断正确率可达95%以上。CT 扫描对于胆囊结石的诊断意义较大。对于阴性结石及阳性结石，因为 CT 密度分辨率较高，都可显示。磁共振胰胆管造影（MRCP）是不同于 ERCP 的无创性检查方法，不需要做十二指肠镜即可诊断胆囊结石及肝内、外胆管结石，但价格较贵，不易普及（图 18 - 23）。

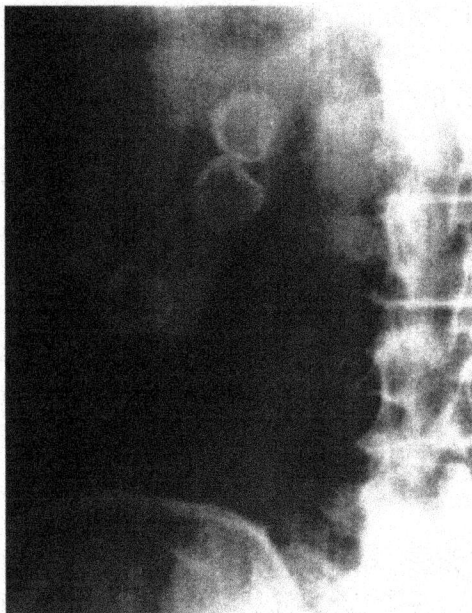

图 18-22　胆囊结石
胆囊内见多发大小不等结节样充盈缺损，胆囊壁粗糙

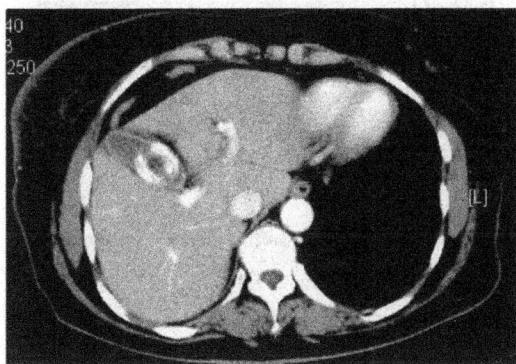

图 18-23　胆囊结石
胆结石、胆囊炎，CT 扫描示胆囊壁增厚，内见类圆形高密度结石影

三、胆管结石

1. 临床特点　胆管结石是指肝内外胆管内有结石形成，是最常见的胆管系统疾病。

结石阻塞胆管引起胆汁淤滞，继发细菌感染而导致急性胆管炎发生。胆管反复炎症可造成局部管壁增厚或瘢痕性狭窄，而胆管炎症和狭窄又可以促进结石形成。胆管狭窄近端被动扩张，内压增高。临床上患者常出现上腹绞痛、寒战发热、黄疸，即夏科（Charcot）三联征。感染严重可出现休克和精神异常（Reynolds 五联征），症状反复久之出现胆汁性肝硬化，继而出现门静脉高压症。

胆管结石分为原发性胆管结石和继发性胆管结石，原发性胆管结石系指在胆管内形成的结石，主要为胆色素结石或混合性结石。继发性胆管结石为胆囊结石排至胆总管者，主要为胆固醇结石。根据结石所在部位分为肝外胆管结石和肝内胆管结石。肝外胆管结石多位于胆总管下端；肝内胆管结石可广泛分布于两叶肝内胆管，或局限于某叶胆管，其中以左外叶和右后叶多见。

2. X 线表现　胆道 X 线检查主要如下。

（1）静脉胆道造影法：造影剂经静脉注射或滴注进入血液循环，80% 与血浆白蛋白结合，10% 与红细胞表面的蛋白结合，循环至肝，与肝细胞小分子蛋白结合，由胆汁排出。常用造影剂有胆影钠、胆影葡胺、碘甘葡胺等。主要不良反应是低血压、过敏反应、肝肾功能损害等。轻度不良反应率为 5% ~ 20%，对肝内胆管结石的诊断效果较差。随着 ERCP 及 PTC 的应用，临床较少用此法。

（2）术中胆道造影：可分为术中穿刺胆总管法、经肝内胆管法、T 形管法等。对肝内胆管结石，采用非手术治疗者不适用，但适用手术切除胆囊、术中造影诊断肝内胆管结石。其中 T 形管法是在胆囊手术中，切开胆总管，清除胆总管结石，做 T 形管引流。术后可经 T 形管注入泛影葡胺，观察胆总管及肝内胆管结石的病情是否存在，图像清晰，对诊断肝内胆管结石有较大意义。

X 线所见：除有胆管扩张外，显示管腔有类圆形透亮区，其形态与胆囊结石相同。但需考虑到，胆管宽径正常，不一定能完全排除胆管内小结石存在的可能。再者，若用 T 形管胆道造影，应避免将气体注入，因为气泡影可被误认为阴性胆管结石，必要时可重复造影检查（图 18 -24）。

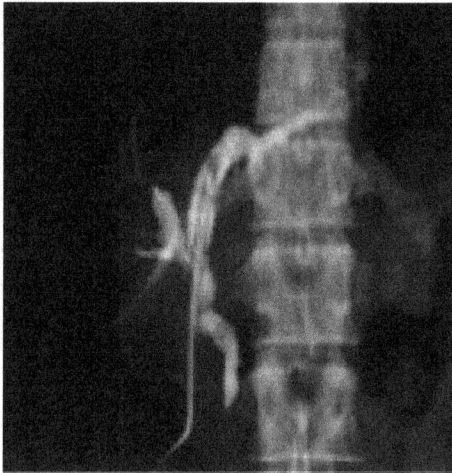

图 18 -24　胆管造影
示左肝内胆管见类圆形低密度影，边缘光整

3. 鉴别诊断　胆管结石需与胆管肿瘤鉴别。胆管良性肿瘤极为少见。多见的胆管癌，阻塞端常有破坏、狭窄、僵直及不规则充盈缺损。胆管结石的阻塞端多为圆形充盈缺损，典型者则显示"杯口"状充盈缺损是其特征，无破坏、狭窄及僵直改变。胆管癌扩张的肝内胆管往往呈"软藤"状，而结石扩张的肝内胆管则显示"枯枝"状，两者表现不同（图 18 -25）。

4. 临床评价　B 超检查可发现胆管内结石及胆管扩张影像，故胆管结石一般首选 B 超检查，必要时可加行 ERCP 或 PTC。PTC 的 X 线特征有：①肝总管或左右肝管处有环形狭窄，狭窄近端胆管扩张，其中可见结石阴影。②左右肝管或肝内某部分胆管不显影。③左右叶肝内胆管呈不对称性、局限性、纺锤状或哑铃状扩张。ERCP 可选择性胆管造影,对肝内胆管结石具有较高的诊断价值,可清晰显示肝内胆管结石,确定结石的部位、大小、数量,肝内胆管的狭窄或远端扩张。CT 扫描对于肝内胆管结石的诊断意义较大。胆总管结石由于较大而容易被发现,而胰腺钩突内结石则较小,尤其是含钙量少时只表现为小致密点,因为 CT 密度分辨率较高,则可显示。胆总管扩张时,胆总管的横断面呈边界清楚的圆形或椭圆形低密度影,自上而下逐渐变小。MRCP 不管结石,对肝内胆管结石有较大诊断价值,但价格较贵。总之,B 超、ERCP、胆道镜等方法诊断价值较大,简便易行,是诊断肝内胆管结石的首选方法。尤其是 ERCP 和胆道镜,对肝内胆管结石诊断的准确性高于 B 超。在 B 超检查发现肝内胆管结石后,应常规进行上述方法的检查。

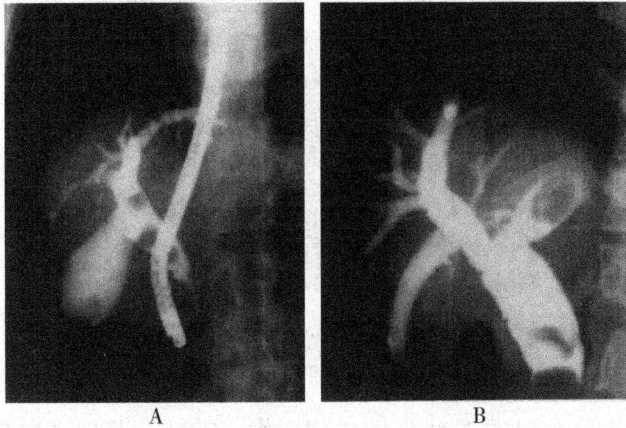

图 18 – 25　胆管结石 ERCP 造影
示见类圆形充盈缺损,边缘光整,肝内胆管则显示"枯枝"状

四、胆管肿瘤

1. 临床特点　近 50% 肝外阻塞的患者是由非结石性病因引起的,其中以恶性肿瘤最多见。这些恶性肿瘤大多数发生于远端胆总管所在的胰头部,少数发生于肝胰壶腹部、胆管、胆囊和肝内。由转移性肿瘤和淋巴结阻塞胆管的现象极为少见。发生在胆管的一些良性乳头状瘤或绒毛状腺瘤也可阻塞胆管。早期肿瘤较小时,多无临床症状。随着胆管阻塞的症状和体征进行性加重,可见黄疸、不同程度的腹部不适、厌食、体重下降、皮肤瘙痒、腹部可触及包块或胆囊等,但寒战、高热少见。

2. X 线表现　X 线所见:早期多为偏侧性充盈缺损而造成胆管狭窄,其范围多在 1cm 以下,边缘光滑者应考虑为良性肿瘤,边缘不规则者多为癌,同时伴有狭窄上端胆管扩张;晚期则胆管不显影。本病术前 X 线确诊者少见,经皮肝脏穿刺可提高本病的诊断率(图 18 – 26)。

3. 鉴别诊断　胆管肿瘤需与胆管结石鉴别。胆管良性肿瘤极为少见。多见的胆管癌阻塞端常有破坏、狭窄、僵直及不规则充盈缺损。胆管结石的阻塞端多为圆形充盈缺损,典型者则显示"杯口"状充盈缺损是其特征,无破坏、狭窄及僵直改变。胆管癌扩张的肝内胆管往往呈"软藤"状,而结石扩张的肝内胆管则显示"枯枝"状,两者表现不同。结节型胆管癌影像学有时需与胆管良性肿瘤如乳头状腺瘤相鉴别,后者少见,其在胆管内可形成广基底或带蒂的充盈缺损，轮廓光整，胆管壁光滑无内陷。而浸润型胆管癌所致胆管不规则狭窄，管壁粗糙、僵硬，与硬化型胆管炎累及范围较长、管腔狭窄、管壁光滑的影像也不同。

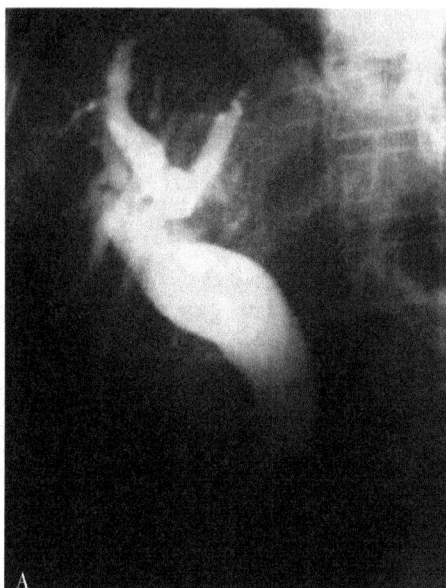

图 18 - 26　胆管癌胆管造影
胆总管下端梗阻，上端扩张，肝内胆管亦扩张呈"软藤"状

4. 临床评价　胆管肿瘤的 X 线诊断作用不大，需结合其他多种检查才能确诊，如：①实验室检查：主要表现为梗阻性黄疸的肝功能异常，如胆红素和碱性磷酸酶的增高等。②B超检查：B 超检查可显示扩张的胆管及梗阻的部位，胆管癌的超声像可呈肿块型、条索状突起型及血栓状，由于胆管扩张发生在黄疸之前，B 超具有诊断早期胆管癌的价值。③PTC：是诊断胆管癌的主要方法，它能显示胆管癌的位置和范围，确诊率可达 94% ~ 100%。④CT：胆管癌的 CT 基本表现为：胆管癌之近端胆管明显扩张，接近肿瘤的胆管壁增厚，于增强扫描时胆管更清晰，可被强化，管腔呈不规划的缩窄变形，一般可发现软组织密度的肿瘤影。肿瘤多数沿胆管壁浸润型生长，胆管壁增厚，边缘欠清晰，增强扫描时可被强化而易显示。少数呈息肉状或结节状向管腔内生长，结节呈软组织密度。肿瘤也可向腔外浸润扩展，管壁边缘模糊，常侵犯胆囊、肝脏毗邻的血管及淋巴组织，而呈不均密度软组织影，形态不规整，组织结构模糊、界限不清。⑤MRCP：对于胆管癌诊断意义较大。⑥ER-CP：可直接观察十二指肠大乳头造影，能显示梗阻远端胆管。

（王培诚）

第六节　肝脓肿

一、X 线诊断要点

较大的脓肿，腹部平片有时可见肝区含气或液平的脓腔影，改变体位投照，液平可随之移动。同时可见右膈膨隆、右下肺盘状不张、右胸膜增厚及胸腔少量积液。有并发症还可见膈下脓肿、肺脓肿、脓胸等。

二、临床联系

本病男性多见，全身症状明显，持续肝区疼痛，并放射到右肩，有时出现黄疸，还有消化系统症状。

（王培诚）

第七节　原发性肝癌

一、X 线诊断要点

1. 透视和平片检查　肝影可增大，右侧膈肌升高，活动正常或受限，膈面可不规则呈波浪状或结节状。有时在横结肠内积气的对比下，可见肝下缘向下伸展，其外下缘圆钝。肿瘤钙化可为散在的斑点状或不规则条状，但少见。病变侵及膈肌或胸膜时出现胸腔积液。

2. 肝动脉造影　肝动脉肝内分支显示扭曲、移位，肿瘤区内出现血管数量明显增加的肿瘤循环；有时肿瘤供应血管见于肿瘤周围，其中心区无血管。

二、临床联系

本病好发于 30～60 岁男性，症状多出现在中晚期，表现肝区疼痛、消瘦乏力、腹部包块，晚期出现黄疸。

（王培诚）

第十九章　泌尿系统疾病的 X 线检查

第一节　泌尿系统结石

一、肾结石

（一）常见症状与体征

肾区疼痛伴肋脊角叩击痛、血尿。

（二）X 线表现

X 线平片肾盂肾盏内均匀致密影，肾盂饱满，肾盏杯口平钝变形，肾脏轮廓较小。静脉肾盂造影片示肾盂肾盏形态与 X 线平片一致，健侧肾盂肾盏显影形态正常。输尿管及膀胱充盈显影正常（图 19 - 1）。

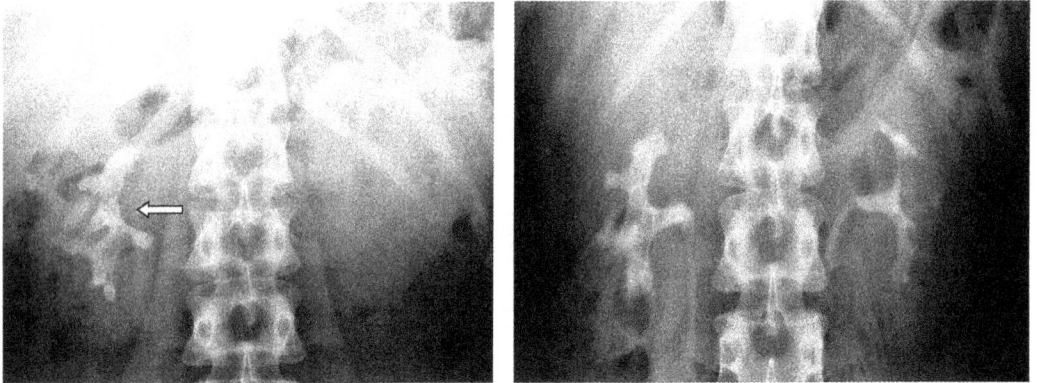

图 19 - 1　肾结石

（三）诊断要点

（1）平片肾窦区及其附近单个或多个致密影。

（2）IVU 肾盂、肾盏积水，不显影或延迟显影。

（3）阴性结石肾盂肾盏内充盈缺损。

（四）鉴别诊断

1. 结核的钙化　后者在皮质内，有相应肾盏的破坏。

2. 胆石症　胆性结石位置偏前，肾结石偏后与脊柱重叠。

（五）比较影像学与临床诊断

（1）透视对 X 线平片上有疑问的阳性结石做多角度、多体位检查效果较好。

（2）阴性结石或 X 线平片难以确认的阳性结石，超声、CT 可提供较大的帮助。

二、输尿管结石

（一）常见症状与体征

肾绞痛，间歇性血尿。镜检：尿液红细胞阳性，肉眼血尿。

（二）X 线表现

尿路平片示横突旁"粒状"致密影，边缘光滑，逆行造影相对应的位置造影剂截断，肾盂、肾盏积水（图 19 - 2）。

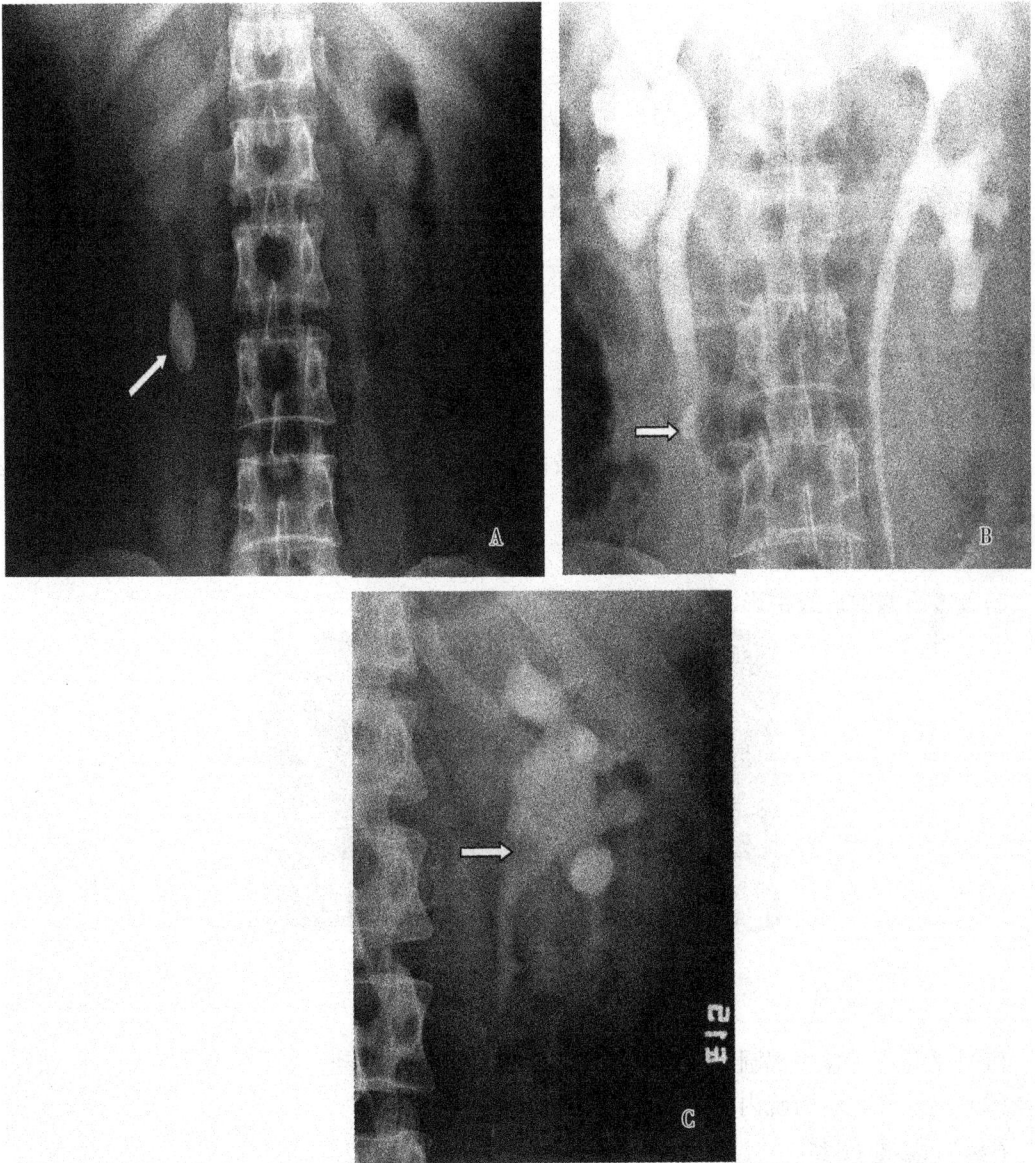

图 19 - 2 输尿管结石

（三）诊断要点

（1）X 线平片常呈圆形、类圆形、枣核形等，位置与输尿管行径相符。

（2）结石嵌顿于输尿管生理狭窄处。

（3）造影表现为肾盂、肾盏显影延迟；肾实质显影密度高；肾盂、肾盏积水。

（4）阴性结石在静脉肾盂造影或逆行尿路造影时，可见输尿管扩张，充盈缺损，呈杯口状改变，在同一部位中断，输尿管中断处 X 线平片上无表现。

（四）鉴别诊断

结石常与肠袋及骨组织影相重叠不易确定，须与淋巴结钙化、盆腔静脉石、胰腺钙化、横突端骨影等相鉴别。

（五）比较影像学与临床诊断

（1）大多数输尿管结石在尿路平片上明确显示，可多发，甚至相邻排列在输尿管内呈串珠状改变。

（2）输尿管阴性结石在静脉肾盂造影或逆行尿路造影时显示，CT 平扫、强化诊断准确。

（3）MRI 较少应用于该病，B 超对下段结石不敏感。

三、膀胱结石

（一）常见症状与体征

排尿突然中断，疼痛放射至远端尿道及阴茎头部，伴排尿困难和膀胱刺激症状。常有终末血尿，小便困难，日间较甚。小腹胀痛，排尿时刺痛。

（二）X 线表现

膀胱区内椭圆形致密影，边缘光滑（图 19-3）。

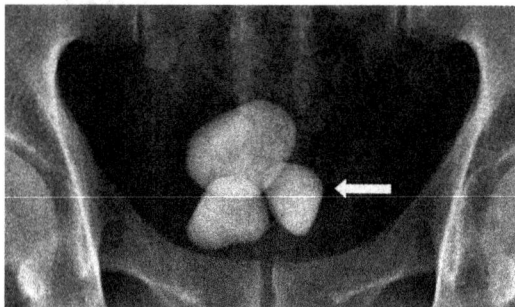

图 19-3 膀胱结石

（三）诊断要点

（1）平片小骨盆中部圆形、椭圆形致密影，随体位而移动。

（2）造影片显示膀胱内充盈缺损。

（四）鉴别诊断

（1）输尿管下端结石较小，长轴与输尿管走行一致，位置偏高、偏外。

（2）前列腺结石通常为两侧性多发，位于耻骨联合附近。

（五）比较影像学与临床诊断

（1）膀胱阳性结石，X 线一般诊断不难。

（2）对疑有阴性结石或平片所见模棱两可时，造影检查能检出结石。

（3）B 超检查能发现强光团及声影，膀胱内强回声团随体位而改变。

（4）膀胱镜检查直接见到结石。

（5）直肠指检较大者可扪及。

（莫哲恒）

第二节　泌尿系统结核

一、肾结核

（一）常见症状与体征

尿频、尿急、尿痛，终末血尿，脓尿，腰痛和肾区肿块。

（二）X 线表现

肾上极肾盏顶端杯口边缘不齐如虫蚀状，密度不均匀，与之相连的肾盏、肾盂部分变形狭窄（图 19 - 4）。

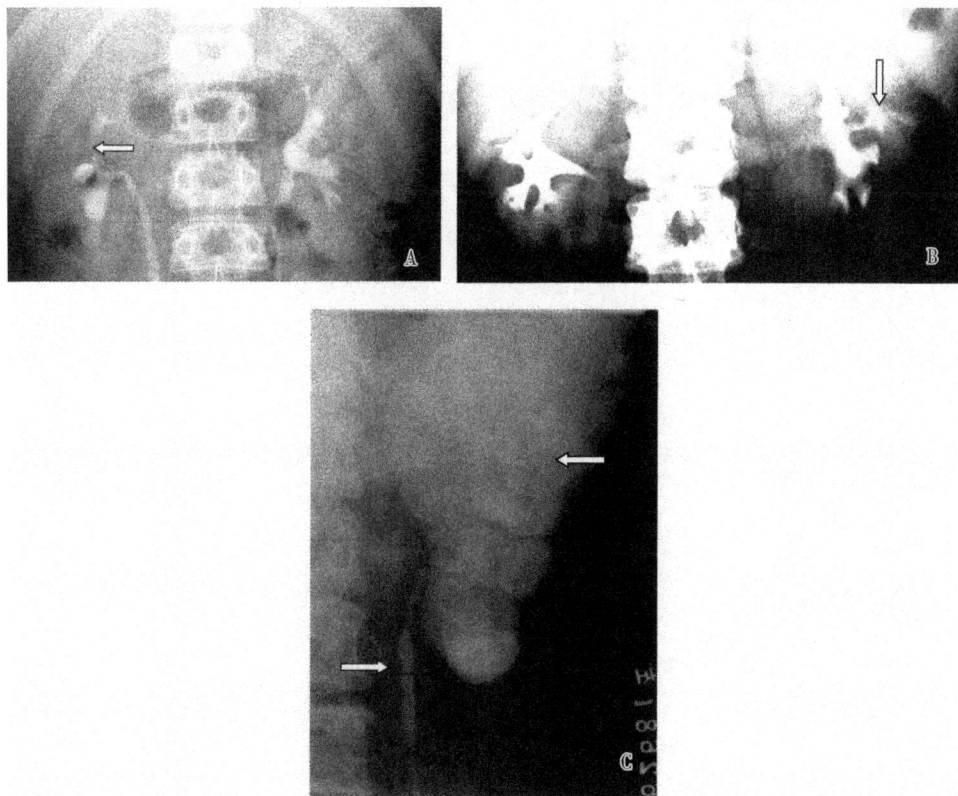

图 19 - 4　肾结核

（三）诊断要点

（1）X线平片肾轮廓增大突出。

（2）肾区钙化或自截肾（图19-4C）。

（3）造影肾实质破坏形成空洞与邻近肾盏相通，小盏的外侧有造影剂呈湖状或云絮状（图19-4B）。

（4）肾小盏破坏形成狭窄（图19-4A）。

（5）肾盂、肾盏不显影或显影延迟。

（四）鉴别诊断

1. 肾的钙化与肾结石区别　后者多在肾盂肾盏内，密度较高，边缘清晰，侧位与脊柱重叠。

2. 肾结核的血尿需与非特异性膀胱炎的血尿进行鉴别　前者尿呈酸性，尿蛋白阳性，有较多红细胞和白细胞，可找到抗酸杆菌，血沉较快，有肺结核病史。

（五）比较影像学与临床诊断

（1）泌尿系结核表现为一侧结核、对侧积水、挛缩膀胱。

（2）超声简单易行，对于中晚期病例可确定病变部位，常显示肾结构紊乱。KUB可检出病肾局灶或斑点状钙化影或全肾广泛钙化。CT对于中晚期肾结核能清楚地显示扩大的肾盏肾盂、皮质空洞及钙化灶。MRI水成像对诊断肾结核和对侧肾积水有重要价值。

二、输尿管结核

（1）平片输尿管走行区钙化影。

（2）呈典型"串珠"状改变及不规则狭窄与扩张相间，呈"串珠"状充盈，输尿管管壁僵硬，粗细不均，边缘毛糙。

（莫哲恒）

第二十章　循环系统疾病的 X 线检查

第一节　肺动脉高压、肺静脉高压及淋巴管改变

一、肺动脉高压（简称肺充血）

1. 临床特点　当肺动脉内收缩压和平均压分别超过 30 和 20mmHg（4 和 2.6kPa）时，即称为肺动脉高压，属于毛细血管前高压。原发性肺动脉高压主要临床症状为劳累性晕厥、胸痛和呼吸困难。查体肺动脉瓣区可听到 2～3 级收缩期杂音和相对性三尖瓣关闭不全杂音，P_2 亢进、分裂。心电图显示右心房右心室肥厚，电轴右偏，右房 P 波尖高。

2. X 线表现　①肺动脉段突出。②中心肺动脉扩张：肺血流增加性肺动脉高压表现为右下肺动脉干增粗，内径 >1.5cm，肺动脉呈瘤样扩大，增大的程度与肺动脉压力增高的程度呈正比；肺循环阻力增加性肺动脉高压表现为典型的残根征，肺动脉大分支扩张明显，小分支狭窄、痉挛、变细，因此肺门中心肺动脉与中外带小分支失去正常比例，两者有明显分界。③肺门舞蹈征：肺充血时，透视下可见肺动脉段及两侧肺门血管搏动增强。④右心室增大。

3. 鉴别诊断　肺动脉高压肺充血时应与肺淤血相鉴别。肺充血肺野透亮度可正常，肺纹理边缘清晰，肺门搏动增强，见肺门舞蹈。肺淤血肺野透亮度减低，肺纹理边缘模糊，无肺门舞蹈。

4. 临床评价　右心排血量和肺动脉阻力是影响肺动脉压的主要因素，故又称肺血流量增加性肺动脉高压和肺循环阻力增加性（肺小动脉收缩、阻塞）肺动脉高压。

血流量增加性肺动脉高压是由肺充血发展而来，常见于先天性心脏病中左向右分流的缺损性病变，如房间隔缺损、室间隔缺损、动脉导管未闭、艾森曼格综合征等。

肺循环阻力增加性肺动脉高压是由于肺小动脉和毛细血管痉挛性收缩或器质性狭窄所致，常见于肺心病、原发性肺动脉高压症等。

肺动脉高压亦可继发于肺静脉高压，单纯性肺静脉回流障碍引起肺动脉压力增高，由肺静脉高压后的肺淤血发展而来，常见于风湿性心脏病。当肺动脉高压和肺静脉高压并存时，即称为肺动静脉混合型肺循环高压。

二、肺静脉高压（简称肺淤血）

1. 临床特点　正常人肺静脉压力与肺微血管压力及左心房压力相仿，压力为 8～10mmHg，如压力超过 10mmHg 即为肺静脉高压，若压力超过 25mmHg，血浆可外溢致肺水肿。

2. X 线表现　轻者为肺淤血，上、下肺静脉管径比例失调（上肺静脉≥下肺静脉），肺血管纹理增多，边缘模糊，肺门影增大、结构不清，两肺透亮度减低。上叶肺静脉增粗是诊

断肺淤血的依据。一般肺静脉分上、下两组，上组肺静脉走行陡直，下组肺静脉较水平，两组肺静脉与肺动脉走行不完全一致。当肺静脉压力超过血浆胶体渗透压时（25mmHg）即出现间质性肺水肿，此时 X 线可有各种间隔线 Kerley A、B、C 线（图 20-1）。B 线较多见，为长 2~3cm、宽 1~3mm 的水平线，最多见于肋膈角区，为水肿液积聚而增厚的小叶间隔与 X 线呈切线位时的投影（图 20-2）。A 线是肺野外围斜形引向肺门的线状阴影，长5~6cm，宽0.5~1mm，不分支、不与支气管和血管走行一致，多见于上叶。为增厚的小叶间隔互相连接在同一面上的切线投影。C 线较少见，呈蜂窝状，主要见于肺底，乃肺泡间隔水肿增厚肺泡剖面的投影。间隔线的出现可伴有胸膜下和胸腔的少量积液，表现为叶间胸膜增厚和（或）肋膈角闭塞。压力进一步增高血浆外渗至肺泡则出现肺泡性肺水肿，表现为肺内边缘模糊的斑片状模糊影，严重者两肺大片影聚集于肺门区周围，构成"蝶翼"状阴影。

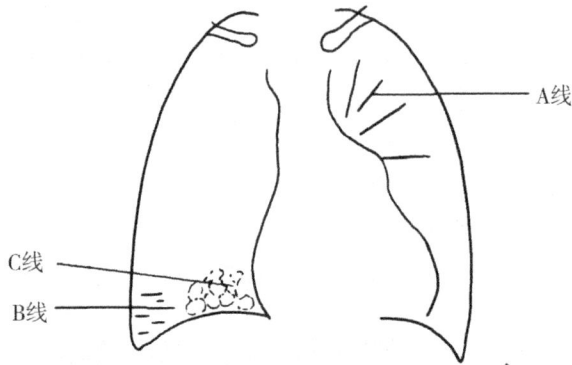

图 20-1　Kerley A、B、C 线示意图

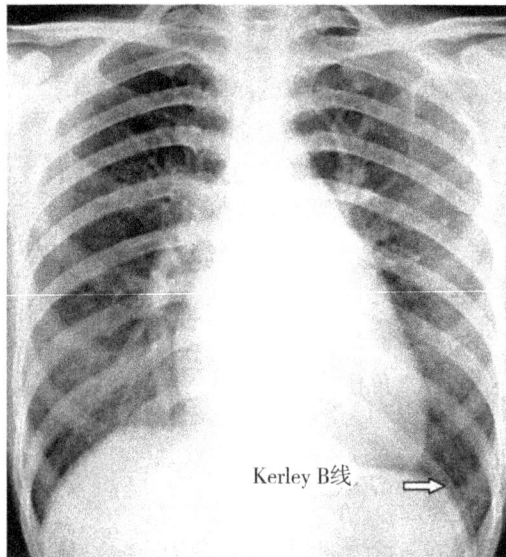

图 20-2　Kerley B 线

肺静脉高压，两肺纹理增多模糊，呈肺淤血改变，左下肺肋膈角区见短线条状高密度 Kerley B 线（箭头），心脏增大呈梨形

3. 鉴别诊断　需与肺充血相鉴别。

4. 临床评价　引起肺静脉高压的主要因素是肺静脉 – 左心阻力升高,如二尖瓣狭窄致左心房阻力增加和左心室阻力增加所致的心力衰竭等。

三、肺动静脉高压

1. 临床特点　肺动静脉高压系为混合型肺循环高压表现,最常见于风湿病二尖瓣狭窄所出现的肺循环高压。

2. X 线表现　肺动静脉高压是肺动脉高压两种类型征象同时并存,但常以肺动脉阻力增高的肺动脉高压多见,中心肺门的肺动脉及其分支呈残根征。仔细观察可发现伴随的肺静脉高压征象,肺静脉增粗、肺小血管扩张、肺淤血、肺小动脉分支不普遍变窄,仅有部分区域性收缩。肺静脉上叶分支变粗,下叶分支变细,有人认为是肺血管的保护性反射作用,亦有人认为是肺血流重新分配。从而避免肺静脉内压力过高引起肺水肿。

3. 临床评价　二尖瓣狭窄时,左心房阻力增高致肺静脉压升高继而肺动脉压相应增高以适应肺小动脉和肺静脉之间的压力差。一般认为肺静脉压高达 20~25mmHg 时,肺小动脉即产生痉挛性收缩,发生器质性狭窄,同时又引起肺动脉压力不成比例地升高。

四、肺淋巴管

1. 临床特点　多种疾病可致肺淋巴管受侵,如原发综合征、肺癌淋巴管浸润、慢性支气管炎等。临床表现为各原发疾病特点。

2. X 线表现　原发复合征的肺实质内淋巴管炎,呈索条状,向肺门集中。肺癌病灶周围的淋巴管浸润,呈粗毛刷状向肺门放射。肺癌瘤肺内浸润为网状、粗细不均的索条,由肺门向肺外带弥散。老年性慢性支气管炎伴严重肺气肿的肺间质淋巴液淤积,可出现间隔线(Kerley B 线)。

3. 鉴别诊断　淋巴管受侵 X 线表现多为肺纹理增多、边缘模糊,与肺充血、肺淤血鉴别较困难,临床中多结合原发病史综合考虑。

4. 临床评价　正常情况下肺部淋巴组织是见不到的,只有在不同性质的疾病中能见到其变化,而肺的淋巴管可分为浅层和深层两部分。浅层淋巴是指在肺胸膜下约 2mm(浆膜下)的淋巴管网,淋巴液的回流是沿着脏层胸膜表面向肺门部的淋巴结集合,经胸导管汇入颈静脉三角入心脏。深部的淋巴管则沿支气管的分布而伴随,最后亦汇集于肺门淋巴结。浅层和深层的两部分淋巴管之间有大量交通吻合支,离脏层胸膜表面约 2mm 处,交通吻合处有开口向外的瓣膜,所以一般只允许肺深部淋巴管的淋巴液向肺周围浅表淋巴管回流。胸膜壁层的淋巴管按照解剖位置不同,分别回流至胸骨后淋巴结、膈淋巴结和后纵隔淋巴结。若肺部疾患或肺血管高压与肺间质纤维化,则影响淋巴液正常回流。此时,淋巴管的受阻、淤积、增粗,即能显示在胸片上。

(程　莉)

第二节 梨形心脏

一、房间隔缺损

1. 临床特点 典型的体征为在胸骨左缘第 2、3 肋间听到收缩期杂音，多无震颤。肺动脉瓣第 2 音亢进或分裂。心电图示右心室肥大，不完全性或完全性右束支传导阻滞。

继发孔型房间隔缺损：活动后心悸、气短、疲劳是最常见的症状。但部分儿童可无明显症状。房性心律失常多见成年患者。若有严重肺动脉高压引起右向左分流者，出现发绀。

原发孔型房间隔缺损：活动后感心悸、气短，易发生呼吸道感染。伴有严重二尖瓣关闭不全者，早期可出现心力衰竭及肺动脉高压等症状。患儿发育迟缓。心脏扩大，心前区隆起。

2. X 线表现 心房水平的左向右分流，使右心容量超负荷，表现右心房、右心室增大，右心室流出道延长，肺充血。左心房、左心室血流量减少，可正常或萎缩，主动脉结缩小。

（1）心脏呈二尖瓣型：肺动脉段多为中度以上的明显凸出。

（2）右心房、右心室增大（图 20-3）：尤其是右心房增大为其主要的特征性改变。其表现在后前位上，心房段延长，向右凸出，右心房/心高比值 > 0.50。左前斜位，心前缘上段向前上膨凸，有些病例可有上、下腔静脉扩张，为右心房增大的间接征象。右心室增大，心影向左旋转，心尖圆钝而抬高。

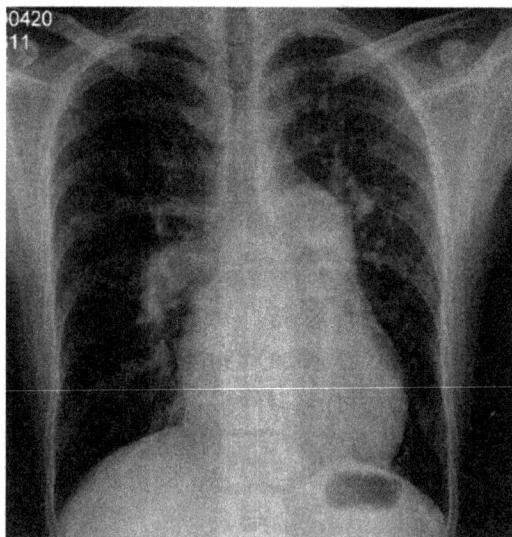

图 20-3 房间隔缺损

心影呈梨形，主动脉结缩小，肺动脉段明显突出，右下肺动脉干增粗明显，右下心缘延长，向右突出，心尖圆钝上翘。两肺纹理增多，边缘锐利。左心房增大征象不明显

（3）肺充血、肺门舞蹈、肺动脉高压：肺血增多，肺动脉扩张，外围分支增粗增多（图 20-3），当晚期发生阻塞性肺动脉高压时，肺动脉段呈瘤样扩张，肺门动脉亦明显扩张，外围血管变细、稀疏。

（4）主动脉结缩小，左心房一般不增大。

3. 鉴别诊断

（1）本病体征不很明显的患者需与正常生理情况相鉴别：如仅在胸骨左缘第 2 肋间闻及 2 级吹风样收缩期杂音，伴有第 2 心音分裂或亢进，则在正常儿童中亦常见到，此时如进行 X 线、心电图、超声心动图检查发现有本病的征象，才可考虑进一步做右心导管检查等确诊。

（2）较大的心室间隔缺损：因左至右的分流量大，其 X 线、心电图表现与本病可极为相似，体征方面亦可有肺动脉瓣区第 2 心音的亢进或分裂，因此可能造成鉴别诊断上的困难。但室间隔缺损杂音的位置较低，常在胸骨左缘第 3、4 肋间，且多伴震颤，左心室常有增大等可资鉴别。但在儿童患者，尤其是与第 1 孔未闭型的鉴别仍然不易，此时超声心动图、右心导管检查等有助于确立诊断。此外，左心室－右心房沟通（一种特殊类型的心室间隔缺损）的患者，其体征类似高位心室间隔缺损，右心导管检查结果类似心房间隔缺损，也要注意鉴别。

（3）瓣膜型单纯肺动脉口狭窄：其体征、X 线和心电图的表现，与本病有许多相似之处，有时可造成鉴别上的困难。但瓣膜型肺动脉口狭窄时，杂音较响，常伴有震颤，而肺动脉瓣区第 2 心音减轻或听不见；X 线片示肺野清晰，肺纹稀少，可资鉴别。超声心动图见肺动脉瓣的异常，右心导管检查发现右心室与肺动脉间有收缩期压力阶差，而无分流的证据，则可确诊。

（4）原发性肺动脉高压：其体征和心电图表现，与本病颇为相似，肺门血管影增粗，右心室和右心房增大；但肺野不充血或反而清晰，可资鉴别。右心导管检查可发现肺动脉压明显增高而无左至右分流的证据。

4. 临床评价　房间隔缺损是先天性心脏病中最常见的一种病变，根据 Abbott 时 1 000 例尸体的解剖，房间隔缺损居首位，占 37.4%，国内 1 085 例先天性心血管疾病中，占 21.4%，本病占首位。但因临床症状多不明显，常被忽视，本病男女之比为 1∶2。

按胚胎发育可分为原发孔型、继发孔型和混合型。

（1）原发孔型：根据其畸形程度不一，又可分为 4 类。

1）单纯型：缺损的下缘为完整的心内膜垫，缺损的上缘为原发房间隔所形成的弧形边缘。

2）部分房室通道：是原发孔型中常见的一种病变，除单纯原发孔缺损外，二尖瓣的大瓣亦呈分裂状态，形成二尖瓣关闭不全，使左心室血液与左右心房相互交通。

3）完全房室通道：除上述部分房室通道病变外，兼有三尖瓣隔膜的分裂，使四个房室腔相互交通，称为完全房室通道。

4）共同心房或称单心房腔：原发房间隔与继发房间隔均不发育，则形成共同心房。

（2）继发孔型：主要是由于第 2 间隔的发育异常或第 1 间隔过度吸收，致第 2 间隔不能完全掩盖第 1 间隔上部的心房间孔所致。按缺损的部位可分为 3 个类型。

1）中央型（卵圆孔缺损型）：位于卵圆窝处，临床上最为常见。

2）下腔型：缺损位于下腔静脉入口处，位置较低，下缘阙如和下腔静脉入口没有明显分界。

3）上腔型：位于卵圆孔上方，紧挨上腔静脉入口，上界缺如，常和上腔静脉相连。

（3）混合型：以上两种类型混合存在。

正常情况下左心房压力 8~10mmHg，右心房压力 4~5mmHg，心房间隔存在缺损时，左心房内血液可分流入右心房。分流量随两侧心房间的压力差和缺损大小而异。右心房同时接受自体循环回流来的静脉血和左心房分流来的动脉血，血容量明显增加，致使右心房、右心室和肺动脉血流量增加，从而加重右心的负担，右心房、右心室因负荷过大而发生肥厚、扩张，肺动脉发生充血（图 20 −4）。随着年龄的增长，肺血流量持续增加，可导致肺小动脉管壁逐渐发生内膜增生和中层增厚，引起管腔狭小和阻力增加，继而出现肺动脉高压。由充血性（高流量）肺高压发展到阻塞性肺高压时，可导致双向或由右向左分流。临床上出现发绀，甚至右心衰竭。

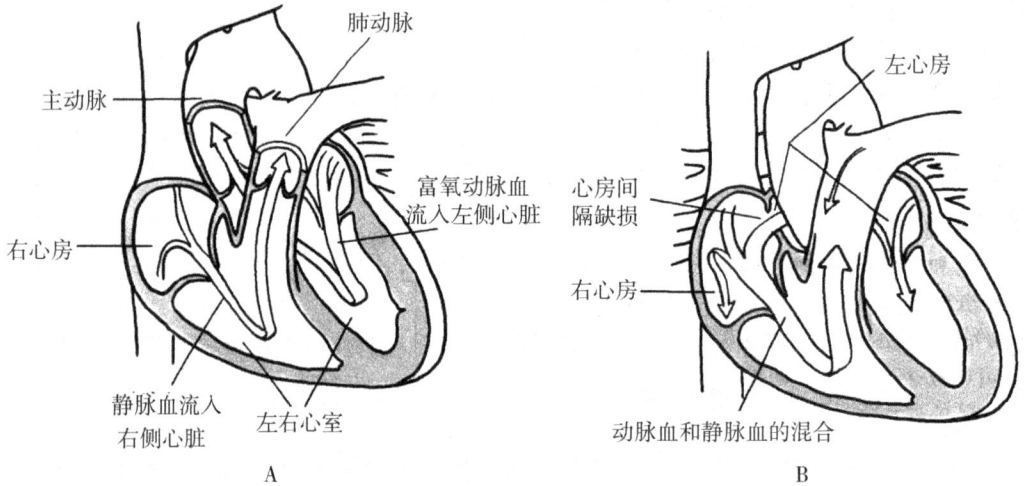

图 20 −4 房间隔缺损血流动力学改变
A. 正常心脏；B. 心房间隔缺损心脏

多数房间隔缺损 X 线表现典型，诊断不难，且可粗略估计左向右分流量及肺动脉高压程度。小房间隔缺损 X 线改变轻或为正常范围，诊断要结合临床体征；二维超声心动图及彩色 Doppler 有助于确定诊断。房间隔缺损合并重度肺动脉高压，右心房室高度增大，杂音可不典型，有或无发绀，常需与其他水平分流的先心病相鉴别，超声心动图及心血管造影检查有重要意义。MRI 仅用于疑难病例而又不适于做心血管造影者。对不典型病例，在临床上极易与肺动脉瓣狭窄、小的室间隔缺损及特发性肺动脉扩张相混淆，需做心导管检查确诊。

二、室间隔缺损

1. 临床特点　室间隔缺损大小不一，一般直径介于 0.5 ~ 3cm。心室的变化主要决定于缺损的大小和分流量，两心室压力差别有关。正常时，左心室压力高于右心室压力。因此，左室的血通过缺损流入右心室，产生自左向右分流，临床上无发绀现象。缺损大者，大量的分流血液自左心室流入右心室及肺动脉内，以致右室肺动脉内血液大增，肺动脉的流量可达体循环的 3 ~ 5 倍，从而产生肺充血，肺动脉高压与肺小动脉继发性病变，以及两心室增大（图 20 −5）。最后由于肺循环的高压和肺小动脉阻力增高，右室内压力超过左心室，则产生血液自右向左分流，临床上发生发绀。

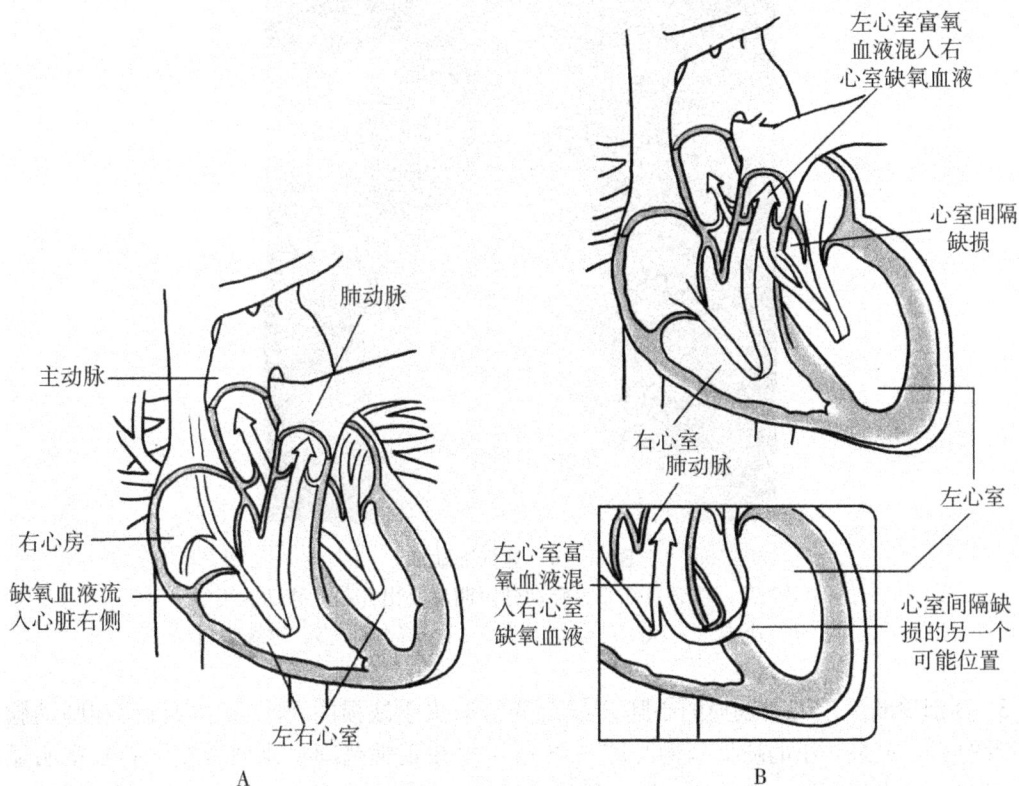

图 20 – 5　室间隔血流动力学改变
A. 正常心脏；B. 存在心室间隔缺损的心脏

　　临床上，直径在 0.5cm 以下，又称罗格病（Roger 病）则无明显临床症状。第 3 ~ 4 肋间响亮粗糙，收缩期杂音，可有震颤。

　　2. X 线表现

　　（1）缺损较小，左向右分流量甚少，心脏形态和大小没有明显改变：有时仅表现为肺动脉段轻度凸出，肺纹理略增粗增多，少数可有心脏轻度增大。主动脉结多属正常。X 线表现甚难与正常者区别。诊断要靠临床体征。

　　（2）缺损较大，左向右分流呈较多，可出现明显的 X 线改变：心脏外形呈"二尖瓣"型。心脏呈中 ~ 高度增大，左右心室均增大，但多数病例仍以左室增大显著（图 20 – 6）。由于血流量增加，左心房也常轻度增大。肺动脉段呈中 ~ 高度凸出，肺门动脉扩张，搏动增强，肺血增多。主动脉结正常或轻度缩小。

　　（3）室间隔缺损伴有明显肺动脉高压（图 20 – 6）：右心室压力接近或超过体循环水平时，发生右向左分流，临床上出现发绀，即所谓艾森曼格综合征。心脏和左右心室增大更为明显。在肺血增多的基础上，肺动脉高压征象更加明显。肺动脉段高度凸出，部分病例瘤样扩张，肺门血管也相应地明显扩张，外围分支细少，呈残根状。肺野变为清晰。

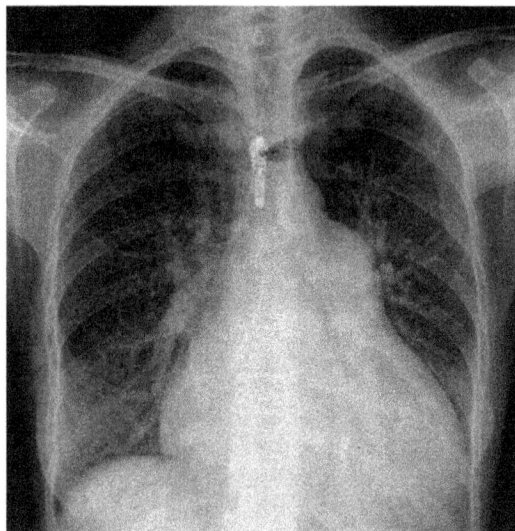

图 20-6　室间隔缺损

心影呈梨形。主动脉缩小，肺动脉段明显突出，右下肺动脉干增
粗，左心缘向左扩大，心尖左下移位。两肺纹理增多，边缘锐利

3. 鉴别诊断　室间隔缺损的心肺 X 线改变常取决于缺损的大小、心内分流和肺动脉高压三者的相互关系。小的缺损病例心肺 X 线所见可在正常范围。典型者左、右心室明显增大，以左心室为著。肺多血改变，肺动脉段突出，肺门动脉扩张且搏动增强。

在先天性心脏病中动脉导管未闭虽有左心室增大，但无右心室增大，主动脉结亦增大。

与房间隔缺损鉴别可有以下特点：①室间隔缺损不引起右心房的增大。②左心室及主动脉球无萎缩变小。③肺门充血程度为轻。④心前区杂音位置较低。

4. 临床评价　心室间隔缺损是常见的先天性心脏病之一。据国内对 1 085 例先天性心脏病的统计，本病发病率为 15.5%，占第 3 位，根据 Abbott 的 1 000 例尸检结果，占 5.5%，男性较多见。一般所称的心室间隔缺损系指单纯的缺损而言。它也可作为复杂的先天性畸形中的一部分而存在，如法洛四联症。

（1）根据缺损大小及分流量分类

1）小型缺损伴小分流量：缺损直径不超过 0.5cm，无临床症状，左向右分流量也很小，一般称之为 Roger 病。

2）中等大小的缺损伴大分流量：缺损直径在 0.5~1.5cm，左向右分流量较大，右心室及肺动脉压力有一定程度增高。

3）大型缺损伴左向右分流：缺损直径 >1.5cm，肺动脉阻力增高，有时左右心室压力可以相接近。

4）大型缺损伴右向左分流：大型缺损到后期肺血管阻力超过体循环阻力，心室水平产生右向左分流。临床出现发绀。此类型称为"艾森曼格综合征"。

本病缺损多为单发，呈圆形或椭圆形，直径在 5~30mm 之间，以 10mm 左右为最常见。

（2）根据缺损解剖部位分类

1）嵴上型缺损：位置较高，位于室上嵴前上方和主肺动脉瓣下，占室间隔缺损的 15.6%。

2）嵴下型缺损：为膜部间隔缺损，位于室上嵴的后下方，此型缺损较大，发病率最高，占室间隔缺损的 60.2%。

3）隔瓣后缺损：位于三尖瓣隔膜的后方，较前两型更居后，占室间隔缺损的 21.3%。

4）肌部缺损：最少见，缺损可位于肌部间隔的任何部位，多数缺损靠近心尖。一般缺损较小，所谓罗格病（Roger 病）多属此型，占室间隔缺损的 2.9%。

多数室间隔缺损 X 线表现典型诊断不难且可粗略估计左向右分流量的大小及肺动脉高压的程度；小室间隔缺损 X 线改变轻微或在正常范围。诊断主要靠典型的临床体征和 Doppler 超声心动图检查：室间隔缺损合并重度肺动脉高压，右心房室增大明显，杂音可不典型，有或无发绀，常与其他左向右分流或双向分流畸形有肺动脉高压者混淆，需借助超声心动图甚至造影检查做出鉴别。

三、动脉导管未闭

1. 临床特点　动脉导管未闭是常见的先天性心脏病之一，国内对 1 085 例先天性心脏血管病的统计表明，其发生率为 21.1%，居第 2 位，女高于男，为（3 ~ 5）：1 病理分类包括圆柱型、漏斗型、缺损型（窗型）和动脉瘤型。随导管的粗细病变严重的程度而不同：导管细，分流量小，可无症状；导管粗，分流量大，可影响发育、乏力、心悸、气喘，如肺动脉高压；产生右向左分流，则半身出现发绀；晚期可出现心力衰竭。听诊，胸骨左缘第 2 肋间有连续性机器样杂音，并可触及震颤。

2. X 线表现

（1）心脏大小和外形：心脏大小的变化与导管的粗细分流量的大小有关。导管粗，分流量大，心脏增大可很明显，导管细，分流量小，心脏亦可不扩大或轻度增大。心影外形呈"二尖瓣"型或"二尖瓣 - 主动脉"型。

（2）肺血管的表现：肺充血，肺动脉分支扩张，增粗和迂曲，但血管轮廓清晰。肺充血的程度与导管粗细分流量的大小成正比。一般充血者比较明显，引起充血性肺动脉高压。少数病例见到肺门舞蹈。但不如房缺多见。晚期可导致梗阻性肺动脉高压。

（3）左心房增大（图 20 - 7）：由于血流量增多，左房可发生扩大，程度一般较轻。

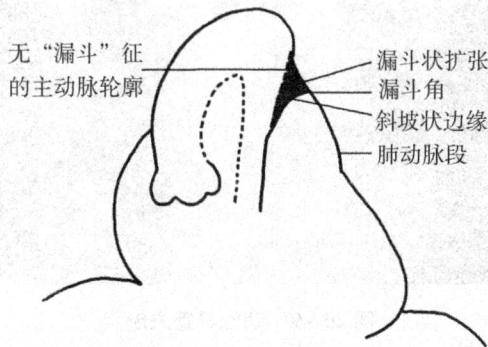

图 20 - 7　"漏斗"征示意图

（4）左心室增大（图 20 - 8）：主要表现在流出道，左心室扩大的程度与分流量也成正比。

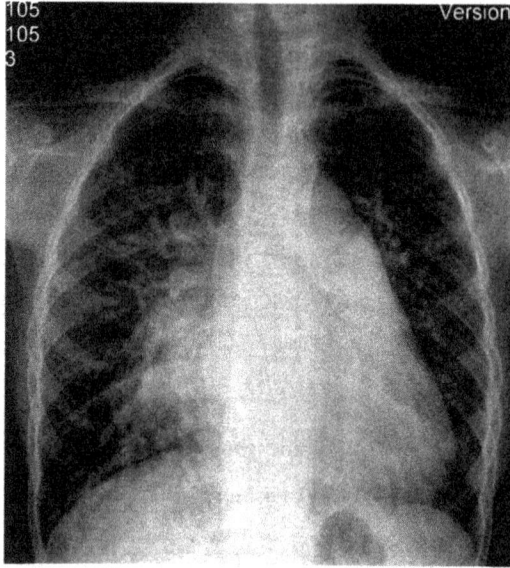

图 20 - 8　动脉导管未闭

心影呈梨形，主动脉结无明显缩小，肺动脉段突出，右肺门血管影增多、浓密，右心缘见双房影，心尖左下移位。主动脉弓下见"漏斗"征。两肺纹理增多，边缘锐利。支气管分叉角增大，＞90°

（5）升主动脉及主动脉结增宽，搏动明显增强：一般认为，凡是左向右的心内分流，主动脉影不增宽或缩小，尤以房间隔缺损缩小比较明显。如为心外分流，则见主动脉增宽，搏动增强。

（6）肺动脉段突出：呈轻度至中度突出，明显突出的较为少见（图 20 - 9）。

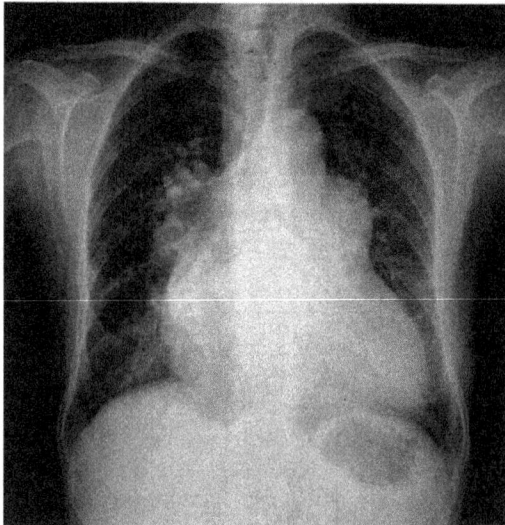

图 20 - 9　动脉导管未闭

心影呈梨形，主动脉结正常，肺动脉段瘤样突出，右肺门影增大浓密，右下肺动脉干增粗，右心缘见双房影，心尖左下移位。两肺纹理增多，边缘锐利。支气管分叉角增大，＞90°

（7）右心室增大：一般早期右心室不增大，如伴有肺动脉高压，右心室可增大。

（8）"漏斗"征（图 20－7）：是指主动脉在动脉导管附着处呈局部漏斗状扩张。表现为主动脉弓阴影下方并不随即内收而继续向左外膨隆，并逐渐过渡至降主动脉，随后再向内呈斜坡状移行于降主动脉阴影（图 20－8）。

（9）动脉导管瘤多表现为左上纵隔的搏动性肿块：侧位在主动脉弓下、降部前方，主动脉窗内。

3. 鉴别诊断　主动脉结增宽和"漏斗"征、左室及主动脉搏动增强等征象三者间并无大差别，这对本症与其他左向右分流引起肺动脉高压的鉴别诊断是有帮助的。"漏斗"征的病理基础是动脉导管起始部主动脉管腔的漏斗状扩张及在后前位上的投影。

与主动脉窦瘤破裂的鉴别在于其患者既往无心脏病的症状和体征，而在成年后突然发病，且迅速出现心力衰竭和心影增大，左右心均受累，以左心室增大为主，心影近似"主动脉"型。动脉导管未闭无右心室增大，不会在短期内出现心影增大和心力衰竭的征象。且自幼即有心脏病的相应症状和体征。

粗大的动脉导管未闭其临床表现和普通 X 线检查几乎难与主动脉－肺动脉间隔缺损鉴别，后者由于缺损的位置特点，一般杂音较低。胸主动脉造影为最重要的诊断和鉴别诊断方法。

4. 临床评价　动脉导管未闭临床及 X 线平片所见均较典型，一般诊断并不困难，且优于 M 型及二维超声心动图检查。心肺 X 线表现尚有助于估计血流动力学改变（图 20－10）的程度。少量分流的病例 X 线改变较轻微，诊断主要依靠典型的杂音；合并重度肺动脉高压者，杂音等体征常不典型，X 线平片检查可提供一定的帮助。疑难病例，尤其需与其他心底部分流或室间隔缺损合并主动脉瓣关闭不全者鉴别。

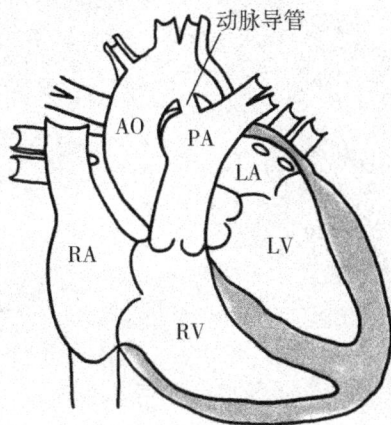

图 20－10　动脉导管未闭血流动力学改变
AO：主动脉；PA：肺动脉；LA：左心房；LV：左心室；RA：右心房；RV：右心室

四、艾森曼格综合征

1. 临床特点　本症有广义和狭义两种含义。广义的艾森曼格综合征，是近年来通过对先天性心脏病的血流动力学的研究而提出的。凡是先天性心脏病，先由左向右的分流，如房间隔缺损、动脉导管未闭、室间隔缺损等先天性畸形，继而产生肺动脉高压，肺循环内的阻力与体循环内阻力相同或更高时，均可造成右向左的分流并出现发绀，此类情况均可称之为艾森曼格综合征。狭义者系指传统的艾森曼格综合征，即包括主动脉骑跨、室间隔缺损，右心室肥大、肺动脉扩张 4 种畸形，与法洛四联症的不同点是肺动脉不狭窄反而有扩张。故此病常为晚发性发绀类的先天性心血管畸形。本综合征原有的左至右分流流量均颇大，以致肺动脉压逐渐增高，右心室和右心房压也逐渐增高，达到一定程度时，就使原来的左至右分流转变为右至左分流而出现发绀。此种情况发生在心室间隔缺损时多在 20 岁以后，发生在动脉导管未闭时也多在青年期后。

轻至中度发绀，于劳累后加重，原有动脉导管未闭者下半身发绀较上半身明显，逐渐出现杵状指（趾）。气急、乏力、头晕，以后可发生右心衰竭。体征示心脏浊音界增大，心前区有抬举性搏动，原有左至右分流时的杂音消失（动脉导管未闭连续性杂音的舒张期部分消失）或减轻（心室间隔缺损的收缩期杂音减轻），肺动脉瓣区出现收缩喷射音和收缩期吹风样喷射型杂音，第 2 心音亢进并可分裂，以后可有吹风样舒张期杂音（相对性肺动脉瓣关闭不全），胸骨左下缘可有收缩期吹风样反流型杂音（相对性三尖瓣关闭不全）。

2. X 线表现　肺部充血，肺动脉及其分支有扩张，当肺动脉高压时，则肺动脉分支的近端扩张，而其远端狭窄，主动脉影可右移或无改变。肺门血管搏动增强，可出现肺门"舞蹈"征。右心室增大，肺动脉段饱满或隆起，整个心形呈梨形（图 20 - 11）。在心血管造影术中，可见室间隔缺损及主动脉骑跨的征象，而肺动脉无狭窄。

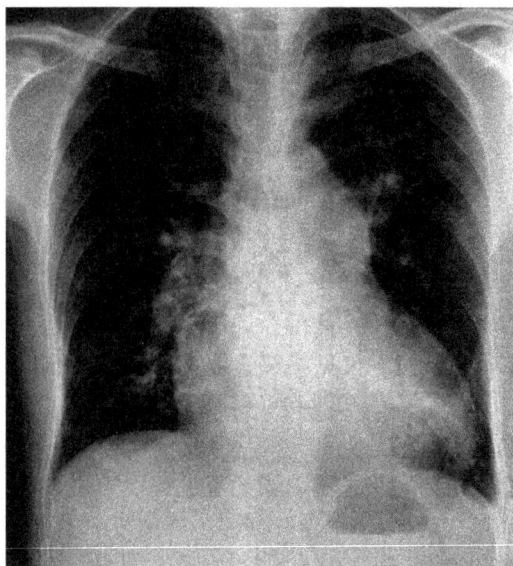

图 20 - 11　艾森曼格综合征
心影增大呈梨形，肺动脉段突出，两侧肺动脉增粗，两肺充血

3. 鉴别诊断　见表 20 - 1。

表 20 - 1　艾森曼格综合征与其他三种先天性心脏病鉴别

X 线表现	动脉导管未闭	室间隔缺损	房间隔缺损	艾森曼格综合征
右心房	不扩大	不增大	明显增大	不增大
右心室	稍大	增大	明显增大	明显增大
主动脉	增大	正常	细小	正常或小

X 线表现	动脉导管未闭	室间隔缺损	房间隔缺损	艾森曼格综合征
肺动脉	中等度扩大	轻度或中等度扩大	高度扩大	高度扩大
肺充血	轻度或中度	中度	重度或严重	重度

4. 临床评价　原有的心室间隔缺损、心房间隔缺损、主动脉－肺动脉间隔缺损或未闭的动脉导管均增大，右心房和右心室增大，肺动脉总干和主要分支扩大，而肺小动脉可有闭塞性病变。一般而论，心室间隔缺损患者发生本综合征者较多，且发生年龄较早，可能与该畸形原来的左至右分流可从左心室直接喷入肺动脉，冲击肺血管而使胎儿期肺动脉的高阻力状态得以持续发展有关。动脉导管未闭和心房间隔缺损发生本综合征者则较少亦较晚。

五、风湿性心脏病

风湿性心脏病（简称风心病），包括急性或亚急性风湿性心肌炎及慢性风湿性心瓣膜病两大类。后者各瓣膜均可受累，但以二尖瓣最为常见，多数发生于心脏左侧，于右侧者常与左侧同时并发，其中最多见于二尖瓣，其次为主动脉瓣，其他瓣膜损害比较少见。二尖瓣狭窄所致的"梨形"心脏较典型。

1. 临床特点　二尖瓣狭窄，一般为后天性风湿性疾患所致。偶尔亦起源于先天性或其他原因，本病女性多于男性。常有心悸、气短、胸痛及咯血等。也可出现发绀及急性肺水肿。查体以二尖瓣面容，心尖部舒张期隆隆样杂音为特征，可触及震颤。心电图示二尖瓣 P 波，右室肥厚及劳损以及右束支传导阻滞等。少数病例体征可不典型，甚或无杂音，其临床诊断困难。

2. X 线表现

（1）心脏外形和大小：心脏外形通常呈"梨形"或称二尖瓣型心脏。心脏大小可从轻度到显著，一般为中度增大。

（2）心脏各房室增大

1）左心房增大：是二尖瓣狭窄最主要的和最常见的 X 线征象。后前位上，心右缘可见到双重阴影或出现双弧影，心左缘左心耳增大，出现第 3 弧膨出，呈"驼峰"样（图 20－12）。左右支气管分叉角增大，尤其左侧支气管受压抬高。右前斜位吞钡，食管呈不同程度受压移位，依其程度将左心房增大分为轻、中、重三度。左前斜位服钡，食管受压移位，主动脉窗缩小或消失，左侧支气管抬高。左侧位上，对确定左心房增大更有利。

2）右心室增大：为仅次于左心房增大的重要征象。是肺内压力增高的结果，因此常伴有肺动脉高压的存在。轻度二尖瓣狭窄右心室增大常不显著，重度二尖瓣狭窄右心室呈中度以上增大。后前位上，表现心向左旋转，肺动脉段突出，心脏横径加宽，心尖上翘圆钝。左右斜位，心脏前下缘向前膨凸，心前间隙缩小或消失。

3）右心房增大：在二尖瓣狭窄中比较少见，绝大多数是轻度增大，多是相对性三尖瓣关闭不全或右心衰竭。较明显的右心房增大，常提示有三尖瓣损害。

4）左心室缩小：因左心房流入左心室的血量减少，左心室发生萎缩，而使左心缘下部变得较直，心尖位置抬高。左前斜位，心后缘下段变短前缩与增大后凸的左心房形成鲜明的对比。

5）主动脉结缩小：造成主动脉结缩小的主要原因是由于左心室进入主动脉的血量减

少，另一原因，右心室增大使心脏向左旋转，造成主动脉升、降部重叠。此外，由于肺动脉段增大膨出突向上方而遮盖了一部分主动脉球影。病变发生于青少年，主动脉尚未发育完善，如果二尖瓣狭窄发生于成年人，且有动脉硬化时，则主动脉结不小，可近于正常形态。

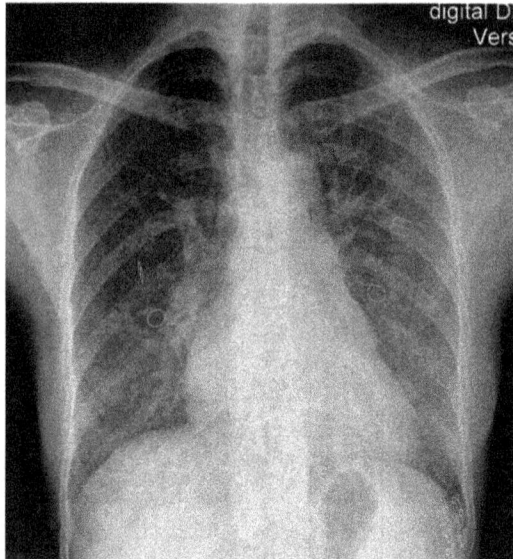

图 20 – 12　风湿性心脏病二尖瓣狭窄

心影呈"梨形"，主动脉结略缩小，肺动脉段突出，右下肺动脉增粗。右心
缘双房影，左心缘见第三弓，心尖略上翘。两肺纹理增多，边缘模糊

（3）肺部改变

1）肺静脉变化：正常人肺静脉平均压为 8 ~ 10mmHg，上肺静脉比下叶肺静脉细小，当二尖瓣狭窄时，肺静脉压力升高，逐渐出现上肺静脉增粗、下肺静脉变细的现象，发生血液重新分配。这种改变主要是由于压力升高而引起下叶血管反射性收缩所致。

2）肺野及肺门阴影的改变：主要变化为肺淤血，这是二尖瓣狭窄中的重要征象，表现为肺血管纹理增多，交叉成密集的网状阴影，肺野透亮度减低，肺底板模糊。

3）含铁血黄素沉着：肺部可出现许多细小如粟粒样颗粒，直径 1 ~ 2mm，很像粟粒结核，为含铁血黄素沉着所致，并为永久性改变，手术后也不会消退。

4）肺内骨化结节：这些结节多呈圆形，也可呈卵圆形，直径 2 ~ 8mm，密度甚高，很像结核的钙化，但不发生融合，多位于肺的中、下野。

5）间隔线：重度肺淤血则可产生小叶间隔水肿，淋巴管扩张，Kerley B 线，在肺的下部最多见于肋膈角区，出现水平横行条影，长 2 ~ 3cm，宽 1 ~ 2mm，常数条平行，可双侧同时出现，也可单侧出现。

6）二尖瓣钙化：约 10% 的二尖瓣病变可出现钙化，形态不规则，可呈星状或小斑片状致密影，在后前位上，位于第 5 肋间，脊柱左方心影内。左前斜位则在心影后 1/3 处，在透视下可随心脏搏动而跳动。应与肺内钙化区别，屏气时，钙化仍在跳动可确定为瓣膜钙化。

7）局部肺不张或肺气肿：由于心脏增大尤其是左心房增大，压迫两侧支气管可产生局限性肺不张或肺气肿，阻塞性肺炎，发生于中叶和下叶多见。

8）肺动脉高压（图 20 – 13）：肺静脉压力升高，必然引起肺毛细血管、肺小动脉压力升高，导致肺动脉压力升高。其 X 线表现为：①肺动脉段凸出。②肺动脉主分支扩张，右下肺动脉干宽度超过 15mm，即为肺动脉高压现象。③肺野外围动脉细小，肺动脉主支扩大，而肺野外围分支出现骤然细小呈残根状。

9）二尖瓣口狭窄程度的估计：正常二尖瓣孔直径为 3～3.5cm，当瓣孔狭窄达 1.5cm 时，即可产生症状。

3. 鉴别诊断 根据各房室的选择性增大、搏动和肺血管纹理表现，结合临床相应瓣口区的杂音，平片检查可以判定瓣膜受损的部位、性质［狭窄和（或）关闭不全］及其严重程度。

多数情况下亦可判定联合瓣膜病各瓣膜损害的主次或其性质，但心脏过大尤其有心衰者需与风湿性心肌炎或两者并存鉴别。

诊断二尖瓣狭窄一般没有困难。典型的单纯二尖瓣狭窄根据病史及体征即可明确诊断。临床表现及心脏体征与风湿性二尖瓣狭窄极为相似的是左心房黏液瘤。左心房黏液瘤病例的心脏杂音可能随体位变动而改变响度或消失。超声心动图可显示左心房内肿瘤的云团状回声反射在舒张期进入二尖瓣瓣口或左心室，收缩期时回纳入左心房内，对明确诊断极有价值。考虑做外科手术治疗的二尖瓣狭窄病例，尚需查清是否伴有二尖瓣关闭不全及其他瓣膜是否也有病变以及病变的轻重程度。40 岁以上的病例宜做选择性冠状动脉造影术以了解冠状动脉有无梗阻性病变。

4. 临床评价 风湿病常引起风湿性心内膜炎，病变使瓣膜发生充血、肿胀及增厚，表面有小赘生物和纤维蛋白沉积，致使瓣膜交界粘连，产生瓣口缩小、狭窄，同时纤维化和缩短的腱索牵引使瓣膜向下移位，致瓣口呈漏斗状，严重的瓣膜病变可发生继发性钙化。

病理生理改变：

（1）二尖瓣发生狭窄，左心房收缩时，血液排空进入左心室发生障碍，造成左心房内的血量增加、淤积，使左心房压力升高，左心房逐渐扩大和肥厚。

（2）由于左心房压力升高，肺静脉及肺毛细血管压力也同时升高，就产生肺静脉及肺毛细血管扩张淤血，这时肺动脉压必须上升，才能保持正常的肺动脉、静脉压差，保持有效的肺循环，致使右心室增加负荷，逐渐肥厚。

（3）长期肺静脉肺循环阻力增高，进而引起肺动脉高压，促使右心室肥厚扩大。

（4）长期二尖瓣狭窄，左心室血流量减少，左心室及主动脉都可有萎缩改变。

X 线检查不能直接显示瓣膜装置，有时需与某些血流动力学相似的疾患鉴别，如左心房黏液瘤、Marfan 综合征或室间隔缺损继发主动脉瓣关闭不全、主动脉瓣上或瓣下狭窄以及各种心肌疾患继发的二、三尖瓣关闭不全等。此时，则有赖于对全面资料尤其是超声心动图的综合分析做出诊断。X 线平片方法简便、心肺兼顾，便于术前后复查，观察病变的演变。

六、肺源性心脏病

1. 临床特点 本病发展缓慢，临床上除原有肺、胸疾病的各种症状和体征外，主要是逐步出现肺衰竭、心力衰竭以及其他器官损害的征象。按其功能的代偿期与失代偿期进行分述。

肺、心功能代偿期（包括缓解期）：此期主要是慢阻肺的表现。慢性咳嗽、咳痰、气急，活动后可感心悸、呼吸困难、乏力和劳动耐力下降。体检可有明显肺气肿征，听诊多有呼吸音减弱，偶有干、湿性啰音，下肢轻微水肿，下午明显，次晨消失。心浊音界常因肺气肿而不易叩出。心音遥远，但肺动脉瓣区可有第 2 心音亢进，提示有肺动脉高压。三尖瓣区出现收缩期杂音或剑突下示心脏搏动，多提示有右心肥厚、扩大。部分病例因肺气肿使胸膜腔内压升高，阻碍腔静脉回流，可见颈静脉充盈。又因膈下降，使肝上界及下缘明显地下移，应与右心衰竭的肝淤血征相鉴别。

肺、心功能失代偿期（包括急性加重期）：本期临床主要表现以呼吸衰竭为主，有或无心力衰竭。呼吸衰竭以急性呼吸道感染为常见诱因。心力衰竭以右心衰竭为主，也可出现心律失常。

2. X线表现

（1）慢性肺部疾病：最常见的是慢性支气管炎和肺气肿（图20－13），其次是严重的肺结核、尘肺、支气管扩张以及广泛的胸膜增厚、胸廓畸形等。肺血管病变如肺动脉血栓栓塞等。例如，慢性支气管炎肺气肿引起肺泡扩大，使肺泡表面毛细血管压迫、受损，致毛细血管床减少，肺动脉血液通过受障而减少，肺动脉压力增高，引起肺动脉高压，右心室负荷增加，发生肥厚增大。

（2）肺动脉高压的X线表现图20－13。

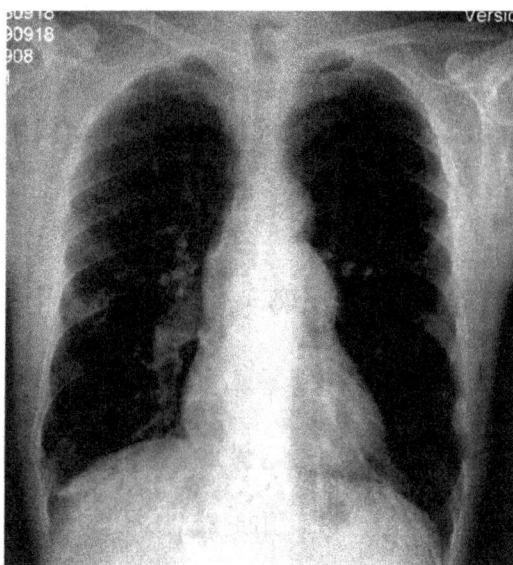

图20－13　两肺慢性支气管炎肺气肿、肺心病
两肺纹理增多、紊乱，两肺野透亮度增加，右下肺动脉干增粗
呈残根样改变，肺动脉段突出，左心缘下段圆隆上翘

1）肺动脉主支扩大，以右肺下动脉扩张最明显，其横径＞15mm。

2）中心肺动脉扩张外围分支细小，两者形成鲜明对比，呈残根状，多反映较重度的肺动脉高压。

3）肺动脉段突出，与肺动脉高压程度及病程长短有关，早期仅轻度膨隆，严重时可明显突出。

（3）心脏改变

1）心脏形态及大小：由于有肺动脉高压，肺动脉段突出，右心室增大，因此心脏外形如梨形，呈二尖瓣型。由于肺气肿，横膈低及心脏增大不显著，心胸比率大于正常者不多。部分病例心脏外形可比正常者为小（小肺心）。心脏代偿功能减退出现心力衰竭时，心脏可急骤增大，而当心力衰竭被控制后，心脏大小又可回复原状。

2）右心室增大（图 20 - 13）：由于肺部慢性病变产生的肺动脉高压，使右心室负担加重，早期出现右心室流出道肥厚。当病变进展，心脏代偿功能减退或有右心衰竭时，则右心室流入道亦增大，心脏横膈接触面增宽，心胸比率亦增大。

3）右心房增大不多见：常由于右心室压力增高，右心房排血困难并发三尖瓣关闭不全之结果，故都与右心室增大并存。

4）肺门血管搏动：当肺动脉高压较著时，肺动脉主干搏动增强。

3. 鉴别诊断

（1）冠状动脉粥样硬化性心脏病（冠心病）：肺心病与冠心病均多见于老年人，有许多相似之处，而且常有两病共存。冠心病有典型的心绞痛、心肌梗死的病史或心电图表现，若有左心衰竭的发作史、高血压、高脂血症、糖尿病史更有助鉴别。体检、X 线及心电图检查呈左心室肥厚为主的征象，可资鉴别。肺心病合并冠心病时鉴别有较多的困难，应详细询问病史，体格检查和有关心、肺功能检查加以鉴别。

（2）风湿性心瓣膜病：风湿性心脏病三尖瓣疾患应与肺心病的相对三尖瓣关闭不全相鉴别。前者往往有风湿性关节炎和心肌炎的病史，其他瓣膜如二尖瓣、主动脉瓣常有病变，X 线、心电图、超声心动图有特殊表现。

（3）原发性心肌病：本病多为全心增大，无慢性呼吸道疾病史，无肺动脉高压的 X 线表现等。

4. 临床评价　慢性肺源性心脏病的 X 线诊断，应根据肺部、心脏两方面改变进行全面分析，肺部病变是根本，肺动脉高压是线索，右心室增大是依据。肺动脉高压和右心室增大应做出明确的判断，是诊断早期肺源性心脏病的关键。

（张　满）

第三节　靴形心脏

一、法洛四联症

1. 临床特点　患儿通常在 1 岁左右出现发绀，在哭闹时或活动后加重，喜蹲踞。缺氧发作时可出现晕厥、呼吸困难、意识丧失、抽搐等。患者发育迟缓，消瘦，杵状指、趾，胸骨左缘第 2 ~ 4 肋间可闻及收缩期 3 级以上杂音，P_2 减弱或消失、红细胞增加。心电图有心室肥厚伴劳损，右心房肥大，不完全性右束支传导阻滞。

2. X 线表现

（1）典型四联征

1）心脏呈木靴状，右心室肥厚增大（图 20 - 14），将左心室推向后上方，以致使心尖圆钝而翘起，心腰凹陷及主动脉升部、弓部扩张，心影呈典型的靴形，某些病例肺动脉段下方略见膨凸，系第 3 心室所致。少数病例可见右心房增大和上腔静脉扩张，左心房、左心室都不见增大。

2）肺血减少，肺门阴影缩小，肺内血管纹理细小、稀疏，示肺血减少（图 20 - 14），某些病例肺门阴影显著缩小或无明显的动脉支干阴影。而肺门区可见粗乱的血管阴影或肺野血管纹理，呈网状，为侧支循环的表现。两者均为肺动脉狭窄较重的指征。

3）主动脉升、弓部扩张增宽，有1/4~1/3合并右位主动脉弓。

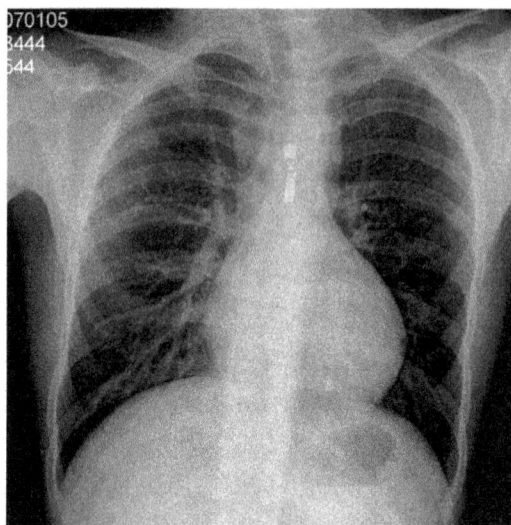

图20－14　心影呈靴形，主动脉稍增宽，左心缘下段圆钝上翘，两肺纹理稀疏

（2）重症四联征：心脏外形与典型四联征的心脏形态基本相似，仅是增大程度上的区别。重型病例心脏增大较明显，心腰凹陷和主动脉升弓部扩张增宽更加显著，多数病例肺野示侧支循环表现。

（3）轻度可无发绀型四联征：心脏外形和肺血减少的X线表现取决于肺动脉狭窄和室间隔缺损的程度，不一定都具有上述典型的X线征象。如室间隔缺损较小，肺动脉狭窄亦轻，心脏形态的改变与单纯肺动脉狭窄相仿。如室间隔缺损较显著，而肺动脉狭窄不显著，心脏形态的改变与室间隔缺损相仿。

3. 鉴别诊断

（1）肺动脉口狭窄合并心房间隔缺损伴有右至左分流（法洛三联征）：本病发绀出现相对较晚。胸骨左缘第2肋间的收缩期杂音较响，所占据时间较长，肺动脉瓣区第2心音减轻、分裂。X线片上见心脏阴影增大较显著，肺动脉段明显突出。心电图中右心室劳损的表现较明显。右心导管检查、选择性指示剂稀释曲线测定或选择性心血管造影，发现肺动脉口狭窄属瓣膜型，右至左分流水平在心房部位，可以确立诊断。

（2）艾森曼格综合征：心室间隔缺损、心房间隔缺损、主动脉－肺动脉间隔缺损或动脉导管未闭的患者发生严重肺动脉高压时，使左至右分流转变为右至左分流，形成艾森曼格综合征。本综合征发绀出现晚；肺动脉瓣区有收缩喷射音和收缩期吹风样杂音，第2心音亢进并可分裂，可有吹风样舒张期杂音；X线检查可见肺动脉段明显突出，肺门血管影粗大而肺野血管影细小；右心导管检查发现肺动脉显著高压等，可资鉴别。

（3）埃勃斯坦畸形和三尖瓣闭锁：埃勃斯坦畸形时，三尖瓣的隔瓣叶和后瓣叶下移至心室，右心房增大，右心室相对较小，常伴有心房间隔缺损而造成右至左分流。心前区常可听到4个心音；X线示心影增大，常呈球形，右心房可甚大；心电图示右心房肥大和右束支传导阻滞；选择性右心房造影显示增大的右心房和畸形的三尖瓣，可以确立诊断。三尖瓣闭锁时三尖瓣口完全不通，右心房的血液通过未闭卵圆孔或心房间隔缺损进入左心房，经二尖瓣入左心室，再经心室间隔缺损或未闭动脉导管到肺循环。X 线检查可见右心室部位不明显，肺野清晰。心电图有左心室肥大表现。选择性右心房造影可确立诊断。

（4）大血管错位：完全性大血管错位时肺动脉源出自左心室，而主动脉源出自右心室，常伴有心房或心室间隔缺损或动脉导管未闭，心脏常显著增大，X 线片示肺部充血。选择性右心室造影可确立诊断。不完全性大血管错位中右心室双出口患者的主动脉和肺动脉均从右心室发出，常伴心室间隔缺损，X 线片示心影显著增大、肺部充血，选择性右心室造影可确立诊断。如同时有肺动脉瓣口狭窄则鉴别诊断将比较困难。

（5）动脉干永存：动脉干永存时只有一组半月瓣，跨于两心室之上，肺动脉和头臂动脉均由此动脉干发出，常伴有心室间隔缺损。法洛四联症患者中如肺动脉口病变严重，形成肺动脉和肺动脉瓣闭锁时，其表现与动脉干永存类似称为假性动脉干永存。要注意两者的鉴别。对此，选择性右心室造影很有帮助。

4. 临床评价　1888 年由法国人 Fallot 首先描述了肺动脉狭窄（常为右心室漏斗部狭窄）、室间隔缺损、主动脉骑跨、右心室肥厚，即法洛四联症。占先天性心脏病的 9.2% ~ 14%，在先天性发绀型心脏病中占第 1 位，占 66% ~ 75%。约 1/4 病例可伴有房间隔缺损，即法洛五联症。法洛四联症主要畸形为肺动脉狭窄和高位室间隔缺损。

肺动脉狭窄的程度可由轻度狭窄到完全闭锁，狭窄的部位多为漏斗部狭窄。或兼有肺动脉瓣的狭窄。漏斗部狭窄可以为整个漏斗部的狭窄，也可为局限性环形狭窄。后者可造成狭窄与瓣膜之间的扩张，形成所谓第 3 心室。室间隔缺损是高位的，多为膜部缺损，缺损之直径往往在 1cm 以上。主动脉骑跨程度不等，升主动脉都较粗大，20% ~ 30% 患者合并右位主动脉弓。右心室肥大是一种代偿性肥厚，其室壁厚度可达左心室，甚至超过左心室，左心室则发育不良。

法洛四联症的血流动力学改变主要取决于肺动脉狭窄所形成的阻力，狭窄愈重，右心室排血阻力愈大，通过室间隔缺损由右向左的分流也就愈大。主动脉同时接受来自左、右心室的混合血，使体循环血氧饱和度降低，而肺动脉血流量减少进一步加深缺氧，从而引起发绀。部分病例肺动脉狭窄较轻，室间隔缺损也很小，右心室压力常低于左心室或相似，不出现由右向左分流或无发绀。此外，法洛四联症发绀型几乎都有来自体循环的侧支血管供应肺循环，侧支循环一般占主动脉血流量的 5% ~ 30%，丰富的侧支循环可以改善缺氧从而减轻发绀。

（1）根据 X 线的典型征象结合临床体征尤其是发绀，平片多能做出或提示四联征的诊断，年龄越大越可靠，婴幼相同的 X 线征象常与其他肺血少的发绀型复杂畸形混淆，如伴有肺动脉狭窄的右室双出口、大动脉错位、单心室、三尖瓣闭锁、肺动脉闭锁及右心发育不全等，可致 X 线平片诊断受限。

（2）X 线征象拟似法洛四联症，但心脏明显增大、心脏异位或疑有左位升主动脉者，特别是心电图无右心室肥厚时应警惕其他复杂畸形。

（3）超声心动图在法洛四联症无创性检查中有重要作用，可部分取代造影检查。对上述疑难病例和术前确诊或手术适应证、术式选择目前仍主要依据心血管造影。

二、肺动脉狭窄

1. 临床特点　随肺动脉狭窄的程度不同而出现不同的临床表现，常见症状易疲乏，劳累后心悸、气急，一般症状较轻。严重狭窄易导致卵圆孔的开放。可出现发绀，体检胸骨左缘第 2 前肋间听到 3~4 级收缩期杂音，伴有震颤，肺动脉第 2 音减弱或消失。心电图电轴右偏，右心室肥厚，右束支传导阻滞，右心房肥大。

2. X 线表现

（1）瓣膜狭窄

1）心脏呈"二尖瓣"型，心脏大小正常或轻度增大者居多。少数为中至高度增大，主要为右心室增大，正位显示心尖圆钝且向上翘，约有 1/3 病例可见右心房增大，显著增大者常提示重度肺动脉瓣狭窄或合并三尖瓣关闭不全。

2）肺动脉段凸出为狭窄后扩张所致，多呈直立式，其上缘可接近主动脉弓水平，突出的肺动脉段多为中 – 高度凸出，与左心缘连接处凹陷（图 20 – 15）。

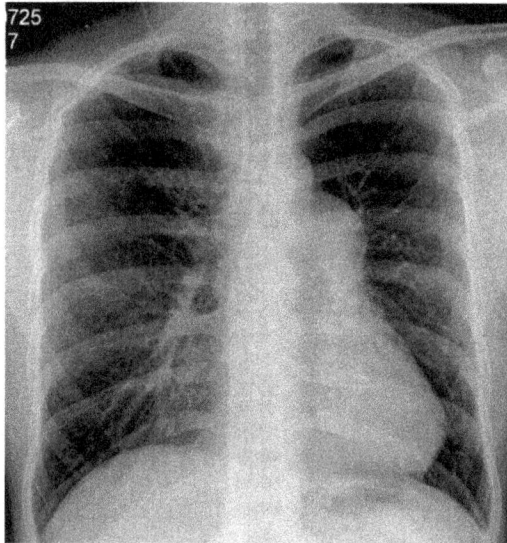

图 20 – 15　肺动脉狭窄

心脏呈二尖瓣型，主动脉结缩小，肺动脉段瘤样突出，
心尖圆钝上翘。两肺纹理稀疏，两肺野透亮度增加

3）肺血减少，肺血管纹理纤细、稀疏，尤其与肺动脉段明显突出形成鲜明对比，为肺动脉瓣狭窄常见的征象，且多反映为较重的狭窄。右肺门动脉因距离肺动脉主干较远不受影响，亦多细小。左肺门动脉亦见扩张，大于右侧致使两肺门阴影不对称，左侧＞右侧。在诊断上具有重大意义。

4）心脏大血管搏动，心缘搏动正常或增强：肺动脉段及左肺门搏动增强，右肺门动脉无搏动而呈"静止"状态，两者形成鲜明对比，对诊断具有较大意义。

（2）漏斗部狭窄：漏斗部肌性狭窄，肺动脉段凹陷，心尖上翘，心脏呈"靴形"，心外形似四联征，另有少数病例肺动脉段轻凸，心外形似"二尖瓣型"，右心室多呈不同程度增大，于肺动脉段下方常可见轻度膨凸，为漏斗部心腔，第 3 心室的反映。肺血减少表现。

3. 临床评价　按其狭窄部位和病理改变可以分为以下 4 个类型。

（1）瓣膜狭窄：最为常见，占 70%～80%，瓣膜缘不同程度地粘连愈着，形成向主肺动脉干腔内呈圆顶样突出的隔膜，于中心或偏心有一狭窄瓣孔，其大小从几毫米至十毫米以上，伴有主肺动脉干的狭窄后扩张。瓣膜呈不同程度的增厚，甚至变形。

（2）漏斗部狭窄（瓣下狭窄）：较少见，约占 10%，狭窄可位于右心室流出道的任何部位，可为狭长的肌肉型通道管样狭窄，亦可为环状狭窄之隔膜型。

（3）瓣上狭窄：于肺动脉瓣上，即主肺动脉干根部局限性狭窄。

（4）混合型狭窄：如肺动脉瓣狭窄合并漏斗部狭窄，或肺动脉瓣狭窄合并轻度瓣上狭窄。

4. 病理生理　肺动脉狭窄基本的血流动力学变化是右心排血受阻。右心室收缩压升高而肺动脉压正常或降低，结果产生右心室肥厚，以致继发右心衰竭。肺动脉瓣狭窄，因血流动力学影响，即血液冲击狭窄瓣口后产生的涡流引起主肺动脉干的扩张，称为狭窄后的扩张，可波及左肺动脉为瓣膜狭窄的特征之一。

先天性肺动脉狭窄为常见的先天性心脏病，尤其是肺动脉瓣狭窄普通 X 线检查多可以做出定性诊断，但在病变程度的估计上，尤其心脏不大或仅轻度增大者，常有一定限度。单发的漏斗部狭窄较少见，平片诊断受到一定限制，常需注意与无发绀的法洛四联症相鉴别。二维超声心动图及彩色 Doppler 有助于确定诊断。右心导管检查可作为诊断及狭窄程度判断的重要依据。为了进一步明确瓣膜、漏斗部狭窄以及右心室肥厚的解剖诊断和形态特点，以助于疑难病例鉴别诊断和手术治疗适应证的选择，右心室造影在临床上具有重要意义。

三、高血压心脏病

1. 临床特点　头痛、头晕、失眠是高血压的常见症状，在心功能代偿期一般无心脏方面的症状。发展至高血压心脏病后可逐渐出现左心衰竭症状（心悸、气短、不能平卧、心动过速甚至出现奔马律、肺水肿等），如继发右心衰竭可见肝大、下肢水肿等相应表现。

2. X 线表现　典型者心脏呈"主动脉"型，主动脉增宽，主动脉结膨凸，左心室增大（图 20 – 16）。

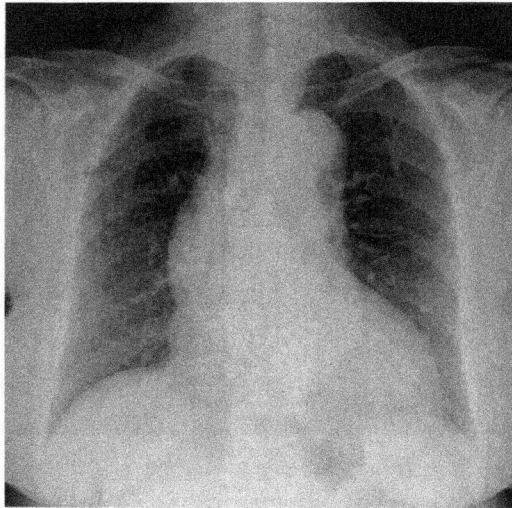

图 20 – 16　高血压性心脏病

心影呈主动脉型，主动脉结突出，心腰凹陷，主动脉增宽迂曲，左心缘下段向左扩大，心尖左下移位。两肺纹理增多，边缘欠清晰

（1）单纯左心室肥厚，在后前位上仅表现左室段圆隆，心尖钝圆，即所谓向心性肥厚，整个心影无明显增大。

（2）左心室肥厚和扩张而引起左心室增大时，在后前位上，心脏呈"主动脉"型，左心室缘向左凸隆，并向下延伸，相反搏动点上移。左前斜位上，心脏向后凸出，心后间隙消失，与脊柱影重叠。

（3）左心衰竭时，左心室发生显著增大，搏动减弱，可继发相对性二尖瓣关闭不全，因此，左心房、左心室进一步扩大，肺静脉压力升高，出现肺淤血，出现间质性或肺泡性肺水肿。

3. 鉴别诊断　需与主动脉瓣关闭不全鉴别。

4. 临床评价　高血压可分为原发性和继发性两类，前者约占90%，后者占10%，继发于其他疾病如肾脏、内分泌、心血管和颅脑疾患等。各型高血压达到一定时间和程度，使左心室负荷加重，继之引起左心室肥厚、增大和功能不全。

（1）普通X线检查：胸部平片可显示心脏和胸主动脉的改变，为高血压的分期和病情判断提供参考和依据，随诊观察演变过程有助于估计预后。胸片显示肺循环的改变如肺淤血，间质性或早期肺泡性肺水肿往往早于临床症状和体征，对判断病情有特别意义。胸部和腹部平片，排泄性尿路造影等可为继发性高血压的病因诊断提供线索。

（2）X线改变与心电图改变的关系：心电图是诊断高血压引起的心脏改变的重要根据。一般来说心电图改变（左心室高电压，肥厚、劳损等）是与X线所示的心脏和左心室增大呈正相关关系。但有些病例心电图改变早于X线改变或X线改变早于心电图改变。因此，诊断高血压性心脏病应同时重视两种指标，相互配合。

（3）双维超声、CT、MRI除显示心脏改变外对主动脉缩窄、肾及肾上腺改变等继发性高血压的病因诊断具有重要价值（图20-17、图20-18）。血管造影（包括DSA）可为继发于主动脉缩窄、大动脉炎和肾血管病的高血压提供最准确的解剖诊断，作为手术和介入性治疗的依据。一般来说，综合临床，心电图、胸片和双维超声做出高血压性心脏病的诊断较为符合我国的国情。

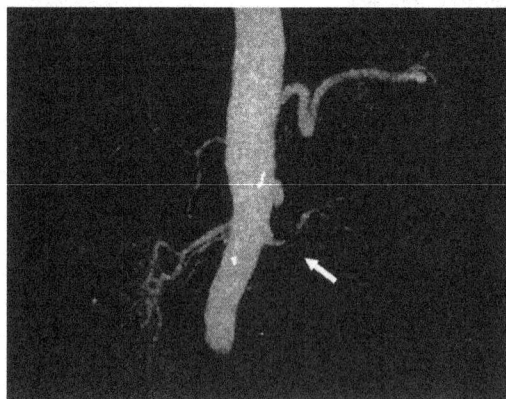

图20-17　肾动脉狭窄继发高血压
CTA示左肾动脉狭窄（箭头）

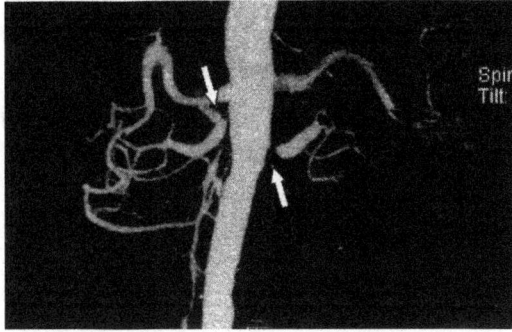

图 20 - 18 大动脉炎继发高血压

CTA 示双肾动脉狭窄（箭头），肠系膜上动脉节段性狭窄，腹主动脉
稍窄且管壁不光整，并见较多侧支血管显示

（张 满）

第二十一章　骨骼与关节疾病的 X 线检查

第一节　骨折

X 线诊断骨折主要根据骨折线和骨折断端移位或断段成角。骨折线为锐利而透明的骨裂缝。

一、骨折类型

（1）青枝骨折（图 21 - 1）。

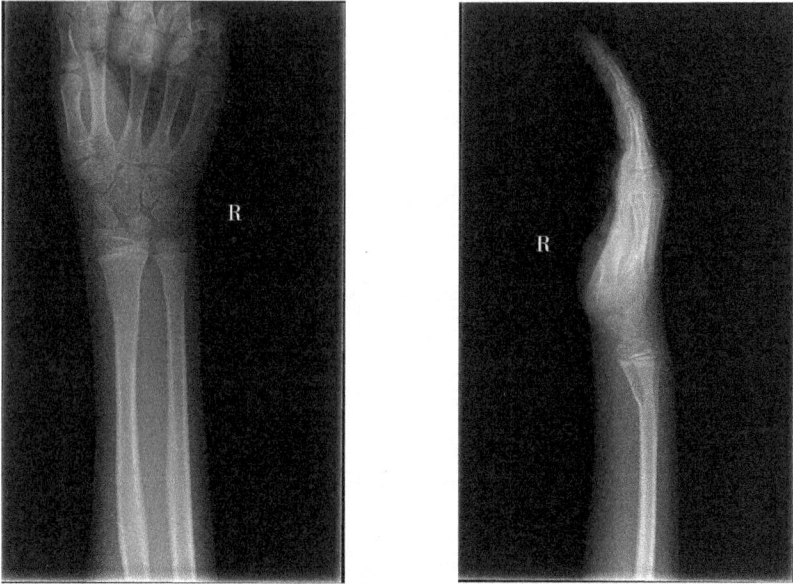

图 21 - 1　青枝骨折

（2）楔形骨折（图21 -2）。

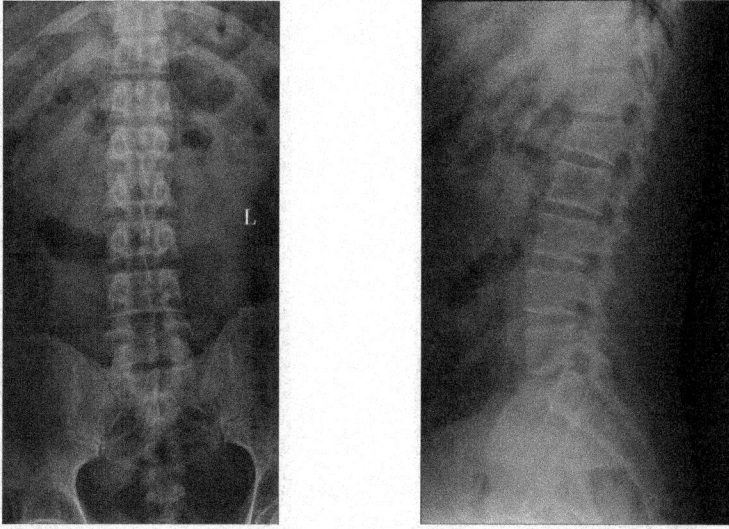

图21 -2　楔形骨折

（3）斜形骨折（图21 -3）。

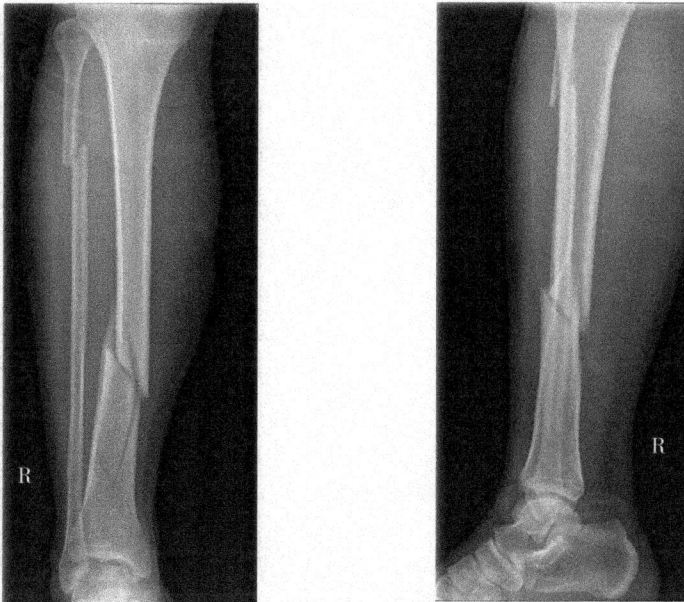

图21 -3　斜形骨折

（4）螺旋骨折（图 21 - 4）。

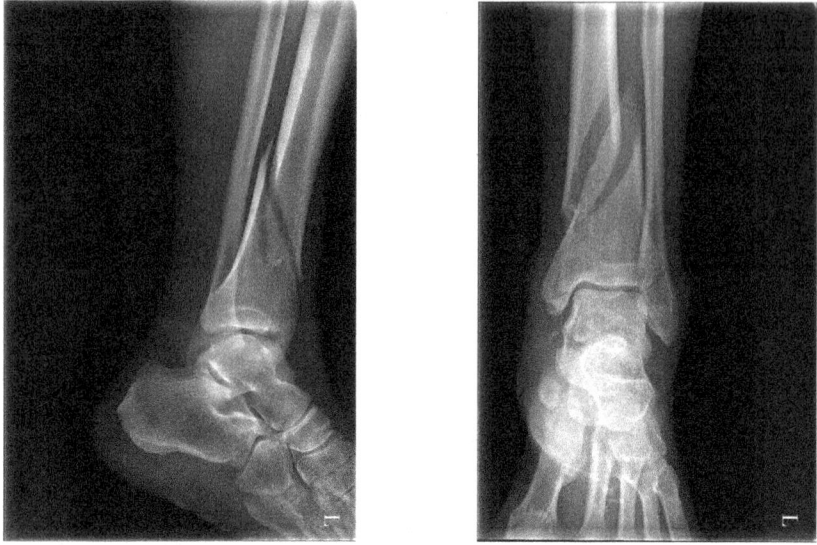

图 21 - 4　螺旋骨折

（5）粉碎骨折（图 21 - 5）。

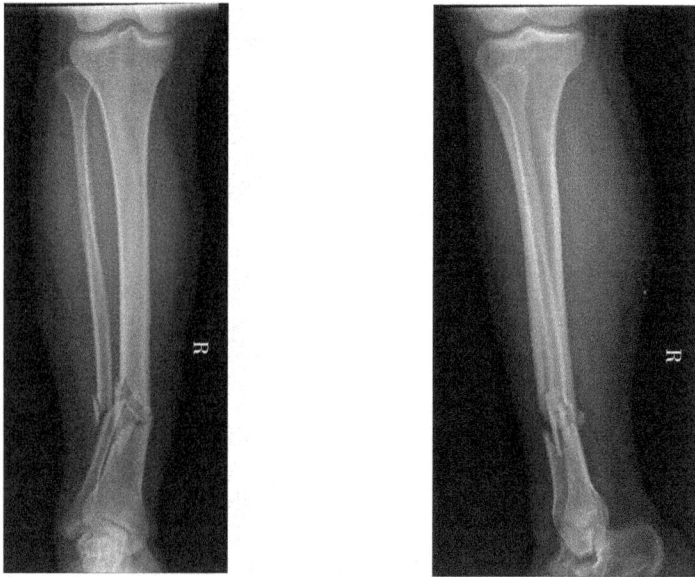

图 21 - 5　粉碎骨折

（6）压缩骨折（图21－6）。

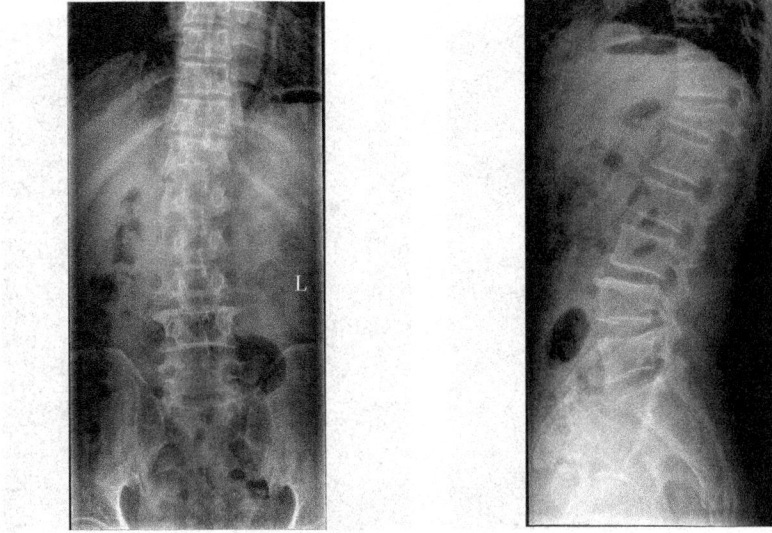

图 21－6　压缩骨折

二、骨折移位

（1）成角（图21－7）。

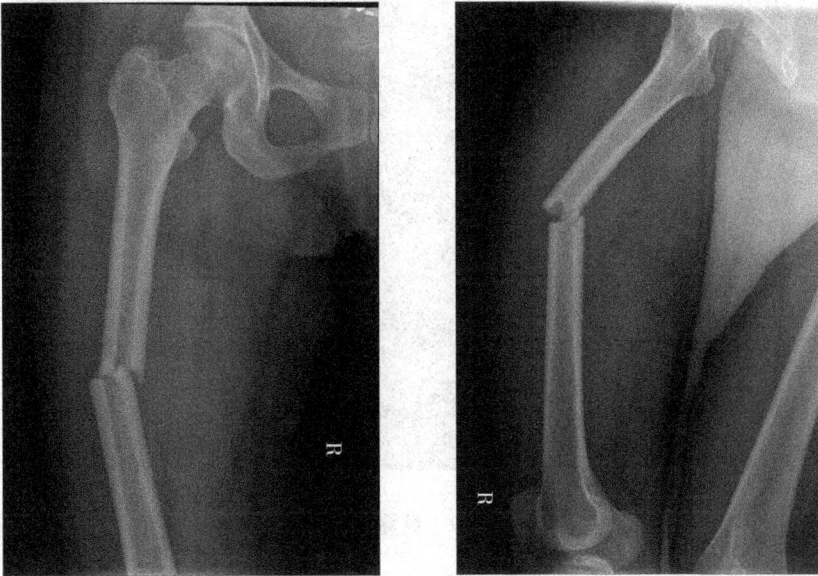

图 21－7　成角

（2）横向移位（图 21 - 8）。

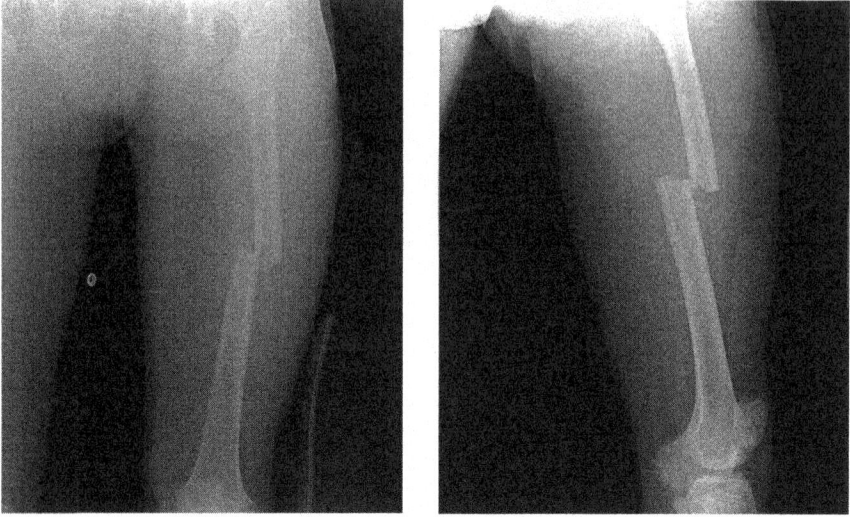

图 21 - 8 横向移位

（3）重叠移位（图 21 - 9）。

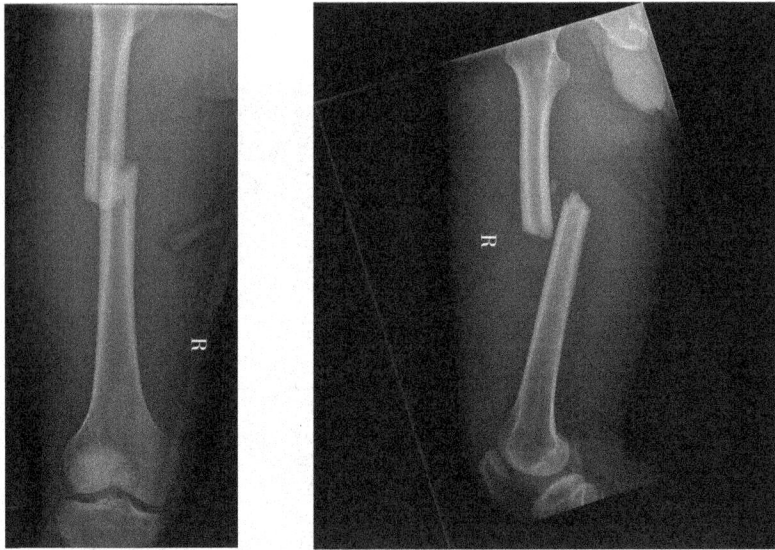

图 21 - 9 重叠移位

（4）分离移位（图 21 – 10）。

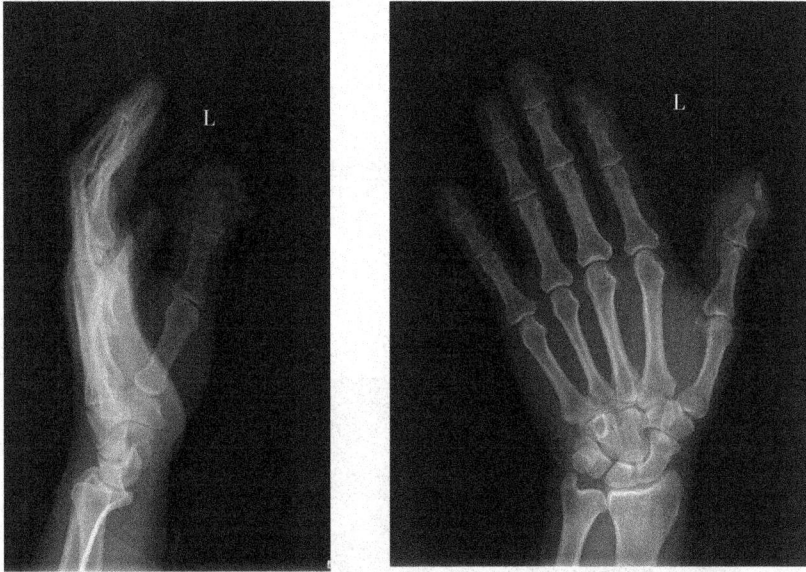

图 21 – 10　分离移位

（5）旋转移位（图 21 – 11）。

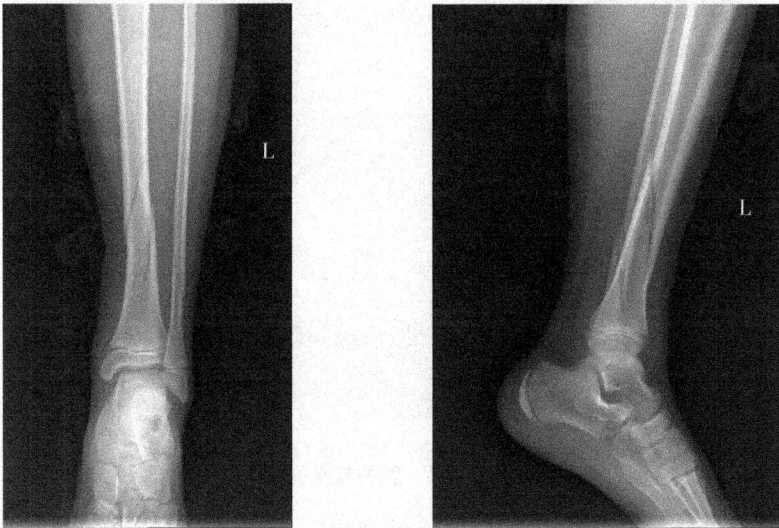

图 21 – 11　旋转移位

三、骨折愈合

骨性骨痂在骨折 2 ~ 3 周后形成。表现为断端外侧与骨干平行的梭形高密度影，即为外骨痂。同时可见骨折线模糊，主要为内骨痂、环形骨痂和腔内骨痂的密度增高所致。如骨折部位无外骨膜（如股骨颈关节囊内部分、手足的舟骨、月骨等）或骨膜受损而不能启动骨外膜成骨活动，则仅见骨折线变模糊。松质骨如椎体、骨盆骨等的骨折，也仅表现为骨折线变模糊。编织骨被成熟的板层骨所代替，X 线表现为骨痂体积逐渐变小、致密，边缘清楚，骨折线消失，断端间有骨小梁通过。骨折愈合后塑形的结果与年龄有关，儿童最后可以看不到骨折的痕迹。

（莫哲恒）

第二节　关节创伤

一、关节脱位

（1）肩关节脱位：根据肩关节损伤机制可分为前脱位和后脱位（图 21 - 12）。

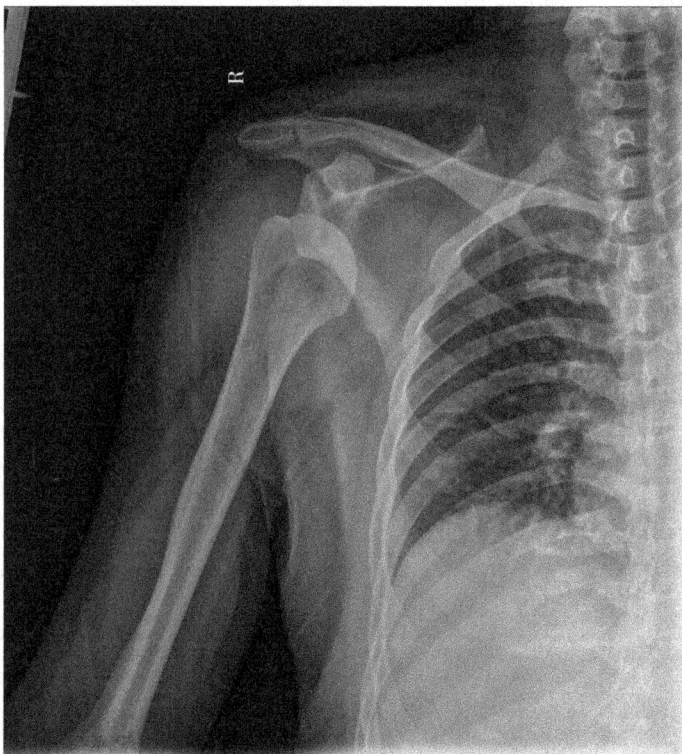

图 21 - 12　肩关节脱位

（2）肘关节脱位：常合并骨折，或伴有血管、神经损伤，以后方脱位多见（图 21 - 13）。

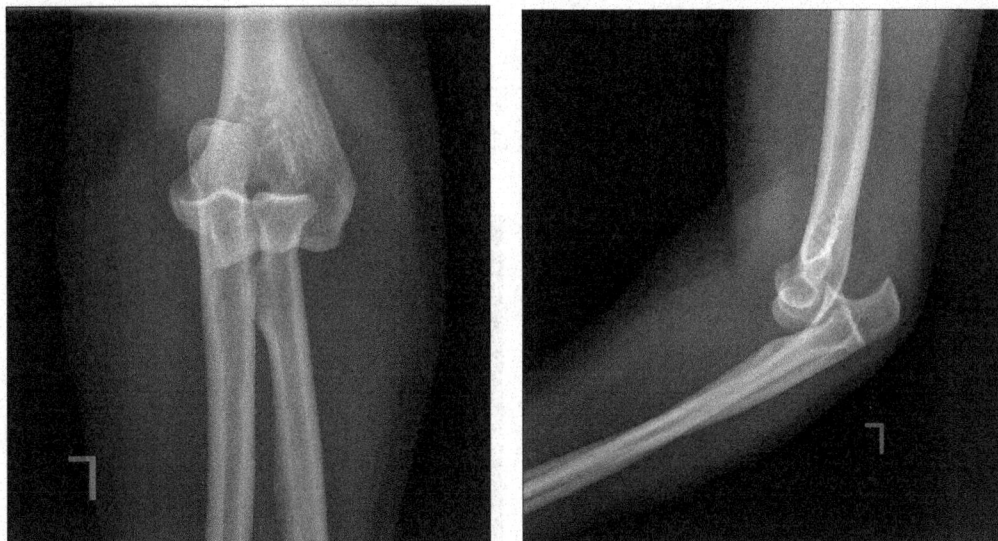

图 21 – 13　肘关节脱位

（3）腕关节脱位：见图 21 – 14。

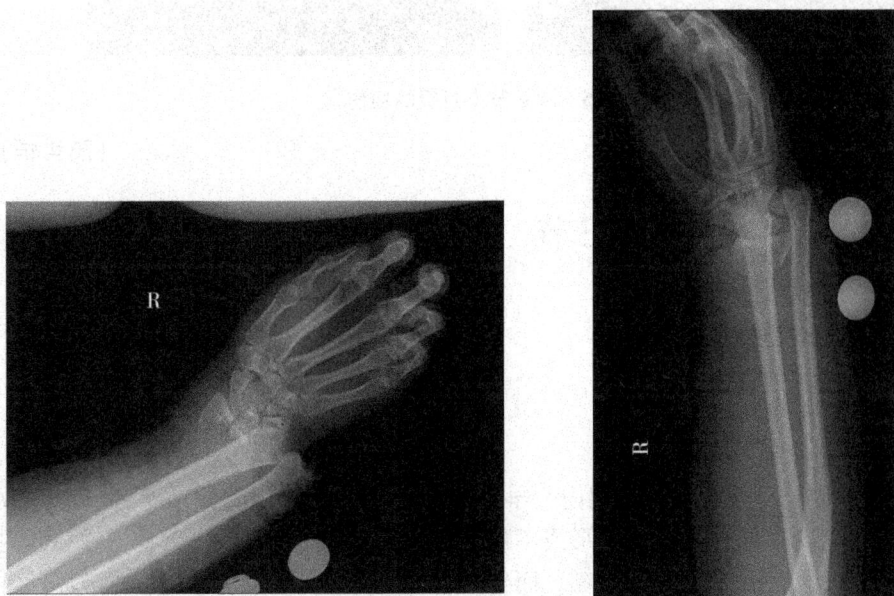

图 21 – 14　腕关节脱位

1）月骨脱位：月关节间隙消失，侧位片上月骨脱出于掌侧。

2）月骨周围脱位：正位片头月重叠或关节间隙消失；侧位片见头部脱出月骨的关节面，向背侧移位。

（4）髋关节脱位：以后脱位多见，常伴有髋臼后上缘骨折。中心性脱位合并髋臼粉碎性骨折，股骨头突入盆腔。

二、关节创伤

（1）肩袖撕裂：肩关节囊与肩山峰下三角肌滑液囊相通。

（2）肱骨外髁骨骺骨折：骨折线通过滑车部骺软骨，斜向外上方，达外髁干骺端。

（3）膝关节半月板的损伤（图 21－15）。

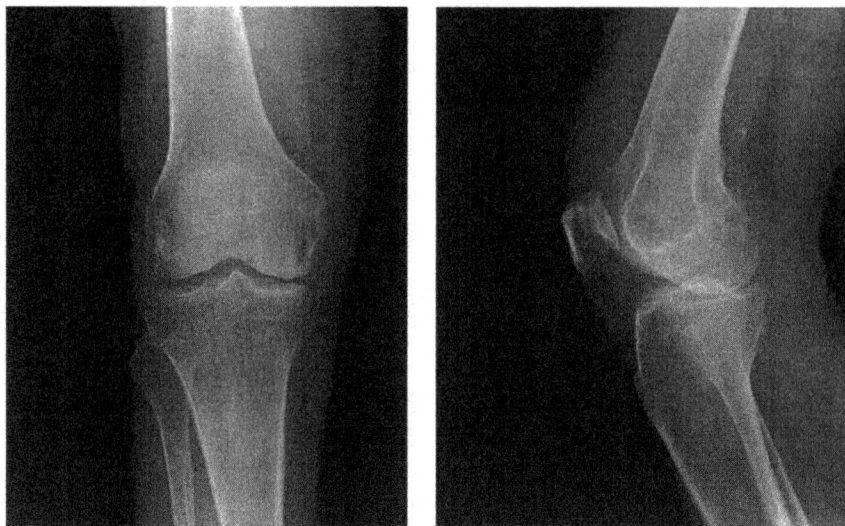

图 21－15　膝关节半月板的损伤

（莫哲恒）

第三节　骨结核

一、骨骺及干骺端结核

（一）X 线诊断要点

分为中心型和边缘型。

1. 中心型　病变位于骨骺、干骺端内，早期表现为局限性骨质疏松，随后出现弥散的点状骨质吸收区，逐渐形成圆形、椭圆形或不规则破坏区。病灶边缘清晰，骨质破坏区内有时可见砂粒状死骨，密度不高，边缘模糊，而化脓性骨髓炎死骨较大，呈块状。破坏性常横跨内后线。

2. 边缘型　病灶多见于骺板愈合后的骺端，特别是长管状骨的骨突处。早期表现为局部骨质糜烂。病灶进展，可形成不规则的骨质破损，可伴有薄层硬化边缘，周围软组织肿胀。

（二）临床联系

本病好发于骨骺与干骺端，发病初期，邻近关节活动受限，酸痛不适，负重、活动后加重。

二、骨干结核

（一）X 线诊断要点

1. 长管骨结核　X 线表现呈大片状、单囊或多囊样改变。继而侵及皮质，骨外膜增生成骨使骨干增粗。有的呈膨胀性改变，使骨干呈梭状扩张。如脓液反复外溢，则形成多层新骨，形如葱皮。以后骨膜新生骨与骨干融合，使骨干增粗。

2. 短管骨结核　X 线早期表现仅见软组织肿胀。手指呈梭形增粗和局部骨质疏松。继而骨干内出现圆形、卵圆形骨破坏，或呈多房性并向外膨隆，大多位于骨中央，长经与骨干长轴一致。病灶内有时可见粗大而不整的残存骨嵴，但很少见有死骨。病灶边缘大。

（二）读片

图 21－16，右手中指近节指骨囊状膨胀性骨质密度破坏区，骨皮质变薄，周围呈梭形软组织肿胀。

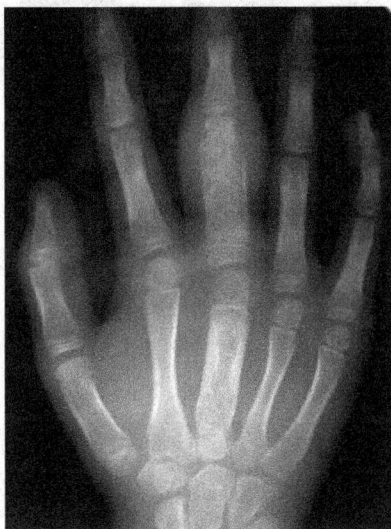

图 21－16　骨干结核

（三）临床联系

本病多见于 5 岁以上儿童。病变带为双侧多发，如发于近节指骨。可有肿胀等轻微症状，或无症状。

（莫哲恒）

第四节　骨肿瘤

一、良性骨肿瘤

（一）骨瘤

X 线诊断要点：颅骨骨瘤为一附着于骨板的骨性突起，常呈扁平状，边缘光滑整齐。一般肿瘤生长愈快，其密度亦愈低，体积也愈大。根据其密度不同，可分致密型和疏松型。前者内部结构均匀致密，后者结构疏松。

读片：（图 21 - 17），骨瘤。下颌骨体部中间偏右（右下第 3 牙根下方）可见一类椭圆形高密度影，边界清楚。

临床联系：骨瘤好发于颅骨，其次为颌骨，多见于颅骨外板和鼻旁窦壁。骨瘤可在观察期内长期稳定不增大或缓慢增大。较小的骨瘤可无症状，较大者随部位不同可引起相应的压迫症状。

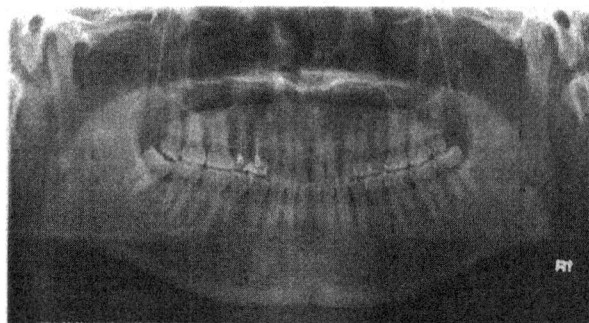

图 21 -17 骨瘤

（二）骨软骨瘤

X 线诊断要点：肿瘤为一附着于干骺端的骨性突起，边界清楚。与骨骼相连处，可呈蒂状或宽基底。瘤体内含有软骨组织时，显示有透亮区。肿瘤生长活跃者，其表面之致密钙化多呈菜花状，其中常可见多数环状钙化。停止生长者，表面则形成光滑的线样骨板。

读片：（图 21 - 18），滑膜骨软骨瘤。女，58 岁，左侧胫骨近端后方（相当于腘窝区）可见数个大小不等的类圆形密度增高影，位于滑膜腔内。

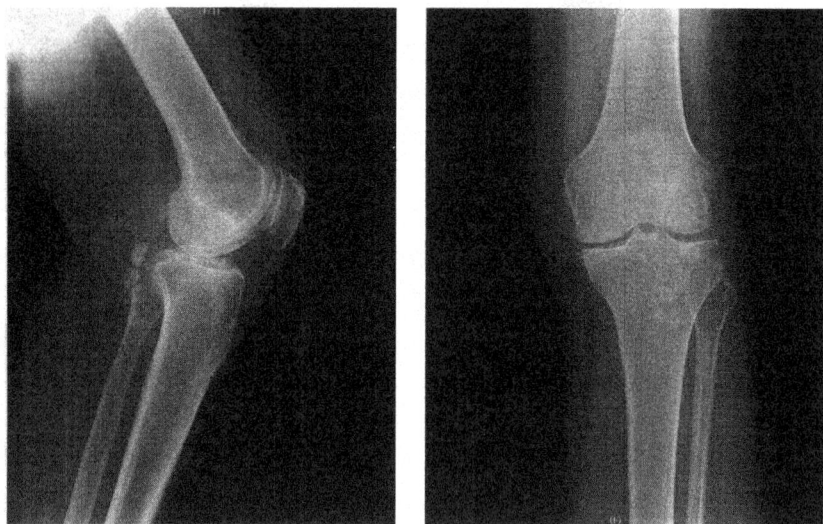

图 21 -18 滑膜骨软骨瘤

临床联系：骨软骨瘤是最常见的骨肿瘤，好发于 10～30 岁，男性居多，早期一般无症状，仅局部可扪及一硬结，肿瘤增大时可有轻度压痛和局部畸形，近关节活动障碍。

（三）软骨瘤

X 线诊断要点：病变常开始于干骺部，随骨生长而生长。病变位于骨干者多为中心性生长为主，位于干骺端者以偏心性生长为主。内生性软骨瘤位于髓腔内，表现为边界清楚的类圆形骨质破坏区，多有硬化缘与正常骨质相隔。病变邻近的骨皮质变薄或偏心性膨出，其内缘因骨嵴而凹凸不平或呈多弧状。由于骨嵴的投影，骨破坏区可呈多房样改变。骨破坏区内可见小环形、点状或不规则钙化影，以中心部位多见。

读片：（图 21 - 19），软骨瘤。右手第 3 掌骨中段可见囊状低密度影，边缘清楚，骨皮质膨胀变薄，周围未见骨膜反应。

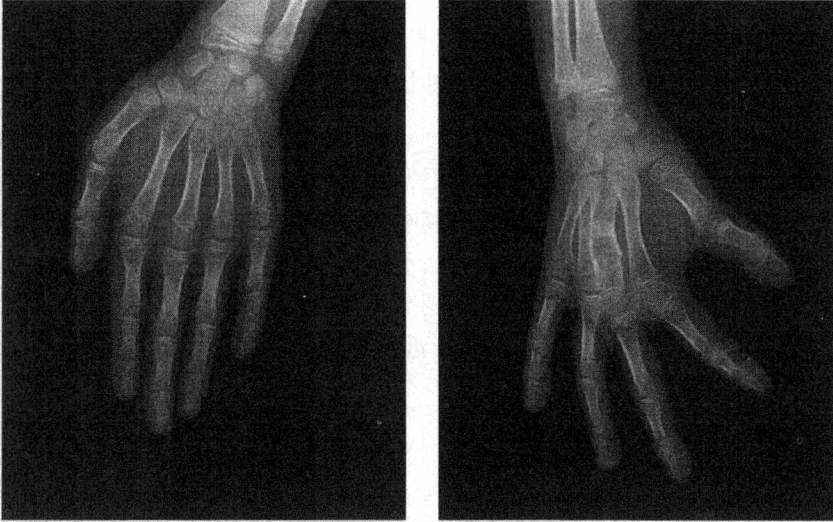

图 21 - 19　软骨瘤

临床联系：本病多发生于 11 ~ 30 岁男性，好发于手、足短管状骨，主要症状为轻微疼痛和压痛，表浅局部肿块，运动轻度受限。

（四）骨巨细胞瘤

X 线诊断要点：肿瘤好发于干骺愈合后的骨端，多呈膨胀性多房状偏心性骨破坏。有的肿瘤膨胀明显，甚至将关节对侧的另一骨端包绕起来，形成皂泡状影像。随肿瘤的发展，其中心部的皂泡影逐渐消失，而边缘又出现新的皂泡影。

肿瘤向外生长，骨内膜不断破骨，骨外膜不断形成新骨，形成骨壳。肿瘤生长缓慢者，骨壳多较完整；生长活跃者骨壳呈虫蚀样破坏。

临床联系：本病多发于 20 ~ 40 岁，以膝关节所属的骨端最常见。临床症状与发病部位及生长速度有关。通常为间期性隐痛。较大肿瘤触之有乒乓球感。如肿瘤突然生长加速，疼痛增剧，则有恶变的可能。

（五）软骨母细胞瘤

X 线诊断要点：肿瘤多位于干骺愈合前的骨骺，病灶多为圆形或不规则形局限性骨破坏区，常为偏心型。病变可突破骨端进入关节，亦可向干骺端蔓延。病变边缘清楚，周围多有较厚的硬化缘。病变易突破骨皮质，在软组织内形成肿块。

临床联系：本病多见于青少年，男性居多，好发于四肢长骨，发病缓慢，一般症状轻微，主要为邻近关节不适、积液、局部疼痛、肿胀、活动受限。

（六）软骨黏液样纤维瘤

X 线诊断要点：为位于干骺端偏心性囊样膨胀性透亮区。病变内有骨嵴为多房型，呈蜂窝状改变，病变内无骨嵴为单房型，多为椭圆形或圆形的透亮区。前者常与骨长轴一致。后者多向横的方向膨胀，易突破骨皮质，侵入软组织。部分骨皮质中断后，残余的骨壳呈弧状改变，表现较为特殊。肿瘤近髓腔侧呈扇状增生硬化，外缘膨胀变薄呈波浪状改变，有时肿瘤膨胀较明显，可超越关节间隙，包埋关节。

临床联系：肿瘤多见于 30 岁以下，好发于长骨干骺端，尤以胫骨上段较多。临床症状可有轻度疼痛，常因触及肿块而就诊，或因外伤经 X 线检查而被发现。

（七）非骨化性纤维瘤

X 线诊断要点：肿瘤多位于长骨干骺端距邻近骨骺板 3～5cm 处，多呈偏心性，为局限于皮质内或皮质下单房或分叶状透明区，呈椭圆形或圆形，境界清楚，病灶长轴与骨干纵轴平行。病变周围常环以薄的或厚薄不均的凹凸不平的硬化带，骨皮质膨胀变薄，亦可增厚或出现骨皮质缺损，透明区内有不规则骨嵴间隔。无骨膜反应，软组织多无改变。

读片：（图 21-20），骨巨细胞瘤。胫骨近段外侧髁骨质破坏，骨皮质明显变薄，部分似不连续，周围未见骨膜反应。

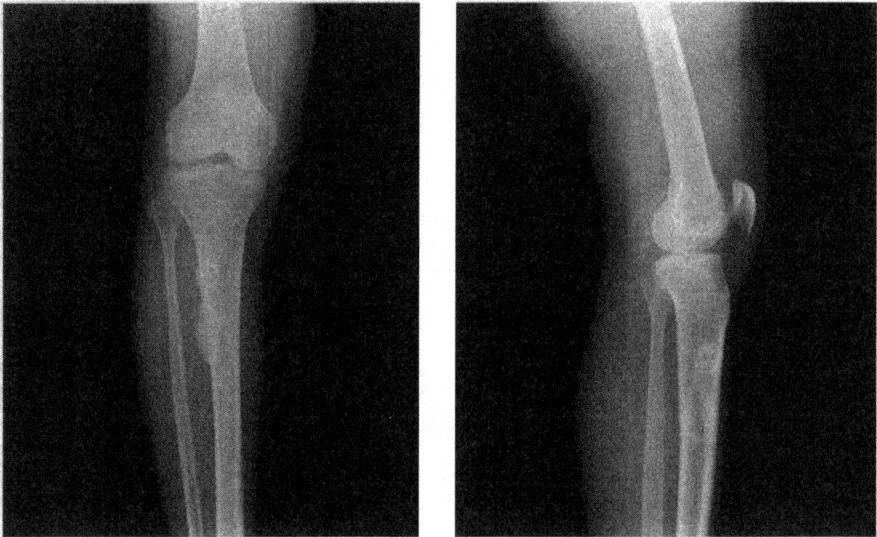

图 21-20　非骨化性纤维瘤

临床联系：临床上多见于青少年，30 岁以上罕见。胫骨上端及股骨下端为好发部位。多为单发，病程缓慢，可有局部轻度疼痛。

（八）多发性骨髓瘤

X 线诊断要点：多发性穿凿状的溶骨性破坏，普通性骨质疏松。随病变发展，可出现大片状骨质溶解消失。不规则的骨质破坏伴有软组织肿块者，常为生长迅速的征象；边缘清楚锐利伴有分房状膨胀改变者，多为缓慢发展的病变。此外，病变局限于骨髓内，骨小梁破坏较轻，X 线片可无明显异常。

临床联系：本病多发于 50～60 岁，以男性较为多见，好发部位是颅骨、脊柱、骨盆、肋骨和四肢长骨。主要症状常为全身性普遍性疼痛，而以胸背部和腰骶部较明显。疼痛初为间歇性，后发展为持续性剧痛。可有多发性病理骨折，进行性贫血、发热、消瘦和易并发肺部感染。

（九）骨样骨瘤

X 线诊断要点：主要表现为直径不超过 2cm 的透亮瘤巢和其周围的骨质硬化。在肿瘤发展过程中，瘤巢中心可出现钙化和骨化，与周围的硬化间隔以环形透亮区，此为本病的特征性表现。

临床联系：本病为良性成骨性肿瘤，多见于 30 岁以下青少年，以患部疼痛为重，夜间加重。疼痛可发生在 X 线征象出现之前，服用水杨酸类药物可缓解疼痛。

（十）骨母细胞瘤

X 线诊断要点：肿瘤大小在 2～10cm，主要为一囊样膨胀性密度减低区，其密度的改变，随肿瘤所含的成分而异。早期多显示为一密度较低的透亮区，以后随钙化或骨化的出现密度逐渐增高，可表现为弥漫性密度不均的增高，或呈散在性的斑块状钙化或骨化。

临床联系：本病绝大多数为良性，男性多于女性，局部疼痛不适为最常见的症状。服用水杨酸类药物无效。

二、原发性恶性骨肿瘤

（一）骨肉瘤

X 线诊断要点如下。

1. 瘤骨　是肿瘤细胞形成的骨组织，瘤骨的形态主要有以下几种。

（1）针状：多与骨皮质呈垂直状或放射状，大小不一，位于骨外软组织肿块内。

（2）棉絮状：密度较低，边缘模糊，分化较差。

（3）斑块状：密度较高，边界清，分化较好。

2. 骨质破坏　早期，骨皮质表现为筛孔状和虫蚀状骨质破坏；骨松质表现为斑片状骨质破坏。晚期，破坏区互相融合，形成大片状骨质缺损。

3. 骨膜增生　骨肉瘤可引起各种形态的骨膜新生骨和 codman 三角。

4. 软组织肿块　境界多不清楚，密度不均，可含有数量不等的瘤骨，肿块多呈圆形或半圆形。

读片：（图 21－21），骨肉瘤。男，20 岁。右侧股骨中远段膨胀性骨质破坏，骨质密度不均。

临床联系：本病为最常见的骨恶性肿瘤，多见于男性，好发年龄 11～20 岁，恶性程度高，进展快，易发生肺转移。疼痛、面部肿胀和运动障碍为三大症状。

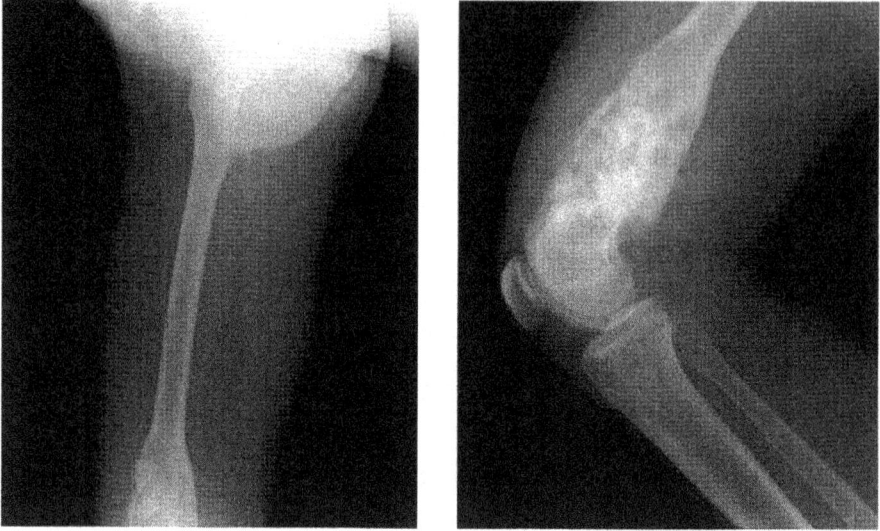

图 21 - 21　骨肉瘤

（二）软骨肉瘤

X 线诊断要点：主要为骨质破坏、软组织肿块和肿瘤钙化。

1. 中心型　呈溶骨性破坏，边缘不清，邻近骨皮质可有不同程度的肿胀、变薄，骨皮质或骨性包壳可被破坏而形成大小不等的软组织肿块。骨破坏区和软组织肿块内可见数量不等、分布不均、疏密不一或密集成堆或稀疏散在的钙化影。钙化表现为密度不均、边缘清晰或模糊的环形、半环形或沙砾样。

2. 周围型　多由骨软骨瘤恶变而来，表现为软骨帽不规则增厚变大，边缘模糊，并形成不规则软组织肿块，其内出现不同形状的钙化影。

读片：（图 21 - 22），软骨肉瘤。男，68 岁，左侧尺骨远段可见局限性破坏区，边缘模糊不清，似有轻微膨胀及骨膜增生，局部软组织层次模糊，密度增高。

本病发病仅次于骨肉瘤，多见于男性，以股骨和胫骨最为常见，主要症状是疼痛和肿胀，并形成质地较坚硬的肿块。

（三）骨纤维肉瘤

X 线诊断要点如下。

1. 中央型　边缘模糊的溶骨性破坏，周围呈筛孔样改变，一般无骨膜反应，无反应性骨硬化。

2. 周围型　表现为股旁软组织肿块和邻近部位的骨皮质毛糙、压迫性缺损或虫蚀样破坏，亦可穿破皮质侵入骨髓腔。

本病多见于 20 ~ 40 岁男性，好发于四肢长骨干股后端或骨干，主要表现有局部疼痛和肿胀，可有病理性骨折。

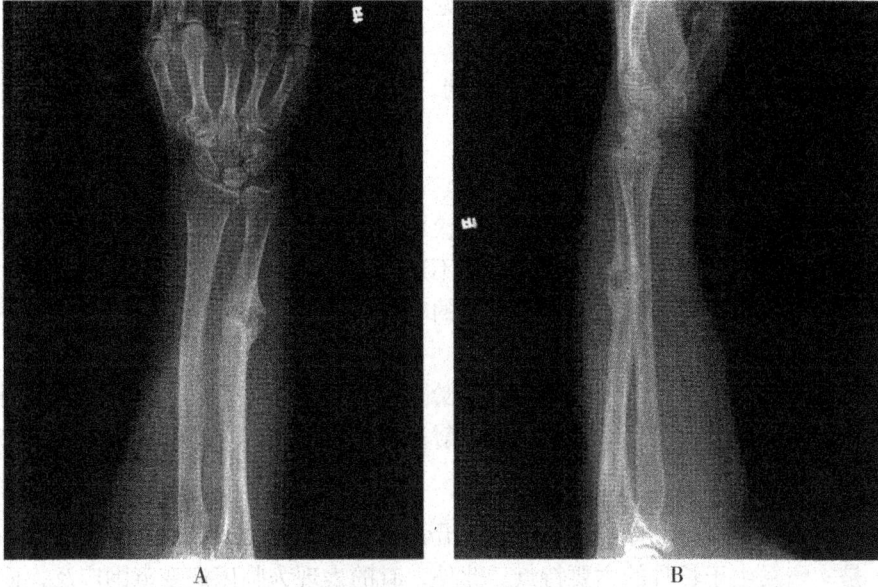

图 21 - 22　软骨肉瘤

A. 正位；B. 侧位

（四）滑膜肉瘤

X 线诊断要点如下。

（1）关节附近或跨越关节软组织呈结节状或分叶状肿块，密度均匀，边缘光整，与周围软组织分界清楚。

（2）瘤内出现点状、条状、斑片状、弧状钙化。

（3）跨越关节侵犯数骨的骨质破坏，常为鼠咬状或囊状骨质破坏，病变区可有斑点状钙化。弥漫性迅速生长者，可有大片溶骨性破坏，表现为干骺端骨质破坏、消失。

（4）肿块附近可有骨膜反应，形态不一，可呈葱皮样、放射状或不规则状，但较少见。

本病高发年龄为 20 ~ 30 岁，好发于膝、肘部位，主要表现为肿块和疼痛。在 X 线平片上表现不典型者，动脉造影更有诊断价值。

（五）骨肉瘤

X 线诊断要点：根据 X 线上不同表现，可分为 4 型。

1. 硬化型　肿瘤呈圆形或类圆形，瘤体致密浓的，边缘清晰，可有短毛刺，瘤体大部分紧贴骨皮质，与骨皮质间有较小的缝隙，邻近骨皮质多不受侵，呈分叶状者，可见分叶透亮间隙。软组织被推移位。

2. 发团型　肿瘤呈圆形，大部致密瘤骨表现为顺向的梳发样，边缘呈不连续之壳状，基底部密度较高，形成较典型的发团状，此为肿瘤主体。其余瘤骨少而不规则，钙化较多，肿瘤与骨皮质关系较密切，可压迫侵及骨皮质，软组织被推压移位。

3. 骨块型　肿块呈长形或肾形，大小不一，边缘整齐清楚，孤立于骨皮质之外，纵轴与骨干纵轴平行，肿瘤与骨皮质间可有明显间隙，有的骨块有蒂与骨相连，其余部分完全不与骨相连。瘤内密度不均匀，可有钙化。

4. 混合型　为上述各型的混合表现，但均不典型。瘤骨、瘤软骨分布不均，围绕骨生长，骨皮质甚至骨髓腔均可受侵，瘤内可见不规则钙化，可有骨膜反应，软组织肿胀明显。

本病高发于 30~40 岁，好发于长骨干骺端，尤其骨干下端腘窝部。症状轻微，局部有无痛性、固定性肿块，质地硬。晚期可有疼痛。

（六）尤因肉瘤

X 线诊断要点：病变区有大小不一的斑片状骨质破坏，周围骨皮质呈虫蚀样破坏。骨膜反应可呈葱皮样，随肿瘤的发展，表现为断续不连或虫蚀状，在骨膜新生骨中断处，常出现细小放射状骨针。肿瘤突破骨皮质，境界不清的软组织内肿块。当骨膜新生骨被破坏时，可出现袖口征。

本病好发年龄为 5~15 岁，发生部位与年龄及红骨髓分布有关。全身症状类似骨感染，局部症状以疼痛为主，早期可发生转移，对放射治疗相当敏感为本病的特点之一。

（七）骨原发性网状细胞肉瘤

X 线诊断要点：病变起于骨干或干骺端，沿骨长轴呈广泛的斑片状溶骨性破坏，骨膜反应不明显，是本病发生于长骨的主要特点。此外，有的表现为临床病变范围广泛，而骨的破坏呈溶冰状改变，亦是本病的相对特点之一。早期在髓腔出现多数颗粒状或小片状溶骨区，边缘模糊。有的小破坏区间尚有残留骨小梁，则可有网格状表现。骨髓腔略膨胀，骨皮质变薄，以后破坏区逐渐融合扩大，严重者骨结构大部消失。肿瘤发展可沿髓腔呈匀称性蔓延，或向一侧发展较快。突破骨皮质后形成软组织肿块。一般无骨膜改变。

本病好发于中年人，早期为患处间歇性钝痛，晚期可有持续性剧痛，多伴软组织肿块。骨破坏广泛而症状较轻，邻近关节的肿瘤还可引起滑膜炎。

（八）骨髓瘤

X 线诊断要点：多发性穿凿状的溶骨性破坏，普遍性骨质疏松。随病变发展，可出现大片状骨质溶解消失。不规则的骨质破坏伴有软组织肿块者，常为生长迅速的征象；边缘清楚锐利伴有分房状膨胀改变者，多为缓慢发展的病变。此外，病变局限于骨髓内，骨小梁破坏较轻，X 线片可无明显异常。

本病多见于 40 岁男性，好发于富含红骨髓的部位，临床表现复杂，除骨骼系统表现外，还有泌尿系统、神经系统、血液系统表现。

（九）脊索瘤

X 线诊断要点如下。

1. **骶尾部脊索瘤** 为肿瘤的最好发部位，表现为膨胀性溶骨性破坏，可有残存骨片及钙化，且常在骶骨前后形成软组织肿块。肿瘤与正常骨分界不清。

2. **颅底部脊索瘤** 肿瘤常位于蝶枕软骨联合部，蝶鞍附近。除溶骨性骨质破坏外，可见钙化。

3. **脊柱部** 常发生于上部颈椎，病变呈溶骨性膨胀性改变并向周围蔓延，形成椎旁软组织肿块（可有钙化），可有残存骨片和钙化。

本病多见于男性，可发生在任何年龄。病程长，主要症状为患部持续性隐痛。

三、转移性骨肿瘤

X 线诊断要点：骨转移 X 线表现为溶骨型、成骨型和混合型。

1. 溶骨型　最常见。长骨的转移瘤多在干骺端的骨松质，表现为单发或多发斑片状骨质破坏。随病变的发展融合扩大，形成大片状骨质破坏缺损，常并发病理骨折，无骨膜增生和软组织肿块。发生于扁骨者，多表现为大小不等的骨质破坏区，有融合倾向，或可见软组织肿块影。发生于脊柱者，见椎体广泛性破坏，椎间隙保持完整。椎弓根受侵。

2. 成骨型　多由生长缓慢的肿瘤引起。X 线表现为多发性边缘模糊的结节状或雪片状致密阴影。病灶扩大融合则成为大块状硬化灶。亦可刺激骨膜产生新生骨使病骨增厚，有时可有放射状骨针。

3. 混合型　兼有成骨和溶骨变化。

读片：（图 21－23），转移性骨肿瘤。女，56 岁，于尺桡骨远端可见不规则囊状骨质减低区，尺骨茎突下方骨皮质不连续，周围软组织密度增高。

本病多见于中、老年人，男性为多。转移途径主要为血行转移，表现主要是疼痛，多为持续性，夜间加重。有时可出现肿块、病理骨折和压迫症状。

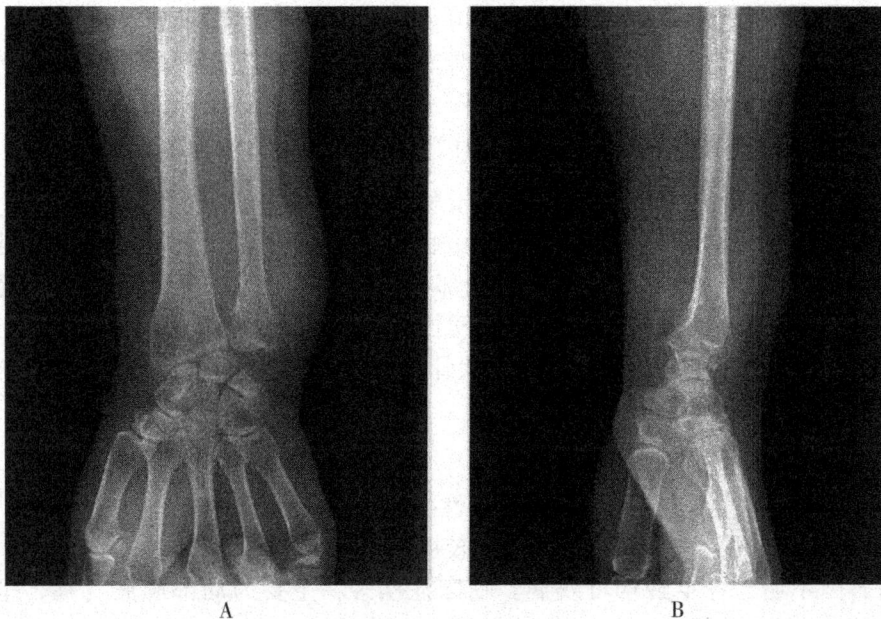

图 21－23　转移性骨肿瘤
A. 正位；B. 侧位

四、骨肿瘤样病变

（一）骨纤维异常增殖症

X 线诊断要点：X 线表现可分为 4 种改变，常数种并存，亦可单独存在。

1. 囊状膨胀改变　表现为囊状膨胀的透亮区，边缘硬化而清晰，皮质变薄。囊内可见散在的条索状骨纹或斑点状致密影。

2. 磨玻璃样改变 正常骨纹消失，髓腔闭塞而形如磨玻璃状，常并发于囊状膨胀性改变之中。常见于长管骨和肋骨。

3. 丝瓜瓤状改变 患骨膨胀增粗，皮质变薄甚至消失，骨小梁粗大而扭曲，颇似丝瓜瓤状。常见于肋骨、股骨和肱骨。

4. 虫蚀样改变 表现为单发或多发的溶骨性破坏，边缘锐利如虫蚀样，有时酷似溶骨性转移性破坏。

颅面骨的改变主要为外板和板障的骨质膨大、增厚和囊性改变，呈现磨玻璃样或骨硬化。

本病多见于 11~30 岁男性。病程较长，早期常无任何症状，发病越早其后症状越明显，可引起肢体的延长或缩短，持重骨可弯曲，出现跛行或疼痛。

（二）畸形性骨炎（Paget 病）

X 线诊断要点：一般分为海绵、硬化和混合 3 型。海绵型以骨质吸收为主，硬化型以修复为主，混合型则吸收和修复并存。本症病变范围广，骨盆常呈三角形。有时在长骨的病变区，骨皮质上下有 V 形密度减低分界线，在颅骨表现为颅板增厚，边缘模糊如羊毛状或棉球样，其中可见多数密度增高或减低阴影。在椎体的病变，常显示椎体变扁加宽，有时密度增高，或在椎体边缘出现密度增深层，犹如方框状。

中老年人易患本病，发病缓慢，主要为骨增大、变形。发生在颅骨、膝、髋关节者可出现疼痛。

（三）骨囊肿

X 线诊断要点：囊肿多位于干骺端或骨干髓腔内，多为单发，呈圆形、卵圆形或柱状，单房型居多，为一界限分明、边缘光滑、呈中心性生长的透明区。囊肿向外膨胀生长，皮质变薄，外缘光滑并有菲薄的硬化边。囊肿内部透光度较强，囊内可见少许纤细的条状骨间隔，骨壁有多条骨嵴存在，形如多囊，称多房性骨囊肿。

本病最常见于 20 岁以下，好发于长管状骨，患者一般无明显症状，或仅有隐痛。多数有局部外伤史。

（四）动脉瘤样骨囊肿

X 线诊断要点：发生于长骨者，多偏心性生长于骨干和干骺端的一侧，骨膨大如气球状，其外覆盖以由骨膜形成的壳，囊内可见较粗的分隔或骨嵴，呈皂泡状。

本病病因不明，各年龄均可发病。临床症状轻，主要为局部肿胀疼痛，呈隐袭性发病。

（五）组织细胞增生症和类脂质代谢障碍

1. 骨嗜酸性肉芽肿 X 线诊断要点：脊椎可单个或多个受侵，椎体呈楔状或平板状变扁。颅骨骨质破坏可呈"地图样"外观，其内可有"纽扣状"死骨。病灶多发时，可同时累及髂骨、坐骨和耻骨，呈分房状膨胀性破坏，边缘有硬化带环绕，严重者可侵犯骶髂关节。坐骨和耻骨破坏常呈溶骨性，颇似骨转移瘤或结核。长骨破坏区位于骨髓腔，呈中心性单囊或多囊状膨胀性破坏，边缘清，常伴有层状骨膜反应。

本病好发于儿童及青年，大多发生于躯干、扁骨和长骨，其中以脊椎、颅骨最为好发。全身症状少，局部主要为疼痛、肿胀和肿块，可有病理性骨折。

2. 黄脂瘤病　X 线诊断要点：颅骨为最好发部位，其次为颌骨、髂骨和肋骨等。肺部改变主要有肺门增大，肺纹理增多、紊乱并夹杂小结节病灶。齿槽骨破坏可致牙齿歪斜或呈"悬浮"状。眼眶、蝶鞍及其他部位骨骼均可出现骨破坏区及软组织肿块。

本病多发生于 5 岁以下，男性多于女性，典型表现有颅骨缺损、尿崩症和突眼三大症状。

（张　满）

第五篇

超声影像学

第二十二章 呼吸系统疾病的超声检查

第一节 胸膜病变

胸膜壁层紧贴胸壁内侧，呈细线样强回声，不随呼吸移动；脏层胸膜紧贴肺表面呈强回声线，随呼吸上下移动，可见滑动征。正确识别两层胸膜结构，是超声判断病变来源的关键。

一、胸腔积液

临床上胸腔积液以渗出性积液多见，中青年患者应首先考虑结核性，中老年患者特别是血性积液应考虑恶性肿瘤引起。当上腔静脉回流受阻，血管内静水压升高或各种原因引起的低蛋白血症时，可导致漏出性积液，如心衰、肝硬化、肾病综合征患者等。

胸部 X 线检查对大量胸水引起的阴影，难以分辨其内部结构。超声显示胸腔积液十分灵敏而准确。它不仅能显示很少量胸水，还能估计积液量、确定积液部位、协助穿刺定位或置管引流等。

1. 少量胸水 通过肋间直接扫查或经肝脾声窗腹部间接扫查，常积聚于胸腔最底部即后肋膈角。患者坐位从肩胛下角线至腋后线肋间扫查，可见液体呈无回声，位于肺底膈上，常见含气肺随呼吸上下移动。须注意与腹水及膈下积液鉴别，应注意横膈与积液的关系，改变体位观察液体范围的变化有助于鉴别。有的胸腔积液内部有回声，难与胸膜病变鉴别，当受到心脏搏动等影响时，彩色超声可能显示出红蓝相间的"液体彩色"伪像，此征象有助于判断为积液。

2. 包裹性积液 多发生于胸腔侧壁或后壁，肋间扫查可见不规则形、椭圆形局限性无回声区，有的见分隔，改变体位后液体无流动现象。局部胸膜常增厚，可达 5mm 以上。胸水位于叶间裂时称为叶间积液，为小范围的局限性积液。

3. 血性胸水或脓胸 早期在胸水无回声区内见散在大量细点状或颗粒状回声，体位改变后点状回声可移动。晚期胸水内见多数细回声带与胸膜相连，形成不规则多房蜂窝状，周围包裹大量纤维组织。

4. 估计胸水量 胸腔少量积液首先聚集于肺底和肋膈窦区，液体微量仅 50～60ml 时，超声便能敏感地显示。积液量达 200～300ml 时，膈上见细长条状无回声区，厚度随呼吸略有变化。随着积液量增多，无回声区逐渐扩大。积液量超过 1 000ml 的大量积液，胸腔内呈大片状无回声区，肺受压，膈肌下移，纵隔可向对侧移位（图 22 - 1）。

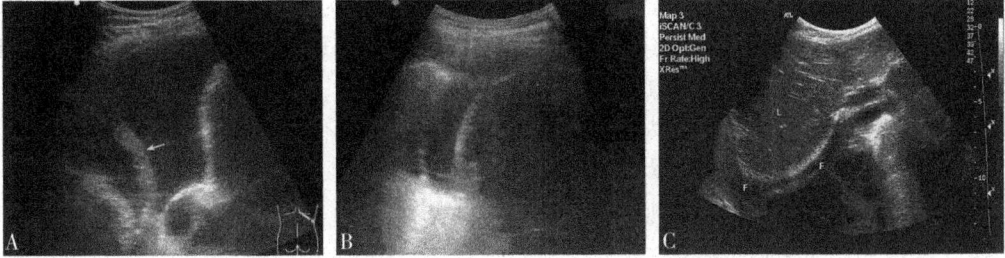

图 22 - 1　胸腔积液声像图

A. 右侧胸腔大量积液，肺压迫不张（↑）；B. 抽液后胸腔少量积液；C. 肺底少量积液（经腹壁肋缘下向膈顶部扫查，显示肺底积液）

5. 胸腔穿刺抽液的超声定位与引导　中或大量胸腔积液一般只需要超声定位，描述穿刺进针深度即可。较少量、有分隔、特殊部位积液或临床抽液失败的病例，需要实时超声引导下进行，选择最佳进针途径，在确保穿刺针位于积液区域时抽吸、置管或注药治疗。

二、胸膜增厚

胸膜增厚分为弥漫性和局限性两种。弥漫性胸膜增厚常提示胸膜纤维化或胸膜恶性肿瘤，可见于结核性胸膜炎、脓胸、胸腔术后、胸膜肿瘤等。局限性胸膜增厚常代表纤维化，多为炎症的结局，常见于肺炎、肺梗死、外伤，以及药物相关性胸膜疾病等。

弥漫性胸膜增厚超声表现为胸膜广泛不规则增厚，呈等或稍低回声（图 22 - 2）；局限性胸膜增厚时胸膜见边界清晰的低回声结节，呈扁平状或椭圆形。通过呼吸运动滑动征可鉴别病变来源于壁层或脏层胸膜。发生粘连时，呼吸运动受限。明显的局限性胸膜增厚有时与胸膜肿瘤鉴别困难，可考虑穿刺活检确诊。胸膜病变细针活检成功率稍低（80% 以上），建议使用 18G 或 16G 针及自动活检枪取材，并重视参考细胞学检查结果。

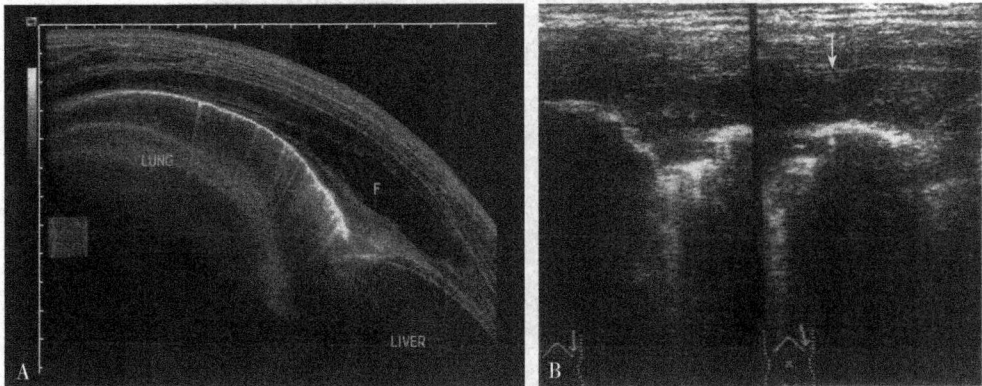

图 22 - 2　胸膜增厚声像图

A. 结核性胸膜炎，轻度胸膜增厚，合并少量积液；LU：肺，LI：肝脏，F：胸腔积液；B. 结核性胸膜炎，壁层胸膜不规则增厚达 6mm（↑），呈弱回声，胸膜腔见少量积液，穿刺诊断为结核

三、胸膜肿瘤

胸膜原发性肿瘤主要为间皮瘤，根据病变分布形态可分为局限型和弥漫型（图22-3）。胸膜继发性肿瘤主要为肺癌转移，或乳腺癌、胃癌、肝癌等肿瘤的胸膜转移（图22-4）。胸膜肿瘤的声像图有以下共同特点：

（1）肿瘤多自壁层胸膜向腔内突起，与胸壁相连或分界不清。

（2）多呈低回声或等回声，内部无气体强回声。

（3）病变多为结节状或不规则状。

（4）肿瘤常不随呼吸而移动。

（5）恶性肿瘤常合并较大量胸水。

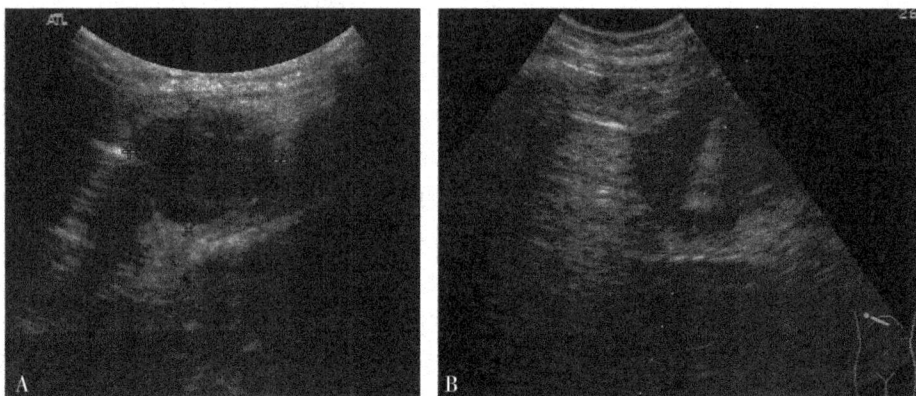

图22-3 胸膜间皮瘤（局限型）声像图

A. 壁层胸膜局限性增厚，形成边界清晰的弱回声实性占位；B. 超声引导穿刺活检显示穿刺针和引导线，病理诊断为间皮瘤

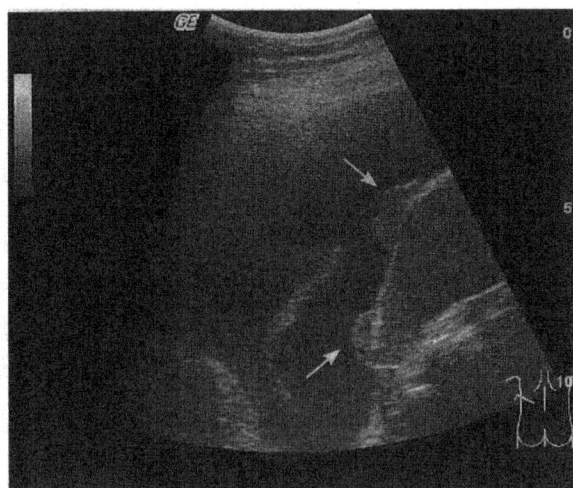

图22-4 胸膜多发转移癌结节（↑）合并癌性胸水

胸膜肿瘤突向肺内易误诊为肺周围性肿瘤。若发现少量胸水位于肿瘤与受压肺部之间，或呼吸时肺与脏层胸膜在肿瘤深面滑动，有助于胸膜病变确诊。超声引导下胸膜占位病变穿刺活检，常可获得明确病理诊断。

四、气胸

正常脏层胸膜–肺组织界面产生强回声反射，随着呼吸运动而移动，存在滑动征。当胸膜腔内出现游离气体形成气胸时，气体产生的混响反射也呈强回声，但不随呼吸运动而移动，故滑动征消失。胸腔内积气可随体位改变而移动。结合病史怀疑气胸者，应行 X 线检查。X 线胸片可显示气胸线，肺实质被压缩的程度，便于决定治疗方案。

（白金川）

第二节　肺部病变

一、肺不张

肺不张是由于支气管内阻塞及肺外压性因素（如大量胸腔积液等），造成部分或全部肺组织内无气体，肺体积不同程度缩小。应用超声可清晰观察到萎陷肺的内部结构，如支气管状况等。其声像图根据病变范围和性质表现如下：

（1）一侧肺不张：可见一侧肺各叶明显缩小，回声类似肝实质，呈等回声，内有较强的支气管回声；阻塞性肺不张的 CDFI 表现为不张肺内血流丰富、分布规律，如树枝状，肺动脉与扩张的支气管和静脉伴行。肺叶的大小形态因无气的程度、范围、病程不同而不同。萎陷肺的底部呈楔形，常伴有多量胸水。

（2）部分肺不张：一侧肺部分无气并缩小，多呈楔形低至中等回声，尤以下叶不张显示较清晰（图 22 - 5）。

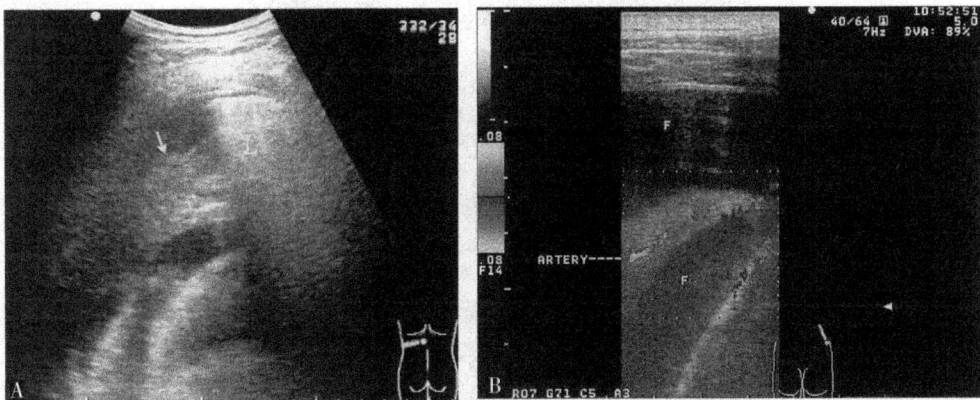

图 22 - 5　肺不张超声表现

A. 部分肺不张，左下肺含气量减少，呈楔形、等回声（↑），左上肺内含气正常，呈强回声（L）；
B. 大量腔积液（F）合并压迫性肺不张，肺呈中等回声，体积变小，呈楔形；CDFI 显示正常支气管动脉（ARTERY）血流信号

（3）肺膨胀不全：肺不张病变回声较肝脏回声稍增强，内有散在气体强回声闪动，随呼吸肺体积有改变，吸气状态体积增大，气体强回声范围也增大，说明支气管尚未完全阻塞。去除病因或抽出积液后可使肺重新充气膨胀，声像图见肺内气体强回声逐渐增多，肺体积渐增大。

（4）肿瘤合并肺不张：由于多量胸水，易显示位于不张肺内的肿瘤，呈弱回声、等回声或强回声。如肺内转移癌、中心型肺癌等。

二、肺炎性病变

肺炎性病变通常累及肺段一部分或整个肺段、肺叶。当病变贴近胸膜时超声可显示（图22-6，图22-7）。炎性病变声像图特点：

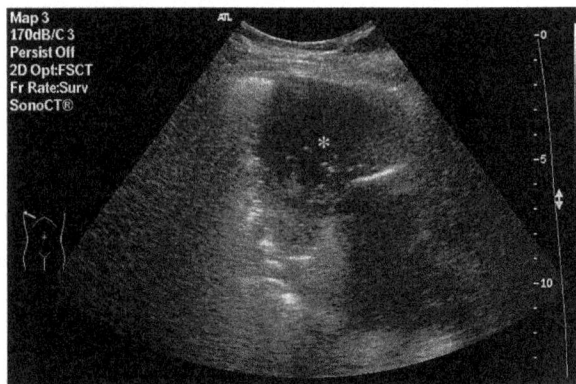

图22-6　大叶性肺炎声像图

实变肺组织呈楔形（＊），其内等号样强回声代表含气支气管

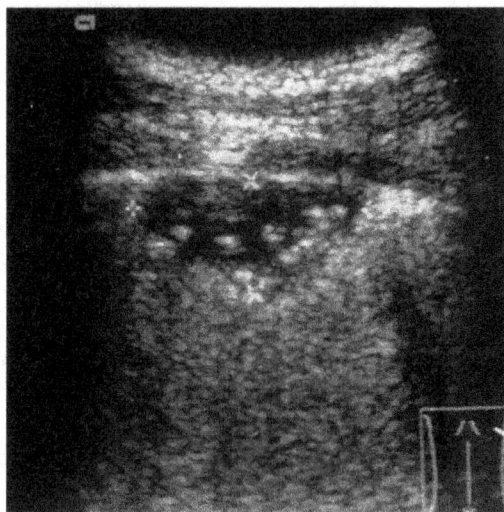

图22-7　肺炎声像图（节段性）

经肋间扫查，肺周见近三角形实性病变，弱~等回声，与肺边界欠清晰，内部可见多发短线状小强回声，代表含气支气管

（1）病灶常呈楔形、类三角形，与正常肺分界欠清。

（2）呈等回声或稍低回声。

（3）内部可见支气管气相，散在分布。

（4）大叶性肺炎可见支气管气相和液相，随呼吸可见扩张支气管内气体强回声在液体中来回滑动。

（5）肺体积无明显缩小。

（6）随着炎症消退好转，病变回声逐渐增强，边界显示不清，直至消失。

三、肺脓肿

肺脓肿指肺组织局限性化脓感染并继发液化坏死。部分脓肿适合超声引导经皮穿刺置管引流治疗。声像图特点：

（1）早期病灶类圆形，低回声而不均匀。

（2）周边逐渐形成不规则增厚的偏强回声脓腔壁，内部可见强弱不等的杂乱回声，为脓液、坏死物和气体的混合物，可出现液 – 气分层平面。

（3）可引起胸膜增厚、粘连或胸腔积液。

四、肺肿瘤

（一）周围型肺肿瘤

胸部 X 线片及 CT 扫描发现贴近胸膜的肿瘤，若表面没有正常肺组织，超声多数能显示。声像图特征如下：

（1）肿瘤位于肺周围近胸壁，多呈类圆形、分叶状、不规则形，分叶状肿瘤因含气肺对肿瘤两侧的遮掩，声像图亦可显示为类圆形（图 22 – 8）。

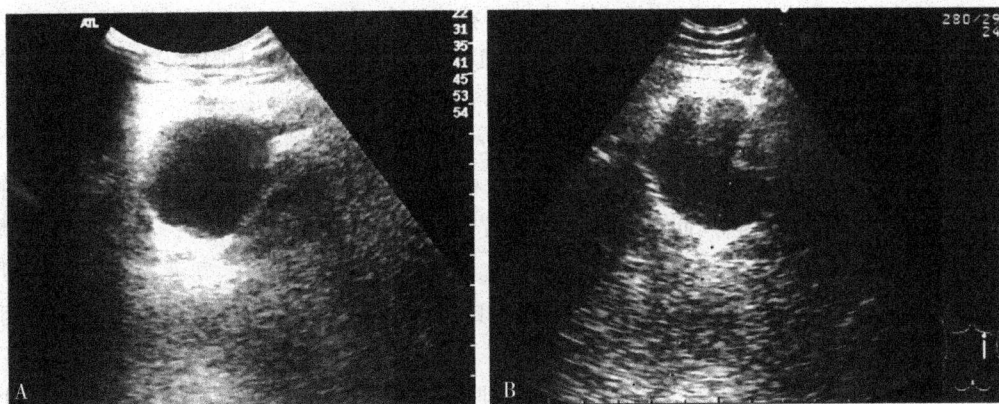

图 22 – 8　右肺周围型腺癌声像图

A. 右肺周占位病变，呈类圆形，内部呈均匀低回声，未见含气支气管；B. 超声引导下穿刺活检诊断为低分化腺癌

（2）肿瘤多呈低回声，少数可呈等回声。肿瘤较大合并坏死则可呈较强回声，中心有液化坏死时可见无回声区。

（3）肿瘤后方为含气肺，呈现为强回声多次反射，该图像易将肺的低回声实性肿瘤误诊为囊性肿瘤，需注意鉴别（图 22 – 9）。

（4）观察肿瘤与胸膜关系，可判断肿瘤浸润程度。肿瘤侵犯脏层胸膜时，肿瘤两侧细线状回声的脏层胸膜逐渐增厚不平整，并向内凹陷，形成"兔耳"征，肿瘤与壁胸膜间常伴少量胸水。肿瘤侵犯胸壁时一般较大且不规则，胸膜模糊或中断，呼吸时活动受限或固定不动，肋骨也可被侵犯包绕。

（5）需要与肺炎实变、结核瘤、肺脓肿等良性疾病鉴别。

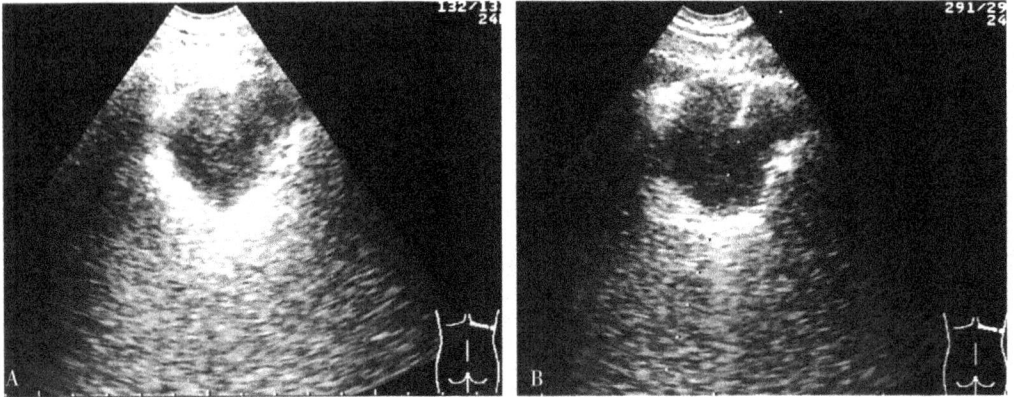

图 22 – 9　肺转移癌声像图
A. 右肺周边见类圆形低近无回声实性占位，边界清，肿瘤已侵及脏层胸膜，局部中断；B. 超声引导下穿刺活检，诊断为腺样囊性癌肺转移

（二）中心型肺肿瘤

中心型肺肿瘤因肺组织与肿瘤间有气体的干扰常不能显示。当肿瘤压迫阻塞支气管，致使远端肺含气量减少或消失，肺组织呈阻塞性实变、不张时，该段肺组织即成为较好的声窗，常可使中心型肺肿瘤得以显示。超声诊断需注意识别肺组织与肿瘤。

（1）阻塞性无气肺为楔形或三角形，多呈较均匀等回声或稍强回声，胸膜层连续完整。无气肺内多可见支气管扩张，呈平行线或管道样结构，其腔内充满液体呈无回声，称为"支气管液相"；其腔内充满强回声伴后方多重反射，称为"支气管气相"；若在充满液体的支气管内并有气体强回声，为"支气管气液相"。支气管液相、气相、气液相有助于判断阻塞性无气肺、肺实变的存在，是中心型肺肿瘤的继发征象，提示进一步扫查中心部有无肿瘤。

（2）中心型肺肿瘤呈圆形、类圆形、不规则形；内部回声较无气肺更低，肿瘤较小时以弱回声多见，较大时可出现强而不均回声甚至液腔。3/5 肿瘤与无气肺组织的分界清晰，分界欠清者应根据支气管分布及回声特点确认肿瘤范围。病灶内部较少有支气管（图 22 – 10）。

（3）因各种原因不适宜纤维支气管镜检或镜检失败，经超声检查，通过实变肺能够显示中心型肺肿瘤者，可在超声引导下行穿刺活检，患者痛苦小；在超声及彩超引导下可避开大血管、支气管，通过无气肺或胸水直接穿刺肿瘤，一般可安全获得组织学诊断。

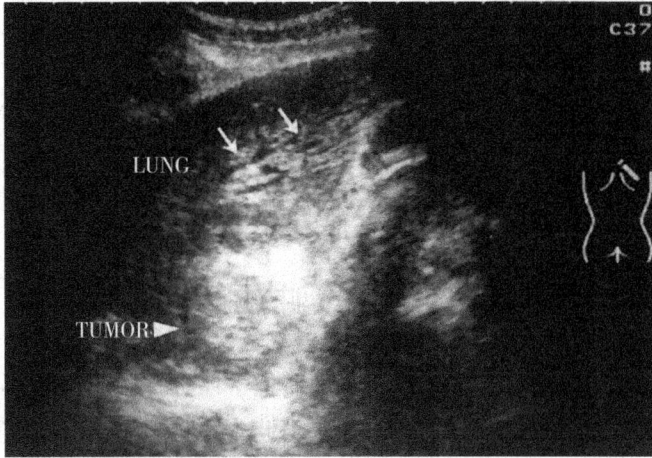

图 22 – 10　右肺中心型鳞癌声像图

右肺中心部见强回声实性占位病变（▲），边界清晰，有晕征。阻塞性实变肺（LUNG）内见含液支气管（↑）

（白金川）

第二十三章　循环系统疾病的超声检查

第一节　心脏瓣膜病

　　超声心动图是心脏瓣膜病最重要、最常用的影像学评价方法，在评价心脏杂音、四组瓣膜的狭窄与反流、瓣膜修复或置换后的功能、感染性心内膜炎等方面均非常有意义。通过发现瓣膜的结构异常（如纤维化、钙化、粘连、血栓或赘生物附着）与运动异常（如瓣叶固定不动、连枷样运动、瓣叶脱垂、修复瓣膜的撕裂），并结合多普勒检测的血流动力学参数，超声心动图可以为瓣膜病诊断的确立与病因等提供极其重要的信息，同时可对心脏的大小与功能进行观察、对心室的代偿情况进行评价。只要条件允许，临床上所有瓣膜病诊断的建立及病情评估都需参考超声心动图检查结果。近年来临床观察发现，即使不造成明显血流动力学变化的瓣膜病变也有明确临床意义：如主动脉瓣硬化与钙化、二尖瓣环钙化与脂代谢异常、心肌灌注异常，甚至生存率降低相关；大规模人群观察显示动脉硬化危险因素与主动脉瓣钙化独立相关。因此超声心动图除了在传统瓣膜病评估中的重要作用外，还可能通过评价瓣膜结构变化而成为评价代谢综合征、动脉粥样硬化进展的重要替代方法。

　　心脏四组瓣膜的基本功能是保证心动周期中血液在心腔内及心脏与大血管间通畅地正向流动。瓣膜病变在血流动力学效应上无一例外地表现为反流，狭窄，或二者兼具。

一、瓣膜反流

　　瓣膜反流或称关闭不全，可由多种病因造成，包括感染、退行性变、钙化、纤维化、瓣膜支撑结构变化、瓣环扩张等。病变导致瓣叶对合不良，或脱垂、连枷、运动受限、穿孔，造成瓣叶在本应闭合的心动周期时相（二尖瓣、三尖瓣于收缩期，主动脉瓣、肺动脉瓣于舒张期）出现反流。微量至少量的瓣膜反流在正常人群中常见，且随年龄增长而更多发。多普勒技术因敏感性极佳而可发现这些听诊不易发现的生理性反流。Klein等应用彩色多普勒血流显像对一组正常志愿者的观察发现，少量反流在二尖瓣、主动脉瓣、三尖瓣、肺动脉瓣的发生率分别约为48%、11%、65%、31%，无性别差异，但主动脉瓣反流通常不发生于50岁以下的正常人。生理性反流者瓣膜结构、心腔大小正常。

（一）二维与M型超声

　　二维与M型超声用于评价瓣膜结构，以及因反流所致容量负荷增加而造成的受累心腔扩大、肥厚、功能障碍等情况。

　　瓣叶增厚、粘连、钙化、运动受限、脱垂、连枷运动、赘生物形成等造成反流的病理改变易于在二维超声检查中发现。心腔扩大情况由反流持续时间、反流严重程度等因素决定，如慢性明显反流（中度以上）可造成受累心腔扩大、肥厚；而急性反流即使为重度反流，受累心腔常常并无明显扩大。

（二）多普勒超声心动图

多普勒超声用于发现瓣膜反流、测量血流动力学参数、评价反流程度。

1. 彩色多普勒血流显像（CDFI）　　CDFI可直观地显示反流信号，表现为与瓣口正向血流方向相反、时相不同的异常血流束。传统上通过反流束的最大面积半定量评估反流程度，但需考虑到反流持续时间亦影响反流量大小，有时反流并非全收缩期（二尖瓣、三尖瓣）反流或全舒张期（主动脉瓣、肺动脉瓣）反流，如二尖瓣脱垂时反流可只发生于收缩中晚期，在反流束最大面积相同的情况下，反流量很可能少于全收缩期反流。CDFI显示的反流束面积大小虽与反流程度密切相关，但准确评估反流程度应对反流信号的3个组成部分（图23-1）进行综合观察与分析。

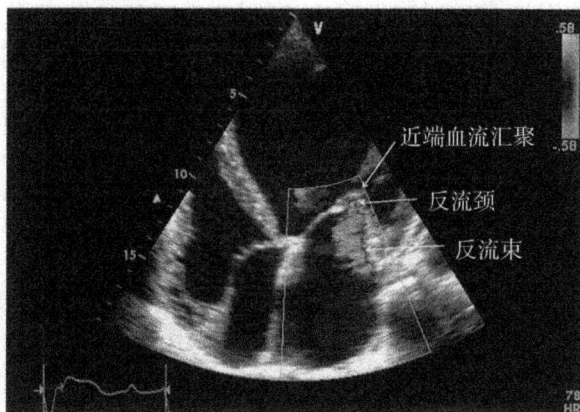

图23-1　二尖瓣反流彩色多普勒血流显像

对反流信号的3个组成部分：反流束、反流颈、近端血流汇聚
进行综合观察与分析有助于准确定量反流程度

（1）反流束：在接受反流的心腔内观察到反流束是瓣膜反流的直接征象。通常反流束面积越大反流程度越重，故可通过反流束面积大小半定量评估反流程度。但反流束面积受探头频率、仪器设置（尤其是脉冲重复频率与彩色增益）、瓣膜病变情况、生理状态等因素影响明显，因而单独依赖反流面积评价反流程度可能造成明显误差。反流束面积与脉冲重复频率成反比，常规检查应将尼奎斯特极限设置为50~60cm/s，彩色增益调节为心腔内不出现噪声斑点的最大增益。反流束所显示的彩色信号并非完全为反流血液的信号，因反流血液以高速进入接受心腔后，将推动心腔内原有血流沿反流方向四散运动，即彩色反流束面积包含反流血液与外周被其推动的心腔内血液两部分所产生的多普勒信号。故在反流量相同的情况下，偏心型反流的反流束面积会比中央型者明显小，因偏心反流撞击接受心腔的心壁而消耗能量、对心腔内血液的推动减小。偏心型反流常提示反流束对侧瓣叶存在结构异常，如脱垂、连枷、穿孔等。此外，反流束面积还受流率与压力等生理因素影响，瓣口压差增大、反流增加，因此了解患者检查当时的血压情况有助于全面评价左心瓣膜反流量。

（2）反流颈：反流颈是反流血流行程中最窄的部分，位于反流通过的瓣口处，或紧邻其下游。由于边界效应影响，反流颈略小于解剖反流口。反流颈的面积等于有效反流口面积（EROA）。反流颈的大小不受流率、压力影响，受技术条件（如脉冲重复频率）影响很小，因而可更准确地反映反流程度。但反流颈大小有可能在心动周期中有动态变化。因反流颈直径通常较小（很少超过 1cm），所以很小的测量误差即可对反流程度判断的准确性造成显著影响，故对测量精确度的要求较高。检查时应使用尽可能小的彩色取样框（增加时间分辨力）、放大图像（使用 zoom 功能）、在能够探及最大反流颈的切面（可为非标准切面）测量反流颈直径。

（3）近端血流汇聚（或近端等速面，PISA）：在反流发源的心腔内，当反流血流向反流口汇聚时，速度逐渐增高，形成以反流口为中心、由远及近、半径逐渐减小的半圆形等速面。在反流量较大的情况下，CDFI 可以观察到由于尼奎斯特极限所致的多层红蓝相间的半圆形等速面，靠近反流口的第一次色彩反转处的血流速度即为尼奎斯特极限速度 v_a，测量反流口到该处的距离即为该等速面的半径 r。假设等速面在空间上为半球形，则其面积 = $2\pi r^2$；通过该等速面的反流流率（ml/s）为 $2\pi r^2 \cdot v_a$，且与反流口的流率相等；使用连续多普勒（CW）测量反流最大流速 v_{reg}，即可算得最大有效反流口面积（EROA）：

$$EROA = (2\pi r^2) / v_{reg}$$

PISA 法测量 EROA 在偏心反流中不及中央型反流准确。此外如反流口不规则，等速面的基底不是平面（不等于 180°），则需乘以其角度加以校正。实际测量中还须恰当调节尼奎斯特极限（降低尼奎斯特极限或将基线调向反流方向）。但并非所有反流信号均能分辨满意的等速面与反流口，PISA 法的普及应用还有待更多经验积累与技术改进。

2. 脉冲多普勒（PW）与连续多普勒（CW）　使用 PW 获取瓣环处的速度频谱，包络勾画频谱、测量一个心动周期的瓣环处血流速度 – 时间积分（VTI）；再使用二维超声测量瓣环的直径 d，即可计算每搏输出量（SV）：SV = 半环面积 × VTI = $(\pi d^2/4) \times$ VTI。使用该公式的前提是假设瓣环为圆形，三尖瓣环因形态不规则而不适用于该公式。在没有反流与分流、心律规则的正常人中，使用该方法在二尖瓣环处、主动脉瓣环处、肺动脉瓣环处测量的 SV 应均相等。而存在反流的瓣膜其 SV 将大于无反流瓣膜的 SV。据此可计算反流容积、反流分数及 EROA：

反流容积 = $SV_{反流瓣膜}$ – $SV_{非反流瓣膜}$

反流分数 = $(SV_{反流瓣膜} - V_{非反流瓣膜}) / SV_{反流瓣膜}$

EROA = 反流容积 / $VTI_{反流}$

其中 $VTI_{反流}$ 为由 CW 频谱测量的反流 VTI。

（三）反流程度定量

轻度反流通常为良性临床病程，而重度反流将造成心腔重构、死亡率增高。准确评价反流程度对临床治疗决策的选择与预后评估非常重要。然而虽有上述诸多参数可供参考，定量评价反流程度仍非易事。因受图像质量、测量者经验、参数本身在理论上的不足等因素影响，各种参数测量虽可为定量反流程度提供重要参考依据，但对其准确性与局限性仍应有充分认识。检查当时的临床情况（如血压、用药情况）也会对反流定量产生影响。工作中可综合多普勒参数、心腔大小、患者临床情况等，对反流量进行轻度、轻～中度、中度、中～重度、重度等分级。

（四）各瓣膜反流特点

1. 二尖瓣反流　二尖瓣装置包括瓣叶、瓣环、腱索、乳头肌、乳头肌所附着的室壁。

装置的任何部位病变或功能失调都可导致二尖瓣反流的发生。常见病因包括风湿性心脏病、脱垂、连枷、腱索断裂、乳头肌功能失调或断裂、瓣环钙化、瓣叶裂、感染性心内膜炎、穿孔等。

功能性二尖瓣反流者二尖瓣叶结构并无异常,反流由左室重构造成。多见于缺血性心脏病、扩张型心肌病等,常为中央型反流。左室重构导致室腔扩大、瓣环扩张,乳头肌空间移位而与瓣叶间距离增大、腱索紧张而牵拉瓣叶致其闭合不良,此外缺血导致的节段性室壁运动不良与乳头肌功能障碍也是功能性二尖瓣反流的常见原因。

二尖瓣脱垂常为瓣叶黏液样变性的结果。诊断标准通常为二尖瓣叶于收缩期脱入左房侧,超过瓣环连线水平2mm。因二尖瓣环的立体形态类似马鞍形,所以应在胸骨旁左室长轴切面(该切面瓣环空间位置更靠近左房侧)测量脱垂瓣叶超过瓣环的距离;如在心尖四腔心切面(该切面瓣环空间位置更靠近左室侧)测量将明显增加诊断的假阳性。

2. 主动脉瓣反流 主动脉瓣反流的病因包括退行性钙化、风湿性心脏病、先天性瓣叶畸形(如二叶瓣)、主动脉根部扩张、Marfan综合征、感染性心内膜炎、主动脉夹层、人工瓣功能失常等。TEE对于明确经胸检查不能明确的瓣膜病变有帮助。长期大量的主动脉瓣反流将造成左室扩大。偏心型主动脉瓣反流如冲击二尖瓣前叶可造成二尖瓣前叶舒张期震颤。M型超声可很好地观察二尖瓣前叶的震颤、二尖瓣提前关闭、舒张期主动脉瓣开放等现象,后二者常为急性重度主动脉瓣反流、左室舒张压升高的标志。

3. 三尖瓣反流 轻度三尖瓣反流见于2/3以上的正常人,并无血流动力学意义,但可用以估测肺动脉收缩压。方法为使用CW测量三尖瓣反流最大速度时的压差(右房-右室收缩期最大压差,因收缩期肺动脉瓣开放、右室与肺动脉相通,故可认为右室压=肺动脉压,所以三尖瓣反流压差=肺动脉-右房压差),估计右房压(最简单的方法为经验估计:右房大小正常的情况下,右房压为5mmHg,右房增大时为10mmHg,右房显著增大并重度三尖瓣反流时为15mmHg),肺动脉收缩压=三尖瓣反流压差+右房压。右室流出途径收缩期存在压差时(如流出道狭窄、肺动脉瓣狭窄)此法不适用于肺动脉收缩压估测。

病理性三尖瓣反流的原因包括风湿性心脏病、脱垂、类癌瘤综合征、Ebstein畸形、瓣环扩张、右室梗死、感染性心内膜炎(右心瓣膜受累多见于静脉不洁注射者)、三尖瓣破损等。功能性三尖瓣反流多由肺动脉高压造成,肺动脉压恢复后反流可减少或消失。右心起搏导线通常只造成轻度或轻至中度三尖瓣反流,但偶尔亦可造成大量反流。

4. 肺动脉瓣反流 不同的研究报道少量肺动脉瓣反流见于40%~78%的受检者,无瓣叶结构异常与器质性心脏病证据。病理性肺动脉瓣反流少见。成人功能性三尖瓣反流多继发于肺动脉高压,常伴肺动脉扩张、右室右房扩大,多数情况下反流程度并不严重。重度肺动脉瓣反流多见于瓣叶解剖异常及瓣叶切除术后。

二、瓣膜狭窄

(一) 二尖瓣狭窄

正常二尖瓣开口面积可达4~6cm^2,面积轻度减小时虽有解剖狭窄,但并不造成血流动力学障碍;通常面积小于2.0cm^{2}时引发血流动力学异常。风湿性心脏病是二尖瓣狭窄最常见的病因。其他少见原因包括退行性钙化、二尖瓣手术后、药物毒性(抗偏头痛药物咖啡角、减肥药芬 – 芬等）、嗜伊红细胞增多症、赘生物等。

风湿性二尖瓣反流的超声心动图表现为：①二尖瓣叶、瓣下结构（腱索）增厚、钙化，瓣叶联合处粘连。②长轴图像中二尖瓣前叶开放时呈"鱼钩"样（或"曲棍球杆"样）、后叶运动障碍，短轴图像中二尖瓣开口呈"鱼口"样。③二尖瓣口舒张期多普勒频谱 E 峰降支平缓。④左房扩大，可见自发显影，甚至附壁血栓形成。对于拟行经皮二尖瓣球囊成形术的患者，应通过评价瓣叶厚度、钙化、活动度、瓣下结构等情况进行超声积分，≤8 分者更可能从球囊扩张术中获益。

二尖瓣口面积的测量方法包括：①二维法：在胸骨旁获取二尖瓣尖（开口最小）水平短轴切面，使图像停帧于舒张期瓣叶开口最大时，在二维图中手动勾画瓣口面积。该法测得的面积最接近解剖面积，但有时难以获得满意切面，在瓣叶钙化明显、瓣口形状不规则时也难于准确测量。②压力减半时间（PHT）法：使用 CW 在心尖长轴切面中获得瓣口最大流速频谱，沿 E 峰降支（E 峰下降斜率方向）测量 PHT，通过经验公式算得面积：二尖瓣口面积 =220/PHT。合并重度主动脉瓣反流或左室充盈压增高者不适用此法。③连续方程法：因各瓣口每搏量相等，通过测量主动脉瓣环水平每搏量即可算得二尖瓣口面积：二尖瓣口面积 = 主动脉瓣环直径 $2 \times 0.785 \times$（VTI 主动脉瓣环/VTI 二尖瓣）。合并明显主动脉瓣或二尖瓣反流者不适用此法。④PISA 法：二尖瓣口面积 =（$2\pi \times$ 等速面半径$^2 \times$尼奎斯特速度/二尖瓣口峰值流速）×（等速面基底角度/180°）。除使用上述 4 种方法测量瓣口面积外，还应通过 CW 二尖瓣口舒张期频谱包络勾画法测量平均压差、通过三尖瓣反流速度估测肺动脉收缩压，以便综合各参数评价狭窄程度见表 23 – 1。

表 23 – 1 二尖瓣狭窄定量

评价指标	轻度	中度	重度
瓣口面积（cm^2）	>1.5	1.0~1.5	<1.0
平均压差（mmHg）	<5	5~10	>10
肺动脉收缩压（mmHg）	<30	30~50	>50

（二）主动脉瓣狭窄

正常主动脉瓣为纤薄的三叶结构，开放面积 $3 \sim 4 cm^2$，瓣叶间距约 2cm，且在收缩期持续不变。低心排或左室流出道梗阻患者可出现主动脉瓣早期关闭。主动脉瓣狭窄常见病因包括退行性瓣叶钙化、风湿性心脏病、先天性瓣叶畸形。退行性变者可见瓣叶增厚、僵硬、回声增强、开放受限。风湿性心脏病者常二尖瓣亦有累积，瓣叶粘连明显。中青年患者孤立的主动脉瓣狭窄者常常为二叶主动脉瓣畸形，经胸检查多可明确瓣叶数目，图像不良者可行 TEE 检查。瓣膜狭窄几乎均为慢性病程。狭窄进展导致左室肥厚（室壁增厚、质量增大）、舒张功能减低，并可继发肺动脉高压。中等到重度的主动脉瓣狭窄者仍可无明显临床症状。超声心动图随访评价瓣口速度、压差、面积的进展情况及左室肥厚与收缩功能变化情况，对于瓣膜置换手术时机的选择非常重要。当重度狭窄者出现左室收缩功能减低、每搏量减小时，瓣口速度可减低。主动脉瓣狭窄定量见表 23 – 2。

表 23 - 2　主动脉瓣狭窄定量

评价指标	轻度	中度	重度
射流速度（m/s）	<3.0	3.0~4.0	>4.0
平均压差（mmHg）	<25	25~40	>40
瓣口面积（cm²）	>1.5	1.0~1.5	<1.0
左室壁	正常	轻度增厚	增厚

（三）三尖瓣狭窄

三尖瓣狭窄最常见的病因为风湿性心脏病。其他少见原因包括：类癌瘤综合征、肿瘤、赘生物、导管术或起搏器植入术中损伤瓣叶、瓦氏窦瘤外压、人工瓣狭窄等。正常三尖瓣口舒张期血流速度 < 0.5~1.0m/s，平均压差 <2mmHg。平均压差 >7mmHg、PHT >190ms 提示重度三尖瓣狭窄。

（四）肺动脉瓣狭窄

肺动脉瓣狭窄常为孤立的先天性畸形，或复杂先天畸形（如法洛四联症）的一部分。少见病因包括类癌瘤综合征、赘生物、心内或心外团块（肿瘤、血栓）阻塞。使用 CW 测量瓣口流速与压差可反映狭窄程度。

三、人工瓣结构与功能的评价

人工瓣置换可使严重瓣膜病的预后得以改善，但目前的人工瓣尚不能达到与正常自体瓣相同的完美功能，故瓣膜置换术后需对人工瓣功能情况进行定期随诊评估、评价可能出现的人工瓣功能异常。需强调，置换术后人工瓣的基线功能评估非常重要，它可作为日后随诊评估瓣膜功能变化的参考依据。人工瓣种类繁多，基本类型包括机械瓣与生物瓣两大类。人工瓣与自体瓣膜的形态结构、血流动力学效应不同，且不同类型与型号的人工瓣之间血流动力学参数也相异，故检查者应在对患者人工瓣类型及换瓣手术基本方法有一定了解的基础上进行评估。

导致人工瓣结构与功能失常的情况包括撕脱、瓣周漏、赘生物形成、血栓、退行性变、人工瓣-患者不匹配等。二维超声检查可发现严重的结构与运动异常，人工瓣功能的评价更多地有赖于多普勒参数测量。对于经胸检查不能明确的病变，需行 TEE 检查。人工瓣置换术后的患者常规超声心动图检查应提供的信息包括：心室大小与功能、人工瓣形态结构、血流动力学参数（瓣口峰值流速、最大压差、平均压差、PHT 或减速时间、有效瓣口面积、肺动脉收缩压、舒张充盈类型、反流分数等）。

（一）人工瓣反流

少量反流在所有类型人工瓣中均属正常，为人工瓣设计特点。表现为起自瓣环支架内的细束反流，反流束方向与数目依人工瓣类型不同而不同。二尖瓣位人工瓣正常反流束面积通常 <2cm²，长度 <2.5cm；主动脉瓣位人工瓣正常反流束面积 <1cm²、长度 <1.5cm。

病理性人工瓣反流常伴有瓣叶结构异常、反流束起源异常、反流量增加。评价自体瓣膜反流的方法与参数仍适用于人工瓣反流的评价。以下征象提示严重人工瓣反流：主动脉瓣位人工瓣：反流束 PHT≥250ms，二尖瓣充盈类型为限制型充盈障碍，降主动脉可见全舒张期逆流，反流分数≥55%；二尖瓣位人工瓣：二尖瓣口舒张期峰值速度增高（≥2.5m/s）而 PHT 正常（≤150ms），二尖瓣反流 CW 频谱亮度高，反流分数≥55%，EROA≥0.35cm^2，收缩期肺静脉逆流。

瓣周漏表现为起自瓣环支架以外的异常血流束，需与人工瓣反流鉴别。

（二）人工瓣梗阻

人工瓣开口面积小于自体瓣，所以瓣口流速总是高于相应自体瓣瓣口速度。人工瓣口的正常流速又因瓣的种类、型号、部位、心排血量等的不同而相异。评价自体瓣膜狭窄的方法与参数适用于人工瓣梗阻的评价。连续方程可用于计算人工瓣口有效面积；但 PHT 法会对人工二尖瓣瓣口面积造成高估。梗阻发生时，人工瓣叶活动常受限，但经胸检查不易清晰辨别。二尖瓣位机械瓣梗阻最常见的原因为血栓形成，表现为瓣口流速增高且 PHT 延长；主动脉瓣位机械瓣梗阻的常见原因为血管翳形成，表现为瓣口流速增高、而左室流出道速度不变，后者与前者比值常≤0.2。

（三）人工瓣－患者不匹配

部分患者人工主动脉瓣有效瓣口面积与体表面积相比过小，而可造成跨瓣压明显增加及相应症状。轻度不匹配定义为有效瓣口面积指数（有效瓣口面积/体表面积）＞0.85cm^2/m^2，中度为≤0.85cm^2/m^2 而 ＞0.6cm^2/m^2，重度≤0.6cm^2/m^2。为避免不匹配发生，主动脉瓣置换术前应选择瓣口面积 ＞患者体表面积×0.85cm^2 的人工瓣。

四、感染性心内膜炎

感染性心内膜炎为潜在致命性疾病，6 个月病死率高达 25%～30%。依据改良的 Duke 诊断标准，主要诊断标准的确立有赖于血培养和超声心动图两项辅助检查。多发于有基础器质性心脏疾病（风湿性瓣膜病、二叶式主动脉瓣畸形、二尖瓣脱垂、先天性心脏病）、人工瓣置换、心腔内器械植入（如起搏器）、静脉吸毒（右心瓣膜感染性心内膜炎）者，但在既往健康者中也不少见。瓣膜最常受累，但亦可发生于其他心内膜部位。

超声心动图检查用于发现赘生物、评价瓣膜损害所致的血流动力学异常程度及并发症（脓肿、穿孔、分流）、高危患者复查评价病情变化。经胸超声心动图检查发现赘生物的敏感性为 60%～75%，经食管超声心动图敏感性可达 95% 以上。感染性心内膜炎的直接征象包括：①赘生物（图 23－2）："蓬草"样不规则团块，可附着于瓣叶、腱索、起搏导线、间隔缺损的低速血流侧心内膜表面，发生部位通常为高速血流的下游。在赘生物 ＞10mm 的患者中，50% 以上至少会发生一次栓塞事件，二尖瓣赘生物要比主动脉瓣赘生物更易致栓塞。②脓肿。③新发的瓣膜反流、新发的人工瓣撕脱。

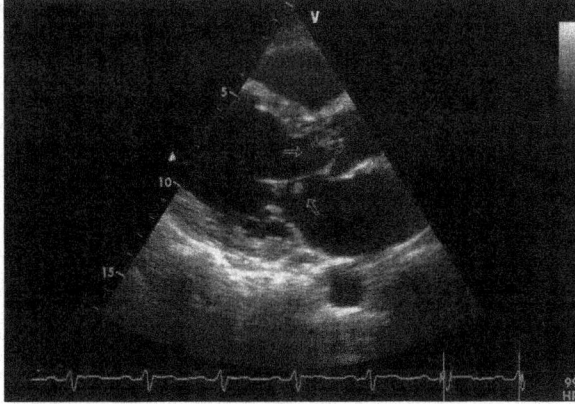

图 23 - 2　感染性心内膜炎二尖瓣与主动脉瓣赘生物

（程　莉）

第二节　先天性心脏病

一、分流型先心病

1. 房间隔缺损（ASD）

（1）明确诊断根据：①二维超声心动图（2DE）显示房间隔回声中断，断端清楚。通常大动脉短轴切面、心尖四腔心、胸骨旁四腔心及剑突下双心房切面，均可从不同方向扫查到房间隔。②CDFI 显示明确过隔血流。③PWD 与 CWD 频谱表现为双期连续呈三峰状频谱。④TEE 更清楚地显示小至 2mm 的 ASD 及很细的分流束，也能清楚显示上、下腔静脉根部缺损（图 23 - 3）。

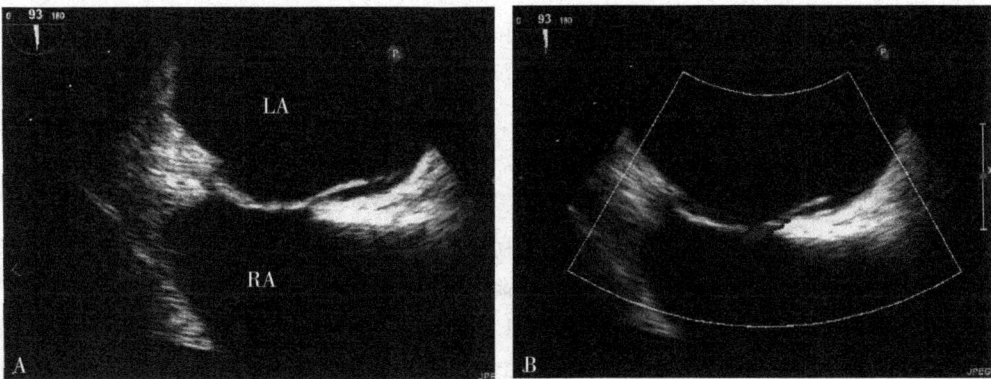

图 23 - 3　经食管超声心动图

A. 显示房间隔中部卵圆孔未闭的形态；B. 彩色多普勒显示存在左向右微少量分流

（2）血流动力学依据：房水平左向右分流，右室前负荷增大，右心扩大。三尖瓣、肺动脉瓣血流量增多，流速增快。ASD 患者通常肺动脉压力不高，三尖瓣反流压差一般正常范围和略高于正常。如果三尖瓣反流压差增高明显，要考虑是否合并其他导致肺动脉高压的原因或者为特发型肺动脉高压。

（3）分型：原发孔型（Ⅰ孔型）ASD 位于十字交叉处；继发孔型（Ⅱ孔型）中央型在房间隔卵圆窝周围，Ⅱ孔上腔型位于上腔静脉根部；Ⅱ孔型下腔型，位置低。Ⅱ孔混合型则是中央孔部位缺损连续至腔静脉根部。Ⅱ孔型还包括冠状静脉窦型，也称无顶冠状静脉窦综合征，是由于冠状经脉窦顶部缺失，造成血流动力学上的房水平分流。

2. 室间隔缺损（VSD）

（1）明确诊断根据：①2DE 显示室间隔有明确中断。②多普勒检查示有高速喷射性异常血流起自 VSD 处，走向右室。CDFI 显示分界清楚的多彩血流束，CW 测定有高速或较高速甚至低速分流频谱。见图 23 - 4。

（2）血流动力学依据：室水平左向右分流，肺循环血流量增加，左室前负荷增大，左心扩大。

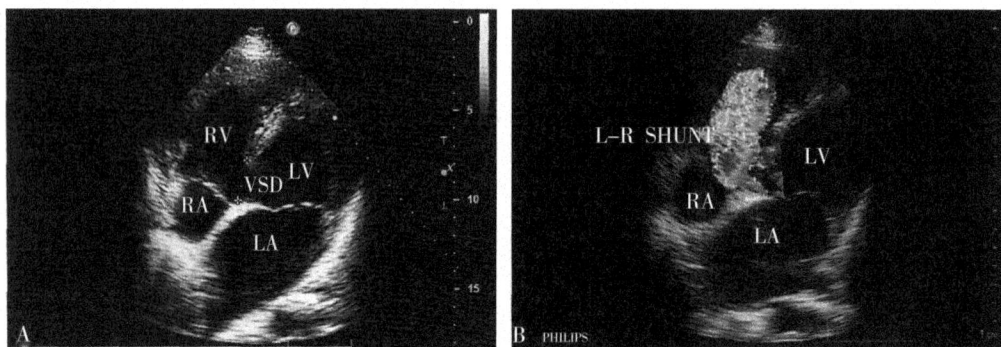

图 23 - 4　室间隔缺损

A. 二维图像显示膜周部室间隔缺损，断端清晰；B. 彩色多普勒显示室间隔缺损处大量左向右分流，为花彩高速血流

（3）VSD 分型：根据所在部位分为：①漏斗部 VSD 包括干下型、嵴内型、嵴上型；②膜周型包括范围最广，只要缺损一侧为三尖瓣环均称为膜周型，缺损可朝向漏斗间隔（嵴下型），也可朝向流入间隔（隔瓣下型），也可仅仅累及膜部（膜部型）；③低位肌部 VSD 称为肌部型。

3. 动脉导管未闭（PDA）

（1）明确诊断根据：①2DE 显示未闭动脉导管：用大动脉短轴切面稍上显示主肺动脉及左、右肺动脉分叉。PDA 常位于主动脉弓降部横切面与肺动脉分叉部偏左侧。胸骨上窝切面也可清晰显示 PDA 走行及大小。②CDFI 检查可见双期异常血流束从 PDA 肺动脉端起始，沿主肺动脉外缘走向肺动脉瓣侧。CW 测定有双期连续性频谱。表现为从舒张期早期开始的最高峰后，继以逐渐下滑的梯形，直到第二个心动周期的同一时相又出现最高峰。其流速在无明显肺动脉高压时为 3～4m/s。见图 23 - 5。

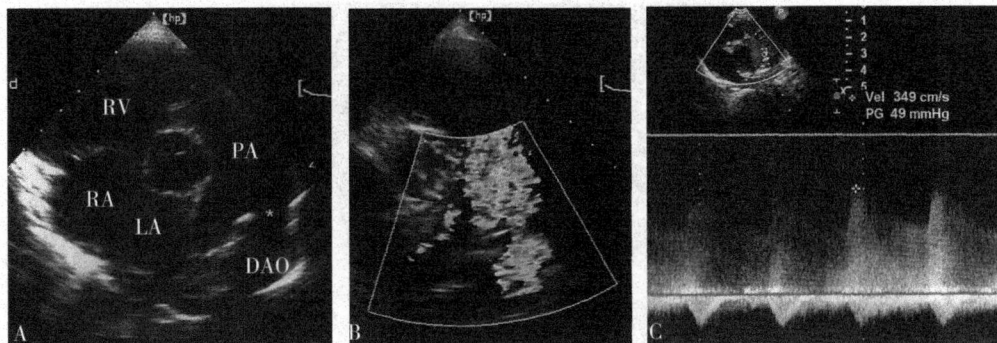

图 23 -5　动脉导管未闭

A. 大动脉短轴切面，显示降主动脉（DAO）与肺动脉间存在异常通路（星号处）；B. 彩色多普勒
显示自降主动脉至肺动脉的异常血流；C. 连续波多普勒显示动脉水平的连续性分流信号

（2）PDA 分型：①管型：2DE 显示 PDA 如小管状，连接主、肺动脉之间。②漏斗型：
PDA 的主动脉端较大，进入肺动脉的入口小。根据 2DE 图形可测两个口的大小和长度。
③窗型：PDA 几乎不能显示，仅见主动脉与肺动脉分叉部血流信号相通。

4. 心内膜垫缺损（ECD）

（1）明确诊断根据：①CECD 时，2DE 四腔心显示十字交叉部位 ASD 与 VSD 两者相通。
二尖瓣前叶于隔叶形成前、后共瓣回声，横跨房、室间隔，房室瓣口通向两侧心室。追查有
无腱索及腱索附着部位，可分型诊断。PECD 中 ASD 合并二尖瓣前叶裂时，2DE 能显示其裂
口，在四腔心切面上可见正常时完整且较长的二尖瓣前叶中部出现中断。左室长轴切面可见
二尖瓣前叶突向左室流出道。在左室右房通道时，2DE 四腔心显示三尖瓣隔叶附着点间的
房室间隔缺损。②CDFI 能清楚显示血流量增加。在 CECD 时，血流在四腔之间通过共瓣交
通，当肺动脉高压不严重时，以左向右分流为主。PECD 左室右房通道时，在右房内可见起
自缺损部的收缩期高速血流束，横穿右房。二尖瓣裂时在裂口处可见朝向左房的反流束
（图 23 -6，图 23 -7）。

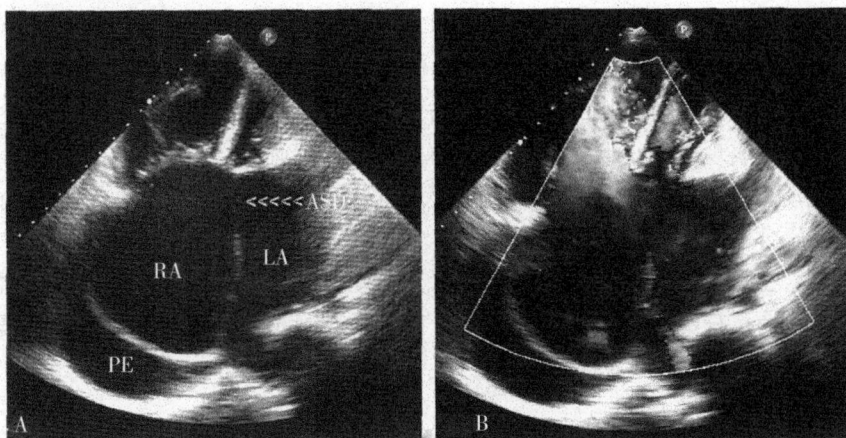

图 23 -6　部分型心内膜垫缺损心尖四腔心切面

A. 原发孔型房间隔（ASD）缺损；B. 房水平左向右分流。PE：心包积液

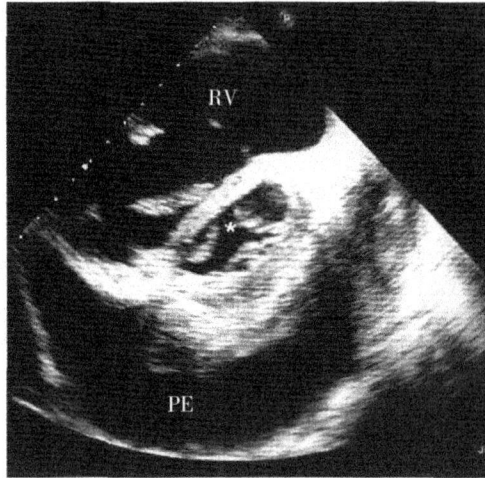

图 23 - 7　部分型心内膜垫缺损

二尖瓣短轴切面示二尖瓣前叶裂（＊）；PE：心包积液

（2）分型：有部分型（PECD）和完全型（CECD）两类。PECD 包括 I 孔 ASD、ASD 合并二尖瓣前叶裂、左室右房通道。完全型即十字交叉部完全未发育形成四个心腔交通，包括共同房室瓣、ASD 与 VSD 相连。CECD 又进一步为 Resteil A、Resteil B、Resteil C 三型。Resteil A 型共瓣有腱索附着室间隔顶端，即 VSD 下缘；Resteil B 型共瓣腱索越过室间隔至右室室间隔面；Resteil C 型共瓣无腱索附着。

二、异常血流通道型先心病

1. 主动脉窦瘤破裂（RAVA）

（1）明确诊断根据：①2DE 显示主动脉根部瓣环以上窦壁变薄，局限性向外突出，可能突入相邻的任一心腔。瘤壁最突出部位可见小破口。②CDFI 在与 2DE 显示瘤壁之同一切面上可见异常血流色彩充满窦瘤并流入破裂的心腔，为双期连续型的高速血流。CW 频谱可证实血流速度在 3～4m/s，舒张期更清楚。如窦瘤破入右房或左房，则呈射流。CDFI 表现为细束样从破口处穿过心房腔，直达心房外侧壁。③RAVA 常合并窦部下室间隔沿瓣环形成的新月形 VSD。2DE 观察时需仔细寻查瓣环与室间隔间之延续性。CDFI 可增加发现合并有 VSD 的敏感性，它表现为细小但流速仍较高的单纯收缩期血流。

（2）血流动力学诊断依据：多数窦瘤破入右心系统，属左向右分流类心脏病。有明显的左心容量负荷增加表现。

（3）分型：主动脉有 3 个窦即左、右及无冠状动脉窦。3 个窦均可能发生窦瘤，其破入不同。最常见的是，右窦瘤破入右室流出道、右室流入道或右心房；其次是无冠窦破入右室流入道或右房。

2. 冠状动脉瘘（CAF）

（1）明确诊断根据：①2DE 显示右或左主冠状动脉显著增宽，容易辨认，可沿其走行追查，常见扩张的冠状动脉在很长的一段途径中显示清楚，但难以追查到瘘口处。瘘多埋藏在心肌组织中，受 2DE 分辨力所限，显示不清。较少情况可见瘘口边缘，则有利于诊断。

②CDFI 的应用显著提高本病超声确诊率。在扩张的冠状动脉内，血流显色及亮度增加，舒张期更清楚。沿其走行可追查到瘘口。从瘘口处射出的血流时相，因其所在心腔不同，在右房者呈双期连续，在右室者亦为双期但收缩期较弱，如瘘口在左室，则分流仅出现于舒张期。CW 检查血流速度亦较高，为 3 ~ 4m/s。

（2）血流动力学诊断依据：分流部位随冠状动脉瘘口位置而定，漏到右房则为左室向右房分流，右心容量负荷增加。瘘口在左心，则在左室和主动脉间有附加循环，左室增大及搏动更明显。

3. 肺静脉异常回流（APVC）　APVC 有完全型（TAPVC）及部分型（PAPVC）肺静脉异常回流。本文介绍完全型肺静脉异常回流的诊断。

（1）明确诊断根据：①2DE 的四腔心切面，在左房后上方显示一个斜行的较粗的管腔，为共同肺静脉干（CPV），是 TAPVC 的重要诊断根据，正常的肺静脉回声已不存在。如为心内型 TAPVC，可见 CPV 与右房直接相通或向后倾探头，可见 CPV 汇入冠状静脉窦；如为心上型，需沿 CPV 向上方扫查垂直静脉（VV），但难以成功。心下型 TAPVC，也可能汇入门脉，能显示门脉或肝静脉扩张、下腔静脉扩张等。四腔心切面可同时显示必有的 ASD。②CDFI 可以显示异常血流途径，从 CPV 进入 VV，再入左无名静脉，然后汇入上腔静脉。VV 内血流为向上行与永存左上腔静脉向下行的血流方向正相反。PW 分析与正常静脉血流类似。③CDFI 可证实大量的房水平右向左分流。

（2）血流动力学诊断根据：由于肺静脉血未回流入左房而进入右房，左心前负荷减小，右心前负荷增大。左心依赖房或室水平分流提供的血液输入体循环，故患者均存在缺氧。

（3）分型：①心上型：血流通过上腔静脉进入右房。②心内型：血流经冠状静脉窦或直接引入右房。③心下型：血流经下腔静脉入右房。各型 TAPVR，均有 ASD，右房混合血经 ASD 引入左房供应体循环。

4. 永存共同动脉干（TA）　TA 系指单一的动脉干发自心室并由它分出冠状动脉、体循环动脉及肺动脉。

（1）明确诊断根据：①2DE 显示单一的动脉干，类似主动脉位置但明显增宽且靠前。无右室流出道及肺动脉瓣回声。根据肺动脉发出的起点及型式，TA 分三型：Ⅰ型的主肺动脉发自 TA 的根部，2DE 显示 TA 成分叉状；Ⅱ型，左、右肺动脉分别起自 TA 较高部位，需要仔细扫查；Ⅲ型的 2DE 图像不易显示，因其供应肺循环的血管可能为支气管动脉或其他较小的动脉。②2DE 的第二个特点是明确的 VSD，在 TA 的下方，两者形成骑跨关系。③CDFI 显示双室血流共同汇入增宽的动脉干内。血流动力学为左向右分流特点，二尖瓣血流量增加（图 23 - 8）。

（2）血流动力学诊断依据：两根动脉均接收双心室血流，左房、左室扩大，右室亦增大，均合并肺动脉高压，肺血管病变程度严重。

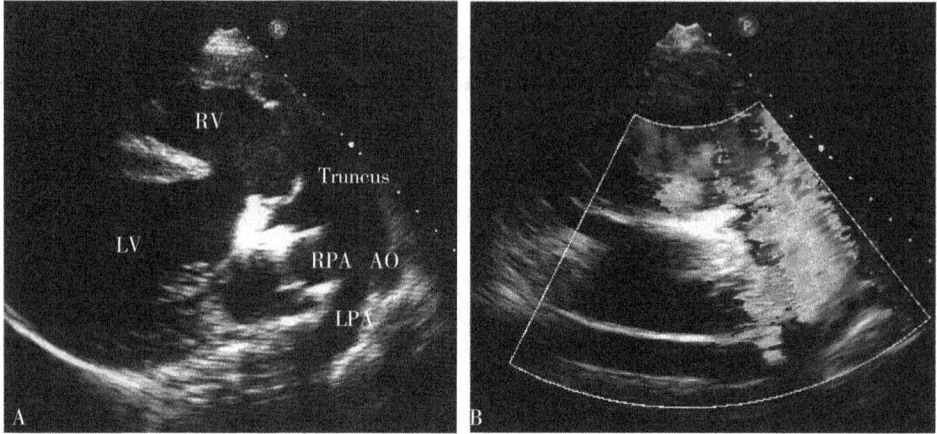

图 23 - 8 永存共同动脉干（Ⅰ型）

A. 显示室间隔缺损，共同动脉干远端分出主动脉和左、右肺动脉；B. 彩色多普勒，远场可见胸主动脉回声。Truncus：共同动脉干，LPA：左肺动脉，RPA：右肺动脉

三、瓣膜异常血流受阻为主的先天性心脏病

1. 左侧三房心 三房心常见类型为左房内隔膜称左侧三房心。声像图表现（图 23 - 9）如下：

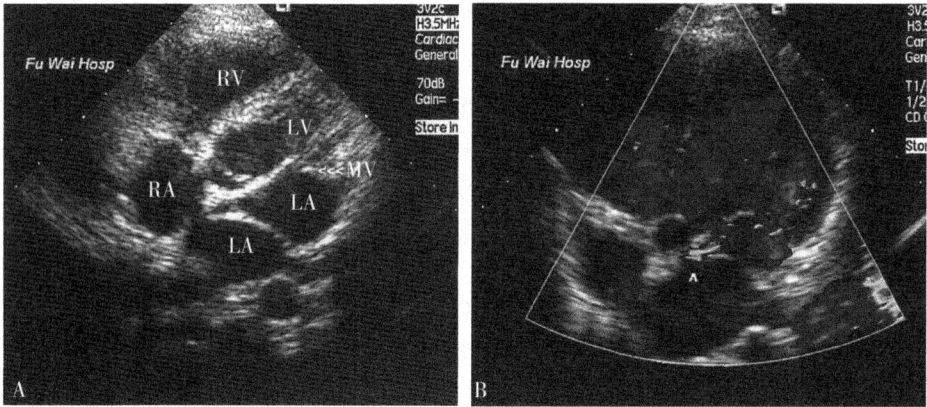

图 23 - 9 左侧三房心

A. 左侧胸骨旁四腔心切面示左房内隔膜样回声将左房分为副房和真房；B. 彩色多普勒；∧为血流由此从副房进入真房

（1）明确诊断根据：①2DE 四腔心切面显示左房内有异常隔膜回声，将左房分为上下两腔（副房与真房）。上部接受肺静脉血通过隔膜孔入下部，下部通向二尖瓣口。隔膜位于左心耳及卵圆窝后上方，可与二尖瓣上隔膜鉴别。可能伴有 ASD 但不是必有的合并症。②CDFI显示副房内血流受阻，显色较暗。隔膜孔常较小，血流通过时形成高速湍流。

（2）血流动力学诊断依据：由于隔膜构成对左房血流之阻力，副房增大明显，左室血流量相对低，形成二尖瓣狭窄时的房大、室相对小的状态。

2. 三尖瓣下移畸形（Ebstein 畸形） 病理改变不尽相同。瓣环与三个瓣叶同时下移者少见，多见隔叶和/或后叶下移，前叶延长，也有时隔叶或后叶全或部分缺如者。声像图表现（图23－10）如下：

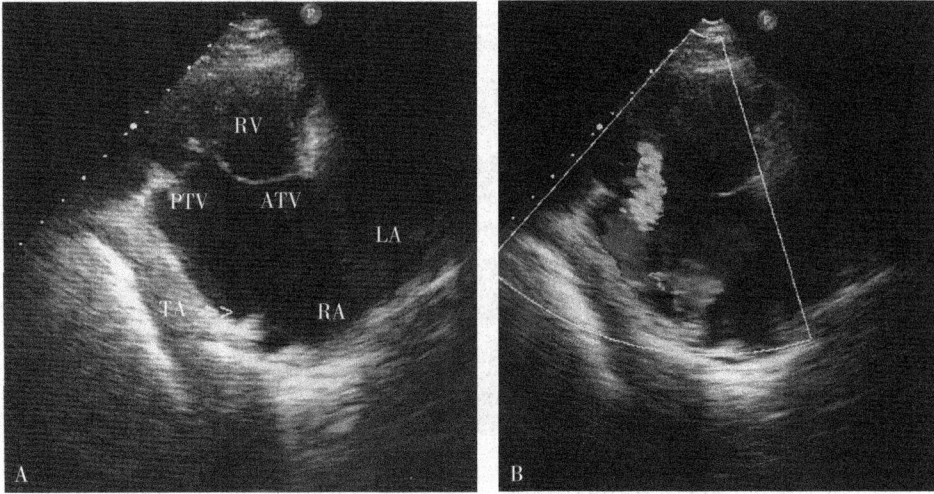

图23－10　三尖瓣下移畸形

A. 三尖瓣后叶附着点离开三尖瓣环向下移位；B. 三尖瓣反流；此患者同时合并存在房间
隔缺损。ATV：三尖瓣前叶，PTV：三尖瓣后叶，TA：三尖瓣环

（1）明确诊断根据：①2DE 四腔心切面显示三尖瓣隔叶下移，与室间隔左侧二尖瓣的附着点距离加大，相差 1cm 以上。右室流入道长轴切面上，可见后叶下移，明显靠近尖部，低于三尖瓣及三尖瓣前叶附着点。有时不能扫查到隔叶或后叶回声。有时下移瓣叶斜行附着室壁，可能一端下移轻，而另一端严重下移。②CDFI 常呈现右室腔及右房腔的特殊伴长的三尖瓣反流束，起自明显近心尖，甚至已到流出道的三尖瓣口，反流通过房化右室部分到真正的房腔内。

（2）血流动力学诊断依据：三尖瓣关闭不全，整个右房腔（包括房化右室部分）明显增大。不下移的三尖瓣前叶活动幅度也明显增大，形成房化右室，部分室间隔活动异常。

3. 三尖瓣闭锁（TVA）　三尖瓣闭锁时可合并大动脉转位，右室流出道狭窄或闭锁。根据其合并症程度详细分型。

（1）明确诊断根据：①2DE 最佳选择切面为四腔心，三尖瓣回声波——无孔的薄隔膜或较厚的肌纤维性的致密回声带取代（图 23－11）。同时有较大的 ASD 和 VSD 并存。②C－UCG检查时可见对比剂回声出现于右房后全部通过 ASD 进入左房，通过二尖瓣入左室；又一部分通过室缺进入右室。

（2）血流动力学诊断依据：右房、室间无血流通过，右室依赖室水平分流提供血压，故右室发育差，肺动脉和瓣往往存在狭窄或闭锁，统称为右心系统发育不良综合征。

4. 肺动脉瓣及瓣上狭窄　先天性肺动脉瓣狭窄常为瓣上粘连，开放时呈"圆顶"样，顶端有小口可使血流通过。肺动脉可见狭窄后扩张，大动脉短轴和右室流出道长轴切面可证实这种特征。瓣上狭窄如为隔膜型在 2DE 所显示瓣口上方，从两侧壁均可见隔膜回声，其中央回声脱失处为孔。管型瓣上狭窄时，在肺动脉瓣上的主肺动脉腔突然变细如管状，其后的肺动脉径又恢复正常。CDFI 检查，有起自狭窄口的多彩血流束显示，CW 证实其为高速血流。见图 23 – 12。

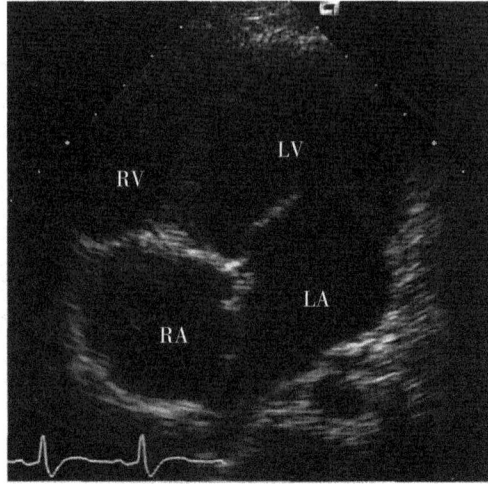

图 23 – 11　三尖瓣闭锁

心尖四腔心切面显示右房与右室间无连接关系（无瓣膜回声），右室缩小

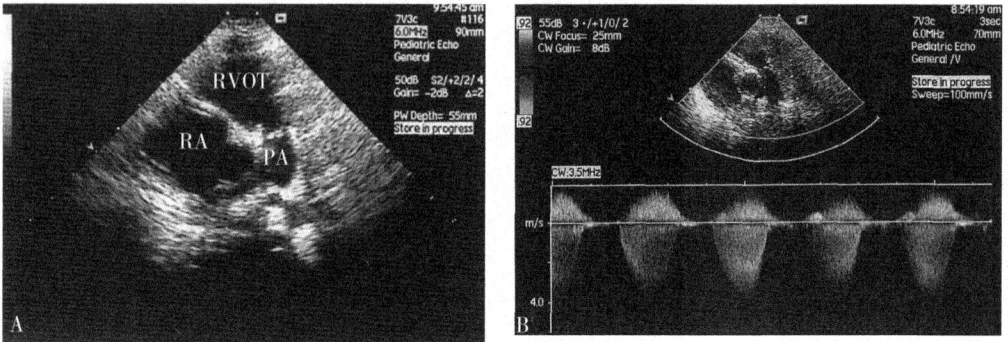

图 23 – 12　肺动脉瓣狭窄

A. 大动脉短轴切面示肺动脉瓣增厚、回声增强；B. 为连续波多普勒，示跨肺动脉瓣高速血流信号

5. 右室流出道狭窄与右室双腔心　有高、中、低右室流出道狭窄，右室双腔心的狭窄处在右室体部。2DE 的左室长轴切面、右室流出道长轴切面及肋下区右室流入道至流出道到肺动脉切面，均可显示上述特征。各处狭窄多为肌性，少数为隔膜样。前者在 2DE 上呈现粗大肌性回声突向右室或右室流出道腔内；后者多见于瓣下区，为隔膜样回声从壁发出，中间孔径较小阻滞血流。CDFI 和 CW 可见发自狭窄水平高速血流。右室双腔心的异常血流束起自右室流出道下方，相当于右室调节束水平。狭窄前部右室壁明显增厚。见图23 – 13。

6. 主动脉瓣及瓣上、瓣下狭窄　先天性主动脉瓣狭窄常由二瓣化引起。2DE 大动脉短轴可见主动脉瓣仅有两叶，关闭呈一字形，失去正常"Y"字形。也有的为三瓣叶的交界粘连。瓣上狭窄时，在主动脉瓣以上，见有狭窄段或隔膜回声。瓣下狭窄时常见主动脉瓣下隔膜，在左室长轴切面上，可见室间隔及二尖瓣前叶各有隔膜样回声突入左室流出道。CDFI在狭窄水平出现湍流的多彩血流信号，CW 可证实其为高速血流。瓣上狭窄常见于 Williams 综合征，以瓣上环形狭窄为主，血流动力学与主动脉瓣狭窄类似。见图 23 – 14，图23 – 15。

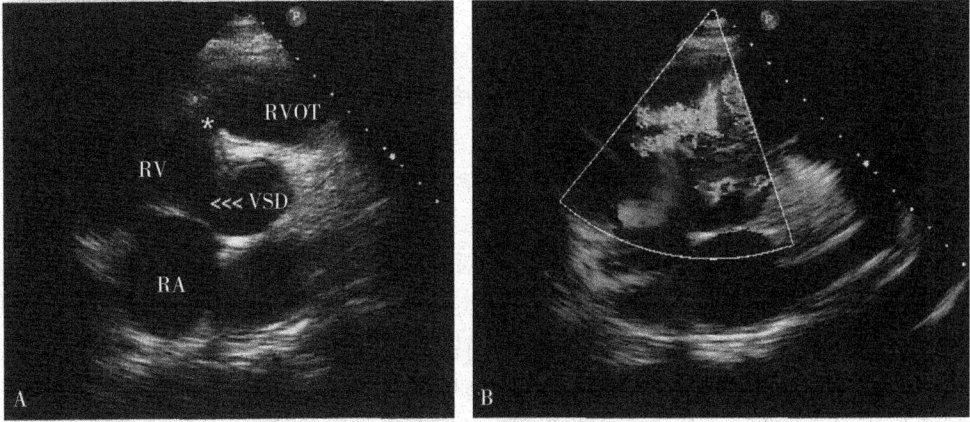

图 23 - 13　室双腔心

A. 类似胸骨旁四腔心，显示室间隔缺损下方的右室内粗大肌束（＊）；B. 彩色多普勒，显示血流通过此处时加速

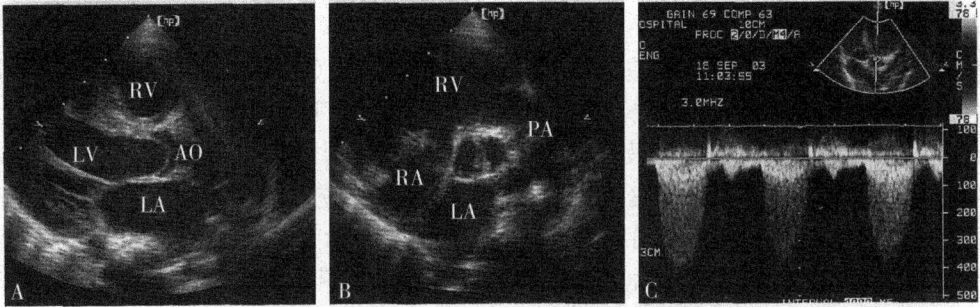

图 23 - 14　先天性主动脉瓣狭窄

A. 胸骨旁左室长轴切面，显示主动脉瓣开放时呈穹隆状；B. 胸骨旁大动脉短轴切面，显示主动脉瓣呈二瓣化；C. 连续波多普勒，显示跨主动脉瓣的高速血流信号

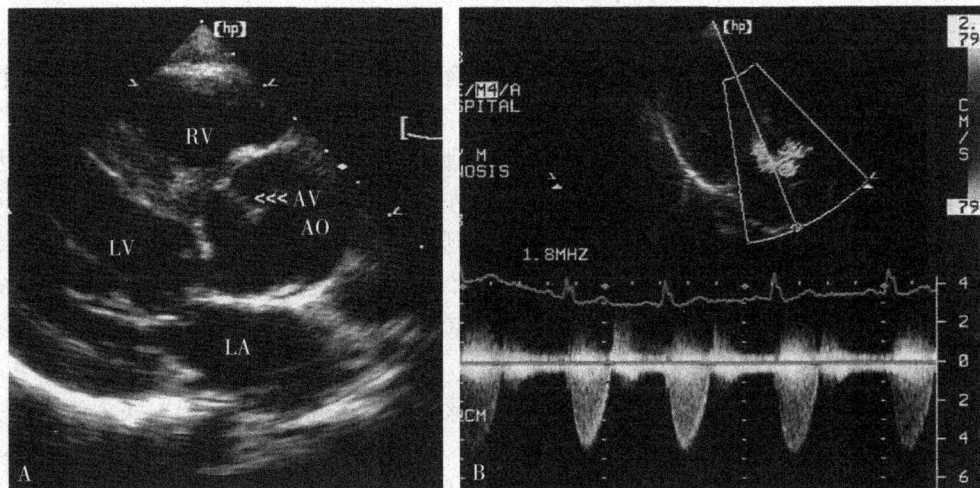

图 23 - 15　主动脉瓣下狭窄

A. 胸骨旁左室长轴切面示主动脉瓣下隔膜；B. 连续波多普勒示跨主动脉瓣下隔膜处的高速血流信号

四、综合复杂畸形

涉及大动脉、心室及瓣膜等心脏多种结构的病变。

1. 单心室（SV）

（1）分型诊断：一般分为左室型、右室型单心室和共同心室。可能合并左位型或右位型大动脉转位，也可能仍保持正常动脉关系。

（2）明确诊断根据：①2DE 心尖四腔心切面无正常室间隔回声，显示一个大心腔接受两个心房供血，此即为 SV 的主腔。左室型 SV 可有小流出腔在主腔的前或后方。②2DE 左室长轴及大动脉短轴可判断 SV 是否合并大动脉转位。③CDFI 显示主腔血流通过球室孔进入流出腔，再通向主动脉。④2DE 及 CDFI 可明确房室瓣异常情况，鉴别是一组房室瓣供血（二尖瓣或三尖瓣）；另一组房室瓣闭锁或为共同房室瓣。

（3）血流动力学诊断依据：房室水平血压完全混合。体循环血压为混合血，患者均存在不同程度缺氧。如果没有肺动脉瓣狭窄同时存在，肺循环则承受与体循环相同压力的血流量，早期便出现肺动脉高压，肺血管病变进行性较重，很快便成为不可逆改变。

2. 法洛四联症（TOF）

（1）明确诊断依据：①2DE 左室长轴切面能全部显示 TOF 的四个特征：包括主动脉位置前移，与室间隔延续性中断，主动脉骑跨于室间隔上；嵴下型或干下型室间隔缺损；右室流出道狭窄；右室肥厚。与右室双出口鉴别时，可见主动脉瓣与二尖瓣前叶仍有纤维延续性。②2DE 大动脉短轴切面及右室流出道包括主肺动脉及左右肺动脉的长轴切面，可分段确定其狭窄部位及腔径测值，明确其发育情况，判断手术治疗可行性。③CDFI 显示主动脉下 VSD 有双向分流。收缩期，双室血流均进入主动脉，少量右室血流进入肺动脉。肺动脉瓣狭窄的高速血流，可用 CW 定量测定，其流速可达 4m/s 以上。

（2）血流动力学诊断依据：由于肺动脉瓣、瓣下狭窄，右室后负荷增大，右室壁增厚，右室扩大。TOF 时右向左分流为主，右室壁搏动强心泵功能呈右室优势型，为确定手术适应证，须定量测定左室壁厚度、腔大小及左室泵功能。

3. 完全型大动脉转位（D–TGA）　D–TGA 的主要病理特征是主动脉向前移位并与右心室相通；肺动脉则与左室相通。D–TGA 需要有心内或大动脉间血流分流才能维持生命，最常并存的分流是 VSD 的室水平分流。

明确诊断根据：①2DE 大动脉短轴表现主动脉位置前移与肺动脉同时显示两个动脉横断面。两者呈右前、左后排列，少见有前、后或左前、右后排列者。左室长轴或五腔心切面显示肺动脉出自左室，肺动脉瓣与二尖瓣有纤维延续性。主动脉出自右室，主动脉下圆锥与房室瓣远离。②2DE 左室长轴或四腔心切面显示干下型或膜周部 VSD，也可能显示 ASD。③C–UCG 法时经静脉注射对比剂，在右房、左室显示回声后迅速进入左房或左室。④D–TGA 常伴有肺动脉瓣或肺动脉狭窄。

4. 功能校正型大动脉转位（CTGA）　大动脉转位规律同 D–TGA。本病主要特点是心室转位，虽然主动脉出自解剖右室但接受左房血，而肺动脉出自左室却接受右房血。结果保持正常体肺循环通路，故称功能校正型大动脉转位。

明确诊断根据：①大动脉转位：心尖五腔心切面可显示主动脉出自解剖右室；肺动脉出自解剖左室。大动脉短轴切面显示主动脉位置前移一般位于肺动脉左前方。肺动脉可能正常或有狭窄。②心室转位称心室左襻：即右室转向左前方。2DE 可鉴别解剖右室与左室。前者与三尖瓣共存，且室内肌小梁丰富而粗大，有多条肌束。左室与二尖瓣结合、左室内膜光滑，回声呈细线状，显示整齐清晰。三尖瓣特点是可找到 3 个瓣叶，四腔心切面可见隔叶起点比二尖瓣前叶起点低 5~10mm。③2DE 可显示其常见合并症 VSD、ASD、PDA 等。

5. 右室双出口（DORV） 为不完全型大动脉转位，两个动脉同时出自右室，是介于 TOF 与 D-TGA 之间的动脉位置异常。两个动脉间的位置关系变化较多，关系正常时类似 TOF，区别是主动脉骑跨超过 50%，甚至完全起自右室。关系异常时类似于 D-TGA，只是肺动脉大部分起自右室。肺动脉骑跨于室间隔缺损之上者又称 Tossing's 病。DORV 均有 VSD 并存，VSD 位置可以多变，如主动脉瓣下、肺动脉瓣下、远离两大动脉等。

（1）明确诊断根据：①2DE 显示两大动脉并列有前移，均起自右室，或一支完全起自右室，另一支大部分起自右室。大动脉关系可正常或异常。大动脉短轴表现两个动脉横断面同时显示在图的前方。心尖四腔心切面可显示两大动脉根部位置及与心室的连接关系。②左室长轴或心尖四腔心切面证实有并存的 VSD。③DORV 时左心室的唯一出口是 VSD，也是肺循环血流的出口。CDFI 表现为显著的左向右分流，在 VSD 处显示明亮的过隔血流信号。

（2）血流动力学辅助诊断依据：DORV 心室水平双向分流，但两大动脉均起自右室，右室血流量明显增加，右室增大显著，右室壁增厚。如果不存在肺动脉瓣、瓣下狭窄，早期即可出现肺动脉高压，并进行性加重。

6. 心脏位置异常分类及符号 由于胚胎发育过程中，心脏是由原始心血管扭曲及部分膨大形成，故发育异常时，心脏位置及心腔相互间位置关系可能异常。

（1）整体心脏异位：包括胸腔外颈部心脏、腹腔心脏及胸腔内右位心等。

（2）正常心脏为左位心用"L"表示，心脏随内脏转位至右侧胸腔称右位心用"R"表示。内脏不转位单纯心脏旋至右胸称单发右位心或右旋心用"R"表示。内脏已转位，但心脏保留在左胸时称单发左位心或左旋心用"L"表示。

（3）心脏所属心房、心室、大动脉间的位置关系亦可能有多种变化

1）心房位置：①心房正位（S）。②心房反位（I）。正位即指右心房位于右侧，左心房位于左侧。反位即表示心房位置与正位相反。

2）心室位置：①心室右襻（D）：正常左位心，右室在心脏右前方位置称右襻。②心室左襻（L）：为右位心时右心室位于左前方。

3）大动脉位置：①正常（S）。②右转位（R）。③左转位（L）。

（程 莉）

第三节 乳头肌功能不全和乳头肌断裂

一、乳头肌功能不全

左室乳头肌功能障碍是乳头肌邻近心肌缺血或心肌梗死所致冠心病患者最常见的并发症。其发生与乳头肌自身的血流灌注或心肌梗死部位有关，也是心肌梗死后发生二尖瓣反流的重要原因。研究表明在严重的缺血性心脏病中有 15%~25% 的病例发生乳头肌功能不全

（papillary muscle dysfunction，PMD）。应用二维超声心动图连续观察 269 例心肌梗死患者发现 PMD36 例，约为 13.4%。

（一）乳头肌解剖及病理生理

左室乳头肌分为前后两组，前组乳头肌的动脉全部来自左冠状动脉。主要由冠状动脉前降支的对角支、左回旋支的边缘支双重多血管供血。当前降支梗阻时，虽然可累及到前乳头肌，但因其为双重血管供血，故前乳头肌受累的概率较少；后组乳头肌由右冠状动脉的终支－左室后支和/或左冠状动脉的回旋支供血，且常为单支血管供血。因为来自左右冠状动脉末端分支的血管口径较细，且多呈直钩形分支的解剖学特点，使后组乳头肌较前组乳头肌更易受缺血的影响。Sanders 等报告一组乳头肌腱索断裂的患者，发生于后组乳头肌者是前组的 25 倍。

乳头肌部位与其附着室壁节段密切相关。后组乳头肌附着部位在左室下壁和后内侧壁；前组乳头肌附着部位主要在左室前外侧壁。左室下壁和后内侧壁主要由右冠状动脉供血，左室前外侧壁主要由左前降支的对角支和回旋支供血。心肌梗死部位发生率显示，左室下壁、后壁梗死是其他部位梗死的 2～3 倍。因此，发生在左室后组乳头肌因供血不足或梗死导致 PMD 比例明显高于前组乳头肌。

1. 乳头肌解剖分型　乳头肌解剖形态分类按夏家骠和 Kisauuk 报道分为三种：A 型（游离型）、B 型（附着型）、C 型（中间型）（图 23－16）。根据应用二维超声心动图对乳头肌形态的观察，依据上述解剖特点在左室短轴乳头肌水平亦可作出同样的解剖分型。即左室短轴乳头肌水平乳头肌横断面游离于室壁的为 A 型，乳头肌附着于室壁且长径大于直径为 B 型，介于两者之间的为 C 型（图 23－17）。在观察的一组乳头肌功能障碍病例中 A 型所占比例明显高于其他两型（64%）。解剖分析发现不同类型的乳头肌其冠状动脉供血方式不同。附着型和中间型为多源冠状动脉供血，而游离型仅为一支中央动脉供血。因此，前两型单支冠状动脉阻断时，其缺血的影响较小，而游离型一旦血管阻塞便会产生严重的乳头肌缺血或坏死。

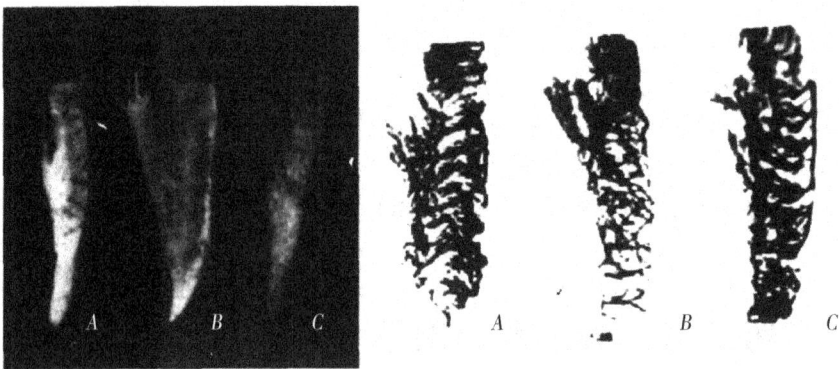

图 23－16　乳头肌解剖形态分类

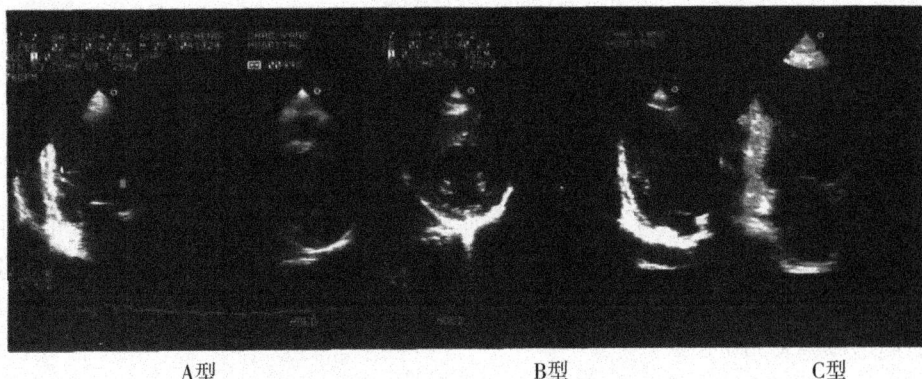

　　　　A型　　　　　　　　　　　　　　　B型　　　　　　　　　　　　C型

图 23 - 17　乳头肌解剖形态二维超声心动图分类

　　2. 乳头肌功能障碍对二尖瓣功能的影响　二尖瓣前后瓣叶的运动主要由乳头肌舒缩来控制。前瓣由两组乳头肌发出腱索牵拉控制；后瓣主要由后组乳头肌发出腱索牵拉控制，同时还受室壁运动对瓣环扩张影响。另外，心室壁收缩舒张运动的状态、方向性以及心室几何构型的改变均对乳头肌功能产生影响，也累及到二尖瓣的功能。无论是乳头肌自身因缺血、梗死使舒缩功能发生障碍，还是由于心肌梗死使相关室壁运动状态发生改变，或心室重构、扩大使乳头肌发生位移，都会产生对二尖瓣的牵拉无力，使二尖瓣表现收缩期对合不良，受累瓣叶向心房方向错位或脱垂，舒张期瓣叶开放幅度减小，从而产生二尖瓣关闭不全。George 等用结扎犬左室乳头肌造成乳头肌梗死的方法，证实乳头肌功能与二尖瓣关闭不全密切相关。国内有学者用彩色多普勒超声观察定量结扎犬冠状动脉左旋支时冠脉狭窄程度与二尖瓣功能的关系。发现急性冠状动脉狭窄面积 >85%，冠状动脉血流减少 >30% 可引发二尖瓣关闭不全。并观察到明显的二尖瓣脱垂，且冠脉狭窄程度越重，脱垂越明显，反流越重。而乳头肌由于缺血坏死所致功能障碍导致二尖瓣关闭不全，往往呈持久性难于恢复。研究表明彩色多普勒超声在急性心肌梗死后 2d 内检测中度以上二尖瓣关闭不全与 1 年内死亡率增加关联，是独立预测指标。而一旦发生乳头肌断裂对二尖瓣的影响将是不可逆的最严重损坏。

　　3. 乳头肌功能障碍对心功能的影响　心肌梗死合并 PMD 可加重左室功能减退。在心肌梗死合并 PMD 与未合并 PMD 的对照研究中明显看出，合并 PMD 的心功能明显差于对照组，尤以左室舒张末期径和舒张末期容积增大为著。另外，对心肌梗死后左室 EF 追踪观察显示，合并 PMD 患者远期 EF 改善，明显差于未合并 PMD 者。一组缺血性二尖瓣关闭不全的动物实验表明，结扎乳头肌相关血管可以引起心脏明显扩大（增加75%）和严重的二尖瓣关闭不全，与结扎非乳头肌供血血管有显著差异。PMD 引起二尖瓣关闭不全使舒张末期容积增大，导致左室压力和左房压力增高。这类患者更易引起肺静脉淤血，进一步导致肺循环高压及肺动脉高压。

　　（二）超声心动图评价 PMD

　　1. 超声心动图诊断 PMD 主要检测以下几方面

　　（1）整体心脏探查明确存在 PMD 的疾病基础。

　　（2）合并二尖瓣关闭不全，是否有二尖瓣脱垂或瓣叶对合点错位，除外其他器质性改变。

（3）乳头肌形态结构变化及舒缩功能。

（4）乳头肌附着的相关心室壁节段功能。

（5）心脏整体形态及功能。

2. 超声心动图诊断 PMD 特点

（1）左室心尖两腔切面或左室短轴乳头肌水平显示前后两组乳头肌变异：前后两组乳头肌形态呈现明显差异。缺血乳头肌较对侧增大、回声增强，形态明显不规则，收缩运动明显减弱。梗死乳头肌显示形态不规整，回声不均匀且增强，无收缩运动或运动减低。计算乳头肌收缩期增厚率＜30%。

（2）乳头肌附着的心室壁运动发生障碍：后组乳头肌主要附着于左室下壁和后内侧壁，前组乳头肌主要附着于左室前外侧壁。这些部位由于冠状动脉阻塞导致节段性室壁运动异常，较易合并 PMD。因为该部位室壁通常与乳头肌属同一支冠状动脉供血。前壁心尖部梗死由于发生梗死伸展和心室整体扩张，导致乳头肌位移而合并二尖瓣关闭不全。

另外，二尖瓣脱垂本身还可引起受累心肌基底部张力增加，导致心肌缺血改变。二尖瓣后叶脱垂还可反射性引起冠状动脉痉挛，导致心肌缺血，产生心绞痛或类似心绞痛、心肌梗死、心律失常和猝死。因此，非乳头肌功能障碍所致二尖瓣脱垂导致室壁运动异常的患者应注意鉴别。

（3）二尖瓣功能异常：二尖瓣无明显器质性病变，但运动幅度减低，瓣环可扩大。收缩期前后瓣叶对合点错位，或二尖瓣因一侧乳头肌张力减弱使腱索松弛而表现轻度脱垂。尤其是心肌梗死后首次发现二尖瓣脱垂或错位，更应考虑乳头肌功能障碍。

（4）CDFI 显示二尖瓣收缩期反流频谱：乳头肌功能障碍导致的最主要后果是引起二尖瓣关闭不全。CDFI 显示其反流血流束多呈偏心状。反流束方向多偏向受累瓣叶对侧，即前瓣受累时，彩色反流束偏向心房后外侧；后瓣受累时反流束偏向左房前内侧。如果由于心肌梗死左室重构、心室扩张使乳头肌发生位移或两组乳头肌均受累，二尖瓣口彩色反流束方向可以是中心性。

（5）左心房、左心室内径扩大，左室舒张末期容积及舒张末期容积指数增大。

（6）持续乳头肌功能不全导致严重二尖瓣关闭不全，可因为肺循环高压而最终引起肺动脉高压。频谱多普勒超声心动图检查可呈现肺动脉高压特征。

Ogawa 等根据乳头肌、二尖瓣及左心室形态和运动状态特点，将乳头肌功能不全分为四型：

Ⅰ型：乳头肌纤维钙化所致。由于乳头肌纤维化和钙化，二维超声图像显示乳头肌回声增强，收缩期乳头肌无缩短，并存二尖瓣脱垂。

Ⅱ型：室壁瘤所致。存在左室壁室壁瘤，使乳头肌随瘤体将二尖瓣向下牵拉，二尖瓣不能正常关闭，出现对合异常。

Ⅲ型：左心室扩大所致。由于左心室腔明显扩大，左心室壁运动低下，将二尖瓣系统向心尖过度牵拉，阻碍收缩期二尖瓣上行运动，致使二尖瓣对合不良。

Ⅳ型：乳头肌缺血所致。乳头肌缺血和/或纤维化，使其收缩运动障碍，二尖瓣对合点异常。

二、乳头肌断裂

乳头肌断裂是非常少见的急性心肌梗死后合并症。其发病率文献报道为急性心肌梗死后1%左右。乳头肌断裂临床表现是急性心肌梗死后突然出现肺水肿、心源性休克和心前区全收缩期杂音，是非常凶险的合并症，应尽快明确诊断，采取有效治疗措施甚为重要。

乳头肌断裂最多见于左室后内侧乳头肌，下壁心肌梗死或严重缺血是其发生的主要原因，而前外侧心肌梗死引起的前外侧乳头肌断裂少见。主要因为后组乳头肌是由右冠状动脉终支——左室后支及或左冠状动脉回旋支供血，且常为单支血管供血。而前组乳头肌为多重血管供血。Sanders 等报道一组乳头肌腱索断裂，发生于后组乳头肌者是前组乳头肌的2.5倍。乳头肌断裂亦多发生于左室下壁心肌梗死患者。Minitz 等用二维超声心动图观察一组AMI 并发症，其中 PMD 和乳头肌断裂均发生在下壁心肌梗死。乳头肌断裂部位在乳头肌头部和干部均可发生，导致重度二尖瓣反流。而乳头肌干部的断裂更凶险，在缺乏外科手术条件时，是临床死亡的主要因素。

（一）二维超声心动图

1. 可以准确证实乳头肌断裂时二尖瓣结构异常　其特点是二尖瓣前叶或后叶失去支撑和牵拉，呈连枷样运动。即整个瓣叶于收缩期快速甩向左房侧，前后瓣叶无法对合；舒张期快速运动到左室侧，呈极度伸张甚至翻倒状。二尖瓣前瓣或后瓣连接腱索及断裂的乳头肌残端。残端回声较强，且呈不规则团块状（图23-18）。左室短轴乳头肌水平显示一侧乳头肌回声缺如。二尖瓣口水平可见不规则团块回声随心动周期在瓣口闪动。

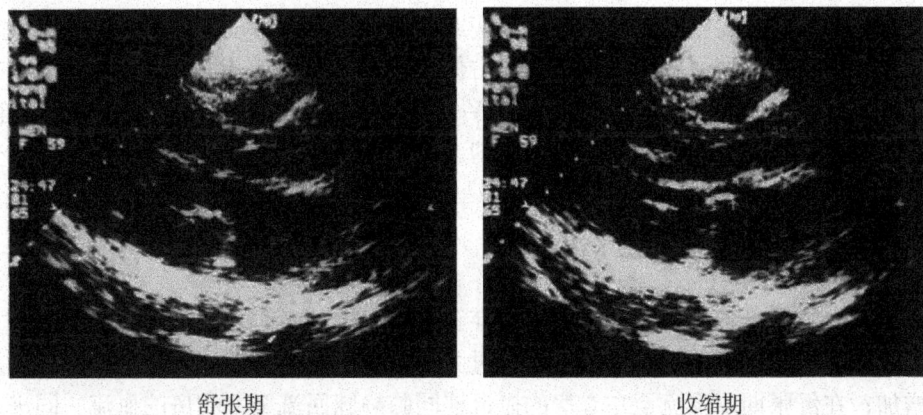

舒张期　　　　　　　　　　　收缩期

图23-18　二尖瓣后瓣连接腱索及断裂的乳头肌，残端回声较强，呈不规则团块。收缩期二尖瓣后瓣携乳头肌残端甩向左房

2. 证实与断裂乳头肌相关心室壁运动异常　左室后内侧乳头肌相关心室壁为左室下壁，前内侧乳头肌相关心室壁为前内侧。二维超声在检测到乳头肌断裂的同时，可观察到相关心室壁运动异常，主要表现为节段性室壁运动消失或明显减低，收缩期增厚率消失。

3. 心腔改变　乳头肌断裂引起急性左心容量负荷重度增加，在发病初期，乳头肌断裂所致二尖瓣关闭不全多为急性重度，但左心房室内径并不呈比例扩大，室壁运动呈高动力状，表现室壁运动幅度明显增强。左心室腔无明显扩大，左心房轻度增大。未经手术而存活的患者，追踪观察可见左心房室进行性扩大。随病程时间增加，左心室内径逐渐增大，而心室壁运动幅度逐渐减低。

（二）彩色多普勒血流显像

彩色多普勒血流显像显示二尖瓣口宽大的收缩期彩色血流束，朝向左房侧喷射，多为偏心性。由于此种偏心性反流易低估反流程度，因此应多角度观察。

（三）频谱多普勒超声心动图

连续式多普勒检测急性二尖瓣关闭不全，部分病例显示收缩早期血流速度达到最大峰值后，急速减低，表现左心房室之间的压力阶差在收缩中晚期急速缩小。乳头肌断裂发病终末期由急性肺水肿终致肺动脉高压时，脉冲式多普勒检测血流动力学指标显示肺动脉血流频谱的肺动脉高压特征，检测三尖瓣反流频谱示三尖瓣反流速度明显增快，大于 2.5m/s。

对于经胸超声心动图不能明确乳头肌断裂者，可应用经食管超声心动图检查确定诊断。

（程　莉）

第四节　感染性心内膜炎

感染性心内膜炎（infective endocarditis）为细菌等微生物感染所致的心内膜炎症，最常见的致病菌为 α 溶血性链球菌或草绿色链球菌，以侵犯心脏瓣膜多见。临床特点是发热、心脏杂音多变、脾大、贫血、黏膜皮肤瘀点和栓塞现象及周围免疫性病理损害。

感染性心内膜炎从临床表现、病程、并发症和最后转归等方面考虑，可分为急性和亚急性两型。临床上亚急性较急性常见。急性感染性心内膜炎大多数发生于正常心脏，亚急性感染性心内膜炎绝大多数发生于原有心脏瓣膜病或心血管畸形的基础上。

由于左侧瓣膜所受的血流平均压力高于右侧瓣膜，赘生物多发生于主动脉瓣和二尖瓣，肺动脉瓣和三尖瓣较为少见。根据温特力（Venturi）效应，心内膜的病变多发生于血流高速处、高压腔至低压腔处和侧压较低区域，即二尖瓣反流的心房侧，主动脉瓣关闭不全的心室侧，室间隔缺损的右心室侧等。

一、血流动力学

感染性心内膜炎导致二尖瓣产生溃疡或穿孔、腱索或乳头肌软化断裂，将继发严重瓣膜关闭不全。此时，收缩期左心室部分血液通过关闭不全的二尖瓣反流入左心房，造成左心房血流量增加；在舒张期，反流至左心房的血流连同肺静脉回流至左心房的血流一同进入左心室，使左心室前负荷增加，从而导致左心室的扩大。长期的左心室容量负荷过重，可发生左心室功能不全。严重的二尖瓣反流可使左心房和肺静脉压力显著升高，导致肺淤血甚至肺水肿。主动脉瓣上的赘生物，常致主动脉瓣脱垂和关闭不全，舒张期左心室同时接受二尖瓣口的正常充盈血液和主动脉瓣口的异常反流血液，左心室前负荷增加。急性主动脉瓣关闭不全的患者，由于左心室快速扩张的能力有限，左心室舒张压升高明显，导致左心房压和肺静脉压升高，产生肺水肿。

感染侵袭冠状动脉窦，形成窦瘤，并可破入右心房、右心室或左心房，造成相应心内异常分流的血流动力学改变。

二、诊断要点

（一）定性诊断

1. 二维超声心动图　受损瓣膜上形成团块状、条索状、扁平状或不规则状赘生物，大小不定，直径小的 2.0～3.0mm，大的 10.0～20.0mm；急性期，赘生物为偏低回声，而慢性期或治愈后的赘生物表现为高回声。

2. 彩色多普勒超声心动图　当继发二尖瓣关闭不全或瓣膜穿孔时，收缩期于左心房内可探及源于瓣口或穿孔处的花彩反流束；当继发主动脉瓣关闭不全时，舒张期左心室流出道可探及源于主动脉瓣口的花彩反流束。

（二）定位诊断

1. 主动脉瓣赘生物　感染性心内膜炎时，主动脉瓣是易受累的瓣膜，赘生物多附着于瓣叶常受高速血流冲击的左心室面及主动脉瓣下的左心室流出道（通常起自室间隔的基底部），较大而有活动性的赘生物舒张期可脱入左心室流出道，收缩期脱入主动脉瓣口。

2. 二尖瓣赘生物　感染性心内膜炎时，二尖瓣较常受累，仅次于主动脉瓣。二尖瓣赘生物多数位于左心房面，可活动的赘生物于收缩期进入左心房，舒张期脱入左心室；较大的二尖瓣赘生物可引起类似二尖瓣狭窄甚至梗死的超声改变。

3. 三尖瓣赘生物　三尖瓣较少受累，主要与经静脉注射毒品有关，其超声表现与二尖瓣赘生物相似（图 23-19）。

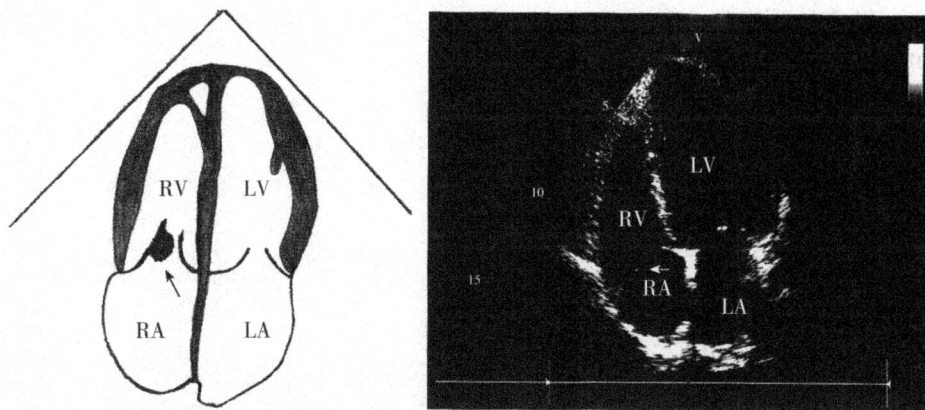

图 23-19　非标准切面四腔心探及三尖瓣右心房面高回声赘生物
LA：左心房；LV：左心室；RA：右心房；RV：右心室

4. 肺动脉瓣赘生物　肺动脉瓣最少被累及；肺动脉瓣心内膜炎通常发生在肺动脉瓣狭窄、动脉导管未闭、法洛四联症及室间隔缺损等先天性心脏病基础上（图 23-20）。

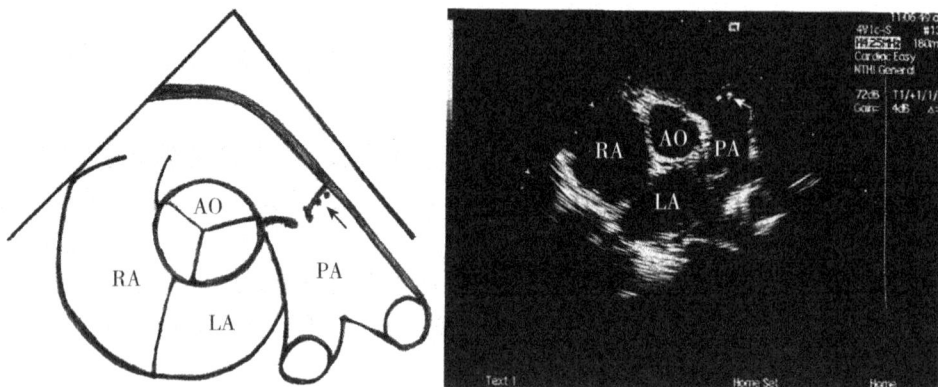

图 23 - 20　大动脉短轴切面探及肺动脉瓣上高回声赘生物

LA：左心房；RA：右心房；AO：主动脉；PA：肺动脉

（三）定量诊断

赘生物的定量诊断包括对其大小进行测量和对其回声、活动度和分布范围的半定量评价，具体标准如下：

1. 分布范围分级

0 级：无赘生物。

Ⅰ级：单发赘生物。

Ⅱ级：多发赘生物，但局限于一个瓣叶。

Ⅲ级：累及多个瓣叶。

Ⅳ级：累及瓣外结构组织。

2. 活动度分级

Ⅰ级：赘生物固定不动。

Ⅱ级：赘生物基底部固定。

Ⅲ级：赘生物有蒂活动。

Ⅳ级：赘生物脱垂。

3. 回声分级

Ⅰ级：赘生物完全钙化。

Ⅱ级：赘生物部分钙化。

Ⅲ级：赘生物的回声强度高于心肌，但无钙化。

Ⅳ级：赘生物的回声强度类似于心肌。

赘生物的大小有助于评判并发症的发生率，根据文献报道：赘生物 6.0mm 时，并发症发生率约 10.0%；11.0mm 时，并发症发生率约 50.0%；16.0mm 时，并发症发生率约 100%。赘生物分布范围与活动度的分级也有帮助，其分级越高，并发症的发生率就越大。

三、诊断注意点

（1）相应的临床表现，如：败血症表现；心脏短期内出现杂音，且杂音多变、粗糙；在原来心脏疾病的基础上，出现原因不明发热 1 周以上伴有心脏杂音改变，伴或不伴有栓塞和血管损害现象，常见脑栓塞、肺栓塞、肾栓塞及脾栓塞，皮肤出现 Osler 结节、Roth 点及 Janeway 结节等，为超声诊断感染性心内膜炎的必备条件。

（2）临床上出现发热、吸毒、多发肺部感染三联症时，应考虑三尖瓣感染性心内膜炎的可能。大的三尖瓣赘生物需要与右心房肿瘤相鉴别。

（3）主动脉瓣感染心内膜炎时，要注意是否有二尖瓣瘤的形成。

（4）人工瓣感染性心内膜炎患者大部分伴有心脏脓肿，但经胸超声心动图检出率低，对可疑病例须进行经食管超声心动图检查。

四、并发症诊断

（一）瓣膜继发性损害

感染性心内膜炎常继发瓣膜组织严重损害，是导致死亡的主要原因。

1. 主动脉瓣　主动脉瓣受损常出现瓣叶穿孔或瓣叶撕裂，其典型特征是舒张期左心室流出道内探及来源于主动脉瓣的反流束。主动脉瓣叶因高速反流束的冲击而快速颤动，在 M 型超声曲线上表现为特征性高速颤动征。主动脉瓣连枷样改变是指舒张期受累瓣叶脱入左心室流出道，呈凹面朝下。

2. 二尖瓣　二尖瓣受损出现腱索断裂，瓣叶呈连枷样改变，前后叶对合点错位，腱索断端收缩期甩入左心房，舒张期则返回左心室。

3. 三尖瓣　三尖瓣受损亦会造成腱索断裂，使瓣叶活动呈连枷样改变。严重的关闭不全可继发右心容量负荷过重。

4. 肺动脉瓣　肺动脉瓣受破坏时也表现为连枷样改变。在 M 型超声肺动脉瓣曲线上可见舒张期颤动征。

（二）瓣膜外并发症

感染向瓣膜外扩展可导致瓣周脓肿、心内瘘管形成、化脓性心包炎、心脑肾脓肿等。

1. 瓣周脓肿　瓣周脓肿常见于葡萄球菌感染所致的急性心内膜炎。当患者出现新的反流杂音、心包炎或高度房室传导阻滞时，应考虑瓣周脓肿形成可能。

（1）主动脉瓣根部脓肿：主动脉根部脓肿直接征象为主动脉壁内出现无回声区。间接征象有：①Valsalva 窦瘤形成。②主动脉根部前壁增厚≥10.0mm。③间隔旁瓣周厚度≥10.0mm。④人工瓣松脱摇动。主动脉根部脓肿还可引起二尖瓣膨出瘤及二尖瓣－主动脉间纤维膨出瘤。

二尖瓣膨出瘤表现为二尖瓣前叶局部向心房侧突出呈风袋状，其产生机制可能为主动脉瓣关闭不全的反流束冲击二尖瓣前叶，产生病损和感染，使局部组织薄弱，在左心室的压力下向左心房持续膨出。早期发现二尖瓣膨出瘤并处理可以避免二尖瓣膨出瘤破裂引起的致命性二尖瓣关闭不全并防止手术不彻底而残留感染灶。

二尖瓣－主动脉间纤维膨出瘤表现为风袋样无回声区在主动脉根部后方向左心房突出，其产生机制可能为二尖瓣与主动脉间纤维组织发生感染，使局部组织结构薄弱，在左心室的压力下向心房内或心包内膨出。

（2）二尖瓣环脓肿：即在二尖瓣后瓣的后方左心室壁内出现的圆形无回声区，其发生率较主动脉根部脓肿低。

2. 室间隔脓肿　当感染性心内膜炎患者临床上出现新的房室传导异常，须考虑室间隔脓肿形成。超声表现为病变处室间隔变厚，回声增强，甚至可出现无回声区。

3. 心内瘘管　当主动脉根部脓肿破入右心室、左心房或右心房，可产生主动脉→右心室、主动脉→左心房或主动脉→右心房间分流，并产生相应血流动力学改变。

4. 心肌梗死　当主动脉瓣上的赘生物脱落，进入冠状动脉循环，可阻塞左右冠状动脉近端，从而产生心肌梗死，出现室壁节段运动异常。

五、鉴别诊断

1. 感染性心内膜炎与风湿性心脏病相鉴别　风湿性心脏病病变的瓣膜僵硬，活动受限。而感染性心内膜炎其瓣膜的活动性多保持正常，赘生物活动幅度大。结合临床，两者鉴别不难。

2. 瓣膜赘生物与瓣膜黏液变性、心房黏液瘤相鉴别　瓣膜黏液变性病变累及单个瓣膜多见，而心内膜炎常累及多个瓣叶，且为弥漫性病变；心房黏液瘤舒张期可脱入房室瓣口，但黏液瘤有蒂附着在房壁上。

（王云志）

第五节　心包炎和心包积液

心包炎（cardipericarditis）与心包积液（pericardial fluid）关系密切，心包积液是心包炎症最重要表现之一，但并非所有心包炎均有心包积液，少数仅有少量炎性渗出物。反之，心包积液不一定是炎症性，还有非炎症性。心包炎一般分为急性、慢性心包炎及缩窄性心包炎。心积液按性质一般分为漏出液性、渗出液性、脓性、乳糜性、血性等。

急性心心炎心包呈急性炎症性病理改变，包括炎性细胞浸润、局部血管扩张、纤维素沉积等。受累心包常有纤维蛋白渗出，纤维素沉积等多种渗出物，表现为心包积液等各种形式。心包炎反复发作，病程较长为慢性心包炎，容易发展为缩窄性心包炎，主要表现为心包增厚、粘连、纤维化和钙化等。部分心包腔消失，壁层及脏层融合或广泛粘连。

一、血流动力学

急性心包炎没有心包积液时，对血流动力学无明显影响，随心包积液量增多，心包腔内压力升高，渐渐地对血流动力学产生影响，主要表现为心房、心室舒张受限，舒张末期压力增高，心室充盈不足，心排出量减少。短时间内出现较多心包积液可引起心包填塞，发生急性心功能衰竭。缩窄性心包炎也主要影响心脏舒张功能，心腔充盈受限，导致慢性心功能衰竭。

二、诊断要点

（一）定性诊断

1. 二维超声心动图　缩窄性心包炎可见心包增厚，尤其以房室瓣环部位为显著，双心房扩大，双心室腔相对缩小，吸气时室间隔舒张早期短暂向左心室侧异常运动。超声只能间接反映积液性质，如心包腔内的纤维条索、血块、肿瘤和钙盐沉着等。化脓性和非化脓性心包积液均可见到纤维条索；手术及外伤后，血性心包积液内可见血块；恶性肿瘤时，心包腔内有时可见到转移性病灶，常附着于心外膜表面（图23－21）。

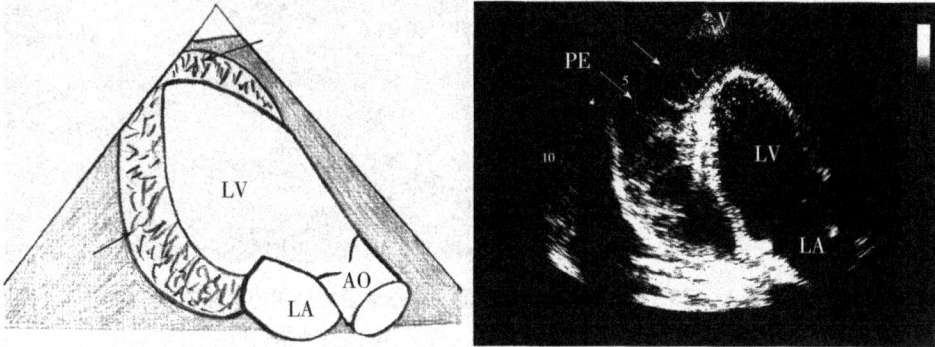

图23－21　左心室流入流出道切面显示心包积液合并纤维索形成
LA：左心房；LV：左心室；AO：主动脉；PE：心包积液

2. 彩色多普勒超声心动图　急性心包炎及少量心包积液一般对血流动力学不产生影响。较大量心包积液及缩窄性心包炎时，房室瓣口血流速度可增快。吸气时右侧房室瓣口血流增加更明显。

3. 频谱多普勒超声心动图　较大量心包积液可疑心包填塞及缩窄性心包炎时，频谱多普勒可探及较特别血流频谱：左房室瓣口舒张早期前向血流速度明显增高、EF斜率快速降低、舒张晚期充盈血流明显减少，形成E峰高尖而A峰低平、E/A比值明显增大。吸气时左房室瓣口舒张早期血流峰值速度可减低。

（二）定量诊断

1. 微量心包积液（小于50.0ml）　心包腔无回声区宽2.0～3.0mm，局限于房室沟附近的左心室后下壁区域（图23－22）。

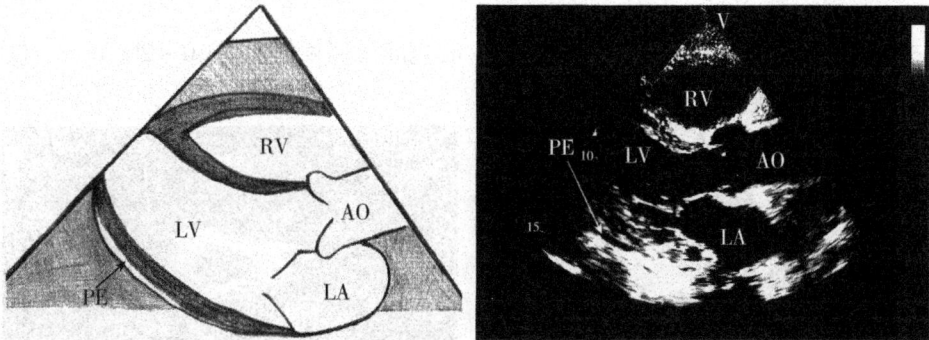

图23－22　左心室长轴切面显示左心室后方微量心包积液
LA：左心房；RV：右心室；LV：右心室；AO：主动脉；PE：心包积液

2. 少量心包积液（50.0～100.0ml）　心包腔无回声区宽3.0～5.0mm，局限于左心室后下壁区域（图23－23）。

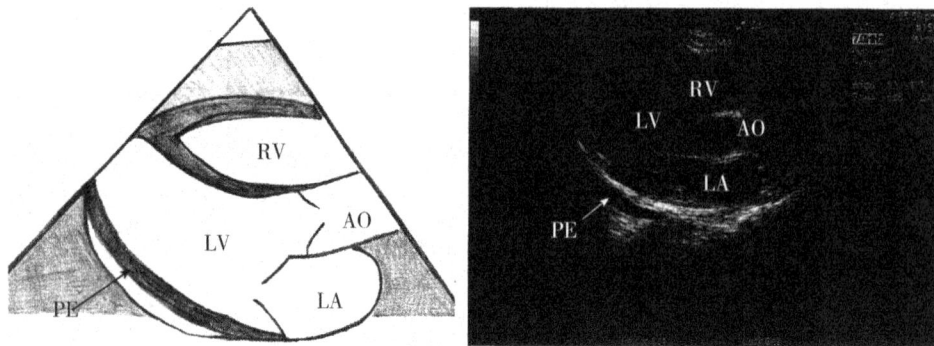

图 23 - 23　左心室长轴切面显示左心室后方少量心包积液
LA：左心房；RV：右心室；LV：右心室；AO：主动脉；PE：心包积液

3. 中量心包积液（100.0 ~ 300.0ml）　心包腔无回声区宽 5.0 ~ 10.0mm，主要局限于左心室后下壁区域，可存在于心尖区和前侧壁，左心房后方一般无积液征（图 23 - 24）。

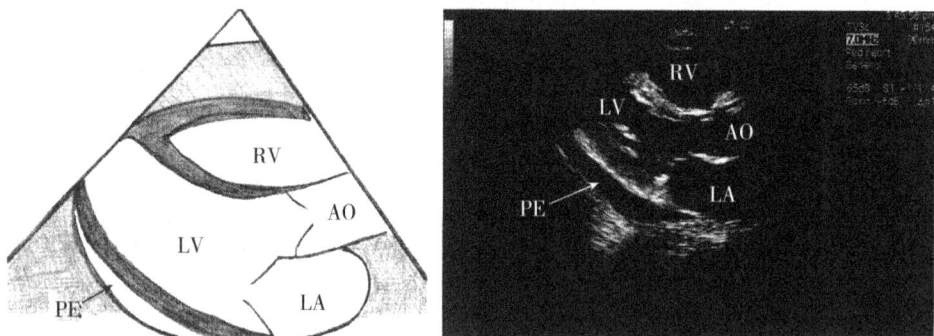

图 23 - 24　左心室长轴切面显示左室后方中等量心包积液
LA：左心房；RV：右心室；LV：右心室；AO：主动脉；PE：心包积液

4. 大量心包积液（300.0 ~ 1 000.0ml）　心包腔无回声区宽 10.0 ~ 20.0mm，包绕整个心脏，可出现心脏摆动征（图 23 - 25）。

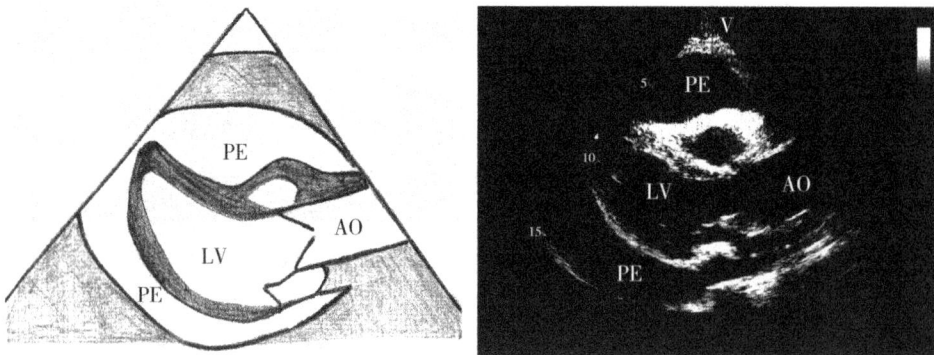

图 23 - 25　左心室短轴切面显示心包大量积液
LV：右心室；AO：主动脉；PE：心包积液

5. 极大量心包积液（1 000.0 ~ 4 000.0ml）　心包腔无回声区宽 20.0 ~ 60.0mm，后外侧壁和心尖区无回声区最宽，出现明显心脏摆动征。

三、诊断注意点

（1）正常健康人的心包液体小于 50.0ml，不应视为异常。另小儿心前区胸腺及老年人和肥胖者心外膜脂肪，在超声心动图上表现为低无回声区，应避免误诊为心包积液。

（2）大量心包积液或急性少量心包积液伴呼吸困难时，应注意有无心包填塞征象，如：右心室舒张早期塌陷、心房塌陷、吸气时右房室瓣血流速度异常增高等。

（3）急性血性心包积液时，应注意有无外伤性心脏破裂、主动脉夹层破入心包情况，彩色多普勒有助于诊断。

（4）超声引导心包积液穿刺已广泛应用于临床，应注意选择最适宜的穿刺途径及进针深度。

四、鉴别诊断

1. 限制型心肌病　限制型心肌病的病理生理表现类似缩窄性心包炎，双心房扩大，心室舒张受限。但限制型心肌病心内膜心肌回声增强，无心包增厚及回声增强。

2. 胸腔积液　胸腔积液与极大量心包积液较容易混淆，仔细观察无回声暗区有无不张肺叶或高回声带是否为心包，有助于鉴别。

（王云志）

第二十四章　泌尿系统疾病的超声检查

第一节　肾囊肿

肾囊肿有以下多种类型：肾皮质囊肿（单纯性肾囊肿，包括孤立性和多发性肾囊肿）、多囊肾、肾髓质囊性变（海绵肾）、多囊性肾发育异常等。这里重点讨论单纯性肾囊肿。

单纯性肾囊肿（simple renal cyst）病因未明，发生率随年龄而增长。尸检研究发现，50岁以上者半数有之。囊肿的壁菲薄，其中充满澄清液体。小的囊肿直径仅几毫米或几厘米，一般无临床症状，大的囊肿可以形成腹部肿物。这种囊肿常单发，也称孤立性囊肿；部分患者有 2 个以至数个，称多发性肾囊肿，也可双肾皆有囊肿。本病预后良好，即使双肾多数性囊肿也呈良性经过，与先天性多囊肾不同。

单纯性肾囊肿与复杂性肾囊肿（complex renal cyst）的区别在于复杂性肾囊肿囊壁稍厚或钙化，囊内可以有分隔、钙乳沉淀或因合并出血、感染出现囊内回声增多。

一、超声表现

一般呈圆形或椭圆形；囊壁菲薄（几乎难以辨认）、光滑整齐；囊内无回声；囊肿后方回声增强。以上为典型单纯囊肿声像图标准，囊肿的大小不等（图 24 - 1）。有的囊肿两旁尚可见到由于边缘回声失落引起的侧边声影。此外，囊肿在肾内常造成肾皮质和肾窦弧形压迹，外生性囊肿也可向外隆起使肾包膜产生局部隆起。CDFI 检查：囊内无血流信号，或许在囊壁偶见少许绕行的血流信号。

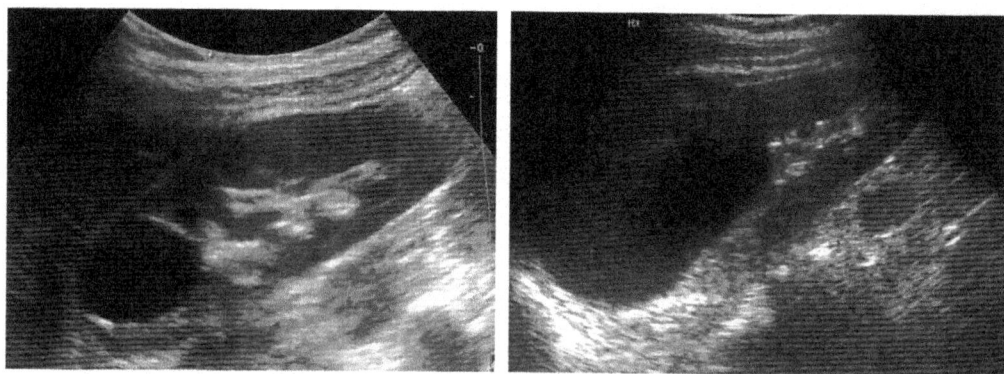

图 24 - 1　单纯性肾脏囊肿声像图

二、诊断与鉴别诊断

1. 单纯性肾囊肿　一般容易诊断。然而，超声表现并不都是典型的。例如：直径 <1cm

或更小的囊肿内部常出现低水平回声（部分容积效应伪像所致，采用谐波成像或改变扫查位置有助于改善图像质量）；位置很深的单纯性囊肿其壁回声可以显得不够锐利和清晰。

2. 多发性肾囊肿　即多数性单纯囊肿患者。对于双侧性多数性肾囊肿，尚应与多囊肾做仔细鉴别。

3. 复杂性肾囊肿　少部分肾囊肿呈分叶或多房状，内有细线样分隔回声；极少数肾囊肿壁出现"彗星尾"征，斑点状或弧形强回声（代表钙化），或伴有钙乳沉淀引起的分层回声（图24-2）。囊肿内合并出血或感染时，可出现弥漫性低回声或沉渣状回声。复杂性肾囊肿也称不典型肾囊肿，必须与小肾癌进行鉴别（可进一步检查如增强 CT 和定期随访）。

4. 肾盂旁肾囊肿　起源于淋巴管，其囊肿位置特殊，在肾窦区出现圆形或椭圆形无回声结构。可呈单房性（图24-3A），部分呈多房性。后者呈细线样分隔，极易与肾积水混淆。其特点是囊肿只占据一部分或大部分肾中央区，不可能完全具有肾积水的特征——肾小盏扩张，囊肿与肾锥体之间或多或少存在肾窦脂肪强回声（图24-3B）。

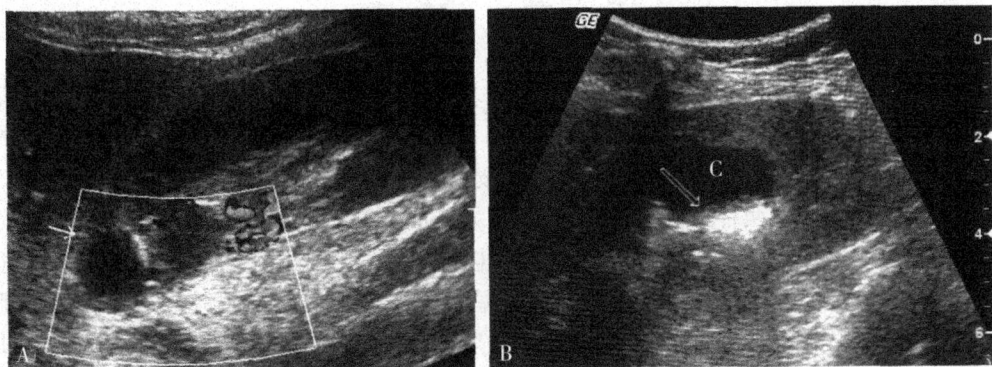

图24-2　复杂性肾脏囊肿声像图

A. 肾上极小囊肿囊壁钙化，无血流信号；B. 钙乳肾囊肿（C）底部细点状强回声分层平面（↑），代表钙乳沉淀

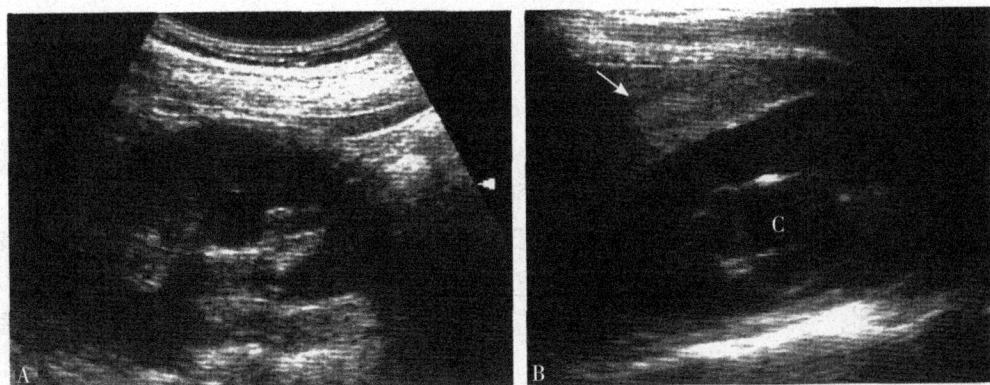

图24-3　肾盂旁肾囊肿声像图

A. 肾中央区典型肾盂旁囊肿；B. 肾盂旁囊肿（C）较大，内有细线样分隔。↑肝内血管瘤

三、临床意义

（1）超声诊断肾囊肿的敏感性超过 X 线肾盂造影和放射性核素扫描，可靠性高达 95%以上。多数体积不大（<5cm）的无症状而具有典型单纯囊肿表现者，由于预后良好，经超声诊断可免除穿刺、肾动脉造影等损伤性检查或手术探查。

（2）对于不符合典型单纯囊肿的患者，即复杂性肾囊肿需进一步明确囊肿性质。尤其对于囊壁较厚和分隔较厚，伴有实性成分和钙化的囊肿，应特别注意 CDFI 检查有无丰富血流信号以除外肿瘤，必要时进一步做超声造影、增强 CT 扫查或超声引导下穿刺活检。

（3）超声引导穿刺引流和乙醇硬化治疗适合于体积超过 5~6cm 有症状的肾囊肿和合并出血、感染的肾囊肿。业已公认，这种微创技术几乎可以完全替代手术和腹腔镜手术治疗。

（莫哲恒）

第二节　肾结石

结石的种类很多，大小不一，主要成分为草酸钙和草酸钙与磷酸钙混合性结石（80%~84%），碳酸钙与磷酸镁铵混合性结石（6%~9%），尿酸结石（6%~10%），胱氨酸结石（1%~2%），其他为黄嘌呤结石、磺胺结石、纤维素结石、黏蛋白结石等（1%~2%）。肾结石常为含有两种成分的混合结石，例如草酸钙与磷酸钙、磷酸钙与磷酸镁铵等。草酸钙结石表面光滑或呈桑葚状，X 线显影最佳；磷酸盐结石表面粗糙，常呈鹿角状，往往形成于尿路感染的碱性尿中，X 线显影尚佳；尿酸结石表面光滑或粗糙，X 线显影差；胱氨酸结石、黄嘌呤结石等表面光滑质软，X 线不显影。相比之下，超声对所有成分的结石均可显示。

临床上肾结石患者主要表现为腰痛、血尿。腰痛可为阵发性剧痛即肾绞痛，也可以是隐痛。肾绞痛出现在引起梗阻时，多为结石降入输尿管内。血尿可以是肉眼血尿或镜下血尿。结石继发肾积水、感染时有相应临床表现。结石还可继发肿瘤。肾结石可以是单发，也可多发，单侧多见，双侧性者占 8%~17%。结石与梗阻和感染互为因果，常同时并存。

一、超声表现

（1）肾结石的声像图表现依结石的大小、形态多变，依结石的成分不同在超声图像上也表现各异，主要为强回声光团，其后方伴清晰的声影。

（2）结石一般呈圆形强回声光团、光斑或光点。大小不一，大的可达数厘米，小者仅数毫米。回声强度与大小和结构成分有关，小结石可显示其全貌，回声呈强光点；中等大小的结石呈强光团；大的结石呈强光带。草酸钙和磷酸钙类结石质硬、表面光滑，显示为弧形强回声，后方声影明显，而尿酸、胱氨酸及黄嘌呤类结石透声性较好，可显示结石全貌。

（3）结石的移动性主要与结石的大小及肾内液体的多少有关，当肾内液体的增多、结石相对较小时，随体位改变结石就可以移动。

海绵肾的结石很小，表现为双侧肾内各锥体回声明显增强，以乳头部最明显，呈放射状排列，后方无声影或有弱声影。

肾钙质沉淀症为双侧性，早期仅显示为肾髓质边缘出现一圈高回声带，使肾锥体的轮廓显示清晰、完整，进展期高回声带向内增宽并逐渐占据整个髓质（图24-4）。后方声影的有无与钙质的沉积量有关，一般无声影。

肾钙乳症的结石强回声呈水平的层状，后方伴声影，随体位改变而移动。肾盂源性囊肿出现在囊肿肾盂旁的无回声区内。

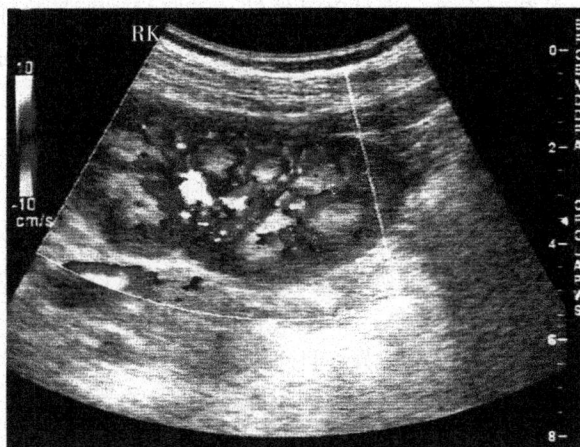

图24-4　肾钙质沉着症
肾锥体为强光团取代，肾内血流分布正常

二、诊断要点

典型肾结石表现为肾窦区出现强回声光团，后方伴清晰的声影。

三、鉴别诊断

中、大型结石容易明确诊断，小结石需注意与管壁钙化（呈细条状或等号状）以及肾窦区强的结构反射（多为细条状）鉴别。

肾结核的钙化斑位置较表浅、边缘毛糙。

四、临床评估

超声诊断肾结石敏感性和特异性都很高，常为临床首选检查方法，特别是对于X线阴性结石的诊断作用较大。

（莫哲恒）

第三节　肾肿瘤

一、肾细胞癌（renal cell carcinoma）

为肾脏最常见的恶性肿瘤，又称肾癌，约占肾脏恶性肿瘤的85%。多见于40岁以上成人。病理学分为透明细胞癌、乳头状癌、嫌色细胞癌、集合管癌和肾癌未分类，其中最常见的是透明细胞癌，占70%~80%，又称为普通肾癌。肿瘤呈实质性、圆形或分叶状，有假包膜，与周围肾组织分界清晰，大的肿瘤内有出血、坏死和钙化。乳头状癌常伴有出血和囊性变，囊性变可达40%～70%。多房性囊性肾细胞癌是一种特殊类型的肾细胞癌，具有纤维囊壁，内部全部为囊和间隔，间隔可厚至数毫米，间隔上有上皮细胞（含有透明细胞），这种肾细胞癌低度恶性，生长慢，预后较好。肾细胞癌多为单肾单发性，少数可多发或双肾同时发生。肾细胞癌多见于肾脏上、下两极，尤其是上极。肿瘤侵入肾盂、肾盏出现血尿，侵入肾静脉形成癌栓并扩散至全身，沿淋巴系统转移至肾门引起肾门淋巴结肿大。肾癌早期可无明显症状，临床表现主要为无痛性肉眼血尿，但位于肾周边部和向外生长的癌肿出现血尿较晚。

（一）超声表现

（1）肾脏形态失常，局部增大，局部肾包膜向外隆起，由于肾脂肪囊的强回声分界，肿块边缘尚清。

（2）肾实质内出现实质性肿块，圆形或不规则形，有球体感，肿块大小不一，多呈低回声或中等回声，3cm左右也可为高回声，较大的肿块内部出现出血、坏死的无回声区，甚至囊性变。较大的结节内可有多个小结节，且小结节的边缘回声稍低。少见的多房性囊性肾细胞癌呈多房性囊性肿块，边缘清楚，囊腔间隔厚约1mm至数毫米。

（3）肾窦回声受挤压移位，出现局限性凹陷、中断甚至肾盂积水。

（4）肾癌转移征象中较常见的是肾静脉内癌栓，其中右肾静脉癌栓通过肋缘下斜切时易于显示，癌栓沿肾静脉至下腔静脉，肾门淋巴结肿大显示为肾门处局限性低回声区。

（5）彩色多普勒表现有4种类型：①抱球型：肿瘤的周边部显示丰富的彩色血流，呈弯曲状或绕行，肿瘤内见点状和条状彩色血流（图24－5）。②星点型：肿瘤内有少数点状彩色血流，而外周很少。③丰富血流型：肿瘤内部血流丰富，显示为肿瘤众多的点状、条状和分支状彩色血流，而彩色多普勒能量图显示呈盘曲成丝球状的彩色血流信号。④少血流型：肿瘤内部血流很少或无血流。频谱多普勒显示，主要为高速的动脉血流。多数肿瘤内可检测到较丰富的动脉血流，但仍比肾实质血流稀疏。丰富血流型均为透明细胞癌，抱球型多数也为透明细胞癌，乳头状细胞癌内血流稀少。嫌色细胞癌血流其少，多房性囊性肾细胞癌在囊壁或间隔可见血流。肿瘤附近的肾脏血流受压、移位。

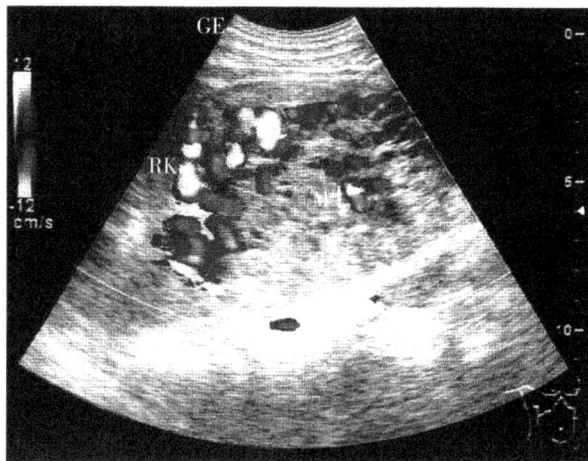

图24－5 肾细胞癌CDFI

抱球型肿瘤血管，肿瘤（M）周边与肾实质相邻部分可见粗大的绕行血流，肿瘤内见点状血流

（6）肾静脉血栓的彩色多普勒显示肾静脉内血流缓慢或中断，而肾周可见代偿增粗的静脉，迂曲状。

（二）诊断要点

肾脏形态失常，肾实质内出现实质性肿块，低或中等回声，较大的结节内可有多个小结节，且小结节的边缘回声稍低。肾窦回声受挤压移位，可有肾门淋巴结肿大及肾静脉血栓。多数肿块内可检测到较丰富的动脉血流，但仍比肾实质血流稀疏。

（三）鉴别诊断

1. 肾盂癌　发生在肾盂肾盏内，血尿出现的时间早，肿瘤体积较小，常合并有肾盂积水。

2. 囊性肾细胞癌与肾囊肿　肾囊肿出血或含有胶冻样物质时其内可有弱回声，但其边缘较光滑平整，后方回声增强。而肾细胞癌壁较厚、不规整，壁上多可检测到动脉血流。必要时可做穿刺活检或细胞学检查。

3. 肾柱肥大　位于肾中部的肾柱肥大，似一低回声肿块，大小一般不超过3cm，可压迫肾窦回声凹陷。但其回声均匀，回声强度与肾皮质相似，且与肾皮质回声相延续而无明显界限，肾表面无异常突起，其附近的肾锥体形态正常。彩色多普勒检查其内无肾癌血流，其旁的肾动脉亦无受压变形。

4. 肾上腺肿瘤　肾上腺肿瘤位于肾上极上方，与肾脏有线状高回声分解，为肾周脂肪组织受压而成，在肾包膜、肾上腺肿瘤包膜间呈"海鸥"征。

5. 肾实质脓肿　肾实质脓肿患者一般有明显的临床症状，例如腰痛、发热、血象升高等。动态观察，脓肿内部回声由低回声向无回声转变。

（四）临床评估

肾细胞癌出现症状时已经较大，超声诊断并不难。早期发现的较小肿瘤鉴别困难时，可做穿刺活检。

二、肾盂癌（carcinoma of renal pelvis）

多发生于40岁以上的成年人，是发生在肾盂肾盏的癌肿，发病率明显低于肾实质癌。病理类型主要为移行上皮癌，其中约80%为乳头状癌，20%为结节性实体癌。肿瘤常使肾盏漏斗部或肾盂与输尿管连接部发生梗阻，导致肾积水。临床上血尿出现较早，表现为无痛性、间歇性全程血尿。

（一）超声表现

（1）肾盂肾盏内出现小的低回声或中等回声病灶，部分肾窦强回声中断或扩张，较大肿瘤（>1cm）时有肾盂分离，无回声环绕小肿块使其边界及附着点更清楚（图24-6）。

（2）彩色多普勒难以检测到瘤内血流，有的可在瘤内或其基底处仅检测到点状、棒状、短条状血流，频谱为低速的动脉血流。

（二）诊断要点

肾盂肾盏内出现小的低回声病灶，有肾盂积水时肿块可清晰显示。彩色多普勒有时可检测到点状、棒状、短条状动脉血流。

（三）鉴别诊断

肾盂腔内血凝块扩张的肾盂腔内形成中等无回声团，在患者改变体位时可有移动。

（四）临床评估

肾盂肿瘤临床症状出现较早，超声检查时肿瘤体积一般较小，表面可有坏死脱落，需注意与血凝块相鉴别。

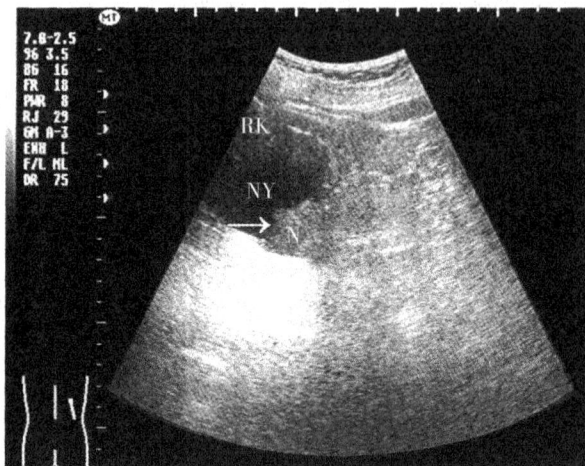

图 24 - 6　肾盂癌

右肾盂积水，内见中等低回声肿块，病理为移行上皮癌

三、肾血管平滑肌脂肪瘤（renal angiomyolipoma）

是一种较常见的良性肾肿瘤，又称肾错构瘤（renal angiomyolipoma），中年女性多见。可以是单发或多发，单侧或双侧。肿瘤由成熟的血管、平滑肌和脂肪组织交织而成，含大量的结缔组织，形态呈圆形，表面无包膜，但与肾组织分界清楚。肿块大小不一，由于瘤内容易发生出血，使肿瘤在几天内迅速增大，出血吸收后瘤体缩小，但可再次出血使瘤体再次增大。临床多无症状，多在影像学检查时发现。大的肿瘤可出现腰部胀痛及腹部肿块。肿瘤内出血时瘤体迅速增大，患者有突发腰痛、低热和腹部肿块。

（一）超声表现

（1）肿瘤较小时，表现为肾实质内接近肾包膜处出现小的圆形较强回声光团，边缘规则，边界清晰，内部回声致密较均匀，后方无声影。

（2）较大的肾血管平滑肌脂肪瘤内容易发生多次出血形成不规则低回声区或无回声区，或者形成由高回声与低回声交错排列的混合回声，类似洋葱样。

（3）彩色多普勒检查，较小的肿瘤内一般无血流显示，较大的肿块内有动脉血液供应，血流速度中等。

（二）诊断要点

肾实质内接近肾包膜处的圆形强回声光团，边缘规则，边界清晰，内部回声致密较均匀，后方无声影。较大的肿瘤内可见低回声或无回声，或呈洋葱样。

（三）鉴别诊断

成人肾实质其他类型的良性肿瘤很少见，肾血管平滑肌脂肪瘤主要是与高回声型肾癌鉴别，后者边界模糊，形态不规则，周边可有声晕，后方回声可有衰减，周边组织可有受压，彩色多普勒肿瘤内部及周边可探及血流信号。

（四）临床评估

肾血管平滑肌脂肪瘤常于肾超声检查时偶尔发现，由于其超声表现较典型而易于诊断，但由于小的肾细胞癌可表现为高回声，鉴别困难时可做穿刺活检以及定期追踪观察。

四、肾母细胞瘤（nephroblastoma）

绝大多数发生在小儿，尤以 5 岁以内小儿多见，是小儿最常见的恶性肿瘤。又称 Wilms 瘤或肾胚胎瘤，约 95% 发生在单侧肾，双侧较少见。肿瘤常位于肾脏的上下极，很少侵犯肾盂。肿瘤大小不一，由于肿瘤恶性程度很高，发现时肿瘤已生长至很大。肿瘤呈圆形或椭圆形，表面光滑，有假包膜，与肾组织分界清晰。内为实质性，易发生变性、坏死和出血。肿瘤生长迅速，容易转移，主要通过肾静脉血行转移或经淋巴结转移至肾门部。

（一）超声表现

（1）肿瘤较大，近圆形，多位于肾上极或下极，与肾组织分界清晰，残余肾脏相对较小，呈茄形，被挤压至一边（图 24-7），肾盂、肾盏受挤压出现肾积水，并向下或向上推挤移位。

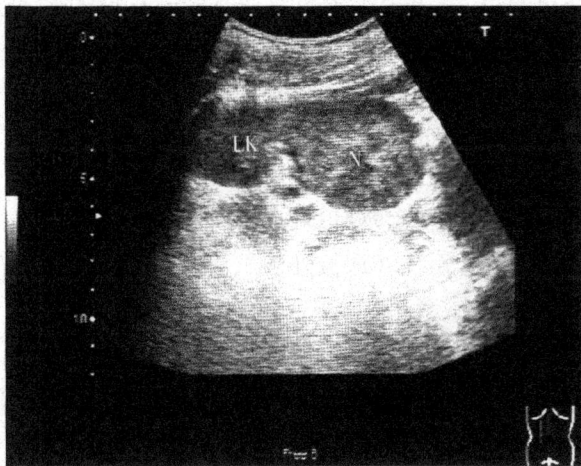

图 24-7　肾母细胞瘤
患者，9 岁。左肾下极见较大的实质性肿块，有假包膜，边界尚清晰。病理肾母细胞瘤

（2）肿瘤边缘整齐、平滑，界限清楚，内为不均匀实质性回声，中等偏强或稍低，其内常可见液化坏死形成的不规则无回声区。

（3）肿瘤侵犯肾包膜后，肿块与周围组织分界不清，肾静脉转移时沿肾静脉到下腔静脉可见低回声的癌栓，肾门淋巴结转移时引起肾门淋巴肿大。

（4）彩色多普勒检查，肿瘤边缘和内部有明亮、粗大的血流显示，呈长条状、分支状和点状。频谱多普勒显示为高速高阻力血流频谱二声学造影使显示的肿瘤血管数目明显增加、长度延长、分支增多。

（二）诊断要点

儿童肾内发现较大的不均匀的实质性肿块，其内为中高回声，并有不规则无回声，边界清楚、平整，周围肾结构受压。彩色多普勒检查肿瘤边缘和内部有明亮、粗大的动脉血流显示。肾门淋巴结和肾静脉可有转移。

（三）鉴别诊断

小儿肾内发现较大的肿块首先考虑肾母细胞瘤，结合超声表现一般易于诊断。需鉴别的疾病为来自腹膜后的神经母细胞瘤，后者也多见于小儿，发现时已体积很大，超声显示其位于腹膜后，推挤肾脏整体异位、变形，常越过腹中线生长。

（五）临床评估

对于肾母细胞瘤，根据患者年龄和超声表现一般可做出诊断。

（潘利周）

第四节　肾外伤

闭合性肾损伤可分肾挫伤、肾实质裂伤（包膜破裂）、肾盏（肾盂）撕裂、肾广泛撕裂（全层裂伤，甚至肾蒂断裂）等多种类型。肾挫伤可发生在肾实质内，也可引起包膜下血肿；肾包膜破裂引起肾周围积血和积液；肾外筋膜破裂引起腹膜后血肿。肾外伤可合并其他脏器损伤如肝脾破裂，此时也可伴有腹腔出血，肾蒂撕裂者常引起严重的出血性休克。

肾外伤分级标准（美国创伤外科协会，1989）。

Ⅰ级：肾挫伤/非扩展性包膜下血肿（无肾实质裂伤）。

Ⅱ级：非扩展性肾周血肿或肾实质裂伤，深度 <1cm。

Ⅲ级：肾实质裂伤 >1cm，但无尿液外渗。

Ⅳ级：肾实质裂伤累及集合系统（尿液外渗），节段性肾动脉或静脉损伤，或主干肾动脉或静脉损伤伴局限性血肿。

Ⅴ级：肾碎裂、肾蒂撕裂伤或主干肾动脉栓塞。

肾外伤的实用分类方法还有：Ⅰ：轻度（肾实质挫伤，包膜下小血肿，小的肾皮质撕裂），占大多数（75% ~ 85%），并且适合保守治疗；Ⅱ：重度（撕裂伤延伸至收集系统，有肾节段性坏死/梗死），仅占10%，可以保守或外科处理，具体取决于严重程度；Ⅲ：灾难性损伤（血管蒂和粉碎性损伤）；Ⅳ：肾盂输尿管结合部撕裂伤。其中，Ⅲ、Ⅳ伤势严重，共占5%，需紧急手术治疗。总体来说，闭合性钝性损伤大多数病情相对较轻，可以采用保守疗法。因此，肾外伤程度的分级诊断是很重要的。

一、超声表现

1. 肾实质挫伤

（1）肾包膜完整：局部肾实质回声不规则增强，其中可有小片回声减低区。

（2）包膜下少量出血：在包膜与肾实质之间，可能出现新月形或梭形低回声区或高回声区，代表包膜下出血（新鲜出血易被忽略），提示肾实质可能有轻微裂伤，但超声未能显示（声像图假阴性）。

（3）CDFI 无明显异常。

2. 肾实质裂伤（伴包膜破裂）

（1）肾周围积液（积血）征象显著：即肾包膜外有无回声或低回声区包绕。多量出血时，肾的大部分被无回声区包绕。

（2）肾破裂处包膜中断现象，局部肾实质内可有血肿引起的局部低回声和裂隙。破裂处可位于肾中部，或肾脏上、下极，但常规超声检查可能不易找到，除非裂伤范围较大。

3. 肾盏撕裂伤（往往与实质病变并存）

（1）肾实质回声异常增多，或有小片低回声区，包膜完整。

（2）肾中央区扩大伴有不规则回声，与肾实质的边界模糊不清。

（3）肾盂扩张征象集合系统因血块堵塞时发生，扩张的肾盂肾盏中常有不规则低水平回声。

4. 肾广泛性撕裂伤　有同时伴有上述两型表现，其中肾周大量积液征象十分突出（积血、尿液），断裂、损伤的肾脏结构模糊不清。CDFI 有助于显示肾血管及其分布异常，肾梗死区内缺乏血流信号。

超声造影与肾外伤的类型和分级诊断。

Ⅰ级：肾包膜完整，包膜下见新月形无增强区，肾实质内未见异常的无增强灶。

Ⅱ级：肾包膜可连续或不连续，包膜下或肾周可见带状或半月形无增强区，实质内见不规则无增强区，范围 <1cm，肾窦局部可因受压迫而变形。

Ⅲ级：实质内见斑片状无增强区（范围 >1cm），但未达集合系统。

Ⅳ级：肾实质内大片状无增强区，并与肾盂相通，可见肾盂分离现象。

Ⅴ级：肾碎裂，组织碎成 2 块以上，可有造影剂外溢或肾实质完全不增强。

二、临床意义

（1）常规超声尽管方便易行，非常适合多数闭合性肾损伤患者的诊断和初步筛查、初步了解肾损伤的类型和严重程度，也适合于保守观察治疗患者于肾脏外伤的影像随诊检查，然而必须承认，常规超声敏感性、特异性均较差，存在着假阴性，CDFI 的敏感性也差，不足以解决肾外伤的临床分型。对于病情危重的"灾难性肾外伤"，以及临床怀疑多脏器损伤的患者，宜首选增强 CT 扫描并采取其他应急措施。

（2）传统认为，增强 CT 是肾外伤的分级诊断的金标准。研究证明，超声造影/对比增强超声（CEUS）新技术通过显示肾实质的血流灌注情况，进一步查明肾损伤的范围、破裂部位、有无节段性梗死，以及有无活动性出血，从而做出精确的分级诊断，准确率接近增强 CT 检查。超声造影简便易行，比较经济，对于指导临床治疗具有重要实用价值。

（3）增强 CT 不仅能够全面地评价肾外伤，明确损伤类型及范围，了解肾的血流灌注和肾脏的功能，CT 还具有诊断肝、脾、肾等多脏器损伤的优势（有报道，发生率高达 60% ~ 80%），故多年来发达国家常以增强 CT 作为肾和其他实质脏器外伤的首选影像诊断方法。

（潘利周）

第六篇

核医学

第二十五章　神经系统的核医学检查

第一节　脑血流灌注显像

一、原理与方法

（一）原理

分子量小、不带电荷且脂溶性高的脑显像剂静脉注射后能通过正常血－脑屏障进入脑细胞，随后在水解酶或脂解酶作用下转变为水溶性物质。它们不能反扩散出脑细胞，从而滞留在脑组织内。

（二）方法

静脉注射显像剂^{99m}Tc－ECD（^{99m}Tc－双胱乙脂）或^{99m}Tc－HMPAO（^{99m}Tc－六甲基丙烯胺肟）740～1 110MBq（20～30mCi）/1～2ml，在静脉注射结束后10～15min开始显像，经过计算机重建后，可得到横断面、矢状面和冠状面的三维断层影像。

二、影像分析

（一）正常影像

大脑皮质、基底节、丘脑、脑干、小脑显像清晰，呈现放射性浓聚区，白质和脑室系统放射性明显低下，左右两侧基本对称（图25－1）。

生理基础：放射性分布与局部脑血流量（rCBF）成正比。放射性较高的部位表明局部脑血流量高，而放射性较低的部位则反之。如大脑白质主要是神经纤维，故放射性低于灰质。

（二）异常影像

1. 局部放射性减低或缺损（图25－2）

（1）病理生理：局部脑血流灌注减低。

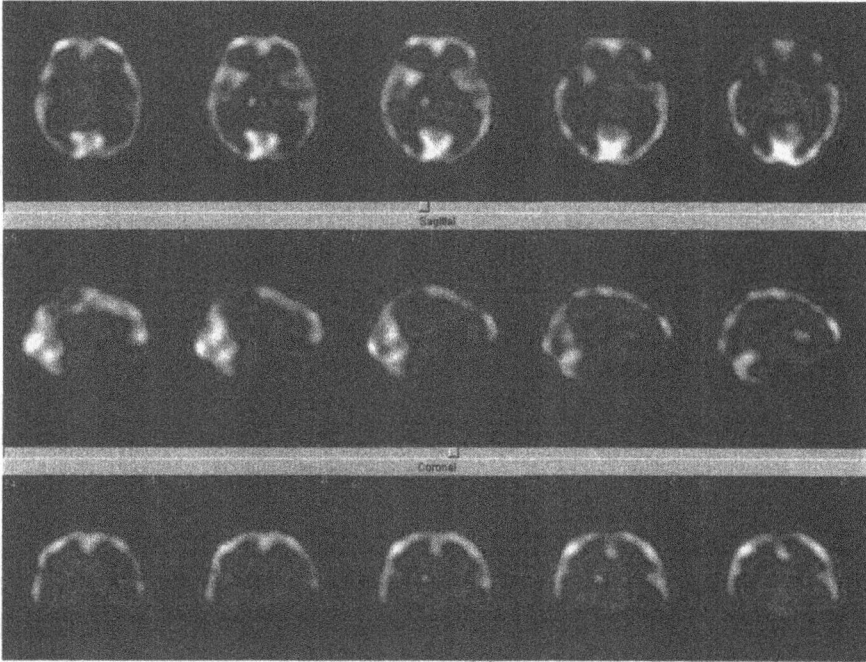

图 25 − 1　^{99m}Tc − ECD SPECT 正常脑血流灌注断层显像

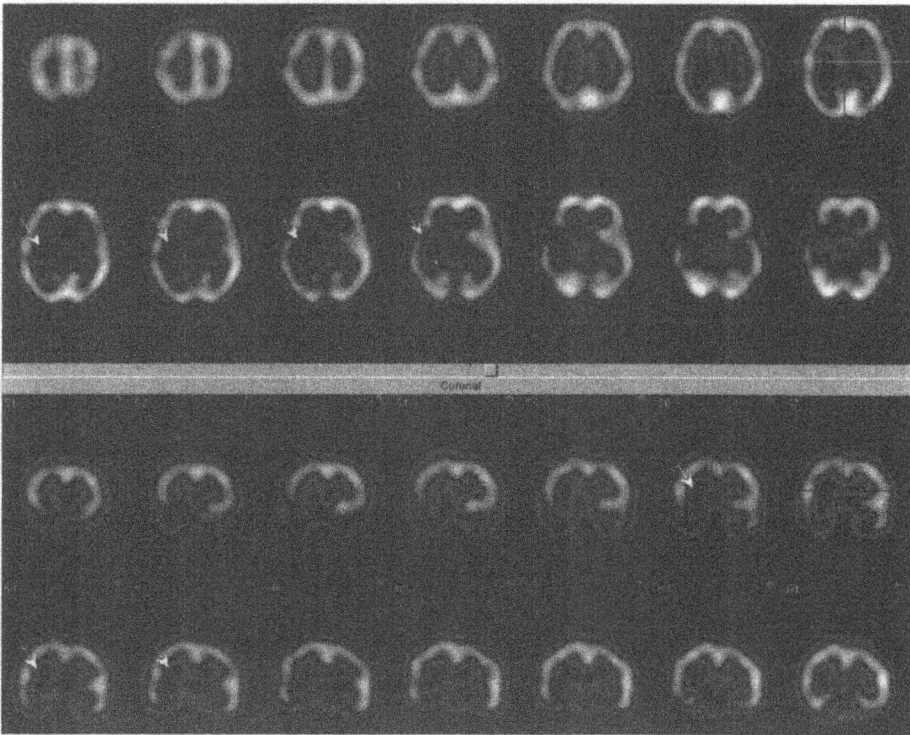

图 25 − 2　^{99m}Tc − ECD SPECT 脑断层显像

右侧基底节区及右侧部分颞叶血流灌注减低，临床诊断为脑出血

（2）临床意义：常见于缺血性脑血管疾病、脑出血、脑脓肿、癫痫的发作间期、偏头疼和脑肿瘤等。

2. 局部放射性增高

（1）病理生理：局部脑血流灌注增高。

（2）临床意义：最常见的是癫痫发作期的致痫灶，也见于偏头疼的发作期和部分血供丰富的脑肿瘤等。

3. 交叉失联络　当一侧大脑皮质放射性分布降低或缺损时，对侧小脑或大脑放射性分布亦减低，称为交叉失联络。

（1）病理生理：一侧大脑病变时，对侧小脑或大脑血流减低，可能系机体的一种自我保护机制，其原理正在研究之中。

（2）临床意义：多见于慢性脑血管疾病。

4. 白质区扩大和脑中线移位　表现为局部明显的放射性分布降低或缺损，白质区扩大，有时可出现中线结构移位。

（1）病理生理：局部病变引起周围组织缺血、水肿和受压。

（2）临床意义：常见于脑梗死、脑出血、脑肿瘤等，也见于白质和脑室病变。

5. 脑萎缩　表现为皮质变薄，放射性分布呈弥漫性稀疏、降低，脑室和白质相对扩大。

（1）病理生理：脑组织体积减小，可伴脑细胞数量减少。脑回变窄，脑沟、脑裂变深。

（2）临床意义：常见于脑萎缩症、各型痴呆和抑郁症晚期等。

三、临床应用

1. 短暂性脑缺血发作　短暂性脑缺血发作（TIA）是颈动脉或椎－基底动脉系统的短暂性血液供应不足所致，出现相应部位脑功能短暂丧失性发作。

TIA 起病突然，症状消失快。病变部位表现为不同程度的放射性减低或缺损区，阳性检出率高于 CT、MRI。脑血流灌注显像对 TIA 的早期诊断、治疗决策、疗效评价和预后判断方面具有明显价值。

2. 脑梗死　脑梗死是指局部脑组织包括神经细胞、胶质细胞和血管由于血液供应缺乏而发生的坏死。

脑梗死发病早期（48h 内），脑血流灌注显像即可检出，灵敏度高于 CT、MRI，脑梗死区呈放射性减低或缺损区。

3. 癫痫　癫痫发作是脑部神经元过度放电而引起的脑功能短暂异常所致。

癫痫发作期病灶区的脑血流增加，病灶呈放射性浓聚区，而发作间期病灶区的脑血流低于正常，病灶呈放射性减低区，通过对比可定位癫痫病灶，为癫痫的诊疗提供科学依据如图25－3。

4. Alzheimer 病　又名早老性痴呆，是一种弥漫性大脑萎缩性退行性疾病，病情发展缓慢，以痴呆、渐进性的记忆减退、言语困难和认知障碍为主要表现。

Alzheimer 病的病理改变以大脑弥散性萎缩和神经细胞变性为主。Alzheimer 病脑血流灌注显像的典型表现是双侧颞顶叶放射性对称性明显减低，一般不累及基底节和小脑（图25－4）。而多发性脑梗死性痴呆（MD）表现为大脑皮质多发性散在分布的放射性减低区，常常累及基底核与小脑。因此，脑血流灌注显像还可用来鉴别诊断 Alzheimer 病和多发性脑梗死性痴呆。

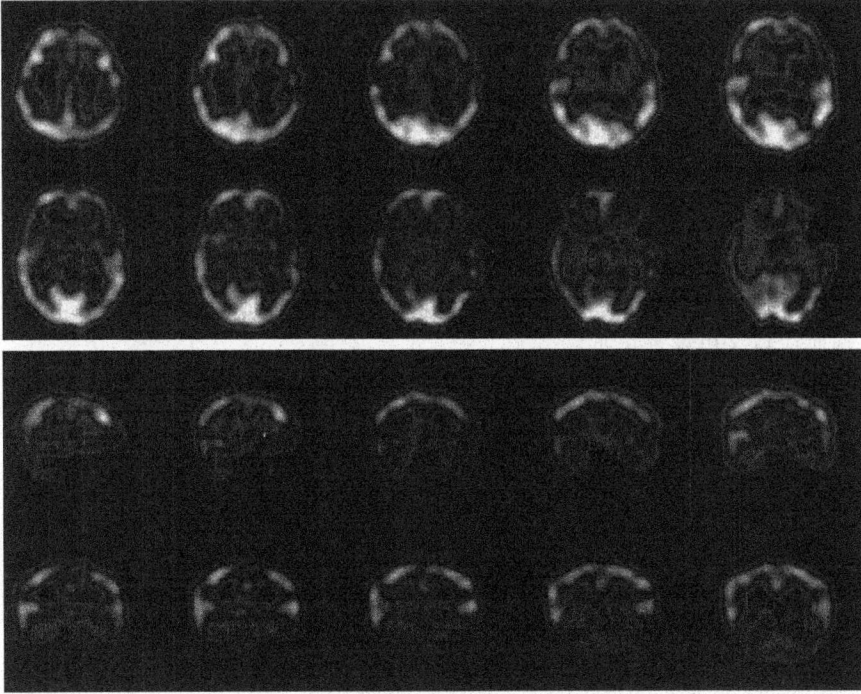

图 25 – 3 ^{99m}Tc – ECD SPECT 脑断层显像
左侧颞叶血流灌注明显减低，临床诊断为癫痫

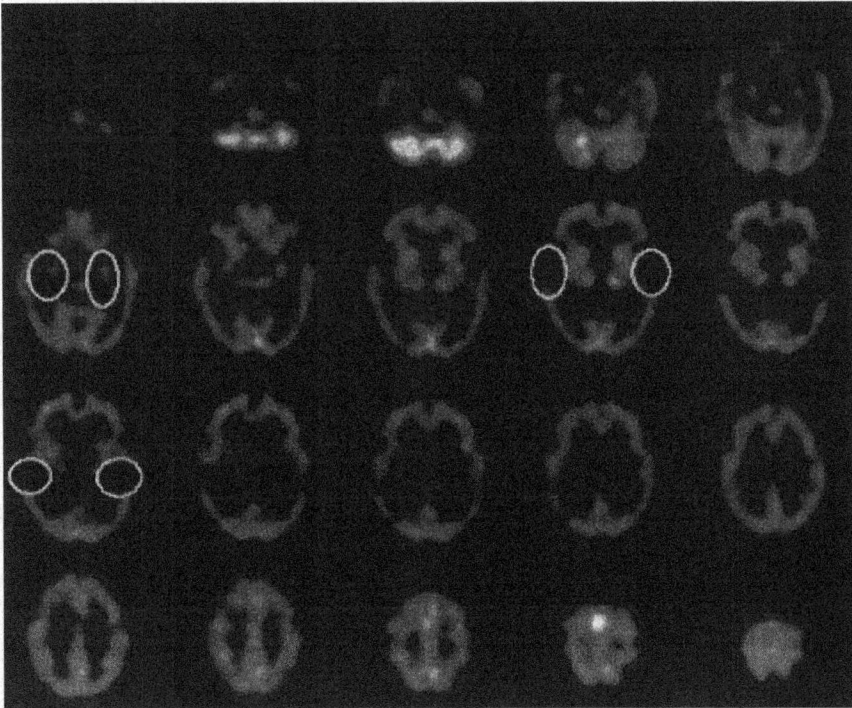

图 25 – 4 ^{99m}Tc – ECD SPECT 脑断层显像
双侧颞叶血流灌注对称性明显减低，临床诊断为 AD

5. 锥体外系疾病　帕金森病（PD）是由于黑质纹状体神经元变性脱失，导致多巴胺含量减少，临床表现为震颤、全身强硬、运动减少和姿势性反射障碍等。

脑血流灌注显像可见基底节前部和皮层内局部放射性减低，两侧基底节的血流灌注可不对称，常可出现脑小动脉硬化、大脑皮质萎缩和小脑功能减退等变化。

多巴胺受体及多巴胺转运蛋白的 SPECT 显像可早期诊断 PD 患者。

6. 偏头痛　偏头痛是发作性神经－血管功能障碍如局部血管紧张度增加、动脉功能性狭窄及血管痉挛引起的头痛。

发病时脑血流灌注显像可见局部放射性增强，而 CT 和 MRI 多为阴性。临床症状消失后，局部脑血流量又可恢复正常。

7. 精神疾病

（1）精神分裂症：临床上表现为感知、思维、情感、行为等多方面的障碍和精神活动的不协调。脑血流灌注显像最常见的表现是额叶局部血流灌注减低，也可有其他部位如颞叶、基底节的灌注减低。

（2）抑郁症：抑郁症常见症状有情绪低落、注意力不集中、记忆力减退及思维阻滞等。抑郁症患者脑血流灌注显像均显示不同程度的局部脑血流量降低，最常见的表现是额叶和颞叶局部脑血流量降低，也可表现为前额叶和边缘系统局部脑血流量降低。

（3）强迫症：强迫症是一种以强迫观念和强迫动作为特征的精神疾病。强迫症患者的脑血流灌注显像可见双侧基底节局部脑血流量下降。

8. 脑功能研究　脑血流量与脑的功能活动之间存在着密切关系，因此应用脑血流灌注显像与各种生理刺激实验可研究人脑对不同生理刺激的反应与解剖学结构的关系。

（喻　晖）

第二节　脑代谢显像

一、原理和方法

（一）脑葡萄糖代谢显像

葡萄糖几乎是脑组织的唯一能源物质。^{18}F－FDG 是葡萄糖类似物，具有与葡萄糖相同的细胞转运及己糖激酶磷酸化过程，但转化为 ^{18}F－FDG－6－P 不再参与葡萄糖的进一步代谢而滞留在脑细胞内。检查方法为受检者禁食 4h 以上，静脉注射 ^{18}F－FDG 185～370MBq（5～10mCi）后 45～60min，进行 PET 或 PET/CT 显像。利用计算机后处理技术可得到大脑各部位局部脑葡萄糖代谢率（local cerebral metabolic rate of glucose，LCMRGlu）和全脑葡萄糖代谢率（cerebral metabolic rate of glucose，CMRGlu）。

（二）脑氧代谢显像

吸入 ^{15}O$_2$ 后即刻行脑 PET 显像，可得到脑氧代谢率（cerebral metabolic rate of oxygen，CMRO$_2$）、氧摄取分数（oxygen extraction fraction，OEF）等反映脑组织氧利用的参数。

（三）脑蛋白质代谢显像

脑蛋白质代谢显像主要反映脑内 DNA 代谢合成的情况，临床最常用的显像剂是 ^{11}C－

MET（^{11}C - 甲基 - L - 蛋氨酸）。该显像剂易穿透血 - 脑屏障而进入脑组织，通过 PET 显像可获得显像剂在脑内分布的断层影像，利用生理数学模型即可获得脑内氨基酸摄取和蛋白质合成的功能及代谢参数。

二、影像分析

正常与异常的脑代谢影像与脑血流灌注影像相近（图 25 - 5）。

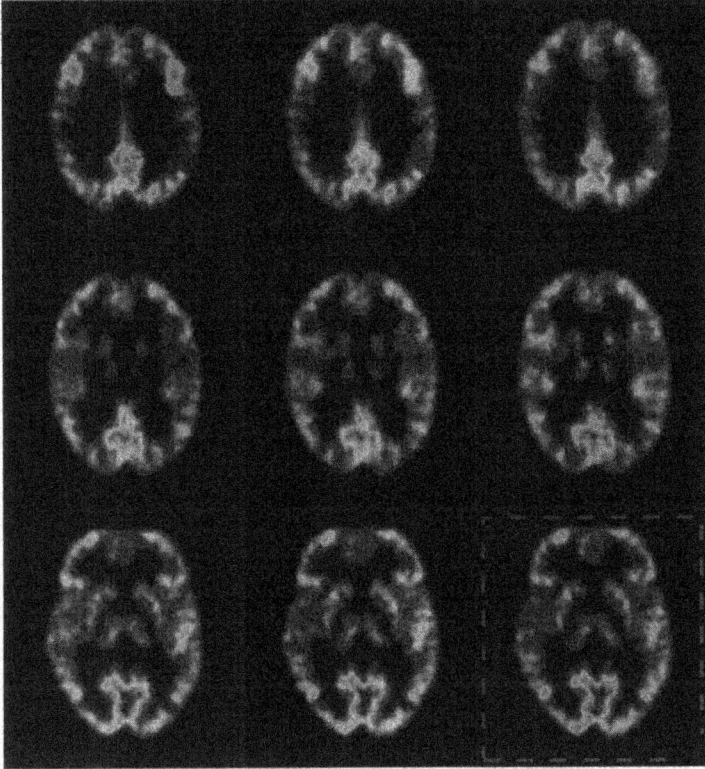

图 25 - 5 正常脑 ^{18}F - FDG PET 图像

三、临床应用

（一）癫痫灶的定位诊断

癫痫发作期病变部位的能量代谢增高，发作间期则减低，脑葡萄糖代谢显像可见癫痫发作期病灶部位呈异常放射性浓聚，发作间期呈放射性稀疏区。本法对癫痫灶的定位准确度较高，明显优于 CT 和 MRI。

（二）Alzheimer 病的诊断和病情估测

Alzheimer 病最典型的表现是以顶叶和后颞叶为主的双侧大脑皮质葡萄糖代谢减低，基底节受累不明显。脑葡萄糖代谢显像还可用于评估痴呆严重程度和预后（图 25 - 6）。

（三）脑肿瘤

肿瘤的葡萄糖代谢活跃程度与肿瘤的恶性程度有关，恶性程度越高，代谢活性亦越高。脑葡萄糖代谢显像对于各种抗肿瘤治疗后的疗效评价和预后判断也有较大的应用价值。脑瘤手术或放疗后坏死区呈放射性缺损，可与肿瘤复发部位呈异常葡萄糖浓聚灶相鉴别（图 25 - 7）。

（四）锥体外系疾病诊断

帕金森病（PD）患者早期纹状体 LCMRGlu 就可有中等程度降低。随着病情加重，可逐渐发展为全脑 CMRGlu 降低（图 25 - 8）。

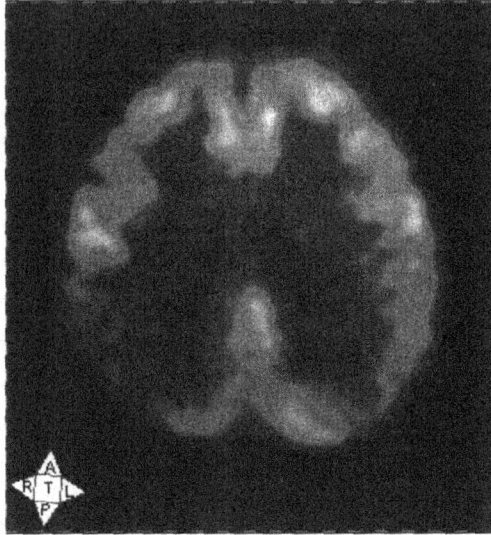

图 25 - 6 ^{18}F - FDG PET 显像双侧顶枕叶及颞叶^{18}F - FDG 代谢减低（以右侧位），临床诊断为 AD

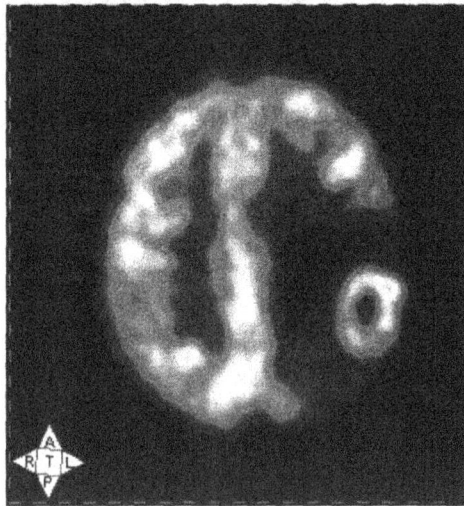

图 25 - 7 ^{18}F - FDG PET 显像左侧顶叶转移瘤并中间坏死，病变部位^{18}F - FDG 代谢异常增高，中间呈^{18}F - FDG 代谢缺损，临床诊断为脑转移瘤

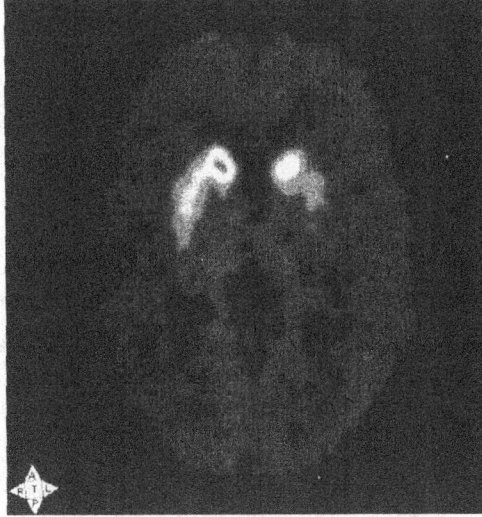

图 25 – 8 ^{18}F – FDG PET 显像

左侧壳核后部 DAT 分布减低，临床诊断为 PD

（五）脑生理和认知功能研究

脑代谢显像可用于人脑生理功能和智能研究，同时还能研究大脑功能区的分布、数量、范围及特定刺激下脑活动与能量代谢之间的内在关系。脑代谢显像作为一种无创性方法，在脑生理和认知功能研究方面，具有广阔的前景。

（六）其他

脑梗死、精神分裂症、抑郁症等疾病在脑代谢显像中的影像表现基本上与脑血流灌注显像相类似。但 PET 的空间分辨率高，脑代谢显像的图像质量明显优于脑血流灌注显像，还可得到 CMRGlu 和 LCMRGlu。

（喻 晖）

第二十六章 呼吸系统疾病的核医学检查

核医学在呼吸系统中的应用主要是肺显像。肺显像是基于肺的气体交换途径和肺的血流通路建立起来的一种检查方法。它可分为肺通气显像（pulmonary ventilation imaging）和肺灌注显像（pulmonary perfusion imaging），前者主要是观察气道的通畅与否，了解肺局部通气功能，而后者则反映肺的血流灌注和分布情况。近几年，由于方法学上的不断改进，肺显像在心肺疾病的诊断中发挥了重要作用。

第一节 肺灌注显像

一、原理

肺具有丰富的小动脉和毛细血管系统，其直径约为 $7 \sim 9 \mu m$。当静脉缓慢注入直径 $10 \sim 60 \mu m$ 大小的放射性核素标记颗粒时，经右心随肺动脉血流到达肺脏，一过性均匀地嵌顿于部分肺的小毛细血管。这些暂时栓塞在小毛细血管内的放射性颗粒数与肺血流灌注量成正比，能反映肺动脉的血流灌注情况。此时用显像仪器在体外进行多体位平面显像或断层显像，可以观察肺内病变对肺血流分布的影响和受损情况。

二、显像剂

肺血流灌注最常用的显像剂是 ^{99m}Tc 标记的大颗粒聚合人白蛋白（macroaggregated albumin，MAA），颗粒直径大小 $10 \sim 90 \mu m$；另一种是 ^{99m}Tc 标记的人白蛋白微球（human albumin microspheres，HAM），颗粒直径大小 $10 \sim 30 \mu m$。HAM 的优点是在一定范围内颗粒大小易于控制，分布比较均匀。两种显像剂的实际应用效果无明显差别，只是注入颗粒数量相同时，前者的蛋白重量明显低于后者，因此临床上以 $^{99m}Tc - MAA$ 应用较为普遍。在 MAA 药盒标记时，一般取新鲜的 $^{99m}TcO_4^-$ 洗脱液，体积 $3 \sim 6 ml$（放射性活度应 $> 148 MBq/ml$）缓慢加入 MAA 药盒内轻摇混匀，避免产生大量泡沫，室温下放置 $5 \sim 10 min$ 后待用。一般标记后的 $^{99m}Tc - MAA$ 限制在 6h 内使用为宜。

三、显像方法

1. 注射体位 受检者常规仰卧于检查床上，经肘静脉或双侧足背静脉（后者常用于双下肢深静脉显像，需扎紧止血带注射）缓慢注射 $^{99m}Tc - MAA$ $111 \sim 185 MBq$（$3 \sim 5 mCi$），体积 $\geqslant 1 ml$，含颗粒数约为 $2 \times 10^5 \sim 5 \times 10^5$ 个。静脉注射前应再次将注射器内的显像剂轻轻混匀，注射时避免抽回血，同时让患者深呼吸及观察患者有无胸闷、气短等不适症状发生。如有不适，应立即停止注射，及时给患者吸氧，服用镇静剂和平卧休息处理。注射显像剂 $5 \sim 10 min$ 后可进行肺灌注显像。

2. 平面显像　肺平面显像常规取 6~8 个体位，即前位（ANT）、后位（POST）、左侧位（LL）、右侧位（RL）、左后斜位（LPO）和右后斜位（RPO）。必要时加做左前斜位（LAO）、右前斜位（RAO）。显像采集条件：选用 γ 照相机或 SPECT，探头配低能通用平行孔或低能高分辨平行孔准直器，探测的有效视野应包括双肺全部，避免手臂对采集的影响。每个体位采集 5×10^5 计数，矩阵为 128×128 或 256×256；窗宽 20%，能峰 140keV，放大倍数 1.3~1.6。

3. 断层显像　患者取仰卧位，双手抱头。仪器采用 SPECT，探头配置同平面显像。采集条件：探头沿肺部体表旋转 360°，5.6°~6°/帧，采集时间 15~30s/帧，矩阵 64×64 或 128×128，放大倍数同平面显像。采集的数据信息经计算机滤波和平滑处理，以反向投影方式重建肺横断面、冠状面和矢状面分析。

四、适应证

（1）肺动脉血栓栓塞的诊断及溶栓、抗凝后的疗效评价。

（2）原因不明的肺动脉高压的诊断与鉴别诊断。

（3）肺肿瘤术前可切除范围的判断及术后残留肺功能的预测。

（4）肺部疾病的肺血运受损情况和治疗后的疗效观察。

（5）疑大动脉炎或胶原性疾病等累及肺动脉者。

（6）先天性肺血管疾病及先天性心脏病右向左分流的诊断及定量分析。

（7）肺移植前肺功能及移植后排异反应的检测。

五、正常影像分析

（一）平面影像

1. 前位　右肺影像似长三角形，形态完整，肺底部呈弧形，受呼吸影响边缘略有不齐。左肺上部与右肺对称，下部受心脏挤压较窄而长。双肺尖、周边和肺底显像剂分布略显稀疏，其余部分显像剂分布均匀。双肺间空白区为心脏和纵隔位置。左肺显像剂分布较右肺稍淡，其下叶受心脏的影响稀疏区更为明显。临床上在诊断肺部疾病时，有时以肺段为基础观察病变侵及的范围和进一步施行治疗方案。所以选择合适的显像位置能清楚地观察各个肺段病变。前位像以暴露右肺的上、中叶和左肺上叶为主。所以，在此位置观察右肺尖段、前段、外段、内段、前基底段和左肺尖段、前段、上、下舌段、内基底段较清晰。

2. 后位　左右肺影像大小基本相同，中间呈条状空白区，为脊柱及脊柱旁组织所构成，双肺内显像剂分布均匀，上部及周边稍稀疏。该体位显露双肺叶最充分，对全面观察肺内血流分布较好。后位像有助于右肺后段、背段、后基底段及外基底段和左肺后段、背段、内、外基底段及后基底段病变的观察。

3. 侧位　右侧位肺影像似三角形，前缘较弯向前突出，约呈 120°弧线，后缘向下垂直约呈 160°弧线。左侧位形态似椭圆形，前下缘受心脏影响略向内凹陷。因受重力的影响双肺下部显像剂分布较上部略高，中部显像剂分布稀疏区是由于肺门的影响所致。分析侧位像时，应注意对侧肺内显像剂分布干扰。借助右侧位像可以观察右肺前段、后段、内、外段和前、后、外基底段病变。在观察左侧位像时，以显示前段、上、下舌段、内、外基底段和后基底段的病变较清楚。

4. 斜位 双肺的斜位像大致类似一个长三角形。双肺内的显像剂分布下部高于上部，肺的叶间裂处常显示长条状显像剂分布稀疏带，边缘处向内略凹陷。前斜位时，双侧肺门区呈显像剂分布减低区。左前斜位像肺前缘可显示弧形显像剂分布缺损区，是心脏位置影响所致。双侧后斜位的后上部可因肩胛骨和肌肉的重叠常显示显像剂分布减低区。图像分析时应注意上述显像剂分布的变化。左前斜位是显示左肺舌段病变最为清晰的位置，同时也可观察前段、内、外基底段病变。右前斜位显示右肺中叶内、外段病变最清晰，借助此位置还可以观察右叶前段、后段、外基底段及后基底段的病变。左后斜位显示舌段、内、外基底段和后基底段病变最清晰，同时还能观察左叶背段和部分前段的病变。右后斜位显示右肺后段、背段、后基底段、外基底段和前基底段病变较清晰。

（二）断层显像

肺断层显像通常以人体纵向为长轴，重建双肺的横断面、冠状面和矢状面（图26-1）。以此种方式克服肺组织间的重叠干扰，更清楚的显示双肺各部的显像剂分布、形态变化和观察病变的位置及范围。

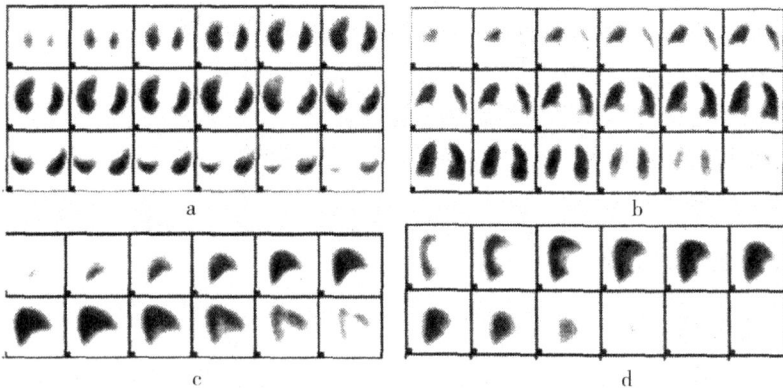

图26-1 正常肺灌注 SPECT 图像
a. 横断面；b. 冠状面；c. 右肺矢状面；d. 左肺矢状面

1. 横断面 双肺的横断面形状似一对平放的"蚕豆"，其断面至上而下依次排列。最先显示的断面为肺尖、中间的空白区为脊柱；随着肺影增大，双侧对称的肺门影出现，前方逐渐增宽的空白区是纵隔和心影。在接近肺底时因膈肌的影响仅显露双肺外缘轮廓。

2. 冠状面 该层面的方向是从前向后依次排列，外形近似于前位像。起初的右肺冠状面类似椭圆形，左肺似长条状。随着肺影逐渐增宽，双肺呈对称的长椭圆形，之后逐渐似长三角形，中间的空白区是心影和纵隔，其后的空白区为脊柱影。

3. 矢状面 肺矢状面是从右肺至左肺方向依次进行排列。开始为右肺下角影，随切面增加肺影变大，近似右侧位肺影。之后右肺中心逐渐出现扩大的显像剂分布稀疏区和缺损区，依次为肺门、纵隔和心影位置。随着心影空白区增大，右肺纵隔面影像似勾状。左肺矢状面与右肺相似，并与右肺断面相对应。

六、异常影像分析

肺灌注显像的异常影像分析，主要依据肺内显像剂分布、肺的形态以及左右肺的相对位置变化来判断。

1. 显像剂分布异常　可见于下列几种情况：①一侧或部分肺不显影，多见于肺门部肿块压迫肺动脉，一侧肺动脉发育不良或由于心脏扩大压迫左下肺动脉等因素所致，少数人见于肺发育不全。②肺叶或肺节段性显像剂分布缺损区，此种情况是肺动脉血栓栓塞形成的特殊表现。③散在性显像剂分布不均，常见于肺部充血、水肿或炎症等。④条索状、圆球状或不规则局限性显像剂分布缺损区，主要见于肺部炎症和肺内占位性病变。⑤显像剂逆向分布，即肺尖部的显像剂分布高于肺底部。常见于肺动脉高压时肺血流分布逆转、肺心病和二尖瓣狭窄等情况。

2. 形态和位置异常　双肺可因周边器官或组织的病变导致灌注影像的形态失常和位置发生改变。常见的原因有胸腔积液或膈上病变使双肺下叶受挤压位置上移；肝脏上移可使右肺位置上移（图26－2）。有时纵隔内的肿瘤可将肺脏推向对侧，使正常肺灌注影像的形态和位置发生改变。这些原因在肺灌注显像分析时应注意鉴别。

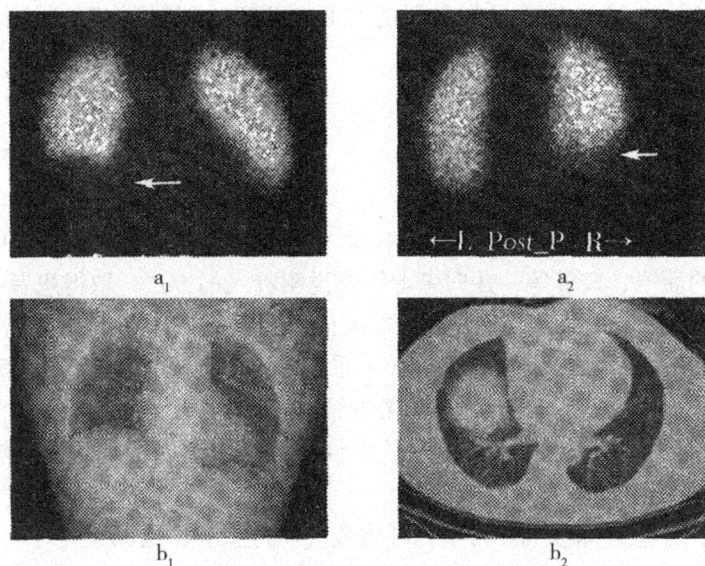

图26－2　肝脏上移致肺灌注显像右肺异常

a. 肺灌注示右肺下叶缺损区（a_1. 前位，a_2. 后位）；
b_{1-2}. 前位 X 线胸片及肺 CT 片示肝上移

（喻　晖）

第二节　肺通气显像

肺通气显像通常有放射性惰性气体和放射性气溶胶吸入两种方法，在实际应用中其意义不尽相同。由于放射性气溶胶吸入法操作简便，显像剂容易获得，目前临床应用较为广泛。

一、显像原理

肺通气显像是让受检者反复多次吸入密闭装置中的放射性气体，通过气道进入肺泡，使放射性气体在肺内达到一定活度后（^{133}Xe、^{81m}Kr 气体可随呼吸持续呼出体外；气溶胶则多沉积在气道和肺泡内，逐步分解被清除），用核素显像仪器从体外获得双肺的放射性分布及动态变化的影像；同时还可计算局部肺通气功能参数，从而反映肺通气功能、气道通畅、肺泡气体交换功能及肺泡壁的通透性等状况。

二、显像剂

肺通气显像剂由非水溶性放射性惰性气体和放射性气溶胶两大类组成。放射性惰性气体主要有^{133}Xe、^{127}Xe、^{81m}Kr 等。由于各种放射性惰性气体的物理半衰期、γ射线的能量不同及获得的条件受限等因素，其中以^{133}Xe 应用较多。

放射性气溶胶的种类繁多，早期制备的各种气溶胶临床应用均不理想，随着雾化设备的不断改进和气溶胶显像剂的研制，逐渐以^{99m}Tc 标记物取代，其中^{99m}Tc – DTPA 应用最为广泛。近几年，新研制成功碳包裹的超微粒锝气体（technegas）和锝气与氧气混合后制备的高锝气体（pertechnegas）均优于目前常用的^{99m}Tc – DTPA，是最为理想的肺气溶胶吸入显像剂。

三、显像方法

（一）^{133}Xe 通气显像

（1）^{133}Xe 通气显像需特殊的气体交换装置，用前应调整好各种阀门和气体回收系统。准备患者吸入用的面罩、口管等，并向患者简要说明吸入的方法，取得患者配合。

（2）采用γ相机或 SPECT，选择大视野探头，配低能通用型或低能高分辨型准直器。能峰 80keV，窗宽 20%，放大倍数 1.0～1.6，采集矩阵 128×128 或 256×256。

（3）患者取仰卧位或坐位，将大视野探头靠近患者后背，双肺应包括在视野内。给患者戴好面罩，开始呼吸^{133}Xe 装置供给的非放射性气体，以适应检查条件，然后分三个时相采集肺通气像。

（4）吸入相：让患者深吸气，再全力呼出残气。待患者再次深吸气时从注药口"弹丸"式注入^{133}Xe 555～740MBq，深吸气后屏住呼吸，启动仪器采集 10～15s 肺内放射性计数，此期为吸入期。

（5）平衡相：吸入相之后患者开始呼吸装置内补入 O_2 的^{133}Xe 混合气体，待混合气体内的 O_2 与 CO_2 达到平衡状态，仍需自由呼吸 3～5min，待肺与呼吸装置内放射性计数平衡后，再采集 $3×10^5$ 计数的平面像一帧。

（6）清除相：采集平衡相结束之后，将装置阀门调至消除档，让患者吸入室内空气，呼出带有^{133}Xe 的气体，并收集于装置内吸附处理。此时以 5～10s/帧速度，采集 3～5min 动态像。必要时适当延长时间或变换不同体位显像。

（二）气溶胶吸入显像

（1）目前常用^{99m}Tc – DTPA 或 technegas 两种方法。后者在使用前需将锝气体发生器充电备用。

（2）将^{99m}Tc – DTPA 1 110～1 850MBq（体积 2～5ml）或 TcO_4^-（体积 0.1ml）185～370MBq 分别加入气溶胶雾化装置或锝气体发生器装置内，制备放射性气溶胶。

（3）吸入前指导患者进行吸入方法训练，使其取得合作。然后，协助患者将通气管口送入口中咬紧（重症者可用面罩），持续吸入^{99m}Tc - DTPA 气溶胶需持续 10 ~ 20min；锝气体除了方便普通患者应用外，更适于重症患者的使用，仅需吸入 2 ~ 5 次即可，吸入结束后立即进行肺通气显像。显像采集：每个体位采集 2×10^5 ~ 3×10^5 计数，其他条件与肺灌注显像相同。

四、适应证

（1）了解呼吸道通畅情况及肺部疾病对通气功能的影响。
（2）慢性阻塞性肺部疾病的诊断。
（3）与肺灌注显像联合应用诊断肺动脉栓塞。
（4）观察药物或手术治疗前后的局部肺通气功能，评价其疗效和预后。
（5）肺实质性疾病的诊断、疗效观察和预后评价。
（6）肺上皮细胞通透性检测。

五、图像分析

（一）正常图像分析

1. ^{133}Xe 通气显像　吸入相由于单次吸入^{133}Xe 量较少，双肺内的显像剂分布自上而下呈移行性增高，无局限性显像剂分布浓聚或缺损区，此期主要反映气道的通畅情况和肺各部的吸气功能。平衡相期由于反复吸入^{133}Xe 气体较多，双肺上下显像剂分布均匀一致，此期以反映肺各部容量变化为主。清除相，双肺内的显像剂分布逐渐减少，2 ~ 3min 后消失，该期主要反映双肺各部的呼气功能和气道的通畅情况。

2. 气溶胶吸入显像　正常气溶胶影像与肺灌注影像形状相近，双肺内的显像剂分布均匀，边缘略稀疏而且规则（图 26 - 3）。与肺灌注显像不同之处，有时气溶胶残留在咽部或随吞咽进入消化道，使咽部或胃显影。显像时间延长时，可见双肾显影。此外，^{99m}Tc - DTPA 颗粒 > 10μm 时，可堆积在较大支气管内使其显影。

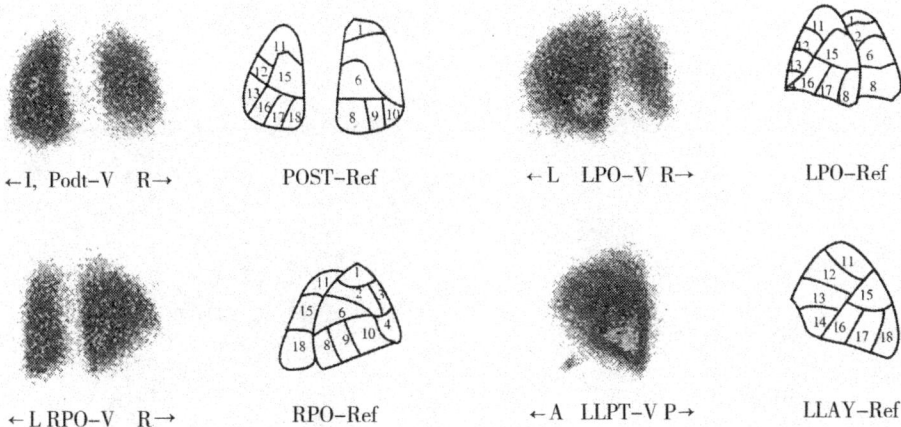

←I, Podt-V R→　　POST-Ref　　←L LPO-V R→　　LPO-Ref

←L RPO-V R→　　RPO-Ref　　←A LLPT-V P→　　LLAY-Ref

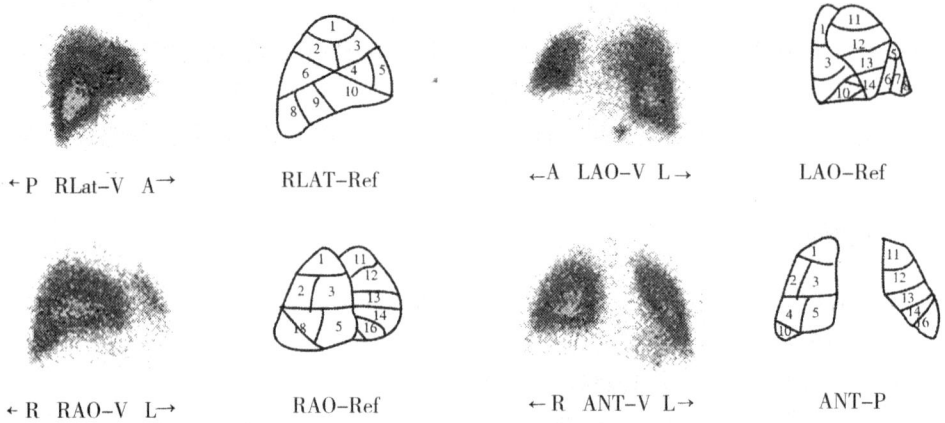

| ←P RLat-V A→ | RLAT-Ref | ←A LAO-V L→ | LAO-Ref |

| ←R RAO-V L→ | RAO-Ref | ←R ANT-V L→ | ANT-P |

图 26-3 正常平面多体位肺通气显像

右肺上叶	右肺下叶	左肺上叶	左肺下叶
1. 尖段	6. 背段	11. 尖后段	15. 背段
2. 后段	7. 内基底段	12. 前段	16. 前基底段
3. 前段	8. 后基底段	13. 上舌段	17. 外基底段
右肺中叶	9. 外基底段	14. 下舌段	18. 后基底段
4. 外段	10. 前基底段		
5. 内段			

(二) 异常影像分析

肺通气显像的异常图像主要表现为：①局限性显像剂分布"热区"，多为气道狭窄时，流经该处的气溶胶颗粒形成涡流而沉积所致；②局限性显像剂分布缺损区，可表现为一侧肺不显影或一个肺叶及一个肺段显像剂分布缺损区，多数情况是由于各种肺内病变导致的气道完全性阻塞；③散在性显像剂分布稀疏区或缺损区，这是由于小气道或肺泡内炎性病变浸润以及液体物质的充盈，使肺泡萎缩所致。

（喻　晖）

第二十七章　消化系统的核医学检查

第一节　唾液腺显像

一、显像原理与方法

唾液腺的间叶导管上皮细胞能摄取和分泌碘与锝，随后逐渐排泄至口腔。静脉注射 $^{99m}TcO_4^-$ 后随血流到达唾液腺，被小叶细胞摄取并暂时浓集于腺体内，随之通过唾液腺导管分泌到口腔。利用核医学显像设备对该过程进行显像可获得唾液腺的位置、形态及功能图像。

静态显像：若患者近期进行了唾液腺 X 线造影，需间隔 2～3 周方可进行本检查。于注射 $^{99m}TcO_4^-$ 185～370MBq 后 20～30min 后进行平面显像，观察唾液腺位置、形态、大小及腺体的放射性分布情况。

动态显像：禁用阿托品和过氯酸钾等影响唾液腺摄取和分泌 $^{99m}TcO_4^-$ 的药物。静脉注射 $^{99m}TcO_4^-$ 185～370MBq 后动态采集，每 2s 一帧，共采集 30 帧，了解唾液腺血流灌注情况。在唾液腺显影清晰后，舌下含服酸性药物（维生素 C 100mg）采集。采集结束后，利用 ROI 技术生成时间 - 放射性曲线，对唾液腺的功能进行定量分析（图 27 - 1）。

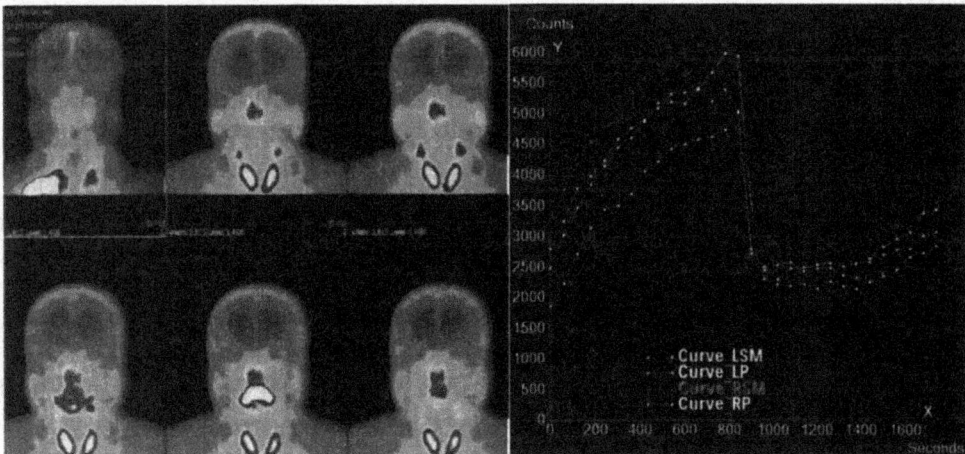

图 27 - 1　正常唾液腺动态成像的时间活性曲线

二、适应证与禁忌证

1. 适应证

（1）唾液腺功能的判断：如干燥综合征的诊断、唾液腺手术后残留腺体或移植唾液腺功能的判断。

（2）占位性病变的诊断：如淋巴乳头状囊腺瘤（Warthin 瘤）的诊断等。

2. 禁忌证　无明确禁忌证。

三、图像分析

1. 静态显像　正常图像可见双侧腮腺、下颌下腺显示清晰，腺体内放射性分布均匀，舌下腺很少

显影：前后位见腮腺呈长椭圆形，位于双耳前下方，颌下腺呈圆形或椭圆形。侧位可见腮腺管的显示。

当腺体内放射性分布不均匀、不对称时，常提示病变的存在。

（1）"冷"区：病变区放射性分布明显低于周围正常组织，提示为占位病变，若边缘清楚，多提示为良性病变，如囊肿、脓肿等；若边缘不清，提示恶性病变可能性大。

（2）"温"区：病变部位放射性分布与周围正常组织无明显差别，多见于腮腺混合瘤或腺瘤。

（3）"热"区：病变区放射性分布明显高于周围正常组织，主要见于淋巴乳头状囊腺瘤（Warthin 瘤），病毒、细菌感染，酒精中毒及放射治疗所致炎症反应。

2. 动态显像　根据动态影像和曲线可获得口腔放射性出现时间（t_a）、腮腺放射性高峰时间（t_p）和口腔放射性大于腮腺放射性时间（t_{op}），以及其他各种指标供定量分析。必要时在腮腺放射性计数达平衡时令患者口含枸橼酸钠盐或维生素 C，以观察和分析放射性下降的情况，计算酸性刺激后的排泌百分数。唾液腺放射性迅速增加并在口腔内积聚。t_a 约等于 10min，t_p 为 20～30min，t_{op} 为 40min。因唾液腺和甲状腺摄取 $^{99m}TcO_4^-$ 的速率近似，故以甲状腺为参照。

四、临床应用

（1）诊断唾液腺导管阻塞、异位唾液腺，手术后唾液腺残体功能判断。

（2）唾液腺功能减退：表现为两侧或一侧的唾液腺显影呈弥漫性稀疏或不显影。常见于慢性炎症，如右腮腺炎，见放射性分布明显减低。干燥综合征是慢性炎症的一种特殊类型，表现为早期腮腺轻度肿大或不增大，唾液腺摄取速度较正常减低，腺体内放射性分布均匀地减低。晚期唾液腺显影更为模糊，对酸性刺激无明显反应。

（3）唾液腺占位性病变：图像上可区分为"冷"区、"热"区、"温"区，例如恶性的病变大多呈冷区改变，但对较小的病变，因为图像的分辨率较低，临床上还须结合 B 超、CT 等多种影像学检查，有助于正确诊断。

（4）唾液腺摄取功能亢进：表现为两侧或一侧呈弥漫性浓聚，常见于病毒或细菌引起的炎症，酒精中毒以及放射性治疗后的炎症反应。

（喻　晖）

第二节　胃肠道出血显像

一、原理

胃肠道出血是临床上常见的一种疾病，除了定性诊断以外，定位诊断也非常重要。胃肠道出血显像（gastrointestinal bleeding imaging）对胃肠道出血，尤其是小肠出血的定位诊断具有较大的优势，也是核医学急诊内容之一。

放射性核素用于诊断胃肠道出血已有多年历史，目前应用较多的是血池显像剂及胶体显像剂，如^{99m}Tc - 红细胞和^{99m}Tc - 硫胶体等。正常情况下，静脉注射显像剂后，腹部可见大血管及血容量丰富的器官显影，如肝、脾、肾、腹主动脉、左右髂总动脉等，而胃肠壁含血容量相对较低，一般不显影。当肠壁出现破损出血时，显像剂可随血液在出血部位不断渗出进入肠腔内，导致局部放射性显像剂异常浓聚，通过 γ 相机或 SPECT 显像可以在体外判断出血的部位和范围。

二、方法

（一）患者准备

患者一般无特殊准备，在静脉注射显像剂前 0.5h，空腹口服 $KClO_4$ 200mg 以减少胃黏膜摄取和分泌^{99m}TcO$_4^-$，避免其流入肠腔内干扰对出血灶的观察。也可以在注射显像剂之前注射胰高血糖素，以降低小肠张力，减少出血灶部位聚集的血液流动性，有助于出血灶的定位诊断。

（二）显像方法

目前用于胃肠出血显像的显像剂有两类：一类是^{99m}Tc - 红细胞，静脉注射后，在血液循环中存留时间较长，故可用于持续性或间歇性出血的诊断；另一类是^{99m}Tc - 胶体，静脉注射后将迅速被肝、脾等网状内皮细胞所摄取，在血液循环中存留时间较短，因此，只能用于急性活动性消化道出血的诊断。故应根据患者的病情和临床资料，选择适当的显像方法。

1. ^{99m}Tc - 红细胞显像　患者仰卧位，γ 照相机探头的视野包括剑突和耻骨联合之间的整个腹部。静脉注射^{99m}Tc - 红细胞 370 ~ 555MBq（10 ~ 15mCi）后，立即以 2 ~ 5min/帧进行动态采集，或每 5 ~ 10min 采集一帧，连续采集 30min。随后每 10 ~ 15min 采集一帧。如 60min 时仍为阴性，可于 2、4 或 6h 作延迟显像，以捕捉出血机会，若疑为慢性或间歇性出血，则应在 24h 内多次显像。

2. ^{99m}Tc - 胶体显像　静脉注射^{99m}Tc - 胶体或^{99m}Tc - 植酸钠 370MBq（10mCi）后即刻以每 2s 一帧的速度连续采集 32 ~ 64 帧，然后以 1 ~ 2min/帧共采集 16 帧。由于^{99m}Tc - 胶体或^{99m}Tc - 植酸钠可被单核吞噬细胞系统迅速自血液中清除，延迟显像至 60min 即可。必要时可重复注射显像剂再显像。

三、图像分析

正常情况下，静脉注射^{99m}Tc - 红细胞后，腹部大血管（包括腹主动脉、左右髂动脉）、肝、脾、肾等血池均显影，膀胱在尿液未排尽时也会清晰显影，而胃肠壁的含血量较低，仅相当于大血管的 50% 左右，故基本上不显影。当肠壁有出血灶时，则显像剂随血液从血管破裂处逸出进入肠腔内，在局部形成异常的显像剂浓聚灶，出血量较大时，可出现肠影。据此可对胃肠道出血做出定性诊断和定位诊断。

^{99m}Tc－红细胞的标记方法有体内标记和体外标记两种方法。体外标记法可获得 95% 以上的标记率，但标记过程较复杂，对标记条件的要求较高，故目前国内常用体内标记法。但体内标记法的标记率不够理想，未标记的过锝酸根离子会被胃黏膜摄取分泌进入肠腔，或者经肾脏排入输尿管，形成假阳性，在图像分析时应注意鉴别。

应用 ^{99m}Tc－胶体或植酸钠显像时，静脉注射后肝、脾显影清晰，骨盆和脊柱可轻度显影，而肾及腹部大血管均不显影。若胃肠壁有出血灶，则显像剂随血液逸出血管外，在局部形成异常浓聚灶，而未逸出血管外的显像剂则很快被肝、脾等单核吞噬细胞系统所清除，腹部的血液本底明显下降，更有利于出血灶的清晰显示。但因显像剂在血液中清除较快，对间歇性出血的诊断易造成漏诊，故只适合下消化道急性活动性出血的诊断，即注射显像剂时正在出血的病灶才能被显示，而不能作延迟显像，不适用于间歇性出血的诊断。

由于血液对肠道的刺激作用，会导致漏出的显像剂在肠腔内向前或向后快速移动，使得静态显像有时难以观察到准确的出血部位，而动态显像可明显提高定位诊断的准确率。当出血部位位于胃、十二指肠时，常易发生误诊，因为在出血部位不易观察到显像剂浓聚灶。小肠出血时，在出血灶开始显影后，可出现小肠肠袢影，这可与结肠出血相鉴别。

四、临床应用

急性活动性出血常用 ^{99m}Tc－胶体显像，间歇性出血者，则常用 ^{99m}Tc－红细胞显像。两种显像剂诊断胃肠出血的灵敏度均可达 85%～90% 以上，能探测出血率低达 0.1ml/min 的消化道出血，其敏感性高于 X 线血管造影检查，尤其是可用于间歇性肠道出血的诊断。

腹腔内的异常显像剂浓聚影并不都是出血灶，应注意假阳性的鉴别。如 ^{99m}Tc－红细胞显像时位置固定、形态不变的浓聚影，在肠腔内应排除动脉血管畸形或动脉瘤；在胃内应排除胃黏膜充血。此外，随胃液分泌流入肠腔的未标记锝以及输尿管影均是常见的伪影。

同时还应注意以下事项：①检查前患者停止用止血药，特别是少量出血的患者。因为止血药常容易造成假阴性结果。②怀疑慢性间歇性出血的患者，可延长显像时间或用多次显像，以提高检出阳性率。③在出血量过小时，定位诊断可能会有误差。因为早期在出血灶处浓聚的显像剂的量过低而不易被发现，待显像剂的量聚集到一定程度时，已随肠内容物向前蠕动。④^{99m}Tc 标记硫胶体或植酸钠显像只适用于急性活动胃肠出血，而不适用于间歇性出血的延迟显像及胆道出血显像。⑤怀疑出血点与大血管或脏器重叠时，可加作侧位显像。

胃肠道出血显像能取代内窥镜和血管造影吗？

内窥镜和选择性血管造影也是诊断消化道出血的常用方法，不但具有定位诊断作用，而且还可同时治疗出血，尤其是在急性消化道出血时优势更为突出，但对急危重消化道出血患者采用内窥镜和选择性血管造影进行诊断和治疗也存在一定的风险。同时，因大多数消化道出血为间断性出血，急性大量出血可使内窥镜视野模糊，不能确定出血部位。血管造影仅适用于持续性出血，对末梢小动脉小量出血的显示也很困难。而消化道出血核素显像具有灵敏、无创、简便、可长时间观察整个肠道等优点，对慢性间歇性肠道出血、多出血灶（尤其是怀疑肠壁静脉曲张出血时）的诊断具有明显优势，同时患者不需要特殊准备，不增加急危重患者的额外风险，有助于发现高危患者消化道出血灶，因此同样适合急危重消化道出血的定位诊断，优化治疗方案，而这也是在以往临床应用中没有特别强调的一点。但消化道出血显像特异性较差，不能做出病因诊断。因此，消化道出血显像不能替代内窥镜和选择性血管造影，而是后两者的有效补充。

（喻　晖）

第三节　异位胃黏膜显像

一、原理

正常胃黏膜具有快速摄取过锝酸盐（$^{99m}TcO_4^-$）的特性，异位的胃黏膜同样具有这种特性，故在静脉注射$^{99m}TcO_4^-$后异位胃黏膜可很快聚集$^{99m}TcO_4^-$形成放射性浓聚灶，通过 γ 相机或 SPECT 显像可以在体外进行诊断和定位诊断。

异位胃黏膜（ectopic gastric mucosa）主要好发于胃以外的消化道节段，包括 Barrett 食管（Barrett esophagus）、部分梅克尔憩室（Meckel's diverticulum）和小肠重复畸形（enteric duplications）。异位胃黏膜同样具有分泌胃酸和胃蛋白酶的功能，可引起邻近食管或肠黏膜产生炎症、溃疡和出血，本项检查的阳性结果具有病因诊断的意义。

Barrett 食管好发于食管下端，男性多发，且有随年龄增长而增加的趋势。多由于长期的胃－食管反流，刺激食管上皮化生，导致胃黏膜的壁细胞取代了食管下段的正常鳞状上皮细胞所致，是严重的反流性食管炎的并发症及发生食管腺癌的危险因子。每年 Barrett 食管癌变的发生率为 1/200，具有 2~3cm 以上上皮化生的患者发生食管癌的危险性是普通人群的30~125 倍。临床上有 4%~10% 的患者有明显的灼心症状，食管上皮化生后，通过治疗不会逆转，当发生了重度的异型增生时，即应手术切除治疗。

Meckel 憩室和小肠重复畸形为好发于空肠、回肠段的先天畸形，大约 30%~50% 的憩室内有异位胃黏膜。Meckel 憩室是最常见的消化道先天性异常，是由胚胎期卵黄管未闭所致，多发生于回肠，为一种持续存在的脐肠系膜管，憩室口较宽，长约 5cm，起源于回肠的对系膜缘，通常在离回肠瓣 100cm 以内，属胃黏膜在小肠的异位症。Meckel 憩室的发生率约为 1%~3%，男性居多。大多数患者可终生无症状，25%~40% 有临床症状，在有症状的患者中 60% 有异位胃黏膜。最常见的早发临床症状是消化道出血，可发生在各个年龄段，约 50% 发生在 2 岁前，可引起消化道出血、炎症，少数患者可发生肠套叠或肠扭转。

二、方法

（一）患者准备

检查当日禁食、禁水 4h 以上，检查前应排空大小便。禁用过氯酸钾、水合氯醛等阻滞$^{99m}TcO_4^-$吸收的药物，以及阿托品等有抑制作用的药物或可刺激胃液分泌的药物。检查前2~3 天内，避免做肠系钡剂检查。

（二）显像方法

用新鲜 $^{99m}TcO_4^-$ 淋洗液作为显像剂，静脉注射 370MBq（10mCi），小儿酌减，不宜口服。

患者取仰卧位。探头视野范围：食管显像以剑突为中心；检查肠道病变时视野范围从剑突到耻骨联合。

一般可用动态或间隔显像方式检查。动态显像每 5min 一帧，持续 30min，然后在 60min 时再采集一帧。也可分别于 0、5、10、30、60min 各采集一帧，每帧 5min，总观察时间可为 60～120min。每帧计数 500k～1 000k。食管显像可于病灶显示后，饮水 200～300ml，重复显像。

三、图像分析

结果判断可采用肉眼定性分析和使用 ROI 技术进行半定量分析。正常时仅见胃显影，食管不显影，肠道可因胃黏膜细胞分泌的显像剂的排泄而一过性显影，尤其是十二指肠球部较为明显，结肠脾区及肾脏有时显影。晚期图像上，膀胱影像渐浓（可嘱患者排尿后再作显像检查）。在胃与膀胱影之间，腹部无其他异常浓聚灶。

除上述正常显像位置以外出现位置相对固定不变的显像剂异常浓聚灶或条索状浓聚影，尤其是在食管下段或小肠区出现显像剂异常聚集，均提示为异常，但应注意鉴别假阳性。

四、临床应用

（一）Barrett 食管

在胃影上方可见食管下端有异常显像剂浓聚影，与胃同步显影，且随时间延长，局部浓聚影渐浓，饮水后局部影像无明显变化。本方法简便灵敏，无创伤，有定位、定性的作用，临床价值较大。

（二）Meckel 憩室

在腹部脐周，通常在右下腹出现位置相对固定的灶状浓聚影，与胃同步显影，随着时间延长，影像渐浓。侧位显像时浓聚灶靠近腹侧是诊断要点。45～60min 后，个别病灶因分泌物排出或出血，浓聚范围可有扩大、变形、出现肠影的现象。对于高度怀疑该病而第一次显像阴性者，可重复显像，并于注射 $^{99m}TcO_4^-$ 前 20min 皮下注射五肽胃泌素 6μg/kg 以增强胃黏膜摄取 $^{99m}TcO_4^-$，从而提高阳性率。本法诊断率约为 75%～85%，有的报告其灵敏度与特异性可达 90%。

造成假阳性的常见因素有哪些呢？如小肠梗阻、肠套叠、动静脉畸形、血管瘤、溃疡、阑尾炎、节段性回肠炎、小肠肿瘤及上尿路梗阻等都是常见原因，应结合临床资料认真鉴别。在分析图像时，要注意浓聚灶出现的部位和时间，例如一些血容量高或充血的病变，在血流相内或 10min 内即有明显的浓聚，随后即逐渐减淡；而异位胃黏膜显影随着时间延长而逐渐清晰，其显影程度与正常胃黏膜相当。此外，因正常胃黏膜摄取 $^{99m}TcO_4^-$ 较多，可随胃液流入肠腔，造成假阳性，于检查前 2 天开始每天服用西咪替丁（cimetidine）300mg，既不抑制 $^{99m}TcO_4^-$ 的摄取，又可抑制胃液的分泌和胃蠕动，减少这种假阳性。

（三）肠重复畸形

腹部出现条状浓聚影，其形态与部位多变。典型表现为浓聚灶呈肠袢状。

在异位胃黏膜显像过程中还应注意：①严格禁食，停用干扰、阻断胃黏膜摄取及促蠕动、分泌药物；②在分析结果时需注意那些可导致假阳性或假阴性的情况，如肠套叠、小肠梗阻等疾病可造成假阳性，而部分憩室在急性炎症期出血量大或血栓形成、梗阻及异位胃黏膜壁细胞数量少或坏死等因素引起摄取 $^{99m}TcO_4^-$ 减少或快速清除，可导致假阴性结果；③本法不适用于无异位胃黏膜的憩室检查。

（喻　晖）

第二十八章　心血管系统的核医学检查

心血管核医学（cardiovascular nuclear medicine）通常也称为核心脏病学（nuclear cardiology），是核医学中发展最快、应用范围最广的重要分支。早在 1926 年，美国波士顿的内科医师 Blumgard 等首先在循环系统的研究中应用天然放射性核素氡测定动静脉血管床之间的"循环时间"，开创了人体循环系统示踪研究的先河。随着显像仪器和药物的不断发展，目前，核心脏病学不仅用于心血管疾病的诊断，更重要的是已经成为指导临床治疗、提供疾病危险程度及预后资料的一种无创性的有效手段。

心血管核医学所包含的内容十分广泛，大致可分为两个方面：一是心肌显像：包括心肌灌注显像、心肌代谢显像、急性心肌梗死显像和心脏神经受体显像等；二是心脏、大血管血池显像及心室功能测定等。

第一节　核素心肌显像

核素心肌显像包括内容十分广泛。其中心肌灌注显像（myocardial perfusion imaging）是核心脏病学中最常用的检查方法之一，仅美国每年约有 800 多万人次接受心肌灌注显像检查。早期用于心肌灌注显像的药物多为钾类似物的碱性离子，1964 年 Carr 应用 ^{131}Cs 进行心肌灌注显像，1973 年 Zeret 应用 ^{43}K 显像时发现运动可诱发心肌缺血，^{201}Tl 作为 ^{43}K 的类似物于 1974 年成功地应用于临床至今。20 世纪 90 年代，^{99m}Tc 标记化合物成为心肌灌注显像的主要药物。最近，应用发射正电子的药物进行心肌 PET 血流灌注显像也逐步在临床广泛地开展起来。心肌灌注显像最有价值的临床应用是评价缺血性心脏病，与心肌葡萄糖代谢显像结合评价心肌活性。

心肌代谢显像（myocardial metabolism imaging）是了解心肌细胞重要能量代谢底物（如葡萄糖、脂肪酸等）在心肌中的代谢情况，并通过代谢情况评价心肌细胞活力的一种有效方法。心肌代谢显像自 PET 应用于临床后，有了长足的发展。PET 心肌葡萄糖代谢显像是目前检测心肌活性最准确的方法，称为"金标准（golden standard）"。

急性心肌梗死显像（acute myocardial infarction imaging）是一种可以使急性梗死的心肌组织以"热区"显示，而正常心肌及陈旧性梗死的心肌不显影的显像方法，也称为亲心肌梗死显像（infarctavid imaging）或心肌热区显像（myocardial hot spot imaging）。大多数急性心肌梗死的患者可以根据简便而低花费的检查如心电图和心肌酶谱分析等确诊，仅有少数通过常规方法不能确诊的患者需要通过该方法协助诊断。

心脏神经受体显像（cardiac neuroreceptor imaging）可以无创伤性地评价心脏的交感神经支配状态、心脏的病理生理过程，对心脏疾病的诊断、治疗及药物作用机理研究提供有价值的信息。

一、心肌灌注显像

(一)原理

心肌灌注显像是利用正常或有功能的心肌细胞选择性摄取某些碱性离子或核素标记化合物的作用,应用 γ 相机、SPECT 或 PET 进行心肌平面或断层显像,使正常或有功能的心肌显影,而坏死、瘢痕以及缺血心肌则不显影(缺损)或影像变淡(稀疏),从而达到评价心肌血供和诊断心脏疾病的目的。由于心肌局部显像剂的蓄积量与局部心肌血流量(myocardium blood flow)呈正比例关系,而且心肌细胞摄取显像剂依赖于心肌细胞本身功能或活性,因此,心肌灌注显像除能准确反映心肌局部的血流情况外,心肌对显像剂的摄取也是反映心肌细胞存活与活性(viability)的重要标志。

正常情况下,冠状动脉的管径大小及冠状循环的血流量受神经、体液因子及局部代谢产物等多种因素的调节。正常人冠状动脉血流具有较强的储备能力。因此,在冠状动脉狭窄的初期阶段,由于其狭窄程度较轻,加上冠状动脉的储备功能,静息时心肌灌注显像常表现为正常。而在负荷状态下,心脏代谢需求明显增加,正常冠状动脉的最大血流量可为静息时的 3~5 倍,而冠状动脉狭窄区的血流储备能力降低,不能随着负荷的增加而增加,由此形成了在静息时和负荷后的心肌血流灌注影像上分布的差别。因此,负荷状态下的 SPECT 心肌灌注显像可以达到对冠状动脉缺血性疾病进行早期诊断的目的,并提高诊断的敏感性及特异性,也是评价心脏储备功能的理想手段。

如何达到负荷状态?临床上通常应用心脏负荷试验(cardiac stress test),又因负荷方法不同分为生理运动负荷试验(exercise stress test)和药物负荷试验(pharmaceutical stress test)两类,两类方法的效果基本相同。

运动负荷试验的原理是当躯体剧烈运动时,全身血容量增加,心率加快、心脏负荷加重,心肌耗氧量增大,并通过神经体液调节,使冠状动脉扩张,血流量增加,心肌收缩功能增强。在运动负荷的情况下,供血正常的心肌血流增加 3~5 倍,放射性药物的摄取也随之增多,而冠脉狭窄区的心肌,则不能随运动相应的增加血液灌注,使病变区与正常区的心肌显像剂分布的差异增大,有利于显示缺血病灶。

药物负荷试验的基本原理与运动负荷试验相同,不同的是利用扩张冠状动脉血管的药物来扩张冠状动脉,达到增加心肌血流的作用。病变动脉与正常动脉对药物反应有明显差异,其扩张后难以达到正常动脉扩张的程度,从而造成显像剂在局部浓聚的差异,应用显像就可以将这种差异明确的表现出来。常用的药物包括潘生丁、腺苷和多巴酚丁胺。潘生丁的作用是通过抑制细胞对腺苷的吸收,使得可激活特异性受体的内源性血管扩张剂——腺苷在组织或血液中的浓度增高,利用腺苷强有力的扩张冠状动脉作用,增加冠脉血流量。因此,腺苷与潘生丁的作用很相似。多巴酚丁胺是一种增强心肌收缩力的药物,通过作用于心肌 β_1 受体,使心率增快、收缩压升高、心肌收缩力增强、心肌耗氧量增加,达到与运动负荷试验相类似的作用。

运动负荷试验的优点是可以附带提供一些有用的临床和生理学参数,如运动负荷量、最大心率、运动诱发的缺血症状、心电图变化以及血压反应等。有些患者因为某些残疾、神经或周围血管疾病而不能接受运动试验,对于这种患者,药物负荷试验可以提供一种可供选择的方法。

（二）显像剂

理想的心肌灌注显像剂应具备的条件：①首次通过（first pass）心肌组织的摄取率高；②心肌的摄取量与局部心肌血流量呈正比关系；③不受其他药物的影响。用于心肌灌注显像的药物较多，其特点如下：

1. ^{201}Tl　回旋加速器生产，在衰变过程中发射 69 ~ 83keV（88%）的 X 线和 135，165，167keV（12%）的 γ 射线，$T_{1/2}$ 为 74h。由于 ^{201}Tl 相对长的 $T_{1/2}$，其使用剂量也较小，通常给予 74 ~ 111MBq（2 ~ 3mCi）。^{201}Tl 首次通过心肌的提取分数（extraction efficiency）约为 85%，早期心肌摄取量与心肌的血流量呈正比。一旦 ^{201}Tl 进入心肌细胞，将连续不断地进行交换而透过细胞膜，这一过程与 $Na^+ - K^+ - ATP$ 酶泵有关，是主动摄取过程。^{201}Tl 显像的一个独特的特点是在一次静脉注射后能获得负荷和静息心肌血流灌注影像，这一特点的主要原因是 ^{201}Tl 有再分布（redistribution）现象。再分布是指正常心肌对 ^{201}Tl 的清除在 2h 内可达 30%，但是缺血心肌在这段时间内清除明显减少，甚至不断摄取显像剂，导致 2h 后的延迟显像缺血部位显像剂分布增多，使早期显像中缺血部位的放射性稀疏或缺损区消失或明显减轻，将早期显像与延迟显像对比分析就可以对冠状动脉内血流灌注情况和心肌活性进行评价。

2. ^{99m}Tc 标记化合物　^{99m}Tc 标记化合物是目前应用最广泛的心肌灌注显像剂，最常用的为 ^{99m}Tc - MIBI，此外，还有 ^{99m}Tc - tetrofosmin、^{99m}Tc - furifosmin、^{99m}Tc - NOET 和 ^{99m}Tc - teboroxime 等，它们在心肌内的生物学分布有所不同。^{99m}Tc 标记化合物发射 140keV 的 γ 射线，物理半衰期为 6h，与 ^{201}Tl 相比，^{99m}Tc 标记心肌灌注显像剂具有合适的物理特性和较低的辐射吸收剂量，故允许给予较大的剂量，获得较好的影像质量。

（1）^{99m}Tc - 甲氧基异丁基异晴（^{99m}Tc - sestamibi，^{99m}Tc - MIBI）：是一种亲脂性的一价阳离子络合物，静脉注射后随血流到达心肌，其心肌分布与局部心肌血流呈正比关系，MIBI 通过被动弥散方式进入心肌细胞线粒体，首次通过心肌的提取分数约为 65%，略低于 ^{201}Tl，但由于其注射剂量相对较大，以及在细胞内滞留时间较长和其后再循环过程中的心肌摄取，故在心肌的绝对净计数仍可以与 ^{201}Tl 相比。在注射显像剂后 1 ~ 2h 的常规显像时间内，该显像剂的结合是相对牢固的，半清除时间大于 5h，而没有明显地再分布现象，因此，注射显像剂后几小时内的显像仍然反映注射当时的心肌血流分布。为了评价患者在静息时和运动负荷时的心肌血流灌注，则需进行两次注射药物后分别显像。该显像剂主要从肝胆和肾脏排出，故肝脏和胆囊的显影有时会干扰心肌显像。

（2）^{99m}Tc - tetrofosmin（p53）：其中文化学名称为 1，2 - 双［双（2 - 乙氧乙基）磷］乙烷。该显像剂是一种带正电荷的脂溶性二磷络合物，是继 ^{99m}Tc - MIBI 之后又一种重要的心肌灌注显像剂。p53 在心肌内的动力学分布与 ^{99m}Tc - MIBI 相似，在静脉注射后通过被动扩散机制迅速被心肌所摄取，首次心肌的提取分数约为 50%，且在 4h 内保持稳定，血液本底清除快，无明显再分布，注射显像剂后 30min 左右显像。该显像剂标记较 MIBI 简单，标记中不需煮沸加热，主要通过肾脏和肝胆系统排泄。

（3）^{99m}Tc - teboroxime：是近来发现的一种新的心肌灌注显像剂，它与上述的 ^{99m}Tc 标记化合物有完全不同的生理学特性。该化合物为一种中性阳离子和 ^{99m}Tc 肟硼酸化合物（BATO）。这种显像剂具有两个特点，一是迅速有效的心肌摄取，心肌提取分数为 80% ~ 90%，二是从心脏迅速洗脱（washout），其洗脱呈双指数。由于其在心脏存留的时间相对较短（<10min），允许多次注射和同时进行首次通过心血管动态显像估计心室功能与心肌灌注，通过分析局部心肌洗脱的差异，还有利于获得有关冠状动脉病变的病理生理学资料。但是，该化合物早期肝脏放射性摄取较高，可能妨碍心肌影像的评价，特别是下壁心肌的评价。该显像剂需在注射后1~2min立即进行显像，在10min左右完成，需应用多探头SPECT显像。

3. 正电子发射显像药物　常用的有$^{13}N-NH_3$、$^{15}O-H_2O$和^{82}Rb，注射显像剂后需应用PET行断层显像。

（1）$^{13}N-NH_3$：^{13}N由回旋加速器产生，$T_{1/2}$为10min，$^{13}N-NH_3$通过自由扩散的方式进入心肌细胞内，在心肌内首次通过的提取率接近100%。但$^{13}N-NH_3$参与细胞代谢，可在谷氨酰胺合成酶的作用下转变为谷氨酸或谷氨酰胺，但首次通过摄取率不受代谢的影响。静脉注射$^{13}N-NH_3$ 370~555MBq（10~15mCi）后3min开始进行PET心肌灌注显像。

（2）$^{15}O-H_2O$：^{15}O为加速器生产，$T_{1/2}$为2min。在血流量为每分钟80~100ml/100g的条件下，首次通过的摄取率为96%。心肌对$^{15}O-H_2O$的摄取与冠状动脉的血流量呈正相关。

（3）^{82}Rb：由$^{82}Sr-^{82}Rb$（^{82}锶-^{82}铷）发生器生产，^{82}Sr的$T_{1/2}$为25天，经电子俘获衰变为^{82}Rb，一个$^{82}Sr-^{82}Rb$发生器可使用1个月左右。由于^{82}Rb的$T_{1/2}$仅78s，故允许在短时间内重复检查。^{82}Rb被心肌摄取的机制与钾离子相似，通过Na^+-K^+-ATP酶主动转入细胞内。在正常情况下，心肌细胞对^{82}Rb的首次提取率为65%~70%。

（三）显像方法

1. 显像方案（imaging protocol）　根据所使用的放射性药物不同而有差别，下面仅介绍几种最常用的两种显像剂（^{201}Tl、$^{99m}Tc-MIBI$）SPECT心肌灌注显像方案供参考：

（1）^{201}Tl运动-再分布显像法：运动高峰时静脉注射^{201}Tl 92.5~111MBq（2.5~3mCi），5min行早期显像，2~4h行再分布显像，如需判断心肌细胞活力，可于再分布显像后再次注射74MBq，5min行静息显像。

（2）$^{99m}Tc-MIBI$运动-静息（exercise-rest）隔日显像法：由于$^{99m}Tc-MIBI$无明显的再分布，评价负荷及静息状态心肌血流时，需分别两次注射显像剂和显像。在运动高峰注射740~925MBq（20~25mCi），0.5~1.5h显像，隔日再注射740MBq，1~1.5h行静息显像。

（3）$^{99m}Tc-MIBI$运动-静息显像一日法：休息时注射296~333MBq（8~9mCi），1~1.5h行静息显像，1~4h后行运动试验再注射814~925MBq（22~25mCi），0.5~1.5h显像。

（4）双核素显像（dual nuclides imaging）：静息时注射^{201}Tl 111MBq（3mCi），15min显像，第60min行运动试验，再次注射$^{99m}Tc-MIBI$ 925MBq（25mCi），15min后显像。该方案主要是为克服$^{99m}Tc-MIBI$两次注射法花费时间较长的缺点而设计的，运动及静息显像可以在2h内完成。

2. 显像方法

（1）平面显像（planar imaging）：静脉注射^{201}Tl 74~111MBq（2~3mCi）后10min或静脉注射$^{99m}Tc-MIBI$ 740MBq（20mCi）后60min，选择^{99m}Tc或^{201}Tl能谱峰（energy peak），应用低能通用（或高分辨）平行孔准直器的γ照相机分别行前位、左前斜位（一般取45°）及

左侧位显像。由于平面心肌影像的分辨率较差，目前已很少采用，而常规应用 SPECT 进行心肌断层显像。

（2）断层显像（tomography imaging）：静脉注射^{201}Tl 后 10min 或注射^{99m}Tc – MIBI 后 1h，应用 SPECT 进行断层采集，通过自修轮廓或椭圆形轨道，使探头贴近胸壁，探头从右前斜45°开始到左后斜 45°顺时针旋转 180°，每 5.6°～6°采集 1 帧（frame）图像，共 30～32 帧。采集结束后应用心脏专门断层处理软件进行滤波反投影三维重建，获得左心室心肌短轴（short axis slices）、水平长轴（horizontal long axis）和垂直长轴（vertical long axis）断层图像（图 28 – 1）。并应用专用软件将心肌短轴断面图像展开成平面图像，构成一幅二维的彩色靶心图（bull's eye or polar map display），以不同颜色定量显示心室各壁的分布状态，或以变黑图（black out）方式直观地显示出病变的部位。

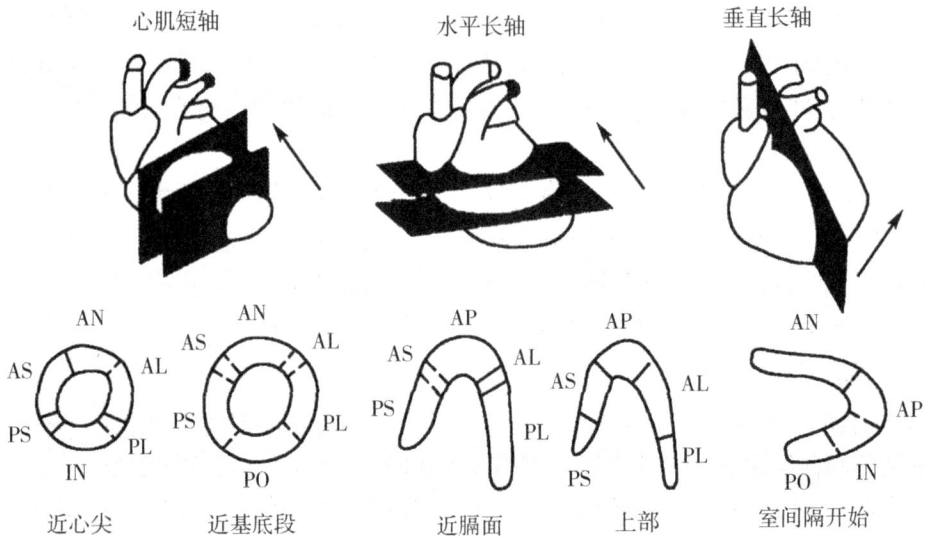

心肌短轴　　　　　　水平长轴　　　　　　垂直长轴

AN　　　　　AN　　　　　　AP　　　AP　　　　　AN

AS　　AL　　AS　　AL　　AS　　AL　　AS　　AL　　　AP

PS　　PL　　PS　　PL　　PS　　PL　　PS　　PL　　PO　　IN

IN　　　　PO

近心尖　　　　近基底段　　　　近膈面　　　　上部　　　　室间隔开始

图 28 – 1　心肌断层显像示意图

（3）门电路心肌断层显像：以心电图 R 波作为门控信号，每个心动周期一般采集 8 帧图像，从右前斜 45°至左后斜 45°旋转采集 180°，每 5.6°～6°采集一个投影面，共采集 30～32 个投影面。采集结束后应用专用软件进行图像处理和断层重建。获得左心室在收缩期及舒张期的系列心肌断层影像，据此可同时获得心肌血流灌注和心室收缩功能指标，如射血分数、心室容积等。

3. 负荷心肌显像　心脏负荷试验常用运动负荷试验和药物负荷试验。两种方法均应常规记录血压、心率和心电图等指标。

运动负荷试验最广泛使用的是由 Bruce 设计的方案。通常是采用分级式次极量踏车运动，一般从 30W 开始，每 3min 增加 20～30W 重量（根据患者体力而定），直达到预计最大心率的 85%（190 – 年龄）时，或患者出现心绞痛、衰竭、呼吸困难、心律失常、血压下降（或收缩压降低达 20mmHg）、心电图 ST 段下移 >1mm 等情况时为止，立即给患者从预先建立的静脉输液通道中注射心肌显像剂，然后在最大负荷量情况下继续运动 1min。

药物负荷试验常用的药物有潘生丁、腺苷和多巴酚丁胺，在用法上有所不同。

（1）潘生丁（dipyridamole）试验：按 0.56mg/kg 体重加入 5% 葡萄糖溶液中（稀释成

5mg/ml 浓度）静脉缓慢注射，4min 内注射完 [0.142mg/（kg·min）]。在输注结束后 4min 可以达到最大扩张冠脉血管的作用，然后注射心肌灌注显像剂。显像剂剂量与显像时间同运动负荷试验。

（2）腺苷（adenosine）试验：按 0.14mg/（kg·min）剂量静脉缓慢滴注，共滴注 6min，在第 3min 时于对侧肘静脉注射心肌灌注显像剂。

（3）多巴酚丁胺（dobutamine）试验：开始按 5μg/（kg·min）静脉滴注，以后逐级增加用量至 10～20μg/（kg·min），每级维持 3～5min，最大可达 40μg/（kg·min）。当达到预计心率时或其他终止指标时（同运动试验），静脉注射心肌灌注显像剂，并再继续滴注多巴酚丁胺 1min。

（四）图像分析

1. 正常影像 在正常情况下，无论是负荷后还是静息心肌灌注显像，心肌的显像剂分布较均匀，不同室壁的放射性计数分布变化不超过 20%，左心室心肌轮廓清晰，而右心室心肌影像较淡，甚至无明显显影。

在心肌灌注显像中，还应了解心肌节段与冠状动脉供血的关系，因为无论是平面影像或断层影像，心肌各壁的血流灌注及显像剂摄取情况取决于相应区域的冠状动脉供血。一般情况下，前壁、前间壁及部分心尖的心肌供血来自左前降支，侧壁心肌的供血来自左回旋支，下壁、后壁心肌供血主要来自右冠状动脉。后间壁心肌节段的供血是来自后降支冠状动脉，常常是反映右冠状动脉的灌注状态。

（1）平面影像：静息状态下，一般仅左心室显影，呈马蹄形；右心室及心房心肌较薄，血流量相对较低，故显影不清。心腔和心底部位显像剂分布较低，心尖部心肌较薄，分布略稀疏，其他各心肌壁分布均匀。

（2）断层影像：心脏的长、短轴影像形态各不相同，短轴断层影像是垂直于心脏长轴从心尖向心底的依次断层影像，第一帧图像为心尖，最后一帧为心底部，影像呈环状，该层面能较完整地显示左室各壁的情况；心脏的长轴断层影像均类似于马蹄形，水平长轴断层是平行于心脏长轴由膈面向上的断层影像，能较好地显示间壁、侧壁和心尖；而垂直长轴断层是垂直于上述两个层面由室间隔向左侧壁的依次断层影像，可显示前壁、下壁、后壁和心尖（图 28－1）。在左心室心肌的各断面影像，除心尖区和左心室基底部显像剂分布稍稀疏外，其余各壁分布均匀，边缘整齐。在分析心肌断层图像时，确定一个真正的异常分布必须是至少在三个连续的层面见到灌注缺损。

许多因素产生的伪像可干扰心肌断层影像的分析，如乳房组织衰减产生的伪影是最常见的原因之一，最简单的识别方法是将未处理的原始断层图像进行电影显示，常常可以发现乳房像一个影子在某个投影的心脏上面运动。原始图像的电影显示还可帮助确定在采集过程中，患者是否有位置移动。

2. 异常图像及解释 与正常心肌相比，缺血心肌摄取显像剂减少或摄取速度和洗脱较慢，因此典型的心肌缺血的影像为该区域显像剂分布稀疏或缺损。

临床上常将静息时心肌显像图像与负荷试验后的显像对比分析，并根据放射性分布缺损的类型不同，分为可逆性缺损（reversible defects）、部分可逆性缺损、固定缺损（fixed defects）、反向再分布（reverse redistribution）和其他异常表现等几种类型：

（1）可逆性缺损：在负荷影像存在有缺损，而静息或延迟显像又出现显像剂分布或充填（恢复到正常），应用^{201}Tl 显像时，这种随时间的改善称为“再分布（redistribution）”，这种情况常提示心肌可逆性缺血（reversible ischemia）。

（2）部分可逆性缺损：负荷试验显像呈现放射性缺损，而静息或再分布显像时心肌缺损区明显缩小或显像剂摄取增加。提示存在部分心肌可逆性缺血或心肌梗死伴有缺血。

（3）固定缺损：指在运动和静息（或延迟）影像都存在缺损而没有变化，通常提示心肌梗死或瘢痕组织。但是，在某些用^{201}Tl 显像 2~4h 延迟影像有固定缺损的患者，24h 的再分布显像或休息时再次注射显像剂后，其病灶区心肌摄取有改善，提示心肌细胞可能仍然存活（图 28 – 2）。

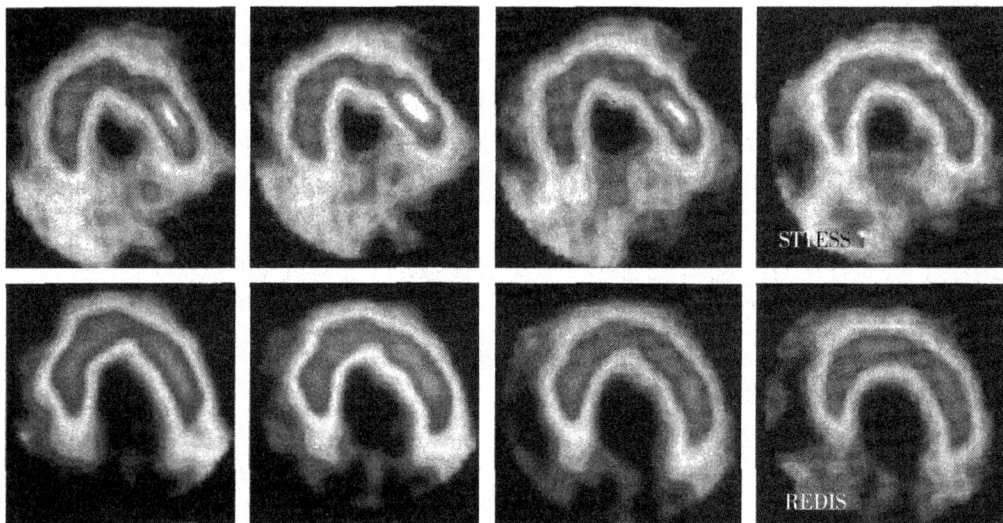

图 28 – 2　固定性缺损
运动负荷（上排）及静息时（下排）显像，下壁均为缺损

（4）反向再分布：指心肌负荷显像为正常分布，而静息或延迟显像显示出新的放射性减低；或者负荷心肌显像出现放射性分布减低，静息或再分布显像时更严重。这种现象可见于严重的冠状动脉狭窄、急性心肌梗死接受溶栓治疗或经皮冠状动脉成形术（percutaneous transluminal coronary angioplasty，PTCA）治疗的患者，也可出现在个别的正常人。其原因不明，可能是在瘢痕组织和存活的心肌细胞的混合再灌注区初期过剩的显像剂摄取所致，而初期聚集的显像剂随后迅速从瘢痕组织中清除。但目前对于反向再分布的意义还有争议，有作者应用^{18}F – FDG PET 显像以及再次注射法^{201}Tl 心肌显像等证实，多数反向再分布的区域为存活心肌。但需注意排除由于显像剂用量过低所导致的静息或延迟显像的分布差异。

（5）其他异常表现：常见的异常表现还包括：①负荷后肺摄取增加：正常肺与心肌摄取比值 <0.5（^{201}Tl）和 <0.45（^{99m}Tc – MIBI），摄取比值增高反映运动诱发左室功能障碍；②暂时性左室扩张：左心室在运动负荷后较静息时明显增大也提示运动诱发心室功能障碍或存在大量危险心肌。

3. 心肌灌注影像的定量分析　通过常规肉眼分析心肌影像时，阅片者自身以及阅片者之间对于解释图像的客观认识可能存在一定差异，同时也受阅片人经验的限制，不便于客观地评价病情的变化和疗效。因此，应用计算机软件进行自动定量分析（quantitative analysis）

对于减少阅片者之间差异和误差，统一影像的评判标准具有重要作用。

（1）缺血程度分级：通过简单肉眼法进行半定量分析。①根据显像剂分布缺损的大小不同，将缺损分为大、中、小缺损，如果在一个以上断层面上出现大于两个心肌节段的较大范围受损则为大的缺损；而中度缺损是指在一个以上的断层面上出现一个心肌壁的受损；小缺损是指小于一个心肌节段的受损。②根据显像剂分布缺损或稀疏的严重程度不同采用记分法半定量估计：0 = 正常，1 = 轻度或可疑减低，2 = 中度减低，3 = 严重减低。可根据负荷显像缺损的总积分进行危险度分级，通常总积分 < 4 为正常或大致正常；4 ~ 8 为轻度危险；9 ~ 13 为中度危险；> 13 为重度危险。

（2）心肌计数密度测定法：应用勾画感兴趣区法（region of interest，ROI）获得整个左心室心肌中最大计数区作为正常参考区，其他任何心肌节段的计数与正常参考区相比，其计数密度相当于85% ~ 100%时为衰减等因素所致的非病理性改变；计数密度为60% ~ 85%时为轻度缺损；50% ~ 60%的相对减低为中度缺损；而低于50%的计数密度为严重减低。一般计数密度大于50%时多提示为存活心肌。

（3）极坐标靶心图分析（polar bull's eye analysis）：临床最常用而简便的心肌断层图像定量分析法，其目的是为了生成一幅包含整个左室心肌放射性相对分布的图像，但靶心图并非一幅真实的图像而是一模拟影像的简单彩色编码衍生物。其原理是根据圆周剖面分析法将短轴断层影像以极坐标展开成二维图像，并以不同的颜色显示心肌各壁相对计数值的定量分析法。影像的中心为心尖，周边为基底，上部为前壁，下部为下壁和后壁，左侧为前、后间壁，右侧为前、后侧壁（图28 – 3）。通常可将负荷影像与静息或再分布影像同时显示在一个画面上进行比较，并进行影像相减处理，则可逆性缺损的数量可以被显示出来并量化，也可将相对计数值与建立的正常参考值相比较，将低于正常下限（均值 – 2.5s）的区域用黑色显示，使阅片者更容易观察病变的程度与范围，称为变黑靶心图。还可将治疗前后两次心肌显像的靶心图相减，获得相减靶心图，以定量估计心肌血流改善的情况。

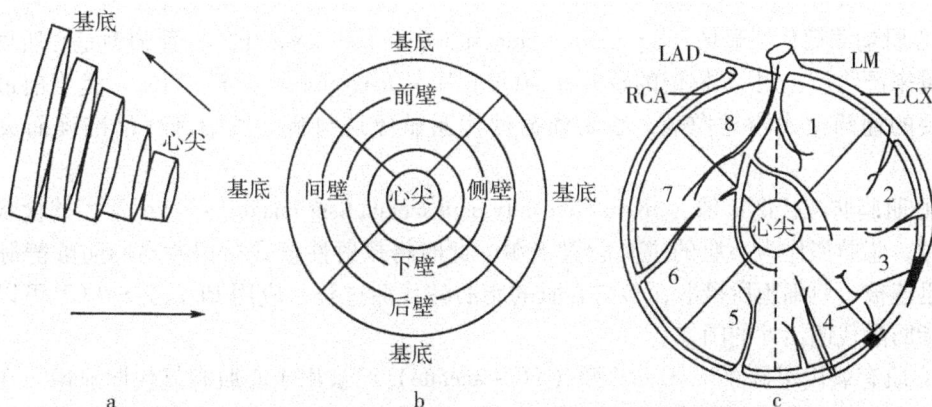

图28 – 3 靶心图与冠脉供血区关系示意图

（4）心肌灌注影像的对比分析：同一患者完成运动/静息（或再分布）心肌显像后，或者同一患者治疗前后两次心肌显像结果的疗效评价，都需要进行断层图像匹配比较，以评价两次显像结果的相对定量变化。目前大多数 SPECT 均提供有影像比较软件，包括平面影像比较、断层影像比较和靶心图比较软件等。其中心肌断层影像比较可将不同断面的同一层面的心肌运动与静息（再分布）图像或治疗前后影像成对（匹配）显示出来，便于比较两次影像的差别，以判断心肌病变区有无充填或再分布，或病变区经过治疗后血流有无改善；靶心图对比分析软件还可将静息（再分布）靶心图减去负荷靶心图，获得相减靶心图，反映再分布或充填的影像，或将治疗后靶心图减去治疗前靶心图，获得治疗后血流改善的影像，如无再分布（或治疗后血流无改善）现象，则相减靶心图呈空白。

二、心肌代谢显像

（一）原理

心肌具有利用多种能量底物的能力，根据血浆各底物与激素水平以及局部血供状态等因素，可利用游离脂肪酸、葡萄糖、乳酸、丙酮酸、酮体、氨基酸等。其中葡萄糖和脂肪酸是心肌细胞代谢的重要能量底物。在正常情况下，心脏的主要能量代谢底物为脂肪酸，但当各种原因引起血浆脂肪酸浓度降低时，葡萄糖的氧化利用则成为心脏的主要能量来源。将放射性核素标记的代谢底物给患者静脉注射后，能够被心肌细胞迅速摄取，应用 SPECT 和 PET 即可行心肌代谢断层显像。目前用于心肌代谢显像最常用的放射性核素有两类，一是发射正电子的放射性核素，主要有 ^{18}F、^{11}C、^{15}O 和 ^{13}N 等，需使用 PET 或带符合线路的双探头 SPECT 进行显像；另一类为发射单光子的放射性核素，如 ^{123}I 等，可应用 SPECT 显像。

正常人禁食状态下，脂肪酸是心脏的主要能量来源，心肌摄取 ^{18}F – FDG 减少，显影不清，而脂肪酸代谢显像则清晰；在葡萄糖负荷下（进餐后），血浆葡萄糖和胰岛素水平上升，血浆脂肪酸水平降低，则心脏主要利用葡萄糖作为能源物质，因此，心肌葡萄糖代谢显像清晰。禁食和运动状态下，缺血心肌可摄取 ^{18}F – FDG，而正常和坏死心肌则不摄取。而在葡萄糖负荷下，正常和缺血心肌都摄取 ^{18}F – FDG。因此，在不同条件下应用相应的标记药物进行代谢显像，即可了解心肌的代谢状态，从而用于心脏疾病的诊断和心肌细胞存活的判断。

1. 心肌葡萄糖代谢显像（myocardial glucose metabolism imaging） 葡萄糖是心肌做功的重要能量来源物质，用 ^{18}F 标记的脱氧葡萄糖（^{18}F – deoxyglucose，^{18}F – FDG）是当前最常用和最重要的葡萄糖代谢显像剂，心肌葡萄糖代谢显像是判断心肌细胞存活准确而灵敏的指标。

2. 心肌脂肪酸代谢显像（myocardial fatty acid metabolism imaging） 正常人禁食状态下和运动时，脂肪酸作为心肌的主要能量来源。此时将放射性核素标记游离脂肪酸静脉注射后，能迅速被心肌细胞所摄取，参与心肌的脂肪酸代谢过程，应用 PET 或 SPECT 可以描绘出心肌脂肪酸代谢活性的图像。

3. 心肌有氧代谢显像 ^{11}C – 乙酸（^{11}C – acetate）已被用于心肌有氧代谢显像。在心肌中，乙酸首先通过合成酶被转化为乙酰辅酶 A，然后在线粒体内经三羧酸循环氧化为 ^{11}C – CO_2，因此，^{11}C – CO_2 的清除反映了心肌的血流和代谢状态，可用于直接估计心肌有氧代谢。

（二）显像剂

1. 心肌葡萄糖代谢显像 ^{18}F – FDG 是当前最常用的葡萄糖代谢显像剂。^{18}F – FDG 的结构类似于葡萄糖，与葡萄糖不同的是，在己糖激酶作用下经磷酸化后，不再参与进一步的代谢过程，而滞留在心肌细胞内，因此可以应用 PET 或符合线路 SPECT 进行心肌代谢显像。

2. 心肌脂肪酸代谢显像　包括单光子显像剂和正电子核素标记显像剂。

目前常用的单光子显像药物为^{123}I 标记的游离脂肪酸（free fatty acid，FFA）类似物，如直链 ω 位苯基十五烷酸（IPPA）和支链 β 位甲基 ω 苯基十五烷酸（dimethyl - pentadecanoic acid，BMIPP）。对位碘的 IPPA（p - IPPA）在进入心肌细胞后，暂时转化为三酰甘油和磷脂并迅速进入线粒体中进行 β 氧化代谢，代谢产物碘苯甲酸直接或在肝脏转化为马尿酸后迅速由肾脏清除。邻位碘的 IPPA（O - IPPA）和 BMIPP 由于受空间化学结构的影响，使其进入线粒体进一步 β 氧化受阻，而以三酰甘油和磷脂形式滞留于心肌细胞，更有利于获得高质量的 SPECT 影像。

正电子核素^{11}C 标记的棕榈酸（^{11}C - palmitic acid，^{11}C - PA）作为 FFA 的示踪物，在生理状态下，棕榈酸占血液中循环脂肪酸的 25% ~ 30%，是心肌能量代谢的主要底物，大约有 60% ~ 80% 的 ATP 是通过脂肪酸的氧化作用而获得，其中约一半是来自棕榈酸的氧化。静脉注射^{11}C - PA 后被心肌细胞吸收，很快经过 β 氧化，再被清除出去并随血液离开心肌，用 PET 进行心肌动态显像不仅可以显示^{11}C - PA 在心肌内的分布，而且可以获得心肌清除曲线（即洗脱曲线）。其曲线可分为早期快清除相和较晚的慢清除相，早期快清除相的 $T_{1/2}$ 与心肌的耗氧量呈负相关，与^{11}C - PA 在心肌内氧化生成^{11}C - CO_2 的速度呈正相关，故可作为心肌能量代谢的指标。

3. 心肌有氧代谢显像　^{11}C - 乙酸（^{11}C - acetate）是心肌有氧代谢常用显像剂。

（三）显像方法

1. 心肌葡萄糖代谢显像　用于^{18}F - FDG 葡萄糖代谢显像的仪器主要有经典的 PET 设备和具有符合线路的多探头 SPECT 装置，这里主要介绍 PET 心肌代谢显像。

（1）检查前受检者一般须禁食 6h 以上，显像前 1h，非糖尿病患者口服葡萄糖 50 ~ 100g；如糖尿病患者血糖水平较高，使用胰岛素将血糖控制在 120 ~ 160mg/dl 之间，这样可以减少循环中脂肪酸水平，增加心肌细胞对^{18}F - FDG 摄取。

（2）静脉注射^{18}F - FDG，成人用量一般为 260 ~ 370MBq（7 ~ 10mCi），45min 后进行局部静态断层扫描，如应用 PET/CT 先应用 CT 行透射扫描，然后进行发射扫描。

（3）对采集所得原始数据进行时间和组织衰减校正，根据仪器和图像条件选择合适的重建程序，用滤波反投影法、迭代重建法行图像重建，获得短轴、水平长轴及垂直长轴各断层面图像。

2. 心肌脂肪酸代谢显像　一般选择禁食状态下检查。静脉注射^{123}I - BMIPP 111MBq（3mCi），20min 和 3h 分别作 SPECT 采集。按常规方法进行图像处理，重建左心室水平长轴、垂直长轴和短轴断层影像。如使用^{11}C - PA 时，则需应用 PET 或符合线路 SPECT 心肌显像。

（四）图像分析

1. 心肌葡萄糖代谢显像　临床上，通常将^{18}F - FDG 心肌葡萄糖代谢显像与静息或负荷心肌灌注显像（应用常规^{99m}Tc - MIBI 显像或^{13}NH$_3$、H$_2$O^{15} 等 PET 显像）结合分析，并根据血流与代谢显像匹配（match）与否判断心肌活性。在两种显像方法中，基本血流 - 代谢显像模型有三种：一是血流与代谢显像心肌的显像剂分布均匀，提示为正常；二是血流灌注减低，而葡萄糖利用正常或相对增加，这种血流 - 代谢不匹配模型在有心室功能障碍的患者，是心肌存活的有力证据（图 28 -4）；三是局部心肌血流与葡萄糖的利用呈一致性减低，二者图像匹配，为心肌瘢痕和不可逆损伤的标志。在缺血过程中，能量的产生由游离脂肪酸的氧化转变为葡萄糖，故其葡萄糖利用率增加，^{18}F - FDG 显像缺血区显像剂摄取增高。而在不可逆性损伤的心肌节段，组织中葡萄糖的利用与血流量呈平行性降低，因而，在缺血性心脏病患者，^{18}F - FDG 显像对鉴别低灌注状态但仍存活的组织与不可逆性损害的组织是非常有用的。

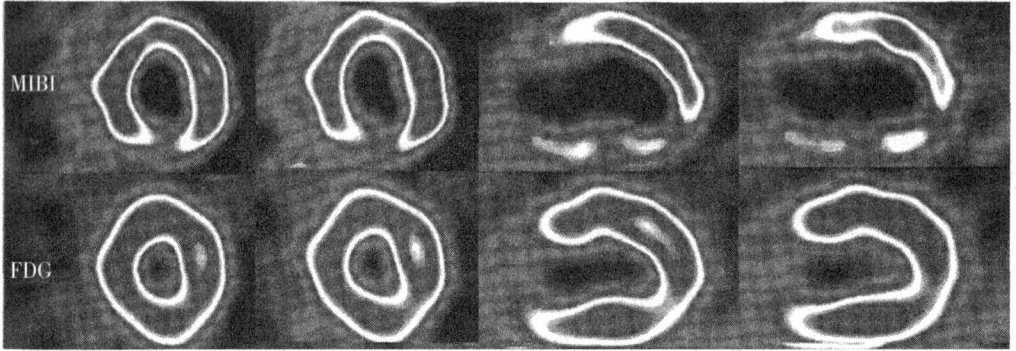

图 28 -4　存活心肌血流灌注与葡萄糖代谢不匹配影像
上排为灌注显像示下壁缺损，下排为代谢显像，该部位充填为正常

2. 心肌脂肪酸代谢显像　正常人^{123}I - BMIPP 或^{11}C - PA 左心室心肌显影均匀；在心肌缺血情况下，缺血区脂肪酸代谢显像呈局灶性缺损。

三、急性心肌梗死显像

（一）原理

急性心肌梗死显像是利用急性梗死的心肌组织具有选择性地浓聚某些放射性药物的特点，通过显像使急性梗死灶显影，而正常心肌不显影，从而达到诊断急性心肌梗死的目的。

（二）显像剂

目前这类显像剂主要有两类：骨显像剂和核素标记抗肌凝蛋白单克隆抗体。

1. 磷酸盐类显像剂　常用的有^{99m}Tc - 焦磷酸盐（^{99m}Tc - pyrophosphate，^{99m}Tc - PYP）等，其被急性梗死心肌摄取的机理可能是由于急性心肌梗死后，钙离子迅速进入病灶，并在坏死心肌细胞的线粒体内形成羟基磷灰石结晶沉积下来，而^{99m}Tc - PYP 通过与该结晶进行离子交换或化学吸附或者与钙离子相似的方式而聚集在不可逆性损害，但仍有残留血液灌注的心肌细胞内，从而使梗死病灶显影。

2. 放射性核素标记抗肌凝蛋白单克隆抗体　常用^{111}In 或^{99m}Tc 标记的抗肌凝蛋白单克隆抗体（antimyosin McAb）。心肌肌凝蛋白是心肌结构蛋白的重要组分之一，具有两条重链和四条轻链。当急性心肌坏死时，受损心肌的细胞膜通透性增高，细胞膜的完整性受损，轻链可以释放到血液中，而分子量大的重链则留在坏死的心肌细胞内，此时若给患者静脉注射^{111}In或^{99m}Tc 标记的抗肌凝蛋白单克隆抗体，则其标记物可以透过受损的细胞膜而与肌凝蛋白重链（即抗原）特异性地结合，使梗死灶显影。

（三）显像方法

应用^{99m}Tc – PYP 时，静脉注射^{99m}Tc – PYP 555～740MBq（15～20mCi）后 2h 显像；应用^{111}In – 抗肌凝蛋白单克隆抗体，静脉注射^{111}In – 抗肌凝蛋白单克隆抗体 74～185MBq（2～5mCi）后 24h 和 48h 显像。两种显像剂均可行平面和断层显像，方法与心肌灌注显像相同。

（四）图像分析

正常人心肌不显影，但应用^{99m}Tc – PYP 显像时，胸骨、肋骨及脊柱等骨骼可显影。急性心肌梗死时，病变心肌可出现不同程度的放射性异常浓聚，根据其放射性强度不同，常将^{99m}Tc – PYP 异常图像分为 5 级。0 级，心肌部位无显像剂浓聚；Ⅰ级：心肌区有可疑显像剂浓聚；Ⅱ级：心肌部位有明显显像剂浓聚，其强度低于胸骨；Ⅲ级：心肌病变部位的放射性浓度与胸骨相等；Ⅳ级：其浓度高于胸骨。一般Ⅱ级以上为阳性。应用^{111}In – 抗肌凝蛋白单克隆抗体显像时，除梗死灶可以显影外，肝脏和脾脏也可见显像剂摄取。

^{99m}Tc – PYP 显像对于急性心肌梗死的探测的灵敏度取决于梗死后显像的时间，通常在发生胸痛后 4～8h 即可出现阳性，48～72h 阳性率最高，两周左右转为阴性，在发病后两周内的阳性率为 95% 左右，特异性大于 90%。

四、心脏神经受体显像

（一）原理

心脏神经分布十分丰富，受交感神经和副交感神经的双重支配，两者均通过末梢释放神经递质作用于心肌细胞膜中的受体而发挥调节心肌功能的作用。交感神经末梢释放去甲肾上腺素（NE），作用于心肌细胞中的 β_1 – 肾上腺素能受体（β_1 – 受体）；副交感神经末梢释放乙酰胆碱（Ach），作用于心肌中的毒蕈碱受体（M – 受体）；NE 和 Ach 均可为神经末梢所摄取。在心脏神经受体显像中，应用放射性核素标记神经递质的类似物或者受体的特异性配体等方法，通过与神经递质摄取相似的途径或者受体 – 配体特异性结合，反映心脏神经功能的完整性、神经元的分泌功能及活性。心脏神经受体功能障碍与不同类型的心脏疾病如心力衰竭、心肌梗死等有密切关系。

（二）显像剂

目前较常用的显像剂为^{123}I 或^{131}I – 标记的间位碘代苄胍（metaiodobenzylguanidine，MI-BG）。MIBG 是 NE 类似物，可通过与 NE 摄取相类似的途径——钠依赖性摄取进入交感神经末梢并储存于囊泡中。其中以标记核素^{123}I 的物理性质较为理想，但是由于其为加速器生产，价格较为昂贵，限制了其在国内的应用。此外，^{11}C 标记的拟交感神经药物羟基麻黄碱（HED）、^{18}F 标记的氟间羟胺（FMR）和 M – 受体的配体均可用于心脏神经受体显像，其图像质量优于 MIBG，应用^{123}I – PIN（心得静）可用于 β_1 – 受体显像。

（三）显像方法

常规平面或断层显像时，^{123}I – MIBG 的应用剂量为 148～370MBq，而^{131}I – MIBG 的使用剂量为 74～111MBq。显像结束后可以通过计算机对整个心肌或局部心肌进行定量分析。

五、临床应用

1. 冠心病心肌缺血的早期诊断　心肌灌注显像是早期诊断冠心病心肌缺血简便、准确、无创伤性的方法，其灵敏度和特异性可达到90%以上。心肌缺血的典型表现是负荷试验心肌灌注影像出现显像剂分布稀疏或缺损，而静息或再分布影像呈正常或明显充填，提示为可逆性心肌缺血。应用负荷试验诊断的敏感性和特异性明显高于静息显像，而且其灵敏度随着病变血管的数目增加而提高，但有时也可因为三支冠状动脉病变而导致心肌的显像剂呈均匀性分布降低而出现假阴性结果。

2. 冠心病危险度分级（risk stratification）　　在已确诊为冠心病的患者，负荷心肌灌注显像对于估计进一步心脏事件（cardiac events）发生的危险性是非常有效的，冠状动脉病变愈严重，负荷心肌灌注显像异常愈明显。通常高危（high‐risk）冠心病的心肌灌注影像具有如下特征：①在两支以上冠状动脉供血区出现多发性可逆性缺损或出现较大范围的不可逆性灌注缺损；②定量或半定量分析有较大范围的可逆性灌注缺损；③运动负荷后肺摄取显像剂增加；④运动后左心室立即呈暂时性扩大或右心室暂时性显影；⑤左主干冠状动脉分布区的可逆性灌注缺损；⑥休息时LVEF降低。在有慢性冠状动脉疾病的患者，出现上述征象均预示有较高的心脏事件发生率，这种高危图像对多支冠状动脉病变有较高特异性（约95%），但敏感性仅70%左右，因此，当缺乏上述征象时，也不能排除多支血管病变。Bateman等人的研究表明，在高危和低危患者，SPECT心肌显像结果可以帮助合理选择冠状血管造影患者，避免不必要的心导管检查，因此，可作为冠状动脉造影检查的"筛选试验（gatekeeper）"。如果定量平面显像或SPECT负荷心肌灌注显像任何一项为正常，即使冠状动脉造影证实为冠状动脉狭窄，也提示以后心脏事件的年发生率低于1%，预后良好。

3. 冠心病的预测价值　　尽管心肌灌注显像对冠状动脉疾病诊断的灵敏度和特异性要优于运动心电图，但假阴性和假阳性结果仍可出现。一般来讲，负荷心肌灌注显像的灵敏度和特异性可达90%～95%左右。但心肌灌注显像对冠心病概率（prevalence）的预测价值与患者个体的年龄、性别和胸痛的特征等许多因素有关；在冠心病概率较低（<3%）的人群（如年轻无症状者），一个阳性的心肌显像结果其预测价值仅为36%，与所期望的真阳性结果相比有较高的假阳性；但在冠心病概率较高（如90%）的人群（如有典型心绞痛症状，年龄为50～60岁的男性患者），则阳性结果的预测价值可达99%，与真阳性结果相比仅有很少的假阳性出现。另一方面，在疾病概率较高的群体，相对大量的假阴性结果同样也可见到。因此，在冠心病概率低的群体，一个阳性结果的预测价值是很低的，而在冠心病概率较高的群体，一个阴性试验结果的实用价值又是很低的。此外，核素心肌显像在可逆性心肌缺血的预后估计中也有重要作用，心肌缺损范围的大小是预测心脏事件的重要指标。

4. 协助血运重建（revascularization）治疗病例的选择　　在有多支血管病变的冠心病和有严重左室功能障碍的患者，常常出现心绞痛或心力衰竭，这些患者在进行心肌灌注显像时，如果在两个以上的心肌节段有可诱导的缺血（inducible ischemia），提示适合于血管再通治疗。

5. 治疗疗效评估　　心肌灌注显像不仅能准确、灵敏、无创伤地反映心肌的供血情况，而且还可进行相对定量分析和负荷试验，因此，是评价冠心病疗效的首选方法。目前已应用于冠状动脉搭桥手术（coronary artery bypass surgery）、经皮腔内冠状动脉成形术（percutaneous transluminal coronary angioplasty，PTCA）、常规药物和体外反搏等治疗前后心肌血流量的改善情况的评价。将治疗前与治疗后的心肌灌注显像结果进行对比分析，可以准确获得治疗后心肌血流改善程度等相关信息。

心肌灌注显像也是评价和预测冠脉再通术后再狭窄的有效方法。PTCA 后再狭窄是临床面临的难题，在 PTCA 后，约有三分之一至一半的患者发生再狭窄，半年的再狭窄率达 30%～40%。术后适当时间的负荷心肌显像能够提供手术是否成功的证据，并可诊断再狭窄，而 X 线血管造影只能在血管狭窄大于 50% 时才能确定。通常在冠脉成形术后 4 周左右，负荷诱发心肌灌注异常是再狭窄的重要征象。在 PTCA 后早期，由于冠状动脉扩张的部位呈创伤后改变（包括弹性回缩、痉挛、内膜出血以及内腔的碎片）将持续数日至数周，故一半以上的患者在 PTCA 后近期显像出现暂时性冠状血流储备减低，因此，一般选择术后 4 周进行显像较为合适，否则心肌灌注显像的假阳性率较高。如果在血管再通术后出现典型或非典型胸痛，也提示需要重复进行心肌灌注显像。当 PTCA 后 4～6 周的心肌显像提示为可逆性灌注缺损时，则高度提示为再狭窄或心绞痛复发，而显像正常提示血管通畅。

（二）心肌梗死评价

对于临床症状和常规检查不典型的心肌梗死（myocardial infarction）或已经确诊的心肌梗死需要进一步了解病变范围、侧支循环建立情况及其心肌细胞是否存活等可采用核素心肌显像的各种方法。但是急性心肌梗死（acute myocardial infarction，AMI）为负荷试验的禁忌证，只能做静息显像。

心肌梗死时，典型心肌灌注显像的影像变化为运动或药物负荷影像梗死心肌均为分布缺损，而静息或再分布影像该区域无充填或再分布，呈固定性缺损病灶。在急性心肌梗死显像中则表现为梗死心肌对显像剂有特异性摄取，而正常心肌无明显显影。

1. 急性心肌梗死的诊断　心肌灌注显像对急性心肌梗死的早期诊断是极其敏感而可靠的方法，通常在心肌梗死后 6h 几乎均表现为灌注异常。然而，某些患者在胸痛后有一段时间内可呈正常灌注影像，也有一些急性心肌梗死的患者，梗死灶大小随着时间延长而变小，这种现象的发生可以解释为自发性溶栓的结果，约有 20% 的急性心肌梗死患者有自发性溶栓发生。

应用 ^{99m}Tc - PYP 显像对于急性心肌梗死探测的灵敏度取决于梗死后显像的时间，通常在发生胸痛后 4～8h 即可出现阳性，48～72h 阳性率最高，两周左右转为阴性，在发病后两周内的阳性率为 95% 左右，特异性大于 90%。但对于较小的和非穿透性（如心内膜下）梗死的阳性率较低。应用抗肌凝蛋白单克隆抗体显像的特异性要明显优于焦磷酸盐，其特异性达 100%，敏感性为 92%，但由于显像剂制备或来源困难还未广泛用于临床。目前临床因为有心电图、心肌酶谱等简单、易行、价廉的方法用于急性心肌梗死的诊断，急性心肌梗死显像应用较少。

2. 急性心肌梗死大小的估计　估计梗死面积大小对了解急性心肌梗死患者的病情及预后有重要价值。在急性心肌梗死过程中，梗死最终的大小取决于危险的低灌注区域的大小、缺血持续时间以及侧支循环的建立是否充分。尽管应用心肌灌注显像还没有办法测量侧支循环，但是，通过半定量测定法可以估计心脏的危险区域。应用代谢显像同样可以对心肌梗死进行诊断并对心肌梗死范围大小进行评估。在心肌缺血情况下，心肌对脂肪酸代谢显像剂 ^{11}C - PA 的洗脱明显减慢，^{11}C - PA PET 显像和血清碱性磷酸酶估测的心肌梗死范围大小之间存在着很好的相关性。心肌梗死患者应用心脏神经受体显像除表现为 ^{123}I - MIBG 摄取异常，还可反映心肌梗死后的无神经区（denervated area）。有资料表明，心肌梗死患者无神经区明显大于血流灌注缺损区。

3. 指导溶栓治疗 治疗急性心肌梗死的主要目的是迅速使梗死相关血管血运重建，从而恢复心肌的血流，挽救濒死的心肌，改善患者的预后。早期静脉溶栓（thrombolysis）治疗是当今治疗急性心肌梗死的有效方法之一。过去对溶栓治疗后冠状动脉再通与否的评价主要依靠心电图 S－T 降低、心肌酶峰提前、胸痛缓解以及再灌注性心律失常等，而这些指标均缺乏其特异性和客观地定量，在实际应用中比较困难。在急性心肌梗死后，动态的心肌灌注显像能观察到心肌灌注缺损的大小随着患者成功的再灌注而缩小。尤其是^{99m}Tc－MIBI 因缺乏明显的再分布，允许在溶栓治疗开始之前注射显像剂，待溶栓治疗进行后再进行心肌显像，无创性提供心肌再灌注成功的证据，有利于制订进一步处理方案。

4. 急性心肌梗死预后的早期评估 心肌梗死的患者，亚极量运动或药物负荷心肌灌注显像可为危险度分级和预后提供重要的信息，为临床医师采取相应处理对策提供帮助。对于低危患者，一般不需要做进一步评价，可以考虑出院；而高危患者，还需要做进一步估计，并考虑采用适当的血运重建治疗措施。所谓高危患者的指征主要包括梗死周围有明显的残留缺血灶（危险心肌）、急性梗死的远处出现缺血（多支血管病变）和心肌显像剂肺摄取增高等。相反，心肌显像为正常以及表现为单支血管病变的小而固定的缺损都提示为低危患者。心肌梗死后为低危的患者，心脏事件的年发生率大约为6%。

在梗死后病情稳定的患者，心肌灌注缺损的大小也是反映预后的指标。静息时或溶栓后心肌灌注缺损范围较大的患者比灌注缺损较小者的预后明显差。在急性心肌梗死后，当心肌灌注显像显示为单个、较小和固定的缺损时，预示患者在出院后心脏事件的发生率较低；相反，当显示为可逆性缺血、多个缺损以及显像剂在肺部摄取增加时，其心脏事件的发生率较高。但是，在 AMI 患者接受了溶栓治疗后，心肌灌注显像的预测价值可能会降低。

此外，急性心肌梗死显像出现下列两种情况者，提示预后较差：一是显像呈持续阳性，即两周以上仍阳性，表明有连续性细胞坏死或再梗死可能；二是梗死区较大，特别是出现"炸面饼圈（doughnut）"形图像分布者，提示心脏功能较差，梗死中心区已无残留血液灌注。

5. 急性胸痛的评估 由于常规心电图检查的敏感性和特异性较低，临床上某些急性胸痛的处理非常困难。静息心肌灌注显像的应用为这类患者发现心肌缺血和梗死提供了一种有效的手段。在急性心肌梗死的患者，一般静息心肌显像时都会发现有灌注缺损，在胸痛发生后的前24h 其可靠性极好。有资料表明，在症状发作后不久即进行显像更加合适，因为胸痛发作后6h 内行心肌显像，几乎所有心肌梗死患者都能证明有灌注缺损，此后随着梗死区急性可逆性缺血出现，其敏感性将有所下降。与此相反，临床上急诊心肌显像为正常的患者中，几乎没有急性心肌梗死或不稳定性心绞痛发生；而心肌显像为异常的患者，80%以上的患者后来证实为急性心肌梗死或不稳定性心绞痛，足以证明该法对急性胸痛评价的可靠性。

（三）评价心肌活性和存活心肌

心肌缺血后，随着缺血发生的速度、范围、程度及其侧支循环建立的不同，心肌细胞的损害可能出现三种不同的结局：坏死心肌、冬眠（hibernating）心肌和顿抑（stunning）心肌。临床上区别三种心肌损害，对于制订治疗决策方案、评价疗效和预后估计均有重要的临床价值。另外，随着冠状动脉搭桥术或冠状动脉成形术在冠心病治疗中的应用越来越广泛，心肌细胞存活的研究显得更为重要。

用于评估心肌活性（myocardial viability）的方法较多，但普遍认为，PET 心肌葡萄糖代谢显像是目前最准确的方法，成为"金标准（golden standard）"。但由于设备及检查费用昂贵，难以广泛使用。而应用 SPECT 心肌血流灌注显像改良法也是判断心肌细胞活性的简便方法。

在心肌葡萄糖代谢显像中，代谢活性的存在是心肌存活的最可靠标志。在心肌血流灌注减低或室壁活动消失的节段，[18]F – FDG PET 显像有显像剂摄取是指示心肌存活的重要指标，而再通术后代谢的改善提示心肌功能将恢复及预后良好。因此，心肌代谢显像也成为选择冠状动脉搭桥手术和冠状动脉成形手术适应证及其疗效和预后估计的重要手段。应用心肌灌注－代谢"不匹配"的证据，预测血管重建后左室功能改善的平均阳性、阴性预测值分别可达 83% 和 84%。

（四）心绞痛的评估

1. 微血管性心绞痛（microvascular angina）　越来越多的资料显示，在临床上有许多典型的心绞痛患者冠脉造影是正常的，其中有些患者运动心电图和[201]Tl 心肌显像有异常，人们常将这类情况称为"微血管性心绞痛"。临床上主要见于两个方面：一是 X 综合征，二是由于心肌内小冠状血管的结构与功能变化引起的心绞痛。

1973 年，Kemp 首先将一组劳累性心绞痛而冠脉造影正常者称之为 X 综合征（冠状动脉造影正常的心绞痛综合征）。近年来，又有人将此称为"微血管性心绞痛"。不同作者报告的 X 综合征患者[201]Tl 心肌显像异常的阳性率不一。Tweddel 等人报道几乎所有的患者有不同程度的[201]Tl 显像异常，但其缺损的分布是不规则的，缺损范围与对运动的耐力和出现心电图运动试验阳性之间没有明显相关，有别于冠心病心肌缺血。但也有作者报道的阳性率较低，并认为 X 综合征患者，冠状动脉对血管扩张剂的储备功能是降低的，测定心肌[201]Tl 摄取与[201]Tl 洗脱能够更灵敏地发现心肌灌注的损害，运动负荷后摄取和洗脱均明显减低。

原发性高血压患者，心肌内动脉壁和毛细血管前小动脉壁均增厚，而较大的动脉无此现象。小动脉壁增厚对血管扩张剂的反应降低，还容易造成血管痉挛而发生心肌缺血，围绕心肌细胞和心肌内冠状动脉胶原纤维升高，形成间质纤维化，使心肌变得异常僵硬，而导致心脏泵功能受损，小冠脉血管阻力增加，人们也常将这种由于心肌内小冠状血管的结构与功能变化引起的心绞痛称为"微血管性心绞痛"。据文献报道，有左心室肥厚的高血压病患者，运动/静息[201]Tl 心肌显像异常者达 35%，其中有心绞痛者比无症状者阳性率更高（78% 和 17%）。

由此可见，心肌灌注显像异常不仅见于由于大的冠状动脉狭窄所致的心肌缺血患者，也可见于冠状动脉造影正常的冠状微血管的病变，过去人们常把这类病例当成假阳性，事实上，心肌灌注显像是真实的显示了心肌微循环的异常，包括大的冠状动脉狭窄和微小的冠状微循环的功能障碍所致的心肌缺血改变。

2. 不稳定性心绞痛　是介于慢性稳定性心绞痛与急性心肌梗死之间的一种状态，发病率高，病情变化快，可逆转为稳定性心绞痛，也可能迅速发展为急性心肌梗死，甚至猝死。心肌灌注显像同样可以评价不稳定性心绞痛，表现为局部心肌血流灌注减低，缺血心肌对显像剂摄取减低。此外，还可以应用心肌灌注显像和负荷试验对不稳定性心绞痛患者治疗疗效进行评估。

（五）心肌病的诊断和鉴别诊断

应用心肌灌注显像可对心肌病进行诊断和鉴别诊断。扩张型心肌病的心肌影像表现为显像剂分布普遍性稀疏，伴有心腔扩大，形态失常，心肌壁厚度变薄；心肌显像剂分布呈不规则稀疏或呈"花斑"样改变。肥厚型心肌病的心肌壁增厚，心腔变小，非对称性间壁肥厚者，心肌显像可见室间壁与左室后壁的厚度比值大于1.3。而由于冠状动脉粥样硬化引起的心肌缺血，则心肌显像的变化与冠脉血管分布的节段呈一致，有助于鉴别。

此外，心肌代谢显像对于心肌病的诊断也有一定价值。陈绍亮等对9例肥厚型心肌病患者进行^{123}I - BMIPP代谢定量研究，发现^{123}I - BMIPP在肥厚型心肌病患者心肌中的分布不均匀，早期相肥厚部位^{123}I - BMIPP摄取明显减低，延迟相不均匀分布更为明显。

特发性心肌病患者，心肌^{123}I - MIBG的摄取活性与心内膜活检标本测定结果有较好的相关性，^{123}I - MIBG摄取减低与左心室EF和心室内压力等密切相关。

（六）心肌炎的辅助诊断

病毒性心肌炎患者，常导致心肌血流灌注异常，心肌灌注显像多表现为左心室心肌呈不规则的显像剂分布稀疏，严重者可出现分布缺损，其阳性率约为80%。

有活动性心肌炎的患者，还可观察到弥漫性^{111}In - 抗肌凝蛋白摄取，其阳性率（55%）比心内膜活检的阳性率（22%）更高，几乎所有的心肌活检为异常的患者，^{111}In - 抗肌凝蛋白抗体显像均为异常。研究发现，有阳性^{111}In - 抗肌凝蛋白显像的病例中，50%以上的患者在观察期间显示出左心室功能有改善，而显像为正常的患者仅有18%有改善，其临床过程与活检结果无关，并为心肌炎提供了独立而重要的临床信息。

六、心肌显像特点及与其他诊断方法的比较

（一）心肌显像的独特价值及不足

（1）可为疾病的诊断提供生理学意义认识。

（2）能够提供独立的预后信息，其价值优于其他临床资料和对比血管造影。

（3）其影像是以计数值为基础，因此可方便地行定量分析，其结果具有高度地可重复性。

（4）只要患者能合作，几乎所有患者均可得到高质量图像，且安全无创伤。

心肌灌注的不足主要是由于心肌血流灌注减低，可以是冠心病原因，也可以是其他非冠心病因素所致，因此心肌灌注显像显示的心肌缺血并非冠心病所特有，但该法对于确定是否存在缺血或血流减低以及评价心肌血流的储备功能是非常准确、特异的。

（二）与冠状动脉造影的比较

冠状动脉造影与心肌灌注显像二者分别反映了解剖学的和血流动力学的两种不同参数。根据临床经验，在动脉血管造影时，冠状动脉的直径狭窄大于50%就提示有血流动力学意义（hemodynamic significance）。但在许多情况下，通过常规的血管造影有时很难确定狭窄的精确百分率，这在某种程度上取决于操作技术以及所应用方法，而且血管造影所确定的狭窄，可能随着血管痉挛加重或小血管病变出现而增加，当然也可能随着较完善且有功能的侧支血管的建立而减低。而对于造影证实有冠状动脉狭窄的患者，负荷心肌显像则有助于确定血流动力学意义。

运动心电图的优点是经济、简便，但是在许多情况下其判断心肌缺血的价值受限，如患有LBBB，以前有过心肌梗死、PTCA或CABG历史，使用了地高辛、抗心律失常等药物以

及不能运动或有瓣膜病变等情况时。而这些情况下均可以应用静息或运动心肌灌注显像加以评估。

负荷超声心动图也能通过确定收缩期心肌厚度的减低探测缺血。超声显像的缺点是准确性欠佳，不能很好确定其心内边界，易受观察者和操作者的影响，难以区别缺血与瘢痕组织。

多巴酚丁胺负荷超声心动图检查，主要用于不能达到最大运动的患者，可以诱发缺血局部的功能障碍，其探测冠心病的敏感性和特异性分别为76%和89%。与心肌灌注显像相似，通过观察 LV 节段的功能障碍还可用于估计心肌活性。假阳性结果见于小血管病、瓣膜或心肌病及左室舒张期功能异常。此外，心肌下壁、下后壁及侧壁由于部位较深其超声信号差受其限制。

（喻　晖）

第二节　心脏功能测定

放射性核素心脏功能显像（radionuclide imaging of cardiac function）是核医学一项十分重要的检测技术，在评价心脏功能方面有重要的优势，已被广泛应用于临床。应用核素心室显像测量心室功能，不仅能测定静息状态下的左、右心室功能，也可测定运动或药物负荷下的心室功能状态，并可获得整体与局部功能、收缩与舒张期功能的指标。核素显像测定心室功能的方法较多，临床应用最多的是平衡门电路心血池显像法（gated ventricular imaging），另外也可用首次通过法或 γ 心功能仪非显像法测定左、右心室功能。近年来随着门控心肌断层显像的广泛应用，能够在常规心肌灌注显像的同时，获得左心室的各项功能参数，包括左心室射血分数、收缩末期和舒张末期容量。

一、原理

该法是利用心电图的信号来确定图像信息采集与心动周期的容积组分之间的关系，目前常用多门电路技术。给患者静脉注射^{99m}Tc 标记红细胞或人血清白蛋白等血池显像剂并在血池内达到平衡后，以受检患者自身的心电 R 波等为 γ 相机门控装置的触发信号，按设定的时间间隔连续采集心室的影像，通过多个心动周期影像的叠加，获得 R-R 间期内一系列的图像。通常一个心动周期采集 16~32 帧图像，每帧图像相当于心动周期的不同部分；由于一个心动周期的信息量很低，获得的图像质量差，因此，需连续采集 300~400 个心动周期按对应的时间进行数据叠加，使之达到足够的计数密度，最后显示出反映心动周期中不同时相的系列影像，并生成心室容积曲线，计算心室功能参数。通常一次注射显像剂后，可在 4~6h 内进行多次连续显像，以动态观察心室功能的变化。应用门电路心室显像采集软件进行心室平面或断层显像、计算机图像处理，获得左、右心室的收缩期、舒张期功能指标以及振幅图、时相图、时相电影和室壁运动等资料。

为了评价心脏的储备功能，提高诊断缺血性心脏疾病的敏感性，必要时可进行心功能负荷试验，其方法与心肌显像基本相同，不同的是显像需在负荷试验过程中进行，即达到预计心率或其他参数时即刻进行采集，以反映负荷状态下的心功能。

首次通过法心血池显像（first pass ventricular imaging）与平衡法一样，可以定量分析心脏的功能指标，但与平衡法相比应用较少。该法是将显像剂作"弹丸（bolus）"式静脉注射后，立即启动具有高灵敏的γ相机进行快速心血管动态照相，然后通过专用软件和感兴趣区勾画出左或右心室，获得显像剂首次通过左、右心室的系列影像及心室容积曲线，由此可以得到有关心功能的参数。本法的优点是首次通过时从时间上可以将左、右心室短暂分开，不存在相互重叠因素的影响，其结果应该更可靠，尤其是对于右心室功能的测定，优于X线心血管造影；缺点是"弹丸"注射技术及仪器的灵敏度要求较高，注射显像剂的剂量也较大，而且不能进行多体位的显像。目前该方法应用较少。

门控首次通过法显像也是一种采集方式，首次通过的数据需与心电图同步，数据暂时储存起来，然后将几个心跳的数据叠加起来形成有代表性的心动周期进行分析，待显像剂在循环中达到平衡后还可再行平衡门电路法心血池显像。

二、显像剂和显像方法

（一）显像剂

最常用为^{99m}Tc标记红细胞，也可用^{99m}Tc - 人血清白蛋白，成人剂量为555～740MBq（15～20mCi）。

（二）显像方法

这里主要介绍平衡门电路心血池显像。给患者联接心电图电极，应用γ照相机或SPECT分别进行前位、45°左前斜位（选择左、右心室分开最佳的位置）和左侧位平面采集。采集矩阵64×64，放大1.6～2.0倍，每个心动周期采集16～20帧，或每帧采集20～50ms，每个体位投影采集300s计数叠加。如进行门控心血池断层显像时，则显像剂的剂量要适当增加（740～925MBq），通常每个心动周期分成8～10帧，采集时探头自右前斜45°向左后斜45°旋转180°采集，每5.6°采集一个投影，每个投影至少采集60s，共32个投影（帧）。采集结束后，应用门电路心血池计算机软件进行图像处理，获得左、右心室的收缩期、舒张期功能指标以及振幅图、时相图、时相电影和室壁运动等资料，或应用门控心血池断层处理软件进行断层重建，获得不同断层面心血池的收缩期与舒张期系列影像。

三、结果与分析

（一）心室功能参数

常用的指标有以下几类：①反映心室收缩功能的参数：左或右心室射血分数（ejection fraction，EF）、心输出量（cardiac output，CO）、每搏容量（stroke volume，SV）、高峰射血率（peak ejection rate，PER）、1/3射血分数（1/3EF）等；②心室舒张功能参数：高峰充盈率（peak filling rate，PFR）、高峰充盈率时间（time of peak filling rate，TPFR）、1/3充盈率（1/3FR）和1/3充盈分数（first - third filling fraction，1/3FF）等；③反映心室容量负荷的参数：收缩末期容积（end - systolic volume，ESV）和舒张末期容积（end - diastolic volume，EDV），评价心力衰竭和严重的收缩功能减低患者合理治疗后心室大小的变化。

正常情况下，静息状态与运动负荷时心脏功能指标有明显差别，且各仪器间亦有一定差异。通常在静息状态下，左心室的总体EF和局部EF均>50%，右心室EF>40%，否则为EF值减低；而负荷试验后射血分数的绝对值应比静息时增加5%以上，负荷后EF值无明显增加甚至下降均提示为心脏储备功能异常；负荷后舒张末期容量也相应增加，收缩末期容量相对减少。需注意的是，有较多心律不齐的患者，可导致对心室功能参数的估计过低。EF的计算公式为：

$$EF（\%）=\frac{心室舒张末期计数-收缩末期计数}{心室舒张末期计数-本底}\times100\%$$

舒张期功能的估计对于冠心病的早期诊断以及正确认识伴有收缩功能正常而舒张期功能异常的充血性心力衰竭的本质具有重要意义，这在左心室肥厚、冠状动脉疾病以及限制型心肌病患者是最常用的参数。左心室舒张期分为三个时相，即早期快速舒张充盈相（rapid - filling phase）、慢速充盈相（diastasis）和房性收缩（atrial kick）。大约80%的心室充盈是在早期快速充盈期完成的，仅有10%～15%的左心室充盈是在慢速充盈相和房性收缩时完成的。PFR是指早期舒张充盈相的最大斜率，是临床上最常用的舒张期功能指标，其正常值 > 2.1EDV/s，不同仪器可有一定差异。PFR值的变化与心脏负荷（主动脉压和左心房流入的容积）情况、心率、左心室射血分数（LVEF）和患者年龄有密切关系，通常每分钟心率增加10次，PFR增高0.4。

（二）局部室壁运动（regional wall motion）与功能分析

通过电影显示可以直观地了解心室各壁的运动情况，通常将心室壁的运动分为正常、运动减低（hypokinesis）、无运动（akinesis）和反向运动（dyskinesis）四种类型。平衡法适合于定量测定左心室局部功能，为了对心室局部的功能进行定量分析，通常可利用计算机软件将心室分为5～8个扇形区域，并分别计算出各个区域的局部射血分数（regional ejection fraction，REF）和室壁轴缩短率，其原理与测定整体心室功能相同。正常情况下，各个节段的轴缩短率均 > 20%、左室的 REF > 50%，但相当于间壁的节段可以略低（图 28 - 5，图 28 - 6）。

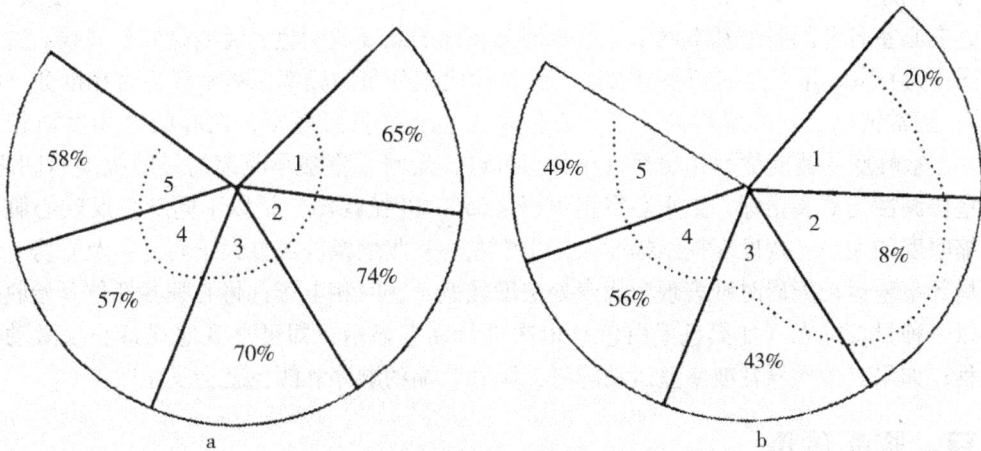

图 28 - 5　局部射血分数

a. 正常；b. 异常

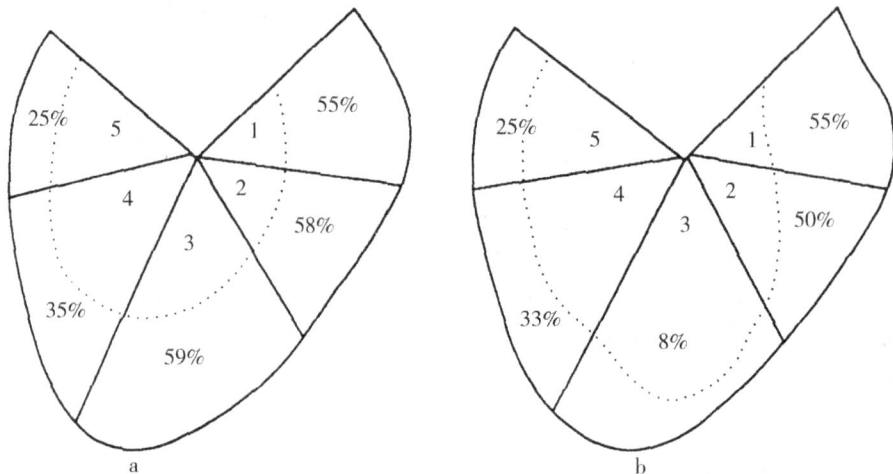

图 28 - 6 心室轴缩短率

a. 正常；b. 异常

（三）时相分析（phase analysis）

心室影像的每一个像素都可以生成一条时间 - 放射性曲线，由于心室的运动呈周期性变化，因而所得的时间 - 放射性曲线也呈周期性变化，通过对曲线进行正弦或余弦拟合（即傅里叶转换）可以获得心室局部（每个像素）开始收缩的时间（即时相）以及收缩幅度（振幅）两个参数。用这两个参数进行影像重建可以获得心室的时相图（phase image）、振幅图（amplitude image）和时相电影（phase cine）三种功能影像及时相直方图（phase histogram）。①时相图：是以不同的灰度或颜色反映心肌壁发生收缩的时间，灰度越高表示开始收缩的时间越晚。心房与心室开始收缩的时间相差甚远，故表现为完全不同的灰度或颜色，而左、右心室各壁的收缩基本同步，故表现为相同的灰度或颜色，无明显的分界线。②时相直方图：为心室时相度数的频率分布图，纵坐标代表分布的频率，横坐标为时相度数（0° ~ 360°）；正常情况下，心室峰高而窄，心房及大血管峰低且较宽，两峰的时相度数相差近180°，心室峰底的宽度称为相角程（phase shift），反映心室最早收缩与最晚收缩时间之差，是心室协调性的重要指标，正常心室相角程 < 65°。③振幅图：是以不同颜色反映心脏各部位收缩幅度的大小，灰度高提示幅度大，正常左心室收缩幅度明显大于右心室及心房、大血管，局部室壁运动障碍时则表现为病变处灰度减低。④时相电影：将心脏各部位开始收缩的时间以一种显著标志（如黑色或白色）依次进行动态显示，即可直观地观察心肌激动传导的过程；如果有传导异常或室壁运动障碍，则其收缩的顺序和颜色就会发生改变。

四、临床价值

（一）心肌缺血的早期诊断

冠心病心肌缺血患者，静息状态时心脏功能指标多为正常，可能仅表现为舒张期功能的异常，如果心肌缺血较严重时也可表现为静息时心室收缩功能和室壁运动障碍，尤其是室壁运动障碍是诊断冠心病更特异的指标。在负荷试验后，有明显冠状动脉病变或心肌缺血的患者，由于心室的储备功能受损，心脏功能参数多有不同程度的改变，大多数可表现为负荷试验后 EF 绝对值升高不明显（<5%），甚至减低，节段性室壁运动异常、局部射血分数减低以及时相图相角程增宽等。

（二）冠心病的病情程度与预后估计

心脏功能测定能准确反映病情的严重程度和预测心脏事件的发生。通常运动负荷后 LVEF 下降与冠脉造影的严重程度成正比。对于症状较轻，没有左心室功能障碍的冠心病患者，门控心血池显像时出现明显的运动诱发心脏缺血征象可以提供独立的预后信息，特别是有一支或两支血管病变，而运动负荷门控心血池显像出现左心室功能受损和严重缺血的患者，其未来的心脏事件发生率较高。心肌梗死后的预后与梗死大小有关，并可通过 LVEF 和室壁运动异常的范围和程度反映出来。较大的梗死多伴有明显的 LVEF 减低与广泛性室壁运动异常；而较小的梗死则可能仅有局灶性的室壁运动异常，LVEF 可能正常或仅轻度减低，甚至这些指标均为正常。一般前壁梗死比下壁梗死 LVEF 减低更明显。心肌梗死早期以及在溶栓治疗前及溶栓期间，测定 LVEF 是反映病情程度和预后的重要指标，在梗死后最初 24h，LVEF≤30% 的患者中，50% 发生心衰或死亡，其死亡率是 EF 值 >30% 患者的 9 倍。相反，较高 LVEF 值的患者，急性期死亡率仅为 2%。在心肌梗死的恢复早期，出院前静息 LVEF 为 40% 或更低者，将有力地指示进一步心脏事件或死亡可能，其年死亡率随 LVEF 的下降呈指数上升。

（三）室壁瘤

可见心室影像形态失常，室壁瘤部位呈局限性向外膨出，心动电影显示有反向运动，局部射血分数减低，心室轴缩短率呈负值；时相分析见附加的"室壁瘤"峰，相角程明显增宽。对心尖及前壁室壁瘤的诊断符合率达 95%，亦可用于判断手术后疗效和鉴别左心室真性与假性室壁瘤。

（四）心脏传导异常

时相分析可以显示心肌激动的起点和传导的途径，对判断其传导异常有重要价值。当束支传导阻滞时，表现为阻滞的心室时相延迟，时相图上色阶发生改变，相角程增宽，左、右心室峰分界清楚，甚至心室峰出现双峰。预激综合征时表现为预激的起点和旁路部位时相提前，时相图色阶改变，相角程有不同程度的增宽，其诊断符合率约为 90%。通过时相电影显示能更直观地显示传导异常的部位、范围及程度。

（五）心血管疾病疗效评价

应用核素显像测定心脏功能，不仅方法简便、对患者无创伤和痛苦、可以重复检查，而且其结果准确可靠，重复性好。因此，可用于心血管疾病药物或手术治疗前后心功能的定量评价及疗效监测。

（六）充血性心力衰竭

当临床上出现不可解释的心力衰竭时，左心室功能异常而右心室功能正常的证据有助于排除原发性心肌病，这种情况下，首先应考虑到缺血性心肌病、高血压性心脏病或主动脉瓣疾病。当然，左心室功能障碍的进一步发展，也可形成继发性肺动脉高压，并进一步导致右心室功能障碍。舒张期功能测定对于心力衰竭患者的心室功能估计是一个重要手段，在充血性心力衰竭的患者中，近半数患者舒张期功能异常，并随着治疗后心力衰竭的好转而改善。

（七）心肌病的辅助诊断

扩张型心肌病心室显像表现为整个心腔明显扩大，形态失常，室壁运动呈广泛性减低，心室整体功能不同程度下降。时相图或振幅图上呈现"补丁（patchy）"样或"花斑"样改变。一般情况下，有整体功能障碍的双心室增大患者多为非缺血性心脏病，而节段性室壁运动异常且右心室功能相对完好者支持缺血性心肌病的诊断。肥厚型心肌病的典型改变为左心室腔变小变形，肥厚的心肌壁影使左心室血池周围形成一圈显像剂分布空白区，尤其是左、右心室之间更明显，但LVEF正常或增高，呈高动力收缩功能，特别是1/3EF增高，射血期延长，约80%以上的患者舒张期快速充盈功能受损，顺应性降低，PFR和1/3FR下降。门电路心室断层显像还可见左心房扩大。

（八）慢性阻塞性肺部疾病与肺心病

伴有左心室正常的右心室功能障碍和心腔扩大通常见于慢性阻塞性肺部疾病，而与左心衰有关的肺血管充血通常都合并有左心室增大或功能异常。由于右心室射血分数（RVEF）高度依赖于后负荷，故在右心室本身无疾病的慢性阻塞性肺病（COPD）患者，静息时RVEF低于35%是指示肺动脉高压一个相对敏感的指标。在COPD或肺心病患者，大多有RVEF减低，且右心室功能障碍与肺通气功能损伤程度和低氧血症有关。

（九）化疗对心脏毒性作用的监测

许多化学药物尤其是抗肿瘤药物，对心脏具有严重的毒副作用，引起充血性心力衰竭和心室功能紊乱，最终导致患者死亡。核医学方法已经成为评估和监测心脏损害、指导停药时间和用药累积剂量的重要手段，而且其结果重复性好。最常用的监测指标为LVEF，但舒张期功能障碍的监测可能是反映心脏毒性作用更灵敏的指标。通常可以在临床症状出现之前发现心脏中毒的情况，且心脏功能损害程度与使用药物的累计剂量密切相关，许多临床医师允许在化疗停止之前EF值降至45%以下，而不低于30%。

五、核素心脏功能显像与相关影像技术的比较

1. 核素心功能显像与超声显像的比较　超声心动图能够在静息状态和运动后即刻进行左心室功能测定，尽管其准确性不如门控心血池显像，但具有方法安全、简便、经济、应用广泛等特点，成为临床首选的方法。超声心动图对于瓣膜或心包疾病、心脏肿瘤以及测定心腔容积、室壁厚度、肺动脉压等疾病的诊断明显优于核素显像。

2. 核素心功能显像与X线心室造影的比较　核素心脏功能测定是一种无创性检查技术，能够准确获得心室收缩与舒张功能指标，适用于不同病情、不同年龄的患者，具有简便、经济、安全、易于定量，特别适合心血管疾病治疗后的疗效及预后评价。相比之下，X线血管造影属于有创性检查，主要用于需要做心脏手术的患者，一般不作为疗效评价和疾病的初筛检查。

（喻　晖）

第七篇

介入影像学

第二十九章 颈动脉颅外段狭窄的介入治疗

目前，已有多项随机试验证实颈动脉内膜切除术（carotid endarterectomy，CEA）能降低中重度（>50%）症状性和无症状性（>70%）颈动脉狭窄患者的脑卒中风险在西方发达国家。CEA 是最常用的治疗颈动脉狭窄的方法。但因解剖或伴随相关疾病等因素的存在，使这些患者无法实施 CEA 治疗。另外，在中国能够开展 CEA 的医疗机构和从业医生也非常有限。最近的大样本随机对照研究表明，颈动脉成形和支架置入术（carotid artery stenting，CAS）与 CEA 具有类似的治疗效果。而且，随着介入器材的不断改良和介入操作经验的不断积累，CAS 的优势在未来可能进一步凸显。

第一节 CEA 和 CAS

一、颈动脉内膜剥脱术

CEA 经历了 50 多年的发展历程，有多个随机对照研究证明其疗效优于单纯的药物治疗。这一技术也曾在欧美国家广泛开展，为降低脑卒中的发病率和复发率做出了贡献。

1. 颈动脉内膜剥脱术的循证依据 1953 年，Dehack 实施了首例 CEA。随后于 20 世纪80 年代，6 个随机试验证实 CEA 联用阿司匹林治疗动脉粥样硬化性颈动脉分叉处狭窄，以预防脑卒中的发生较单用阿司匹林更加有效。

北美症状性颈动脉狭窄内膜切除研究（North American Symplomatic Carotid Endarterectomy Trial，NASCET）、欧洲颈动脉外科试验（European Carotid Surgery Trial，ECST）和美国退伍军人事务部联合研究项目（Veterans Affairs Cooperative Study Program，VACSP）三个随机试验比较了 CEA 联用阿司匹林与单用阿司匹林治疗症状性颈动脉狭窄预防脑卒中发作的疗效。这些随机试验纳入标准限于症状性颈动脉狭窄患者（责任血管同侧伴有 TIA、非致残性脑卒中或视网膜缺血病变）。这些试验结果一致表明，伴发 TIA、小卒中和颈动脉严重狭窄的症状性患者获益较大。一项荟萃分析纳入 6 092 例患者，且对其中 3 500 例进行了随访，其结果表明，致死率为 1.1%，CEA 后 30 天脑卒中或死亡率为 7.1%。经 5 年随访发现，颈动脉重度狭窄（70%~99%）和中度狭窄（50%~69%）患者的责任血管同侧脑卒中相对风险和绝对风险分别下降 48% 和 28%，轻度狭窄（<50%）的患者并未获益。且亚组分析表明，中度狭窄的女性、次全闭塞和视网膜缺血症状的患者亦未获益。

VACSP、无症状性颈动脉粥样硬化研究（Asymptomatic Carotid Atherosclerosis Study, ACAS）和无症状性颈动脉狭窄外科治疗研究（Asymptomatic Carotid Surgery Trial, ACST）三个随机试验比较了 CEA 联用阿司匹林与单用阿司匹林治疗无症状性颈动脉狭窄的疗效。汇合这些试验数据（包括 17 037 例患者，其中 5 223 例患者平均经历了 3.3 年随访），结果表明，30 天围手术期内脑卒中或死亡的发生率为 2.9%。与单用阿司匹林相比，CEA 能使脑卒中和死亡的相对风险下降 31%，但每年的绝对风险仅下降 1%。然而，通过性别亚组分析发现，男性患者获益程度较大，其脑卒中风险减少 51%，女性患者获益程度较小，其脑卒中风险仅减少 4%；另外，通过年龄亚组分析表明，年轻患者比年老患者获益程度大。ACST 研究表明，对于行 CEA 治疗的女性患者，仅当颈动脉狭窄程度超过 60% 时方能获益。总之，并非像症状性患者那样，无症状性颈动脉狭窄患者行 CEA 治疗获益程度与血管病变程度缺乏相关性。

2. 颈动脉内膜剥脱术研究中存在的问题　目前 CEA 随机试验设计的科学性和合理性亦有几个值得问题关注。首先，在现有的随机试验中，手术医生和患者均是经过精心挑选的。正是此因素的存在决定了目前随机试验的数据缺乏普遍的代表性。实际上，美国医疗保险审计部门发布的数据显示，手术相关的致死率较上述试验发布的要高。同时亦发现，手术高风险的患者并没有纳入到这些随机试验当中。其次，在现有的涉及 CEA 与药物治疗比较的随机试验中，对照药物仅包括阿司匹林。目前的观点认为，最为优化的药物治疗应包括他汀类、血管紧张素转换酶抑制剂（ACEI）和相关危险因素综合干预。最后，在现有的 CEA 随机试验中，围手术期脑卒中和死亡的评估并非由神经专科医生承担。这些因素的存在亦会影响现有的数据的可靠性。实际上也是如此，如 16 000 例症状性 CEA 治疗荟萃分析数据表明，若由神经科专家评估 30 天围手术期脑卒中和死亡的发生率，其值为 7.7%；若由外科医生评估，则为 2.3%。这些事实证明，在 CEA 临床实践中必须建立独立科学的评估系统。

3. 颈动脉内膜剥脱术的局限性　目前，CEA 虽然是颈动脉狭窄血管重建的金标准，但亦有自身的弱点。血管外科医生必须牢记 CEA 术禁忌证（表 29 - 1）。另外，血管外科医生亦必须全面了解与 CEA 相关的并发症（表 29 - 2）。

表 29 - 1　CEA 的禁忌证

解剖因素	年龄和共患疾病
颈动脉病变位于第二颈椎或以上水平	年龄≥80 岁
颈动脉病变位于锁骨以下水平位置	Ⅲ 级或以上的充血性心力衰竭
放射损伤导致的颈动脉病变	Ⅲ 级或以上心绞痛
对侧颈动脉闭塞	冠心病
同侧颈动脉曾行 CEA 治疗	30 天内心脏手术
对侧后组脑神经损害	左心室射血分数≤30%
气管造瘘	30 天内发生心肌梗死
	严重慢性肺功能不全
	严重肾功能不全

表 29-2 CEA 和 CAS 的并发症

CEA 并发症	CAS 并发症
心血管系统	心血管系统
血管迷走神经反射（1%）	血管迷走神经反射（5%~10%）
低血压（5%）	血管减压的反射（5%~10%）
心肌梗死（1%）	心肌梗死（1%）
手术切口	颈动脉
感染（1%）	夹层形成（<1%）
血肿（5%）	血栓形成（<1%）
神经系统	动脉穿孔（<1%）
高灌注综合征（<1%）	颈外动脉狭窄或闭塞（5%~10%）
颅内出血（<1%）	短暂的血管痉挛（10%~15%）
脑神经损伤（7%）	再狭窄（3%~5%）
癫痫（<1%）	神经系统
脑卒中（2%~6%）	短暂性脑缺血发作（1%~2%）
颈动脉	脑卒中（2%~3%）
颈动脉血栓形成（<1%）	颅内出血（<1%）
颈动脉夹层（<1%）	高灌注综合征（<1%）
再狭窄（5%~10%）	癫痫（<1%）
死亡（1%）	全身系统
	穿刺部位损伤（5%）
	输血（2%~3%）
	造影剂肾病（2%）
	造影剂过敏（1%）
	死亡（1%）

二、颈动脉成形和支架置入术

1. 颈动脉成形和支架置入术的发展简史　1979 年世界上第 1 例颈动脉狭窄患者成功实施球囊扩张血管成形术。随后于 20 世纪 80 年代，报道了球囊闭塞系统用于颈动脉狭窄血管成形术，以减少栓塞事件。1989 年第一例球扩式支架用于颈动脉狭窄血管成形术获得成功，但随后发现因支架压迫血管内壁，使得患者 30 天围手术期主要并发症高达 10%：但随着科学技术的发展，自膨式支架的应用使以往球扩式支架置入后发生变形问题得到解决。

在早期的颈动脉成形和支架置入术（CAS）临床实践中，因栓塞事件的发生极大的抑制。临床工作者的热情。面对栓塞事件，起初的策略是动脉内给予降纤药物治疗，或者采用导管辅助下的机械碎栓治疗。但此法不能保证所有发生栓塞事件的患者获得良好的预后。因此，治疗策略由被动的神经系统补救方法转向到主动的采取神经系统保护装置，即捕捉栓子的保护装置（embolic protection devices，EPD）应运而生。随着装备和技术日益成熟，CAS 有望成为替代 CEA 微创治疗颈动脉狭窄的新方法，尤其是适用于行 CAS 存在高风险的患者。CAS 的适应证和相对禁忌证见表 29-3。

表 29 - 3 　 CAS 适应证和相对禁忌证

CAS 适应证	血管损伤部位存在新生的血栓
无症状性重度颈动脉狭窄 （≥70%）	完全闭塞
症状性中重度颈动脉狭窄 （≥50%）	长条状线性征的次全闭塞
年龄≥18 岁	严重的神经功能受损
CAS 禁忌证	意识障碍
主动脉弓严重扭曲 （绝对禁忌证）	4 周内发生过大范围脑梗死
颈总动脉或颈内动脉严重扭曲 （绝对禁忌证）	预期寿命 <5 年
颅内有需处理的动脉瘤或动静脉畸形	存在抗血小板药物抵抗或过敏
血管路径存在严重钙化斑块	严重肾能不全

2. 颈动脉成形和支架置入术的循证医学证据　因 CEA 是治疗颈动脉狭窄的金标准，故 CAS 所有的随机试验的效果必须与 CEA 相比较。早期的 CAS 是在技术低下、经验不足和缺乏 EPD 背景下完成的。首个随机临床试验纳入对象为症状性颈动脉狭窄 >70%，且行 CEA 治疗风险较低的患者。其结果表明，7 例行 CAS 治疗，其中 5 例在围手术期发生脑卒中，试验最后被迫终止。多中心 Wallstent 试验以症状性颈动脉狭窄 >60% 的患者为研究对象。其次数据表明，CAS 组 30 天脑卒中和死亡的发生率为 12.1%，而 CEA 组为 4.5%。因其糟糕的结果，此试验同样被迫停止。另外一项研究入选了 104 例颈动脉狭窄 >70% 症状性和 85 例狭窄 >80% 无症状性的患者。其研究结果提示，CEA 与 CAS 两组患者在住院期间均无发生脑卒中或者死亡。颈动脉和椎动脉经腔血管球囊成形术研究 （Carotid and Vertebral Artery Transluminal Angioplasty Study，CAVATAS） 是一个国际性、多中心、随机临床试验。纳入了 504 例受试患者，其中有 22% 的患者实施了支架置入术。虽然，CAS 和 CEA 两组 30 天脑卒中或死亡的发生率均为 10%，但 CAS 组心肌梗死、肺栓塞和颈部血肿发生率明显低于 CEA 组。在 1 年再狭窄数据上，CEA 组优于 CAS 组 （4% vs 14%；P <0.001）；在 3 年脑卒中和死亡的发生率上，两组间却相似。

唯一的 CEA 治疗存在高风险且带有栓塞保护装置的 CAS 随机试验 （Stenting and Angioplasty with Protection in Patients at High Risk for Endarterectomy，SAPPHIRE） 入选了 334 例患者 （纳入标准包括 >50% 的症状性、 >80% 的无症状性和至少带有一个 CEA 治疗高危因素），其结果表明，CAS 组技术成功率为 95.6%。CSA 组和 CEA 组 30 天围手术期心肌梗死、脑卒中和死亡的发生率分别为 4.8% 和 9.8% （P =0.09）。此研究的首要复合终点事件包括 30 天围手术期心肌梗死、脑卒中、死亡和围手术期之后的 11 个月手术相关的神经系统疾患导致的死亡和责任血管同侧的脑卒中。其结果显示，主要复合终点事件发生率在 CAS 组和 CEA 组分别为 12.2% 和 20.1%，通过非劣性检验证实，CSA 处理 CEA 高风险患者是可行的 （P =0.004）。在去掉心肌梗死后，其他的主要复合终点事件发生率在 CAS 组和 CEA 组分别为 5.5% 和 8.4% （P =0.36）。另外，此研究结果表明，对于症状性患者这些复合终点事件发生率在 CAS 组和 CEA 组分别为 16.8% 和 16.5%，组间无统计学差异；但在无症状性患者 CAS 组和 CEA 组间比较表明，前者为 9.9%，后者为 21.5%。1 年随访发现，CEA 组脑神经麻痹发生率为 4.9%，明显高于 CAS 组 （0%，P =0.004）；在目标血管再通率方面，CAS 组明显劣于 CEA 组 （0.6% vs 4.3%，P =0.04）。但 3 年随访发现，CEA 组和 CAS 组复合脑卒中的发生率和目标血管再通率分别为 6.7% vs 7.1% 和 7.1% vs 3.0%，均无统计学差异。

一项涉及 6 个临床随机试验荟萃分析数据表明，血管内治疗（包括球囊和球囊辅助的支架血管成形术）与 CEA 相比，在 30 天围手术期脑卒中或死亡的发生率为 8.1% vs 6.3%；心肌梗死、脑卒中或死亡 30 天复合发生率为 8.1% 比 7.8%；1 年随访，脑卒中或死亡的发生率为 13.5% vs 13.3%。这些比较均无统计学意义。但此荟萃分析存在着自身的缺陷，主要表现在以下几方面：支架和保护伞的类型无法统一；没有根据症状特点和外科治疗高风险因素作分层分析；其中三项研究提前终止；更重要的是，这些试验均未设立药物对照组。

保护性支架血管成形术与颈动脉内膜切除术比较试验（Stent - Protected Angioplasty Versus Carotid Endarterectomy，SPACE）是一项在德国、澳大利亚和瑞士进行的多中心、随机临床试验。入选对象为颈动脉狭窄 >50% 的症状性患者。该研究的早期结果表明，30 天围手术期死亡或同侧缺血性脑卒中发生率在 CAS 组和 CEA 组分别为 6.8% 和 6.3%，单侧非劣性检验 P = 0.09，故此研究尚不能证明，CAS 治疗颈动脉狭窄的短期效果不比 CEA 差。但其 2 年随访研究结果表明，责任血管同侧缺血性脑卒中、围手术期间所有脑卒中或死亡并发症在 CAS 组和 CEA 无统计学意义；≥70% 再狭窄率 CAS 组明显高于 CEA 组；但在 CAS 组所有出现再狭窄患者中，仅有 2 例出现神经系统症状。并且研究组分析认为，CAS 组高的再狭窄率可能与颈动脉超声诊断夸大再狭窄效应有关。

重症颈动脉狭窄患者内膜切除术与血管成形术试验（Endarterectomy Versus Angioplasty in Patients with Symptomatic Severe Carotid Stenosis，EVA - 3S）是在法国实施的一项多中心研究，共纳入颈动脉狭窄 >60% 的症状性患者 527 例患者。其早期的结果表明，CAs 组 30 天围手术期所有脑卒中或死亡的发生率为 9.6%，明显高于 CEA 组（3.9%）；同样，6 个月随访结果亦表明，CAS 组所有脑卒中或死亡的发生率明显高于 CEA 组（11.7% vs6.1%；P = 0.02）。但 CEA 组脑神经损伤并发症明显高于 CAS 组。随后的 4 年随访数据表明，CAS 组围手术期脑卒中或死亡和非手术相关的责任血管同侧脑卒中的累计发生率为 11.1%，明显高于 CEA 组（6.2%；风险比为 1.97；P = 0.03）；随访数据表明，CAS 和 CEA 两组责任血管同侧脑卒中发生率均呈下降趋势，且无统计学意义；所有脑卒中或围手术期死亡风险比，在 CAS 组是 CEA 组的 1.77 倍（P = 004）所有脑卒中或死亡的发生率前者是后者的 1.39 倍（P = 0.08）。该研究结果提示，在预防中期（4 年内）责任血管同侧脑卒中作用方面，CAS 功效与 CEA 类似。但随后相关的分析认为该试验设计极不合理，主要的原因在于，CEA 组手术普遍由经验丰富的外科医生完成，而 CAS 组手术医生经验极为欠缺。此因极有可能是导致该试验早期结果（6 个月内）如此悬殊的重要原因。

国际颈动脉支架研究试验（International Carotid Stenting Study，ICSS）入选颈动脉狭窄 >70% 的症状性患者（CAS 组 855 例，CEA 组 858 例），且随机分组后，CAS 组和 CEA 组分别有 2 例和 1 例患者被剔除。该研究结果表明，CAS 组脑卒中、死亡或手术相关的心肌梗死发生率为 8.5%，高于 CEA 组（5.2%；P = 0.006）；CAS 组所有脑卒中和死亡发生率亦高于 CEA 组；在 CAS 组有 3 例并发与手术相关致死性心肌梗死，CEA 组发生 4 例手术相关的心肌梗死。但均为非致死性；在脑神经麻痹和严重血肿并发症方面，CAS 组均低于 CEA 组，且有统计学意义。该研究认为，比较 CAS 与 CEA 的功效需要长期随访。同时，认为 CEA 仍是那些适合行手术治疗颈动脉狭窄患者的首要选择。

颈动脉内膜切除术与支架置入术对比试验（Stenting Versus Endarterectomy for Treatment of Carotid – Artery Stenosis），即 CREST 试验是美国国立神经疾病和脑卒中研究所承担的临床随机研究，其首要终点事件包括脑卒中、心肌梗死、围手术期任何原因引起的死亡或术后 4 年内责任血管同侧脑卒中，2 502 例患者中位数随访时间超过了 2.5 年。研究结果表明。CAS 组和 CEA 组 4 年的首要终点事件发生率分别为 7.2% 和 6.8%，无统计学差异（P = 0.51）；根据症状状态或性别不同亚组分析发现，组间主要终点事件均无统计学意义。CAS 组术后 4 年脑卒中或死亡发生率为 6.4%，高于 CEA 组（4.7%；P = 0.03）；相应值在症状组分别为 8.0% 和 6.4%（P = 0.14）、无症状组分别为 4.5% 和 2.7%（P = 0.07）。围手术期死亡、脑卒中和心肌梗死各自的发生率在 CAS 和 CEA 组有所不同，对应分别为 0.7% vs 0.3%（P = 0.18）、4.1% vs2.3%（P = 0.01）和 1.1% vs2.3%（P = 0.03）。此研究提示，症状性或无症状性颈动脉狭窄患者的首要预后指标包括脑卒中、心肌梗死或死亡发生率在 CAS 组和 CEA 组均无显著性差异。另外，在围手术期 CAS 组脑卒中的发生率较高；在 CEA 组心肌梗死的发生率较高。至此，CAS 用于颈动脉狭的治疗已获得了高级别的循证医学证据的支持。

（李庆春）

第二节　颈动脉成形和支架置入术的操作流程

一、术前准备和术中监护

CAS 术前要求严格的入选患者（表 29 – 3），回答患者的有关疑问，设计详细的手术方案，制订突发事件的抢救预案。另外，术前要给予仔细地神经系统功能评估。虽然，其他部位血管成形和支架置入术的基本原则适用于 CAS，但 CAS 与其他部位的血管成形术有诸多的不同。其中最为显著的是 CAS 可能于术中和术后产生严重的神经系统并发症，因而更具挑战性。成功的血管内介入治疗应具备以下要素：①建立安全的血管入路；②将导丝小心地通过病变部位；③选择合适的球囊及支架。

主动脉弓造影是必需的。通过主动脉弓造影成像，术者可判断大血管动脉粥样硬化程度和解剖形态结构，为评估手术的可行性、是否采用套管技术和手术器材的选取提供重要的依据。实施颈动脉造影为明确动脉狭窄严重程度、测量颈总动脉和颈内动脉直径及选择 EPD 释放的位置做准备。必须牢记，颅内血管造影可提示颈动脉系统是否存在串联病变，为全面的制定手术策略提供的帮助。

将指引导管顺利的输送至颈总动脉远端是手术成功的关键。这要求术者在术前对颈总动脉起始部的解剖特点有充分的认识。若头臂干或左侧颈总动脉起始部与主动脉弓顶的距离超过颈总动脉直径的两倍（约2cm），则指引导管到位难度较大。利用透视标尺可测量病变长度、狭窄程度及颈总动脉和颈内动脉的直径。测量的结果可帮助医生在术前选择大小合适的球囊和支架，有利于手术快捷的实施。CAS 术前的颅内血管造影结果是评估术后脑血流量改变的必要依据。故在 CAS 术前，应常规行诊断性脑血管造影，从多个角度拍摄颅内外脑血管造影图像。

在股动脉置鞘成功后，静脉推注肝素（50 ~ 60U/kg）以全身抗凝。对于栓塞风险较高的患者，还可加用Ⅱb/Ⅲa 抑制剂，如依替巴肽或替罗非班，一般用量稍少于冠脉系统。由于 CAS 会刺激颈动脉窦压力感受器,术中心动过缓和低血压的发生率为 5% ~10%,因此必须监测患者的生命体征和动脉血氧饱和度。动态心电监护不仅能及时的显示心动过缓,而且能观察药物治疗的效果。另外,为观察血流动力学的变化,最好采用动脉内血压测定。但对于一般状况较好的患者也可采用外置的袖带式血压器测定。术前可给予少量镇静药物,如苯巴比妥 100 ~200mg。术中与患者及时交流,可以及时的发现相应的并发症。

二、介入操作的入路

CAS 常采用股动脉作为手术入路。此种入路便于将导管系统输送至颈总动脉的远端。但在股动脉闭塞或经股动脉无法将导管输送至颈总动脉的情况下,可借上臂动脉作为入路。如选择肱动脉为入路,一般采用右肱动脉入路处理左颈动脉病变;采用左肱动脉入路处理右颈动脉病变。如以桡动脉为入路,一般使用6F 导管,而不推荐使用7F 或更大型号导管,以免引起严重的血管痉挛。

三、诊断导管

将诊断导管选择性的送至颈总动脉是必要的。除了可获得病变血管的造影图像外,还可作为支撑导管将指引导管输送到治疗部位。通常采用的诊断导管为右弯型 Jundkins 导管;若颈总动脉起始部成角较大,可选用右弯型 Amplatz 导管。若采用肱动脉或桡动脉入路,可选用内乳动脉导管。颈动脉的某些解剖变异会增加介入操作的困难,譬如颈动脉起始部位于升主动脉。因此,行颈动脉诊断性造影及介入治疗前,应备齐一些特殊类型导管,尽管它们的使用几率很小。诊断性导管的管径在 4 ~6F 范围内。将4F 导管选择性插入颈总动脉行血管造影,可获得高质量颈动脉造影图像。诊断性导管较细、较柔软,不易造成血管内膜损伤。除某些简单病例外,导管均应沿着 0.035in 导丝前行。目前常用的亲水导丝十分柔软,极少引起血管损伤。颈动脉造影是 CAS 操作的一部分。在一般情况下,不将诊断性导管送至颈动脉分叉以上,这样能将并发栓塞症的风险降到最低。有研究表明,在诊断性脑血管造影岳行 MRI 检查,25% 以上的患者出现了局灶性脑梗死。这些梗死灶一般范围比较小,而且多为无症状性,可能与主动脉弓或颈动脉开口处斑块脱落有关。通过导管在颈动脉内注射造影剂,行颅内血管正侧位造影,除能发现潜在的颅内血管病变外;还可获得治疗前的颅内血管的基线影像。其益处在于通过比较术前、术后造影图像能及时发现栓子栓塞事件,以便及时的处理。

四、进入颈总动脉

将指引导管顺利地输送至颈总动脉是 CAS 成功的关键之一。能否完成此操作是介入治疗成败的关键因素。导管不能顺利的输送至颈总动脉往往是由于难以将导管从头臂干或主动脉弓插入颈总动脉,或颈总动脉自身十分迂曲,妨碍了导管的进入。主动脉弓造影或 MRA 影像资料为选择最佳路径方法提供了依据。

采用 Roubin 法输送导管最好选用 6F 或 8F 导管。具体步骤如下:①将诊断导管置于颈总动脉远端:采用缓慢推送和抽拉(push and pull)的操作方法,沿着 0.035in 柔软、亲水导丝,将导管向上推送至颈总动脉上 1/3 处;②撤出软导丝,更换为长 220 ~260cm 高支撑力的硬导丝,将导丝头端置于颈外动脉。导丝输送过程应在路图指引下完成,以避免导丝越过颈内动脉病变部位而致斑块脱落；③将指引导丝置于颈外动脉后，撤出诊断导管，且在透视下将指引导管送至颈总动脉；④将指引导管放置于邻近颈动脉分叉部的位置后撤出硬导丝。

部分介入医生使用同轴长鞘技术（coaxial technique）来放置导管。具体步骤如下：①即将一根长度大于120cm，4~5F的诊断性导管预先置于长鞘导管内；②沿着亲水导丝将诊断导管送至颈总动脉，随后将长鞘导管沿着导丝及诊断导管送至颈总动脉。

长鞘导管技术和指引导管技术各有其优缺点。长导管本身结构较复杂，价格稍贵，常须使用诊断导管。长鞘导管技术最突出的优点是：诊断性导管和导丝可使导管头端逐渐变细，使得导管由主动脉弓向颈总动脉推进这一过程易于掌控，因而可减少斑块脱落、栓子栓塞的风险。此外，放置于颈总动脉的长鞘导管可为整个支架置入过程提供有力的支撑作用。

指引导管技术相对简单，价格较为便宜。但对于主动脉弓存在严重狭窄病变的患者，使用该技术理论上会增加栓子栓塞的风险。若颈总动脉起始部成角较大（Ⅱ型或Ⅲ型主动脉弓或牛型主动脉弓），应首先选用曲棍式指引导管（hockey stick guiding catheter）。

在导管放置成功后，应对患者进行神经功能评估。将带喇叭的橡皮圈或其他发声器置于患者对侧手中，术中嘱患者挤压该装置，可评估其运动神经功能及完成指令情况。另外，让患者回答一套标准化的问题，可评估其语言和认知功能。

多项研究表明，导管在主动脉弓操作时间过长易导致严重并发症。若尝试30分钟后仍不能将指引导管送至颈总动脉远端，则应停止介入操作。

五、脑保护系统

经颅多普勒超声研究表明，与CEA相比，CAS引起栓子栓塞的风险较高。为避免栓子脱落引起神经系统并发症，现已有多种脑保护系统应用于血管内介入治疗。首个脑保护系统是由Theron于1990年设计的远端阻塞球囊。目前市场上常见的脑保护系统主要有三种类型。其中两种置于远端血管（图29-1），分别为远端阻塞球囊和滤器；另外一种是将颈总动脉与颈外动脉阻塞的近端保护系统（如MoMa系统图29-2）。通过对脑保护装置收集到的组织碎片进行组织病理分析，发现它们是在CAS术过程中脱落的动脉粥样硬化斑块。

1. 远端阻塞球囊 远端阻塞球囊是首个获得广泛应用的脑保护装置。它包括一根0.014in导丝，导丝远端有一个可充气的球囊。其操作过程如下：①将导丝越过病变部位，使球囊置于病变远端血管内；②充盈球囊，阻断颈内动脉血流；③行血管成形术或支架置入术；④将一根导管送至球囊附近，抽吸颈内动脉处血液，以清除在支架置入过程中脱落的斑块；⑤最后将球囊放气，撤出导丝。远端阻塞球囊的优点在于其直径小（2.2F），易于操作，顺应性佳。但约有6%~10%的患者难以耐受血流阻断，且球囊充盈后不能通过造影显示颈内动脉病变部位。

2. 远端滤器系统 脑保护滤器是以金属骨架结构覆以聚乙烯薄膜，或以镍钛合金编织成孔径大小为80~100μm的滤网。滤器常置于0.014in导丝的远端。其操作过程如下：①闭合的滤器预置于输送导管内，将输送导管连同滤器一起送至狭窄病变远端；②通过狭窄病变后，撤出输送导管，滤器即被释放；③支架置入；④通过回收导管（retrieval catheter）将滤器闭合，撤回滤器。

闭合的滤器不易通过钙化或纤维化程度严重的狭窄病变。使用0.014in的双钢丝（buddy wire)，或用直径 2mm 的球囊进行预扩，可帮助滤器通过狭窄部位。脑保护滤器装置不但会引起血管痉挛，而且脱落的斑块可能造成滤网堵塞，引起血流不畅。但在撤出滤器后，这些症状多可得以缓解。

目前脑保护滤器装置还在不断改良，优质的脑保护滤器应具有以下特性：①外径较小（<3F）；②良好的扭控性，能通过迂曲血管；③滤器释放后，能与血管壁充分贴合发挥最佳的脑保护作用。

3. 近端脑保护系统　远端脑保护系统均有以下缺点：它们在打开前必须通过病变部位，这可能会造成斑块脱落并发栓子栓塞。而近端脑保护系统则在任何器械通过病变部位前即可起到脑保护作用。这一系统包含顶端具有球囊的长鞘导管。将长鞘导管送至颈总动脉，充盈球囊阻断血流；再将另一球囊送至颈外动脉，充盈球囊阻断血流。近端脑保护系统阻断了来自颈总和颈外动脉的血流，对侧血管的血流通过 Willis 环造成回压，使颈内动脉顺行血流得以完全阻断。在支架放置成功后，抽吸颈内动脉处血液，以清除操作过程中脱落的斑块。最后将球囊排气撤出。

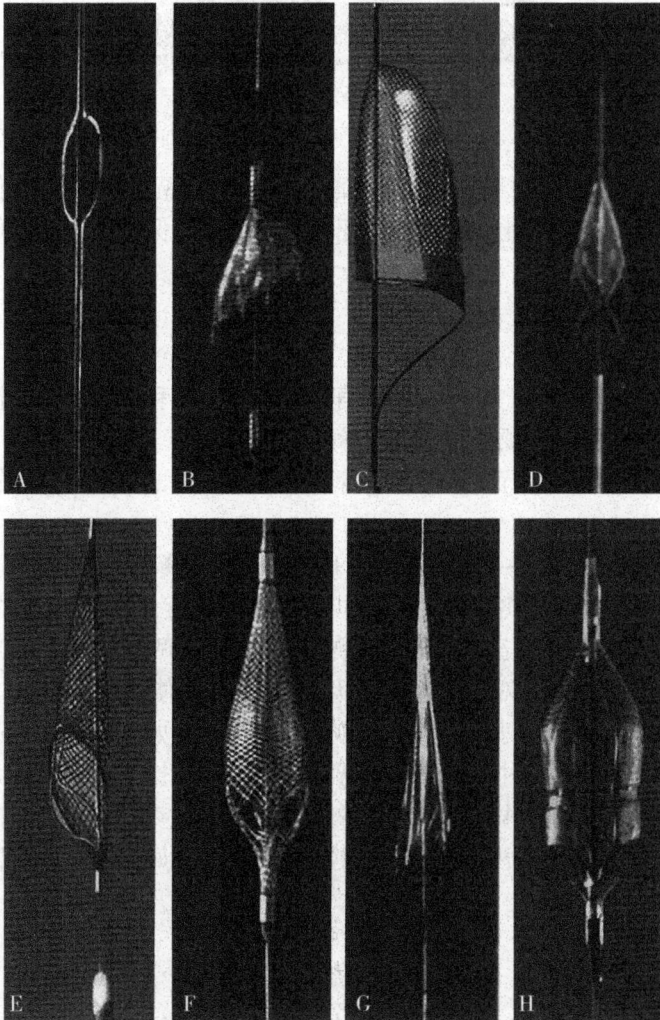

图 29 - 1　几种远端脑保护装置

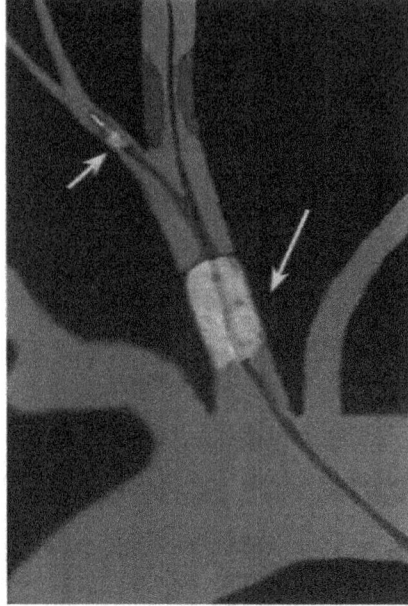

图 29 - 2 MoMa 脑保护装置

长箭头所指两近端球囊，位于颈总动脉；短箭头所指为远端球囊，位于颈外动脉

近端脑保护装置的优点是：整个操作过程均有保护，规范操作可避免任何栓塞事件的发生。但并非所有患者都能耐受此操作过程；此外，目前近端保护系统多需使用 10F 的长鞘导管输送。

六、球囊预扩

术中通过导管注射造影剂，可进一步明确颈动脉分叉部和病变部位的情况。将影像增强器放置在适当位置，有助于将颈外和颈内动脉的起始部展开。之后将直径为 3~4mm 的球囊小心地放置于颈动脉病变处，行球囊扩张血管成形术。然后，再次通过导管注射造影剂评价扩张疗效。

通常选取的规格为直径 3~4mm 和长度 15~40mm 球囊预扩。预扩球囊的直径不宜太大，一般遵循球囊与血管直径比为 0.5~0.6。若球囊的长度过短会造成"瓜子"现象，在扩张过程中易造成斑块脱落；若球囊的长度过长则易造成两端扩张，形成"狗骨"现象。球囊预扩压力是额定的，只有对于有明显钙化的狭窄，才使用更大的压力（14~16atm）。球囊只扩张一次，球囊预扩时间取决于球囊的形状和特性。如果球囊能迅速展开，则所需的预扩时间较短；如果球囊展开时间较长，则需将预扩时间延长至 120 秒，尤其是对于易于回缩的钙化。如果使用远端阻塞球囊作为脑保护装置，则需在荧光屏上标记出狭窄病变位置。因为在球囊充盈后，通过造影显不能显示出狭窄病变部位。如使用滤器装置，则可以通过造影监测病变部位。

七、支架置入

研究表明，支架置入术的短期和长期疗效均比单纯球囊血管成形术好。对于大多数病例，可直接采用支架置入术。高度狭窄（>90%）或钙化病变可能会造成支架通过困难或扩张受限，这时可借助直径为 3.5～4mm 冠状动脉球囊进行预扩。通常选用的支架直径一般与远端血管一致，直径范围为 6～9mm。在少数情况下，支架完全置于颈内动脉内而不覆盖颈动脉分叉部，此时所选支架直径应与颈内动脉直径一致。常选用相对较长的支架以确保完全覆盖病变部位，长度范围为 30～40mm。目前尚没有关于支架长度与支架内再狭窄的相关报道。在确保支架能覆盖整个病变的前提下，应尽可能使支架放置于血管近端。大多数情况下，支架放置会覆盖颈动脉分叉部，即颈外动脉开口处。通常不会造成颈外动脉闭塞。

　　CAS 一般选用自膨式支架。与球囊扩张型支架相比，它们不易变形或弯折。目前，自膨式支架有两种类型。一种是由合金编织的金属网线型支架，可像弹簧一样张开与血管壁贴合（如 Wallstent）。此类型的支架具备以下优点：①外径小（5.5F）；②顺应性佳；③具备快速交换系统，可使用较短导管；④易于释放；⑤支架未完全打开前可将其再度收回，确保支架精确到位。但金属网线型支架在释放过程有明显的纵向回缩，以及血管被拉直后可能会造成支架远端扭曲。这些均是金属网线型支架潜在的缺点。另一种支架是自膨式镍钛合金支架。它们具备更大的径向支撑力，更适用于弯曲血管。当颈内与颈总动脉直径差异较大时可选用此类支架。镍钛合金具有热记忆功能，支架置入体内后即可释放至预制大小。一些镍钛合金支架被预制成锥形，其目的是为放置在颈内动脉的部分管径较小，而放置在颈总动脉的部分管径较大。但研究表明，关于这两类支架的长期疗效没有明显的差异。因此，支架类别的选取主要取决于支架输送系统的通过性和能否降低急性并发症的风险等因素。

　　支架置入后需再行血管造影，获得颈部及颅内血管的前后位及侧位影像，并与术前的造影图像加以对比，以便及时的发现栓子栓塞事件。此外，还应再次对患者的神经功能进行评估。若怀疑患者发生相关并发症，则应进一步分析支架放置后的动态造影图像，包括支架放置的位置和脑血流情况。若明确患者无神经系统和操作相关的并发症，则将导管和导丝撤出。当 ACT＜150 秒时，即可拔出鞘管。若术后患者出现低血压，应临时给予升压药物。

八、支架放置后球囊扩张

　　选取支架放置后球囊扩张（简称后扩）球囊的直径通常为 4.5～6mm 和长度为 15～30mm。后扩的球囊的直径不宜太大，球囊与血管直径比为 0.6～0.8。反复的血管成形和过度扩张会增加栓子脱落、血管破裂的风险。对没有充分展开的支架行球囊后扩，会造成支架支柱切割斑块增加栓塞风险。除非存在严重的残余狭窄，否则在支架置入后一般不再行球囊后扩。术中采用 TCD 监测，发现在球囊后扩时微栓子信号最明显：球囊后扩张有诱发栓子脱落的风险。因此，即便在使用脑保护装置的情况下，所选球囊直径直小于对应的血管直径，球扩压力不应超过 10atm。与冠状动脉不同，CAS 不要求残余狭窄达到 0%，因 CAS 的目标为稳定斑块减少脑卒中发生，故 20% 左右残余狭窄是可接受的。基于以下理由，术者不可一味地追求病变血管术后造影形态学的完美性而多次采用后扩。①球囊多次扩张可增加并发症的发生，一次前扩和一次后扩是合理的；②中度残余狭窄绝大多数源于病变血管严重钙化，严重钙化引起的残余狭窄不会因为重复后扩而减轻；③自膨式支架术后有继续扩张的趋势，术后即刻的中度残余狭窄可能在术后的数月得到重塑，使残余狭窄减轻；④最后，血管迷走神经反射和血管减压反射等因素引起的血流动力学紊乱，不容许多次球囊后扩。颈动脉支架的操作流程见表 29－4。

表 29 - 4　颈动脉血管成形及支架置入术的操作流程

- 股动脉逆行穿刺
- 穿刺通道循序扩张至 8F
- 静脉推注肝素（70U/kg）全身肝素化
- 栓塞风险较高的患者，可考虑联合使用Ⅱb/Ⅲa 抑制剂或依替巴肽（eptifibatide）65μg/kg 静脉推注，续以 0.25μg/（kg·h）
- 将导管系统输送至主动脉弓实施主动脉弓造影（左前斜位 20°~30°）
- 将指引导丝和单弯导管置于颈外动脉
- 将导丝更换为 Amplatz 超硬导丝，并将其输送至颈外动脉
- 将指引导管（90cm）输送至颈总动脉近端
- 用 0.014in 或 0.018in 的导丝，或滤器或阻塞球囊系统的导丝越过病变部位
- 撤出 Amplatz 导丝，放置并释放脑保护装置
- 通过导管注射造影剂实施颈动脉造影，以明确狭窄病变的状况
- 行球囊扩张前，静脉予 0.5~1.0mg 阿托品
- 用直径 3~4mm 球囊行预扩
- 颈动脉造影，评估预扩效果
- 支架定位和释放
- 支架释放后实施造影
- 根据情况决定球囊后扩
- 颈动脉造影，评估支架和后扩效果
- 退出脑保护装置
- 退出导管、导丝系统
- ACT<150 秒，拔出血管鞘

九、颈动脉支架置入术的技术要点

1. 神经系统功能评估　术前应充分评估患者的神经功能，并取得高质量的脑血流图像。若患者在术后出现了神经系统并发症，术后与术前资料的对比为及时诊断及治疗提供了依据。

2. 导丝和导管的操作　为了使指引导头端安全的到达颈总动脉远端、应实 Roubin 交换技术。应将 Amplatz 导丝或类似的刚性导丝尽可能地放置在颈外动脉远端。在导管输送过程中，术者应固定交换导丝和注视其头端的位置，以防导丝操作不慎导致血管穿孔。

3. 闭塞和次全闭塞患者的操作　对于颈外动脉闭塞的患者，将指引导管头端定位于颈总动脉往往有一定难度。此时，有两种方法解决这一问题：①选用 0.035in 预成形的"J"形刚性导丝，将其输送至颈总动脉远端，注意不要触及颈动脉球部及分叉部。"J"形结构可阻止导丝通过病变部位。另外，还可选用具有可塑性头端的刚性导丝；②选用直径渐变的导丝（如 TAD 导丝），头端直径为 0.018in，直径渐增大，至近端直径为 0.035in。将其越过颈内动脉病变处，可增加指引导输送的支撑作用。相比较，后者支撑导丝两次通过病变部位，因此较前者所带来的风险大。

4. 导管的灌注冲洗　导管放置到位后，通过三通持续、缓慢地滴注肝素化生理盐水，以防导管血栓形成。

5. 导管和导丝位置的控制　在输送指引导过程中，导引头端的遮光性较差，操作不慎

可致不稳定斑块脱落，故术者应了解指引导管头端的长度。0.014in 导丝头端易受损，故在通过血管鞘阀门时，需特别小心。另外，0.014in 导丝或脑保护装置需要在路图的指引下通过病变部位。

6. 凝血功能检测和控制　在指引导丝和脑保护装置越过病变部位前，最好检测一次ACT。使用远端阻塞球囊作为脑保护装置时，ACT 要求 >300 秒；使用标准指引导丝或滤器装置时，ACT 要求 >250 秒。

7. 血流动力学检测和控制　球囊扩张前可给予阿托品（静脉给予 0.5 ~ 1.0mg）预防球囊在颈动脉窦处扩张时出现血管迷走反射；在球囊充盈过程中，监护护士应密切注意患者生命体征变化，此时有可能会出现严重的血流动力学不稳定现象（如心动过缓、低血压）。

8. 脑保护装置　如使用脑保护装置，应将其放置在颈内动脉颅外段远端（C1 的远端）；使用远端阻塞球囊时，应确保阻塞部位无血流通过；使用滤器装置时，应确认滤网边缘与血管壁充分贴合。

9. 球囊预扩　支架置入前采用小球囊进行预扩，可降低斑块脱落的风险。保存球囊扩张时的造影图片，以比较球囊与颈内动脉、颈总动脉直径的大小。

10. 支架释放　确认支架到位后，释放支架。当镍钛合金支架释放过快时，支架会向远端"跳跃移位"，导致无法完全覆盖病变部位。因此，可释放一部分支架后停留 5 ~ 7 秒，待支架远端完全扩张并与病变远端部位充分贴合后，再释放支架余下的部分。与前一部分释放速度相比，后一部分操作可快速完成。支架的尺寸应以最大血管直径为准，常以颈总动脉远端为参照直径；若支架与颈总动脉不能充分贴合，则会在不贴合处形成血栓。

11. 球囊后扩张　必要时可用直径 5mm 的球囊进行后扩，更大尺寸的球囊使用几率极小。因为 CAS 治疗的主要目的是为了避免斑块脱落造成梗死，不要一味地追求完美的影像结果。故 20% 左右的残余狭窄完全可以接受。在支架置入后应避免反复后扩，轻度的残余狭窄是可以接受的。此外，球囊后扩压力不可过大，以免造成颈动脉破裂。

12. 完成造影　在导丝和脑保护装置撤出前，需行脑血管造影，了解颈动脉球部、颈动脉分叉部及 ICA 颅外段远端是否有夹层的存在。当出现严重的血管痉挛，应耐心等待其自行缓解，必要时亦可通过导管给予血管扩张剂（如100μg 硝酸甘油）。在排除动脉夹层的前提下撤出导丝，最后行颈部和颅内血管造影。

十、术前、术中及术后的药物治疗

1. 术前药物治疗　术前应该避免深度镇静，故使用低剂量的苯二氮䓬类药物，如咪达唑仑 0.5 ~ 1mg 静脉注射，在不干扰神经功能评估前提下，达到减轻焦虑情绪的作用。因术中可造成血管内膜损伤，从而诱发血栓形成。因此，患者于术前充分给予抗血小板和术中充分给予抗凝治疗非常重要。至少于术前 3 天给予双重抗血小板药物治疗，包括阿司匹林（100mg/d）联用氯吡格雷（75mg/d）或噻氯匹定（每次 250mg，2 次/天）。对于已经服用阿司匹林的患者，可于术前加用氯吡格雷负荷量（400 ~600mg）。此为至少连续服用双重抗血小板治疗 3 天的替代疗法。另外，对于行急诊手术治疗的患者，则需一次性联合服用300mg 阿司匹林和300mg 氯吡格雷。

2. 术中药物处理　当置鞘成功后，静脉推注肝素（50 ~ 60U/kg），使活化凝血时间（activated clotting time，ACT）在 250 ~ 300 秒。手术结束后，停止使用肝素。有些 CAS 试验使用比伐芦定抗栓，但还缺乏大样本数据。与普通肝素相比，比伐芦定具有出血风险性低、作用持续时间短便于较早拔除血管鞘和不需要监测 ACT 等优点。

术中一些并发症的处理非常重要，尤其需要掌握相关的药物规范化使用。球囊扩张和支架置入引起血管迷走或血管减压反应较为常见。虽然大部分患者是暂时的，但低血压持续 12~48 小时并不少见。对于 CAS 术前静息心率小于 80 次/分的患者，可用阿托品 0.5~1.0mg 静脉内注射。如果用阿托品和补液不能快速纠正低血压，应及时使用升压药物，如 5~15μg/(kg·min) 多巴胺静脉注射。对于持续的心动过缓的患者，可采用心脏临时起搏器治疗。对于收缩压高于 180mmHg 患者，应该给予降压治疗，以减少高灌注综合征和颅内出血的风险。

3. 术后药物处理　术后在监护病房内应常规评估穿刺部位和神经功能状态。术后 24h 内推荐实施包括美国国立卫生研究院脑卒中量表评分（NIHSS）在内的神经功能评估，或者于神经系统症状出现后立即评估。根据处理方案的不同，可将患者分为 3 类。第一类患者占 90%，表现神经功能和血流动力学平稳，第 2 天通常可以出院。出院后在能耐受的情况下，阿司匹林终身服用，氯吡格雷最少服用一个月。第二类患者占 5%~10%，表现神经功能正常，但血流动力学波动，包括如低（高）血压和（或）心动过缓。此类患者需要住院进一步观察和治疗。通过输液、应用血管活性药物和早期下床活动可恢复正常血压。第三类患者所占比例不足 5%，表现新的神经功能缺损，需要在 ICU 病房观察、采用适当的影像学评估和治疗。

（李庆春）

第三节　脑保护装置

虽然随着 CAS 不断发展有逐渐替代 CEA 的趋势，但 CAS 致命的弱点在于术中病变远端的血管并发栓塞的危险仍未解决，尤其是不稳定的动脉粥样硬化性斑块，动脉粥样硬化斑块脱落的碎片并发的栓塞与血栓所致的栓塞不同，对动脉内接触溶栓等急救措施反应欠佳。因此，预防远端栓塞的发生非常重要。现有使用或未使用栓塞保护装置的 CAS 试验结果，表明脑保护装置在 CAS 中的重要性不容忽视。虽然脑保护装置的有效性还未经随机试验证实，但目前的观点认为脑保护装置可使 CAS 神经系统并发症显著降低。设计脑保护装置的目的是安全的捕获和清除手术操作过程中可能的栓子，避免栓塞事件发生。目前有三类脑保护装置，包括远端闭球囊闭塞式装置、远端滤网式装置和近端球囊闭塞式装置。其作用机制不同，优缺点各异。

一、远端球囊闭塞式保护装置

自 1996 年 Theron 在 CAS 中首次成功实施了脑保护技术后，远端闭塞装置得到逐步发展。它通过球囊充盈后阻断颈内动脉远端的血流达到预防栓子进入脑内并发栓塞事件。在球囊泄气，通过导管回抽出栓子。球囊闭塞装置是最基本的脑保护装置。目前市场上远端闭塞装置有 Medtronic 公司的 PercuSurge Guardwire；Kensy Nash 公司的 Tri - Activ；Rubicon - Abbott 公司的 Cuardian。

PercuSurge CJuardwire（图 29 - 1A）由固定在 0.014in 导丝上的有较好顺应性球囊和微

型封闭阀门组成。阀门可使球囊在充盈装置撤除后仍保持充盈状态，但病变的血管成功成形后，用抽吸导管吸出颈内动脉内静止的血液，以清除任何血栓碎片。PercuSurge 系统的球囊直径范围为 3~6mm。PercuSurge 的优点是输送系统外径小（0.036in），且与标准导丝的尺寸基本相当（0.035in）。与其他的远端闭塞保护装置比较，PercuSurge 弱点在于需手动抽吸栓子。Tri-Activ 由带有球囊的导丝、4F 冲洗导管和蠕动泵抽吸装置三部分组成。蠕动泵提供了持续的抽吸动力，可安全、持续的抽吸脱落的栓子碎片。

远端闭塞保护装置的工作原理是通过充盈的球囊于病变血管的远端阻断颈内动脉的血流，避免远端颈内动脉发生栓塞事件。但闭塞保护装置却完全的阻断了脑的血流，势必给 Willis 环发育不全的患者脑组织供氧带来不利的影响。虽可通过间歇性球囊泄气恢复脑血流，但此法会降低脑保护的功效。另外，完全阻断颈内动脉导致不能术中造影观察血管成形效果。远端滤器装置与之相比，远端闭塞装置最大的优点在于输送外径小、顺应性好，故它的输送过程更为顺利。使用球囊闭塞保护装置需注意以下几点：

（1）术前行血管造影检查，以弥补术中球囊充盈完全阻断颈内动脉的前向血流的不足。若通过升高血压和充分肝素化抗凝，患者仍无法耐受球囊充盈后的脑缺血状态，则采用滤器式保护装置更为合理。

（2）患者应该接受阿司匹林、氯吡格雷和肝素的抗栓预处理，使活化凝血时间 ≥ 300 秒。

（3）Guardwire 越过目标病灶，放置在颈内动脉岩段的近端，在球囊扩张之前，将预扩球囊放置在颈总动脉远端。

（4）根据血管造影测量的颈内动脉直径时，不可使球囊处充盈状态。当球囊接近目标直径时，应造影观察颈内动脉血流情况，最佳球的囊扩张直径应是能恰好的阻断颈内动脉血流的最小直径，过度充盈可能导致颈内动脉夹层。在极少的病例中，远端颈内动脉直径大于 6mm，球囊无法完全阻断颈内动脉血流。此时，应采用滤器式保护装置。对于一些患者仅由病变单侧血管供应大脑血流时，在球囊充盈 60 秒内即可出现神经系统症状，从而迫使球囊泄气。对于这样的病例有以下几种处理方法：在间歇性阻断血流的情况下完成手术；在无球囊阻断血流的情况下完成手术；或者采用滤器式保护装置完成手术。

（5）球囊阻断血流后，是在盲态下完成所有的操作，故操作者必须依靠支架释放后的透视显影来评价结果。

（6）血管成功重建后，回抽颈内动脉内静止的血液（3 次，每次 20ml）。若颈外动脉并发栓塞，则需要更为有力的抽吸，并冲洗导管鞘来清除碎屑。然后将球囊放气恢复血流，再次造影复查，明确是否有医源性动脉夹层。

二、远端滤网式保护装置

远端过滤是更为直观的脑保护装置，栓子在通过放置在颈内动脉病灶远端的伞样滤网时被捕获。支架置入成功后，将回收装置输送到邻近滤网近端的位置，即可回收滤网。目前，滤网有两种不同的输送系统：一种是滤网直接附着在导丝上通过病灶（Angioguard 保护系统）；另一种是将无滤网的微导丝越过病灶部位，然后通过该微导丝将专门的滤网保护装置通过病变血管（Spider 保护系统）。

这种装置一般是由 0.014in 导丝系统控制其远端的"滤网"的释放和回收，其优点在于可以保证 CAS 术中颈内动脉持续的血流。这些滤网可以阻止大于滤网网孔直径的栓子进入脑内。滤网在输送过程中处于闭合状态，当其通过病变部位后，在合适的位置后释放（颈内动脉 C1 段远端）。滤网的释放方法有所不同，但是大多数是通过撤除包裹滤网的输送鞘。SAPPHIRE 试验中应用的是 Angioguard 保护系统（Cordis 公司），其网孔大小为 100μg，即可以允许 ≤100μm 的栓子通过网孔。目前认为，≤100μm 栓子不会引起临床症状。目前市场上远端过滤装置有 Angioguard XP（Cordis 公司）、FilterWire EX 和 FilterWirP EZ（BostomScientific 公司）、AccuNet（Guidant 公司）、Spider（EV3 公司）、Interceptor（Medtnxiic 公司）。Rubicon filter（Rubicon Medical 公司）及 Neuroshield（MedNova 公司）等。

　　Angioguard XP 是由附着有聚氨酯滤网的防损伤软头导丝构成（图 29 - 1B）。滤网由 8 根镍钛合金支撑杆支撑呈伞状，且其中 4 根支撑杆带有不透射线的标记，其可视性极佳。滤网孔径为 100μm，输送外径在 3.2F 至 3.9F 之间。Angioguard XP 根据滤网直径的不同有 5 种规格，分别为 4mm、5mm、6mm、7mm 和 8mm。SAPPHIRE 试验对部分行 CEA 术存在高风险的患者采取 CAS 治疗，证实了使用 Angioguard XP 保护装置的应用价值。

　　FilterWire EX 由附着有聚氨酯滤网的 0.014in 导丝组成，滤网近端有透视显影镍钛环。滤网孔径为 80μm，输送系统外径为 3.9F。近端镍钛环保证了滤网壁的适应性，使单个尺寸滤网可适用于直径在 3.5~5.5mm 的所有动脉。FilterWire EX 是偏心设计，所以必须通过造影确定滤网的位置。若透视下镍钛环标记紧贴动脉壁，则说明滤网与动脉壁完全密闭。Bosiers 等对 100 例颈内动脉严重狭窄行 CAS 治疗患者进行分析发现，69% 症状性患者 30 天内脑卒中和死亡发生率为 2.0%，且于 56.9% 症状性患者的术中使用的 FilterWire EX 滤网里检测出栓子。

　　FilterWire EZ 是新一代 FilterWire EX 保护装置（见图 29 - 1C）。FilterWire EZ 亦是于近端附有透视显影的镍钛环的聚氨酯滤网，孔径为 110μm，输送系统的外径被减小至 3.2F。导丝被设计在滤网内腔更为中心的位置，这样可以保证镍钛环滤网在直径为 3.5~5.5mm 动脉内较好的贴壁。另外，与 FilterWire EX 相比，FilterWire EZ 的可视性和顺应性得到进一步改善。使滤网更容易通过迂曲的动脉。

　　RX AccuNet（见图 29 - 1D）有一个伞样的聚氨酯滤网，通过类似支架的镍钛合金结构使滤网固定在血管壁上，血液可以从其近端的大孔隙流过，而栓子被滤网薄膜捕获。其孔径统一为 125μm。RX AccuNet 根据直径大小不同有四种规格，分别为 4.5mm、5.05mm、6.5mm 和 7.5mm。前两种和后两种分别匹配外径规格为 3.5F 和 3.7F 输送系统。

　　Spider 保护装置（见图 29 - 1E）的滤网是由镍钛合金编织而成，其近端至远端网孔孔径是可变的，能捕获最小的栓子的直径为 50μm。其近端的透视显影金环标记不断增加了该装置的可视性，而且有助于滤网和血管壁的贴合。Spider 保护装置需要先用 0.014in 导丝越过病变处，然后沿着导丝将外径为 2.9F 的输送系统通过病灶部位，接着撤除导丝，推送头端连接滤网的微导丝将滤网输送到合适的位置。Spider 滤网直径有 5 种规格，分别为 3mm、4mm、5mm、6mm 和 7mm，但其输送系统外径均为 2.9F。

　　Interceptor（见图 29 - 1F）借助镍钛合金网捕获栓子。其远端捕获栓子孔径为 100μm，而血液从其近端四孔流过。Interceptor 有两种规格，分别为 5.5mm 和 6.5mm，它们的输送系统外径均为 2.9F。另外，Rubicon filter 在所有远端保护装置中输送外径最小（<2F）。其滤网的孔径为 100μm，直径有 4mm、5mm 和 6mm 三种规格。

　　Neuroshield 的滤孔直径为 140μm。该输送系统先借助头端为 0.018in 的 0.014in 导丝通过病灶部位，然后将 3F 输送鞘的滤网沿着导丝送入。Macdonald 等发现，在 CAS 术中使用 Neuroshield 保护装置的患者 30 天围手术期的脑卒中和死亡率较未使用该保护装置的患者低（4.0% vs 10.7%）。Rubicon filter（Rubicon Medical 公司）及 Eemboshield 保护装置分别见图 29 - 1G 和图 29 - 1H。

远端过滤保护装置优势不仅在于 CAS 术中可实施造影观察病变部位，更为重要的是，它在保护过程中不影响脑组织的血流。当在保护过程中出现栓子过多或有血栓形成时，滤网可被阻塞。此时可以通过输送鞘用 5F 单弯导管从滤网中抽吸栓子。若栓子阻塞滤网引起血流阻断，应迅速撤除滤网，CAS 术可在更换新的保护装置之后继续进行。若无法更换保护装置时，可以考虑在无保护装置下完成手术。操作开始即进行肝素化或选择孔径足够大的滤网可有效地预防滤网血栓形成。80 ~ 140μm 孔径既可有效地防止滤网血栓形成，又可达到保护作用。多数远端过滤装置的输送系统外径大于远端球囊闭塞装置，所以前者在通过严重僵硬或迂曲病变时更为困难。但随着技术进步，远端过滤装置的输送外径逐渐减少，且各组成部分顺应性得到改善，通过迂曲的血管能力得到提高。因为多数远端过滤装置有不同的规格，故在放置保护装置前需要精确测量血管直径，以指导选择合适的直径滤网实现最佳的血管适应性和充分的保护效果。与远端球囊闭塞装置相比，过滤装置对动脉壁的压力较低，由此引起动脉痉挛或夹层的危险性较小。因为不同的滤过装置有着不同的特点，故在实际临床实践中需要根据患者的具体情况选取不同的滤过装置。远端过滤装置应用时意事项有。

（1）因为将过滤装置放置在颈内动脉迂曲部位会增加操作的困难，故通常情况下过滤装置应放置在颈内动脉颅外平直、形态正常的节段（如 C1 远端）。

（2）滤装置在通过极度狭窄、迂曲或钙化的病变发生困难时，可采用双导丝技术提供额外的支撑力。

（3）通过不同角度造影检查，确保滤网边缘与颈内动脉紧密贴合，以实现充分的保护作用。

（4）术中应注意滤网的造影剂流量。如果发现造影剂通过减少，说明滤网内充满栓子，则必须将其吸出或暂时撤除。当撤除保护装置时，不要完全收紧滤网，否则可能挤出部分栓子导致远端栓塞。

三、近端球囊闭塞式保护装置

近端闭塞装置一般有两个顺应性球囊，一个放置在颈总动脉，另一个放置在颈外动脉，这样就构成了血液逆流的保护装置。目前市场上近端闭塞装置有 Parodi Anti - Emboli System（ArteriA 公司）和 Mo. Ma（Invatec 公司）等。

Parodi 系统是一种血液逆流保护装置，顶端带有低压球囊的双腔软导管（Parodi 抗栓子导管，PAEC）和系于导丝的小球囊（Parodi 外置球囊，PEB）。当 10F 输送鞘插入动脉后，将 PAEC 放置在颈总动脉作为抽吸装置。然后充盈 PAEC 近端的球囊阻断血流，接着将 PEB 放置在颈外动脉充盈后阻断血流，这样真空腔形成可致血液逆流，实现栓塞保护作用。Whitlow 等报道了 75 例使用 Parodi Anti - Emboli System 症状性患者，发现 95% 的患者可耐受，围手术期内无一例患者发生脑卒中或死亡。

Mo. Ma 系统是一种无血流保护装置，它借助固定在 5F 导引导管顶端的两个顺应性人造橡胶球囊预防脑栓塞。Mo. Ma 系统需要 11F 的输送鞘。术中充盈颈外动脉的远端球囊和颈总动脉的近端球囊，阻断颈动脉血流。血管重建后主动抽吸鞘中的血液以清除碎片，然后将球囊放气以恢复血流（图 29 - 2）。

近端闭塞装置最大优点在于不需越过病变部位即可实现脑保护。球囊闭塞状态一建立，操作者就可选择适合的导丝安全越过病变。与其他的保护装置相比亦存在一些缺点：①近端闭塞装置体积大硬度高，进入颈动脉操作更为困难；②当患者侧支循环不充分对，颈总动脉和颈内动脉阻塞可能会导致脑血流急剧下降，患者无法耐受；③虽然术中间歇的放松球囊可间断的恢复脑组织氧供，但无法实现全程脑保护；④有引起颈总动脉和颈外动脉夹层或痉挛的潜在危险。

总之，目前多数学者认为，脑保护装置的使用能给大多数颈内动脉狭窄患者行 CAS 治疗带来益处，且支持 CAS 术应常规采用脑保护装置。

（李庆春）

第四节 动脉粥样硬化性颈动脉狭窄的评估

一、症状和体征评估

短暂性脑缺血发作（transient ischemic attacks，TIA）和急性脑梗死都是临床急症。颈动脉系统 TIA 表现为视网膜或大脑半球神经功能缺失，症状在发病后 24 小时内消失。一项研究表明，有 11% 和 50% 脑梗死患者分别由 TIA 发作后 90 分钟和 2 天内进展所致。以双侧视网膜和双侧大脑半球神经功能缺失为临床表现，往往提示该患者颈动脉颅外段存在严重的病变。但这种情况并不多见，需要与椎基底动脉病变引起血流动力学障碍相鉴别。对既存在椎基底动脉病变又合并无症状性颈动脉狭窄病变的患者，鉴别其临床症状的责任血管尤为重要。TIA 和脑梗死发生后，快速准确的明确责任血管能为极早的实现血管重建创造条件。颈动脉颅外段狭窄或闭塞相关的临床症状见表 29 - 5。

全面的神经系统体格检查、包括心脏和颈动脉杂音的听诊、眼底镜视网膜血栓的检测均非常重要。NIHSS 用于测评神经系统功能缺失，根据分值判断脑卒中患者的预后，在临床实践中有很大的应用价值。患者的临床表现和阳性体征必须要与脑血管影像学资料联系在一起，以明确其产生的原因是否源于同侧病变的颈动脉，此为定义症状性颈动脉狭窄或闭塞的关键。

表 29 - 5　颈动脉颅外段狭窄闭塞性病变临床表现

视网膜症状
　短暂性缺血发作
　　一过性黑矇或短暂性单眼失明
　　一过性黑矇变异型
　视网膜梗死
　　视网膜中央动脉闭塞
　　视网膜动脉分支动脉闭塞
缺血性视神经病
半球症状
　TIA

短暂性半球型 TIA（如言语功能、一侧肢体运动和感觉功能受损等）

单侧肢体型 TIA（如一侧肢体运动和感觉功能受损）

单侧型脑梗死

分水岭型脑梗死

血栓栓塞型脑梗死

全脑性症状

双侧或双侧交替型 TIA

双侧同时发作型 TIA（需要与椎基底动脉系统病变病变鉴别）

双侧型脑梗死

二、影像学评估

影像学能评估包括占位、陈旧和新鲜性梗死、出血和萎缩等脑组织改变和颈动脉解剖形态、狭窄程度、斑块特点及病变性质如夹层和炎症等形态学特点，为优化治疗提供了重要依据。目前，除冠状动脉手术搭桥治疗的患者建议行颈动脉狭窄筛查外，没有证据支持对无症状的患者常规实行颈动脉狭窄筛查。对于无症状但伴有颈动脉杂音的患者，颈动脉病变筛查仅限于较好的具备血管重建治疗指征的患者。颈动脉超声、磁共振血管造影（magnetic resonance angiography，MRA）和计算机断层扫描血管成像（computed tomographic angiography，CTA）常常用于绝大部分颈动脉病变患者初级评估，包括病变性质和狭窄的程度。虽然北美症状性颈动脉内膜切除试验（North American Symptomatic Carotid Endarterectomy Trial，NASCET）、欧洲颈动脉外科手术试验（European Carotid Surgery Trial，ECST）和无症状动脉粥样硬化性颈动脉研究（symptomatic Carotid Atherosclerotic Study，ACAS）采用有创的血管造影检查评估颈动脉狭窄程度，但在通常情况下，血管超声和 CTA 等无创方法可替代血管造影（digital substraction angiography，DSA）评估经动脉狭窄的严重性，并指导血管内重建手术的制定。这些无创方法评估血管狭窄程度与目前视为金标准的血管造影检查结果有很高的一致性。这些方法与 DSA 比较，在判断是否需血管重建的准确率的偏差小于 20%。

1. 颈动脉超声　颈动脉超声是一项应用程度最广和费用最低的无创评估颈动脉狭窄的成像技术。采用灰阶成像（gray - scale imaging）技术直接的评估横断面狭窄程度，提供能预测脑卒中风险的斑块形态学信息，包括不光滑斑块、溃疡斑块和低回声斑块。目前数据显示，超声检测到的颈动脉收缩期血流速度是唯一的最为准确的衡量颈动脉狭窄程度的参数。与血管造影相比，颈动脉超声诊断颈动脉 ≥70% 狭窄的敏感性为 77% ~98%，特异性为 53% ~82%。对一侧颈动脉存在严重狭窄或闭塞的患者而言，对侧颈动脉因发挥侧支代偿作用使血流加快。此时采用收缩期 ICA 近端与颈总动脉远端血流流速比更能准确的反映血管狭窄严重程度。采用静脉注射增强剂法可鉴别血管严重狭窄产生的极为细小血流和完全闭塞无血流时的两种状态。虽然，超声难以胜任用于伴发心律失常、颈动脉二分叉高位、动脉扭折和极度钙化和罹患一些不常见的疾病如肌纤维发育不良和动脉夹层患者的颈动脉狭窄的评估，且存在 ICA 颅内段的病变和主动脉弓不能成像的缺点，但高质量的颈动脉超声设备能获得与血管造影高度一致的评估效能。

2. MRA　MRA 是神经系统应用程度最为广泛的技术，随着科技的突飞猛进，其获取的成像质量日益提高。与颈动脉超声相比，MRA 能检测超声所不及的颅内动脉狭窄与 CTA 相比，MRA 的优势在于避免使用放射性碘剂作，不具有肾毒性。MRA 的劣势包括面对安装了心脏起搏器和除颤器、罹患恐惧症和肥胖患者无法实施；因运动伪影可将狭窄程度扩大化，将动脉次全闭塞评估为完全性闭塞。但这些劣势通过磁共振快速增强序列和联合应用超声技术在很大程度上能得到弥补。

3. CTA　CTA 可用于颈动脉和颅内动脉狭窄的评估。与颈动脉超声比较，存在自身的优势，包括能用于颈动脉超声成像模糊和诊断颈动脉狭窄程度不确定的患者。能检测主动脉弓和高位二分叉患者颈动脉形态学特点，能可靠的鉴别完全和次全闭塞病变，能评估动脉开口、串联病变和伴有心律失常、心脏瓣膜病变和心肌病患者颅内外血管形态学特点。另外，CTA 通过增强剂成像，能提高评估扭曲动脉狭窄的精确度。CTA 存在的劣势包括要求放射性碘剂作增强剂，且有肾毒性。另外，在甄别斑块的稳定性能力方面稍逊于颈动脉超声。CTA 检测颈动脉≥70%狭窄的敏感性为 85%～95%，特异性为 93%～98%。

4. DSA　以导管为基础的主动脉弓和脑血管 DSA 是评估颈动脉病变的金标准。通过其可明确主动脉弓的类型、弓上大血管形态学特点和颅内侧支循环模式。目前，根据正常参照动脉的不同，有三种方法评估颈动脉狭窄严重程度。NASCET 法是以颈动脉窦以上颈内动脉近端的正常血管直径为参照；ECST 法是以颈动脉窦部最大直径为正常参考血管；第三种方法是以颈总动脉为正常参考动脉。脑血管造影检查的优势在于对血管狭窄严重程度和血管钙化程度的评估更为准确。正如一项研究结果表明，血管造影对溃疡斑块诊断的敏感性和特异性分别仅为 46% 和 74%。作为有创的检查方法，DAS 在操作的过程会出现相应的并发症，包括穿刺点的损伤、造影剂脑病、过敏反应和动脉性栓塞等。症状性脑动脉粥样硬化化性患者在行 DSA 过程中发生脑卒中和 TIA 几率分别为 0.5%～5.7% 和 0.6%～6.8%。但是近的研究表明，随着使用器材、技术和操作熟练程度的提高神经系统并发症发生率低于 1%。

（李庆春）

第五节　动脉粥样硬化性颈动脉狭窄病变的内科治疗

一、危险因素的干预

明确脑卒中的危险因素对脑卒中的预防非常关键，这些危险因素可分为不可干预性和可干预性两种。前者包括种族、年龄和家族史等，后者包括高血压、吸烟、高血脂和糖尿病等。对颈动脉狭窄患者无论是否采取血管重建治疗，进行脑卒中危险因素控制和物干预以延缓动脉粥样硬化的进展和临床脑缺血事件的发生尤为重要。相关的危险因素治疗达标值见表 29-6。

对于其他的危险因素，如高纤维蛋白原和 C 反应蛋白等，虽然是心脑血管事件独立的危险因素，但通过饮食补给 B 族维生素和叶酸治疗并非能改变它们对脑卒中发生的影响。另外，对于吸烟和年龄超过 35 岁的服用避孕药的女性，发生脑卒中的风险较 35 岁以下且缺乏其他脑卒中风险因素女性要高。

表 29 - 6　危险因素干预目标值

危险因素	目标值	干预方法
血压	BP < 149/90mmHg BP < 130/80mmHg（慢性肾衰竭或糖尿病患者）	控制体重、增加体力活动、减少酒精和盐分摄入及药物控制
吸烟	戒烟 避开被动吸烟的环境	采取戒烟计划、尼古丁替代疗法及安非他酮和瓦伦尼克林药物戒烟
血脂	LDL - C < 100mg/dl（冠心病患者理想达标值为 < 70mg/dl）	控制体重和增加体力活动、低饱和脂肪酸饮食及他汀类、烟酸和贝特药物治疗
糖尿病	HbA1c < 7%	控制饮食和体重、口服降糖药和胰岛素治疗
缺乏体力活动	每天坚持 30 分钟体力锻炼（每周最少保证 5 天）	步行、骑自行车、游泳和从事家务劳动等
肥胖	体重指数（BMI）控制在 18.5 ~ 24.9 范围内； 男性腰围控制不超过 40 英寸（101.6cm）； 女性腰围控制不超过 35 英寸（88.9cm）	增加体力活动和利莫那班药物减肥等

二、抗栓治疗

所有颈动脉狭窄和闭塞的患者均需给予药物治疗，包括抗血小板聚集和致动脉粥样化的危险因素治疗。伴有一个或多个动脉粥样硬化危险因素的无症状患者需行抗血小板药物治疗，以预防心脑血管事件发生。基于众多的脑卒中预防研究表明，近期伴发 TIA 或小卒中的患者，依照不同的脑卒中病因，亦推荐使用抗血小板药物治疗。

1. 抗血小板聚集　阿司匹林用于 TIA 和脑卒中患者再发脑卒中二级预防能使致死性和非致死性脑卒中相对风险分别下降 16% 和 28%。随机研究表明，对于颈动脉狭窄 < 50% 的症状性和 < 60% 无症状性患者，阿司匹林的脑卒中预防效果优于 CEA。行 CEA 治疗的患者，在术后 1 ~ 3 个月服用低剂量的阿司匹林（81mg/d 或 325mg/d）获益程度较高剂量（650mg/d 或 1 300mg/d）的要大。即使是那些正服用低剂量阿司匹林遭受 TIA 频繁发作的患者，目前仍无证据支持阿司匹林服用量应超过 325mg/d。

双嘧达莫虽不用于心脑血管事件的一级预防，但两个试验证实可用于脑卒中的二级预防。欧洲脑卒中预防研究 - Ⅱ（European Stroke Prevention Study，ESPⅡ）表明，双嘧达莫缓释剂单用及其与阿司匹林联用的功效均优于安慰剂，但两者的单用功效无统计学差异。欧洲/澳大利亚逆转脑卒中预防试验（European/Australian Stroke Prevention in Reversible Ischemia Trial，ESPRIT）提示，双嘧达莫缓释剂和阿司匹林联合用于心肌梗死和脑卒中的二级预防优于单用阿司匹林。另外，双嘧达莫缓释剂和阿司匹林联用干预脑卒中二级预防的功效与氯吡格雷的相比无明显差异。

加拿大 - 美国噻氯匹定脑卒中二级预防研究（Canadian - American Ticlopidine Study，CATS）结果表明，与安慰剂相比，噻氯匹定能减少 23% 心脑血管事件。另外，噻氯匹定和阿司匹林脑卒中研究（Ticlopidine Aspirin Stroke Study，TASS）纳入对象为已遭受 TIA 或大卒中的患者，结果表明，噻氯匹定减少脑卒中事件发生的效果明显，且有较少的出血并发症。但嗜中性白细胞减少症发生率达 0.9%。

氯吡格雷因安全谱广和每日一次给药便捷的特点，目前已很大程度上替代了噻氯匹定的使用。氯吡格雷与阿司匹林脑卒中的二级预防比较试验（Clopidogrel Versus Aspirin in

Patients at Risk of Ischemic Events，CAPRIE）结果提示，氯吡格雷和阿司匹林作用相当。在氯吡格雷治疗存在动脉粥样硬化血栓形成高风险、脑卒中稳定、处理和预防研究试验（Clopidogrel for High Atherothrombotic Risk and Ischemic Stabilization，Management，and Avoidance，CHARISMA）中，氯吡格雷联用阿司匹林与阿司匹林单用在治疗效果上无统计学差异。另外，MATCH 试验是以动脉粥样硬化血栓形成为基础的近期存在 TIA 或脑卒中高风险的患者为对象的研究，其结果表明，两者的联用不但增加了全身系统性出血和脑出血风险，而且与单用氯吡格雷相比，并未减少脑卒中发生的风险。总之，在脑卒中二级预防中，阿司匹林与氯吡格雷相比不存在优劣之分，两者联用会增加严重出血的风险。

另外，对已使用单一抗血小板聚集药物治疗仍频发缺血事件的患者，可考虑药物联用：第一种方法是加用华法林；第二种方法是联用氯吡格雷；第三种方法是采用三种药物联用，即在阿司匹林联用氯吡格雷的基础上，加用双嘧达莫、西洛他唑和华法林三者中的一种。值得注意的是，这些药物的联用缺乏临床试验证据支持，且存在增加出血的风险。

2. 抗凝治疗　除非有药物使用禁忌证，房颤患者的脑卒中的二级预防首选华法林抗凝治疗。在华法林和阿司匹林复发脑卒中预防比较研究（Warfarin Aspirin Recurrent Stroke Study，WARSS）中，脑卒中、死亡和大出血并发症的发生率均无统计学差异。另外，在华法林和阿司匹林治疗症状性颅内动脉狭窄比较研究（Warfarin Aspirin Symptomatic Intracranial Disease，WASID）中，结果表明华法林不优于阿司匹林。因此，基于这些试验研究结果表明，阿司匹林在治疗非心源性颈动脉狭窄脑卒中患者时，疗效优于华法林。

三、调脂和抗动脉粥样硬化治疗

普伐他汀、辛伐他汀和阿托伐他汀已被美国食品药物监督局批准用于冠心病患者并发心肌梗死的预防性治疗。他汀类药物可用于 CEA 后预防再发脑卒中的治疗。在采用 80mg 阿托伐他汀积极降低血脂脑卒中二级预防研究（Stroke Prevention with Aggressive Reduction of Cholesterol Levels，SPARCL）中，阿托伐他汀使无冠心病病史的患者再发脑卒中的风险降低 16%。美国国立血脂教育计划指南推荐，他汀类药物可用于已遭受 TIA、脑卒中或颈动脉狭窄 >50% 的患者。另外，2006 年 ASA、2008 年 ESO 及 2008 年 NICE TIA 和脑卒中的二级预防治疗指南均推荐使用他汀类药。

四、血管紧张素转换酶抑制剂和血管紧张素受体抑制剂

目前，相关的研究暗示血管紧张素转换酶抑制剂（angiotensin – converting enzyme inhibitors，ACEI）和血管紧张素受体抑制剂（angiotensin receptor blockers，ARB）用于脑卒中预防获益程度超过因它们降低血压所获取的。一项关于雷米普利用于存在心血管事件高危患者的脑卒中预防研究表明，在 5 年内雷米普利使脑卒中的风险下降 32%。虽然雷米普利能使收缩和舒张期血压下降 2~3mmHg 及血管内一中膜厚度减小，但这些作用本身并不能充分解释如此之大的获益。ACEIs 和 ARBs 除通过降低血压来减少脑卒中发生外，亦能通过抑制血管紧张素 II 生理作用，使血管舒张、抑制血管平滑肌增生、改善内皮细胞功能和提高内源性纤维蛋白溶解功能来增进脑卒中的预防作用。

（李庆春）

第六节　颈动脉成形和支架置入术的指南

本节以 2008 年欧洲脑卒中组织（European Stroke Organisation，ESO）、2010 年美国心脏和脑卒中协会（American Heart Association/American Stroke Association，AHA/ASA）和 2011 年中华医学会神经病学分会脑血管病学组发表的颈动脉狭窄血管内治疗指南为依据，概述 CAS 的指南推荐。为便于 CAS 与 CEA 间的比较以下也包括 CEA 指南推荐。另外，CAS 术规范化处理流程见图 29 - 3。

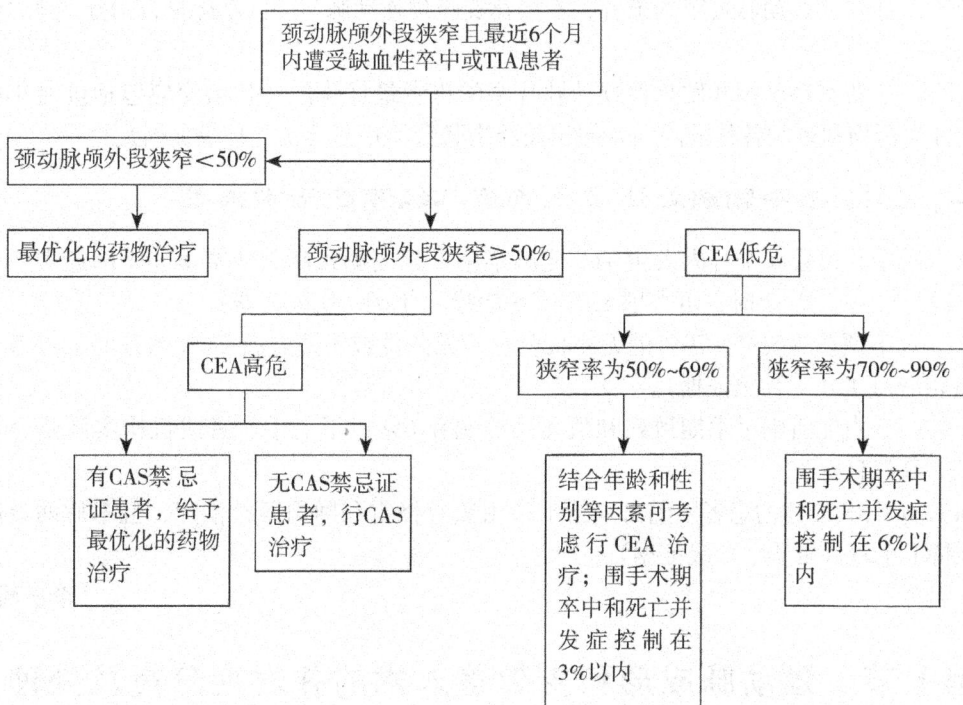

图 29 - 3　颈动脉狭窄处理流程

一、2010 年 AHA/ASA 指南推荐

（1）对于在过去的 6 个月内发生 TIA 或脑卒中，且与其同侧的颈动脉呈重度狭窄（70%~99%）的患者，可推荐给能将围手术期致残和致死率控制在 6% 以内的医疗机构行 CEA 治疗（I 类、A 级证据）。

（2）对于症状性中度狭窄（50%~69%）的患者，根据其特定的因素（如年龄、性别、共患疾病来）决定是否行 CEA 治疗。且围手术期致残和致死率控制在 6% 以内（I 类、B 级证据）。

（3）颈动脉轻度狭窄（< 50%）不推荐行 CEA 和 CAS 治疗（III 类、A 级证据）对于 CEA 治疗时机的选择，若无早期手术禁忌证则推荐在出现症状后的 2 周内进行（IIa 类、B 级证据）。

（4）对于颈动脉狭窄通过无创影像检查证实 > 70% 或通过血管造影检查证实 > 50% 的

症状性患者，若行 CAS 治疗的并发症不超过 6%，则 CAS 可作为 CEA 的替代治疗方法（Ⅰ类、B 级证据）。

（5）对于症状性重度狭窄（＞70%）的患者，若外科治疗存在入路困难和伴有增加手术风险的共患疾病，可考虑采用 CAS 治疗（Ⅱb、B 级证据）。

（6）对于特殊原因引起的狭窄，如放射性狭窄或 CEA 后的再狭窄等，亦可以考虑采用 CAS 治疗（Ⅱb 类、B 级证据）。

（7）CAS 由能将围手术期致残和致死率控制在 4% ～6% 之间的手术者实施是合理的（Ⅱa 类、B 级证据）。

（8）对症状性颈动脉狭窄的患者，不推荐实施颈外动脉与颅内动脉搭桥治疗（Ⅲ类、A级证据）。

（9）对于所有动脉粥样硬化性颈动脉狭窄的患者最优化的药物治疗应包括抗血小板聚集、他汀类药物和控制各种危险因素的相关药物联合治疗（Ⅰ类、B 级证据）。

二、2011 年中国缺血性脑血管病二级预防指南推荐

（1）对于在过去 6 个月内发生 TIA 或脑卒中，且同侧颈动脉狭窄≥50% 的患者，无条件或不适合行 CEA 治疗时，可考虑采用 CAS 治疗（Ⅰ类、B 级证据）。

（2）对于颈动脉狭窄≥70% 的无症状患者，无条件或不适合行 CEA 治疗时，可考虑采用 CAS 治疗（Ⅱ类、C 级证据）。

（3）CAS 由能将围手术期致残和致死率控制在 6% 以下的手术者或机构实施是合理的（Ⅱa 类、B 级证据）。

（4）行 CAS 治疗的患者术前必须给予联用氯吡格雷和阿司匹林治疗，且术后两者联用至少维持 1 个月（Ⅱ类、C 级证据）。

（李庆春）

第七节　颈动脉成形和支架置入术的并发症分类及处理

CAS 成为治疗颈动脉疾病的重要方法。尽管治疗器械和技术有了空前的发展，但在 CAS 术中和术后依然有各种各样并发症发生。据最新不同的荟萃分析和随机试验结果。表明在 CAS 整个操作中发生各种不良事件的百分率为 6.8% ～9.6%。虽然目前文献对这些并发症已有全面的报道，但重点不突出。快速识别、迅速评估 CAS 一些重要并发症是改善患者预后的重要前提。本章节结合目前最新文献，仅对 CAS 关键部位并发症予以分类二同时，重点介绍能够及时发现和正确的评估这些并发症的方法，为最大限度地实施有效治疗提供帮助。

一、颈动脉颅外段并发症分类及处理

本节根据并发症发生所处的解剖部位分类，其优势在于在术中简单易行且使用二此外还为不同的研究中心并发症的分析研究提供了可比性。

颈动脉颅外段并发症是指位于颈总动脉或颈内动脉岩骨颈动脉孔以下的并发症，将其分为三类：支架段并发症，支架近端并发症，支架远端并发症。

（一）支架段并发症及其处理

发生在支架段的并发症可细分为四亚类，包括：急性支架内血栓形成（acute stent thrombosis）、斑块脱垂（plaque prolapse）、残余狭窄（residual stenosis）和支架定位不当（incorrect stent placement）。

1. 急性支架内血栓形成　因急性支架内血栓形成与斑块脱垂在造影成像上有着相同的特征，均表现支架内造影剂充盈缺损，特别需要鉴别。急性支架内血栓形成发生率虽然相对较低（0.04% ~2.0%），但给患者带来了致命后果。根据目前的文献报道，诱发急性支架内血栓形成的常见原因有：①术前抗血小板聚集治疗或术间肝素化不充分；②存在抗血小板药物抵抗；③支架置入错位；④支架置入后残余狭窄明显。其中以抗血小板聚集治疗不充分为最常见的原因。基于这一原因，故患者术前必须给予充分抗血小板聚集治疗。具体方法为至少于术前3天给予阿司匹林（100mg/d）和氯吡格雷（75mg/d）双重抗血小板治疗。对于已经服用阿司匹林的患者，可于术前24小时或术前加用氯吡格雷负荷量（400 ~600mg）。另外，对于行急诊手术治疗的患者，则需一次性联合服用300mg阿司匹林和300mg氯吡格雷。对于已充分给予抗血小板聚集治疗但在术后发生支架内血栓形成的患者，需考虑患者是否存在抗血小板药物抵抗。

急性支架内血栓形成的处理目前仍然缺乏统一的标准。下列几种方法可供选择：①动脉内溶栓，为提高血管再通的几率，亦可将半剂量rt - PA与阿昔单抗联合使用；②动脉或静脉使用阿昔单抗；③条件允许可采用机械碎栓或血栓切除术，亦可与阿昔单抗联合治疗；④采取急诊手术取出带血栓的支架或可视状态下切除支架内血栓。总之，并发症一旦发生联合多学科合作是非常必要的，包括神经科、血管外科和神经影像科等。

2. 斑块脱垂　2004年Clark等运用血管内超声技术定义病变处斑块突入支架内腔 >0.5mm时称为斑块脱垂。到目前为止，斑块脱垂在大样本随机的CAS试验中并未给予其他的定义，并且它的发生率从未公开报道。但根据未发表的数据表明，斑块脱垂发生率约为0.2% ~4%。目前，虽然尚缺乏通过血管造影定义斑块脱垂，但凭借血管造影能在可视的状态下发现支架内腔造影造影剂充盈缺损，从而明确斑块脱垂诊断。造成斑块脱垂的常见因素有软斑块、大斑块及在术中使用的支架类型为开环式支架。斑块脱垂可分为小脱垂和大脱垂两类。小脱垂是指脱垂的斑块并未明显侵入血管内腔；大脱垂是指脱垂的斑块明显的侵入血管内腔，且形成内腔明显狭窄。斑块脱垂可导致神经系统不良事件发生。斑块脱垂处不但易诱发支架内血栓形成，而且可通过血栓形成物或斑块突出的成分促发早期或晚期栓塞事件发生。

血管内超声技术在筛查斑块脱垂方面有着重要的诊断价值。但它的使用不但增加了手术时间，而且增加了术中血栓栓塞事件发生的风险。基于这些原因，限制了它在临床上常规应用。不过常用的二维超声技术亦能提供脱垂的斑块大小和部位等相关信息，可作为血管内超声技术的替代工具。

斑块脱垂应根据血管腔受累的程度的不同采取个体化的处理。小脱垂需严格的采用超声随访。同时强制性给予阿司匹林和氯吡格雷双重抗血小板聚集治疗。另外，在术后的两周内亦可采用低分子肝素抗凝治疗。大脱垂可采取支架内重复球囊后扩。对于脱垂持续存在的患者，可借助双支架套叠治疗。

3. 残余狭窄　支架释放及后扩后其内腔局部仍存在部分的造影剂充盈缺损，即为支架术后残余狭窄。目前认为，术后残余狭窄率若＞30%则称为 CAS 技术失败。采取多次后扩，则会增加颈动脉窦部牵张反射发生，诱发血压下降和心率减慢。另外，多次后扩亦会增加斑块物质脱落和血管发生破裂的风险。病变处严重钙化和斑块的体积较大是形成残余狭窄的最常见的原因。此外，术中定位不当和支架在释放的过程中发生移位亦可促发残余狭窄的发生。为避免或减少残余狭窄的发生率，术前需认真评估狭窄病变的性质和程度。针对严重钙化和斑块的体积较大的病变，可选用纵向支撑力大的支架。因支架定位不当或在释放的过程中发生移位形成的残余狭窄，可置入另一枚支架使整个病变的血管得以覆盖。

4. 支架定位不当　由于各种原因可导致支架定位不当，支架最终的定位点与最初计划的定位点偏移 10mm 以内时，则称为"小幅定位偏移"。此类发生率并不少见，但不会因此而明显的增加患者术后不良事件的发生。但对于本身存在栓子脱落潜在风险的患者，支架定位不当可能会增加 CAS 术后早期或晚期神经系统并发症。定位不当亦可并发残余狭窄。基于这些原因，采用第二枚支架封堵未覆盖的病变是非常必要的。

另外，支架释放在极少数情况下会发生移位，即支架最终的定位点与最初计划的定位点定偏移大于 10mm，亦称为"大幅定位不当"。支架向目标定位点远端移位比较常见，若远端血管直径较大无影响到血流供应，则无需处理；若远端血管直径较小影响到血流供应，则需要外科手术取出移位的支架。支架的近端移位少见，一般不会引起不良事件。采取超声随访和双重抗血小板聚集治疗即可。

（二）支架近端并发症及其处理

颈总动脉夹层是支架近端血管最为常见的并发症。目前有关颈动脉夹层的发生率仍不清楚。血管扭曲和反复操作是导致夹层发生的主要原因。此外，诸如"牛角弓"、Ⅰ型弓或Ⅱ弓这些血管学解剖特点是造成夹层又一重要原因。动脉夹层根据造影结果分为血流限制性夹层（flow - limiting dissections）和血流非限制性夹层（non - flow - limiting dissections）。无论是何种颈动脉夹层，均有可能引起夹层血管闭塞性或栓子脱落栓塞性脑血管事件的发生。

血流非限制性夹层通常采取保守治疗，包括强化华法林或肝素抗凝，或阿司匹林抗斑小板聚集治疗，以预防血管血栓形成和栓塞事件发生。抗凝和抗血小板聚集治疗亦能促进夹层处血管的修复，治疗的标准疗程为 14 天。另外，亦可选择采用长球囊使血管内膜贴壁联合上述的药物治疗。血流限制性夹层应采用支架置入术干预。其支架类型选择上遵循颈总动脉开口处病变选用球扩式支架，非开口处病变选用自膨胀式支架。在严重症状性夹层无法采用血管内治疗时，可采取外科治疗。

（三）支架远端并发症及其处理

远端并发症的产生与远端保护装置的使用息息相关。虽然脑保护装置能减少患者 CAS 术中脑血管事件的发生，但因它的使用亦能诱导各种不良事件。文献报道，直接因脑保护装置使用导致的并发症发生率较低（1%～5%）。大部分并发症与滤器型保护装置相关，但多数并发症是无症状的。支架远端并发症可为 5 类：①滤器闭塞；②颈内动脉夹层；③保护伞回收困难；④血管痉挛；⑤血管扭折（kinking）。

1. 动脉夹层形成　夹层的发生与保护装置的使用或球囊扩张相关。脑保护装置通过颈动脉扭曲的段可诱发夹层产生。直径较大、材料相对较硬的脑保护装置亦可导致夹层形成，即使是在脑保护装置到位展开的情况下。与支架近端夹层一样，其远端夹层亦可分为血流限制性夹层和非限制性夹层两类。血流非限制性夹层可用质地柔软、尺寸较长的球囊将血管内膜贴壁。血流限制性夹层采用支架辅助治疗。

2. 滤器内血管闭塞　　CAS 术发生滤器闭塞较为常见，与斑块脱落较大的碎片和血栓物质堵住滤器孔有关。在完成滤器型脑保护装置回收前阶段，若出现滤器放置处发生闭塞或狭窄，血管造影则表现为血流速度缓慢或滤器造影剂充盈缺损。当放置滤器处完全被碎片物质阻塞，造影时可出现近端血管被流速缓慢的造影剂充盈和滤器装置的残端。在诊断滤器或滤器放置处血管闭塞前，必须与颈总动脉夹层和颅内"微栓子雨"相鉴别。若大碎片引起滤器闭塞，可采用特殊导管在滤器未回收之前将其抽吸回收，以最大限度地减少滤器中体积过大的碎片。通过此法可避免或减少在回收滤器型保护伞时发生碎片移位、脱落的可能性。在此情形之下必须牢记，不必将已捕获碎片的滤器完全的回撤到回收鞘中，以免因为挤压导致碎片脱落发生血管栓塞事件。通常情况下，当滤器型保护伞回收后血流会即刻恢复，故不会影响患者的预后。

3. 保护伞回收困难　　通过正常的回收鞘，不能顺利地将保护伞回收或回收的时间延长的现象称为保护伞回收困难。回收困难最为常见的背景是扭曲的血管内置入开环式支架，支架的龙骨碰及了血管内壁。保护伞回收困难的原因多见于颈动脉扭曲或成角。另外，技术熟练程度缺乏的术者亦会增加滤器网孔套陷于支架龙骨的几率，导致保护伞回收困难。

处理保护伞回收困难的方法有下列几种：①让患者深吸气或将头部转向对侧，减轻血管扭曲度，有利于回收鞘的通过；②将指引导管小心的进入支架的腔内，使保护伞输送导丝与支架壁分离，从而允许回收鞘通过；③实施体表压迫支架，亦能使输送导丝与支架龙骨分离；④采用直径较大的球囊扩张，便于回收鞘通过；⑤将硬导丝放置颈外动脉或颈动脉，以改变扭曲血管，方便回收鞘通过；⑥若滤器网孔套陷于支架龙骨，可采取推送保护伞输送导丝，使滤器重新与支架分离；⑦可借助长 4 或 5F 单弯导管回收保护伞；⑧当上述方法失败后，需要求助血管外科行手术治疗。

4. 血管痉挛　　保护伞放置处血管痉挛是 CAS 术最为常见的并发症。目前文献报道，滤器式保护伞和球囊式保护伞引起血管痉挛的发生率达 7.9%，单使用滤器式保护伞引起血管痉挛的发生率为 3.6%。有时因支架直径过大在支架远端亦会出现血管痉挛。但这两处的血管痉挛通常不会造成不良后果。在处理血管痉挛策略上，可借鉴以下方法：①"等等和看看（wait and see）"：一些患者出现血管痉挛后，在不做任何处理的情况下，等几分钟后血管痉挛可自发的解除；②如血管痉挛引起明显的血流动力学紊乱，可于动脉内给予硝酸甘油（150~200μg）消除血管痉挛。

5. 血管扭折　　若在支架置入前，目标支架释放部位的血管已存在血管扭曲的现象，则于支架置入后于支架远端的血管可发生扭折。与开环式支架相比，质地坚硬的闭环式支架更加容易将狭窄处的扭折推向远端。另外，直径过大的支架诱发支架末端血管扭折的几率也越大。轻度血管扭折一般不会引起严重后果。但扭折的血管明显成角，可诱发血流紊乱，从而诱发支架内急性血栓形成和再狭窄。处理上除双重抗血小板聚集治疗外，必要时可采用质地柔软的支架放置入扭折处以减少成角、恢复血流。

二、颅内段并发症及其处理

颅内段并发症是指位于岩骨颈动脉孔以上的并发症。根据病变的性质将其分三类：脑栓塞，高灌注综合征，造影剂脑病。

（一）脑栓塞及其处理

脑栓塞是 CAS 术严重的并发症，从理论上讲可发生在 CAS 术任何阶段。但发生脑栓塞可能性较大的阶段包括：指引导管到位阶段、球囊前扩便于保护伞通过狭窄病变阶段、支架置入阶段和球囊后扩阶段。

颈动脉狭窄所致的脑卒中主要归因于血栓栓塞，减少血栓脱落的风险比完全消除狭窄更重要。但 CAS 术的本身亦可产生血栓事件，即使是使用了脑保护装置。必须牢记，于主动脉弓过度操作不但会引起病变血管同侧发生脑栓塞，而且对侧亦可发生。经验丰富的术者不仅能恰当的选取患者，而且熟悉不同血管内治疗器材的性能。这些素质是最大限度地减少栓塞事件发生的首要因素。

不同大小栓子颗粒脱落后栓塞不同直径的脑血管，引起不同临床表现的血管事件。通常情况下按栓子直径的大小将其分为三类：①直径 <20μm：可以通过脑微循环；②直径为 20～80μm：不能通过脑微循环，但神经系统无症状；③直径 >100μm：虽具备了阻塞血管的能力，但仅部分患者表现有神经系统体征或症状。根据不同栓子栓塞血管后引起患者临床预后的不同，将栓塞并发症分为三类：①大栓子（macroemboli）；②微栓子"栓子雨"（shower of microemboli）；③无症状栓子（silent emboli）。

1. 大栓子　大栓子所致的栓塞事件能导致破坏性的临床后果：在 CAS 术中若发现新的大血管闭塞，此时，术者在决定是否采取血管内再通术及采用何种技术实再通时必须牢记三点：①闭塞的血管是否引起神经系统定位体征；②导管器材能否顺利达到闭塞血管的近端；③是否存在溶栓禁忌证。

大栓子并发症的处理需要结合具体情况，采用个体化治疗。正确的判断血管堵塞物的成分能为选取合适的机械材料实现血管再通提供了重要的依据，具体策略如下：①若堵塞物是固有斑块脱落的碎片或结构紧密的血栓时，处理方法如下：如果闭塞血管导致明显的神经系统定位体征，且导管器材能顺利的达到闭塞的近端，此时，首选机械的方法（取栓装置）实现血流的再灌注；如果取栓失败，可考虑采取包括导丝和球囊辅助的机械碎栓治疗。②若堵塞物是临时形成的且组织结构紧密性较差的血栓时，首选药物溶栓治疗：选用的药物有 rt-PA、血小板膜糖蛋白Ⅱb/Ⅲa 受体抑制剂等，且包括这些药物联合使用。这些药物给予的方式有动脉途径和静脉途径，但据目前的循证医学证据表明，动脉内溶栓血管再通的几率要比静脉途径的高。现有的且被证实有效的溶栓药物使用方法详见缺血性脑血管病急性期血管内治疗章节。但值得注意的是这些药物的使用剂量和给药途径均基于急性缺血性脑卒中临床试验，故直接将其应用于 CAS 术中脑栓塞事件处理的科学性可能有一定探讨的空间。如由 CAS 术所带来的一些超出急性脑梗死溶栓适应证（如穿刺部位血肿及已全身肝素化）的特定背景需要在溶栓治疗前作详尽评估。另外，血管能否再通与闭塞血管的部位、栓子的成分及侧支循环是否建立等因素密切相关，故在决定溶栓前需要评估这些重要因素。

2. 微栓子　"栓子雨"　"栓子雨"可致与病变血管同侧的脑功能区域短暂的缺血，表现相关的神经功能缺损。但更多的情况是患者不表现有明确的神经系统定位体征，仅表现认知或精神功能障碍（如意识模糊等）。发生微栓子"栓子雨"有时虽然通过造影发现颅内血流流速减慢、动脉期和静脉期显影时间均延长，但并没有发现闭塞的血管。行头颅 CT 检查能发现，术则前循环脑组织存在明显的广泛性水肿。"栓子雨"需要与造影剂脑部和高灌注综合征相鉴别。另外颈动脉窦部受刺激后，血管迷走反射导致系统性低灌注亦可表现精神状态紊乱和意识模糊，故亦在鉴别之列。诊断"栓子雨"的前提是排除一切能引起精神状态紊乱和意识模糊的相关并发症。

关于"栓子雨"的治疗目前暂无循证医学证据。鉴于意识模糊和精神异常一段在术后 24 ~ 48 小时内完全恢复，故采取"等等和看看"的方法可能是最好的选择。但值得注意的是"栓子雨"能促发血小板活性导致原位终末血管闭塞。另外，微循环的局部炎症反应引起局部血管痉挛加剧了微血管闭塞的发生。针对这些病理生理机制，可采取抗血小板聚集、解除血管痉挛及激素等相关的药物治疗以减少微血管原位血栓形成。

3. 无症状栓子　血管造影和随后的 CAS 术间操作均能导致无症状的栓塞事件发生。通过多经颅多普勒和弥散磁共振加权成像证实，这些无症状性脑栓塞的形成与气体栓子和微小的血栓相关。双侧大脑半球均可出现无症状性梗死灶，但非术侧半球的梗死灶多发生于诊断性脑血管造影阶段，术侧半球的病灶多与 CAS 术操作相关。于弓上血管进行不规范的操作是产生这些无症状性脑梗死灶的重要原因。对每一个 CAS 术后的患者需仔细地体格检查以发现其中可能的无症状性脑梗死患者，最后通过磁共振明确诊断非常重要。

无症状性脑梗死在治疗上目前仍缺乏循证医学证据，亦缺乏大样本长期预后的随访研究。现有的文献报道，有极少部分无症状性脑梗死患者进展至神经系统轻微的功能缺损，且多表现为短暂性脑缺血发作和长期的认知功能下降。总之，对于 CAS 术后无症状性脑梗死患者无需特殊处理，但仍需长期随访以了解长期预后。

（二）高灌注综合征及其处理

颈动脉狭窄血管重建所致的高灌注综合征虽然发生率低，但是一种致死性并发症。目前，关于高灌注综合征的定义已达成共识，定义为术侧半球出现神经系统功能缺损（如癫痫发作等），但这些缺损的神经功能与脑栓塞无关。颈动脉狭窄的患因脑组织长期缺血缺氧，已极度扩张的脑血管失去了自身调节功能，血管反应性（vascular reactivity）下降是形成高灌注综合征的基础。而 CAS 术后脑血流量（cerebral blood flow，CBF）过度增加超过脑组织代谢的需要是促发高灌注综合征产生的动力。CAS 术者必须牢记下列易诱发高灌注综合征发生的因素，包括严重单侧或双侧颈动脉狭窄、对侧血管闭塞、侧支循环差、术前已存在脑梗死、围手术期高血压及老年患者等。

极早的识别高灌注综合征的发生极为重要。高灌注综合征的临床表现缺乏特异性，可表现精神错乱、非典型头痛、癫痫和脑卒中样发作等。其发生的时机存在双峰现象，第一峰出现在血管重建后的 30min 内（早期发作），第二峰出现在术后的第 2 周（晚期发作）。在早期，脑卒中样发作多与弥漫性脑水肿相关。造影剂脑病（contrast - induced encephalopathy）和"栓子雨"亦可出现类似的临床表现，必须加以甄别。发生高灌注综合征患者颈动脉血流速度增快，通过彩色多普勒超声可有助于诊断。

对于伴有上述高灌注综合征诱发因素的 CAS 围手术期患者应严密监护。具体方法如下：①血压较高的患者需予严密的监测和控制，但应避免使用血管扩张药物降压，多主张采取静脉给予 β 受体阻止剂药；②对于因高灌注并发脑出血患者，需立即静脉给予鱼精蛋白中和肝素以限制颅内血肿进一步扩大；③对于并发脑水肿患者，可给予激素和甘露醇脱水以降低颅内压；④如果患者表现癫痫发作，可予抗癫痫药物控制。

（三）造影剂脑病及其处理

造影剂脑病发生率较低，与术中使用造影剂过量有关，尤其是渗透性较高的造影剂。造影剂脑病临床预后较好，典型的临床表现包括视觉障碍、一过性皮质盲和短暂的偏瘫等类脑卒中样发作。造影剂脑病发生的病理生理机制与造影剂神经毒性造成血脑屏障破坏密切相关。通过脑 CT 或 MRI 检查发生脑皮质和基底节区存在异染病灶。另外，急性血脑屏障破坏可导致脑脊液外渗形成脑水肿。通常情况下，神经系统症状和影像学异常表现在症状出现后的 24～48 小时完全消失。

造影剂脑病需与高灌注综合征鉴别。前者临床预后好、恢复快，后者则相反。另外，两者在累及脑解剖部位亦存在差异。前者前后循环均可累及，而后者仅累及前循环。造影剂脑病重在预防，无特殊治疗。

（李庆春）

第八节　动脉粥样硬化性颈动脉狭窄的临床实践

一、药物治疗与血管重建的选择

颈动脉狭窄处理目的是减少脑卒中或死亡的风险。在充分的评估将来可能发生的脑卒中风险和因血管重建本身带来的风险大小后，决定是选择药物治疗还是选择血管重建治疗。药物治疗发生脑卒中的风险与患者的临床表现和狭窄的严重程度有关。而血管重建术的风险，包括心肌梗死、脑卒中或死亡，则与一些高危因素密切相关。无论是否行血管重建术处理，应该为所有的患者提供最为优化的药物治疗，包括干预动脉粥样硬化危险因素和抗血小板治疗。单用药物治疗适用于那些行血管重建术风险大于获益的患者，这些患者包括症状性颈动脉狭窄程度 <50%、无症状性狭窄 <60% 的患者和存在手术相关的脑卒中或死亡高风险因素的患者。2006 年 AHA/ASA 颈动脉狭窄治疗指南推荐：对于无症状性颈动脉狭窄 >60 或症状性颈动脉狭窄 >50% 患者，若采用血管重建治疗脑卒中或死亡并发症分别不超过 3% 和 6% 时，则是可以接受的。

二、无症状性低危患者的血管重建

症状性颈动脉狭窄患者血管重建可依据 2010 年 AHA/ASA 指南。无症状性颈动脉狭窄患者的治疗目前仍存在两个重要问题，血管重建术可行性证据综合可信度；行血管重建术治疗血管狭窄程度的标准（图 29 - 4）。支持血管重建者认为，第一个问题通过 ACAS 和 ACST 试验已取得了证据，即外科处理发生并发症风险较低的患者行 CEA 联合阿司匹林的疗效优于单用阿司匹林。相反，保守疗法支持者认为 ACAS 试验已经过时，因为目前采用的积极干预颈动脉粥样硬化危险因素和"最优化的药物治疗"方案在 ACAS 试验尚未得到实施。虽然在 ACST 研究中的药物治疗方案得到很大的完善，但在 1993—1996 年间随机入组的患者他汀类药物服用率仅为 17%，即使是在 2000—2003 年间也只有 58%，尽管 70%～90% 的患者在后来临床随访期间服用了抗血小板聚集、抗高血压和降脂药物，但是否达到目前要求的治疗目标值仍是未知数。因此，血管重建术与现阶段"最优化的药物治疗"效果的比较仍需要进一步研究。

CEA 治疗颈动脉合适的狭窄标准是另一个争论焦点。ACAS 和 ACST 研究均得出无症状性 >60% 狭窄患者行 CEA 疗效优于阿司匹林，但 ACST 研究并没有证实随着狭窄程度增加（60% ~90%），患者发生脑卒中风险有任何差异。另外，ACAS 研究亦没有就此问题给予评估。因 CEA 与阿司匹林治疗相比，每年绝对的脑卒中风险减少仅为1%，所以有理由质疑将无症状性颈动脉狭窄重建术的血管狭窄标准增加至80%的合理性。1998 年修订的 AHA 指南提出了这个问题并且修改了早期指南推荐的标准：无症状性狭窄程度 >60% 且手术风险 <3%；无症状性狭窄 >75% 且手术风险为 3% ~5%。值得注意的是 AHA 指南并没有明确指出狭窄的严重程度是通过血管造影明确还是通过无创技术评估。

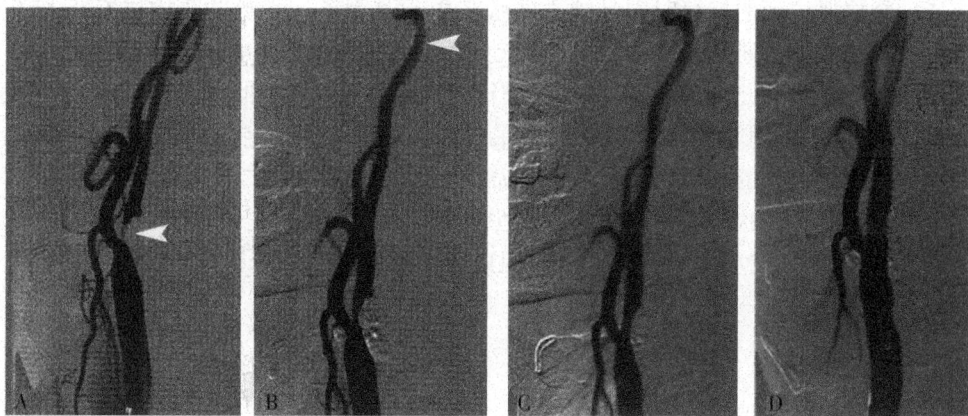

图 29 - 4　无症状性颈动脉狭窄支架置入术
A. 颈动脉侧位造影显示窦部次全闭塞；B. 0.014in 微导丝通过病变，用直径 2.0mm 球囊导管预扩后，Spider 保护装置在微导丝的辅助下通过病变，置入颈动脉颈段的远端（箭头所指为保护伞伞体）；C. Precise RX 自膨式支架置入后，可见明显残余狭窄；D. 用直径为 6.0mm 球囊导管后扩后，造影示支架形态良好，无残余狭窄

目前，随机的临床试验数据仅支持 CEA。如果 CEA 和 CAS 临床比较试验能够证明它们具有相同的效果或 CAS 更优越，那么 CAS 可能成为 CEA 治疗低风险的患者一种理想选择。

三、无症状性高危患者血管重建

目前，对于严重颈动脉狭窄且 CEA 治疗存在高风险无症状性患者的治疗仍有争议，因为当前 CEA 和药物治疗比较随机试验尚未纳入这类患者。尽管此类患者行 CEA 治疗风险比低危患者明显增加，但并没有足够的证据证实药物或手术治疗对此类高风险患者的5年无脑卒中存活率的影响。目前必须意识到，若血管重建本身的风险高于术后带来的获益，那么其疗效将会得到否定；CEA 会带来更高的风险但并不意味要求患者行 CAS 治疗。目前迫切的是开展一些 CEA 治疗存在高危风险的无症状颈动脉狭窄患者药物疗效方面的研究。如患者存在低灌注情况，对于由放射引起或 CEA 再狭窄的患者，可考虑用 CAS 治理。

四、年龄因素

随着年龄的增长，收缩期高血压、心房颤动、全身动脉粥样硬化和脑血管疾病的风险亦在增加，这些因素均会增加老年人脑卒中风险。就某一个患者来讲，很难评估每个危险因素的相关风险，故需给予综合治疗。因阿司匹林、β 受体阻滞剂、他汀类药物和 ACEIs 有较好的安全性和耐受性，且这些药物能降低老年患者心血管疾病的致残和致死率，故在制定脑卒中预防最优化的药物治疗方案时应包括这些药物。相比之下，老年患者 CEA 术后更易出现相关的并发症，正是因为此种原因导致目前许多 CEA 随机试验排除了这类患者。虽然 SAP-PHIRE 研究结果表明，高危患者经 CAS 和 CEA 治疗后，前者拥有较低的不良事件发生率，但另一项存在高危风险研究因 CAS 过高的脑卒中或死亡率提前终止。另外，一项试验研究结果支持，释放保护伞的持续时间是独立的脑卒中预测因子；年龄并非构成 CAS 脑卒中或死亡的独立预测因子。研究者推测，Ⅲ 型主动脉弓和头臂干扭曲等解剖因素易使 CAS 手术时间延长和程序复杂，此种情况在老年患者当中较常见，从而增加了此类患者发生并发症风险。因此，无症状颈动脉狭窄的老年患者的最佳治疗方法尚未确定。但采用内科药物治疗和危险因素干预仍是合理的选择。对于预期寿命少于 5 年的患者，主张单用内科药物治疗。对于预期寿命大于 5 年症状性患者，尤其是男性患者，血管重建术是合理的。虽然可靠的数据表明 CAS 也许比 CEA 更安全且损失较小，但血管重建术的技术选择仍不确定。内科治疗与 CAS 的相对优势需要进一步的评估。

五、性别因素

与低龄和非糖尿病女性患者相比，年龄大于 65 岁和女性糖尿病患者罹患动脉粥样硬化和脑卒中的风险较高。阿司匹林用于对这些高危亚组人群脑卒中一级预防是合理的。NASCET 研究的数据表明，症状性颈动脉重度狭窄的女性经 CEA 治疗后脑卒中预防效果优于单用阿司匹林组，但症状性中度狭窄的女性未能从 CEA 中获益。ACAS 试验中。与应用阿司匹林相比，无症状女性未能从 CEA 中获益。但 ACST 研究表明，女性可以适度的从 CEA 中获益。男性和女性从 CEA 中获益不一致，这可能归因于女性在 CEA 后发生并发症的风险较高。但 CREST 前期研究结果表明，女性组和男性组在 CAS 后 30 天脑卒中和死亡发生率分别为 4.5% 和 4.2%，差异无统计学意义。总之，为探讨女性对 CEA 或 CAS 术后的影响，有必要在高（低）危风险的有（无）症状性颈动脉狭窄的女性患者中作进一步研究。

六、冠状动脉搭桥术与颈动脉重建术共存的处理

研究表明，需行冠状动脉搭桥术（coronary artery bypass grafting：CABG）患者。若既往有 TIA 和脑卒中病史，颈动脉狭窄重建围手术期发生脑卒中风险是无 TIA 和脑卒中病史患者的 3 倍。颈动脉疾病是 CABC 患者术后发生脑卒中的重要原因。拟行心脏外科手术的患者如果存在下列特点，包括颈动脉杂音、年龄大于 65 岁、周围动脉疾病、TIA 或脑卒中病史、吸烟和冠状动脉左主干病变，则术前需接受双侧颈动脉检查。重度颈动脉狭窄患者可行颈动脉血管重建。根据患者的症状、疾病的严重程度和血管重建的迫切程度组织血管重建术的时间和秩序。当无症状性颈动脉狭窄患者合并严重的左主干疾病、顽固性急性冠脉综合征或其

他急性 CABG 指征，首先可不处理颈动脉狭窄，而直接给予 CABG 治疗。但对于 2 周内发生 TIA 且颈动脉狭窄大于 50% 的患者，如果 CABG 推迟几天是安全的情况下，可考虑急诊行 CEA 治疗。一项荟萃分析结果支持，对于症状性颈动脉狭窄 >50% 或无症状的颈动脉狭窄 >80% 的患者，CEA 应在 CABG 之前或与其同时进行。另有证据表明，CEA 和 CABG 同时进行的风险与两者分开实施的风险相比并未明显的增加，包括死亡率、脑卒中和心肌梗死的发生率分别为 4.7%、3.0% 和 2.2%。如果在 CABG 之前行颈动脉血管重建治疗，那么 CABG 术后的并发症就会降低。

七、非心脏手术的术前评估

推荐无症状性颈动脉狭窄但伴血管杂音的患者实施非心脏手术前，有必要行全面的神经系统检查。无症状或神经系统缺乏阳性体征的患者在颈动脉重建术前实施非心脏手术，并发脑卒中风险较低，故非心脏手术可提前进行。但对于症状性颈动脉狭窄 >50% 患者推荐在外科手术前实施颈动脉血管重建。

八、房颤

在缺血性脑卒中中，心源性脑栓塞占 1/5，且绝大部分病因与阵发性或持续性房颤有关。大约 1/3 的既有房颤又有脑卒中史的患者将再发脑卒中，究其病因除与房颤有关外，颈动脉狭窄亦是主要因素，故这些患者均推荐行颈动脉超声检查。房颤合并颈动脉狭窄的患者在治疗上以华法林长期抗凝和采用颈动脉血管重建治疗为主。虽然，以往的存在高风险的 CAS 试验研究纳入标准排除了房颤，但此类患者颈动脉血管重建术的指征和技术要求方面与其他类型患者的相同。

九、颈动脉夹层

颈动脉夹层通过动脉栓塞、动脉闭塞或假性动脉瘤压迫血管导致神经系统损伤。经过保守治疗后，高达 80% 的动脉夹层患者可以痊愈。治疗方法包括抗凝和抗血小板聚集治疗。血管造影证实，夹层持续存在反复发作缺血事件的患者采用 CAS 治疗（图 29-5），比外科手术更安全。

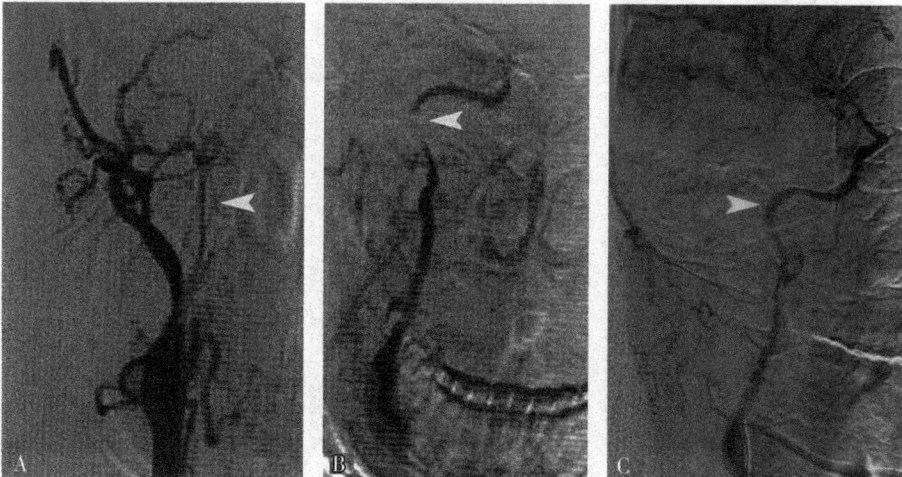

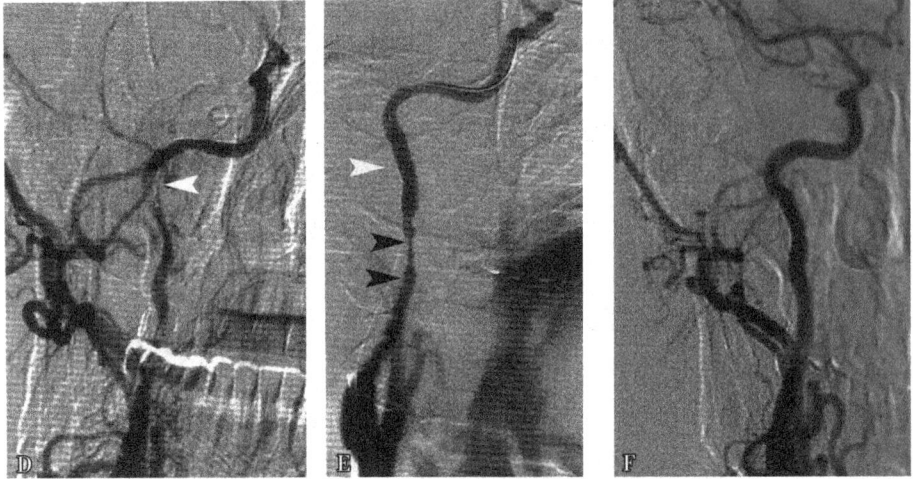

图 29 - 5　颈动脉夹层支架置入术

A. 右侧颈动脉侧位动脉早期造影显示窦部至 C1 的远端全程纤细（箭头）；B. 右侧颈动脉侧位动脉晚期造影显示 C1 的远端次全闭塞，病变的性质为夹层（箭头）；C. 微导丝通过病变；D. 球囊预扩张后；E. Express Vascularr™ SD 支架置入（白色箭头），支架的近端出现血管痉挛（黑色箭头）；F. 观察 15 分钟后，支架形态良好，血管痉挛消除

十、合并颅内病变或串联病变

许多患者在评估颈动脉疾病时发现合并有无症状性颅内疾病。无症状性颅内血管狭窄一般不影响颅外颈动脉血管重建术的实施。但对于症状性颅内狭窄患者，因在 2 年内发生脑卒中的风险为 19%，故在颈动脉血管重建术前推荐正规的神经系统评估，必要时可同时处理（图 29 - 6）。

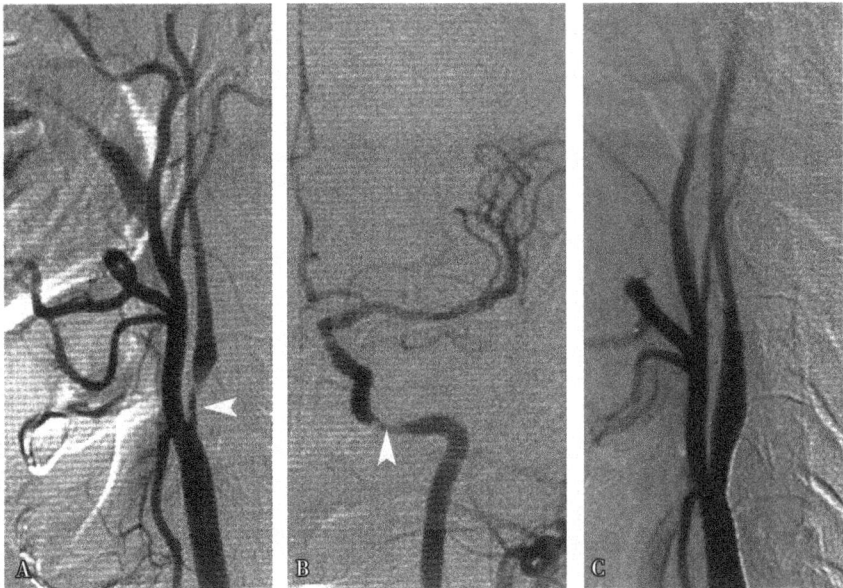

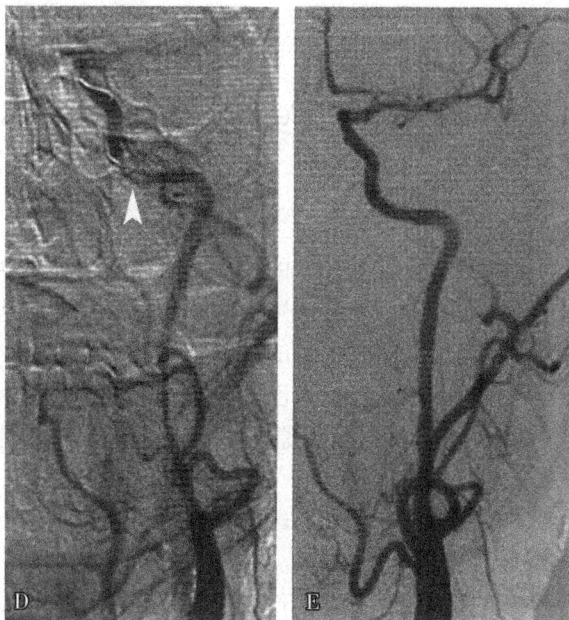

图 29 - 6　颈动脉串联狭窄支架置入术

A. 左侧颈动脉侧位造影显示窦部严重狭窄（箭头）；B. 颈动脉前后位造影显示破裂孔段 50% 狭窄（箭头）；C. 0. 014in 微导丝通过病变，用直径 2. 0mm 球囊导管预扩后，Spider 保护装置在微导丝的辅助下通过病变，置入颈动脉颈段的远端；用直径为 5. 0mm 球囊导管预扩，Precise RX 自膨式支架置入，造影显示支架形态良好，可见明显 20% 残余狭窄；D. 破裂孔段 50% 狭窄单用直径为 4. 0mm 球囊成形（箭头）；E 造影显示远端的血管形态良好，无残余狭窄

（李庆春）

第九节　血管内介入治疗在颈动脉病变中的应用展望

在 2007 年，CAS 在治疗高危症状性和无症状性颈动脉狭窄患者的疗效上被认为不劣于 CEA，两者相互补充。随着 CREST 研究结果的发表，即 CAS 和 CEA 近 4 年的首要终点事件（包括脑卒中、心肌梗死、围手术期任何原因引起的死亡或术后 4 年内责任血管同侧脑卒中）发生率无统计学差异，势必给目前视为金标准的 CEA 带来巨大的挑战。面对 CAS 创伤小的优势，对于那些既可选择 CEA 又可选择 CAS 治疗的患者可能更倾向选择后者二值得关注的是，历时 5 年的前瞻性随机的跨大西洋无症状的颈动脉介入试验（Transatlantic Asymptomatic Carotid Intervention Trial，TACIT）目的是比较 CAS 联合优化的药物与单用优化的药物的疗效，其试验结果将于今年公布。这些结果的发表，将为 CAS 应用于低危人群提供更多客观的依据。另外，随着未来科学技术的发展，势必会出现性能更加优良的 EPD、支架和支架输送系统。这所有的一切，可能造就一个事实，即 CAS 替代 CEA 成为治疗颈动脉疾病最终的金标准。

（李庆春）

第三十章　胆道介入治疗

近年来，随着介入器械的发展及介入技术的推广，介入放射技术在胆道疾病，特别是在胆道淤积的诊断和治疗方面，发挥着重要的作用。由于胆道淤积性疾病的定位和定性诊断很难单凭实验室检查和临床检查做出，同时传统的医学影像技术在这方面的价值有限。所以在临床上，CT、MR、超声及各种胆道造影技术已成为明确诊断和指导治疗越来越重要的手段。CT、MR、超声的优点在于不但可以发现原发病灶，还能发现扩张胆管的形状和位置，从而有利于推断病变的性质。但对于 CT、MR 和超声来说仍有 10% ~ 20% 的患者，无胆道扩张的表现，原发病灶部位难以确定。因此，经皮肝胆道穿刺造影术（PTC）有着其他检查不能取代的优越性。

早在 1921 年 Muller 等就对胆道造影术进行了报道，但在 1952 年以前各种胆道造影技术受到设备条件限制未被广泛认识和使用。直到 1952 年 Carter 再次较详细地报道 PTC 技术，人们才开始关注这一新的介入技术。但这个时期的 PTC 大部分仍由非介入专业人员操作，由于对影像解剖的认识不深和穿刺器械欠理想等原因，造成较高的并发症发生率，未被普遍接受为诊断胆管淤积的一种重要方法。此后，1966 年放射学家 Seldinger 等对穿刺途径进行了改进，使用了右肋间途径进行 PTC。1969 年日本的大藤又改进了穿刺针，采用细长的 Chiba 针穿刺。通过这两次改进，使 PTC 成功率明显提高，并发症发生率下降。从 70 年代起，PTC 技术得到广泛推广，同时也为胆道介入的进一步发展奠定了基础。1974 年出现了首例经皮肝胆道引流术（PTD/PTCD/PTBD）的报道，1978 年 Pereias 报道采用经皮肝穿刺放置胆道内支架技术进行胆汁内引流，1980 年 Martin 等又针对肝内胆管狭窄的扩张术及其疗效进行了研究和报道，1989 年 Coons 报道将自膨式金属支架应用于胆道。在这些临床研究的基础上，胆道介入技术不断更新和改善。同时随着生物工程技术和监控设备的进步，胆道介入技术日趋安全和完善。

第一节　经皮肝胆管造影术

一、胆道正常解剖基础

胆道系统分为肝内胆道和肝外胆道。肝内胆道由微胆管、小叶间胆管、肝段和肝叶胆管及左右肝管组成；肝外胆道包括左右肝管汇合处、肝总管、胆囊管、胆囊与胆总管。

左肝管长约 1.6cm，直径 0.4 ~ 0.5cm。右肝管长约 0.8cm，直径为 0.5cm 左右。

肝总管长 2 ~ 4cm，由左右肝管汇合而成，其下端与胆囊管汇合成胆总管。

胆囊呈长梨形，长 8 ~ 12cm，宽 3 ~ 5cm，容量 40 ~ 60ml，分底、体、颈三部，胆囊颈与胆囊管相续。胆囊管长 3 ~ 4cm，直径约 0.3cm，近胆囊颈的一段，其黏膜形成螺旋状的皱襞，称螺旋襞，胆石常嵌顿于此。

胆总管长 4~8cm，管径 3~6mm。从十二指肠上部上方，向下经十二指肠后方，至十二指肠降部与胰头之间或胰头后方。然后斜穿十二指肠降部后内侧壁，并与胰管汇合，形成膨大的肝胰壶腹，开口于十二指肠大乳头。

二、梗阻性黄疸的概念

胆汁淤积是指由于肝细胞对胆汁的排泌障碍或肝内外胆管通道梗阻，使胆汁流入十二指肠的量减少，以致胆汁成分反流入血液的一大类综合征。胆汁淤积在绝大多数病例中出现黄疸。在临床上可将胆汁淤积分为三类：

1. 肝外胆管梗阻引起的胆汁淤积

（1）胆道梗阻：见于胰头癌、肝外胆道肿瘤、壶腹部癌等。

（2）良性胆道狭窄：见于胆道医源性损伤（手术损伤或放射治疗后）、硬化性胆管炎、Oddi 括约肌狭窄、慢性胰腺炎、胆总管囊肿等。

（3）胆道结石。

（4）肝外胆管闭锁或发育不良。

2. 肝内胆管机械性梗阻引起的胆汁淤积

（1）合并有肝内占位性病变：见于胆管细胞癌、转移癌、霍奇金淋巴瘤、淋巴肉瘤等。

（2）肝内硬化性胆管炎、先天性节段性胆管扩张（Caroli 病）、长期肝外胆管梗阻伴发肝内胆管周围纤维化、肝内胆管脓肿、胆道寄生虫等。

3. 肝内胆汁淤积　指非梗阻性病变所引起的胆汁淤积，系由于肝细胞对胆酸、胆红素摄取、转运和分泌过程的障碍所致。肝内胆汁淤积或单独出现，或与肝实质损害并存。肝实质损害伴有胆汁淤积者见于病毒、药物或乙醇引起的胆汁淤积性肝炎，或见于肝硬化晚期。单纯性肝内胆汁淤积较肝实质损害伴胆汁淤积者少见。中毒、缺氧、心衰、低血压、毒素、激素或药物使肝细胞膜流动性、微黏度改变，并使钠泵、细胞骨架或其他细胞器受损，影响肝细胞对胆酸、胆红素摄取、转运和分泌过程而引起胆汁淤积。前两类由于肝内、外胆管梗阻所致，可归类为梗阻性黄疸。因此，胆汁淤积性黄疸包括但不等同于梗阻性黄疸。

三、梗阻性黄疸的影像学检查

影像学检查可以确定是否有肝内和肝外的胆管扩张、结石、占位性病变及胰腺病变，对于诊断梗阻性黄疸有重要价值。影像学检查包括 B 超、逆行性内镜胰胆管造影（ERCP）、经皮肝穿刺胆道造影（PTC）、磁共振胆管造影（MRC）、CT 及肝胆核素扫描等。其中以 B 超为首选，B 超为非损伤性检查，诊断敏感性为 63%~96%，特异性为 93%~100%；但检查受肠气和肥胖等因素干扰，而且所用仪器的分辨率和检查者的经验亦影响结果和准确性。此外，B 超检查费用较低，还可进行多次检查对比以助诊断。胆囊切除术后的患者，常有胆总管扩张：肝硬化或原发性硬化性胆管炎患者在胆管有梗阻时，肝内胆管有可能不扩张，这些在诊断时应予注意，以免误诊。ERCP、PTC、MRC 及 CT 有助于进一步明确诊断。ERCP 可同时显示胆管和胰管，诊断敏感性为 89%~98%，特异性为 89%~100%。ERCP 为损伤性检查，胆管显影率一般为 80%~85%，特别是 Billroth Ⅱ式手术或胆管十二指肠吻合术后患者插管难度较大。ERCP 的优点为除诊断准确性高以外，还在于确诊的同时可进行相应的治疗，如乳头肌切开、取石、引流，以及胆总管狭窄的扩张和放置支架等。PTC 亦为损伤性检查，与 ERCP 比较，诊断敏感性为 98% ~ 100%，特异性为 89% ~ 100%。胆管不扩张者，不成功率为 2.5%。一般认为，肝内胆管不扩张，或怀疑胆总管下段梗阻，或怀疑十二指肠壶腹、胰头病变者首先考虑做 ERCP；肝内胆管扩张或怀疑胆总管以上梗阻者则考虑做 PTC。ERCP 或 PTC 检查失败，或因病情较重不能接受 ERCP 或 PTC 者，可考虑做 MRC。MRC 无须用静脉造影剂，且可从不同切面清晰显示胆管系统分支情况，有助于发现梗阻病变。CT 可准确测定胆管直径，并提示胆管附近有无占位病变及胆管有无梗阻，且能在连续断层片上观察分析胆总管扩张所致环状影的多少、位置和形状，可以判断梗阻的部位和病因。与 B 超比较，诊断敏感性为 63% ~ 96%，特异性为 93% ~ 100%。肥胖和肠气不影响检查，操作者技术的影响也没有 B 超那样明显。但 CT 检查需要用造影剂对比，检查费用亦高，对胆总管结石的诊断亦不如 B 超准确。肝胆核素扫描对诊断胆囊炎有一定帮助，但对黄疸的鉴别诊断则不够满意。特别是当血清胆红素超过 120 ~ 171μmol/L 时，肝细胞摄取核素标记的亚氨基二乙酸衍生物的能力受限，更影响检查结果。

四、胆管梗阻的分类

根据胆道梗阻的部位，可分为划分为高位胆道阻塞和低位胆道阻塞。

低位胆管梗阻发生在胆囊管以下的胆总管部位。高位胆管梗阻发生在胆囊管以上的部位，具体按照 Bismuth and Co - lette 分类法分成四大类五小类（图 30 - 1）：

Ⅰ型：左右肝管汇合以下的阻塞。

Ⅱ型：局限于左右肝管汇合以下的阻塞。

Ⅲa 型：阻塞延长到右侧肝管。

Ⅲb 型：阻塞延长到左侧肝管。

Ⅳ型：肿瘤多中心压迫肝内胆管或肿瘤累及右侧和（或）左侧胆管树二级分支。

五、适应证及禁忌证

1. 适应证

（1）帮助诊断原因不明的梗阻性黄疸。

（2）除外先天性的胆道畸形。

（3）了解胆管术后有胆管梗阻表现的患者胆肠吻合口的情况。

（4）确定胆道系统内结石的数目和部位。

（5）鉴别肝内和肝外的胆汁淤积。

（6）协助诊断胆总管与十二指肠交界处的病变。

（7）间接诊断胆囊和胰腺的疾病。

（8）为进一步介入治疗做准备。

2. 禁忌证

（1）有出血倾向，经治疗凝血酶原时间得不到纠正的。

（2）对造影剂有严重危及生命的过敏史的。

（3）持续高热体温在 38℃以上。

（4）已明确的肝血管瘤或血管畸形。

（5）大量腹水（暂时禁忌）。

（6）穿刺部位感染（暂时禁忌）。

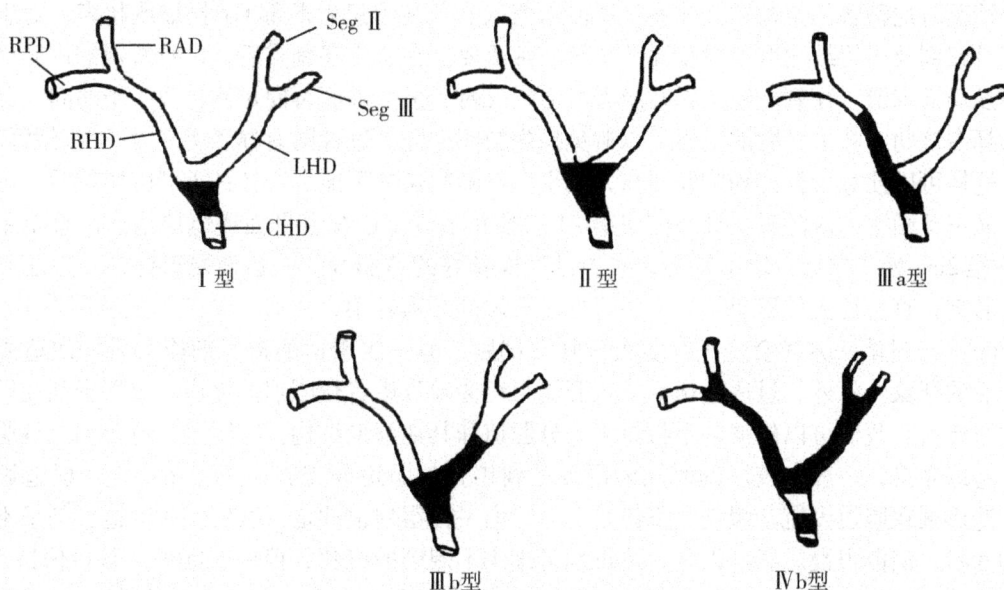

图 30 - 1　胆道阻塞 Bismuth - Corlette 分型

CHD，肝总管；RHD，右肝管；LHD，左肝管，RPD，右后支；RAD，右前支；Seg Ⅱ，2 段胆管；Seg Ⅲ，3 段胆管

六、术前准备

1. 患者的准备

（1）建立一条有效的静脉途径。

（2）凝血功能得到较好的纠正。

（3）恶性胆道梗阻的患者术前使用广谱抗生素 1 ~ 2 天，因为据统计对这种疾病行胆道造影有 25% ~ 36% 的感染率；如怀疑有胆道感染，应加强抗生素的使用，使炎症得到初步控制。

（4）术前可给予患者一定量的口服或静脉用镇静剂，如地西泮或巴比妥类药物，慎用吗啡，阿托品可视情况使用。

（5）术前一般要求禁食 4 ~ 8h，不要求严格禁水。

2. 器械的准备

（1）穿刺针的准备：一般用于造影的穿刺针是长 15 ~ 17cm、外径 0.7cm、内径 0.5cm 的 Chiba 针。其针薄壁细长，针尖呈斜面，又有很强的透视可视性。

（2）造影剂的准备：一般使用 76% 的泛影葡胺，并使用生理盐水或含 16 万 U 的庆大霉素稀释 2 ~ 3 倍。对于有碘过敏史的患者可考虑使用其他非离子型造影剂或不含碘的造影剂。

七、造影技术注意事项

患者仰卧在 X 线检查台上，右上肢抱头，同时保证穿刺在可以多角度投照的电视透视下进行。一般穿刺在腋中线水平第 9～11 肋间进行。但在巨块型肝癌、严重肝硬化、外科术后等情况时这种解剖结构常被改变，所以术前认真地复习患者肝部 CT 扫描或超声，对患者的肝脏解剖及胆管结构有一较全面的了解非常重要。在选定穿刺点后，进行常规的皮肤消毒铺单及局部麻醉。穿刺点应选择在患者尽力吸气时，最低隔面再向足侧计数一个肋间。穿刺应选择在该肋间隙下一肋的上沿，以避免损伤肋间神经。进针同时嘱患者尽力呼气后暂停呼吸，这样可以使患者肺部和胸膜提高，减少引发胸膜炎的可能。当针进入肝脏实质后，可让患者做正常频率的浅呼吸，针头朝向第 12 胸椎并平行于透视台平面谨慎地推进，直至距第 12 胸椎 2cm 处。然后，取出针芯，接上已经准备好的造影剂，一边慢慢退针，一边注入少量造影剂，直至针尖位于胆管内。注意推注造影剂必须轻柔，造影剂碘浓度宜控制在 100～150mg/ml。过浓一方面会造成在多次穿刺尝试后，前一次遗留的造影剂掩盖后一次造影剂注入后的征象。另外，过浓造影剂渗入肝周组织会导致患者较剧烈的疼痛。但造影剂在肝内形成影像后，我们可以根据以下特点来区分胆道和其他解剖结构：①胆道，造影剂充盈胆道后，边缘光滑，一般在较短的时间内便可见到扩张的胆道分支影。并且在停止注射造影剂后，造影剂在胆道内流动缓慢，不像是在血管内一样很快被冲走。②肝实质，造影剂呈不规则的片状，消散慢慢。③淋巴管，造影剂呈细小不规则的线状，停留时间长，常可保持 5～10min，分支不规则，有时可见到腹膜后淋巴结显影。④门静脉，分支结构及形态与胆管非常接近，但造影剂很快被血液冲走，不难鉴别。⑤肝动脉，分支亦同胆管接近，但造影剂消失快，此后可见肝实质显影。⑥肝静脉，造影剂走向右心房，与胆管的结构及形态也有较大区别，不易混淆。

如果第一次穿刺未穿入胆管，应在透视监控下调整方向再作尝试，一般主张先偏头侧，再靠向前方，然后尝试向后方，最后才尝试向肝门方向穿刺。因为向肝门方向的穿刺，不但有可能穿破胆囊、门静脉、下腔静脉、腹主动脉，如果将造影剂注入肝脏面的包膜下或腹腔内，还可能引起患者的呼吸困难、呕吐及长时间的右肩疼痛。如果穿刺进入了肝内门静脉分支，可以不需完全退出穿刺针，而是将穿刺针稍微向门静脉的周边 1cm 上下左右试探，因为胆道和门静脉肝内分支存在较固定的伴行关系。依靠这一关系，往往可以大大减少穿刺的次数。

使用细针穿刺，如无技术上的问题，本身是非常安全的。有人统计，穿刺在 14 针以内，未发现并发症增加的情况。在有胆管扩张的患者，穿刺 4～6 针内的成功率就可达 99%～100%。无胆管扩张的病例，穿刺成功率稍低，建议在超声引导下进行穿刺。有个别文献报道在胆管无扩张，多次穿刺不成功的情况下可使用超声引导直接穿刺肝外胆道，未发现有胆漏和出血等并发症。

八、并发症

据 Harbin 等 1980 年对 3 596 例使用改良后的穿刺针进行 PTC 的患者进行了追踪调查，发现并发症的发生率为 3.28%。主要并发症有以下几方面：

（1）死亡：在所有被追踪的病例中，有 5 例死亡，其发生率为 0.14%。

（2）败血症：发生率约 1.8%，在有较长胆管阻塞病史的患者发生率会更高。因为在造影过程中，注入造影剂可以使胆道压力增高，从而将已经存在于胆管内的细菌逼入肝静脉，引发败血症。这种败血症可表现为高热、寒战、呕吐、低血压、休克等，并且血培养阳性。

术前使用足量的广谱抗生素可减少其发生的可能性。

（3）出血：发生率约0.28%。

（4）胆漏：细针穿刺，胆漏的发生率为1.03%；粗针穿刺，胆漏的发生率为3.45%。

（5）其他并发症：常见的有过敏反应（0.15%）；恶心、呕吐，使用阿托品可预防。肝动—静脉瘘及胆道出血（0.08%）是较少发生的并发症，一旦发生应予注意，可立即行经皮肝动脉插管栓塞出血动脉。

九、造影表现及临床意义

（1）充盈缺损：结石的充盈缺损比较光滑，可表现为透明、多发、大小不等的充盈缺损；如嵌顿于胆总管下口亦可呈倒"U"形的表现。恶性肿瘤的充盈缺损多不规则，可发生在肝门和胆总管下端。

（2）狭窄：光滑的狭窄多应考虑良性病变；不规则的狭窄，则多为恶性肿瘤引起。

（3）管壁僵硬、不规则，多为肿瘤浸润的征象。

（4）肝内胆管明显扩张，如扩张胆管柔软，形似"软藤"，应考虑梗阻发生迅速，以恶性多见；如扩张胆管比较僵硬，则梗阻发展较慢，良性可能性较大。当然，发现扩张，应尽量将胆汁吸出，再注入造影剂寻找梗阻的部位，并分析梗阻的特征。

（李庆春）

第二节　经皮穿刺胆道引流术

一、适应证及禁忌证

1. 适应证

（1）无法手术切除的原发性或转移性恶性肿瘤所导致的黄疸：胰腺肿瘤引起的黄疸是PTCD最佳的适应证。因为胰腺肿瘤在明确诊断后，已经有80%～90%的病例无法行手术治疗，并且能行手术治疗的死亡率亦高达20%。PTCD为患者提供了有效控制黄疸、又可避免手术风险的途径，有效延长了患者诊断后的生存时间。PTCD同时也适用于胆道肿瘤侵犯左右两侧胆道，因为这种情况手术切除同样也是很困难的。此外，因为肝内存在多个原发或转移性肿瘤以及肝门部肿瘤引起的黄疸时，使用PTCD结合动脉灌注化疗栓塞术的双介入方法治疗，亦有较好的疗效。

（2）良性狭窄，尤其是胆肠吻合处的狭窄：95%的良性狭窄均与手术有关，同时这种患者再次手术仍有30%的复发率。在这种情况下，如先经PTCD处理，减轻患者的黄疸，改善患者的一般情况，对进一步手术治疗有很大的帮助。

（3）由于胆道梗阻引起的败血症：在胆道梗阻引起的败血症的治疗上，PTCD不仅是一种最有效的方法，而且也是最安全、最快速拯救生命的手段。初治便使用PTCD的患者死亡率为17%，而单纯外科手术处理有50%甚至更高的死亡率。

（4）黄疸患者手术前的胆道减压（PBD）：对于不明原因的黄疸需要行手术探查的，在探查前使用PTBD方法降低黄疸指数到10mg/dl，可以大大降低手术并发症的发生率和死亡率。因为引流可以改善肝功能，减轻继发性门静脉高压，有利于伤口的愈合。同时，术前放置的导管为手术医生术中寻找梗阻病灶的位置提供了线索。但目前对于可以手术治疗的恶性梗阻性黄疸，是否术前胆道引流并未取得一致意见。从理论上分析术前胆道引流被认为由于能减少阻塞性黄疸对可切除的病灶近端或远端胆管/胰头潜在损伤，所以有利于改善患者术后的效果。在动物实验模型中，结果似乎也和前面的推测一致，研究发现 PBD 改善了肝功能和营养状况，减少细胞因子的释放，减轻了内毒素血症。因此，由于免疫反应的改善，死亡率在这些动物模型有了明显的减少。但在人体的研究却呈现与之矛盾的结果，最近的循证依据清楚地表明，在可进行手术的远端恶性梗阻患者中，常规 PBD 没有产生理想的改善术后发病率和死亡率的效果。此外，PBD 还导致一些其本身的并发症。但这些资料大部分也存在过时或者方法学上的冲突。同样，我们也缺乏关于在近端梗阻的实施 PBD 高水平的循证研究，以及优先治疗模式的探讨。虽然鉴于各医疗中心后勤保证和等待名单的不同，如腹腔镜诊断及术前化疗的具体实施力度方面存在差别。总的看来，各治疗中心在 PBD 治疗病例程序上的选择目前趋于统一。

（5）PTC 或 ERCP 后的预防性胆道减压：PTC 术后行预防性的 PTCD，可以防止含有致病菌的胆汁经穿刺针道进入肝静脉或淋巴管，从而可以避免败血症的发生。而 ERCP 术后引发的胆道感染、黄疸加重及急性胰腺炎等严重并发症，通过 PTCD 便可得到控制。

（6）作为其他治疗的一种辅助治疗措施。

2. 禁忌证

（1）凝血功能障碍：凝血酶原时间活动度低于 70%，经治疗仍不能纠正的，是行 PTCD 的唯一的绝对禁忌证。

（2）脓毒血症及败血症是相对禁忌证：因为非胆道感染引起的败血症给予足量抗生素控制全身感染症状后，仍可以行 PTCD。同时 PTCD 本身就是由胆道感染引起的败血症的首选治疗方法。

（3）大量腹水会增加穿刺的难度：在放置引流管后，一方面腹水有可能沿引流管外渗；另一方面，腹水增加可能导致引流管脱落，或引起胆汁性腹膜炎。故对于腹水患者，PTCD 的时机应选择在有效控制腹水以后。

（4）肝内外胆道存在多处梗阻的患者，在未完全明确梗阻部位前不应轻易选择使用 PTCD 引流。因为 PTCD 虽然可以解决部分梗阻，但增加了其他梗阻胆管感染的危险。因此对这种患者，在 PTCD 术前高质量的胆管造影是十分重要的。

二、术前准备

1. 患者的准备　术者一定要熟悉患者病史及体征，明确适应证，拟定初步的手术步骤。特别应该注意以下几方面的信息：①患者的出凝血状况（包括凝血酶原时间、血小板计数、凝血时间、部分凝血活酶时间等）；②胆红素（直接和总胆红素）；③血常规（三系计数和分类）；④血尿素氮和肌酐水平。

任何的凝血异常和水、电解质紊乱都应该在行 PTCD 前得到有效的纠正。在术前，镇静、止痛药物使用于那些无呼吸困难和非老龄的患者，有助于患者对手术的耐受。术前使用阿托品可降低患者术中的胃肠反应。对那些手术复杂，涉及胆道扩张、放置支撑器等操作，而患者耐受性又较低的，可准备全麻或硬膜外麻醉。由于 PTCD 对有心肺疾病的患者有诱发心肺功能衰竭的可能，应准备好术中的心电监护。

2. 器械的准备

（1）穿刺针：分两类。一类是多步法，由两部分组成：①Chiba 针：用于 PTC，可在透视或超声引导下对扩张胆管进行 PTCD 前的胆管造影，方法已如前述，图 30 - 2 为 Chiba 针；②套管针：用于 PTCD，它是一种针芯的针尖呈斜面或菱形，外套有 Teflon 鞘的穿刺针。当穿刺入扩张胆管后，可去除针芯，顺鞘引入导丝，图 30 - 3 为 PTCD 穿刺套管针。另一类是一步法（one - step），目前临床经常应用的有两种，一种是穿刺针由较长的细针作为针心，尾端套有类似套管针的穿刺针，一旦细针穿刺确定进入胆管，以细针作为引导支撑，直接将尾端套管引入胆管内（具体方法见后详述）。另一种是在细针穿刺成功后，经细针引入微导丝，置换出细针，用一根带有金属针芯（内）、硬质塑料扩张器（中）和外套管（外）三层结构的穿刺针套装沿微导丝送入靶胆管，图 30 - 4 为置换式一步法穿刺针。另外还有一种尾端连接一类似造影时所用的 Y 形阀结构的穿刺针，该针不带针芯，穿刺时可以一边进针一边推注造影剂，这种穿刺方法可以避免引流管经肝通道穿过肝内较大血管，减少并发症发生，图 30 - 5 为造影穿刺同步化的一步法胆道穿刺针。总之，对比多步法，一步法可避免使用较粗的套管针的多次穿刺。

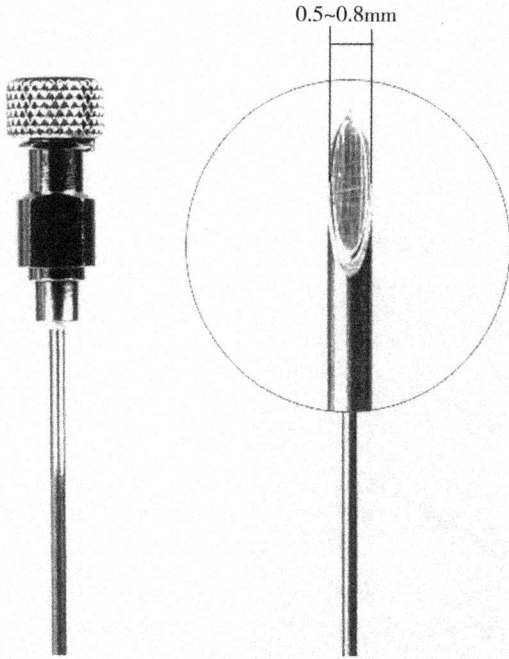

0.5~0.8mm

图 30 - 2　Chiba 针　　　　　　　　图 30 - 3　PTCD 穿刺套管针

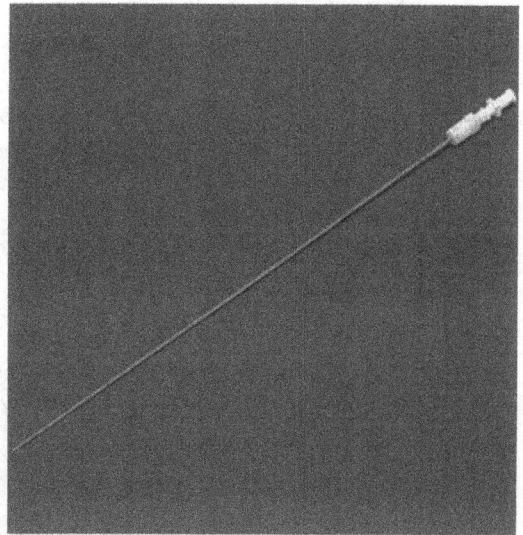

（2）引流导管：一般可分为两类，一类是外置型，包括单纯的外引流管和兼有内外引流作用的引流管；另一类无外置部分，仅有内引流作用的塑胶内涵管（又称内支撑器）。前者根据其可保留与否，又分为：①可回收型，其放置时间较短（如猪尾型、Ring 管、多用途管等）；②固定型，其可放置的时间较长（如 VTC、Sacks、Cope、Hawkins 等）。后者有Teflon 管（Cook 公司）、CareyC oons 管、Malecot 管等。应注意的是，不同的导管都有各自的优缺点。猪尾导管，尾端管径较小，易于放置，但其侧孔小，容易堵塞，一般用于短期的内外引流。Ring 管虽然侧孔较大，但由于肠内容物容易反流入导管，导致导管堵塞，故也

只适用于短时间的引流。Hawkins 管由于使用 Teflon 材料，所以有良好的保持长时间通畅和防止导管内胆盐沉积堵塞导管的特性。但由于使用材料的柔韧性较差，增加了患者术后的不适感，同时有人认为质地硬较易引起恶性肿瘤种植扩散。总之，应根据引流的目的确定放置导管（图 30 - 6 和图 30 - 7）。

（3）导丝：常用的导丝主要可分为两类，一类是质地较柔软，用于引导导管方向的弯头导丝，如 0.035in 的 floppy - tip Bentson wire、0.038in J - wire 或 Glidewire 等比较常用；另一类为支撑扩张导管或球囊导管进行扩张以及用于引导引流导管或内支架置入的超强导丝，如 Amplatz Superstiff wire、Amplatz stiffening wire、Lunderquistwire、Wire stif eners 等。

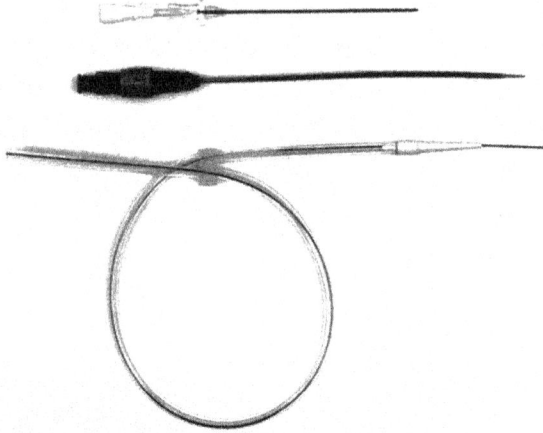

图 30 - 4　置换式一步法穿刺针

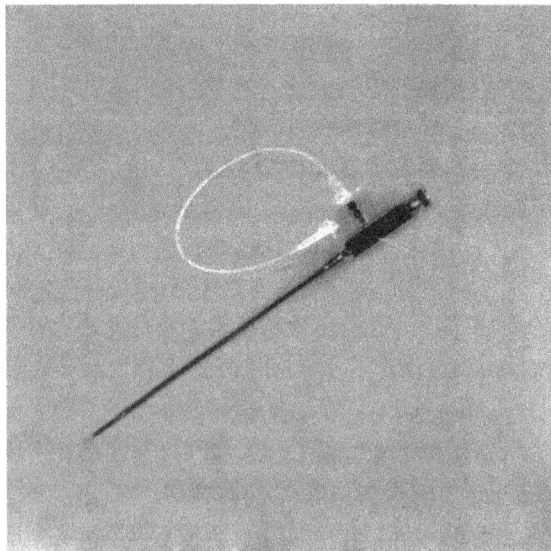

图 30 - 5　造影穿刺同步化的一步法胆道穿刺针

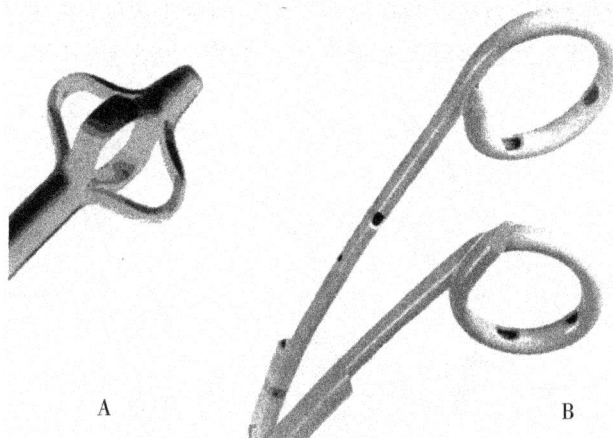

图 30 - 6 引流管头端形状

A. Malecot 管；B. 猪尾导管（左下角放大显示侧孔后的金属标记，代表有效引流长度）

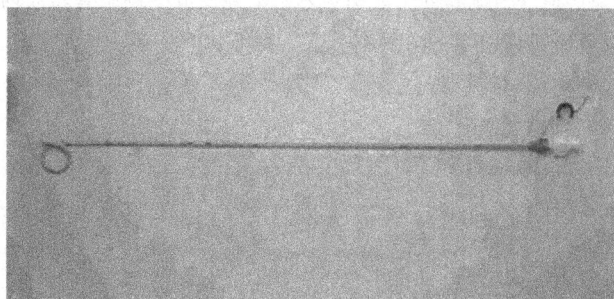

图 30 - 7 猪尾导管整体观，尾端丝线环用于收紧后使尾端引流管卷曲

（4）扩张器械：可分为两大类。①针对胆道狭窄部位或置入支架后的普通扩张球囊及对奥狄括约肌进行扩张用的切割球囊。②建立引流管隧道用的扩张器：外径 8 ~ 18F 的 Cook 生产的胆道扩张器，Amplatz 的肾扩张器，主要用于肾造瘘和胆管外引流的隧道建立，外径从 8F 依次递增到 30F，属于同轴导管扩张器类，是基于 Dotter 技术进行扩张。Facsial 扩张器，其结构大致为外径从小到大的尖头导管系列，而其内径则统一为 0.038in。扩张时从小到大依次沿超强导丝交换送入，已达到逐步扩张隧道的目的。

（5）内涵管和自膨式金属内支架：内涵管类中，COOK 公司生产的两端均有侧孔的 Teflon 管，也有同样的易位和感染问题。使用丝线固定于皮肤以防止易位的 Carey - Coons 管，虽然有效地防止了导管的易位，但也增加了经皮感染的机会。Malecot 管的肝内端具有蕈状头，引流效果好，但其较大的摩擦系数增加了放置的难度。目前最常用的采用端孔设计，两端切割成置入后可展开的防移位瓣，内镜下和经皮释放均适用（图 30 - 8）。目前很少有厂家推出专用于胆道狭窄的非血管支架，胆道支架多采用自膨式血管支架，球扩式支架比较少用。经常应用于临床的主要有 Giantiirco Z 形支架、Strecker 镍钛合金支架和 Wallstent 支架，以及基于这三类支架设计原理推出了一些改良型金属支架，比如 GianturcoROsch 支架（将单个 Giantiirco Z 形支架用尼龙细丝连接在一起以延长其总长度）。近年来出现了较多带膜支架、药物涂膜支架及放射性支架在恶性胆道梗阻的报道。特别是放射性支架在胆道恶性狭窄性病变中的应用具有双重治疗效应，目前备受关注。但由于放射性材料存在半衰期，必须在治疗前即时定做，而保管、运送等环节都存在较多要求，故普遍临床应用尚有难度。

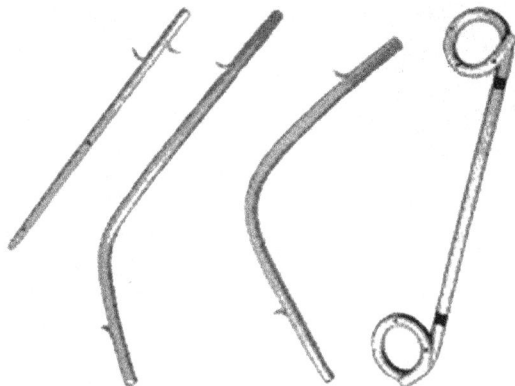

图 30 – 8　胆道内涵管

①经皮肝穿刺胆道外引流和内 – 外引流术；②经皮肝穿刺胆管塑胶内涵管引流术；③经皮肝穿刺胆道金属内支架引流术

三、操作方法及注意事项

经皮肝穿刺胆道引流术在操作上可分为三部分：

1. 经皮肝穿刺胆道外引流和内 – 外引流术　目前有一步法和多步法两种方法供选择。传统上一般采用多步法，即先做 PTC 造影，造影方法同前述。根据造影结果，选择一条比较容易和安全的扩张胆管，确定第二穿刺点。局麻后，切开皮肤 3~4mm 小口，在透视下将套管针插入已显影的靶胆管，拔除针芯，接上注射器慢慢回抽，如有黏稠的胆汁流出，表示套管已位于胆管内。若无胆汁流出，可轻微进退套管，直至有胆汁流出。如第一次穿刺失败，可拔出套管针，在明确前一次失败的基础上重新定位，进行第二次、第三次的尝试。使用多步法建立胆道引流通道，由于采用的是较粗的套管针，所以穿刺次数是有所限制的。据报道，如果穿刺次数超过 14 次，操作导致并发症的机会将大大增加。当穿刺退管过程中回抽发现有胆汁流出后，则提示套管已经位于胆道内，这时可使用造影剂再次造影明确套管确实位于胆管腔内。然后，经套管引入 J 头导丝或可控活动芯导丝，保证导丝位于胆管内后，换出套管，换入扩张器，扩张穿刺途径。如做单纯外引流，这时便可直接换出扩张器，放置引流导管。如做内一外引流，在拔出扩张器后，还应置入 5F 普通单弯导管，配合导丝沿朝向胆总管的方向插入，通过导管导丝配合，使导丝通过狭窄段进入十二指肠内。沿导丝将导管送至十二指肠后，交换出软导丝，引入超强导丝。保留超强导丝，换出普通导管。沿硬导丝置入球囊导管扩张狭窄段。使狭窄段达到可以通过引流导管后，换入引流导管。注意引流导管的最后侧孔标记应保证位于肝内胆管内。随着引流管套装的改进，目前大多数内外引流都可以省略交换超硬导丝以及球囊扩张等步骤，直接通过普通导丝将内外引流管通过狭窄段。目前市场上使用的内 – 外引流管均有一条丝线固定于导管远端，在引流外端牵拉该丝线就会使引流的"猪尾"盘曲，以达到内固定引流管的作用。在置入引流导管后，造影明确导管侧孔的位置后，用缝线及专用的固定器固定引流管于腹壁皮肤上，并用胶布加固，敷料覆盖。

　　进行 PTCD 应对胆管树前后关系有良好的空间概念。一般来说，无外科手术史的患者第 5、8 段胆管在前汇合成一条主干，6、7 段胆管在后汇合成一条主干，两条主干再汇成右肝管。在 PTC 时，应注意适当排空胆管内胆汁后，充分注入足量造影剂，使胆管树充分显影。这是进行诊断和 PTCD 的必要条件。但造影剂不宜过浓，否则会影响进一步导丝操作的可视性。在判断胆管树空间关系上，旋转球管通过多视角对比分析是判断胆管树前后关系的基本方法。以下球管为例，如当球管由正位向左前斜位（或称右后位）旋转时，向右侧移位的是腹侧的胆道，向左侧移位的是背侧的胆道。如以脊柱为标志，球管旋转时，相对脊柱运动较大的是腹侧的胆管，较小的是背侧的胆管。

　　使用一步法穿刺其实质是使引入套管过程一步完成，避免使用多次粗针穿刺对肝脏的损害。在使用一步法穿刺针穿刺前，PTC 不宜省略。只有根据 PTC 确定好最佳引流通道后，再使用一步法穿刺针穿刺建立引流通道应视为一步法穿刺的操作规范。以一体式一步法穿刺针为例，其具体方法是在使用一步法针穿刺成功进行 PTC 后，通过多角度投照，清晰了解胆管树分布情况。然后选择一条最理想的目标肝内胆管分支，使用细针穿刺，成功后试注造影剂确定穿刺针尖位于靶胆管后，再将细针推进 1cm 左右，然后沿细针将中、外层套管推送至内层细针尖端处，拔出内层细针和中层套管针针心，保留套管，接注射器边抽吸边缓慢退管，如有胆汁流出，表示套管端已位于胆管内。然后插入导丝，此后置换引流导管的方法基本同前。一步法大大降低了粗针多次穿刺引起合并症的发生率，对肝功欠佳、肝移植后解剖结构变化、胆道感染严重病例应首选一步法（图 30 - 9）。

　　2. 经肝胆管塑胶内涵管引流术　　置入塑胶内涵管的方法基本与经皮肝穿刺胆道内 - 外引流术相仿。在导丝通过狭窄段后，沿导丝插入扩张器扩张狭窄段，取出扩张器后，用一带有推送导管的塑胶内涵管沿导丝推进，直至该内涵管恰好位于狭窄段后，拔除推送导管，再沿导丝置入外引流管，撤出导丝，保留外引流 2 ~ 3 天，经造影明确内涵管通畅后，即可拔除外引流管。永久性内涵管引流主要用于不能手术切除的恶性胆道系统梗阻患者，做姑息治疗用。这是在内引流的基础上，将一段合成材料制成的内涵导管置于梗阻狭窄段的胆管内，以便胆汁经此管流入梗阻远侧胆管，进入十二指肠内。这种引流，体外无引流管，可进一步避免感染发生和提高生存质量。

　　3. 经皮肝穿刺胆道放置金属内支架引流术　　该技术与经皮肝穿刺内 - 外引流术相仿。基本方法是在导丝通过狭窄段之后，先扩张进针道，以便可以通过扩张球囊和支架释放器。再沿导丝导入球囊导管预扩张狭窄段，通过造影明确狭窄段扩张到 6 ~ 8mm 为止（如支架释放器可顺利通过，球囊预扩张一步可以省略），同时对狭窄段做好标记。换出球囊导管，沿导丝置入金属支架释放系统。在标记的指示下，将支架准确地置于狭窄段，然后再置换入引流导管，保留 24 ~ 48h，造影证实支架通畅后即可拔去引流管。Gianturco 的 Z 形支架有较强的支撑力，置入后一般并不需要球囊扩张，但编织型支架，如 W allstent 支架，其顺应性较好，但支撑力不够，故在置入后，如展开不理想，还应对支架进行扩张，以保证引流的通畅（图 30 - 10）。金属内支架留置适应证同永久性内涵管，支架长度要求两端应超过狭窄段 1cm 左右，直径根据留置段胆道直径而决定，一般为正常胆道的 1.1 ~ 1.2 倍。胆道系统多采用自膨胀性支架，经导管放入后，由于金属弹性膨胀将胆管狭窄处撑开，达到改善或恢复胆管形态，恢复胆汁内引流的效果。

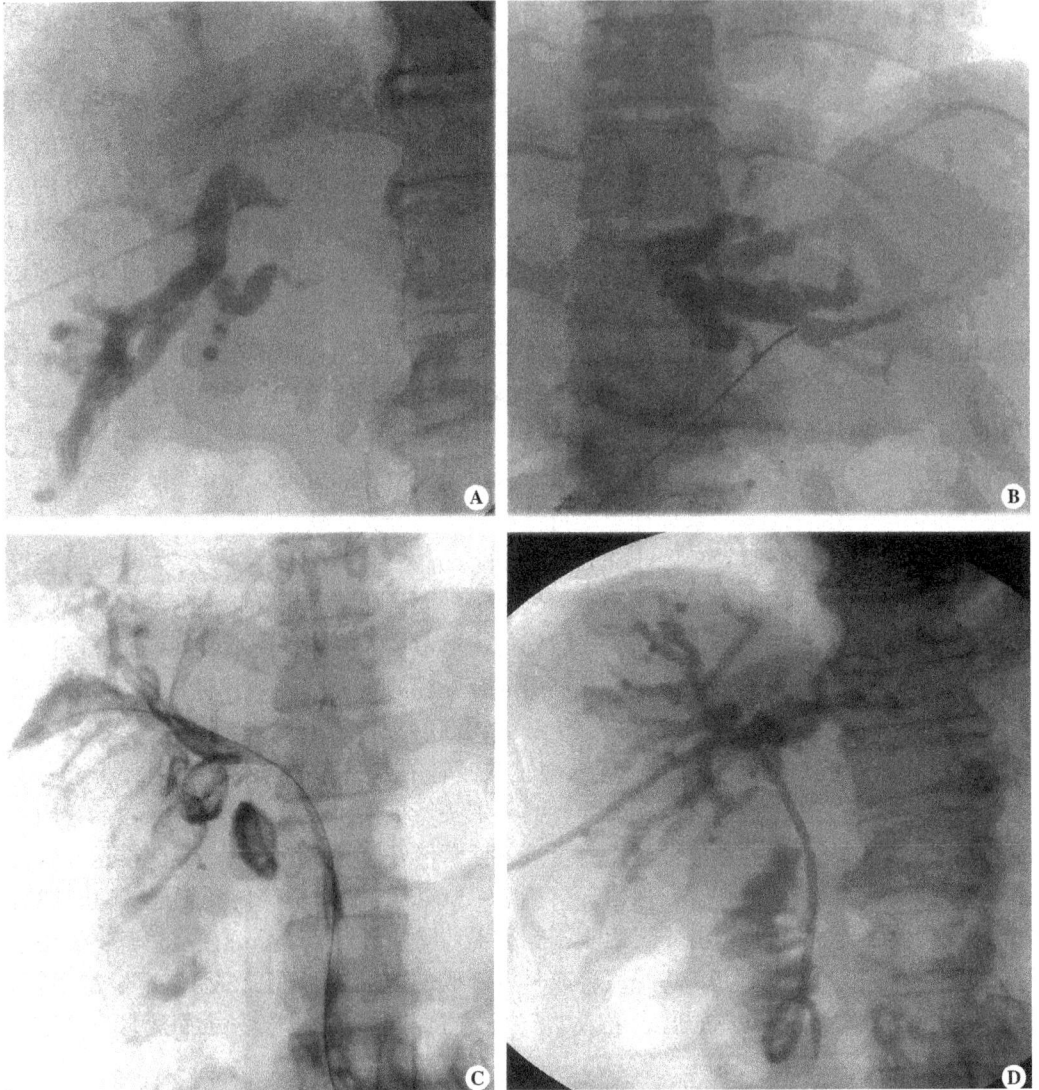

图 30 - 9 内 - 外引流管放置的过程

A. 采用一步法细针穿刺右侧胆道造影显示梗阻胆管形态；B. 同理穿刺左侧胆道；C. 交换置入 0.018in 的支撑导丝通过胆道狭窄段；D. 顺导丝送入引流管并作内固定

4. **注意事项** 当患者胆囊明显扩张时，要特别注意避免直接穿刺入胆囊。如已误入胆囊，应引入导管，排空胆汁，降低胆囊内压，以防止或减轻胆汁漏。另外，非特殊情况，应尽量避免穿刺肝外胆道，以减少胆汁漏的发生。

所选择插管的胆管，除了有明确的梗阻表现以外，同时应注意与进针途径保持尽量小的夹角，并使引流导管尽可能长地位于要引流的胆管内。所以，穿刺时应尽量选择穿刺扩张明显的二级以上分支的肝内胆管。

在导管通过较坚硬的狭窄或引入肝硬化比较严重的肝实质时，强行进管有可能使导管和导丝在右上肝周间隙打折，导致患者疼痛。目前，大部分厂家生产的引流导管备有导入的加强器，是一种金属或硬塑胶材料制成的导管，可置于引流导管腔内，以加强引流导管进入的方向性，保证导管顺利通过肝包膜和实质。

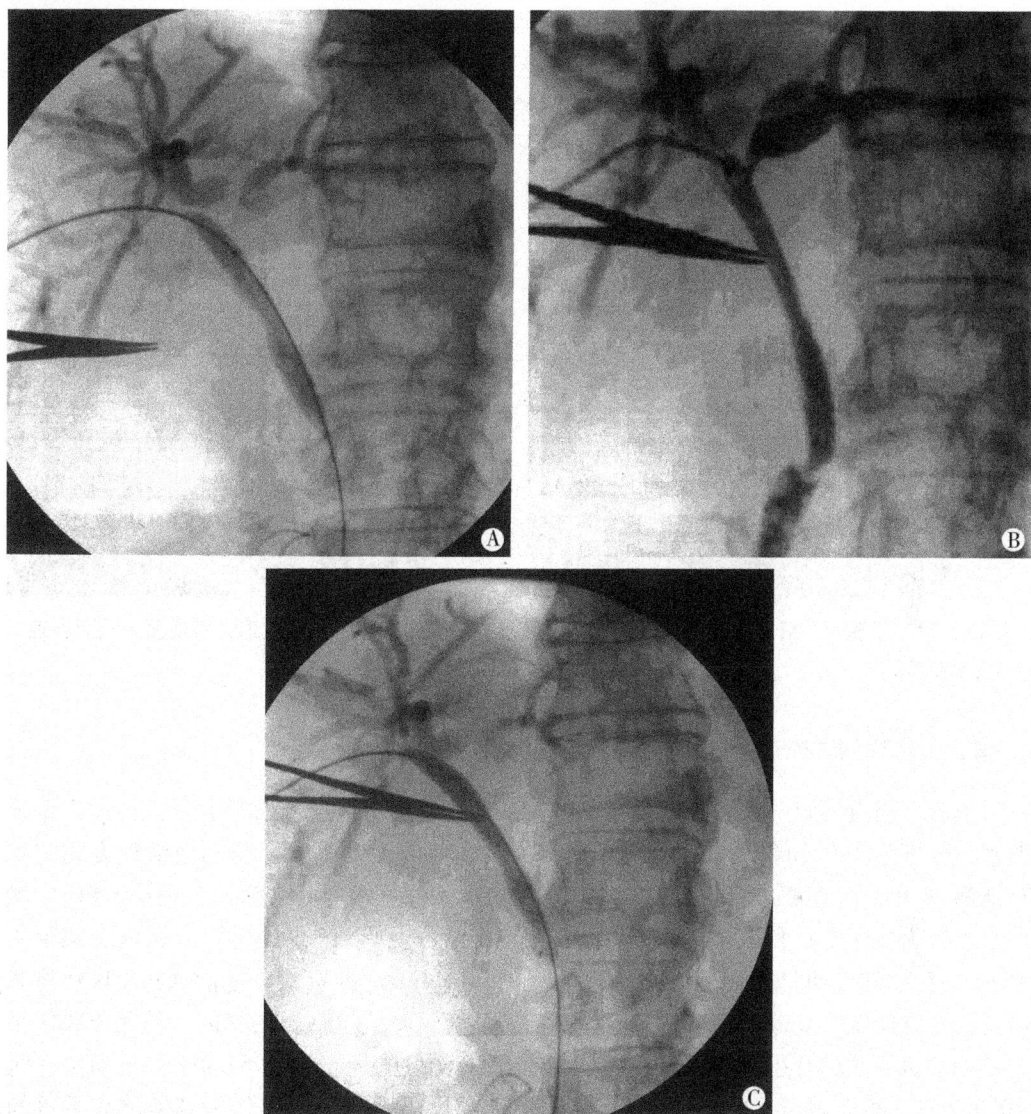

图30-10 胆总管金属支架放置过程

A. 在利用血管钳标记下置入球囊扩张狭窄段；B. 放置支架使支架跨越狭窄段，充分扩张；
C. 必要时，对未充分展开的支架进行扩展，起到防止支架滑脱和保证胆汁引流的作用

　　引流管的固定是非常重要的环节。外端的固定，并不意味着引流管位于肝内的部分没有发生变化，因为患者的呼吸和咳嗽可能使肝内的引流管发生移位。因此，当术后短期内发生的胆汁引流不畅时，不应首先考虑引流管堵塞可能，也不应盲目冲洗引流管，而应先检查导管内外位置有无改变。

　　引流管的侧孔最理想的位置应正好位于梗阻段上、下方的胆管内，这样才能保证充分引流。侧孔过多或侧孔位置离梗阻段过远，使部分侧孔位于肝实质内，不仅起不到引流的作用，而且使侧孔有可能与肝内血管相通，造成出血。故应根据梗阻部位及引流途径，选择侧孔位置恰当的引流导管。也可使用自行加开侧孔的引流管，但加开侧孔大小应恰当，过小易

堵塞，过大的侧孔不但影响引流管的硬度，且易在肝内打折或折断，而且由于引流管本身内径的限制，过于加大侧孔对引流亦无帮助。一般侧孔大小应与引流管内径相仿。

当胆管得到有效引流后，胆管可能缩小变短或移位，侧孔有可能退入肝实质，从而引起血性引流液。这时应适当调整引流管的位置或更换侧孔较少的引流管（图 30 – 11）。

若肿瘤生长阻塞支架，可采用用于血管介入的旋切导管，切除肿瘤，使支架再通；或支架内再次留置支架，治疗再狭窄。单纯支架对于胆管恶性狭窄的治疗是不够的，应辅以放射治疗或其他介入方法治疗肿瘤本身，才能保证治疗效果。

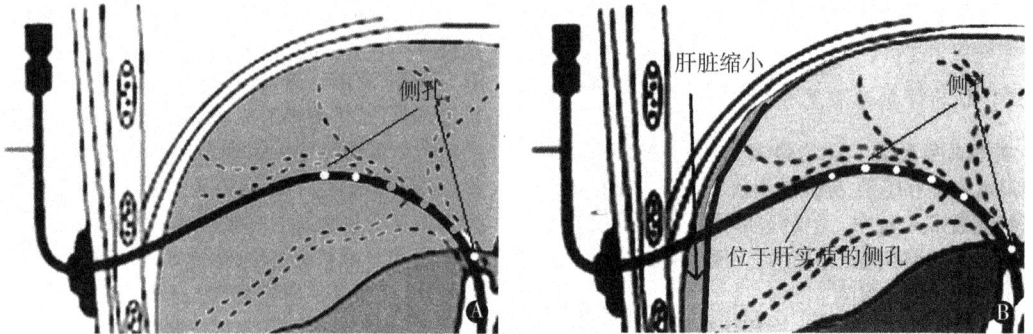

图 30 – 11　引流后，肝脏肿胀消失，扩张胆管可能缩小变短或移位，侧孔退入肝实质，从而出现血性引流液

四、疗效评估

对于恶性胆道梗阻的患者，PTCD 后手术与单用 PTCD 治疗，在最初 30 天内死亡率无明显差别，分别为 27% 和 29%。对于 PTCD 作为手术前的辅助手段，与其他治疗方式的中位生存期和 24 个月生存率进行比较，在 PTCD 后做根治性手术者分别为 5 个月及 3.9%，做姑息性手术者为 2.9 个月和 2.7%，未手术者为 2.4 个月及 0.7%。同时，金属内支架置入后 30 天死亡率为 7%，明显优于手术的 17%。另据 Nakayama 的资料，术前通过 PTCD 将患者血清总胆红素降至 8.6mg/dl，可使手术死亡率从 28% 降至 8%。在国内，使用 PTCD 结合 TAE 的双介入方法治疗引起胆道阻塞的肿瘤，梗阻部位的通畅率达 57.4%，平均生存时间达 10.2 个月。可以看出，PTCD 无论是作为单纯的治疗手段，还是作为其他治疗手段的辅助，在患者生存期的改善等多方面都优于单纯的外科治疗方法。

关于选择使用何种方式做引流的问题，临床资料表明，三种引流方式在排除导管或支架堵塞等器械合并症的因素后，在临床治疗效果上无明显差别。同时三者分别存在一些优缺点。胆道内 – 外引流术的优点为操作方便，引流管冲洗方便，便于观察引流效果；其缺点是身上长期带有引流管，对患者造成不必要的精神压力，同时也增加了胆道感染和胆汁漏及胸腔感染的发生率。内涵管的优点是，在一定程度上克服了内 – 外引流术的上述缺点，其缺点是内涵管发生阻塞后，一般必须更换或重新置管。上述两者存在一个共同的缺点：易移位和脱落。金属内支架就是基于克服这个缺点而应用于胆道介入的，虽然金属内支架仍有一定的移位可能，但远低于前两种方式。同时它还具有通畅时间长，不易堵塞、不透 X 线、定位准确等优点，但价格昂贵。对于恶性肿瘤来说，基于其价格高，故宜使用于估计对生存时间改善较大的患者。而良性胆道狭窄病例，在多次单纯胆道球囊扩张后，狭窄仍然存在时，可以考虑使用金属支架。有人统计良性狭窄置入金属内支架复发率为 1% 左右，但支架内胆泥沉积仍是目前尚未解决的难题。

五、术后处理及护理

PTCD 术后需卧床 24h，同时要对患者的血压和脉搏定期进行监测，注意患者有无腹部进行性增大的包块和腹膜刺激征。静脉给予足量抗生素，同时应注意保证补液的足够，在补液中可加用止血药和维生素 K，注意水、电解质平衡。

对单纯外引流或内外引流的患者，引流导管的护理十分重要，要注意以下几点：①准确记录每日引流量；②注意观察引流液的颜色、成分，特别要注意有无血性引流液；③保证引流导管皮肤切口的无菌原则，定期换药和观察伤口，防止过度肉芽增生；④定期使用等渗液加庆大霉素冲洗引流导管；⑤教会家属对引流管的一般护理。

六、发症及处理

并发症按照发生原因不同可分为导管支架相关并发症和非导管支架相关并发症，下面分别阐述：

（一）导管支架相关并发症

1. 导管周围胆汁漏　与引流通道在肝实质通过途径过短有关。另外，窦道形成后，更换引流管不恰当也会引起导管周围胆汁漏。

2. 血性引流液　原因很多，常见的有胆道-血管瘘，由于引流管同时穿透了血管（肝动脉或门静脉）和胆管，同时是诱发败血症的原因。穿刺时应尽量避免。胆道一静脉瘘所引起的血性胆汁在术后使用止血药后一般可治愈，胆道-动脉瘘必要时可行肝动脉栓塞治疗。放置引流管时多狭窄段主动或被动地扩张，有时也会引发病变出血，一般不需特别处理，但要防止血块堵塞引流管。

3. 导管堵塞　内外引流较多见，常因为肠内容物反流引起。通过定时冲洗可以预防。另外，感染、胆泥综合征、出血等都是导致导管阻塞的原因，建议术后口服去氧熊胆及广谱抗生素预防。

4. 胸腔积液及血胸　一般由于穿刺点选择不正确，或穿刺盲目偏向头侧所致。只要使用正确的操作方法，同时在穿刺时注意透视监视，完全可以避免该并发症的发生。

5. 胆汁性腹膜炎　最常见原因是引流管脱出，经侧孔漏入腹腔造成。另外，拔管后未对窦道进行处理，导致窦道外渗也比较常见。

6. 消化道出血　常见于支架置入后，主要由于支架刺激病灶引起；另外，支架释放定位不佳，支架位置过低，尾端顶撑胆道十二指肠开口对壁小肠，也可引发十二指肠溃疡甚至穿孔。

（二）非导管支架相关并发症

1. 类败血症反应　此为最多见的并发症，因为梗阻的胆道常合并有感染，穿刺和引流管置入过程中有可能将这些细菌带入血中。胆道造影推注造影剂过快和压力过大都是引起菌血症的原因。围术期使用足量的抗生素可有效地避免发生。

2. 术后水、电解质紊乱　过度引流引起，特别是内外引流可能导致肠液丢失。内外引流适时关闭外引流，控制引流量，同时多途径补充丢失元素，可避免严重后果。

3. 心衰和术中胆心反射　发生率并不高，但后果可能很严重。所以胆道介入操作必须配备心电监护，术中参与人员应密切观察，一旦发生，及时处理，可避免严重后果发生。

七、值得关注的几个问题

1. 如何实现安全高效的穿刺和理想的长期引流效果　进针点最好低于第 10 肋，以避免导致胸腔感染。当然，也可在透视下嘱患者深吸气，明确穿刺侧的肺最下界，然后在低于这个下界 1~2 个肋骨的肋间隙部位穿刺。理想的胆道引流通道至少应具备：①兼顾所有梗阻导致胆汁潴留的胆管，必要时可放置多条引流管进行多支引流；②引流隧道与引流胆管的夹角不应过大；③尽量多的引流管侧孔位于扩张胆道内，但在胆管外的通道（包括肝实质内隧道和皮下段）不应遗留任何侧孔；④导管引流侧孔不能全部位于狭窄段；⑤肝实质内隧道最好不经过肝内任何血管结构；⑥引流管置入后应考虑呼吸运动对引流管的影响（图 30-12）。这些都是选择 PTCD 穿刺途径的目前公认的基本原则。但在实际操作中，各位专家的观点并非一致。以右入路为例，右侧腋中线穿刺入路是最常用的穿刺途径，但部分学者认为右入路穿刺较左入路存在更大风险。分析解剖结构我们知道右肝周边存在胆囊、门静脉主干、下腔静脉、间位结肠等重要脏器。操作者虽然可以在连续透视下进行穿刺，但后前位透视只能保证穿刺在头侧足侧方向上无明显偏差。对进针前后的控制，完全靠操作者的经验。但由于前后的误差，误穿邻近脏器的风险难以完全避免。所以有专家更主张采用前入路或后入路，而非传统侧入路。但穿刺的安全性和建立理想引流途径的要求有时会存在矛盾。例如，右前入路穿刺胆道，使穿刺经过潜在胸腔的机会降低，也可避免对胆囊的误穿，但是右前入路误穿肝后段下腔静脉的风险较大。同时右前入路不宜建立单纯外引流途径，即使在引流管外固定很好的情况下，肝内引流管也会因为呼吸位移（呼吸运动会导致肝内引流管和腹壁相对错位，称为呼吸位移，穿刺途径越靠前外侧，呼吸位移影响越大）而被拖出，甚至在腹壁下成袢，如果引流管侧孔半露于腹腔，就会导致严重的胆汁性腹膜炎（图 30-13）。同理，左前入路对左侧胆管引流，也不应直接穿刺左侧主胆管。单纯外引流应尽量穿刺 2、3 段末梢胆管建立引流，使引流管侧孔深入肝内胆道，保证足够长度的"安全预置段"（引流管最后端侧孔与穿刺进入胆道引流管位置之间的距离，见图 30-14），以防侧孔脱出。对左胆管穿刺技术要求相对较高，一般先在正位或斜位透视下，定出进针点，然后在侧位透视下监控进针深度，直至穿入胆管。穿刺时，进针方向不应完全垂直向下，否则会加大与穿刺胆管的夹角，对进一步操作不利。左前入路途径具有以下的优点：左胆管变异小，易于穿中；容易避开对胸膜的影响，从而减少胸腔感染和胆汁性胸膜炎的危险；经肝实质的针道短，对肝实质的损伤小；右肩痛发生率低。左前入路的缺陷是在进针途径、胆管、胆总管之间形成一个较大的角度，这增加了推送导管和放置支架的困难；患者卧位时，左前胆管有时显影不佳；对操作者手部的保护较差；后入路方法可减少胆汁性腹膜炎的危险性，但也有可能引起腹膜后血肿（如不经冠状韧带）。操作过程中患者的体位不舒适，放置引流管后患者无法舒适平卧。此外，经颈静脉途径、经上腹部等途径也有文献报道。总之，各种途径都有其优缺点，在选择上一方面要视操作者的习惯和对该入路的熟练掌握程度，更重要的是取决于患者的病情及术前对患者相关影像资料的认真判断。假如患者存在多条胆管存在独立的狭窄梗阻，这时还应考虑建立多条引流途径同时进行引流。在穿刺和建立引流途径上，是有一定的规律可循的，例如，导管在肝实质内的距离越短，胆汁外渗的发生率会越高；扩张胆管内引流管侧孔越多，引流效果越佳；安全预置段越充分，胆汁性腹膜炎发生可能性越小。

既往认为 PTBD 的关键环节是经皮经肝胆道穿刺术及阻塞段开通术。但随着介入医学和器械的发展，近年来文献报道的穿刺、置管、置入支架的技术成功率多在 90% 以上。对于正确掌握 PTBD 技术的医疗单位来说，经皮经肝胆道穿刺技术已不是限制疗效的因素。根据 JVIR 2003 年提出的 PTBD 技术指引，对于扩张胆道穿刺的成功率应在 95% 以上，对非扩张胆道穿刺的成功率也应在 65% 以上。在实际操作中，用于造影的胆道穿刺要求要远低于介入支架或引流导管置入的要求。提高穿刺成功率的手段很多，文献报道较多的是超声实时引导穿刺。近年来国内认为超声引导的优越性很多，但这些观点是源于 1980 在 Radiology 的报道。从我们的经验来看，这种观点并不全面。超声引导的确有利于提高穿刺成功率，但穿刺造影仅为引流管置入的基础。超声的确减少了穿刺造影的难度，但对应建立理想引流通道的要求，它至少存在两大无法克服的缺陷：首先超声引导建立的通道很难保证引流导管侧孔或支架完全位于扩张胆道内，导管侧孔或支架位于扩张胆管外的肝实质将有可能导致危险并发症的发生。其次是超声穿刺进入胆道途径与胆道本身夹角往往较大，不利于进一步引流管和支架的置入，且容易造成胆道的损伤。所以超声可用于引导穿刺做胆道造影，在清楚显示肝内扩张的胆道之后，重新设计穿刺通道，然后穿刺扩张胆道，这样会使置入导管或支架的目的性、准确性更强。不能盲目沿用超声引导的穿刺路径，更不宜脱离透视仅依靠超声作为内外引流置管指引。另外还有个概念必须注意，采用一步法穿刺针穿刺，也不要刻意追求一步到位，当细针穿刺胆道不符合理想支架或导管置入途径时，有必要重穿。一步法穿刺技术的最大优势不是一步到位，而是避免较粗的套管针多次穿刺肝脏引起的损伤。有学者认为介入操作的成功，不仅仅指能够置入导管和支架，而应是保证胆汁得到长期、有效、安全的引流。

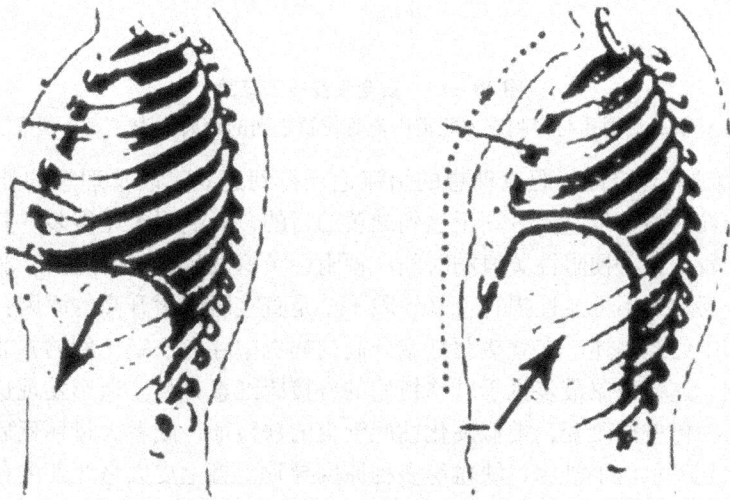

图 30-12　呼吸运动时肝脏活动示意图

从呼吸运动时横膈的运动幅度可知，肝区在中后方呼吸位移最大，所以理论上穿刺点选择在腋后线以后导致引流管位移、脱管及误穿胸腔的概率会更大

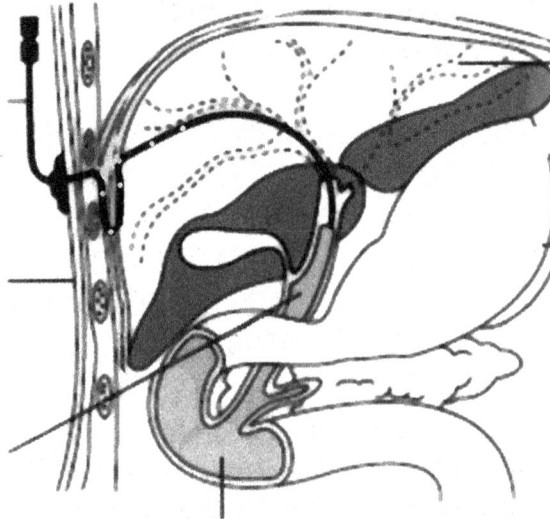

图 30 - 13　引流管腹腔内成袢示意图

由于呼吸运动引流管被拖出，在腹腔内成袢，有可能诱发胆汁性腹膜炎

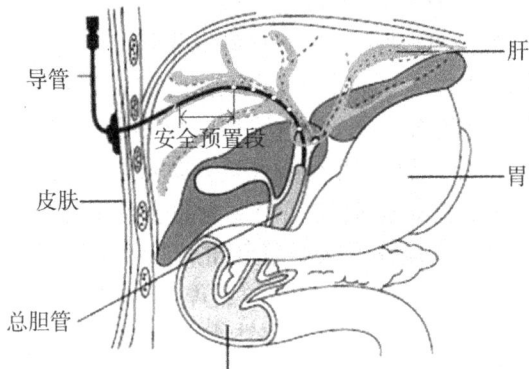

图 30 - 14　安全预置段示意图

引流管最后端侧孔与穿刺进入胆道引流管位置之间的距离称为"安全预置段"

2. 如何正确把握适应证　胆道理想的引流途径得到建立，以及理想的外引流量仅仅是实现降低黄疸指数的第一步。能否真正达到减黄的目的，影响因素还很多。其中有 2 个因素对最终疗效影响较大：①梗阻性黄疸的时间：梗阻性黄疸发生的时间过长，胆管上皮细胞水肿、坏死，其分泌功能不可逆性损害。②梗阻不全是直接胆红素升高的原因：这在前面分析胆汁淤积的原因中已经阐述。在直接胆红素升高的病例中存在一定比例的并非主要由胆道梗阻所导致的病例。这种现象最多见于肝移植后的直接胆红素升高。造影发现这类病例胆道造影时常呈细长的枯树枝样改变，类似硬化性胆管炎的铁线征，或者大量坏死后遗留的胆汁瘤改变，这些征象都提示由于排斥、缺血等多种原因导致胆管上皮大量坏死的存在。此时胆道引流的价值对直接胆红素降低帮助不大。另外，胆肠吻合术后病例，由于胆管失去了 Oddi 括约肌的活瓣功能，肠液反复反流入胆管，导致肝内胆管炎症和胆管上皮退变，从而失去分泌胆汁功能，这种情况进行引流效果亦不佳。另外，综合文献，影响疗效的患者方面的因素还有肿瘤类别、肝功能级别、肝硬化情况、白蛋白与球蛋白数值、梗阻部位与性质及并发症等。除患者临床状况外，对胆管造影的分析也与疗效直接相关。有文献指出，胆管扩张并非是进行胆道引流的客观指征。胆道扩张可分为以下几种情况：胆管扩张并且压力增高；扩张但压力不高，胆汁有分泌，如胆囊切除后的胆总管和部分肝内胆管；扩张但压力不高，胆汁无分泌，如胆管囊性病变；不扩张压力不高，胆汁无分泌，如硬化性胆管炎。真正需要引流且能保证引流有效的只有第一种情况，可通过测量注入造影剂后胆道增压曲线来判断胆道属于上述哪种情况。这一思路提示胆道引流的指征是需要减压的胆道而不是扩张的胆道。例如，很多胆肠吻合术后病例，术后存在反复发热和黄疸，造影时胆道明显扩张，但造影剂可以流入肠道。对其实施 PTBD 症状并未得到有效改善。该类患者的胆道扩张是因为两个因素所导致，第一是失去胆囊后的胆道主动替代胆囊存储胆汁作用而扩张，第二是反复逆行感染引起的胆道扩张。使用 PTBD 并不能解决这两个问题，所以引流效果不佳。虽然造影时测压是一种较好判断引流指征的方法，但实际应用存在一定困难。实际操作中可以通过穿刺成功后胆汁流出的滴速和造影时缓慢推注造影剂，观察胆管显影的次序来做初步的判断。如果滴速较快，且造影剂注入后所有阻塞胆管均已显影而疑似梗阻段以下仍未见造影剂进入时，则有必要行 PTBD。从减黄总体疗效来看，支架置入与引流管引流之间不存在明显差异。从生活质量来看，前者肯定较后者高，但前者费用明显高。故选择术前评估有较长生存时间的恶性胆道梗阻病例实施支架置入术。

3. 梗阻性黄疸预后的影响因素　胆道梗阻引起的黄疸，既造成局部损害、也会对全身造成一系列影响。正如前述术前减黄是否降低手术危险性尚无定论。寻找客观的、综合的、与预后密切相关的评价指标，不仅可以衡量减黄的应用价值，还可以判断手术的危险性，使手术和介入的选择更为合理。研究表明以下因素与预后有较密切关系：

（1）胆道感染：胆汁淤积可以继发细菌感染，加上胆道压力上升促使细菌和内毒素反流入血引发败血症和感染性休克。在良性病变中，胆管结石、急性胆管炎最常见，由于胆道内压力骤然变化，造成细菌和毒素的反流，临床上可出现全身性感染表现。及时手术去除梗阻因素可以迅速缓解症状，故可降低病死率。相反，恶性病变随着肿瘤的生长发展，阻塞逐渐由不完全至完全，胆道内压力逐渐上升，因而临床上早期出现感染者少。尤其是胆囊管开口以下的胆管病变，如壶腹周围病变者，由于有胆囊的缓冲作用，压力上升缓慢，细菌毒素反流入血的概率可能较小。而肝门部占位发生感染概率较高。由于肿瘤患者的免疫功能下降，全身情况难以耐受感染，统计结果显示，白细胞 $> 15 \times 10^9/L$ 时病死率显著上升。因此，对术前已有中重度感染的恶性阻黄患者行 PTBD 降低胆道压力，同时介入治疗期给予足量有效的抗生素可有效降低并发症的发生率和病死率。

（2）肝功能与预后的关系：不同程度的胆道梗阻可引起相应的肝脏损害，梗阻时间越长、梗阻越完全，对肝脏的损伤越大。转氨酶、血清胆红素和人血白蛋白的水平均提示肝细胞损伤的程度，其中丙氨酸氨基转移酶是一个急性指标，在胆管结石并发急性胆管炎时可以明显升高，而在恶性长期梗阻患者中不升高或轻度升高。良性病变以急性起病为主，病程大多较短，总胆红素呈轻中度升高为主（$< 86 \mu mol/L$）；而恶性病变病程长，梗阻完全，对肝脏损伤程度较重，血清总胆红素水平多呈中重度升高（$> 86 \mu mol/L$），且非酯型胆红素亦同时升高。虽然无法证实恶性肿瘤患者血中胆红素水平的升高是否增加病死率，但具有毒性作用的非酯型胆红素在血液中主要和白蛋白结合，如果后者含量不足，它就会同其他有机阴离子结合而产生毒性作用。因此，当总胆红素明显升高与白蛋白降低同时存在时，病死率将明显升高。而仅胆红素水平单一升高时，病死率的升高并不显著。另外，血浆白蛋白是一个反映肝功能的慢性指标。正常肝脏每天合成 10g 白蛋白，而肝功能不全者明显下降。由于血浆白蛋白的半衰期有 22 天，因此白蛋白水平下降从一定程度上反映了梗阻时间长、肝功能损害严重。在恶性梗阻性黄疸中，白蛋白水平低于 35g/L 者病死率显著高于正常水平者。

（3）肾功能与预后的关系：肾衰竭同阻黄的关系很早就被人们所重视。胆道梗阻所并发的多种病理生理异常，包括内毒素血症、高胆红素血症、胆盐的刺激和低容量血症等均可导致肾功能不全。Fogarty 等回顾了 1960—1994 年文献报道的 2 164 例梗阻性黄疸并发肾衰的病例，统计结果其发生率为 8%，病死率高达 68%。上海第二医科大学附属仁济医院张文等的研究显示，梗阻性黄疸中肾衰的发生率为 6%。其中恶性肿瘤患者中，术前 4 例处于尿毒症期（BUN >20mmol/L），除 1 例行内引流术后存活外，其余 3 例均死于肾衰竭；6 例术前处于氮质血症期，仅 1 例在行内引流术后存活，但上述 2 例存活者肾功能均无明显改善。总病死亡率远高于无肾功能不全者（80% 比 23%，P <0.01）。

（4）穿刺监控技术的改进：传统的方法一般使用超声和 CT 先定出一条理想进针途径，然后在透视导向下根据这条径路穿刺。近年来，监控技术的改进，特别是实时监控技术的应用，使 PTC 和 PTCD 变得更加简单易行，对患者的创伤和并发症发生率已越来越少。多角度多方位的数字减影造影机可在患者短时间屏气的情况下，对患者的胆道进行 180° 的造影，从三维角度对患者胆道的各个分支进行全面的了解，为 PTCD 提供极大的帮助。超声实时监控胆道穿刺为部分操作者欢迎，因为他们认为对胆道解剖以及其与血管关系比透视显示得更清楚，使用特殊的超声穿刺探头和穿刺针，可以一次性以理想的角度穿入胆道，从而使一步法穿刺插管技术（前述）更有效和实用。但超声监控亦存在较多缺点：①对较厚的右肝叶较深的解剖显示得不很清晰；②超声确定的穿刺途径仅适用于单纯外引流，而欲行内外引流时，引流导管扭曲程度大，使引流效果受影响；③由于超声显示大胆管较好，故操作者存在经常直接穿刺进入肝总管的情况，对于肝门部梗阻的病例，这将导致引流导管侧孔无法充分位于阻塞胆管内，从而影响引流效果。目前，在国外，CT 实时监控技术已普遍应用于临床，它具有显示解剖清晰，同时对穿刺针亦无特殊要求的优点。缺点是对操作者的保护比较困难。开放式 MR 实时监控技术在介入的其他领域已有应用，由于其辐射小，反映各种解剖清晰准确，今后应是 PTCD 监控的发展方向。

（5）导管支架相关并发症的控制：导管堵塞居导管相关并发症中的首位。导致导管堵塞的因素很多，其中感染因素和肠液反流因素较常见。多数胆道阻塞都伴有细菌感染的存在。外引流建立后，胆道接触外来致病菌机会增多，扩张胆管内的胆汁在酸碱度上也更适于细菌的生长。而多数细菌会导致胆道上皮水肿坏死，同时细菌会分解胆汁引起胆盐结晶。内外引流建立后，肠液不可避免地将反流进入胆道，这将导致胆汁酸碱度的改变，亦会引起胆盐的沉积，这些固体成分是导致导管堵塞的主要因素。针对导管堵塞的措施应以预防与及时治疗并重，足量有效的抗生素可以减少胆泥的产生。另外，口服熊去氧胆酸也可预防胆泥的发生。但要完全避免胆道引流管的堵塞非常困难。由于解决胆道引流管堵塞的难度不大，只要及时发现并做相应处理也不会引起患者的生命危险。在术后导管相关并发症中最严重的并发症应该是血性引流液。术后 24h 内，引流管内出现血性引流液或血块并不少见，这与操作时对肝实质和胆道内皮的损伤有关，但这种出血不会持续超过 10h，术后 10h 会恢复黄色引流胆汁，术后 24h 的胆汁镜检基本无法发现血细胞。产生术后持续血性引流液的原因是导管的侧孔位于肝内大血管内，这种情况常是导管置入后移位引起的。导致导管容易移位的主要原因是引流路径的制定不合理。因此，肝内胆管引流除了根据胆管扩张的程度外，还应结合造影和增强 CT 的表现。在增强 CT 上，应注意胆管和门静脉的伴行关系，穿刺途径应尽量避免经过大血管再到达胆道。使用前面所提及的造影穿刺同步化的一步法胆道穿刺针有利于避免血管胆道同时穿透，它在穿刺进针同时给予一定压力的造影剂注射，当它在肝实质造影剂基本无法注入，而进入血管或胆道时就会显影，这样就能避免经过血管到达胆道。但目前国内类似穿刺针应用很少，故术前对引流导管进入胆管部位的选择和引流路径的设计尤为重要。穿刺前确定哪几段胆管的哪些部位是属于安全引流段，置管时预留足够"安全预置段"，审慎地对待每一个环节才能避免血性引流液的发生。血胸是发生率较低的并发症，但治疗非常困难。因为必须拔除原引流管，重新建立引流途径。但经过多日引流后，往往会给再次胆管穿刺带来一定困难。急于拔除引流管又有可能导致胆汁漏入胸腔，导致胸水加剧。严重时需要外科治疗。要避免血性胸水的方法并不困难，在穿刺前要患者深吸气，然后以外肋膈角以下一个肋间隙以下为穿刺点。注意穿刺点如果选择低于腋后线，至少应低于外肋膈角以下两个肋间隙。

　　支架置入作为姑息性治疗不能手术的低位恶性梗阻性黄疸的办法之一已被广泛接受，但无论是经皮顺行置入还是经内镜逆行置入，医生不得不将支架放置在壶腹部 Oddi 括约肌处。这种置入虽然解决了胆汁内引流的问题，但是势必导致 Oddi 括约肌功能失常，然而壶腹部异常引发机体什么样的反应，目前研究不多。但可以借鉴其他医源性措施对壶腹部的破坏或影响，例如，外科的胆肠吻合术、内镜下的十二指肠乳头切开的相关理论研究或假说进行推断。壶腹部内支架置入后，胰液可能反流入胆系，有研究显示，低位支架置入后，绝大部分病例会出现胆汁中脂肪酶、淀粉酶均显著升高，出现胆汁成分异常，即胆汁内出现高含量的消化酶，酶学异常是壶腹部内支架置入后胆汁成分变化的直接表现。正常生理状况下，胆汁内不应含有消化酶，脂肪酶、淀粉酶是胰液内的主要消化酶，说明胆道支架跨越了 Oddi 括约肌后，胰液有可能进入胆系。更有研究显示，单纯外引流虽然也会导致胆汁中脂肪酶、淀粉酶升高，但内支架置入后脂肪酶、淀粉酶升高更为显著，这一现象说明胆道内支架跨越了 Oddi 括约肌后，壶腹周围可能有更为复杂的消化液分流状况，也可能是支架对胰管开口的压迫导致对消化液的分泌有影响，还可能是内支架置入并发胰腺炎的原因。另外，研究还显示支架置入后，原来无细菌存在的胆汁出现继发性细菌生长。研究最常见的细菌是革兰阴性菌中的克雷白杆菌属，提示我们在发生胆系感染时应首选有针对性的抗生素，另外细菌在胆汁内存在可能与支架内增生再狭窄也有一定关系，将在本章后面讨论。

　　（6）非导管相关并发症的预防和治疗：非导管相关并发症中以类败血症最常见，也最严重。这种并发症与大量潴留胆汁进入血循环有关，造影时注意不要过快推注造影剂以及避免多次穿刺肝内大血管可以减少该并发症的发生。最重要的是对该并发症发生后处理应给予足够重视，在保证足量抗生素治疗和抗休克同时，还应注意避免心衰和水、电紊乱以及复杂酸碱失衡的发生。某医院近千例 PTBD 患者中仅有发生在 10 年前的 3 例由于该并发症死亡，近年由于治疗计划更加严密，该并发症虽时有发生，但均能在 1~2 天内有效控制。术中胆心反射也是比较危险的并发症，有人主张所有的 PTBD 病例均在术中使用心电监护，一旦发生及时给予阿托品、多巴胺等治疗，可以及时避免严重后果发生。术中的胆心放射、术后的类败血症反应、血胸等均有可能进一步导致心衰的发生。特别是年龄较大的病例发生率更高。术前明确有胆道感染、心功能欠佳、有冠心病史的病例应列为心衰高危病例，术前就应中心静脉置管，术后应注意监测中心静脉压。

（7）内涵管或支架的选择和应用及对材料的探讨：胆道内支架的研究虽然不涉及凝血活性等因素，似乎不如血管内支架那样复杂，但胆汁同样也会类似血液在支架上沉积，形成胆泥，最终导致胆管支架的堵塞，因此胆道支架的组织相容性同样是目前探讨的一个热点课题。在早期的试验中，Kerlan 等认为决定支架通畅率的主要因素有三方面：管径、压力梯度、胆汁流变学，同时认为肠液的逆流也是导致胆道支架阻塞的一个值得注意的因素。但此后 Lammer 的研究发现，支架材料对于支架本身的通畅时间有更大的影响。近期的研究表明，在支架上附着生长的细菌可产生具有分解胆盐的糖蛋白，其有可能加速支架的堵塞。

另一方面，临床资料显示：塑胶内涵管的阻塞率为 6% ~27%，同时有 3% ~6% 发生滑脱。由于上述原因，41.7% 的患者需要更换所放置的支架。金属支架显然在这些方面比塑胶支架优越（表 30 -1）。在既往的研究中，人们尝试使用更大直径的内涵管解决 8 ~10F 内涵管的堵塞率较高的问题，但鉴于置入过程中引起的疼痛和置入技术难度较大很难推广。同时，研究表明对内涵管材料和形状的改良都不能明显改善其通畅率。当然，对于恶性肿瘤患者来说，患者的生存时间与支架的通畅时间是同样要考虑的问题。有临床随机研究（level Ⅱ）比较了塑料支架与金属支架作为远端恶性胆道梗阻的姑息性治疗方法的支架的疗效。在平均通畅时间方面，金属支架（3.6 ~9.1 个月）明显优于塑料支架（1.8 ~5.5 个月），但没有发现在中位生存方面两者存在明显区别。虽然金属支架价格较高，但如果对比包括住院费用在内的整体成本，由于金属支架比塑料支架大大降低了再次介入的频率，故对于预计生存时间较长的患者金属支架具有更低的整体费用。近来有报道认为，塑料支架适用于预期预后较差，长期生存期望值不高（如肝脏存在转移），再次介入必要性不大的病例。如果预期生存期超过 6 个月，金属支架就应考虑为首选的治疗措施。而在预期生存期小于 6 个月的病例中，临床研究（levelⅣ）显示金属支架和内涵管相似的结果，故应该优先考虑采用内涵管治疗。另一方面，Dahlstrand 等主张在置入金属支架前，先给予暂时的 PTBD 引流约 1 个月的时间。采用这种渐进式的做法，有利于将那些因为病灶迅猛进展和肝功能很差的病例排除在支架置入之外，同时由于 PTBD 改善胆汁的代谢，修复胆道的损伤，支架置入后的远期效果更为理想。

表 30 -1　内涵管与金属支架的方法姑息性治疗远端恶性胆道狭窄的前瞻性随机对照临床试验

文献	支架				支架通畅率		中位生存	
	组别	病例	闭塞	P	时间（月）	P	时间（月）	P
Davids et al, 1992	MS	49	16	NR	9.1	0.006	5.8	0.45
	PS	56	30		4.2		4.9	
Knyrim et al, 1993	MS	31	6	NR	6.2	NR	NR	NR
	PS	31	10		4.		NR	
Prat et al, 1998	MS	34	NR	NR	4.8	<0.05	4.5	NS
	PS	34	NR		3.2		5.6	
	PS	33	NR		3.2		4.8	
Kaassis et al, 2003	MS	59	11	<0.007	NR	0.007	5.1	NS

续 表

文献	支架				支架通畅率		中位生存	
	组别	病例	闭塞	P	时间（月）	P	时间（月）	P
Katsinelos et al，2006	PS	59	22		5.5		3.3	
	MS	23	23	NS	8.5	0.002	9.1	NS
Soderlund et al，2006	PS	24	24		4.1		6.9	
	MS	49	9	0.009	3.6	0.002	5.3	0.27
	PS	51	22		1.8		3.9	76

另一方面，不同的病理类型和病灶位置对放置支架后的病理转归和疗效亦存在较大的影响。例如前述的 type Ⅱ 以上的胆道梗阻，单一支架并不能解决双侧引流问题，所以临床上常会采用 Y 形或 X 形双支架置入法来解决胆道梗阻。而对于 type Ⅳ 以上分型的胆道梗阻，一般不主张支架置入治疗，必要时可考虑采用多管单纯外引流和内外联合引流结合的方式治疗。同时多数研究表明，肝门部胆道梗阻的支架置入效果明显差于远端梗阻。而大于 1cm 直径的支架在远期通畅率上也明显优于小于 1cm 的支架（图 30 - 15 和图 30 - 16）。同时，研究也发现支架覆盖狭窄段前后大于 20mm 的病例支架失败的风险存在下降的趋势。

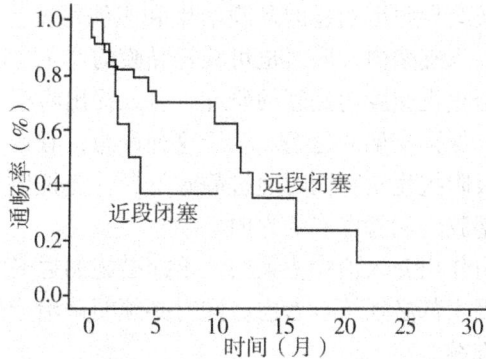

图 30 - 15 支架置入部位与通畅度相关趋势的 Kaplan - Meier 曲线

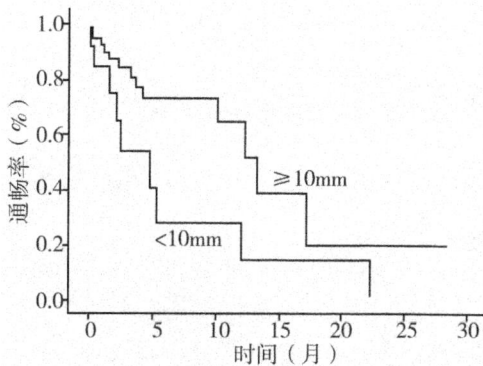

图 30 - 16 支架直径与通畅时间相关趋势的 Kaplan - Meier 曲线

在金属支架中，Gianturco 的 Z 形支架是早期使用较多的支架，这种支架膨胀力度较大，可以给狭窄段以有效的支撑。其缺点是顺应性较差，容易成角顶壁，影响远期引流效果。同时单个支架长度也较短，故病灶较长时要放置多个支架，如放置不当，支架之间的间隙过大，则这些间隙的胆道得不到有效的支撑。改良的 Gianturco – Rosch 支架在一定程度上克服了这个缺点，但近期的研究表明，Gianturco 支架的金属丝之间间隙较大，恶性肿瘤易于向其间生长，最终导致堵塞，故这类支架较宜用于外压性因素引起的狭窄。另一种较常用的支架是 Strecker 或仿 Strecker 镍钛合金支架。这种支架具有较好的顺应性和支撑力度，但是透视性较差，支架释放后较未释放明显缩短。目前，最常用于胆道恶性狭窄的支架是 Wallstent 或仿 Wallstent 支架，放置它时只需要一个 7F 的推送导管，但由于这种支架支撑力较小，故在放置支架前、放置后有必要对支架进行扩张以帮助支架定型。它具有良好的顺应性，适用于从胆总管到肝内胆管的狭窄性病变。但这种支架两端比较尖锐，有此类支架引起胆道溃疡出血和十二指肠溃疡的文献报道。Hausegger 等对胆道恶性狭窄放置 Wallstent 支架后的病理改变进行了研究，发现早期为创伤性改变，表现为胆管上皮细胞坏死、水肿和非特异性的炎症。12 周之后，出现纤维增生，从而使支架上覆盖上一层纤维组织。晚期，对于恶性程度低的肿瘤，金属支架的网格可有效地阻止肿瘤的长入；而对于恶性程度较高的肿瘤，肿瘤细胞很容易长入支架内造成支架的堵塞。有人认为导致支架堵塞的常见原因是肿瘤长入支架内或肿瘤在支架两端覆盖支架。基于这种病理改变，并为了防止肿瘤长入支架内，延缓支架的堵塞，目前新型支架的研究着眼于带放射粒子的支架和带膜支架两方面。动物试验表明，在良性狭窄病变中，带膜支架会导致更明显的黏膜增生和胆泥堵塞。在恶性肿瘤试验研究中，带膜支架能有效抑制肿瘤长入支架内，同时也可减轻黏膜的增生。随着带膜支架的研究，从另一方面，也促使人们重新重视塑胶内涵管的研究，有人提出将塑胶内涵管吸附一层抗生素膜，可以防止胆道的感染，保证支架的通畅。基于这种设想，有人进一步提出将塑胶内涵管上添加一层亲水膜，它能吸附抗生素，同时通过静脉不断补充抗生素，在支架周围保持一定的抗生素浓度也许是今后塑胶内涵管发展的方向。

综上所述，对胆道梗阻作出介入治疗决策前，治疗措施的通畅时间、疾病病理、病灶部位、治疗支出等多方面的因素都必须综合考虑。同时必须明确治疗目的，根据疾病转归及支架特性等制订合理的治疗方案。

（李庆春）

第三十一章 介入放射学在妇产科学中的应用

第一节 输卵管黏堵术

输卵管黏堵术又称输卵管注药绝育术。应用硝酸银、苯酚等腐蚀剂作为输卵管绝育手段已有一百多年的历史，但始终未找到理想的腐蚀剂。1969年上海开始研究电灼输卵管绝育方法。1970年广东采用苯酚及陕西采用504高分子黏合剂，直接经宫腔注入输卵管，使输卵管堵塞。广东嘉兴曾用米帕林（阿的平）混悬液注入宫腔，任其自然流入输卵管。1972年上海有报道在电灼输卵管绝育及在504黏合剂基础上进行改革，研究出较理想的黏堵剂称为"三合一"，进行了2 000多例绝育术，取得较满意效果。选择性输卵管插管技术的成功应用和改进，使该技术更趋完善。

（一）适应证

（1）自愿要求绝育的育龄妇女。

（2）无神经官能症及生殖器炎症或结核，但不包括子宫颈轻度或中度糜烂。

（二）器械和方法

（1）器械：阴道窥器、卵圆钳、宫颈钳等常规子宫造影器械，并备双腔气囊造影橡胶管及选择性输卵管插管同轴导管。

（2）方法：先行常规子宫造影，可选用水溶性对比剂，边推注边摄片，了解子宫形态、子宫角及输卵管开口位置，再做选择性输卵管插管及造影，输卵管造影时记录输卵管显影所需的对比剂量，以此作为黏堵剂用量的依据，最后在透视监视下缓慢推入黏堵剂，并摄X线平片。

（3）黏堵剂配制方法：复方苯酚绝育糊剂又称"三合一"，其配方为苯酚30%（起腐蚀作用，破坏输卵管黏膜组织），米帕林（阿的平）35%（促进肉芽组织增生，使输卵管管腔闭塞），胆影酸35%（便于术时拍片或透视，了解输卵管内药物充盈情况），药物一般于术后5天左右逐渐被吸收。

（三）操作时间的选择

（1）月经前半期：因后半期子宫内膜较前期肥厚，易引起局部剥落及出血，故原则上以前半期为宜。

（2）非哺乳期：由于哺乳期宫体较小，肌壁软，内膜薄，插管易插入宫角肌层或血管内，是造成操作困难并将药物注入宫角血管的主要原因。由于我国广大生育年龄妇女是在农村，一部分妇女免不了在哺乳期做黏堵术，只要注意哺乳期的特点，轻柔插管，一次操作成功率也能达到与经后期相似。

（3）产后4个月的妇女。

（4）带避孕环者，可在取环后立即行黏堵手术。

（四）黏堵术后 X 线所见

1. 黏堵术成功的 X 线征

（1）双侧输卵管显影，其长度为 4cm，为较理想的充盈，黏堵药物主要作用在输卵管间质部及峡部，破坏管壁黏膜，促进肉芽增生，达到绝育目的。

（2）双侧输卵管充盈达壶腹部，药物在输卵管内充盈越长，则管腔阻塞段也相应较长。

（3）双侧输卵管充盈超过 1.5cm。

（4）如宫角处有黏堵剂充盈，虽然输卵管只充盈 1cm，也可达避孕效果。

为安全起见，最好做术后子宫造影，观察输卵管阻塞情况，如输卵管黏堵成功，X 线片中显示宫角圆钝。间质部一般不显影，只有少数间质部有不同程度的显影。因间质部是输卵管最细的一段，黏膜平坦，肌层厚，血管丰富，是最容易产生阻塞的部位。

2. 黏堵术失败的 X 线征

（1）输卵管不显影表示黏堵失败，有时一侧输卵管显影，另一侧输卵管未显影也属失败。

（2）输卵管充盈短于 1.5cm 者。

（3）对比剂进入宫角血管：对比剂进入宫角黏膜下小静脉，X 线片显示网状阴影。

（4）对比剂进入宫角肌层：多见于哺乳期，子宫软，易插到肌层，或由于反复插管，宫角附近黏膜受伤。

（五）并发症

（1）输卵管痉挛：个别病例由于操作时间长，反复操作能引起输卵管痉挛。

（2）宫角痉挛：宫角个体差异较大，有宽、窄、深、浅之分，随着子宫倾屈程度不同，输卵管开口位置也有所不同，当插管操作遇到困难时，如反复插管，常引起宫角痉挛，使操作无法成功。

（3）因绝育药物刺激可引起输卵管水肿充血：据上海总结，术后约有半数产生发热、腹痛、腰酸的症状，大都程度较轻，短时间内皆能自愈。

（六）术后注意事项

术后可回家，禁房事 1 个月。操作时间长者可应用抗生素预防感染。术后最初几天，可能有少量黄色或血性分泌物流出，部分人有下腹酸胀及腰酸不适，一般 10 天左右逐渐消失。有发热者可能为药物反应，可给予对症处理。

（陈　鹤）

第二节　选择性输卵管造影和再通术

输卵管性不孕的诊断和治疗是不孕症的诊治难题，由于输卵管痉挛、操作不当、黏液栓阻塞等原因，常规子宫输卵管碘油造影有高达 30% 的假阳性，虽腹腔镜检、剖腹探查术有助于确定输卵管是否真正阻塞，但由于其技术复杂，对患者创伤大，广泛应用有一定限度，故目前子宫输卵管碘油造影术、通液试验和抗感染治疗成了诊治输卵管阻塞的主要方法，但效果不满意。

1985 年 Platia 等首先对选择性输卵管造影及再通术作了报道。接着美国学者 Thurmond 和 Rosh 等于 1987、1988 和 1990 年采用真空负压吸引装置的同轴导管（Cook 公司生产）进行了较大组的临床应用研究；1992 年我国学者詹晓星、杨建勇等利用自制同轴导管装置进行 70 例临床应用研究，获得与进口器械相似的插管成功率及较理想的临床诊疗效果；随后，吴元劲等于 1994 年、赵斌等于 1995 年、郭全和等于 1995 年、杨建勇等于 1996 年相继作了一系列报告。结果表明，该技术有助于确定输卵管是否真正阻塞，阻塞的部位及原因，并能同时对阻塞输卵管进行直接的介入放射学再通。

一、适应证

（1）各段输卵管阻塞均可试行选择性输卵管造影、通液。

（2）间质部至壶峡交界部阻塞可试行输卵管再通术。

（3）常规子宫输卵管造影因宫颈太松而未能完成者。

二、禁忌证

（1）壶腹远端、伞段阻塞者不宜行再通术（可行选择性造影术），其原因有三方面：①导丝不易达该部；②强行再通易致输卵管穿孔；③导丝穿破伞端有损伤卵巢导致大出血的危险。

（2）子宫角部严重闭塞者、结扎输卵管吻合再通术后又发生阻塞者以及结核性输卵管阻塞者亦不适宜行导丝再通术。因这类阻塞通常伴有输卵管周围粘连或输卵管壁僵硬，顺应性差，不能随导丝行径作相应改变，极易发生穿孔，结核性者还有引起结核播散危险。

（3）严重心力衰竭、活动性肺结核。

（4）碘过敏者。

（5）生殖器炎症急性发作者。

（6）发热、月经期。

三、术前准备

（1）时间选择：月经干净后 3～7 天。

（2）碘过敏试验。

（3）查血常规及出血、凝血时间和血小板计数值。

（4）宫腔通液：初步了解有无输卵管阻塞。

（5）阅读病历：了解以前检查结果，包括常规子宫输卵管造影、超声波过氧化氢溶液（双氧水）造影、腹腔镜检查、宫腔通液、以往妊娠否、有无结核病史等情况。向患者作必要的解释，争取合作。

四、操作方法

1. 真空同轴导管子宫输卵管造影装置造影法　该装置由 Cook 公司生产，由三种同轴导管组成，直径为 9F、5.5F 和 3F。9F 不透 X 线，导管长 32cm，有一活瓣在导管尾部。5.5F 导管长 50cm，由聚乙烯合成，前端有一长 3cm、成 45°弯曲的角。3F 导管长 65cm，有两种类型，一种不透 X 线，另一种是尼龙制成的带有 1cm 金属环在尖端，透视下可见。3 根 90cm 长的导丝。其中 0.035in（0.085cm）尖端有 1.5cm J 形头的导丝用于宫腔插管。0.015in（0.038cm）的超软头导丝。全部导管装置可被引入一带真空帽的子宫输卵管造影装置内。

先将真空帽向后撤约阴道长度的距离，锥形头送入子宫颈外口。再稳住头部，将真空帽向前推进罩住子宫颈外表面，再抽真空帽内空气，则可使真空帽吸附在宫颈表面。操作操纵杆可控制子宫的位置，注入对比剂不致从宫颈口漏出，经操纵杆插入导管、导丝可行选择性输卵管造影和再通（Cook 公司，T - TRH589）。

患者仰卧在造影床上，取截石位。灭菌手术单掩盖患者的下肢和下腹部，以保证导管、导丝的无菌操作。用阴道窥器显示宫颈后，用氯己定擦洗干净。先将伸长的中心管道头端插入宫颈外口，继之用 50ml 塑料注射器抽成真空，借负压封闭子宫造影帽与宫颈间的缝隙，将对比剂注入宫腔行常规子宫输卵管造影，如确定为一侧或双侧输卵管阻塞或显影欠佳，则应行选择性输卵管造影。

选择性输卵管造影方法：借助 J 形导丝将 9F 和 5.5F 导管引入宫腔，将 9F 导管尖端固定在宫颈口内 1～2cm 处，而 5.5F 导管随导丝送入子宫角部，轻轻探及输卵管，借子宫造影帽拉直子宫，则有利于子宫和子宫角部插管。然后，抽出导丝，注入 2～5ml 对比剂至输卵管开口部，先用力要小，如输卵管未充盈则逐渐增加压力，如对比剂进入静脉或淋巴管或反流入子宫腔，或患者主诉疼痛而无输卵管充盈则应停止注射，调整方位后再次注射，如确定导管尖已插至输卵管开口，远端输卵管仍不显影，则提示输卵管阻塞需行再通术；如果选择性输卵管造影示输卵管通畅，则可将导管回撤至宫腔，再次引入导丝，选择另一侧子宫角，行对侧输卵管造影。如 5.5F 导管弧度与子宫的形态不一致，则撤出导管在蒸汽上成形至与子宫体的弧度一致后再次引入。

输卵管再通方法：当 5.5F 导管尖置于输卵管开口处时，送入 0.015in（0.038cm）软头导丝和 3F 导管超出 5.5F 导管口，送入导丝再通。有时通过阻塞的输卵管段时仅有轻微阻力，有时整个过程都可能遇到阻力。一旦通过阻塞部位，导丝在输卵管内再进入 2～3cm。3F 导管再沿导丝通过间质部（刚超过再通的阻塞部分）。拔出导丝，再注入 2～3ml 对比剂。如果对比剂显示线条样流动并最终经输卵管伞端进入盆腔，说明再通成功。如果造影剂中断反流，说明粘连阻塞仍存在，应试用上述方法重复操作。当需要探查壶腹中段时，则需用超软头导丝，它很易顺弯曲的输卵管前行。双侧输卵管阻塞的患者，另一侧输卵管也用同样的技术再通。输卵管造影术后，抽出 3F 导管，将 5.5F 导管退入 9F 导管中，将对比剂注入子宫腔行常规子宫输卵管造影。

2. 改良简易同轴导管装置行输卵管选择性造影及再通法　该装置由华中科技大学附属协和医院放射科首先设计开发并成功地用于临床。全套装置应包括 6 支 20cm 长的 8～9F 外导管或扩张器，其尖端均已被剪去，剩余断端用细砂纸磨光滑、距断端 3cm 分别弯成一偏离长轴 25°、50°、70°角，各两支，每一种导管（2 支）再在 3cm 处与以前一弯曲垂直的方向弯一偏离长轴约 15°的角，两支导管的后一弯曲角方向完全相反，以适合子宫前、后屈曲和左右插管的需要。

临床实践中有时仅一支外导管和扩张器（50°单弯，不需要第二弯曲）就可满足大多数患者造影的需要，该装置还包括两支长约 40cm 的 4F 直径的细导管，3 根导丝，其中 0.018in（0.046cm）、0.025in（0.064cm）直头导丝各一支，0.032in（0.081cm）J 形导丝一支，长度超过 60cm。插管时患者取截石位，常规妇科检查以明确子宫的位置、屈度，常规妇科消毒、铺巾，消毒巾应遮盖患者的下肢、下腹部和邻近检查台，用阴道窥器显示宫颈，用宫颈钳钳住宫颈并稍往外拉紧，经宫颈送入双腔气囊子宫输卵管造影导管（Fole 管）行常规子宫输卵管造影，造影时应拍片和（或）录像记录，结合透视观察输卵管阻塞的部位、程度、子宫体颈部和子宫角相交的角度及体表定位大致标志（如骶骨边缘）。造影完毕抽出双腔气囊导管，再根据子宫的形态、屈曲度、子宫体颈和子宫角相交的角度以及左侧或右侧输卵管病变选择相应的外导管。8～9F 外导管只起引导 4F 导管的方向的作用，故不宜深插，只宜放在宫颈口 1～2cm 处；如欲使其在再通时起支撑细导管和细导丝的作用，则必须先放在宫颈内口附近，指向靶侧子宫角。送入细导管（4F）或 0.032in（0.081cm）J 形导丝（J 形头不会损伤内膜，又有一定的支撑力），借细导管或 J 形导丝引导至子宫角部，而不宜强行推进 8～9F 外导管，以免损伤子宫内膜。

选择性输卵管插管方法可概括为两种。

（1）外导管导向法：即术者左手固定 8～9F 的外导管尾部，保证外导管尖端在子宫颈内口上 1～2cm 处，尖端指向再通的输卵管侧，右手送入 4F 导管，因 4F 导管很柔软，能适应子宫的弯曲，多数能直抵子宫角输卵管内口，当然有时送入的 4F 导管只能抵达子宫底壁上，不能滑向子宫角，其原因多为 8～9F 导管插入太深，影响了 4F 导管转动方向（外导管口与宫壁太近，迫使 4F 导管顶住了宫壁而成直角行进并被折曲或完全不能送至子宫角的方向），这时应回抽外导管，再推进 4F 导管，多能成功。

（2）导丝－外导管引导法：即在 J 形导丝引导外导管抵达子宫角部后，再顺外导管送入 4F 导管。有人认为前一种方法更简便，但初做者可能易损坏 4F 导管。当 4F 导管抵达子宫角且不能继续前行时，助手可抽取 2～3ml 60% 复方泛影葡胺经 4F 导管试验性注射，开始用力要小，逐渐增加力量，如清楚显示了子宫角呈尖角状或近段输卵管同时显影，又无静脉、淋巴回流征象，则可注入全部对比剂并摄片记录。如见对比剂经输卵管伞端进入盆腔，则示输卵管通畅；如对比示输卵管间质部或峡部到壶腹部阻塞，又非结核性者，可行导丝输卵管再通术。

阻塞输卵管再通术的方法：术者固定好同轴导管，助手经 4F 导管送入导丝，近段（间质部或峡部近段）阻塞用 0.025in（0.064cm）导丝再通，注意软头在前（若硬头在前，很易引起输卵管穿孔），中远段阻塞应用 0.018in（0.046cm）导丝，因其柔软性大，易顺应扭曲的输卵管而进入远段。导丝通过阻塞段时常有阻力感，可通过轻柔地往返运动来克服阻力，逐渐推进，直至通畅（图 31－1～图 31－6，患者女性，32 岁，不孕症，子宫输卵管造影不通）。双侧输卵管阻塞者，对侧亦用类似的方法再通。最后拔出同轴导管，送入常规造影导管行常规子宫输卵管造影。造影完毕立即进行宫腔通液（含庆大霉素 8 万 U、α－糜蛋白酶 5mg、地塞米松 5mg，加等渗盐水 40ml），门诊患者术毕留观半小时。

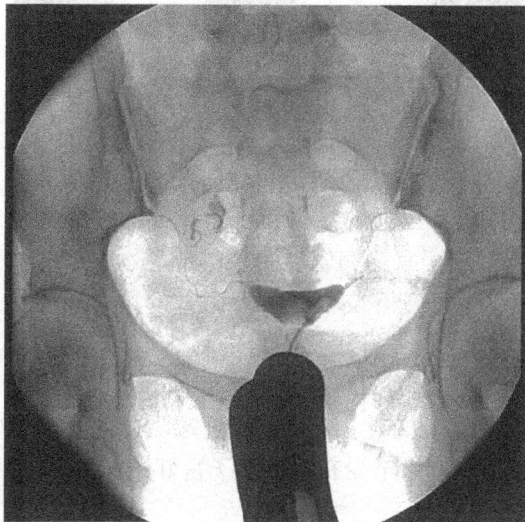

图 31－1　阻塞性输卵管再造术 1

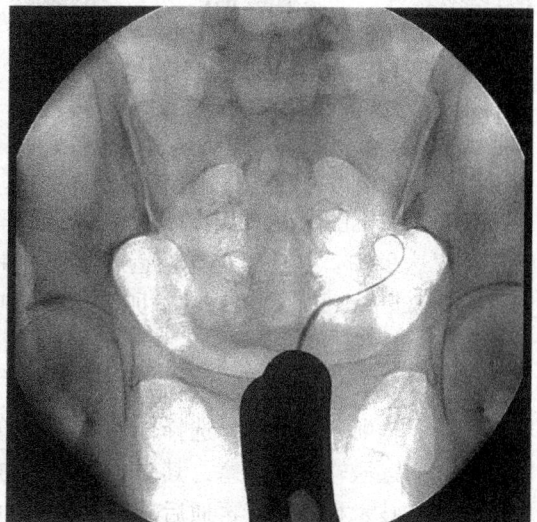

图 31－2　阻塞性输卵管再造术 2

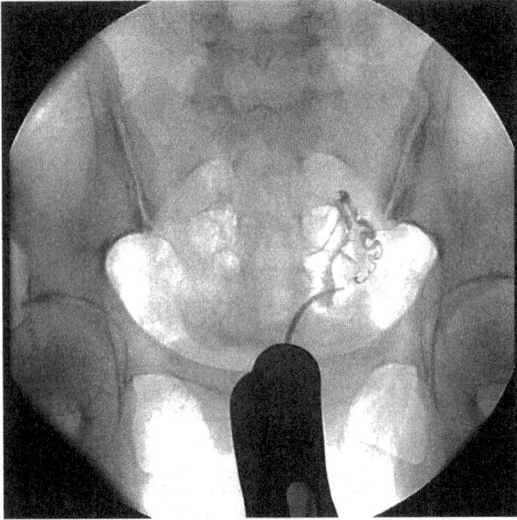

图 31 - 3　阻塞性输卵管再造术 3

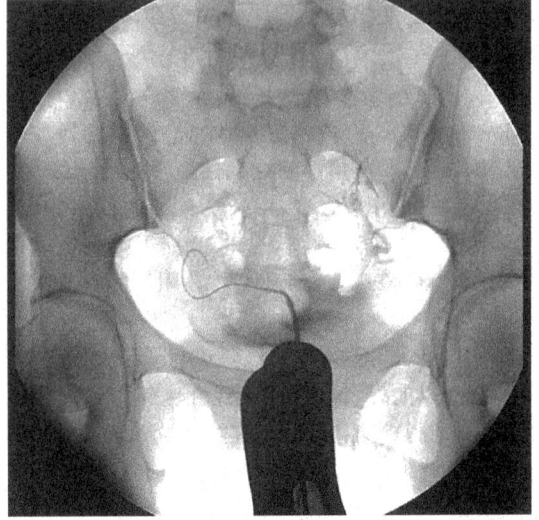

图 31 - 4　阻塞性输卵管再造术 4

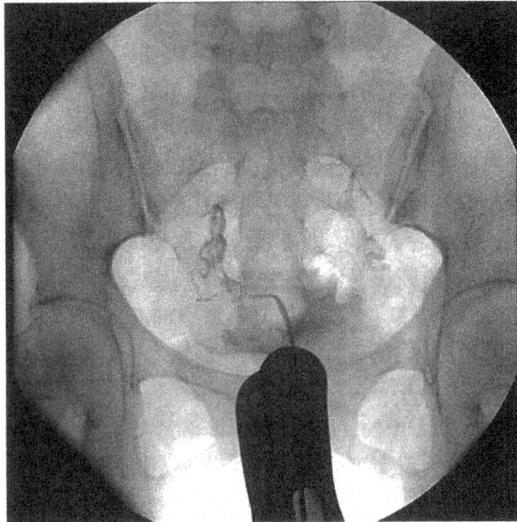

图 31 - 5　阻塞性输卵管再造术 5

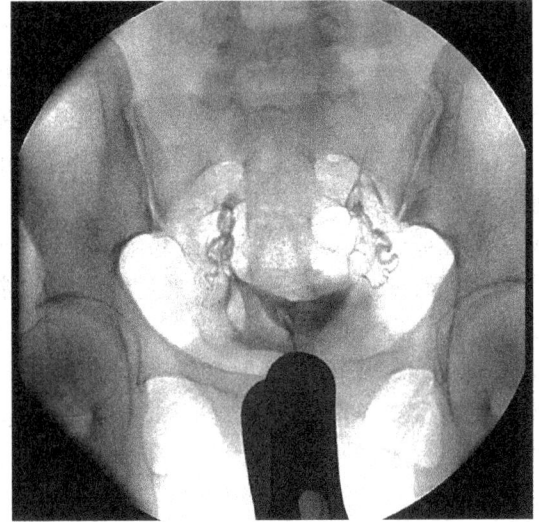

图 31 - 6　阻塞性输卵管再造术 6

五、疗效评价

Rosch 等报道了 25 名妇女子宫输卵管选择性造影和再通的结果，子宫角部的选择性插管成功率达 94%。输卵管选择性造影显示了 46 支常规子宫输卵管，阻塞的或显示很差的输卵管占 26%，28 支近端阻塞的输卵管再通成功率为 96%，6 支壶腹中段阻塞的再通成功率为 33%。

华中科技大学附属协和医院放射科与妇产科合作，已为 200 例以上患者进行了选择性输卵管造影和输卵管再通术，选择性输卵管插管成功率为 92%。结果提示近端阻塞的再通成功率远高于远段输卵管阻塞，其中再通成功的 30 例患者中至少有 1 例获子宫妊娠。Platia 等亦有用同样技术行输卵管再通后获正常妊娠的报道。

关于这一检查治疗技术的价值，可从诊断和治疗两方面来讨论。由于常规子宫输卵管碘油造影的局限性，使得输卵管阻塞的诊断存在明显的不足，常不能鉴别输卵管阻塞的原因，如痉挛、机械性阻塞、膜性粘连、黏液栓阻塞还是纤维粘连阻塞等，特别是对间质输卵管阻塞的诊断更显不足。而选择性输卵管造影、选择性输卵管通液或输卵管再通术则有助于鉴别阻塞原因，如黏液栓、膜性粘连则极易清除、分离，使输卵管再通，可免去腹腔镜、剖腹探查术和超声波等辅助诊断。对不能再通的纤维性粘连，则可行显微外科重建术，可免去患者进一步的盲目治疗。

在诊断方面的优点，还包括能清楚显示阻塞输卵管的具体情况，证实阻塞的部位是在壶腹部或伞部，并能显示有无积水、程度重否、有无溃疡、输卵管走行是否僵硬等，这对病因诊断和治疗方法的选择有重要参考价值（图31-7）。如积水，多考虑感染引起的阻塞，有小瘘管则多考虑结核引起，如有感染及结核应立即停止操作，否则引起病变扩散至腹盆腔。此外，对个别宫颈口太松弛，双腔气囊导管无法固定，常规输卵管造影困难的病例，可考虑试行选择性子宫输卵管造影。

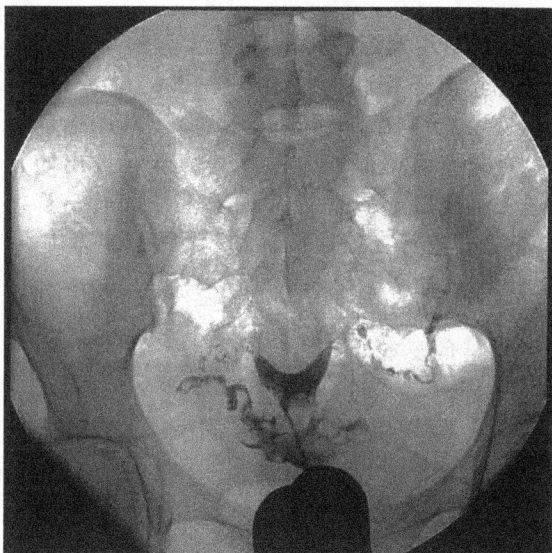

图31-7　患者女性，29岁，鞍形子宫，双侧输卵管结核

此法优于常规子宫输卵管造影的原因是，对比剂直接注入输卵管增加了输卵管内的流体静压力，而无子宫腔过度扩张所致的疼痛。

尽管X线导向下输卵管人工授精尚无报告，但B超和宫腔镜导向下输卵管人工授精已获成功。对于因精子浓度低、精子运动力低引起的不育症，常通过将浓缩后的精子送入子宫内，进行人工授精，但可因精子无法进入输卵管而使受精失败。日本作者创造了子宫镜直视下，向输卵管内注入精子（输卵管内人工授精法，HIT）的方法受孕率极高。具体方法是：先经B超确认排卵前的成熟卵子形成，随后借宫腔镜从输卵管口将直径0.8mm导管插入输卵管内，通过导管再注入约0.05ml精子悬浮液，其后即可等待受精。他们为76例患者治疗，包括以前做过数次人工授精而不孕的夫妇，结果6例经HIT 2~4次后妊娠成功；其中1例已顺利分娩一健康男婴，这对夫妇不孕已9年，人工授精共16次均未成功，HIT 3次即成功。

综上所述，选择性输卵管造影和再通术有以下肯定的价值：

（1）有助于对输卵管阻塞的部位、程度和性质的诊断。

（2）使部分阻塞的输卵管得以复通。

（3）可进行选择性输卵管通液，提高通液治疗的疗效。

（4）有希望开展输卵管内选择性人工授精，提高受孕率。

六、并发症

1. 输卵管穿孔 常发生于输卵管浆膜下，造影表现为少量对比剂渗入浆膜下形成一"假憩室"，一般无严重反应，但是一旦发现，则应免除进一步的选择性或常规造影，以免推注对比剂的压力使浆膜穿破。

Thurmond 等为了解再通方法的安全性，将 2 例患者在宫腔镜导向下经宫颈口将导丝送入受累侧子宫角部并进一步通过输卵管，同时分别直接经腹腔镜剖腹术观察，导丝进入输卵管的壶腹部后，拔出导丝做术中子宫输卵管造影，发现导丝能平滑地通过输卵管并可使输卵管弯曲部分变直或呈弓形，未穿透和损伤输卵管，通过阻塞段时只有轻微阻力，术后子宫输卵管造影随访示两例再通输卵管均通畅。Rosch 等报道了 6 例细导丝引起的穿孔，均为轻微损伤，患者可有短暂的锐痛，但无严重并发症，其中一例双侧输卵管穿孔后 14 天做外科手术，未再发现穿孔处。

华中科技大学附属协和医院一组病例中两例在峡部中段穿孔者亦无严重后果。尽管如此，仍应尽量避免穿孔。

2. 肌壁、淋巴显影 乃系导管尖端损伤宫腔所致，操作时注意动作轻柔可减少损伤。

3. 静脉逆流 系宫腔内膜有破坏或导管尖端损伤所致，如对比剂为 60% 复方泛影葡胺，则不会导致肺栓塞。华中科技大学附属协和医院用 60% 复方泛影葡胺行子宫 - 输卵管造影的结果表明，在透视下注射对比剂加点片可提高诊断的准确性，患者并无严重的腹膜刺激症状，对比剂逆流入静脉后也不会发生栓塞，故认为泛影葡胺可取代碘化油行常规和选择性子宫 - 输卵管造影。

4. 腹痛、出血 轻微腹痛、少量阴道出血均可在 2 ~ 5 天消失。

5. 感染 宫腔操作可能会增加感染机会，应术后常规肌内注射抗生素。华中科技大学附属协和医院 200 余例次检查，无一例发生严重感染现象。

（陈　鹤）

第三节　子宫肌瘤的动脉栓塞治疗

一、概述

子宫肌瘤又称子宫平滑肌瘤，是女性生殖系统器官中最常见的良性肿瘤，多发生于35 ~ 40 岁。由于很多患者无自觉症状，因此临床上报告的肌瘤发生率仅 4% ~ 11%，而据尸解统计，约20% 35 岁以上的妇女有子宫肌瘤。

（一）发病机制

确切病因不明。目前研究认为，单发的子宫肌瘤是由平滑肌细胞演变而来的一种单一的肌瘤母细胞分裂增殖而成的单克隆良性肿瘤。在多发肌瘤中，肌瘤的起源并不相同，说明肌瘤的发生并非由一个染色体突变的细胞引起，可能是子宫平滑肌细胞在各种生长因子及微环境的介导下，通过改变其遗传物质中特殊癌基因和肿瘤抑制基因活性而促发的。其中 7、12、14 号染色体的异常最常见，最常见的异常方式是重组，表现为两种易位 t（12；14）（q14 ~ q15；q21 ~ q22）和 t（1；2）（p36；24）和两种缺失：del（7）（q21）和 del（7）（q21；q32）。局部雌孕激素的升高已成为肌瘤发生发展的经典理论。

（二）病理

子宫肌瘤是由子宫平滑肌增生而成的。肌瘤可以生长在子宫任何部位。镜检可见肌瘤由呈旋涡状排列的平滑肌与纤维结缔组织交叉而成，细胞大小均匀，核染色较深。大体上，肌瘤可为单个球形实性肿块或散在性分布。肌瘤周围有被压缩的肌纤维形成的假包膜。假包膜与肌瘤间有疏松结缔组织。肌瘤质地较子宫硬，内部为灰白或白色略带红色，并具有不规则旋涡状纹理。

子宫肌瘤绝大部分生长在子宫体部，子宫颈肌瘤少见，仅占 1% ~ 2%。根据肌瘤与子宫肌壁的关系可将其分三类：①肌壁间肌瘤：位于肌壁，最常见，占 60% ~ 70%。②浆膜下肌瘤：肌壁间肌瘤向浆膜面发展，突出于子宫表面，与浆膜层直接接触，占 20% ~ 30%。③黏膜下肌瘤：肌壁间肌瘤向宫腔方向发展，突出于子宫腔与黏膜层直接接触，占 10% ~ 15%。多发性肌瘤指上述两种或三种类型可同时发生。

肌瘤因为各种退行性变或其他原因失去其原发典型结构及外观，称肌瘤继发变性。肌瘤越大，包膜受压、缺血越严重，继发变性越多见。常见有水肿、玻璃样变或透明样变性、囊性变、红色样变及肉瘤变性。①玻璃样变：由于肌瘤血供不足所致，肌瘤成为均匀的透明样物质，镜下见病变呈均匀粉红色，看不见肌细胞。②囊性变：多继发于玻璃样变，为玻璃样变组织液化形成。③红色变性：多发生于妊娠期或产褥期，发生机制不明，剖面呈红色。④脂肪变性：脂肪球沉积于瘤体内，多是钙化前驱表现。⑤肉瘤变性：发生率极低，占肌瘤的 0.4% ~ 0.8%，多见于年龄大、瘤体大而生长快患者，病变区呈灰黄，质软如生鱼肉样。⑥钙化：钙盐沉积于瘤体内呈沙砾状，最后瘤体变成一钙化块称子宫石。

（三）临床表现

1. 典型症状　月经过多和继发贫血。但亦有不少患者无自觉症状。其症状取决于生长部位与大小。

（1）肌壁间肌瘤：较小时无症状，较大时可出现月经过多，经期延长，伴下坠感。

（2）浆膜下肌瘤：一般无自觉症状，若瘤体大，可压迫膀胱，发生尿频。

（3）黏膜下肌瘤：无论瘤体大小，以月经过多为主要症状，表现为经量增多，经期延长，严重者可导致贫血。

2. 体征　子宫呈均匀或不均匀增大，质硬。

（四）临床诊断

根据经量增多和检查时子宫增大，诊断一般容易明确。

（五）影像学诊断

在影像学诊断中，B 超为首选，亦是诊断准确率较高的影像学检查。准确率可达 90%以上。

1. 超声诊断

（1）二维声像图表现：子宫大小正常或增大，子宫形态不规则，瘤体有包膜回声，边界清晰，其内部回声强弱不均，呈旋涡状或编织状，亦可见回声强弱相间，呈栅栏状。①浆膜下肌瘤：肌瘤向子宫体表面突出，可略突出、大部分突出或完全突出，仅一蒂相连；②肌间肌瘤：子宫外形常均匀增大，宫体有一衰减区，具有一定的界限；③黏膜下肌瘤：肌瘤向宫腔内突出，部分突入或完全突入，肌瘤与肌壁间有一裂隙。

各种变性的超声图像：①玻璃样变，肌瘤失去旋涡状纹理变成同质性，回声较衰减；②囊性变，玻璃样变进一步发展，液化成数目及大小不等囊性区；③红色样变，肌瘤回声明显衰减；④脂肪样变，瘤体可见区域性反光强回声，界限清楚，有时整个瘤体呈强光团，边缘有时清晰，有时模糊；⑤钙化，包膜钙化呈光环样，宫体内亦可见弥散性钙化点，亦有局部性较大光斑伴声影；⑥肉瘤样变，回声复杂。继发变性后，仅靠二维声像图诊断较困难。

（2）彩色多普勒表现：瘤体周边丰富血流信号，可见树枝状分支进入瘤体内部，提示包膜层有丰富血液供应瘤体，瘤体内血流信号较肌壁丰富，壁间肌瘤内部彩色血流信号呈星状、条状或网状；浆膜下肌瘤内部血流信号较壁间肌瘤丰富，多呈网状；黏膜下肌瘤内部血流信号极为丰富，呈五彩花球状，简称"彩球征"。变性后瘤体内彩色血流信号表现较复杂。钙化时，瘤体呈一强回声环，周边及瘤体内部均无血流信号，与子宫肌壁内星状、条状血流信号形成鲜明对比；玻璃样变、囊性变性瘤体内多呈低弱回声，出现网状的彩色血流信号。

（3）频谱多普勒表现：宫体或宫颈两侧子宫动脉的频谱、形态与正常子宫动脉相同，收缩期呈尖峰状，有舒张期切迹，舒张期成分稍丰富，故阻力指数略低于正常子宫动脉，其降低程度与瘤体大小、位置及瘤体内血流丰富程度有关。瘤体周边与瘤体内部可有动脉性及静脉性频谱。瘤体周边频谱、阻力指数略高于瘤体内部，瘤体内部血流频谱形态特征是：收缩期血流速度略低于正常子宫肌壁，舒张期切迹消失或模糊，舒张期血流成分增多，阻力指数 ≥ 0.50，介于高阻力子宫动脉频率与恶性肿瘤内部的低阻力动脉频谱之间。变性后，动脉性频谱的多普勒形态与子宫动脉相似，呈高阻力性。

2. 磁共振诊断 MRI 价值在于准确显示肌瘤位置、大小及与周围结构关系。在没有继发变性的肌瘤中，MRI 表现在 T_1 加权像和 T_2 加权像上均为典型低信号；尤其在 T_2 加权像上，信号降低更明显。若伴囊性退变，则 T_1、T_2 弛豫时间延长，在 T_1 加权像为低信号而在 T_2 加权像上为高信号。

3. CT 诊断 平扫见子宫不均匀增大及轮廓变形，宫腔变小、偏位，甚至消失；肿瘤为软组织密度与正常肌层分界不清。增强扫描肌瘤与正常子宫肌层呈均一较显著强化，瘤周可见一低密度环，为假包膜所致，壁间肌瘤子宫呈分叶状增大，浆膜下肌瘤常表现自子宫向外突出实质包块与子宫相连，形态规则，与周围分界清楚。肌瘤坏死或变性可有不规则低密度区及坏死囊变区，10% 肌瘤可见斑点、片条状或不规则钙化。

（六）治疗

治疗应根据患者年龄、生育要求、症状、肌瘤大小等情况全面考虑后决定。一般可采用下列不同治疗措施。

1. 随访观察 适用于子宫小于妊娠 12 周大小，月经正常，无压迫症状者。另外，近绝经期妇女无临床症状者也可随访观察。若随访期间肌瘤增大或月经量增多，应积极治疗。

2. 改变机体皮质激素环境　目前临床上广泛应用的是促性腺激素释放激素拮抗剂如米非司酮，主要引起促性腺激素分泌不足，制造促性腺激素分泌低下的内环境，从而达到暂时性闭经及控制出血，暂时性减少肌瘤体积。

激素治疗的缺点是：长时间应用导致骨质疏松，中断治疗后肌瘤会恢复生长，至治疗前大小，甚至小部分患者会引起阴道出血。

3. 外科手术切除　手术方式有肌瘤剔除术、子宫次全切除术、子宫全切除术。另外，通过对手术方法学上的改进，出现了腹腔镜、宫腔镜下肌瘤切除术达到了微创的效果。它们各有优缺点。例如子宫全切除术，可以解决肌瘤再发的问题；缺点是部分患者会提早出现更年期综合征或骨质疏松症状。腹腔镜及宫腔镜下肌瘤切除术，对患者创伤小。但肌瘤剔除术及腹腔镜、宫腔镜下肌瘤切除还有一个共同的缺点，即手术遗留小肌瘤的问题。

4. 血管介入治疗　子宫动脉栓塞术。

二、子宫肌瘤栓塞术

（一）子宫动脉栓塞术的发展

子宫肌瘤的血管介入治疗是近十年来新兴的治疗手段。它是通过双侧子宫动脉注入栓塞材料，使子宫肌瘤血管床被永久栓塞，达到治疗目的，即月经量过多的症状消失和子宫肌瘤体积缩小。法国医生 Ravina 首先在 1993 年开始研究子宫动脉栓塞对子宫肌瘤的治疗作用。在 1994 年，该方法首次作为子宫肌瘤手术治疗的辅助手段被引入子宫肌瘤的治疗中，目的是为了减低高危患者的手术危险性，术前栓塞阻断子宫肌瘤的血供，减少术中出血，使手术容易进行及减少输血。1995 年子宫动脉栓塞术首次被认为是除手术切除外治疗子宫肌瘤的另一种治疗手段，因为它有效地解除了月经过多及子宫肿块伴随症状，取得了与手术切除相当的效果。此后，美国、英国的学者进行了广泛的实践，并取得了令人满意的效果。在国内，牛惠敏在 1998 年报道了一组 11 例介入治疗子宫肌瘤的病例。国内实践中，栓塞剂的选用各具特色，包括聚乙烯醇、明胶海绵粒、中药白芨粉、碘油、平阳霉素、真丝线段和无水乙醇等，但是目前主流的栓塞剂是聚乙烯醇、明胶海绵粒、碘油和平阳霉素。综合国内外文献，目前认为该法具有疗效肯定，又能保留子宫，作为非手术治疗是有价值的。

（二）栓塞前评估

子宫肌瘤采用栓塞治疗前应考虑以下问题：患者的症状是否可以用子宫肌瘤解释（即诊断问题）？患者是否需要手术治疗？患者是否有生育要求？是否有恶性的临床症状和影像学检查结果？影响和预测疗效的解剖学因素是什么？患者自己希望接受哪种治疗方式？随着子宫肌瘤栓塞研究的深入，在传统手术和栓塞治疗的方式选择上，有了更多有力的研究依据，有利于医生向患者推荐栓塞治疗。

1. 传统治疗方法的优缺点　临床上，治疗方式的选择是在评估了它对该疾病的风险和利益后才做出的。因此，介入医生有必要掌握子宫肌瘤目前治疗方法及优缺点。子宫肌瘤目前主要有几种方法：

（1）全子宫切除术：这是一种极端的治疗方式。它的优点是完全根治子宫肌瘤、避免了子宫其他肿瘤的发生，必要时需要激素替代治疗。因此，子宫全切除最适宜用于围绝经期的子宫肌瘤患者。但它的缺点也是显而易见的，如盆腔感染、出血风险、输尿管损伤、麻醉风险、术后疼痛和不适感、恢复时间长（4~6周）、住院时间长、丧失生育机会等。

（2）子宫肌瘤剔除术：这是保留子宫的治疗方式，有经腹腔镜治疗和开腹治疗两种。但是对于多发性子宫肌瘤、位于某些部位的子宫肌瘤，会出现术中出血增多，住院时间延长，而且常因为两年后子宫肌瘤复发（高达20%~25%）而需要其他手术治疗（如全子宫切除）。

（3）激素治疗：主要采用孕激素、促性腺释放激素激动剂。但其缺点是停药后子宫肌瘤快速增大、长期服药会出现骨质疏松、更年期综合征等。因此，它适合于不愿手术、围绝经期或子宫肌瘤剔除前减少肿瘤血管的短期治疗。

2. 选择栓塞治疗的前提条件

（1）明确子宫肌瘤诊断：除了临床症状（如月经量过多、盆腔不适、自觉腹部膨隆等）外，物理检查（如超声、磁共振检查）通常能提供准确的诊断。注意排除合并子宫腺肌病和其他子宫恶性病变。

（2）患者的症状能否完全用子宫肌瘤解释：由于阴道出血的原因很多，因此除了子宫肌瘤外还要和子宫腺肌病、各种的子宫内膜疾病相鉴别。虽然经阴道超声和磁共振有很高的鉴别能力，但是也有小部分病例难以诊断。而且，子宫内膜癌也和子宫良性病变共存。因此，对于绝经后阴道出血和超过40岁有不规则阴道出血者建议诊断性刮宫，以排除其他病变。对于小于40岁的患者若影像学检查发现子宫内膜正常和诊断为子宫肌瘤者，可以不行常规诊断性刮宫。同样，除了子宫肌瘤外，卵巢、腹部肿块、感染、盆腔内膜异位症和子宫腺肌病也可以引起盆腔不适。小部分子宫肌瘤会恶变成子宫平滑肌肉瘤，而且磁共振难以区分大肌瘤和子宫平滑肌肉瘤、子宫内膜癌。有时子宫肌瘤活检也难以排除肉瘤。因此，若患者出现体重下降、疲倦和其他全身症状或单一肌瘤快速增大者，应该选择子宫切除术。

（3）患者是否需要手术治疗：大部分的子宫肌瘤患者症状轻微或无症状，只有20%~25%的患者需要手术治疗。大部分需要手术治疗的患者主要因为症状对患者的影响程度重，因而患者更愿意选择创伤小的治疗方法，如栓塞治疗。由于绝经后子宫肌瘤会萎缩，因此绝经前患者应在观察等待或激素治疗症状没有改善后，采用创伤小的方法如介入栓塞治疗。

（4）患者是否有生育要求：由于子宫肌瘤栓塞有以下两个原因导致不孕，因此对于有生育要求的患者应慎重。原因一：子宫肌瘤栓塞有6%~12%的卵巢功能衰竭，虽然发生的原因未能完全阐明，但是与卵巢的误栓有关。原因二：栓塞后有小于0.5%的并发症需要做全子宫切除。因此，对于有生育要求者，应首先选择子宫肌瘤剔除术，若患者拒绝剔除手术，可以慎重选择子宫肌瘤栓塞。

（5）可能增加栓塞后并发症的因素：盆腔放疗后（影响栓塞后盆腔侧支血管的形成）、输卵管炎和子宫内膜炎（增加栓塞后感染的机会）、凝血功能障碍、肾功能障碍等。

（6）影响和预测疗效的解剖学因素：子宫肌瘤供血的卵巢动脉没有被栓塞常是治疗失败的原因，但是卵巢动脉的栓塞需要冒卵巢功能衰竭的风险。此外，磁共振能较好地预测栓塞的疗效，其中浆膜下子宫肌瘤、小型子宫肌瘤、病灶 T_1 低信号和富血的子宫肌瘤与栓塞后体积缩小相关，病灶 T_1 高信号常提示栓塞后体积缩小不够。此外，磁共振良好地显示了子宫肌瘤的位置和数目，所以它有助于对子宫肌瘤分类和选择治疗方式。大型的子宫肌瘤栓塞后体积缩小不明显，但单一的子宫肌瘤大小并不是选择适应证的标准之一，可是对于大子宫肌瘤在选择栓塞前，应该慎重考虑。Katsumori 认为大子宫肌瘤不是子宫动脉栓塞治疗的高风险因素。由于外生性带蒂的浆膜下子宫肌瘤栓塞后坏死导致腹膜粘连，所以该类型应该采用传统手术方式。带蒂的黏膜下子宫肌瘤栓塞后排除时出现痉挛性疼痛、发热等，故此，宫腔镜下摘除是首选的治疗方法。

（7）患者自己希望接受那种治疗方式：许多患者在选择栓塞治疗时，主要是根据自己的理解并不是根据医学知识，因此需要和患者良好地沟通，使患者对栓塞治疗有全面的理解，充分了解其优点和风险，尤其是对栓塞治疗后子宫肌瘤转归的理解。

（8）子宫动脉栓塞对怀孕的影响：直至目前为止，子宫动脉栓塞是否对怀孕机会有所影响还没有结论。而且，因为子宫动脉通过子宫为胚胎植入、胎盘、妊娠和分娩提供营养，所以子宫动脉栓塞后它对怀孕的过程的影响也难以评估。因此，对有生育要求的患者，应谨慎选择栓塞治疗。

（三）治疗机制

子宫肌瘤的血液供应比正常子宫肌层丰富，对血流产生了虹吸作用，大部分的栓塞剂被吸附到子宫肌瘤血管网中，栓塞剂停留在肌瘤内，肌瘤的血管床被栓塞，造成肿瘤内部缺血坏死。表现为肌瘤细胞死亡，肌瘤形成呈均一染色、无细胞结构的典型缺血性坏死，继而出现纤维化收缩，体积缩小（图31-8）。肌瘤坏死最早可在术后2周发生，提示肌瘤细胞在急性缺血下会快速地死亡。但是，这种栓塞方法不但栓塞肌瘤血管床，也栓塞子宫正常肌层血管床，属于非选择性过度栓塞。在正常子宫肌层内的栓塞剂会被清除，导致非选择性栓塞出现选择性栓塞坏死。正常子宫肌层的缺血状态会因侧支循环血管代偿而恢复。正常子宫肌层内的栓塞剂被清除的机制不明。临床上，月经过多及肌瘤压迫症状消失而达到治疗目的。正常的肌层由于侧支循环形成而恢复正常血运（图31-9）。

1. 子宫肌瘤栓塞后的病理变化　国内有学者观察发现，子宫肌瘤栓塞后1周内肌瘤仅发生炎症改变，栓塞后2周开始出现点状坏死，栓塞后3周出现大量片状坏死，以后随着时间延长坏死范围逐渐增大，子宫肌瘤栓塞后缺血发生水肿，继而变性、坏死，大量坏死后再逐渐纤维化、吸收。

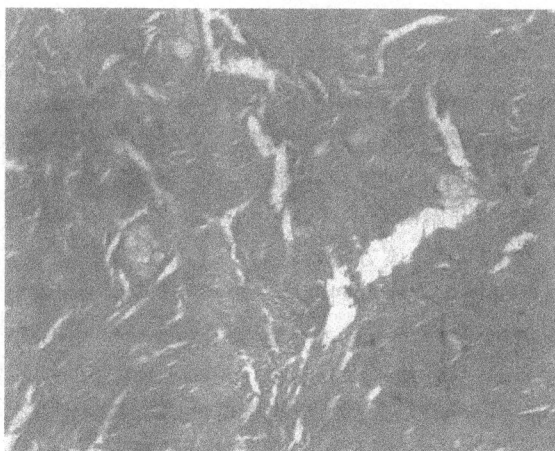

图31-8　栓塞后6个月，肌瘤脱落，病理检查为缺血性坏死，表现为均质无结构的红染

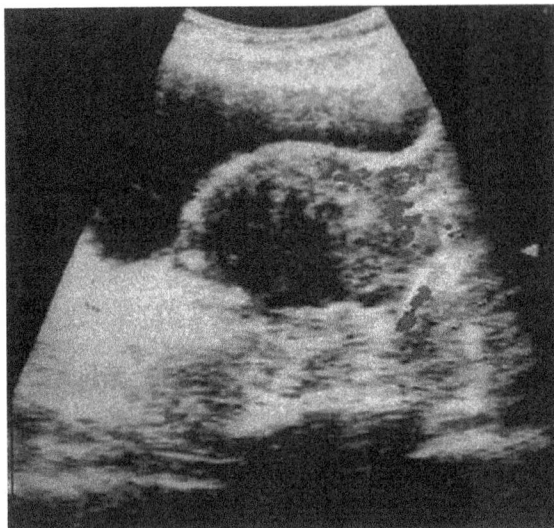

图 31 - 9　栓塞后正常的肌层由于侧支循环形成而恢复正常血液供应

2. 子宫肌瘤治疗机制的影像学研究　有学者应用碘油作为栓塞剂对治疗机制进行研究，通过栓塞前后 CT 扫描发现，栓塞后当天子宫肌瘤和部分子宫肌层均有碘油沉积，术后 1 个月肌瘤部分仍有碘油沉积，而原来子宫肌层的碘油则全部消失，术后 3、6、12 个月复查肌瘤内仍有碘油沉积而没有消失（比较术后当天与术后复查的子宫 CT 片，病灶的边缘的碘油形态和密度没有改变）（图 31 - 10）。应用彩色多普勒超声检查发现，栓塞后整个子宫出现缺血，但栓塞后第 5 天所有患者正常子宫肌层均恢复正常血液供应（图 31 - 11）。通过对这两种检查结果的分析，结合肌瘤血管造影表现推测子宫肌瘤栓塞机制可能是：由于肌瘤的血供较正常子宫肌层丰富而产生了虹吸作用，使得在低压流控技术下释放的栓塞剂大部分被吸附到肌瘤血管中，肌瘤的血管床被栓塞，导致肌瘤因缺血而坏死。该机制还通过 1 例肌瘤栓塞后脱落病理检查为缺血性坏死而得到验证。但正常子宫肌层的栓塞剂的清除机制目前仍不明。

3. 对正常子宫组织的影响　子宫动脉栓塞后虽然整个子宫和肌瘤的血管床被栓塞，但正常子宫肌层的血液供应在短期即可恢复，不出现缺血性坏死。通过治疗前后盆腔 CT 扫描的结果，证明正常子宫肌层碘化油被清除，没有造成子宫肌层的缺血性坏死。彩色多普勒超声对子宫的动态检查显示，所有的患者正常子宫肌层均恢复正常血流。而且术后 3 个月复查磁共振发现肌瘤不强化而正常肌层强化。三种影像学动态检查结果均说明子宫仅出现一过性的缺血，由于正常子宫肌层对栓塞剂的清除和肌层血流的恢复，因此正常子宫肌层不会出现缺血性坏死。国外文献报道栓塞术后对由 5 周到 12 个月手术切除标本发现子宫肌层无缺血和坏死表现，病理上证实正常子宫组织不会坏死。栓塞后患者月经均正常，其子宫肌层经彩色多普勒超声检查血流是正常的，说明子宫内膜对性激素的反应亦正常。国外文献有栓塞后成功怀孕并产下健康婴儿的报道，说明对正常子宫组织影响较小。

（四）适应证

（1）一般有症状（月经过多、继发贫血、子宫肿块相关症状）的子宫肌瘤患者。

（2）出凝血功能正常。

（3）绝经前患者。

（4）血红蛋白 >58g/L。

（5）肌瘤直径小于9cm。

（6）多发性黏膜下、肌间或浆膜下肌瘤。

（7）药物治疗失败。

（8）手术复发者。

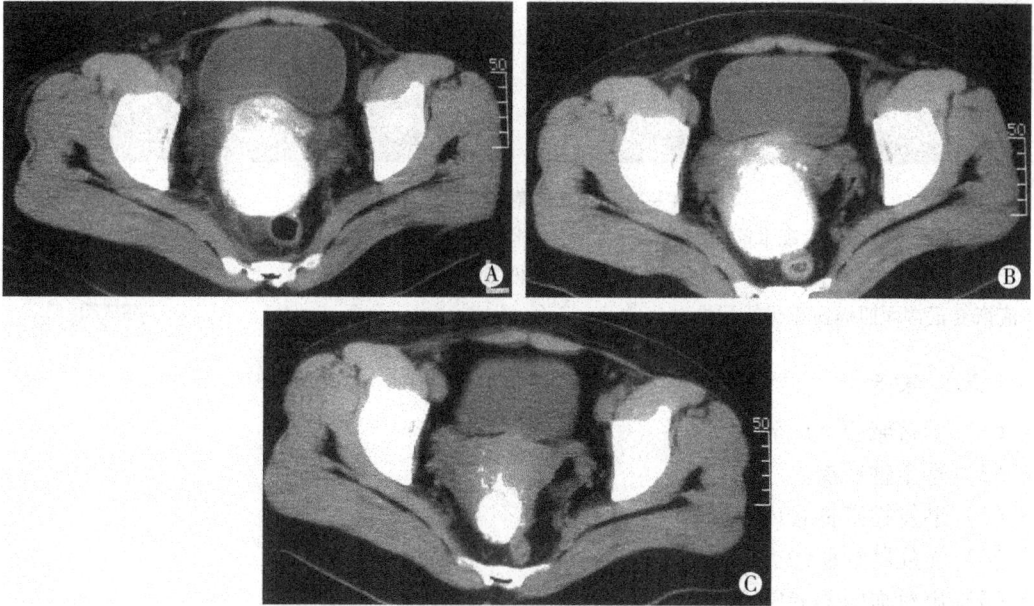

图 31-10　子宫肌瘤栓塞术后碘油沉积变化

A. CT 平扫发现，术后当天肌瘤和正常肌层均有碘油沉积，以肌瘤明显，正常肌层较小；B. 术后第6天正常子宫肌层碘油开始流失而肌瘤内碘油沉积没有变化；C. 术后1个月正常子宫肌层碘油流失而肌瘤内碘油沉积没有变化，术后3、6、12个月正常子宫肌层碘油流失而肌瘤仍然有碘油沉积

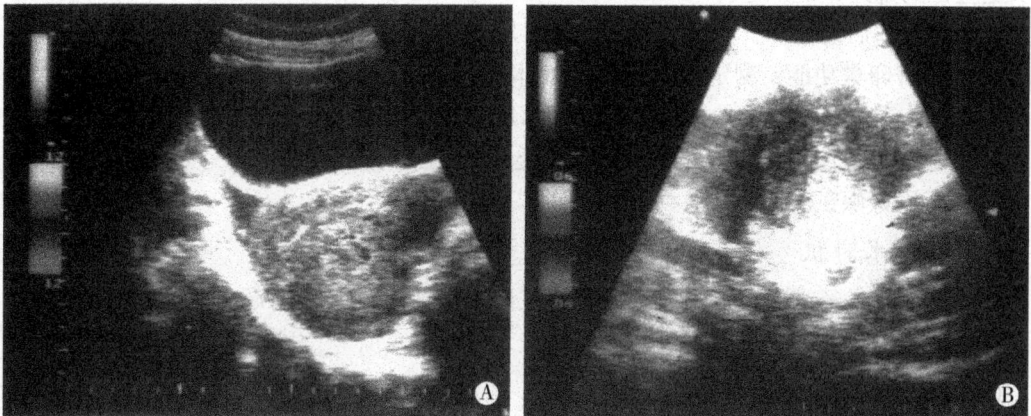

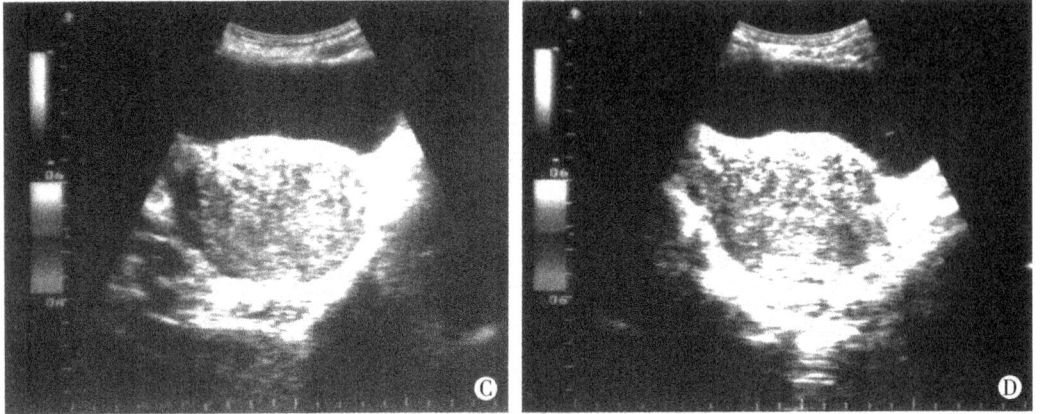

图 31 - 11　子宫肌瘤栓塞术后血流变化

A. 彩色多普勒检查发现术前肌瘤血流丰富；B. 术后当天肌瘤和正常肌层血流消失；C. 术后第 5 天肌瘤血流仍然消失，但正常子宫肌层血流开始恢复；D. 术后 1、3、6、12 个月正常子宫肌层血流恢复正常而肌瘤血流仍然消失

（五）禁忌证

（1）带蒂浆膜下肌瘤。

（2）寄生性肌瘤。

（3）继发性阔韧带内肌瘤。

（4）无症状性肌瘤。

（5）出凝血时间异常者。

（6）盆腔感染、妊娠、肌瘤恶变。

（六）术前准备

（1）B 超检查：了解肿瘤大小、部位、数目、类型，测量肿瘤的体积便于治疗前后对照及适应证的筛选，建议选择经阴道彩色多普勒超声检查，有助于栓塞前对子宫肌瘤血液供应的了解和栓塞后的追踪；亦可选择 MRI，对肌瘤大小测量更为准确，但较昂贵。

（2）了解卵巢功能：测定促卵泡素、黄体生成素、雌二醇、血尿雌激素、尿孕二醇及血孕酮水平，了解术前卵巢功能情况，便于术后对比。

（3）术前常规使用抗生素，如先锋霉素类或第三代头孢霉素类。

（4）行尿妊娠试验，排除已怀孕的患者。

（七）手术时机

在最近一次月经干净后 1 周内进行，若在最近一次月经开始后超过 14 天者需排除是否怀孕。

（八）操作方法

1. 麻醉

（1）一般用保持知觉的镇痛麻醉：芬太尼 25 ~ 100mg 和咪达唑仑 3 ~ 7.5mg 联合使用，笔者的临床经验显示单用此方法的镇痛效果不十分理想。

（2）持续硬膜外镇痛，用 0.5% 丁哌卡因 6ml、吗啡 18mg、0.125% 丁哌卡因、氟哌利多4mg联合使用，效果理想。

（3）操作前先予哌替啶肌内注射，在栓塞时再予曲马朵静脉维持，效果也满意。

2. 操作步骤　常规腹股沟区消毒铺巾，采用股动脉穿刺法。局部麻醉穿刺后以Seldinger法引入5FCobra或Yashiro导管，插管使导管尖端放置于腹主动脉分叉处，行盆腔动脉造影术。通过盆腔动脉造影确定子宫动脉后，分别超选插管到两侧子宫动脉下降部与水平部连接处，用PVA由小到大与对比剂混合栓塞。栓塞停止标准：子宫动脉血流停滞或对比剂反流。栓塞后再用明胶海绵条或钢圈栓塞子宫动脉主干。建议栓塞双侧子宫动脉后常规行腹主动脉造影，有助于了解卵巢动脉是否仍对子宫肌瘤有血供。

3. 子宫肌瘤的血供　根据Sampson和Farrer－Brown通过体外灌注、手术标本及动脉造影的方法对子宫肌瘤血供的研究发现，子宫肌瘤主要由一侧或双侧子宫动脉供血，这取决于肿瘤在子宫的位置。肿瘤血供丰富，供血动脉分两类：一类是扩张、弯曲而发育良好的血管成为肿瘤的包膜血管网；另一类是由包膜血管网发出的细小动脉向肿瘤供应血液。

4. 子宫肌瘤血管造影表现　双侧子宫动脉迂曲、延长和增粗，发出子宫肌瘤供血动脉即肌瘤包膜动脉。包膜动脉发出向心性动脉形成肌瘤内部动脉网。肌瘤血管表现为发育良好的动脉血管、血管直径由粗变细逐渐过渡、较正常肌层血粗。肌瘤血管网血流慢、显影时间较正常肌层延长并延长到静脉期。多发和较小的肌瘤则无特征性表现，瘤体和增大的子宫在血管造影上难以区分。没有肿瘤湖染色出现，亦没有动脉中断及动静脉瘘等恶性征象（图31－12）。

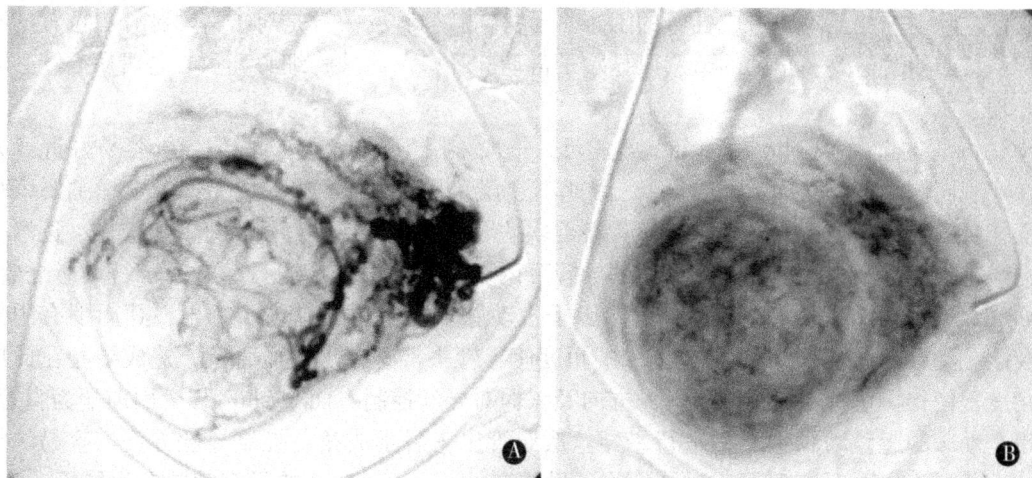

图31－12　子宫肌瘤血管造影表现
A. 左侧子宫动脉造影动脉期，可见子宫和肌瘤动脉显影，正常子宫肌层动脉呈螺旋状迂曲，部分动脉被子宫肌瘤推移，呈直线状，子宫肌瘤的包膜动脉发出的动脉营养子宫肌瘤；B. 同一患者，左侧子宫动脉造影实质期，子宫肌层和子宫肌瘤染色明显，子宫肌瘤血运丰富

（九）子宫动脉栓塞操作中应注意的问题

操作技术要求安全准确地超选择插管、准确掌握停止栓塞的时机、避免误栓、准确选择栓塞剂和尽可能减少放射线剂量等，因此它要求医生对盆腔动脉的解剖非常熟悉、熟练掌握插管技术和各种栓塞剂的特性、栓塞中辅助药物的使用、停止栓塞时机的判断、放射剂量的控制等。

1. 解剖学的因素　子宫动脉常是髂内动脉前干的第一个分支，但也会有变异。子宫动脉的直径变化较大，从1mm、2mm至5mm、6mm不等，肌瘤愈大子宫动脉直径愈粗。由于子宫动脉常从髂内动脉主干中以45°～90°角分出，造成子宫动脉插管有一定的难度。子宫动脉与膀胱下动脉共干也很常见，有时候可以先插管进入膀胱下动脉，然后边回撤导管边注入对比剂，确定子宫动脉开口有助于对子宫动脉的超选插管。

子宫动脉易于痉挛，使栓塞难以进行，也增加了并发症（如动脉夹层或破裂）发生的机会。痉挛主要发生在动脉近段，轻柔的操作和应用微导管有助于避免痉挛发生。痉挛发生后可以采用注入罂粟碱或硝酸甘油解痉。

46%的子宫动脉与卵巢动脉有吻合，但是只有5%～10%的人在动脉造影中被显示出来。4%的人缺乏卵巢动脉，主要依靠子宫动脉向卵巢供血。Pelage认为卵巢子宫动脉吻合支的直径约500μm，因此栓塞时采用大直径的颗粒栓塞（如700～900μm），可避免卵巢的误栓。由于存在子宫卵巢动脉的吻合，因此造影中对比剂通过吻合支进入卵巢提示栓塞有可能误栓卵巢。故此，选择大直径的栓塞剂和栓塞时避免栓塞剂进入卵巢可以减少卵巢的误栓。

卵巢动脉直径通常只有1mm，但若卵巢动脉成为子宫肌瘤的供血动脉后，会增粗至4mm。盆腔手术史、盆腔感染史、大型宫底子宫肌瘤、完全或部分子宫动脉缺如（1%～2%）或双侧子宫动脉缺如（约0.4%）常是卵巢动脉成为子宫肌瘤供血动脉的原因。

2. 插管技术　子宫动脉容易痉挛、从髂内动脉分出的角度过大、子宫动脉本身的迂曲和其他盆腔动脉相互重叠造成插管的困难。子宫动脉插管的关键是对子宫动脉开口位置的准确辨认，必要时需要多角度的造影以显示子宫动脉开口，此外，细心和耐心是成功插管必需的心理素质。

3. 导管的选择　Cobra、Yashiro等均可，一般采用5F的导管，4F的导管容易打折（尤其在穿刺同侧超选子宫动脉插管时），因此不建议采用4F导管插管。导管的选择主要依赖于操作者的经验，但一般来说导管应具备柔软的导管头、可视性好、良好的操控性、逐渐变尖的导管头部、亲水膜等。选用合适的导管可以更快、更顺利地施行超选择子宫动脉插管。Yashiro导管比Cobra导管更易于插管，因子宫动脉多由起源动脉主干分出，其周围有阴部内及闭孔动脉等开口，Cobra导管前端的角度使导管头常碰到主干血管壁，造成导丝在此成一角度，使得操作者不易把握导丝的方向及减弱对导丝控制。而Yashiro导管因前端为直管，与子宫动脉的起源动脉主干相平行，导丝从导管出来后不成角，控制导丝方便、容易。故此，Yashiro导管更适宜于子宫动脉插管。目前有CooK公司生产的子宫动脉专用导管（Roberts UA catheter），但不易成袢，操作有一定困难。

4. 微导管的使用　一般情况下，不需要微导管。但微导管有几个优点：减少子宫动脉的痉挛、插入的深度比常规导管要大（有助于减少误栓的可能）、减少导管对血流的干扰（使栓塞剂分布更加均匀）等。但微导管昂贵，此外因为可视性差，需要增加透视时间，也增加了患者的放射曝露剂量。

5. 导丝的应用　一般情况下，采用头端柔软、有一定弯度、亲水性好的导丝即可顺利导入子宫动脉，对于特殊情况，需要可塑导丝以增加导丝头端的弯度，方可顺利插入子宫动脉，减少插管时间。

6. 盆腔MRA对子宫动脉栓塞的作用　顺利完成操作的关键是对子宫动脉进行超选择插

管，子宫动脉行程及其开口的暴露是进行超选择插管的重要保证。术前了解子宫动脉及其开口有利于操作的顺利进行。盆腔 MRA 可以完全显示双侧髂内动脉、臀上动脉、臀下动脉，对子宫动脉也有良好的显示率。有人观察发现，只要能显示子宫动脉就能显示子宫动脉的开口，说明盆腔 MRA 对子宫动脉栓塞术有良好的术前指导作用。子宫动脉开口在正位投照动脉造影中 93.1% 被臀上动脉掩盖，而盆腔 MRA 通过对靶血管进行冠状位和矢状位角度的旋转观察，可以提供展开臀上动脉而显露子宫动脉开口的投照角度。盆腔 MRA 能清楚显示子宫动脉及其开口，为盆腔动脉造影显示子宫动脉及其开口的投照角度进行精确调整，达到最佳的显露（图 31 - 13）。

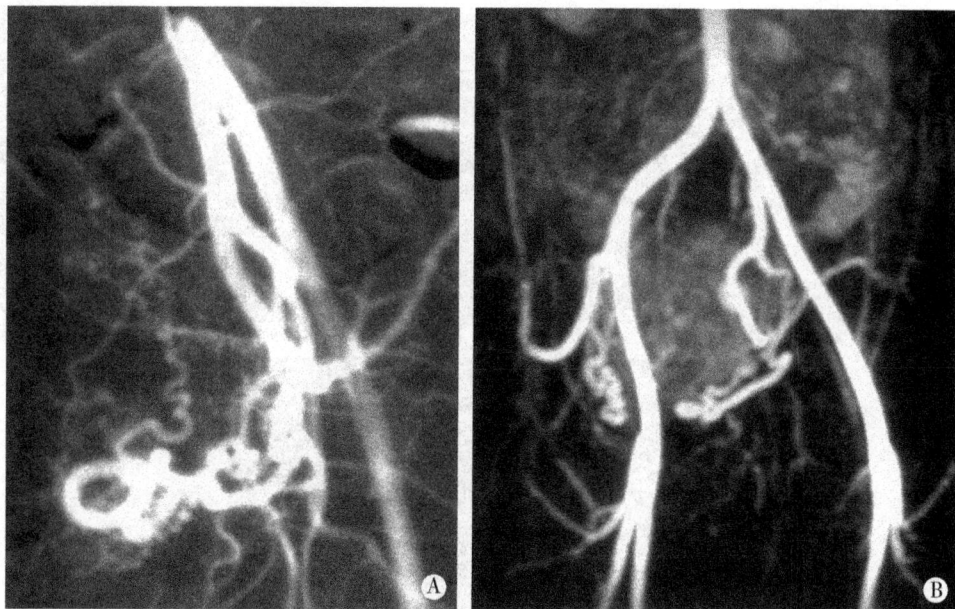

图 31 - 13　子宫动脉的 MRA 与 DSA 显示

A. DSA 对子宫动脉及其开口显示良好；B. MRA 对子宫动脉及其开口显示良好，与 DSA 相比较，MRA 基本与 DSA 相近

子宫动脉栓塞术要避免术后双侧卵巢功能衰竭的并发症，关键是对出现双侧子宫动脉卵巢分支的处理。在盆腔 DSA 中出现左侧子宫动脉卵巢分支有 58%、右侧有 33.3%，其中双侧卵巢支同时显影有 33.3%。因为对子宫动脉卵巢分支的栓塞可能会影响术后卵巢的功能，所以子宫动脉卵巢分支出现后需要对栓塞策略进行调整。但盆腔 MRA 均不能显示子宫动脉卵巢分支。

7. 盆腔血管造影投照角度对子宫动脉及其开口的显露　在子宫动脉栓塞术中，准确、快速地进行子宫动脉的超选择插管是提高操作效率，减少卵巢受 X 射线照射时间和并发症的关键。辨别子宫动脉及其开口部位是最为重要的。在造影时投照角度的准确选择对清晰地显示子宫动脉及其开口是非常有益的。有研究发现：

（1）后前位投照（第一种投照角度）对子宫动脉开口的显露最差，仅 9.375%，主要是被臀上动脉所掩盖（93.1%）。改用靶血管对侧位 13° ~ 35 投照（第二种投照角度）后，对子宫动脉开口显露明显改善（达 56.25%），但仍有 43.75% 不能显露，首要原因是臀上动脉掩盖。在靶血管对侧位 13° ~ 35°加足头位 6° ~ 15°投照（第三种投照角度）后，子宫动脉开口暴露达100%。说明子宫动脉开口与臀上动脉常在同一水平，在后前位投照二者重叠，不易显露子宫动脉开口，需要用足头位将臀上动脉与子宫动脉展开。根据笔者的经验，子宫动脉及其开口在靶血管对侧位13°~35°加足头位6°~15°投照显露最佳。

（2）由于子宫动脉属于脏支动脉，因此不会起源于臀上动脉。但在第一种和第二种投照角度中，被臀上动脉掩盖的分别是93.1%和100%。说明在这两个投照角度下，子宫动脉被误认为起源于臀上动脉的可能性大，会误导术者的操作。因此，应用第三种投照角度对显露子宫动脉起源有意义，对操作有指导作用。在充分了解子宫动脉起源及开口位置后，有利于更快、更准确地对子宫动脉进行超选择插管（图31-14）。

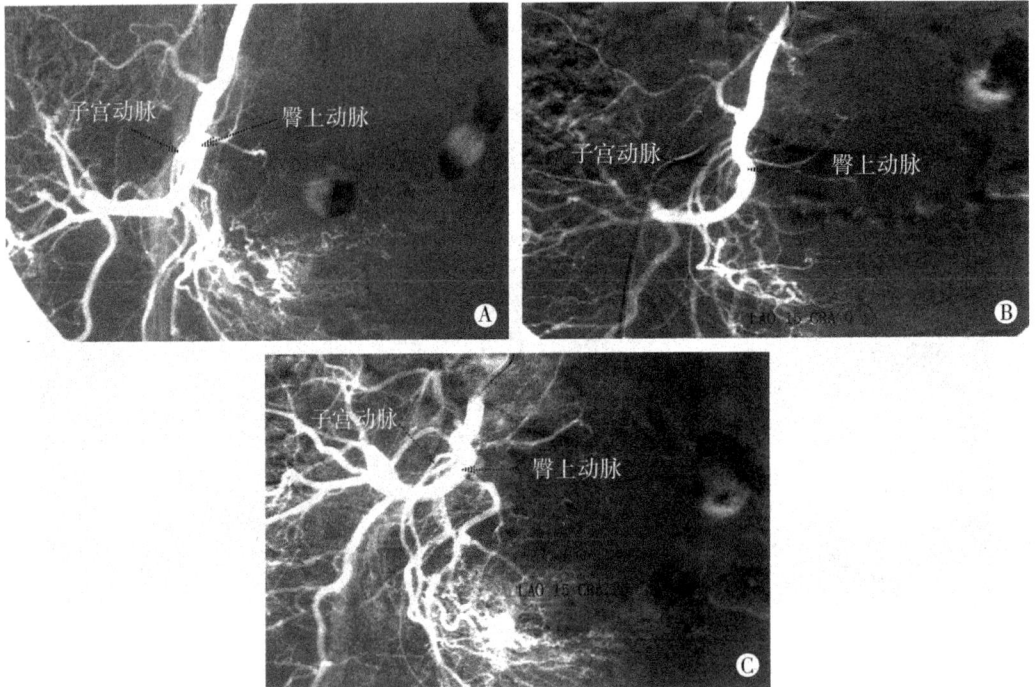

图31-14 同一患者同侧髂内动脉在三种不同造影角度下，子宫动脉及其开口的显露情况

A. 后前位，子宫动脉被臀上动脉掩盖；B. 靶血管对侧位，子宫动脉被臀上动脉掩盖；C. 靶血管对侧位加足头位投照，子宫动脉及其开口显示良好

8. 穿刺入路的选择　一般采用右侧股动脉穿刺入路，但同侧髂内动脉插管时，需要导管成袢，某些情况下，成袢困难，必要时做对侧股动脉穿刺入路。但有些学者常规采用双侧股动脉穿刺，主要是降低插管的难度、减少放射剂量，但也增加了股动脉穿刺的并发症。也有人采用腋动脉或肱动脉入路，但由于这些动脉直径较小或穿刺难度大，所以均不是常规的入路。

9. 数字减影血管造影中路径图的作用和多次髂内动脉造影的意义　研究发现，路径图功能对子宫动脉快速、准确插管有较大帮助。因为子宫动脉开口常与阴部内动脉、闭孔动脉等的开口相近，而且盆腔血管多而杂乱，对插管干扰较大。利用盆腔血管对呼吸影响小，比较固定，运用数字减影血管造影机的路径图功能，调整盆腔血管造影图，取得子宫动脉显示良好的造影图作为路径图，指导子宫动脉插管。有人认为运用路径图后插管时间明显缩短，值得推荐（图31-15）。

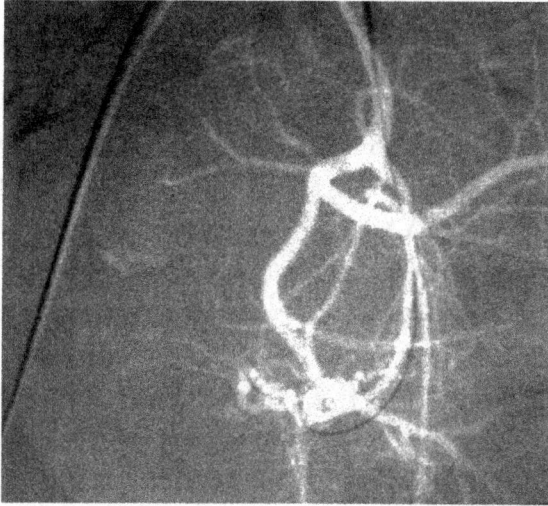

图 31-15　运用 DSA 机的路径图功能，易于分辨子宫动脉与周围血管的关系，并能指导导丝对子宫动脉的插管，图示导丝进入子宫动脉

在子宫动脉插管中，子宫动脉开口显露后有时插管并不顺利，主要原因是子宫动脉的整个行程尤其是子宫动脉的起始段未能完全展露。术者被造影图的子宫动脉行程误导，造成操作不顺利。故此，若遇到子宫动脉开口显示好但插管不顺利的情况，应及时改变投照角度再次髂内动脉造影，了解子宫动脉行程，以利于顺利插管。

（十）栓塞剂的选择

1. PVA（聚乙烯醇）　$100\sim700\mu m$ 属永久性栓塞剂，价格高。国外常用，国内在北方应用得较多。它造成目标血管出现局部炎症、血栓形成，导致栓塞动脉闭塞。目前子宫肌瘤栓塞治疗的文献，绝大部分以 PVA 作为栓塞剂的基础。在选择 PVA 时，应注意其特性：在动脉注入时易于聚集，有效的微粒直径较大，造成 PVA 聚集于目标血管的近端而出现侧支血管通过旁路供血病灶，最终引起治疗失败，微粒的直径大小参差不齐会造成目标血管的更多分支被栓塞，并可能出现非目标器官的误栓。

2. 平阳霉素＋超液化碘油　利用超液化碘油的栓塞作用，碘油停留在子宫肌瘤血管网内，并利用碘油作为载体使平阳霉素在子宫肌瘤血管内发挥作用，破坏动脉壁上的内皮细胞，达到祛血管作用，使肌瘤缺血坏死。该混合物栓塞剂主要在国内南方应用较多，目前文献报道该混合物的近期疗效良好，但该类油状栓塞剂易于进入毛细血管水平，较易造成器官坏死，对于子宫动脉造影中出现宫旁静脉显影的情况，应谨慎选择该类栓塞剂。

3. 明胶海绵微粒　属于暂时性栓塞剂，它首先引起动脉壁的急性炎症，最终导致血栓形成，6 周后被吸收。有些学者对于有生育要求的肌瘤患者采用明胶海绵颗粒栓塞，希望不影响子宫的功能。日本学者采用直径 $500\sim1\,000\mu m$ 明胶海绵颗粒作为栓塞剂对 60 例子宫肌瘤患者进行栓塞治疗，并进行了平均 10.6 个月的随访，研究发现治疗 4 个月后，月经过多症状明显好转占 98%，栓塞 1 年后达 100%；压迫症状明显好转治疗 4 个月后 97%，栓塞 1 年后 100%；肌瘤体积缩小率治疗 4 个月后 55%，栓塞 1 年后 70%；子宫体积缩小率治疗 4 个月后 40%，栓塞 1 年后 56%。没有再发肌瘤和治疗后肌瘤增大，也没有出现大的并发症。提示明胶海绵的近中期栓塞效果满意。

4. 丝线　长期疗效尚待观察。

5. 钢圈或明胶海绵条　用于对双侧子宫动脉主干的栓塞，二者疗效区别不大。

6. 三丙烯酸胶原包裹的微粒（tris – acrl collagen – coated microspheres，MS）　此为国外近两年开始应用的新型栓塞剂，国内还没有上市，它具有亲水性和不可吸收性，在动脉内造成的血栓性反应类似于 PVA。目前该栓塞剂的应用文献不多，据有限的文献报道，其近期疗效与 PVA 相近。在特性方面，PVA 比 MS 更易于聚集，小直径的微粒比大直径的微粒造成更大范围的子宫坏死。MS 的直径与被栓塞的动脉直径相关，但 PVA 则不相关。PVA 比 MS 栓塞的动脉直径范围更大。因此，应用 MS 作为子宫肌瘤的栓塞剂，选择微粒的大小应该慎重。

对于有生育要求的患者，选用何种栓塞剂，目前还没有定论。但是由于明胶海绵栓塞的近中期疗效良好，以及其可吸收性使子宫怀孕时要求血流量增大的要求得到满足，因此明胶海绵通常被选为针对该类患者的栓塞剂。

栓塞剂大小的选择：有研究认为主要栓塞子宫肌瘤包膜血管，其直径为 $500\mu m$，因此小于 $355\mu m$ 的颗粒不应选用（易于造成子宫坏死和卵巢动脉的误栓），PVA 的直径一般采用 $500\mu m$，也有采用 $355 \sim 500\mu m$ 和 $500 \sim 700\mu m$ 的混合物。

（十一）卵巢动脉和子宫动脉吻合类型与子宫肌瘤栓塞的关系

Razavi 对 76 例子宫肌瘤患者进行栓塞治疗，同时研究卵巢动脉和子宫动脉吻合类型，并分类为：Ⅰa 型，卵巢动脉是子宫肌瘤的主要供血动脉，它通过吻合支供应肌瘤。输卵管支血液流向子宫方向。子宫动脉造影中没有血液反流进入卵巢。该类型占 20/152（13.2%）。Ⅰb 型，卵巢动脉向子宫肌瘤供血，供应方式与Ⅰa 型类似，输卵管支血液流向子宫方向，但子宫动脉造影中血流反流进入卵巢。该类型占 13/152（8.6%）。Ⅱ 型，卵巢动脉独立、直接供血子宫肌瘤。该类型占 6/152（3.9%）。Ⅲ 型，子宫动脉造影时输卵管支血液流向卵巢，即使子宫动脉已无对比剂注入，输卵管支血液仍流向卵巢。该类型占 10/152（6.6%）。

Ⅰa 型的患者，由于栓塞了肌瘤内部的血管网，卵巢动脉不再是供血动脉，栓塞后仍有足够的血液流向卵巢，因此不会影响卵巢功能。Ⅰb 型的患者在手推栓塞剂时，应注意栓塞剂反流进入卵巢，避免误栓卵巢。Ⅱ 型的患者，子宫动脉栓塞难以造成肌瘤完全坏死，栓塞后卵巢动脉仍向子宫肌瘤供血常是临床失败的原因。对于该类型作者采用"等待、观察"方法，若栓塞后 3 个月症状无改善，与患者充分讨论卵巢动脉栓塞的风险后对于大于 48 岁的患者卵巢动脉栓塞，其他的患者推荐药物或手术治疗。Ⅲ 型的患者，因 Lippert 研究发现卵巢有病变会出现卵巢支的显影，故此该型患者需要排除卵巢病变。同侧的子宫动脉栓塞可能影响同侧卵巢，因卵巢血供主要来自于子宫动脉。注意栓塞剂反流进入卵巢，避免误栓卵巢。

（十二）卵巢动脉造影在栓塞中的意义

Pelage 对 294 例子宫肌瘤栓塞患者进行回顾性分析发现，59 人出现 75 条卵巢动脉（16 人双侧、43 人单侧），15 人至少有一条增粗的卵巢动脉供血肌瘤。14/15（93%）至少有以下一个原因：既往盆腔手术史，输卵管、卵巢病变、大型宫底肌瘤，因此该类患者宜先行腹主动脉造影。若卵巢动脉供应肌瘤，可选用微导管栓塞。Christoph 对患者行非选择性腹主动脉造影后发现 25%（13/51）的患者出现卵巢动脉显影。双侧显影有 5 例（5/13，38.46%；5/51，9.8%）；单侧显影有 8 例（8/51，15.68%；8/13，61.53%）。卵巢动脉直径相当于同侧髂外动脉直径的 8%～57%（26%）。对与同侧髂外动脉直径相比大于或等于 25% 的卵巢动脉进一步分析（8 例），其中 5/8（62.5%）在栓塞后卵巢动脉不再显示。故此，双侧子宫动脉栓塞后应常规行腹主动脉造影，排除卵巢动脉供血子宫肌瘤的情况。

（十三）卵巢动脉供血子宫肌瘤的栓塞治疗

子宫肌瘤栓塞治疗目前已成为治疗子宫肌瘤中比较成熟的方法。但也有部分患者疗效不理想，如有 12%～19% 的患者月经过多的症状改善不明显，4% 或 6% 的患者盆腔疼痛没有减轻。引起疗效不佳的因素中，主要是子宫肌瘤的侧支供血动脉没有被栓塞或仅做了单侧子宫动脉栓塞。其中卵巢动脉作为侧支动脉供应子宫肌瘤的最受瞩目。

子宫肌瘤栓塞最理想的结果是肌瘤完全缺血，内部出现坏死，继而透明样变，最终体积缩小。子宫肌瘤的供血动脉完全被栓塞是肌瘤完全坏死的条件。任何不完全的子宫肌瘤供血动脉栓塞是导致子宫肌瘤栓塞失败的原因。而作为侧支血管供应子宫肌瘤最常见的动脉是卵巢动脉（图 31-16）。

Andrews 和 Pelage 均有报道对卵巢动脉超选择插管进行子宫肌瘤的栓塞，解决卵巢动脉作为侧支供应动脉营养子宫肌瘤的临床问题。Nokolic 报道双侧子宫动脉栓塞后，因为卵巢动脉有参与子宫肌瘤血液供应而导致治疗失败。可见需要重视卵巢动脉对子宫肌瘤血液供应的情况。

Worthington 认为卵巢动脉参与子宫肌瘤血液供应可能是先天性的子宫动脉缺如，或既往有妇科手术史，一侧或双侧子宫动脉被结扎而导致卵巢动脉代偿。若子宫动脉造影出现子宫血管网有缺如现象或子宫动脉没有增粗时，要考虑其他动脉供应的情况，如卵巢动脉直接参与子宫肌瘤血液供应的情况。腹主动脉造影对于寻找和发现子宫的其他供血动脉是大有裨益的。由于卵巢动脉直径小于 1mm，因此在正常的腹主动脉造影中，卵巢动脉通常难以显示。但是若卵巢或盆腔有病变，卵巢动脉会出现增粗和扩张，其直径大于 1.5mm。因此，当出现子宫肌瘤时，卵巢动脉有可能增粗、扩张，对子宫肌瘤提供血液供应。根据 Gerard 的统计，卵巢动脉起源于肠系膜上动脉下方 2～35mm 的腹主动脉腹侧。据 Eliska 的统计，25% 卵巢动脉起源于一侧肾动脉。Gerard 的数据有利于帮助我们确定放置导管头的位置。

在解剖上，子宫动脉卵巢支、卵巢动脉、腹主动脉和髂内动脉形成动脉环，卵巢血管网由卵巢支和卵巢动脉双重供应，形成吻合。因此，卵巢动脉栓塞有可能误栓卵巢，所以国外学者主张应用微导管，并尽可能将微导管头置于卵巢动脉靠近子宫侧，以避免对卵巢的误栓。有人建议若需要经过卵巢动脉进行子宫肌瘤或子宫病变的栓塞，最好采用微导管，并将导管头尽可能置于卵巢动脉靠近子宫侧，以避免对卵巢的误栓。

综上所述，为了更好地对子宫肌瘤进行栓塞，术前了解既往盆腔手术史可以对子宫的供血动脉有一个初步的评估。常规行腹主动脉和盆腔动脉造影，尤其是腹主动脉造影，而且子宫动脉栓塞后的腹主动脉造影更有意义，可以发现其他动脉对子宫肌瘤的供血，减少栓塞的失败率。当需要通过卵巢动脉进行子宫肌瘤栓塞时，建议使用微导管减少卵巢被误栓的发生率。

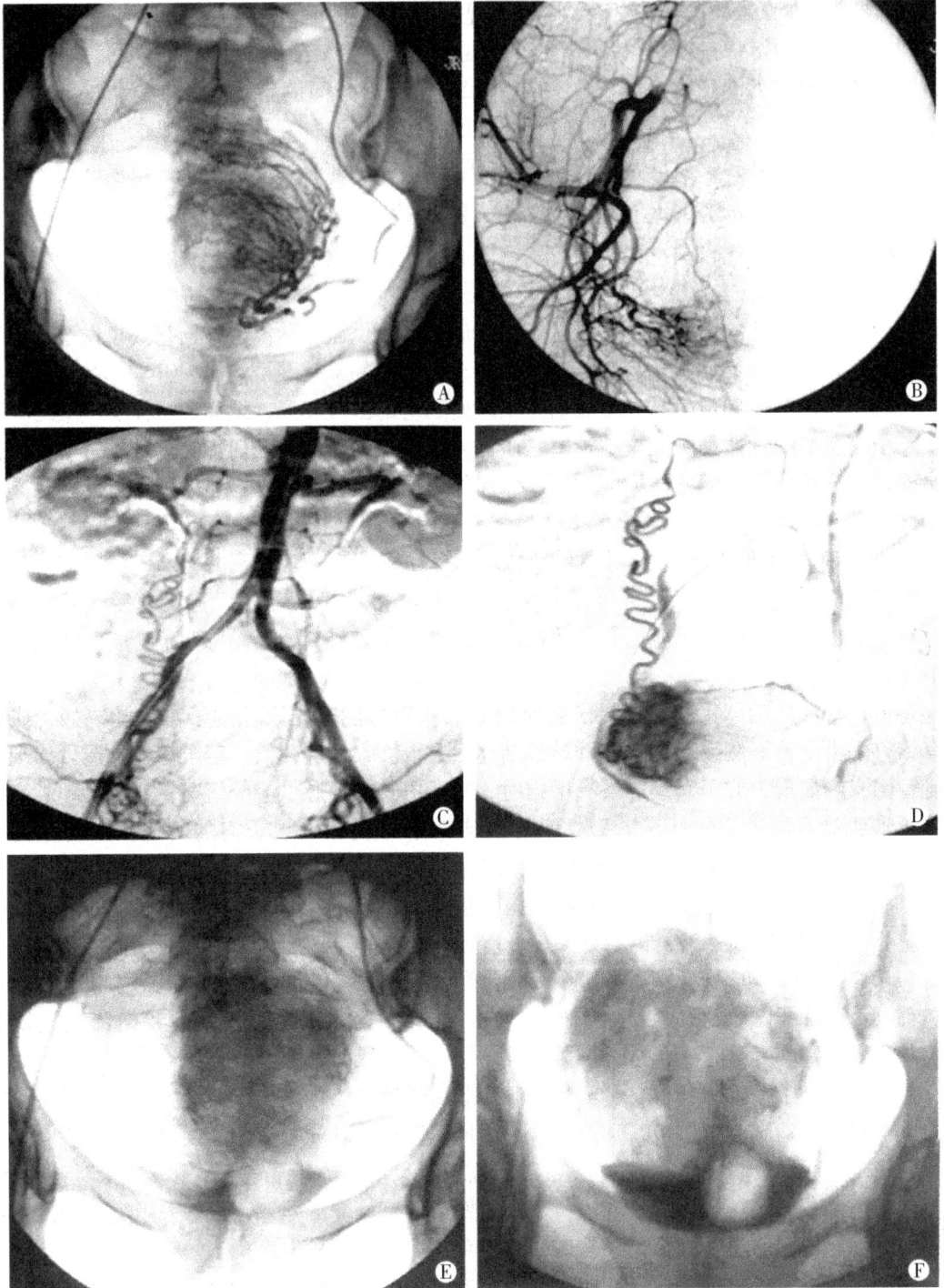

图 31 - 16　右侧卵巢动脉供血子宫肌瘤栓塞治疗

A. 左侧子宫动脉对子宫肌瘤供血丰富；B. 右侧子宫动脉没有增粗，对子宫供血并不明显；C. 右侧卵巢动脉增粗；D. 右侧卵巢动脉供血子宫肌瘤明显；E. 右侧卵巢动脉栓塞前子宫的右侧有缺失；F. 右侧卵巢动脉栓塞后子宫整体显影良好

（十四）特定原因的单侧子宫动脉栓塞的疗效

McLucas 报道了 12 例在首次栓塞中因为技术原因仅做单侧栓塞，出现疗效不佳再做二次栓塞和子宫动脉缺如而仅做单侧栓塞的患者进行追踪观察，发现 3 例子宫动脉先天缺如者单侧栓塞疗效良好；1 例因髂内动脉被结扎而做单侧栓塞者，症状恶化；5 例因为技术原因做单侧栓塞，短期内做二次栓塞，其中 4 例疗效良好，1 例失去随访；1 例出现动脉损伤，失去随访；1 例单侧栓塞疗效好；1 例单侧栓塞疗效差。在子宫动脉栓塞中，若因为技术原因只做了单侧栓塞者，应短期内进行二次栓塞。若先天缺如一侧子宫动脉者，单侧栓塞疗效良好。相反，若有既往手术结扎一侧子宫动脉者，栓塞疗效差。McLucas 的研究说明若先天的原因出现的单侧子宫动脉，则单侧栓塞疗效良好，否则单侧栓塞效果不佳。

（十五）术中需要的辅助性药物

栓塞过程中，针对术后可能发生的感染和疼痛，可以采用非甾体类解热抗炎药和抗生素。对于术中可能出现的血管痉挛，可以舌下含服硝苯地平（心痛定）10mg 或经导管注入硝酸甘油 100μg。但是动脉内使用解痉药物，可能会扩张卵巢子宫的吻合支，增加卵巢误栓的机会。

（十六）停止栓塞的时机

应用 PVA 作为栓塞剂，主要以子宫动脉内对比剂完全或几乎完全停滞作为停止栓塞的时机，但常造成患者术后剧烈的盆腔疼痛。然而，由于采用了三丙烯酸胶原包裹的微粒（MS）作为栓塞剂，因此停止栓塞的时机也有所改变，即子宫肌瘤的包膜动脉被栓塞至对比剂接近停止或完全停止，子宫动脉的主干是通畅的，栓塞后子宫动脉造影仅余子宫动脉一级分支图像，可以减少子宫缺血和并发症的发生，但不宜过度栓塞，否则会造成子宫的缺血坏死。

（十七）放射剂量的问题

由于栓塞过程中，患者的子宫和卵巢直接处在 X 线的照射之下，故此存在对卵子的损害风险。X 线造成的卵巢衰竭和照射点皮肤损害的放射剂量阈值分别是 400cGy 和 200cGy，而子宫肌瘤栓塞中，患者接受的放射剂量远低于上述标准，甚至低于腹部和盆腔的 CT 检查所接受的 X 线剂量。

1. 影响放射剂量的因素

（1）影像设备：设备有效、定期的维护是减少患者接受放射剂量的有效手段。

（2）患者的体型：放射剂量被吸收多少与患者组织的体积和密度有关，越肥胖者吸收的放射剂量越多。此外，子宫肌瘤越大吸收的放射剂量也越多。因此，需要采用减少放射剂量的方法。

（3）手术者的经验：经过了学习训练的手术者，可以大大地减少手术时间，缩短透视时间，降低放射剂量。因此，手术中应尽可能缩短手术时间。

2. 减少放射剂量的方法

（1）增加患者和 X 线球管的距离，使患者和增强器的距离减小，可以使患者减少超过50% 的剂量。但医生却增加了接受散射线的剂量，因而需要额外的防护设备防护。

（2）透视的模式：在选择低剂量和（或）脉冲模式后，可以减少超过 50% 的透视剂量。但在某些情况下，高脉冲透视实际上比连续透视产生更高的放射剂量。

（3）投照的角度：斜位的投照增加30%的剂量，同时也增加了操作者对散射线的吸收。因此，最好采用正位造影和透视。

（4）路径图功能：有助于超选择插管，如前所述，而且应用路径图功能后不会改变剂量。但某些机器应用路径图功能后，低剂量和脉冲透视功能会失效，造成透视的计量增加超过200%，应注意使用。

（5）图像放大功能：它可以明显增加放射的剂量，增加的剂量从31%～154%。所以，在没有必要的情况下，尽量不要使用图像放大功能。

（6）图像的采集：患者在一幅减影图像所接受的剂量相当于透视50s的剂量，因此减少过多的图像采集。

（十八）术后处理

1. 止痛 盆腔疼痛及继发的痉挛性痛：发生率达100%，可于栓塞开始即出现，一般持续6～12h，严重者可达数天。疼痛程度与肿瘤大小、数目、手术时间无关，而与选用的栓塞剂颗粒大小有关，越小的栓塞剂引起的疼痛越明显。疼痛主要是由于子宫缺血造成，栓塞剂颗粒越小，子宫血管床栓塞越完全，子宫缺血越明显。大部分患者在子宫动脉栓塞后只有少许的不适，栓塞半小时后出现较剧烈的疼痛，这反映了血管需要时间形成血栓。当栓塞12～24h后，组织坏死分解物释放后真正的栓塞后综合征开始出现。主要表现为疼痛、恶心、呕吐、发热等。在国外医生均建议患者住院一晚观察，住院的目的主要是处理栓塞后不良反应。

国内外学者应用过各种方法进行止痛，如经导管注入局麻药（利多卡因）和镇痛药（酮咯酸氨丁三醇）使靶器官（子宫）药物浓度增高，提高止痛效果，但实践证实其效果并不理想。也有学者采用经皮穿刺腹下神经丛麻醉止痛，但是需要经过腹膜腔，可能造成肠穿孔或其他器官损害，因此不宜应用。有研究发现，对于栓塞后疼痛止痛方面，脊柱麻醉优于感觉分离麻醉。脊柱麻醉具体方法是：0.2mg 吗啡、2.5mg 丁哌卡因、25μg 芬太尼和生理盐水混合成 4～5ml 后注入脊膜囊中，拔去穿刺针即可。由于脊膜内麻醉技术易于掌握，介入医生对脊柱的解剖熟悉，因此介入医生易于掌握该麻醉技术。

根据笔者的研究，栓塞前和栓塞后第1、5天彩色超声发现，栓塞前绝大部分病例子宫肌瘤和子宫肌层血流信号丰富，栓塞当天两者血流信号消失，在栓塞后第5天正常子宫肌层血流信号恢复而肌瘤部分血流信号仍然消失，术后子宫缺血状态直到术后第5天正常子宫肌层恢复血供，刚好与术后腹痛消失时间相吻合。说明栓塞后的疼痛与子宫缺血有关。

对腹痛的处理，有学者建议应用持续硬膜外镇痛技术，具体做法是取腰223棘突间隙置硬外管并且硬外管头端向下，用吗啡加 0.125% 丁哌卡因，然后按 1.4ml/h 或 2.1ml/h 自动注入，持续至术后3天。但镇痛效果会因吗啡药量不同而出现较大的镇痛效果差异。若吗啡 4mg/d 以下者则术后仍有腹痛，并需加用哌替啶，甚至多次使用。若吗啡达到 5mg/d 以上（无论是按 1.4ml/h 还是 2.1ml/h 的注入速度）者，则术后均无发生腹痛；提示吗啡用量需达到至少 5mg/d 才可完全止痛，有利于患者术后恢复。

还可采用麻醉剂＋非甾体类解热镇痛药相结合，如吗啡＋布洛芬，布洛芬首次 800mg，以后每 4h 600mg 与吗啡一起使用，必要时采用患者自控静脉止痛泵，吗啡镇痛用量 0～68mg（平均 24mg）。

2. 术后常规使用抗生素 头孢菌素类加甲硝唑或喹诺酮类抗生素。

（十九）并发症

并发症可以分为术中和术后两种。

1. 术中并发症　少见，通常低于1%，与插管相关的并发症包括血肿、夹层形成、假性动脉瘤、动静脉瘘、动脉血栓形成和感染等。

（1）小型的血肿和假性动脉瘤：可以采用保守治疗，如出血明显时需要输血，若假性动脉瘤不能自发形成血栓，则需要局部注射凝血酶。因为患者的年龄均较小，所以动静脉瘘和远端动脉栓塞极其少见。此外，注意无菌操作和预防性使用抗生素是防治感染的关键。

（2）动脉夹层：可以发生在整个插管过程中的任何地方，因此操作过程中应随时警惕、及时发现和恰当处理。一旦出现动脉夹层可以采用以下三种方法处理：①尝试寻找真腔插管，完成栓塞；②先做对侧子宫动脉插管，然后再做该侧子宫动脉；③放弃栓塞并观察临床症状是否改善，若无改善再做栓塞。

（3）血管穿孔：极少见，但它可发生在导丝超选择髂内动脉的任何分支过程中，若持续出血或一旦发生，则应用明胶海绵或钢圈栓塞。

（4）血管痉挛：常发生在导丝经过强直的部分，避免血管痉挛最好的方法是应用微导管，解决血管痉挛的方法是使用血管扩张剂。

（5）误栓：较少见的并发症，一旦发生常累及卵巢、盆腔其他器官和下肢，出现卵巢功能衰竭、盆腔其他器官缺血坏死、臀部皮肤坏死、下肢跛行和下肢感觉障碍等症状。

2. 术后并发症　常见的有栓塞后综合征、上消化道出血、恶心呕吐、子宫缺血坏死、阴道不规则流血、肌瘤或子宫坏死后感染、肌瘤全部或部分排除、月经不规则和卵巢功能衰竭、盆腔间歇性疼痛、子宫内膜炎及子宫积脓、死亡等。

（1）栓塞后综合征：有6%~37.5%的患者发生，平均发病率为11%。表现为弥散性腹部疼痛，中度发热及中度白细胞增多，对症治疗一般均可缓解。若弥散性腹痛不能缓解或巨大的子宫肌瘤栓塞后完全坏死则需行全子宫切除。

（2）上消化道出血、恶心呕吐：发生率约2%，多见使用吗啡止痛的患者，由于使用吗啡后呕吐造成食管贲门黏膜撕裂，一般有自限性，对症处理即可。

（3）阴道不规则流血：一般在术后第1天出现，持续3~4天；主要由于子宫缺血后内膜坏死脱落导致的小量出血。防止感染即可避免严重后果。

（4）子宫缺血坏死：由于子宫肌瘤栓塞并非只栓塞肌瘤部分，还栓塞子宫肌层，栓塞后出现子宫缺血坏死并不奇怪。实际上，由于盆腔的血管丰富，子宫动脉被栓塞后，髂内动脉的分支、卵巢动脉和阴部内动脉的阴道支常形成侧支血管，所以子宫肌层的缺血状态通常并不严重和持续时间较短，子宫缺血坏死的可能性较小。子宫缺血通常在临床上表现为栓塞后盆腔疼痛。可是，文献上有个案报道栓塞后弥漫性子宫坏死，表现为栓塞后持续性的带有恶臭的阴道分泌物、发热和盆腔疼痛，坏死的发生时间一般在栓塞后1~3个月。子宫缺血坏死后出现子宫破裂是严重的并发症，但发生率极低。子宫肌瘤栓塞后成为瘢痕组织替代子宫壁，若患者栓塞后怀孕可能导致妊娠期子宫破裂，因此对于有生育要求的患者，在接受栓塞前需要与患者说明风险。

（5）子宫或肌瘤坏死感染：发生在栓塞前子宫有或没有感染的患者。由于该并发症的症状与栓塞后综合征相似，临床上鉴别较困难，因此需要仔细观察患者情况。有人认为若栓塞术 7 天后患者盆腔疼痛和发热没有缓解的趋势，应该注意感染的可能。在预防上可以在子宫动脉插管后经导管注入抗生素，对于有子宫内膜炎的患者先控制感染后再行栓塞治疗。一旦确定发生该并发症，足量正规使用有效、敏感的抗生素，若不能控制感染，应果断行全子宫切除。

（6）子宫肌瘤栓塞后排出或部分排出：常见于黏膜下子宫肌瘤，表现为与月经相关的盆腔疼痛，一旦发生常需要妇科处理。

（7）短暂性停经和永久性闭经：根据文献报道栓塞后出现永久性闭经的发生率为 1%～2%（0～14%），大于 45 岁的患者发生率会更高。因此，对于有生育要求的患者，应谨慎选择栓塞治疗。目前对于发生闭经的原因不明，推测可能是卵巢缺血及子宫和卵巢之间的激素相互作用中断等。其中子宫动脉卵巢支的处理对卵巢的影响尤为重要。对于年龄较大的患者卵巢误栓导致的闭经原因可能是：①年龄大的患者卵巢的功能不如年龄小的患者，对缺血打击的代偿能力较低；②年龄大的患者卵巢的血液分布和供应可能不同于年龄小的患者，栓塞剂易于进入卵巢中并造成卵巢更大的损害；③统计的巧合，如 45 岁的患者闭经的发生率是 4%、49 岁的患者则是 35%，年龄越大，卵巢功能越差。

（8）误栓恶性病变：对于所有拟行子宫肌瘤栓塞的患者，应该警惕可能隐匿的恶性病变，如子宫肉瘤常与子宫肌瘤相混淆。对于没有做组织活检的肌瘤栓塞，显然是有一定的风险，幸亏在围绝经期的妇女中，因子宫肌瘤行全子宫切除的病理检查中，只有 3/1 000 的机会是恶性病变。子宫内膜癌也常与子宫肌瘤并存，但是 85% 的子宫内膜癌常发生在绝经后，起病的高峰期在 55～65 岁，不足 10% 的患者在小于 40 岁起病。为了避免对恶性病变的误栓，笔者认为在临床上应注意几点：栓塞前做子宫颈刮片细胞检查；对于超过 40 岁阴道出血者行诊断性刮宫；必要时行病灶组织活检。

对于细针穿刺活检明确子宫病灶性质，Tao、Bar – bazza、Shibata 和 Kawamura 进行了详细的研究，对子宫肿瘤进行手术前穿刺活检，结果显示活检病理诊断与手术后病理诊断一致没有出现假阳性，其中子宫肿瘤包括了子宫肉瘤、子宫肌瘤、类上皮类肿瘤和未分化肿瘤，并认为穿刺活检物的细胞学检查能很好地把子宫肉瘤从子宫肌瘤中分辨出来。经过大宗病例（435 例）研究发现活检诊断的灵敏度达到 92.5%～100%，特异度为 98.6%～100%，阳性预测值 58% 和阴性预测值 100%。因此，穿刺活检是可靠的，可以很好地区分子宫肌瘤和子宫肉瘤，对子宫肿瘤栓塞前诊断具有价值。为了尽可能做到诊断准确和排除恶性病变，采用单发病灶行病灶多点穿刺活检，多发病灶尽可能地行各病灶的多点穿刺活检，并且与超声医生合作以便对病灶内可疑部位穿刺。根据笔者经验，基本上只要活检成功即可做到病理诊断（图 31 – 17）。经腹子宫病灶的穿刺病理活检是可行的。对子宫病灶的识别是穿刺的关键。因为膀胱排空，子宫缺乏尿液的对比使得病灶较难辨认。因此超声科医生的帮助是成功活检的保证。另外，穿刺者对超声的声像图也需要有良好的认识，才能与超声科医生配合默契。

活检物的大小是病理诊断的关键。有人认为活检物至少需要 0.5 cm × 0.2 cm 大小才能得出病理诊断，所以选用 16G 的活检枪。另外，子宫肌瘤瘤体组织比较紧密，质地坚韧，故此弹簧式活检枪比较适合。另外，进针时注意要缓慢，不宜快速进针。从穿刺的主观感觉上，子宫肌瘤进针困难，较韧，有时感到瘤体在针下滑动；子宫腺肌瘤者进针顺畅，针在肌层和在病灶的感觉区别不大，因此需要超声科医生识别针尖位置，确保穿刺针激发前针尖在病灶内。此外，肌瘤的活检物呈白色纤维样组织，质地较韧；腺肌瘤为黄白色组织，质地较软。

栓塞前进行穿刺活检对人员、设备等各方面要求较高，若没有条件开展的单位，需要在栓塞后注意观察肌瘤大小的变化和阴道出血的情况，一旦栓塞后 3～6 个月肌瘤没有缩小反而增大，阴道出血停止后又再次出血，则注意恶性病变的可能。

（9）对性功能的影响：女性性欲复杂而多样，受到生理、心理、社会和情感等诸因素的影响。目前研究发现，盆腔的手术对性功能有较大的影响，既有正面、也有负面影响。

Masters 和 Johnson 在 1966 年首次描述了女性的性反应：一般分四个阶段，兴奋期、平台期、高潮期和消退期。高潮期表现为节律性的子宫、阴道、会阴和肛门不自主的收缩，收缩的力度与女性高潮期的强度有关。从兴奋期到消退期，是一个在脊髓和自主神经系统间的复杂的多突触发射弧作用的结果。虽然它是独立于大脑的反射弧，但会通过轴突把信息传输到大脑。

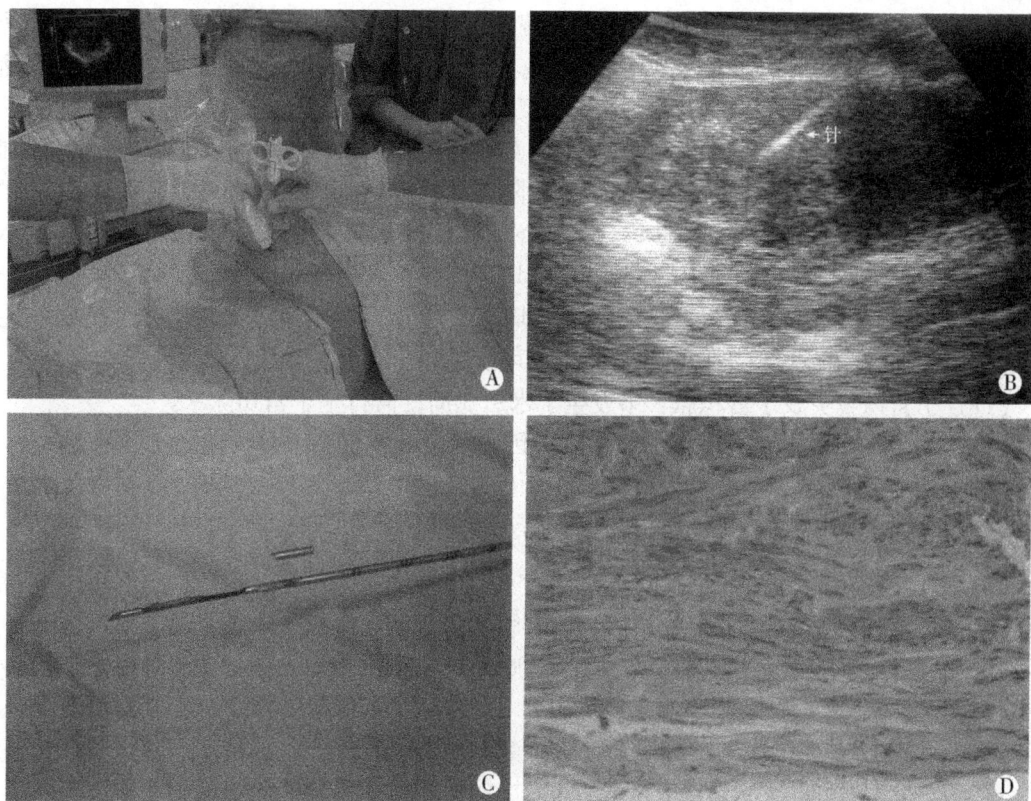

图 31-17　经 B 超引导病灶穿刺活检子宫肌瘤

分布在子宫颈和阴道上段的感觉神经将冲动传递到第 2、3、4 骶神经。此外，第 11、12 胸髓神经根也接受子宫的感觉神经，并将子宫收缩的感觉传导至中枢神经系统。精神性刺激除了上述途径外，还通过盆腔副交感神经传递冲动。

子宫运动神经来源于交感神经的运动纤维，部分来自副交感神经。部分神经分布于肌纤维之间，其余的伴随动脉到达子宫内膜。

生殖器充血主要依赖于交感神经，阴道分泌物的分泌主要受骶副交感神经支配。有研究发现 S2～5 完全的低位运动神经元损伤患者，只有 17% 的患者能达到性高潮，而且需要的时间也显著延长。

性高潮分阴蒂性和阴道性高潮。尸检发现阴蒂的范围比以往的认识要大，包括了尿道会阴部，该部分尿道被阴道前壁围绕，而且除了后壁外均被可勃起肌肉包绕。虽然阴道前壁是性敏感区，但目前仍未确定是否由于刺激阴蒂本身的神经末梢所致。

阴道性高潮来自于子宫颈和盆腔底的刺激，由分布在子宫颈和阴道上段的子宫阴道神经丛神经末梢负责传导冲动。一旦破坏上述神经丛，必然影响患者的阴道性高潮。全子宫切除、子宫颈切除和阴道上段被缩短等手术后患者的阴道性高潮最受影响，而注意保留神经的手术明显减少了手术后性功能的减退，此外手术后二便的排泄障碍也减少。

肌瘤栓塞是微创手术，目前该手术对性功能的影响所知甚少。只有 Lai 报道子宫肌瘤栓塞后一度丧失阴蒂性和阴道性高潮的个案。但是阴蒂性高潮的丧失却难以解释，因为阴蒂的主要供血动脉（阴部内动脉）并没有被栓塞。但根据上述对阴蒂的解剖，如子宫动脉阴道支被栓塞后，可能导致阴蒂神经的损伤，出现阴蒂性高潮的丧失。该患者最终得到恢复。因此，栓塞中注意避免子宫动脉阴道支的保护有助于患者性生活质量的维持。

卵巢激素和女性性功能：卵巢激素可调节女性性功能，雌二醇可以增加阴道和阴蒂的血液供应，维持性反应。雌二醇分泌不足常导致阴道壁易于受损，分泌物减少。卵巢功能下降出现抑郁、性欲减退、性交痛、难以达到性高潮等。因此，子宫肌瘤栓塞时，应注意避免对卵巢的误栓。此外，栓塞过程中减少放射剂量均是保护卵巢功能的有效措施。

（10）盆腔间歇性疼痛：多发生于术后 3 周至 2 个月，伴阴道分泌物增多，呈间歇性，分泌物呈血性、黄白色，但不是脓性分泌物，可能是肿瘤坏死、退变，坏死物排出所致。

（11）子宫内膜炎及子宫积脓：多发生于术后 3 周，需行全子宫切除术。

（12）死亡率：发生率为 0.07%，主要原因是术前盆腔感染未得到良好的控制所致。

（二十）疗效

1. 疗效评价指标　通常通过症状缓解情况和影像学来评价手术疗效。

（1）症状缓解是主要评价指标，包括月经是否恢复正常，异常出血是否停止；子宫肿块伴随相关症状（盆腔疼痛、下坠感等）改善情况。

（2）影像学的评价主要是妇科 B 超对肌瘤的监测，一般术后 3 个月肿瘤体积可缩小约 50%。

2. 观察项目

（1）月经过多：经过 3 个月至 6 年的观察，84% ~94% 得到了纠正。

（2）子宫肿块伴随症状：经术后 3 ~16 个月的观察，81% ~94% 得到缓解。根据观察时间分析，提示疗效确切而稳定。若早期 3 个月有效则可维持较长时间，最长可达 6 年。从出血与子宫肿块两者缓解率看，二者缓解速度同步。

（3）肌瘤体积变化：术后追踪肌瘤的体积 3 个月后可减少 48% ~50%，子宫体积缩小 24% ~65%。1 年后肿瘤体积可减少 78%，子宫体积可减少 50%，提示肿瘤进行性缩小，在术后 3 个月快速缩小，随后缓慢缩小。约 10% 的病例肿瘤可消失（图 31 - 18）。

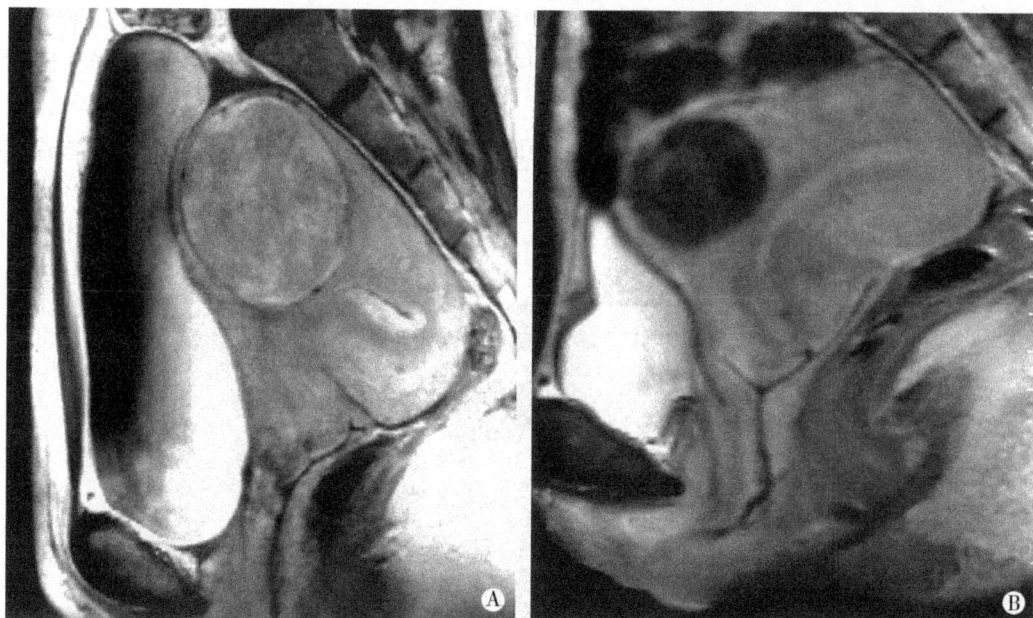

图 31 –18　子宫肌瘤栓塞前后 MR 检查比较

A. 治疗后 3 个月复查 MR，正常肌层血运好，肌瘤部分没有强化并且缩小；B. 治疗前子宫肌瘤和正常肌层表现为强化明显，血运丰富

（4）对生育的影响：Mclucas 对子宫肌瘤栓塞后怀孕生产能力和栓塞中阻碍怀孕的因素进行研究，发现 52 名小于 40 岁要求生育的患者中有 14 人怀孕 17 次，怀孕率 17/52（33%）；自然流产 5 例（5/17，29.4%）；正常怀孕生产 10 例、正在怀孕 2 例。栓塞过程中，平均接受放射剂量为 0.14Gy（14Rad）。45 岁以下的患者中有 4 例出现闭经（1%），栓塞后出现并发症需要子宫切除 2 例（0.5%）。Mclucas 认为与子宫肌瘤切除相比，栓塞后不育、闭经、需要子宫切除的风险低，同样栓塞接受的放射剂量也小。有生育要求的子宫肌瘤患者不是栓塞治疗的禁忌证。由于大的子宫肌瘤栓塞后出现并发症需要子宫切除的风险增大，建议这类患者在肌瘤早期行栓塞治疗。Goldberg 对 50 篇文献进行回顾分析发现子宫动脉栓塞后怀孕会出现以下情况：先露异常 17%；早产 28%；需要剖宫产 58%；产后出血 13%；小于胎龄儿 7%，子宫动脉栓塞后怀孕的妇女有先露异常，早产，剖宫产，产后出血和小于胎龄儿的风险。Ravina 对 9 例患者的 12 次怀孕进行观察，了解怀孕对子宫肌瘤复发和栓塞后怀孕过程与结局的影响。平均怀孕年龄 41 岁，栓塞时平均年龄 40 岁，多发子宫肌瘤 6 例，早期流产 5 例，早产 3 例，晚期毒血症 1 例（与栓塞治疗无关），顺产 3 例，剖宫产 4 例，没有子宫肌瘤复发和子宫功能异常。Ravina 认为子宫肌瘤栓塞不会影响生育、怀孕和生产。栓塞治疗可以向小于 35 岁有生育要求的妇女推荐，在不久的将来，栓塞治疗可能取代传统的药物和外科疗法。Honcla 报道：栓塞后 3.6% 的患者因感染需要住院治疗；0.22% 的患者出现的并发症需要子宫切除。此外，Honda 对 7 例希望生育接受了栓塞治疗的患者进行宫腔镜检查，发现 4 例有宫腔粘连，1 例内膜有疤痕，3 例出现内膜黄化现象。尽管出现内膜损伤，但怀孕率为 50%（5/10）。有人认为，子宫肌瘤栓塞后虽然部分患者出现内膜损伤，但并不影响怀孕率。有文献报道在子宫肌瘤栓塞的患者中，共有 5 人 8 次怀孕，其中 2 人顺产、2 人剖宫产、1 例人工流产 3 次。最早怀孕时间是在栓塞后半年。较大的肌

瘤栓塞后形成的纤维组织与子宫平滑肌细胞相比，缺乏伸展性。妊娠期间子宫逐渐增大，子宫平滑肌的良好伸展性很好地与之配合，但是子宫肌瘤被栓塞后出现纤维化可能导致局部子宫壁薄弱，在妊娠晚期出现子宫破裂的危险。有 1 例患者栓塞两年后，以 39 岁高龄怀孕（图 31 -19），子宫壁基本由肌瘤坏死后的纤维组织构成，虽然患者怀孕条件如此恶劣，但患者还是正常怀孕和生育。目前对妊娠和生育的影响意见不一，有学者认为虽然子宫肌瘤栓塞后局部子宫壁由纤维组织代替，可能出现妊娠后期子宫破裂的风险，但也有成功怀孕和生育的报道，对于有怀孕要求并且已怀孕的患者，可以在严密观察下怀孕和生育。

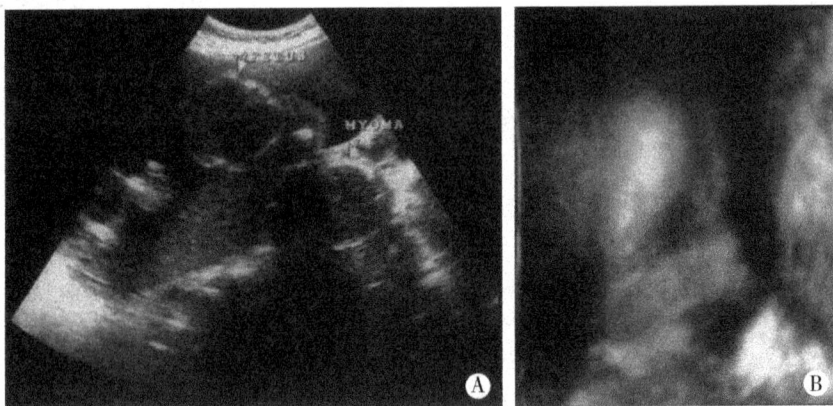

图 31 -19　子宫肌瘤栓塞术后两年怀孕

（5）术后恢复情况：绝大部分患者 10 天内即可恢复正常生活。

（6）肌瘤术后再发：Marret 应用 150～250μm 聚乙烯醇栓塞子宫肌瘤，经过 5 年随访发现，2 年后有 10% 的子宫肌瘤复发率。文献报道 27 例患者采用聚乙烯醇栓塞，随访 34～58 个月，发现 4/27（14.8%）的患者出现子宫肌瘤复发，出现复发的患者均是多发性子宫肌瘤，可能与多发性子宫肌瘤的多源、多中心发生机制有关。故此，栓塞后每年应该定期做超声检查。

（二十一）栓塞后的 CT 早期表现

栓塞后的 CT 表现取决于终止栓塞的时机而不是栓塞剂的类型。如子宫动脉对比剂出现停滞后终止栓塞，栓塞后 1h 的 CT 表现为子宫肌层和肌瘤部分对比剂存留。如子宫肌瘤实质部分染色消失停止栓塞，无论栓塞剂是 PVA 还是 MS，栓塞后 1h 的 CT 表现为仅有肌瘤部分存留对比剂，或仅小量存留在子宫肌层中。无论何时停止栓塞，栓塞后数天 CT 均表现为子宫肌层正常、肌瘤部分持续对比剂存留。国外学者观察发现，子宫肌瘤栓塞后 1 周内 CT 检查有时发现肌瘤实质内有气体，通常不是感染的征象，无须治疗。

（二十二）磁共振在栓塞治疗的价值

磁共振是确诊子宫肌瘤最准确的方法，并能准确显示其部位，与超声、宫腔镜和子宫输卵管造影检查相比，具有更好的再现性。它能准确测量子宫肌瘤的部位、大小及其灌注情况。术前 MRA 还可以在术中减少对比剂的用量和减少患者术中放射线的暴露剂量。

（二十三）经阴道彩色能量多普勒超声在子宫肌瘤栓塞中的意义

笔者应用经阴道彩色能量多普勒超声追踪子宫肌瘤栓塞前后的改变，栓塞前和栓塞后第1、5 天和栓塞后的常规复查发现，栓塞前绝大部分病例子宫肌瘤和子宫肌层血流信号丰富，栓塞当天两者血流信号消失，在栓塞后第5天正常子宫肌层血流信号恢复而肌瘤部分血流信号仍然消失，此后在随访中该情况一直持续。说明子宫肌瘤栓塞的治疗不是对肌瘤供血动脉进行超选栓塞，而是对子宫肌瘤和子宫肌层两部分同时的栓塞，最终导致肌瘤部分缺血缺氧而坏死，子宫肌层因为侧支血管的建立而恢复血液供应避免了肌层坏死。因此，应用经阴道彩色多普勒动态监测后，可以良好地阐明治疗的机制。通过彩超在栓塞后短期内动态的复查有助于了解子宫肌层血液恢复情况，帮助临床医生鉴别栓塞术后下腹部疼痛原因是子宫缺血还是子宫栓塞后水肿刺激所致。

子宫肌瘤栓塞的机制提示肌瘤血流是否丰富对疗效有决定性的作用，若能栓塞前了解肌瘤部分血流的情况，则可以更好地进行适应证的筛选。利用彩色多普勒能量图、血流图和彩色能量多普勒三维血管成像技术观察肌瘤血流信号来了解肌瘤的血液供应情况，从而在栓塞前预测疗效。有资料记载绝大部分患者栓塞前的超声检查提示肌瘤部分血流信号丰富（图31－20），栓塞后均取得良好的疗效。从临床实践中证实检测肌瘤血流信号有助于栓塞前预计栓塞的疗效。彩色多普勒能量图对于低流速、低流量的血管也能显示，弥补血流图的不足，而且应用彩色能量多普勒三维血管成像可以直观、立体反映子宫肌瘤和子宫肌层的血管构架，并且从多角度、多方位观察肌瘤的血管构架，明确肌瘤和肌层血管的关系，可以了解栓塞后肌瘤的包膜动脉是否被完全栓塞，对于宫颈部的肌瘤可以直观地了解供血动脉是否与膀胱吻合，避免误栓膀胱的严重并发症，通过栓塞前后的观察有助于阐明栓塞的机制和分析疗效。

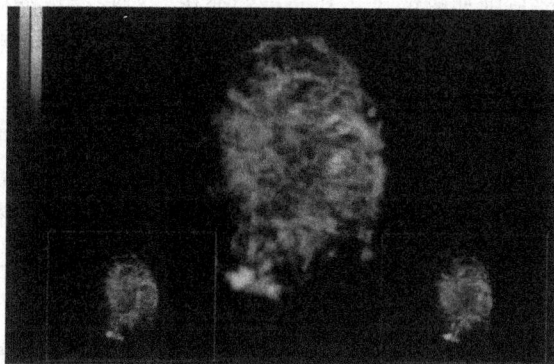

图31－20　应用经阴道彩色能量多普勒三维血管成像技术对子宫肌瘤血管进行成像，可见肌瘤内部血管丰富并可见包膜动脉显像

双侧子宫动脉完全栓塞是取得良好治疗效果的保证。单侧子宫动脉栓塞已经证明是无效的。然而，即使双侧子宫动脉栓塞后造影认为栓塞满意的病例，也有疗效不佳。彩色多普勒超声在栓塞后的短期（栓塞后1周内）动态复查可以预测治疗的效果。其中对子宫动脉频谱的检测和肌瘤部分血流信号的监测是最有价值。故此，若使用灰度超声监测，则只能反映肌瘤的大小和回声，不能提供栓塞后肌瘤和肌层部分的血流信号的变化这一重要的信息，也不能对子宫动脉进行多普勒频谱的监测，所以灰度超声对子宫肌瘤栓塞的监测是不足的。彩色多普勒超声的短期动态复查有助于对肌瘤栓塞疗效的分析和预后的判断。

在栓塞后中长期的追踪复查中，肌瘤部分长期血流信号消失，而肌层部分在栓塞后1个月后一直保持与栓塞前相似的血流信号（图31－21）。肌瘤部分血流信号的消失与肌瘤栓塞后缺血缺氧导致坏死，而没有新生血管长入有关。有文献记载栓塞后出现临床症状需要手术干预的病例中，再生的肌瘤血流信号丰富有别于栓塞后的肌瘤；也会出现没有临床症状但超声发现的再发肌瘤，再生的肌瘤同样血流信号丰富。说明单凭临床症状和灰度超声检查不能及时发现再发的肌瘤，利用经阴道彩色多普勒超声仪中能量图功能对肌瘤的敏感性和栓塞后肌瘤长期没有血流信号的特点，在栓塞后定期的复查中有助于再发肌瘤的检出。因此，经阴道彩色多普勒超声对肌瘤的中长期定期监测有利于再发肌瘤的检出，尤其对无症状的肌瘤。

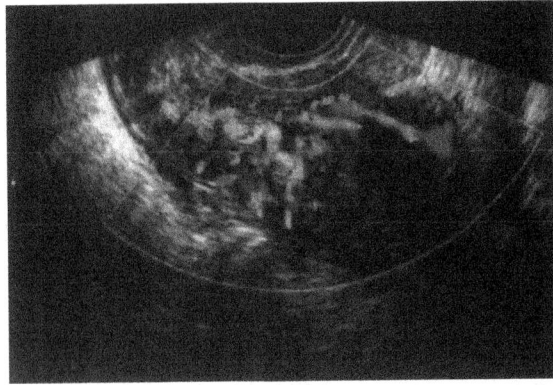

图31-21　栓塞1个月后复查，蚯蚓状迂曲高回声的声像是子宫动脉，其内部充满栓塞剂和血栓形成。子宫肌层可见血流信号丰富，子宫肌瘤部分没有血流信号

对于子宫肌瘤栓塞术前后的检测，经阴道彩色能量多普勒超声比普通的灰度超声具有更大的意义。灰度超声只能反映肌瘤的大小和回声的变化，对疗效仅能做粗略的评价，对再发的肌瘤的诊断是有限的。对比其他影像学监测方法如磁共振、计算机断层扫描手段，具有方便、价廉和信息量多的特点。

总之，经阴道彩色能量多普勒超声在子宫肌瘤栓塞术中具有极大的作用，术前对肌瘤进行血流信号的检测有利于术前对子宫肌瘤栓塞疗效的判断；术后对子宫和肌瘤的短期监测有助于对肌瘤栓塞疗效的分析和预后的判断；术后对肌瘤的定期监测有利于子宫肌瘤再发的监测。经阴道能量彩色多普勒超声在子宫肌瘤栓塞中是一个不可缺少的工具。

（二十四）子宫动脉栓塞治疗子宫肌瘤的优缺点

1. 优点　子宫动脉栓塞术是一种安全、有效、简单、方便、损伤小的治疗子宫肌瘤方法。它有利于保留子宫的功能（正常月经），对正常生殖功能的影响较少。即使该术失败，也并不影响其他治疗方法的进行。在临床症状的改善方面可达到与外科手术切除相当的效果，创伤小，恢复快，复发少，无外科手术后的粘连，并可同时治疗多发肌瘤，已成为除外科手术切除外的一种新治疗方法，它能较有效地克服手术切除的缺点，又消除子宫肌瘤的临床症状。

2. 缺点　长期疗效的评价有待更多的研究资料，与传统手术治疗也缺乏长期的随机对照研究。

（陈　鹤）

参考文献

[1] 赵斌，祁吉，郭启勇. 医学影像基础诊断学. 济南：山东科学技术出版社，2007.

[2] 邢伟，丁乙. 临床X线鉴别诊断学. 南京：江苏科学技术出版社，2011.

[3] 赵见喜，韩书明，戎雪冰. X线诊断入门与提高. 北京：人民军医出版社，2011.

[4] 刘广月，邓新达，徐道民. 临床影像技术学. 南京：江苏科学技术出版社，2009.

[5] 孟庆学，柳澄，田军. 实用CT诊断学. 北京：科学技术文献出版社，2009.

[6] 张学林. 磁共振成像诊断学. 北京：人民军医出版社，2013.

[7] 张武. 现代超声诊断学. 北京：科学技术文献出版社，2008.

[8] 杨舒萍，沈浩霖. 临床心脏超声影像学. 北京：人民卫生出版社，2011.

[10] 王新房. 超声心动图学. 第4版. 北京：人民卫生出版社，2009.

[11] 曹海根，王金锐. 实用腹部超声诊断学. 北京：人民卫生出版社，2006.

[12] 袁光华，张武，简文豪，等. 超声诊断基础与临床检查规范. 北京：科学技术文献出版社，2005.

[13] 王子轩，刘吉华，曹庆选. 骨关节解剖与疾病影像学诊断. 北京：人民卫生出版社，2009.

[14] 陈敏华. 消化系疾病超声学. 北京：北京出版社，2003.

[15] Rong H, Yong WS, Zhi YW, et al. Role of 2 – dimensional Doppler echocardiography in screening portopulmonary hypertension patients. Hepatobiliary Pancreat Dis Int, 2009, 8 (2): 157 – 161.

[16] OH JK, Seward JB, Tajik AJ. The echo manual. 3rd ed. Lippincott Williams&Wilkins, 2006.

[17] Rumack CM, Wilson SR, Charboneau JW. Diagnostic ultrasound. 3rd ed. Mosby, 2005.

[18] 李松年. 中华影像医学. 北京：人民卫生出版社，2007.

[19] 吴恩惠. 医学影像学. 第5版. 北京：人民卫生出版社，2005.

[20] 周康荣，陈祖望. 体部磁共振成像. 上海：上海医科大学出版社，2000.

[21] 叶章群，邓耀良，董诚. 泌尿系结石. 北京：人民卫生出版社，2003.

[22] 祁吉. 放射学高级教程. 北京：人民军医出版社，2011.

[23] 郭晓山，焦俊. 腹部影像诊断学图谱. 贵阳：贵州科技出版社，2009.

[24] 李铁一. 中华影像医学呼吸系统卷. 北京：人民卫生出版社，2002.

[25] 张立安，贺静，王玉丽，等. 股骨头缺血坏死分期与早期影像学诊断. 中华放射学杂志，2000，11 (3): 736 – 737.

[26] 丁成龙，刘爱华，王广军. 骨肉瘤的CT表现. 中国临床医学影像杂志，2000，11 (4): 291 – 292.

[27] 邓又斌，谢明星，张青萍. 中华影像医学（超声诊断学卷）. 第2版. 北京：人

民卫生出版社，2011.

[28] 姜玉新，张运. 超声医学高级教程. 北京：人民军医出版社，2012.

[29] 郭万学. 超声医学. 北京：人民军医出版社，2015.

[30] 金征宇. 医学影像学. 北京：人民卫生出版社，2013.

[31] 李治安. 临床医学影像学. 北京：人民卫生出版社，2009.

[32] 任卫东，常才. 超声诊断学. 北京：人民卫生出版社，2013.

[33] 李宏军. 实用传染病影像学. 北京：人民卫生出版社，2014.

[34] 曹丹庆，蔡祖龙. 全身 CT 诊断学. 北京：人民军医出版社，2013.

[35] 陈方满. 放射影像诊断学. 合肥：中国科学技术大学出版社，2015.

[36] 陈克敏，陆勇. 骨与关节影像学. 上海：上海科学技术出版社，2015.

[37] 孙青，张成琪. 肿瘤影像学与病理学诊断. 北京：人民军医出版社，2012.

[38] 郑穗生，高斌，刘斌. CT 诊断与临床. 合肥：安徽科学技术出版社，2011.

[39] 白人驹，张雪林. 医学影像诊断学. 第 3 版. 北京：人民卫生出版社，2014.

[40] 高元桂，张爱莲，程流泉. 肌肉骨骼磁共振成像诊断. 北京：人民军医出版社，2013.

[41] 刘玉清. 心血管疾病影像诊断图谱. 福州：福建科学技术出版社，2005.

[42] 卢光明，许健，陈君坤. CT 读片指南. 第 2 版. 南京：江苏科学技术出版社，2006.

[43] 王成林，刘小平. 肝脏肿瘤性囊性病变 CT、MRI 诊断. 中国 CT 和 MRI 杂志，2004，2（1）：52 - 55.

[44] 周永昌，郭万学. 超声医学. 第四版. 北京：科学技术文献出版社，2002：80 - 168.

[45] 王晓燕，李子平，彭振鹏，等. 肝胆管囊腺瘤及胆管囊腺癌的 CT 诊断. 中华放射学杂志，2005，39（3）：289 - 292.

[46] Emilio Quaia. Contrast media in ultrasonography. Basic principles and clinical applications. Springer，2005：1 - 328.

[47] Anil T. Ahuja. Diagnostic Imaging：Ultrasound. Salt Lake City，Utah，Amirsys Inc，2007，17：40 - 53.